W0256241

RÖNTGENDIAGNOSTIK DER LEBER UND DER GALLENWEGE

TEIL 1

ROENTGEN DIAGNOSIS OF THE LIVER AND BILIARY SYSTEM

PART 1

VON / BY

P. BLASZKIEWICZ · F. J. HERRMANN · A. LUNDERQUIST
B. MATEEV · G. MEYER · W. MÜNSTER · J. RÖSCH
N. RUPP · B. SWART · W. WIRBATZ

REDIGIERT VON · EDITED BY
F. HEUCK
STUTTGART

MIT 345 ABBILDUNGEN (523 EINZELDARSTELLUNGEN)
WITH 345 FIGURES (523 SEPARATE ILLUSTRATIONS)

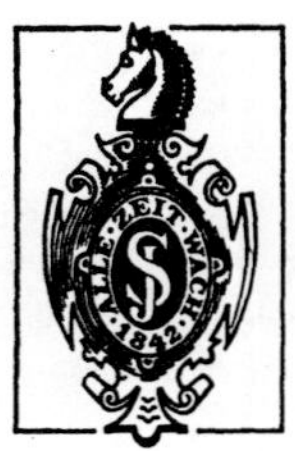

SPRINGER-VERLAG BERLIN · HEIDELBERG · NEW YORK 1976

Prof. Dr. med. Friedrich Heuck
Ärztl. Direktor des Zentral-Röntgen-Instituts
des Katharinenhospitals der Stadt Stuttgart
Kriegsbergstraße 60, D-7000 Stuttgart

ISBN-13:978-3-642-81024-4 e-ISBN-13:978-3-642-81023-7
DOI: 10.1007/978-3-642-81023-7

Library of Congress Cataloging in Publication Data: Röntgendiagnostik der Leber und der Gallenwege – Roentgendiagnosis of the liver and biliary system. (Handbuch der medizinischen Radiologie; Bd. 12, T. 1). English or German. Bibliography: p. Includes index. 1. Liver-Radiography. 2. Biliary tract-Radiography. I. Lunderquist, Anders, 1925– II. Heuck, Friedrich. III. Title: Roentgendiagnosis of the liver and biliary system. IV. Series. RC78.H295 Bd. 12, T. 1 [RC847] 616.07'57'08s

Softcover reprint of the hardcover 1st edition 1976

Vorwort

Der vorliegende Band enthält eine grundlegende zusammenfassende Darstellung des gegenwärtigen Wissensstandes der Röntgendiagnostik von Erkrankungen der Leber, der großen Gallenwege und der Gallenblase. Im ersten Beitrag von RUPP sind die diagnostischen Möglichkeiten der konventionellen Röntgenuntersuchungen, einschließlich der Tomographie und des Pneumoperitoneums, bei Lebererkrankungen abgehandelt und das Schrifttum zusammengetragen worden. Es folgt eine Darstellung der normalen Röntgenanatomie der Leberarterien aus dem Angiogramm durch ALLAN LUNDERQUIST, die nach dessen frühem Tod von seinem Bruder ANDERS LUNDERQUIST abgeschlossen worden ist.

Der Beitrag von MÜNSTER gibt eine nach den verschiedenen Krankheiten der Leber gegliederte vollständige Übersicht des Informationswertes von Arteriographie und Portographie. Durch ausgewähltes Bildmaterial und pathologisch-histologische Befunde, die nach einem operativen Eingriff oder der Obduktion gewonnen werden konnten, wird der Text ergänzt und belegt. In einer Gegenüberstellung der verschiedenartigen angiographischen Befunde sowie deren kritischer Wertung erhält diese erste umfassende Zusammenstellung der röntgenologischen Spezialdiagnostik der Leber besonderes Gewicht und kann als Markstein des Fortschritts in der Erkennung und Behandlung von Lebererkrankungen bezeichnet werden.

Als wichtige Erweiterung der Röntgendiagnostik der Leber hat RÖSCH eine umfassende Übersicht des Informationswertes von Methoden der Lebervenographie bei primären und sekundären krankhaften Veränderungen dieses Organs gegeben und die Indikationen für den Einsatz des Verfahrens herausgearbeitet.

Mit einer Zusammenstellung der im Schrifttum verstreuten Mitteilungen über die Ergebnisse der transumbilikalen Porto-Hepatographie haben MATEEV und WIRBATZ einen sehr wertvollen Beitrag zur Spezialdiagnostik der Leber gegeben. Es werden die embryologischen und anatomischen Grundlagen durch eigene Untersuchungen erläutert und die Methodik und Technik der transumbilikalen Porto-Hepatographie unter Berücksichtigung aller Schwierigkeiten und Probleme dargelegt. Nach Besprechung der normalen Anatomie und Topographie im Röntgenbild werden die pathologisch-anatomischen Befunde bei den einzelnen Lebererkrankungen erläutert. Durch Gegenüberstellung der Resultate verschiedener radiologischer Methoden der Spezialdiagnostik, einschließlich der Leberszintigraphie, wird der Aussagewert einer transumbilikalen Porto-Hepatographie kritisch geprüft und die Indikationen für den Einsatz des Verfahrens herausgearbeitet.

Eine umfassende Übersicht der methodischen Voraussetzungen, der anatomischen Grundlagen und der Physiologie des galleableitenden Systems und damit das Fundament für die Röntgendiagnostik der großen Gallenwege und der Gallenblase haben SWART, MEYER und HERRMANN unter Mitarbeit von BLASZKIEWICZ zusammengestellt. In den einzelnen Kapiteln über die morphologischen und pathophysiologischen Befunde bei Erkrankungen der Gallenwege wurde das gesamte Wissen aus dem Schrifttum nach kritischer Wertung geordnet. Die Röntgenbefunde der Krankheiten der Gallenblase und deren Differentialdiagnose sind übersichtlich gegliedert und im Zusammenhang mit akuten Erkrankungen des Oberbauches sowie unter Berücksichtigung postoperativer Zustandsbilder dargelegt. Dabei wird, wie in allen Beiträgen des Bandes, der große Informationswert an morphologischen und funktionellen Befunden der Radiologie herausgearbeitet.

Stuttgart, September 1976 FRIEDRICH HEUCK

Preface

This book furnishes a fundamental and comprehensive presentation of the current state of knowledge of roentgen diagnosis of the liver, biliary tract, and gallbladder. The first contribution, by RUPP, treats the diagnostic possibilities of conventional roentgen investigation including tomography and pneumoperitoneum in liver diseases and brings together the literature. This is followed by a presentation of normal roentgen anatomy of the hepatic arteries as seen on angiography, begun by Allan LUNDERQUIST and completed after his premature death by his brother Anders LUNDERQUIST.

MÜNSTER's contribution provides us with a complete survey of the usefulness of arteriography and portography, arranged by disease. The text is supplemented and documented by carefully selected illustrations and pathohistologic findings obtained at operation or autopsy. Their juxtaposition with the various angiographic findings as well as the critical evaluation gives this first broad summary of special diagnosis of the liver particular importance and can be termed a landmark of progress in the detection and treatment of liver diseases.

An important extension of roentgen diagnosis of the liver is provided by RÖSCH's far-reaching review of the usefulness of hepatic venography in primary and secondary morbid processes and the indications for instituting these methods.

By summarizing the widely scattered literature on the results of transumbilical portohepatography, MATEEV and WIRBATZ make an invaluable contribution to special diagnosis of the liver. The embryologic and anatomical bases are illustrated by the authors' own studies and the methodology and technique of transumbilical portohepatography are set forth with consideration given to the difficulties and problems encountered. After a discussion of normal roentgen anatomy and topography the pathologico-anatomic findings in individual liver diseases are illustrated. By contrasting the results of different radiologic methods of special diagnosis, including scintigraphy, the value of the evidence obtained by transumbilical portohepatography is critically examined and the indication for the procedure worked out.

SWART, MEYER, and HERRMANN, with the assistance of BLASZKIEWICZ, have compiled a broad summary of the methodologic prerequisites, anatomic basis, and physiology of the biliary drainage system and with it the basis for roentgen diagnosis of the biliary tract and gallbladder. Knowledge gained from a critical review of the literature is arranged in individual chapters on the morphologic and pathophysiologic findings in disorders of the biliary tract. Roentgen findings in diseases of the gallbladder and their differential diagnosis are clearly arranged and presented together with acute disorders of the epigastrium and with regard to postoperative states. In so doing, as in all contributions to this volume, the usefulness of the morphologic and functional findings of radiology is developed.

Stuttgart, September 1976 FRIEDRICH HEUCK

Mitarbeiter von Band XII/1 – Contributors to Volume XII/1

Dr. P. Blaszkiewicz, Forschungslaboratorien der Schering AG, Flottenstr. 28, D-1000 Berlin-Reinickendorf

Dr. F.J. Herrmann, Strahleninstitut und Radiologische Klinik der Krankenanstalten Neuss, Lukaskrankenhaus, Preussenstr. 84, D-4040 Neuss. Jetzt: Strahleninstitut des Evangelischen Krankenhauses, Schermbecker Landstr. 88, D-4230 Wesel

Dr. A. Lunderquist, Department of Diagnostic Radiology, University Hospital, S-22185 Lund/Sweden

Dr. sc. med. B. Mateev, Leiter der Abteilung für Röntgendiagnostik des Zentralinstitutes für Krebsforschung des Forschungszentrums für Molekularbiologie und Medizin, Lindenberger Weg 80, DDR-1115 Berlin-Buch

Dr. G. Meyer, Strahleninstitut und Radiologische Klinik der Krankenanstalten Neuss, Lukaskrankenhaus, Preussenstr. 84, D-4040 Neuss. Jetzt: Strahleninstitut des Marien-Krankenhauses, Robert-Koch-Str. 18, D-5070 Bergisch-Gladbach

Dr. sc. med. W. Münster, Bereich Medizin (Charité) der Humboldt-Universität zu Berlin, Abteilung für Kardio-vaskuläre-Diagnostik, Schumannstr. 20–21, DDR-1040 Berlin

Prof. Dr. J. Rösch, University of Oregon Medical School, Department of Diagnostic Radiology, 3181 S.W. Sam Jackson Park Road, Portland, Oregon 97201/USA

Dr. N. Rupp, Institut für Röntgendiagnostik am Klinikum rechts der Isar der Technischen Universität München, Ismaningerstr. 22, D-8000 München 80

Prof. Dr. B. Swart, Strahleninstitut und Radiologische Klinik der Krankenanstalten Neuss, Lukaskrankenhaus, Preussenstr. 84, D-4040 Neuss

Dr. sc. med. W. Wirbatz, Oberarzt an der chirurgischen Abteilung des Zentralinstitutes für Krebsforschung des Forschungszentrums für Molekularbiologie und Medizin, Lindenberger Weg 80, DDR-1115 Berlin-Buch

Inhaltsverzeichnis — Contents

Teil 1

Die Röntgendiagnostik der Lebererkrankungen

A. Die Nativdiagnostik der Lebererkrankungen im Röntgenbild

von

Nikolaus Rupp

I. Einleitung

Die Leber ist das größte drüsige Organ des menschlichen Körpers mit einer Vielzahl verschiedener Funktionen. Sie ist schwammartig in ihrer Konsistenz und hat als inneres „Skelett" Arterien, Venen, Pfortader, Gallengänge und Lymphgefäße, die sich mit dem übrigen Körperkreislauf verbinden. Lebererkrankungen äußern sich in einer gestörten *Funktion* (vorwiegend klinische und laborchemische Veränderungen), aber auch in einer veränderten *Morphologie* (röntgenanatomische, szintigraphische, laparoskopische, histologische Veränderungen). Zur Diagnose sind beide Merkmale zu berücksichtigen; die verschiedenen Untersuchungen ergänzen sich. Viele Lebererkrankungen, z.B. die Hepatitis, gehen mit gestörten Funktionen, ohne wesentliche morphologische Veränderung einher. Andere wiederum, z.B. manche Tumoren, äußern sich in einer veränderten Morphologie, ohne wesentliche Funktionsstörungen.

Die röntgenologischen Untersuchungen erstrecken sich vorwiegend auf Größen- und Formänderungen der Leber, einschließlich ihrer Gefäße, und auf zusätzliche Hinweise auf eine Erkrankung (z.B. Verkalkungen, Ösophagusvarizen), seltener auf die Druckmessung der Gefäße und des Gallengangsystems (s. dort), um so Hinweise auf eine veränderte Funktion zu erhalten.

In diesem Kapitel sollen die Lebererkrankungen dargestellt werden, soweit sie sich mit *einfachen Röntgenmethoden* nachweisen lassen. Hierzu gehören:
— *Abdomen-Leeraufnahme* in verschiedenen Projektionen, einschließlich Durchleuchtung,
— *Thoraxübersichtsaufnahmen,*
— *Kontrastuntersuchungen des ganzen Magen-Darmkanals,*
— *Intravenöses Urogramm,*
— *Cholezystographie.*

Die Beschränkung auf diese Methoden bietet folgende Vorteile:

a) Sie werden in der täglichen Routine wegen anderer klinischer Fragestellungen häufig angewandt. Mitunter kann sich hierbei ein erster Hinweis auf eine Leberveränderung ergeben, weitere Untersuchungen können dann gezielter eingesetzt werden.

b) Bei klinischem Verdacht auf eine Lebererkrankung sollen diese Untersuchungen komplizierteren vorangehen, da sie einige grundlegende Informationen über Größe, Form und Lage der Leber geben. Außerdem sollen Verfahren wie die Angiographie zur Differentialdiagnose immer im Zusammenhang mit den übrigen Untersuchungen gesehen werden. Mitunter können Verkalkungen oder Gasansammlungen im Leberbereich aufgedeckt werden.

c) Die Ursache einer Lebererkrankung kann auch durch den Nachweis von Veränderungen an den Nachbarorganen gefunden werden, wie bei Entzündungen oder Tumoren des Magen-Darmkanals. Mit einfachen Untersuchungen können jedoch nur grobe Veränderungen der Leber erkannt werden; zur Feindiagnostik der inneren Strukturen sind in jedem fraglichen Fall speziellere Methoden einzusetzen (s. Beiträge C, D, E).

II. Normale und pathologische Röntgenanatomie der Leber

Entsprechend der Beschränkung dieses Kapitels auf einfache Röntgenmethoden tritt die *Leber* hier nur *als Gesamtorgan* in Erscheinung. Die Anatomie einzelner Lebersegmente, -gefäße oder der Gallengänge ist hierfür unerheblich. Darüber hinaus soll wegen der engen Wechselbeziehungen und wegen der Differentialdiagnose auf die perihepatischen „Räume“ eingegangen werden.

1. Die Leber als Gesamtorgan

a) Normale Größe und Lage

Im Gegensatz zur röntgenologischen *Größen- und Volumenbestimmung* anderer Organe, wie des Herzens und der Nieren, gibt es für die Leber wenig brauchbare Methoden. Die Unregelmäßigkeit der Leberoberfläche mit den verschiedenen Krümmungsradien, Konvexitäten und Konkavitäten und die exakte Festlegung der Leberränder im a-p und Seitenbild stehen einer genauen Berechnung entgegen. Hinzu kommen die verschiedenen Lagetypen der Leber bei Pyknikern und Asthenikern (Vertikal- und Horizontaltyp).

Mehrere Versuche wurden unternommen (FIORIOLI, 1953; FLEISCHNER und SAYEGH, 1958; LUTZ, 1953; RIEMENSCHNEIDER und WHALEN, 1965; TESCHENDORF, 1954; WALK, 1961, 1967, 1968), das röntgenologisch bestimmte Lebervolumen mit dem am anatomischen

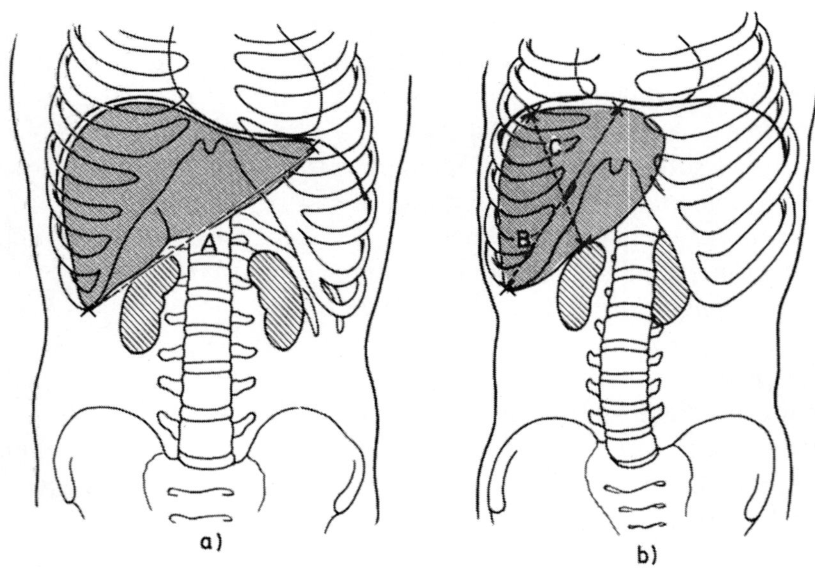

Abb. 1a und b. Größenbestimmung der Leber, Schema des Abdomenleerbildes (nach WALK, 1961). (a) a-p-Aufnahme im Liegen. (b) Schrägaufnahme im Liegen (hinterer rechter Schrägdurchmesser mit Drehung des Patienten um 50–60° aus der Horizontalebene). A: Verbindungslinie des rechten Leberwinkels mit der Mitte des linken Zwerchfells (a-p-Aufnahme). B: Verbindungslinie des rechten unteren Leberwinkels mit der am weitesten dorsal gelegenen Leberhinterfläche (Schrägaufnahme). C: Verbindungslinie vom Leberunterrand (oberer rechter Nierenpol!) quer zum lateralen rechten Zwerchfell (Schrägaufnahme). Die wahre Größe der Strecken A, B und C wird aufgrund des Fokus-Film-Abstandes und des Fokus-Objekt-Abstandes berechnet. Leberindex: breiter stumpfer Leberrand: 0,19; normaler Leberrand: 0,17; dünner flacher Leberrand: 0,16; extrem dünner Leberrand: 0,15. Formel des Lebervolumens: $A \times B \times C \times \text{Index} = \text{Lebervolumen}$

Präparat zu vergleichen. Eine der brauchbarsten Methoden scheint die von WALK (1968) zu sein mit einer Fehlerbreite von ±16–20% (Abb. 1a, b). Normalwerte des Lebervolumens wurden in neuerer Zeit von verschiedenen Autoren zusammengestellt (DE LAND und NORTH, 1968; DELIGEORGIS, 1973; GOPPALA-RAO und WAGNER, 1972). Als Faustregel kann gelten (KATTAN und MOSKOWITZ, 1973): Gewicht der normalen Leber: 1200–2000 g.

Die Leber nimmt als Organ die re. obere und einen kleinen Teil der li. oberen Peritonealhöhle ein, der sie mit ihrer ganzen Konvexität eng anliegt. Nach kranial läßt sie sich, zusammen mit dem re. Zwerchfell, von dem lufthaltigen re. Lungenunterlappen abgrenzen; der mediale und li. Teil ist allerdings vom Herzschatten nicht zu unterscheiden. Sie dehnt sich nach kaudal aus als dichter Weichteilschatten im re. Oberbauch, ohne Überlagerungen von Darmgas. Der laterale Teil des unteren Leberrandes hebt sich als *re. Leberwinkel,* besonders bei Aufnahmen in Rückenlage, von der lateralen Bauchwand ab, infolge des weit nach lateral reichenden retroperitonealen Fettgewebes (Abb. 2a). Als Leberwinkel wird also nicht der laterale, sondern mehr der dorso-laterale Teil der Leber gesehen. In 18% der Normalbefunde kommt der re. Leberwinkel nicht zur Darstellung (MOSKOWITZ, 1973). Der li. Leberwinkel ist fast nie nachweisbar. Der Verlauf des unteren Leberrandes von re. Leberwinkel schräg nach kranial bis etwa in die Mitte des li. Zwerchfells ist von der Körperkonstitution abhängig; beim Astheniker ist er steiler (Vertikaltyp) als beim Pykniker (Horizontaltyp). Beim stehenden Patienten sinkt der re. Leberwinkel leicht nach kaudal; bei einer allgemeinen Eingeweideptose kann er bis weit unter den re. Beckenkamm reichen.

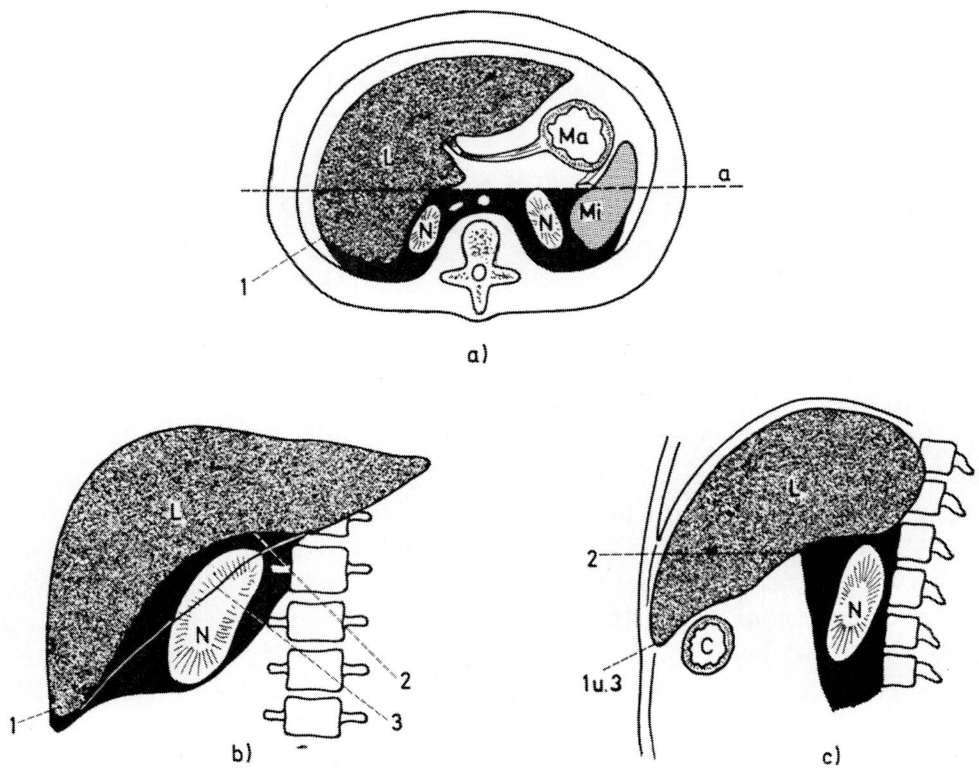

Abb. 2a–c. Schema der Lagebeziehung der Leber zum retroperitonealen Fettgewebe (nach WHALEN *et al.*, 1969): (a) Transversalschnitt. (b) Frontalschnitt. (c) Sagittalschnitt. Das retroperitoneale Fettgewebe ist schwarz gezeichnet. Die oberhalb der Linie a dargestellten Organe sind infolge fehlenden retroperitonealen Fettgewebes selten auf der Leeraufnahme erkennbar, die darunter gelegenen Organe infolge des Kontrastes mit dem Fettgewebe meist gut erkennbar. *C* Colon transversum, *L* Leber, *Ma* Magenkorpus, *Mi* Milz, *N* Niere. *1* rechter Leberwinkel, im Röntgenbild sichtbar; *2* Leberunterfläche, im Röntgenbild sichtbar; *3* anatomischer Leberrand, röntgenologisch meist nicht dargestellt

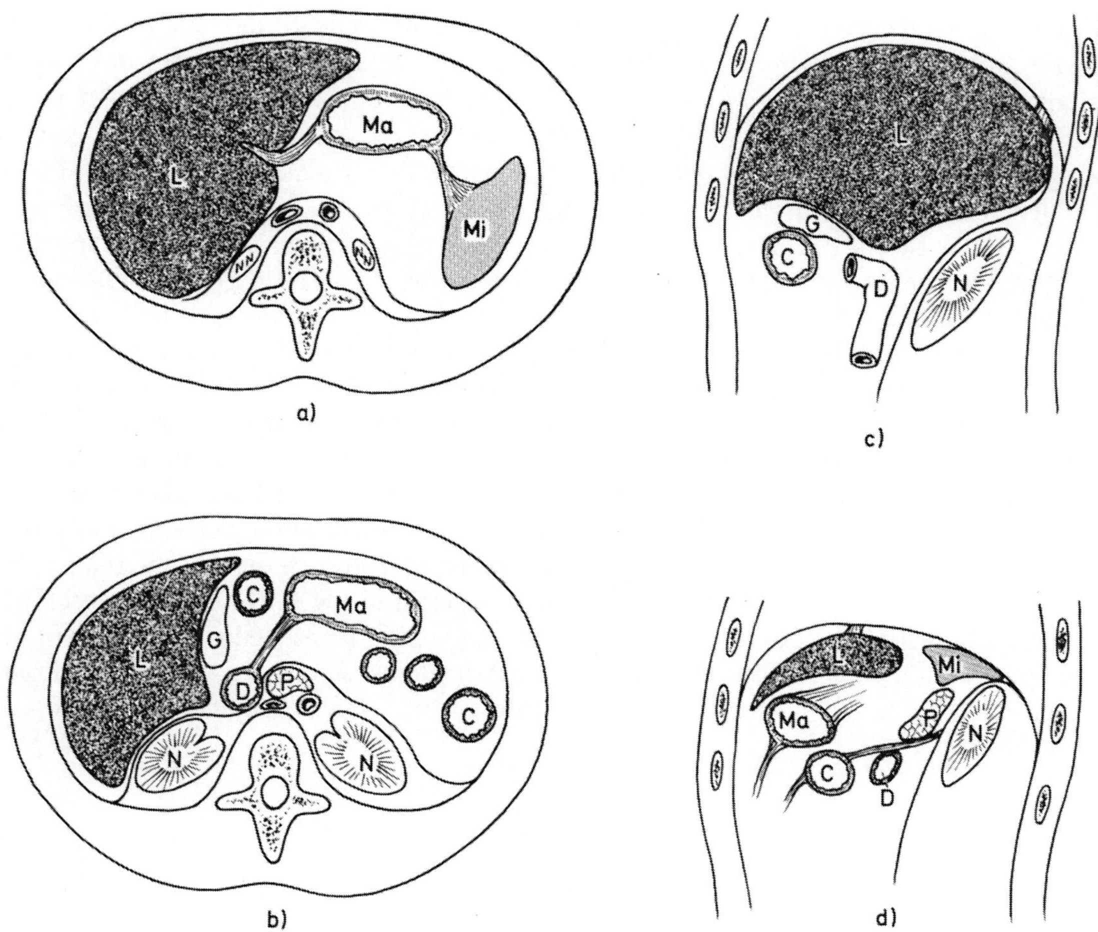

Abb. 3a–d. Schematische Schnitte des Oberbauches: (a) Transversalschnitt oberhalb des Bulbus duodeni. (b) Transversalschnitt in Höhe der Pars descendens duodeni. (c) Sagittalschnitt durch die Pars descendens duodeni. (d) Sagittalschnitt links paramedian. *B* Bulbus duodeni, *C* Kolon, *D* Duodenum, Pars descendens, *G* Gallenblase, *Ma* Magenkorpus, *Mi* Milz, *N* Niere, *NN* Nebenniere, *P* Pankreas

Der anatomische *vordere Leberrand* ist oft palpatorisch, nicht jedoch exakt röntgenologisch nachweisbar: Im Abdomenübersichtsbild stellt sich eher die stumpfe, weiter dorsal gelegene Leberunterfläche dar, die hier eng an das retroperitoneale Fettgewebe (mit dazwischenliegendem dorsalen Peritoneum) grenzt und in a-p-Projektion praktisch orthograd getroffen wird (Abb. 2b, c). Der re. obere Nierenpol markiert deswegen exakt die Lage dieser Leberunterfläche. Die kraniale Kontur des Colon transversum gibt wegen der anatomischen Lage des Kolons ebenfalls einen unteren Leberrand an, der nicht dem anatomischen Lebervorderrand entspricht, sondern weiter dorsal liegt. Von diesem Unterschied des anatomischen und palpatorischen vorderen Leberrandes und der röntgenologisch nachweisbaren Leberunterfläche rührt unter anderem die häufige *Diskrepanz des klinischen und röntgenologischen* Leberbefundes her: Auf dem Röntgenbild zeigt sich eine vergrößerte Leber, die der Kliniker palpatorisch nicht feststellt und umgekehrt. Eine Vergrößerung kann sich an der Masse der Leber in den dorsalen Teilen stärker bemerkbar machen als an dem palpatorisch feststellbaren vorderen Leberrand.

Die *Lage und Größe* der Leber spiegeln sich in der Lage der sie umgebenden Nachbarorgane wider; hier sind Veränderungen leichter zu erkennen als an der röntgenhomogenen Leber. Im einzelnen sind dies:

1. *re. und li. Zwerchfell,*
2. *Bulbus duodeni und Pars descendens duodeni,*
3. *re. und li. Niere,*
4. *Colon transversum mit re. und li. Flexur,*
5. *Gallenblase,*
6. *Magen.*

Oft genügt bereits die Leeraufnahme im Stehen, im Liegen oder seitlich, um die einzelnen Darmabschnitte aufgrund ihres typischen Gasinhaltes und die Nieren in ihrer Fettkapsel abgrenzen zu können. In Zweifelsfällen erfolgt die Kontrastdarstellung.

Die Lage dieser Organe ist im Normalfall sehr variabel; eine einzelne Veränderung ist nicht sicher als pathologisch zu werten. Liegen sie retroperitoneal oder relativ fixiert intraperitoneal, wie die Nieren oder das Duodenum descendens, sind sie lagestabiler; geringere Abweichungen können hier bereits bedeutsam sein. Wegen der freien Lage der intraperitonealen Organe, wie dem Colon transversum mit den beiden Flexuren, dem Magen, manchmal auch der Gallenblase, ist hier eine größere Veränderung der Leber notwendig, um eine Lageverschiebung zu erkennen. Bei Palpation, Kompression oder auch bei der In- und Exspiration unter Durchleuchtung sind all diese Organe frei beweglich und verschiebbar; eine relative Fixierung im Leberbereich deutet auf pathologische Veränderungen hin.

Die normale Lage der Leber neben ihren abdominellen Nachbarstrukturen ist am einfachsten an anatomischen Schnitten in der transversalen (Abb. 3a, b) und sagittalen (Abb. 3c, d) Ebene zu verdeutlichen. Lebergrößen- und Formänderungen bringen diese Organe in eine dreidimensional sichtbare Verlagerung von der Leber weg.

b) Allgemeine Lebervergrößerung

Auf der Abdomenleeraufnahme fällt bei einer Vergrößerung der ganzen Leber der große Weichteilschatten im re. Oberbauch auf. Der re. Leberwinkel und die -unterfläche stehen tiefer, das Zwerchfell höher als üblich. Damit ist der kranio-kaudale Abstand vergrößert. Der re. vordere Rippenbogen als Bezugspunkt einer Lebervergrößerung bietet bei der Röntgenbeurteilung der Lebergröße keine Hilfe.

Das höher stehende re. *Zwerchfell* kann in seiner Beweglichkeit bei Durchleuchtung eingeschränkt sein, ohne Zeichen einer paradoxen Atemverschieblichkeit. Das li. Zwerchfell ist seltener betroffen. Plattenatelektasen des re. Lungen-UL treten häufig hinzu, während eine pleurale Reaktion fehlt.

Je nach Ausmaß der Lebervergrößerung sind die abdominellen Nachbarorgane mehr oder weniger alle betroffen. Das *Duodenum* descendens und der Bulbus duodeni sind durch die Vergrößerung der benachbarten, dorsal gelegenen Teile der Leber leicht nach ventral und links verlagert; der Bulbus duodeni kann zusätzlich von hinten her durch den ebenfalls vergrößerten Lobus caudatus imprimiert sein (KATTAN und MOSKOWITZ, 1973). Eine Verlagerung in entgegengesetzter Richtung spräche gegen eine Gesamtvergrößerung der Leber. Der re. obere *Nierenpol* als Markierung der Leberunterfläche steht tiefer als üblich, d.h. mehr als $1-1^1/_2$ WK-Höhen tiefer als der li. obere Nierenpol. Allerdings ist dieses Maß sehr variabel, vor allem muß eine rechtsseitige Nierenptose durch eine Aufnahme im Stehen ausgeschlossen werden. Das *Colon* transversum und die beiden Flexuren sind ebenfalls nach kaudal verlagert. Das Korpus des *Magens,* einschließlich des Fundus, wird durch den ventral gelegenen li. Leberlappen vor allem nach dorsal, aber auch nach kaudal und links lateral verdrängt. Häufig findet sich zusätzlich eine Impression der Vorderwand des Magenfundus.

c) Umschriebene Vergrößerung der Leber

Im Gegensatz zur Vergrößerung der ganzen Leber mit der homogenen Weichteilverbreiterung ist hier die Leber nur an einer umschriebenen Stelle verbreitert; je nach Lokalisation ist das eine oder andere Nachbarorgan verdrängt, während andere völlig normal liegen. Große, raumfordernde Prozesse können jedoch eine Hepatomegalie vortäuschen, kleinere indessen brauchen gar nicht erkannt zu werden.

Das *Zwerchfell* kann umschrieben vorgebuckelt sein, und zwar besonders stark bei zwerchfellnahen Prozessen. Differenzierung zur umschriebenen Zwerchfellrelaxation ist mitunter schwierig; auch die Beobachtung einer paradoxen Zwerchfellbewegung während des Schnupfversuches unter Durchleuchtung bringt nicht immer eine Klärung. Im Gegensatz zu Tumoren ist bei entzündlichen Prozessen häufiger zusätzlich eine Pleura- oder Lungenbeteiligung zu sehen (Erguß, Pneumonie).

Liegt die umschriebene Raumforderung der Leber zur Peritonealhöhle hin, kann in erster Linie eine Verlagerung der *abdominellen Organe* erwartet werden. Ein wichtiger Orientierungspunkt ist der obere Teil der *Pars descendens duodeni*, aber auch der *Bulbus duodeni*. Beide sind ganz allgemein in entgegengesetzter Richtung verschoben, aus der der „Druck“ kommt (Abb. 4). Zusätzlich kann es zu einer Impression an der Duodenalwand kommen. So wird z.B. ein Tumor des dorsal liegenden Lobus caudatus eine deutliche Ventral- und eine leichte Linksverlagerung des Duodenums bewirken. Ein streng lateral gelegener Leberprozeß hingegen wird nur eine Linksverlagerung hervorrufen. Ein von ventral einwirkender Druck wird das Duodenum wegen der fehlenden Ausweichmöglichkeit nach dorsal nur komprimieren. Auch für die Differentialdiagnose nicht intrahepatischer raumfordernder Prozesse, wie Nieren- oder Pankreastumoren, ist die Richtung der Verlagerung des Duodenums wichtig. Ein ähnlich wichtiger Markierungspunkt ist das Colon transversum wegen seines *Mesocolon transversum*. Seine Wurzel an der dorsalen Peritonealhöhle hat einen relativ konstanten Verlauf (Abb. 5). Es erstreckt sich bis zum weit ventral gelegenen Kolon und unterteilt dadurch die Peritonealhöhle in einen supra- und einen submesokolischen „Raum“. Supramesokolische Organe, wie die gesamte Leber, die oberen $^2/_3$ der re. Niere und des Pankreaskopfes, der größte Teil des Pankreaskörpers und -schwanzes, verdrängen bei Vergrößerung das Mesocolon transversum und damit auch das Kolon nur nach kaudal, im Unterschied zu den inframesokolisch gelegenen Organen. Je nachdem, wo der Prozeß in der Leber liegt, weicht das Colon transversum genau nach kaudal, nach ventro-kaudal oder dorso-kaudal aus. Häufig ist zusätzlich eine Impression am

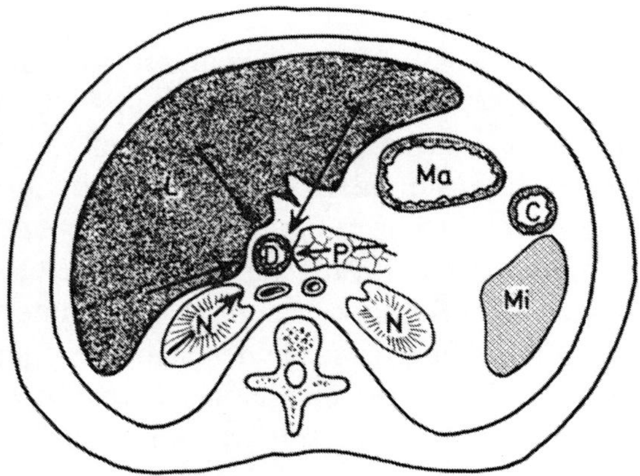

Abb. 4. Verlagerung der Pars descendens duodeni in verschiedener Richtung, je nach Lokalisation des raumfordernden Prozesses in der Leber. Schematischer Transversalschnitt (nach Whalen *et al.*, 1971, 1972). *C* Kolon, *D* Duodenum, *L* Leber, *Ma* Magenkorpus, *Mi* Milz, *N* Niere, *P* Pankreas

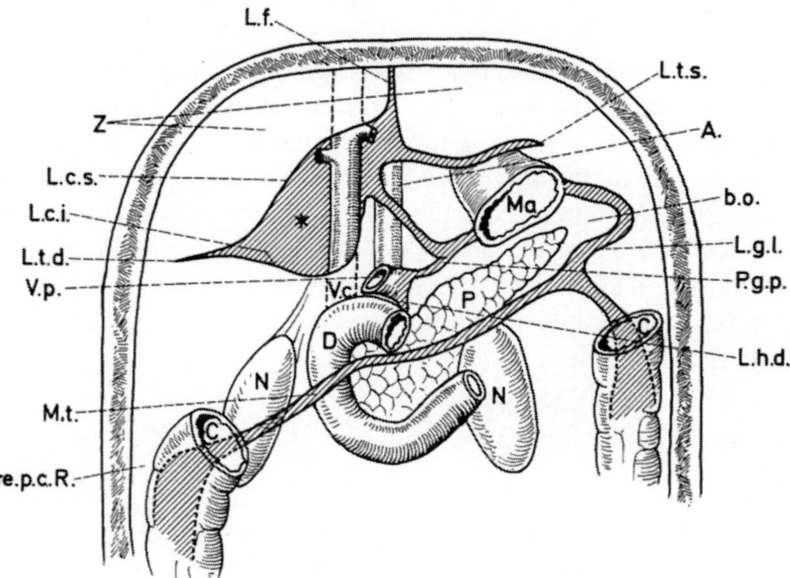

Abb. 5. Schematische Darstellung der oberen Peritonealhöhle nach Entfernung der Leber, des Magenantrums, Ligamente eng schraffiert gezeichnet. *L.c.i.* Ligamentum coronarium, unterer Teil, *L.c.s.* Ligamentum coronarium, oberer Teil, *L.f.* Ligamentum falciforme, *L.g.l* Ligamentum gastrolienale, *L.h.d.* Ligamentum hepatoduodenale, *L.t.d* rechtes Ligamentum triangulare, *L.t.s.* linkes Ligamentum triangulare, *M.t.* Mesocolon transversum, *P.g.p.* Plica gastropancreatica, *b.o.* Bursa omentalis, hintere Fläche, *re.p.c.R.* rechte parakolische Rinne, *A.* Aorta, *D* Duodenum, *Ma* Magen, *N* Niere, *C* Kolon, *P* Pankreas, *V.c* Vena cava inferior, *V.p.* Vena portae, *Z* Zwerchfell, * Peritoneum parietale und Zwerchfell

oberen Kolonrand erkennbar. Trotz häufiger Lagevarianten kann die *Gallenblase* und der Ductus cysticus als grobe Markierung der re. Leberunterfläche gelten. Eine umschriebene intrahepatische Raumforderung wird sie, ähnlich wie das Querkolon, nach kaudal, dorso-kaudal oder ventro-kaudal verlagern. Eventuell kann der Prozeß aber auch die normalerweise eng neben dem Kolon liegende Gallenblase von diesem räumlich voneinander trennen.

Raumfordernde Prozesse im li. Leberlappen, des am weitesten ventral gelegenen Organs im li. Oberbauch (Abb. 3), verdrängen sämtliche angrenzenden Organe nach dorsal, dorsokaudal oder dorso-lateral, so das Magenkorpus, die li. Kolonflexur, die Milz. Auch hier ist häufiger eine Impression an der Magenvorderwand sichtbar (Bonfield, 1971).

d) Allgemeine Leberverkleinerung

Bei gewissen Lebererkrankungen, z.B. der zirrhotischen Narbenleber, kann es zu einer Verkleinerung der ganzen Leber kommen. Der Weichteilschatten im re. Oberbauch ist deutlich kleiner als normal. Bei im allgemeinen normalem Zwerchfellstand liegen der re. Leberwinkel und der untere Leberrand weiter kranial als normal; das Colon transversum mit der li. Flexur und die Gallenblase sind im gleichen Sinne verlagert. Der re. obere Nierenpol steht sowohl bei Inspiration als auch bei Exspiration höher als der linke; der Ureter erscheint bei der Kontrastdarstellung gestreckt. Beides zusammen ist höchst verdächtig auf Schrumpfung der Leber (Schorr *et al.*, 1962). Das Duodenum descendens mit dem Bulbus ist nach rechts und kranial verlagert, da zusammen mit der Leberschrumpfung auch das Ligamentum hepato-duodenale verlagert ist. In manchen ausgeprägten Fällen ist das Magenkorpus und das -antrum weit nach rechts verzogen (Friedman und Lewi, 1962, Kattan und Moskowitz, 1973).

2. Die perihepatischen „Räume"

Die Leber als intraperitoneales Organ ist fast an ihrer gesamten Oberfläche von dem viszeralen Peritoneum umgeben und liegt damit eng dem parietalen an. Normalerweise besteht hier nur ein kapillärer Spalt. Bei bestimmten Erkrankungen können sich diese „Räume" verbreitern und dann röntgenologisch Besonderheiten aufweisen. Pathologische Prozesse, besonders Entzündungen, kapseln sich häufig durch peritoneale Verwachsungen ab und beschränken sich dann auf einen der Räume; ihre topographische Lage ist ein Hinweis zur Diagnose und eine Hilfe für den Chirurgen. Oft ist jedoch die Unterscheidung eines intra- und perihepatischen Prozesses schwierig, so daß speziellere diagnostische Methoden erforderlich werden.

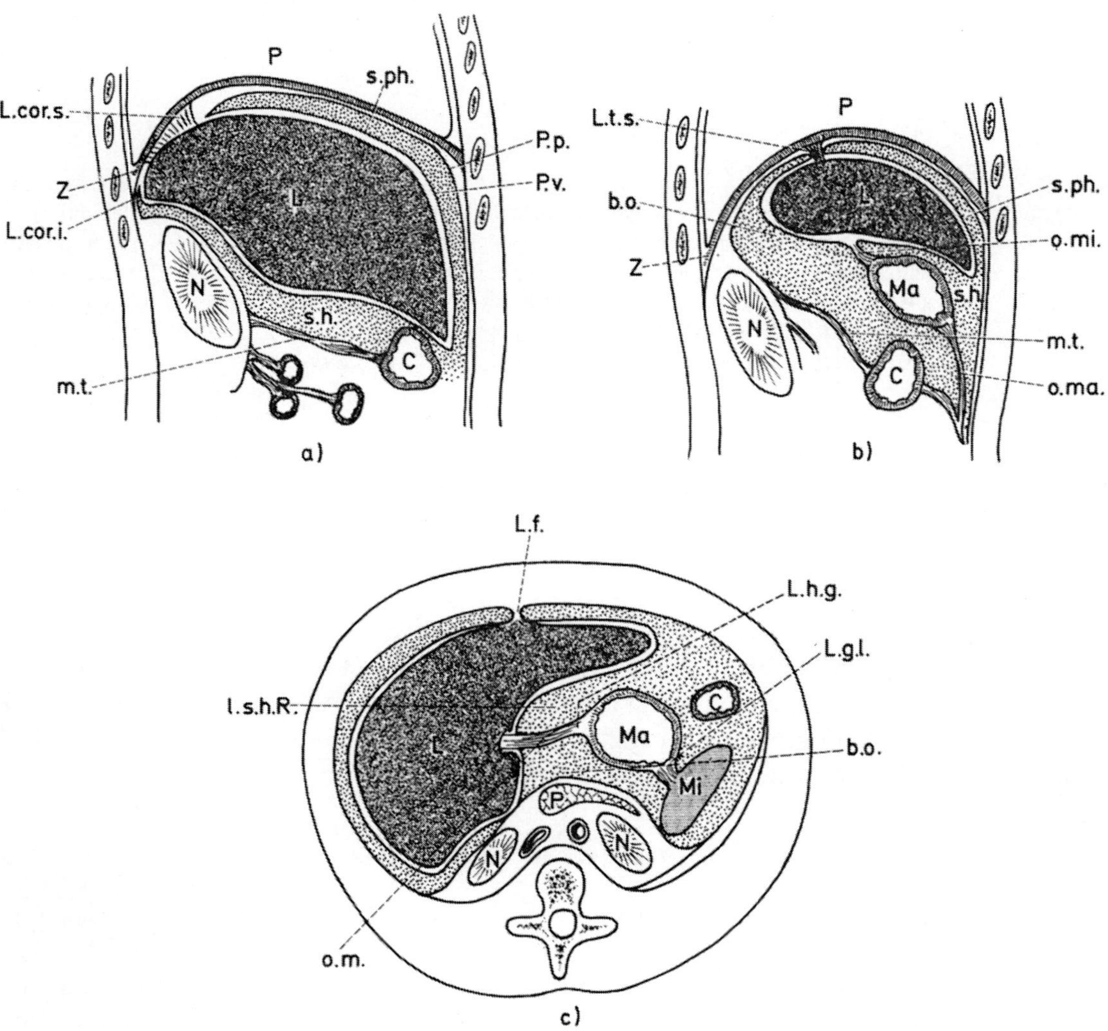

Abb. 6a–c. Schema der perihepatischen „Räume" (übertrieben breit dargestellt). (a) Sagittalschnitt, rechter Oberbauch. (b) Sagittalschnitt, linker Oberbauch (paramedian). (c) Transversalschnitt. *s.ph.* subphrenischer Raum (suprahepatischer R.); *s.h.* subhepatischer Raum; *b.o.* Bursa omentalis, *l.s.h.R.* linker subhepatischer Raum; *C* Colon transversum; *L* Leber; *Ma* Magenkorpus; *Mi* Milz; *N* Niere; *P* Pankreas; *P* Pleurahöhle; *Z* Zwerchfell; *L.cor.i.* Ligamentum coronarium, unterer Rand; *L.cor.s.* Ligamentum coronarium, oberer Rand; *L.t.s.* Ligamentum triangulare, links; *L.f.* Ligamentum falciforme; *L.g.l.* Ligamentum gastrolienale; *L.h.g.* Ligamentum hepatogastricum; *m.t.* Mesocolon transversum; *o.mi.* Omentum minus; *o.ma.* Omentrum majus; *P.p.* Peritoneum parietale; *P.v.* Peritoneum viscerale

a) Die suprahepatischen „Räume"

Diese Räume liegen zwischen Leberkonvexität und kranialer Peritonealhöhle, die zum großen Teil an das re. Zwerchfell grenzt. Auf der re. Seite reicht der Raum vom vorderen Leberrand bis zu einer breiten peritonealen Umschlagsfalte, dem kranialen Teil des Ligamentum coronarium (Abb. 5, 6a). Der kaudale Teil dieses Bandes liegt etwas oberhalb des dorso-kaudalen Leberrandes (Boyd, 1974; Sanders, 1970; Whalen und Bierny, 1969). Zwischen beiden Teilen liegt die nicht peritonealisierte Leberkonvexität direkt dem Zwerchfell an; sie steht mit dem Retroperitonealraum in Verbindung.

Links ist die „Aufhängung" der Leber, das li. Ligamentum triangulare, klein und schmal ausgebildet und liegt weiter ventral als rechts (Abb. 6b). Der li. suprahepatische Raum erstreckt sich damit über die ganze Leberkonvexität und steht in breiter Verbindung zum li. subhepatischen Raum. Weil links diese beiden Räume praktisch nicht zu trennen sind, wird hier allgemein von einem li. perihepatischen Raum gesprochen (Sanders, 1974; Whalen und Bierny, 1969).

Quer zu den beiden Ligamenten verläuft in sagittaler Richtung das Ligamentum falciforme (Abb. 5, 6), etwas rechts von der Mittellinie über die ganze Leberkonvexität. An seinem vorderen, freien Rand stehen die beiden suprahepatischen Räume miteinander in Verbindung.

Bei der *Erweiterung* einer der Räume ist oft eine lokalisierte Zwerchfellvorbuckelung erkennbar, die breiter und ausgeprägter ist als bei intrahepatischen Prozessen, da hier der ganze suprahepatische Raum direkt beteiligt ist, im Gegensatz zu einem Druck aus der Leber heraus. Das Zwerchfell steht insgesamt höher und ist in seiner Beweglichkeit deutlich eingeschränkt. Pleurale und pulmonale Veränderungen sind häufig zusätzlich zu sehen (Sanders, 1974). Die Vorbuckelung des Zwerchfells beschränkt sich auf die kranialen und vorderen Teile, da nach dorsal das Ligamentum coronarium den Raum begrenzt. Bei Entzündungen ist eine peritoneale Abkapselung häufig, wobei sich ein vorderer und hinterer suprahepatischer Raum bilden kann (Abb. 7).

Bei linksseitigen Prozessen sind meist der supra- und der subhepatische Raum zusammen erweitert. Hier sind die Zwerchfell-, Pleura- und Lungenveränderungen ähnlich wie rechts.

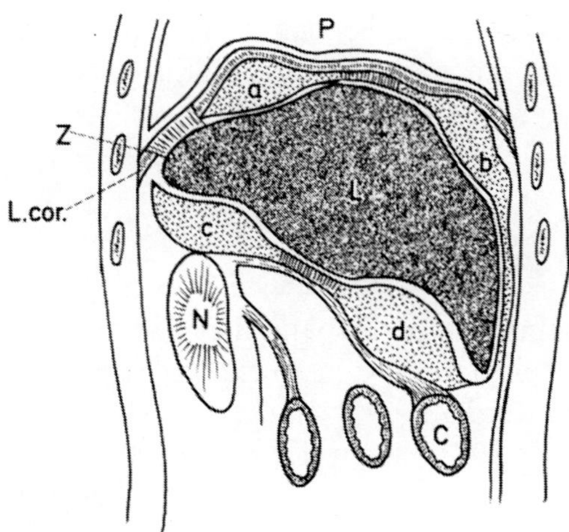

Abb. 7. Schema eines Sagittalschnittes durch den rechten Oberbauch. (a) hinterer, suprahepatischer Abszeß; (b) vorderer, suprahepatischer Abszeß; (c) hinterer, subhepatischer Abszeß; (d) vorderer, subhepatischer Abszeß. *C* Colon transversum, *L* Leber, *N* Niere, *P* Pleurahöhle, *Z* Zwerchfell, *L.cor.* Ligamentum coronarium, rechts; gepunktet = die perihepatischen Räume

b) Die subhepatischen „Räume"

Der re. subhepatische Raum wird nach kranial und ventral durch die re. Leberunterfläche, die Gallenblase und das Ligamentum hepatoduodenale, nach medial durch die Pars descendens des Duodenums und die Vena cava inferior, nach dorsal und kaudal durch die Nierenvorderfläche und das Mesocolon transversum mit dem Kolon begrenzt (Abb. 5, 6a). Dorso-medial rechts ist häufig entlang der Vena cava ein Rezessus ausgebildet (Morrisonsche Tasche), der bis zum hinteren Teil des Ligamentum coronarium reicht (HAJDU und DE LACEY, 1970). Zu den benachbarten Räumen bestehen zwei Verbindungswege: zum re. parakolischen Raum am lateralen Rand des Mesokolons vorbei. Diese Verbindung ist wichtig bei der peritonalen Ausbreitung von Entzündungen (Appendizitis). Außerdem besteht eine Verbindung zur Bursa des Omentum minus durch das Foramen Winslowi, das bei Entzündungen allerdings frühzeitig verklebt.

Der li. subhepatische Raum wird durch das Omentum minus (Abb. 6b) in einen vorderen und einen hinteren Raum geteilt. Der vordere wird seitlich durch das Ligamentum gastrolienale, medial durch die Porta hepatis und ventral durch die vordere Bauchwand begrenzt. Der hintere Raum wird von der Bursa des Omentum minus gebildet und reicht nach kranio-medial bis zur li. Leberhinterfläche (HICKEY *et al.*, 1973; MELLINS, 1964).

Erweiterungen des re. subhepatischen Raums rufen, neben einem vergrößerten Weichteilschatten im re. Oberbauch, Verdrängungen an den abdominellen Nachbarorganen hervor, die ähnlich sind wie bei oberflächlichen intrahepatischen Prozessen und von diesen oft nicht zu unterscheiden. Im Gegensatz dazu sind bei erweitertem subhepatischen Raum die Verdrängungserscheinungen ausgeprägter (MEYERS, 1973). Der re. obere Nierenpol ist oft nicht abgrenzbar wegen des fehlenden Kontaktes der Leberhinterfläche zum retroperitonealen Fettgewebe, weil sich Flüssigkeit dazwischengelagert hat. Der re. parakolische Raum ist zusätzlich häufig verbreitert.

Wie bei einer suprahepatischen Raumvergrößerung erfolgen auch hier häufig Abkapselungen infolge peritonealer Verklebungen, so daß sich eine vordere und eine hintere Abszeßhöhle bilden kann (Abb. 7).

Verbreiterungen des li. subhepatischen Raumes führen zu einer deutlichen Kaudal- und Dorsalverlagerung des Magenkorpus und -fundus. Eine Verbreiterung der Bursa des Omentum minus würde hingegen eine Ventralverlagerung hervorrufen. Auch auf der li. Seite kann es bei entzündlichen Veränderungen zu Abkapselungen kommen, die jedoch wesentlich variabler in ihrer Lage sind als bei den übrigen perihepatischen Räumen wegen der offenen Verbindung zum suprahepatischen Raum. Ein Abszeß in der Bursa des Omentum minus kommt jedoch in der Regel isoliert vor.

c) Aszites

Bei Aszites können sich sämtliche perihepatischen Räume verbreitern. Da jedoch die ganze Bauchhöhle mit Flüssigkeit gefüllt ist, kann eine Verdrängung einzelner Nachbarorgane nicht mehr nachgewiesen werden.

Im Experiment (KEEFFE *et al.*, 1967) lassen sich 800–1 000 cm^3 Flüssigkeit in der Bauchhöhle bereits auf der Abdomenleeraufnahme, aber auch ebenso bei der Perkussion des Abdomens nachweisen. An 500 Fällen haben KEEFFE u. Mitarb. (1967) gezeigt, daß eine Medialverlagerung des Colon ascendens (Flüssigkeit im re. parakolischen Raum) und das Verschwinden des re. Leberwinkels (MCCORT, 1973; MARGULIES und STOANE, 1967), der jetzt latero-dorsal von Flüssigkeit, anstatt vom retroperitonealen Fett (WHALEN und SHAHEEN, 1971) umgeben ist und sich daher im Röntgenbild nicht mehr abhebt, in einem hohen Prozentsatz (97%) diagnostisch typisch für Aszites sind. Sollte das Colon ascendens nicht erkennbar sein, kann es retrograd mit Luft gefüllt werden. Weitere Zeichen für Aszites sind die Wölbung der beiden lateralen Bauchdecken nach außen, die Verwaschenheit der intraperitonalen Strukturen mit erhöhter Gesamtdichte, fehlender Psoasschatten und die Auseinanderdrängung und das Flottieren einzelner mit Luft gefüllter Darmschlingen.

d) Pneumoperitoneum und Peritoneographie

Zur röntgenologischen Darstellung der perihepatischen Räume können, neben den bisher erwähnten Routineuntersuchungen zur Leberdiagnostik, zwei speziellere Techniken herangezogen werden, die der Vollständigkeit halber aufgeführt seien: das Pneumoperitoneum und die Peritoneographie. Beide Verfahren werden heute selten angewandt, da andere, z.T. nicht röntgenologische Methoden einfacher und aussagekräftiger sind (Szintigraphie, Sonographie, Leberbiopsie, Laparoskopie mit der Möglichkeit der gezielten Biopsie).

Technik

Beim *Pneumoperitoneum* wird unter sterilen Bedingungen, nach Lokalanästhesie, im li. unteren Quadranten des Abdomens, 2 QF medial der Spina ischiadica superior anterior mit einer Hohlnadel, in der ein spitzer Mandrin steckt, punktiert. Nach Durchstoßen des Peritoneums wird der Mandrin herausgezogen und die stumpfe Nadel etwas weiter vorgeschoben. Nach Probeinjektion (schmerzfrei!) von einigen ccm O_2 oder CO_2 wird unter Durchleuchtungskontrolle je nach Bedarf zwischen 500 und 1000 cm^3 O_2 oder CO_2 injiziert, wobei sich der Patient in 45° aufgerichteter Lage befindet. Es muß darauf geachtet werden, daß das Gas nach oben steigt und daß sich kein Pneumothorax ausbildet (Spalte im Zwerchfell). Zu den Routine-Abdomenübersichtsaufnahmen erfolgen a-p-Aufnahmen in li. Seitenlage des Patienten bei horizontalem Strahlengang.

Bei der *Peritoneographie* (BERTOULLIÈRES *et al.*, 1961; BIRZLE, 1961; DOENCH *et al.* 1973; GELFLAND, 1969; MASSENTI und COSTA, 1956; MEYERS, 1970) wird, statt Gas, wasserlösliches Kontrastmittel injiziert, das vorübergehend durch eine leichte peritoneale Reaktion etwas schmerzhaft für den Patienten, darüber hinaus im Tierexperiment und bei klinischen Kontrollen aber völlig ungefährlich ist.

In der von MEYERS (1970) beschriebenen Abwandlung der Technik (Punktion des Oberbauches 2–3 QF oberhalb des Nabels, median, 200 ml 60%iges wasserlösliches Kontrastmittel mit 50–75 cm^3 physiologischer NaCl-Lösung vermischt und 1200–1500 cm^3 N_2O zum Doppelkontrast) stellen sich die supramesokolischen Organe und Strukturen, also auch die Leber, besser dar als beim Pneumoperitoneum.

Indikation

Beide Methoden eignen sich zur Bestimmung der Größe und Konsistenz („steife Leber“, TESCHENDORF, 1954) der Leber, zur Beurteilung der Leberoberfläche, zur Abgrenzung des Zwerchfells von der Leber sowie zur Abgrenzung der Leberunterfläche von benachbarten normalen oder pathologisch veränderten Organen. Unter anderem kann recht gut zwischen intra- und extrahepatischen Abszessen unterschieden werden, wenn auch diese Untersuchung wegen der peritonealen Aussaat oft vermieden wird (ASCH, 1966; ELLMANN *et al.*, 1965; GEBAUER, 1959; SANDERS *et al.*, 1974). Bei der Peritoneographie können außerdem Leberunterfläche, Gallenblase, Magen und Pankreasschwanz im Doppelkontrast dargestellt werden.

III. Leberabszeß

Ein abgekapselter entzündlicher Prozeß mit Einschmelzungshöhle kann entweder an irgendeiner Stelle im Leberparenchym oder in einem der perihepatischen „Räume" liegen. Der erstere ist der eigentliche Leberabszeß, der letztere der sog. subphrenische, der streng genommen ein suprahepatischer oder subhepatischer Abszeß ist. Beide Abszeßarten haben unterschiedliche Ursachen. Ein intrahepatischer Abszeß kann aber durchbrechen und zu einem perihepatischen werden (ganz selten umgekehrt). Neben dem röntgenologischen Nachweis und der Lokalisation des Abszesses sollte gleichzeitig versucht werden, die Ursache hierfür, z.B. Veränderungen im Magendarmbereich oder in den Gallenwegen, festzustellen. Sollte ein Abszeßdurchbruch nach außen entstanden sein, so kann durch KM-Füllung röntgenologisch die Höhle nachgewiesen werden.

1. Intrahepatischer Abszeß

a) Häufigkeit und Ursachen

Bei einem größeren Sektionsmaterial kommt der intrahepatische Abszeß in 0,02–0,6% vor (OCHSNER *et al.*, 1938; SHERMAN und ROBBINS, 1960). Der Anteil der Männer ist beim bakteriellen Abszeß etwa gleich dem der Frauen (SHERMAN und ROBBINS, 1960), beim Amöbenabszeß jedoch ca. 9mal größer (DE BAKEY und OCHSNER, 1951). Etwa 60% der Patienten sind älter als 50 Jahre (RIBAUDO und OCHSNER, 1973; SHERMAN und ROBBINS, 1960; WARREN und HARDY, 1968), Diabetiker scheinen etwas häufiger befallen zu sein (FOSTER *et al.*, 1970; HOLT und SPRY, 1966; PYRTEK und BARTUS, 1965). 8–10mal häufiger ist der Abszeß im re. (größeren) Leberlappen lokalisiert (RIBAUDO und OCHSNER, 1973; SANDERS, 1974). Über die Hälfte der Patienten hat multiple Leberabszesse (BLOCK *et al.*, 1964; RIBAUDO und OCHSNER, 1973; SHERMAN und ROBBINS, 1960). Beim Amöbenabszeß überwiegt dagegen der Solitärabszeß (DE BAKEY und OCHSNER, 1951). Die Größe der einzelnen Abszeßhöhlen schwankt zwischen 0,1 und 17 cm (SHERMAN und ROBBINS, 1960). Trotz Behandlung mit Antibiotika ist gegenüber früher kein deutlicher Rückgang in der Häufigkeit und in der Prognose des Abszesses erkennbar (SHERMAN und ROBBINS, 1960). Besonders die chronische Form wird auch heute noch relativ spät diagnostiziert und hat dann eine schlechtere Prognose (BUTLER und MCCARTHY, 1969). Die häufigste Ursache des Leberabszesses war in den vergangenen Jahrzehnten eine Entzündung der Gallenwege (43% nach SHERMAN und ROBBINS, 1960), wobei die multiplen kleinen Abszesse charakteristisch waren. Heute hat der durch Entzündungen aus dem Pfortadergebiet bedingte Abszeß (Divertikulitis, Appendizitis, Analulkus, Kolitis etc.) zugenommen (LEE und BLOCK, 1972). Weitere Ursachen sind eine allgemeine Sepsis oder ein Lebertrauma. An Häufigkeit zugenommen haben auch die Leberabszesse aus unbekannter Ursache (BUTLER und MCCARTHY, 1969); ein Teil hiervon könnte durch sekundär entzündete arterielle Thromben bedingt sein (LEE und BLOCK, 1972).

Durch Amöben bedingte Abszesse stellen in bestimmten Gebieten der Welt (Afrika) den höchsten Anteil der Leberabszesse (SANDERS, 1974). Die Ausbreitung erfolgt praktisch ausschließlich auf dem portalen Weg. In ca. 9–11% aller Amöbenerkrankungen ist mit Leberabszessen zu rechnen (DE BAKEY und OCHSNER, 1951). In der Abszeßflüssigkeit selbst sind nur in $^1/_3$–$^1/_5$ der Fälle Amöben nachweisbar. Nach spätestens einem Jahr soll der Abszeß unter medikamentöser Behandlung verschwunden sein (SHEEHY *et al.*, 1968).

Bakterielle Abszesse sind meist durch E. coli (64%), Staphylococcus areus (44%), P. vulgaris (39%) und A. aerogenes (28%) bedingt (Zahlen nach FOSTER *et al.*, 1970). Seltener finden sich Klebsiellen, die manchmal mit Gasbildung einhergehen. Ein tuberkulöser Abszeß fand sich bis 1965 89mal in der Literatur (GRACEY, 1965). Noch seltener sind Bruzellose-Abszesse (SPINK, 1957). Häufig ist auch beim bakteriellen Abszeß das Punktat steril (RIBAUDO und OCHSNER, 1973: in 50%).

b) Röntgensymptome

Beim intrahepatischen Abszeß ist in 75–80% der Fälle (DE BAKEY und OCHSNER, 1951; RIBAUDO und OCHSNER, 1973) mit röntgenologischen Veränderungen zu rechnen, die meistens jedoch nicht abszeßspezifisch sind. Sie können, besonders im Zusammenhang mit den klinischen Erscheinungen, Anlaß zu weiteren Untersuchungen geben. Die Abszesse verhalten sich wie intrahepatische raumfordernde Prozesse mit für ihre Lokalisation typischen Verdrängungen der Nachbarorgane (s. IIc) oder, besonders bei multiplen Abszessen, wie eine allgemeine Lebervergrößerung (s. IIb). DOXIADES (1964) sieht gerade in der Hepatomegalie ein Charakteristikum des Amöbenabszesses. Solitäre, vor allem durch Amöben bedingte Abszesse liegen vorwiegend im re. Leberlappen, zwerchfellnahe, ventral und medial (DE BAKEY und OCHSNER, 1951; DOXIADES *et al.*, 1964). Neben einer lokalen Vorbuckelung des Zwerchfells hier oder eines Zwerchfellhochstandes, meist in der Gegend des re. Herzzwerchfellwinkels (OCHSNER *et al.*, 1938), sind vor allem die benachbarten Pleurareaktionen (Erguß, Schwiele) typisch ($^1/_4$–$^1/_5$ aller Fälle; BUTLER und MCCARTHY,

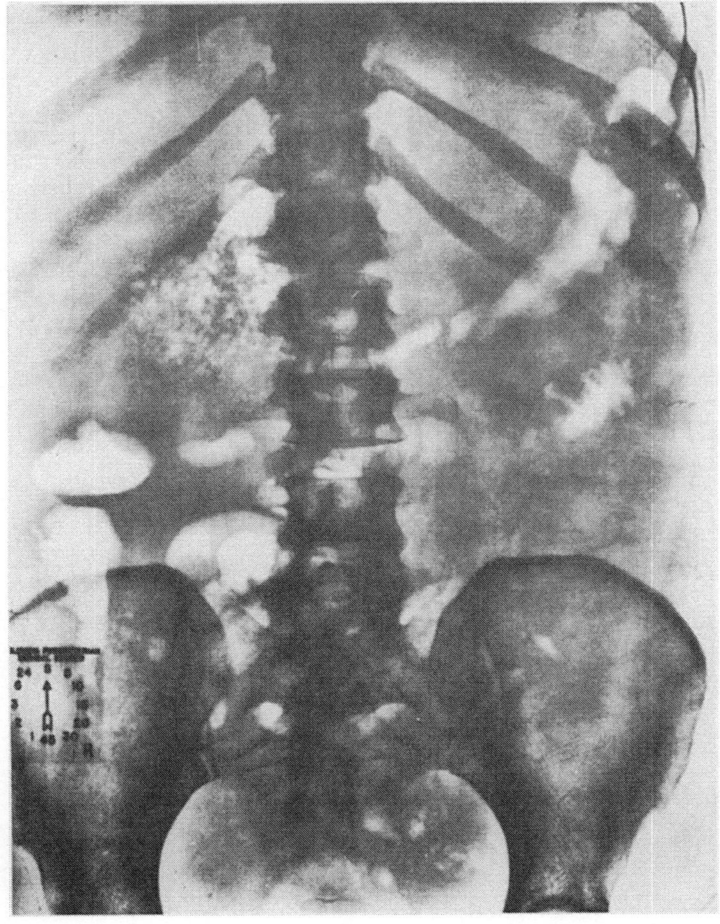

Abb. 8. Intrahepatischer Abszeß mit Gasansammlung. Eine 42jährige Frau mit Fieber, Gewichtsverlust und Erbrechen seit einer Woche vor der Aufnahme. Auf der Abdomensübersicht im Liegen zeigt sich eine Kaudalverdrängung der rechten Kolonflexur und des Colon transversum sowie eine Linksverlagerung des Magens als Hinweis auf die Lebervergrößerung. Kleine, rundliche, fleckige Aufhellungen oberhalb der rechten Kolonflexur, die sich bei der Schrägaufnahme in den vorderen, unteren Teil des rechten Leberlappens projizieren. Diese kleinblasigen, umschriebenen, rundlichen Gasansammlungen werden am häufigsten bei den intrahepatischen Abszessen mit Gasansammlungen gefunden. Bei der Laparotomie zeigte sich ein großer, sich verzweigender Abszeß des rechten Leberlappens, der sich bis zum linken ausdehnte und aus dem 200–300 cm^3 eitrige Flüssigkeit entleert wurden. [Mit freundlicher Genehmigung von S.C. FOSTER, Mount Auburn Hospital, Cambridge Mass., aus Radiology **94**, 613–618 (1970)]

1969; STANDFORD *et al.*, 1968; TSCHANG, 1968). Der Amöbenabszeß verursacht hierbei wesentlich häufiger einen Pleuraerguß als der bakterielle (MAY *et al.*, 1967). Der suprahepatische Abszeß ruft hingegen eher Veränderungen im lateralen Zwerchfellrippenwinkel hervor (DE BAKEY und JORDAN, 1969; BUTLER und MCCARTHY, 1969; LEE und BLOCK, 1972; RIBAUDO und OCHSNER, 1973). SCHMIDT (1969) fand allerdings im vorderen und hinteren Zwerchfellrippenwinkel gleich oft Veränderungen. Beim linksseitigen Leberabszeß stehen die abdominellen Verdrängungserscheinungen im Vordergrund (Magen, Kolon, Duodenum). Bei kaudal gelegenen Abszessen ist häufig ein umschriebener Ileus der benachbarten Darmschlingen zu sehen (KNAUER, 1969), der re. Leberwinkel ist nicht abgrenzbar (SCHMIDT, 1969). Außerdem sollen sich die Gallengänge selten mit KM darstellen lassen (WARREN und HARDY, 1968).

Ein seltenes Zeichen eines Leberabszesses ist die umschriebene Gasansammlung in der Leber (Abb. 8), die meist durch gasbildende Bakterien hervorgerufen wird. Bisher sind in der Literatur (FOSTER *et al.*, 1970; SANDERS, 1974) nur 11 Fälle erwähnt. Im Gegensatz zur perihepatischen Gasansammlung ist hier das Gas streifiger und unregelmäßiger verteilt (FOSTER *et al.*, 1970), sie kann jedoch auch aus einer einzelnen Höhle mit Flüssigkeitsspiegel bestehen (GREPL, 1956). Unter Umständen bildet sich eine spontane Hautfistel, so daß die Höhle durch eine Fistelfüllung demonstriert werden kann. Bei Amöbenabszessen sind Fisteln in ca. 19% (DE BAKEY und JORDAN, 1969) zu erwarten: Hierunter fallen Fisteln zur Haut, zur Pleurahöhle oder zum Bronchialbaum (Lungenabszeß), in die Peritonealhöhle, ins Perikard (1% sämtlicher Fälle), die Gallengänge (RAB *et al.*, 1967; VAN DE WEYER und LEICHT, 1968), in das Kolon oder die Nebennieren (RAB *et al.*, 1967).

Etwas umstritten ist die direkte Abszeßpunktion unter röntgenologischer Kontrolle, wobei sowohl die Ausmaße der Höhle durch Einbringen von Barium oder Lipiodol demonstriert als auch gleichzeitig die Erreger ermittelt werden können (GUPTA und KHANNA, 1972; HARDING *et al.*, 1970). Durch Kontrollaufnahmen in verschiedenen zeitlichen Abständen kann der Erfolg der Therapie gut beurteilt werden. Dieses Verfahren eignet sich sicher nur, wenn der Abszeß einzeln auftritt und von außen gut zugänglich ist.

2. Perihepatischer Abszeß

a) Vorkommen und Ursachen

Der perihepatische Abszeß kommt wesentlich häufiger vor als der intrahepatische. Männer und Frauen werden hier etwa gleich oft betroffen. Jenseits der 50er Jahre ist er häufiger zu sehen, gleichzeitig nimmt dann die Mortalität zu, die trotz Antibiotika gegenüber früher nicht wesentlich gesunken ist (CARTER und BREWER, 1964; MAGILLIGAN, 1968; MILLER und TALMAN, 1967; OCHSNER *et al.*, 1938; OZERAN, 1967; WETTERFORS, 1959). Der klinische Verlauf ist heute indessen schleichender geworden. Zu den perihepatischen Abszessen zählen sowohl die suprahepatischen (subphrenischen) als auch die subhepatischen. Etwa $^1/_4$–$^1/_6$ aller sog. subphrenischen Abszesse sind in Wirklichkeit subhepatisch (SANDERS, 1974). Je nach Art der in der betreffenden Klinik durchgeführten Operationen (vorwiegend Magen- oder Gallenchirurgie) ist der perihepatische Abszeß vorwiegend rechts oder vorwiegend links im Abdomen lokalisiert (MILLER und TALMAN, 1967; SANDERS, 1974).

Die häufigste Ursache des perihepatischen Abszesses ist heute die vorangegangene abdominelle Operation (MAGILLIGAN, 1968: 77%, MILLER und TALMAN, 1967). Die Zeitdauer von der Operation bis zur Erkennung des Abszesses betrug bei MILLER und TALMAN, 1967, im Durchschnitt 34 Tage. An zweiter Stelle steht die Perforation eines Darmabschnittes, die früher die häufigste Ursache war. Als Bakterien kommen naturgemäß in erster Linie Darmbakterien, wie E. coli, anaerobe Streptokokken etc., in Frage.

Der Ausbreitungsweg kann, selbst bei Perforationen im Beckenbereich, aufsteigend über den re. oder li. parakolischen Raum zum subhepatischen Abszeß führen (perforierte Appendix), wie mehrfach durch Experimente nachgewiesen wurde (AUTIO, 1964; MITCHELL, 1940).

b) Röntgensymptome

Beim perihepatischen Abszeß sind die Veränderungen im Röntgenbild häufiger (bis zu 90%, MAGILLIGAN, 1968) und ausgeprägter als beim intrahepatischen, allerdings auch zum großen Teil unspezifisch (MILLER und TALMAN, 1967; MOORE, 1963; WETTERFORS, 1959). Darüber hinaus ist es oft möglich, den Abszeß einem oder mehreren perihepatischen Räumen zuzuordnen.

Folgende Lokalisationen können unter Berücksichtigung der Abkapselung des Abszesses vorkommen:

1. ventral oder dorsal rechts suprahepatisch,
2. links perihepatisch,
3. rechts ventral oder dorsal subhepatisch,
4. links subhepatisch,
5. in der Morrisonschen Tasche oder
6. der Bursa des Omentum minus.

Im allgemeinen bleiben die Abszesse auf die drei großen perihepatischen Räume (rechts und links suprahepatisch und links perihepatisch) beschränkt. Ein Überschreiten der Grenzen ist sehr selten und schließt einen perihepatischen Prozeß praktisch aus. Der Abszeß der Bursa omenti minoris ist eher der Magenregion zuzuordnen (s. dort) und soll hier nicht weiter behandelt werden.

Neben der charakteristischen Lokalisation sind im Röntgenbild Verdrängungserscheinungen, ähnlich den umschriebenen intrahepatischen Raumforderungen, nur noch ausgeprägter, zu sehen (II b). Zusätzlich kann ein Weichteilschatten erkennbar sein, der auf die Diagnose hinweist. Die Nachbarorgane (Kolon, Duodenum) können eine Atonie aufweisen, die bis zum umschriebenen oder generalisierten Ileus gehen kann. Bei Durchleuchtung und Palpation ist eine gewisse Fixierung eines normalerweise beweglichen Darmabschnittes erkennbar.

Beim suprahepatischen Abszeß sind vor allem die *Zwerchfell*veränderungen hinweisend: Eine Bewegungseinschränkung und ein Zwerchfellhochstand kommen in über 90% der Fälle vor (MILLER und TALMAN, 1967). Pleura- und Lungenveränderungen, wie basaler Erguß oder basale Pneumonie oder Plattenatelektasen, sind wesentlich ausgeprägter als beim intrahepatischen Abszeß. Von 15000 abdominellen Operationen, von denen SANDERS (1974) berichtet, fand sich postoperativ bei 16 Patienten ein Zwerchfellhochstand, der 13mal durch subphrenischen Abszeß bedingt war.

Der linksseitige Abszeß, der über oder unter der Leber besteht, wenn er nicht abgekapselt ist, ruft in der Regel sowohl Zwerchfell-, Pleura- und Lungenveränderungen als auch gleichzeitig eine Magenfundusverdrängung nach kaudal und dorsal hervor. Als indirektes Zeichen kann eine Skoliose der WS bestehen mit einer Konkavität zum Prozeß hin.

Wesentlich häufiger als beim intrahepatischen Abszeß kommt die *Gasansammlung* in der Abszeßhöhle vor (Abb. 9a–d). Die Angaben schwanken zwischen 15 und 41% (CARTER und BREWER, 1964; MAGILLIGAN, 1968; MILLER und TALMAN, 1967; OCHSNER und GRAVES, 1933; WETTERFORS, 1959). Am häufigsten ist die größere abgekapselte Gasblase mit Flüssigkeitsspiegel, kleinere Gasansammlungen sind seltener. Bei Gasnachweis ist die Diagnose weitgehend gesichert, und der Abszeß kann exakt lokalisiert werden. Eine Unterscheidung von Gasansammlungen im Magen-Darmbereich kann durch Kontrastdarstellung nachgewiesen werden. Schwierigkeiten können sich durch postoperative Gasansammlungen in der Peritonealhöhle ergeben, die in seltenen Fällen

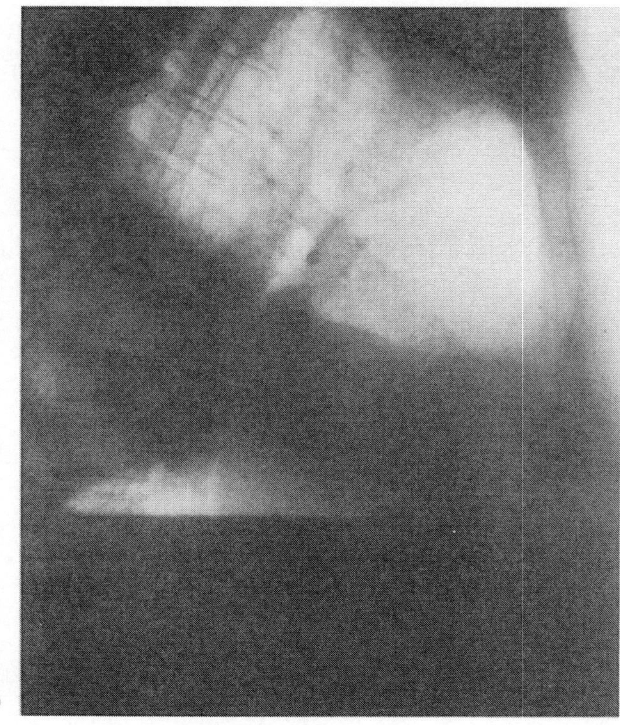

a)

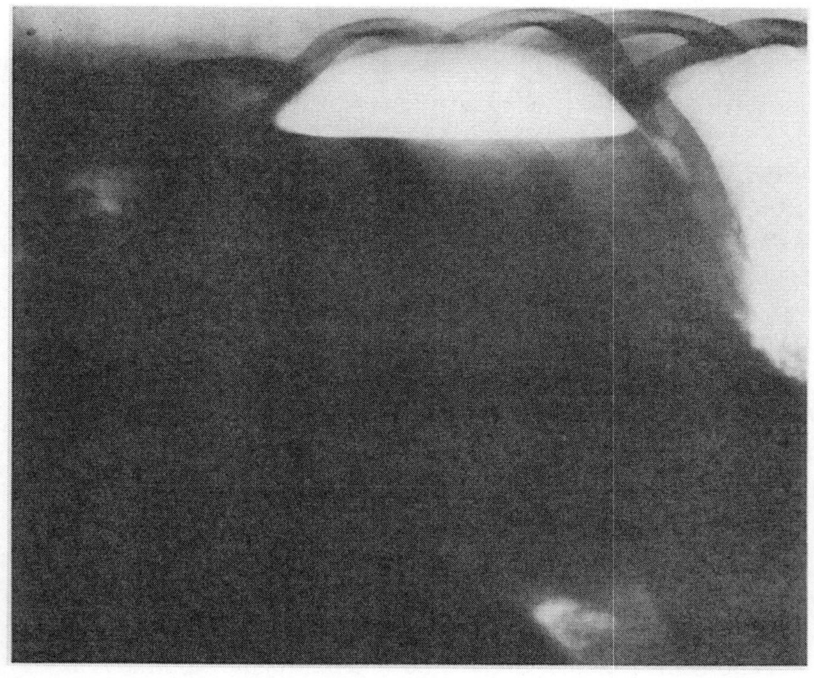

b)

Abb. 9a–d. Subphrenischer Abszeß mit Gasansammlung. (a) 53jährige Patientin mit Diabetes mellitus, die seit 6 Monaten über Oberbauchbeschwerden klagte. Bei der seitlichen Aufnahme im Stehen zeigt sich eine große subphrenische Gasansammlung mit Flüssigkeitsspiegel, das Zwerchfell ist dadurch nach oben abgrenzbar. Gleichzeitig liegt ein ausgedehnter, rechtsseitiger Pleuraerguß vor. (b) Dieselbe Patientin wie (a) a-p-Aufnahme im Liegen und in horizontalem Strahlengang. Die Gasansammlung mit Flüssigkeitsspiegel reicht kaudal fast bis zur Gegend des rechten Leberwinkels, wie die gasgefüllte Kolonschlinge zeigt. Dadurch ist eine Abgrenzung von einem pulmonalen oder pleuralen Abszeß möglich. (c) Dieselbe Patienten wie (a) a-p-Aufnahme in Rückenlage. Die Größe des subphrenischen gas- und flüssigkeitsgefüllten Hohlraumes in Projektion über die Leber

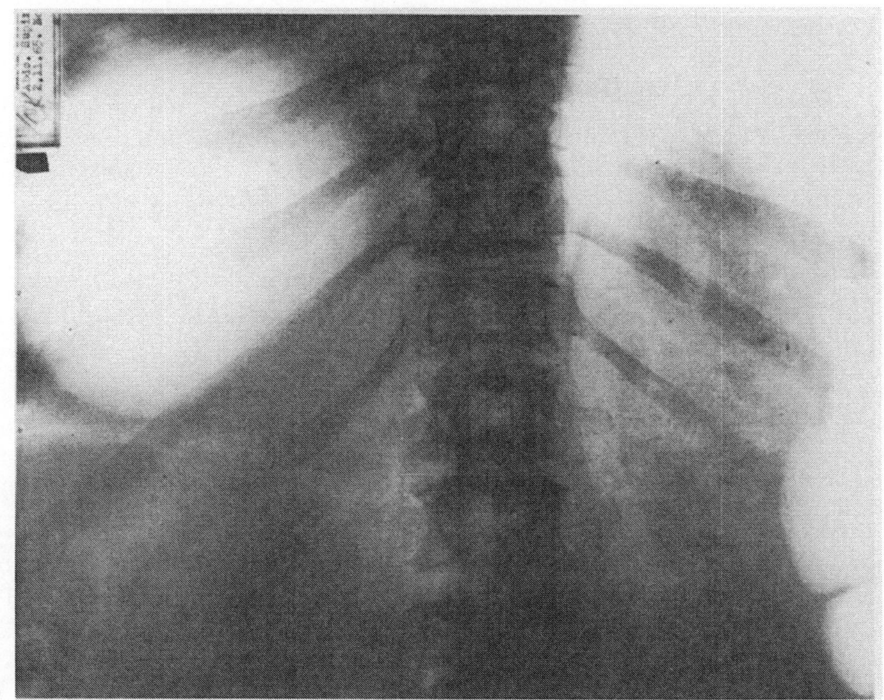

c)

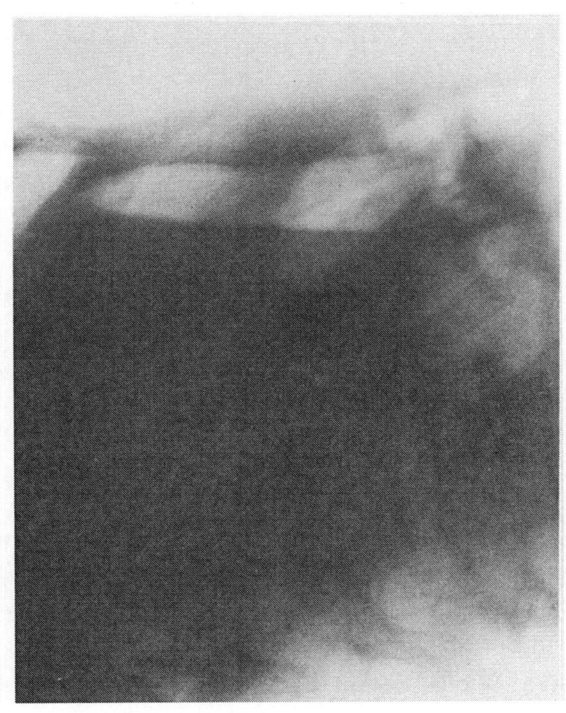

d)

kommt hier gut zur Darstellung. Eine Verwechslung mit einem intrahepatischen Abszeß wäre ohne Kenntnis der anderen Aufnahmen möglich. Bei der Punktion hat sich über 1 Liter eitrige Flüssigkeit und Gas entleert. [Die Abb. 9a–c verdanken wir der freundlichen Genehmigung von J.M. HOLT, The Radcliffe Infirmary, Oxford, England; Lancet **2**, 198–200 (1966).] (d) Ein weiterer Patient mit subphrenischem Abszeß und Gasansammlung, die sich bei der seitlichen Aufnahme im Liegen bei horizontalem Strahlengang ventral von der Leber darstellt und weit nach kaudal reicht. [Die Aufnahme verdanken wir der freundlichen Genehmigung von W.T. MILLER, Department of Radiology, Hospital of the University of Pennsylvania, Philadelphia; Amer. J. Roentgen. **101**, 961–969 (1967)]

nach 30 Tagen noch nicht vollständig resorbiert sind. Bei dünnen Patienten ist die durch die Operation bedingte Luft nach 3–4 Tagen, bei dickeren Patienten nach 6–10 Tagen resorbiert (Felson, 1973).

Als Komplikation der perihepatischen Abszesse können Fisteln entstehen, die wiederum röntgenologisch durch KM-Füllungen nachweisbar sind, wenn ein Durchbruch durch die Haut vorliegt. Nicht selten wird der subphrenische Abszeß erst entdeckt, wenn er in die Pleurahöhle oder den Bronchialbaum eingedrungen ist und dann auffallende klinische Erscheinungen macht.

Eine direkte Punktion der Abszeßhöhle zur Bakterienbestimmung und zur Drainage wird bisweilen vorgenommen; auch hier kann durch KM-Injektion die Höhlengröße röntgenologisch bestimmt werden.

IV. Leberechinokokkus

Die Echinokokkose ist eine parasitäre Erkrankung mit Befall der verschiedenen Organe des menschlichen Körpers. Die 2 Typen, der E. cysticus und der E. alveolaris, verursachen beide als Larven einen unterschiedlichen Befall der Leber mit unterschiedlicher Prognose.

1. Vorkommen

Der häufigere Typ, der *E. cysticus* (granulosus), benutzt für seine Eier und Larven, neben dem Menschen, das Rind, das Schaf, das Schwein und das Pferd als Zwischenwirt. Im Duodenum oder im Dünndarm wird der Embryo von seiner Kapsel befreit und kann sich über das Pfortadersystem in der Leber oder, wenn er hier nicht „gefiltert“ wird, in der Lunge oder anderen Organen in Form von Echinokokkus-Zysten ausbreiten. Hierbei wird die innere Zystenwand von der Larve selbst, die äußere vom Wirtsorganismus gebildet. Der Kreislauf des Parasiten wird geschlossen, wenn der Hund als definitiver Wirt Fleisch von Rindern oder Schafen frißt, das mit Echinokokkuslarven verseucht ist. Diese wiederum entwickeln sich im Darm des Wirtsorganismus zu den Parasiten, deren Eier mit den Fäkalien ausgeschieden werden. In vielen Gebieten der Erde ist dieser Parasit endemisch, z.B. in den Mittelmeerländern. Die Echinokokkuserkrankung der Leber kommt hier gehäuft vor. Zwischen 48 und 74% sämtlicher Zysten sind in der Leber lokalisiert, nur 12–28% in der Lunge, in den übrigen Organen sehr selten (Bonakdarpour, 1967; Schiller, 1960). 4 von 5 Zysten liegen im re. Leberlappen. Als Komplikation kann eine Ruptur der Zysten in die Peritonealhöhle, seltener in die Gallengänge, den Gastrointestinaltrakt oder die Pleurahöhle erfolgen. Außerdem können sich die Zysten sekundär infizieren (Catto, 1964), wodurch ein Leberabszeß entsteht. Schätzungsweise 25% der mit Echinokokkus infizierten Patienten bleiben lebenslang symptomlos. Entdeckt werden kann die Erkrankung als Zufallsbefund (Verkalkungen), oder wenn die Zysten groß genug sind, Symptome zu verursachen.

Im Gegensatz zum E. cysticus, der in der Leber häufiger einzeln vorkommt, ist der *E. alveolaris* immer auf mehrere Lebergebiete verteilt. Feldmäuse als intermediäre Wirte übertragen die Eier auf Hunde, Katzen oder Füchse als definitiven Wirt. An den Eiern ihrer Ausscheidungen infiziert sich der Mensch. Die Ausbreitung im Pfortadergebiet erfolgt ähnlich wie beim E. cysticus. Auch der E. alveolaris ist in bestimmten Gebieten, so z.B. in Süddeutschland, Sibirien, Kanada, endemisch. Er wächst vorwiegend destruierend im Gewebe der Leber, da der Wirtsorganismus keine äußere Kapsel bildet, und ähnelt dadurch makroskopisch einem infiltrierend wachsenden Leberkarzinom. Er kommt zu 90% in der Leber vor (Hamelmann und Grabinger, 1968).

2. Röntgensymptome

Beim *E. cysticus* handelt es sich in der Regel um eine umschriebene intrahepatische Raumforderung, die die bereits erwähnten Verdrängungserscheinungen an Zwerchfell, Magendarmkanal, Nieren und Gallenwegen hervorruft. Ein Zwerchfellhochstand kommt in 20–40% der Fälle vor (BONAKDARPOUR, 1967). Zusätzliche Echinokokkus-Zysten in der Lunge können die Diagnose der Lebererkrankung erhärten. Verkalkungen auf dem Leerbild (Abb. 10a–e) sind oft ein Hinweis auf die Diagnose. Sie kommen in 35–50% der Fälle vor (BONAKDARPOUR, 1967, DESPREZ-CURELY und PICARD, 1960; MABILLE *et al.*, 1971; MORRIS *et al.*, 1967; THOMSON *et al.*, 1972; WOLFERT und RAU, 1972). Typisch für die Zysten sind die eierschalenartigen Verkalkungen, die auch eine ring- oder halbmondförmige Gestalt annehmen können. Letztere kommt dadurch zustande, daß nur ein Teil der Zyste verkalkt ist und in der Röntgenprojektion entsprechend tangential getroffen wird. Die Verkalkung ist meist Zeichen eines abgestorbenen oder inaktiven Parasiten (BONAKDARPOUR, 1972). Außerdem können neben verkalkten Zysten nicht verkalkte gleichzeitig in der Leber vorkommen. Deshalb sind weitere Untersuchungen, wie Angiogramm, Szintigramm, Sonogramm, zur endgültigen Diagnose notwendig.

Beim *E. alveolaris* besteht in der Regel eine generalisierte Hepatomegalie mit den entsprechenden Verdrängungserscheinungen und einer Vermehrung des Leberweichteilschattens. Wenn er verkalkt (Abb. 11a–c), ergibt sich ein etwas anderes Verkalkungsmuster, das unter Umständen vom E. cysticus differenziert werden kann. Bei besonders bösartigem Verlauf kommt es allerdings seltener zu Verkalkungen (WOLFERT und RAU, 1972). Charakteristisch für den E. alveolaris sind kleine Aufhellungen, gesäumt von Kalkverdichtungen von der Größe von 2–4 mm ∅. Diese Aufhellungen sind über größere Flächen verstreut. Die Verkalkungen haben einen amorphen Charakter. Die Flächen können insgesamt bis zu 12 cm groß sein und deuten auf nekrotisches Gewebe hin, daneben können sich jedoch auch kleine schalenartige Verkalkungen finden. Beides zusammen, die Aufhellungen und die Verkalkungen, kommen nie bei anderen Leberverkalkungen vor (THOMPSON *et al.*, 1972). Sofern sich die Gallengänge beim Cholezystangiogramm überhaupt darstellen, sind diese ektatisch, grob deformiert, von außen imprimiert oder z.T. verschlossen (MABILLE *et al.*, 1971).

V. Lebertumoren

Sowohl die gutartigen als auch die bösartigen Lebertumoren sind selten. Charakteristisch ist für beide, daß sie entweder gar keine klinischen Symptome bieten oder erst in fortgeschrittenem Stadium. Häufig handelt es sich um einen Zufallsbefund auf Leerbildern des Abdomens oder bei der Angiographie, wobei die Röntgensymptome, außer bei den selten vorkommenden Verkalkungen, unspezifisch sind.

1. Gutartige Tumoren

a) Solitärzysten

Vorkommen

Bis 1967 lag die Zahl der mitgeteilten Fälle in der Literatur unter 300 (CLARK *et al.*, 1967). Weil die Solitärzysten selten klinische Erscheinungen hervorrufen, werden sie in vivo nicht sehr häufig diagnostiziert. Der Zystendurchmesser liegt in der Mehrzahl zwischen 4 und 8 cm, er kann jedoch bis zu 40 cm betragen. SANFELIPO (1973) fand in 18 Jahren an der

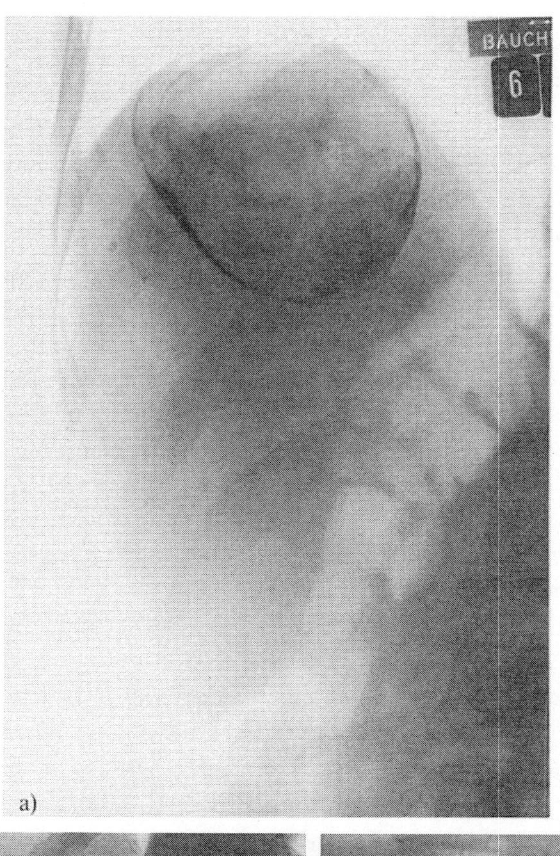

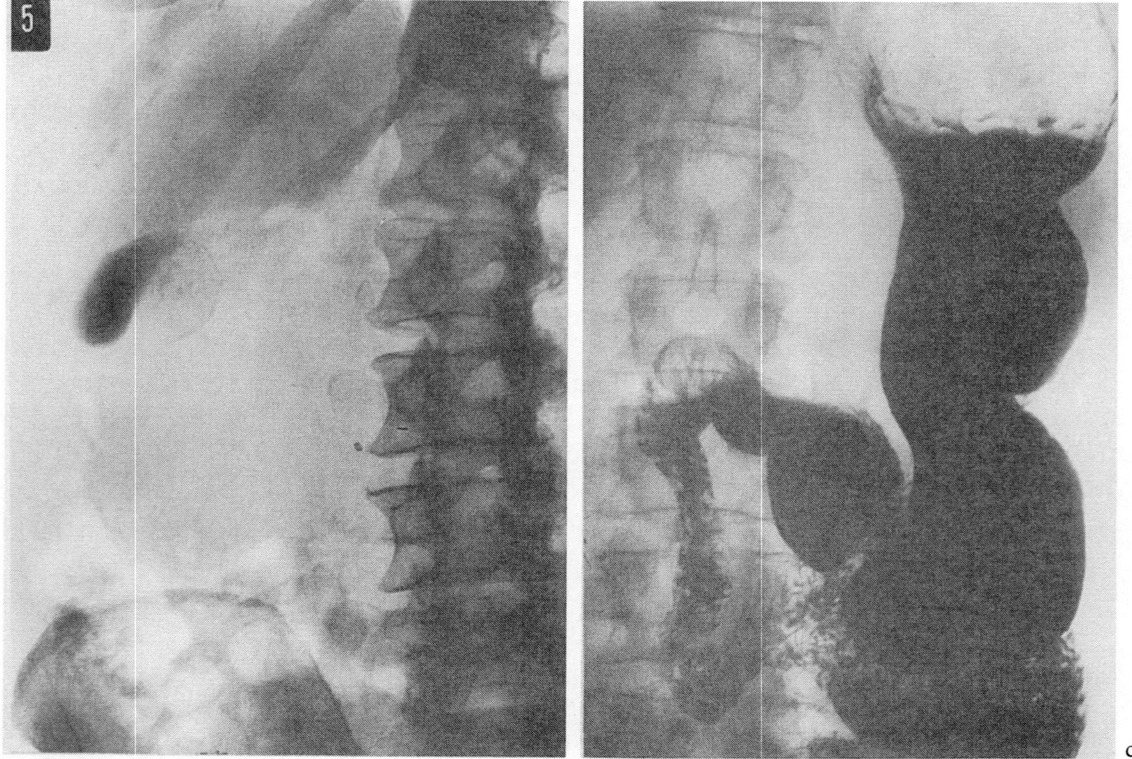

Abb. 10a–e. E. cysticus der Leber. (a) Einzelne, 8–10 cm große, rundliche Verkalkung im zwerchfellnahen Teil der Leber. Das dichte, schalenartige Verkalkungsmuster am Zystenrand sowie die inhomogenen Verkalkungen der Zystenwand in der Aufsicht sind typisch für den E. cysticus. (b) Einzelne Echinokokkuszyste des rechten Leberlappens mit einem Durchmesser von 3,5 cm, teilweise über die Gallenblase projiziert, mit Teilverkalkungen der Zystenwand. Als Hauptbefund besteht daneben eine Verlagerung der rechten Kolonflexur und der Gallenblase nach lateral, des Colon transversum nach kaudal. (c) Bei der Magenbreipassage derselben

d)

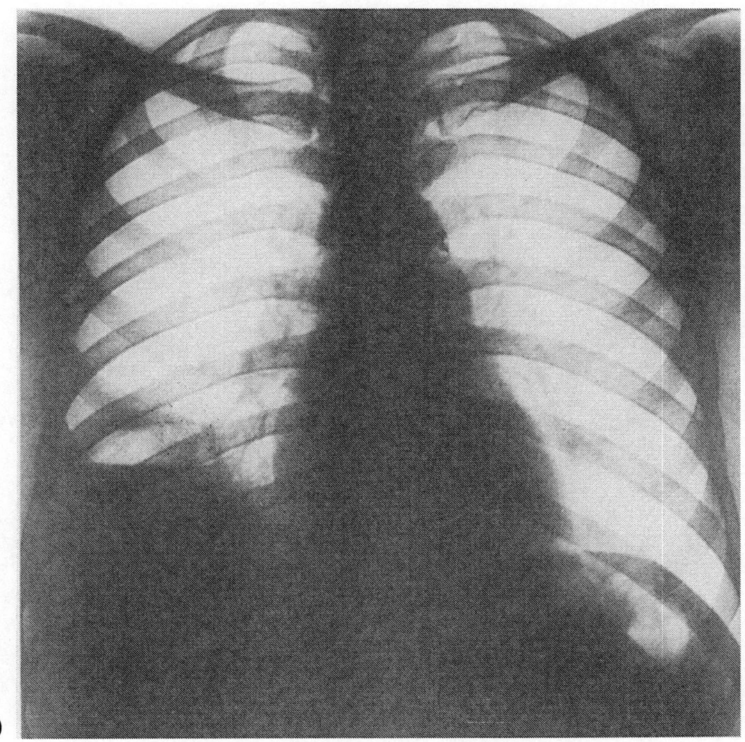

e)

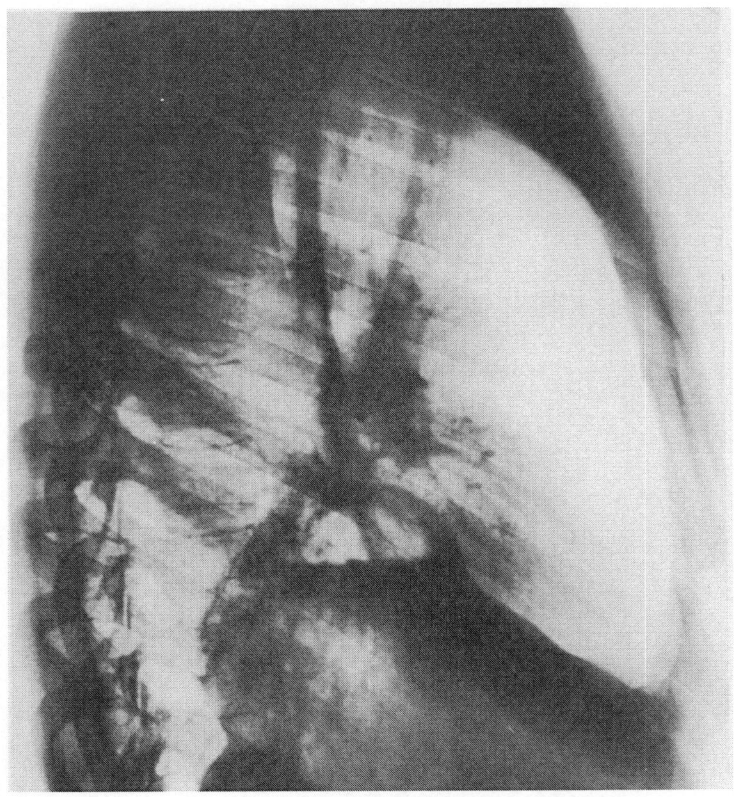

Patientin wie unter (b) zeigt sich eine Linksverlagerung des Duodenum descendens und eine umschriebene Impression der rechten Duodenalwand. Bei der Operation fand sich, neben der kleineren verkalkten Echinokokkuszyste, eine große Zyste an der Leberunterfläche von ca. 8 cm Durchmesser. (d) Echinokokkuszyste der Leber bei einem 37jährigen türkischen Patienten mit Luft- und Flüssigkeitsspiegel (Pneumozyste). Die Zyste war durch das Zwerchfell gebrochen und hatte Anschluß an den Bronchialbaum gefunden. Eine Verkalkung liegt nicht vor. (e) Seitliche Thoraxaufnahme desselben Patienten wie unter (d). Das rechte Zwerchfell ist durch die Echinokokkuszyste umschrieben nach kranial vorgebuckelt.

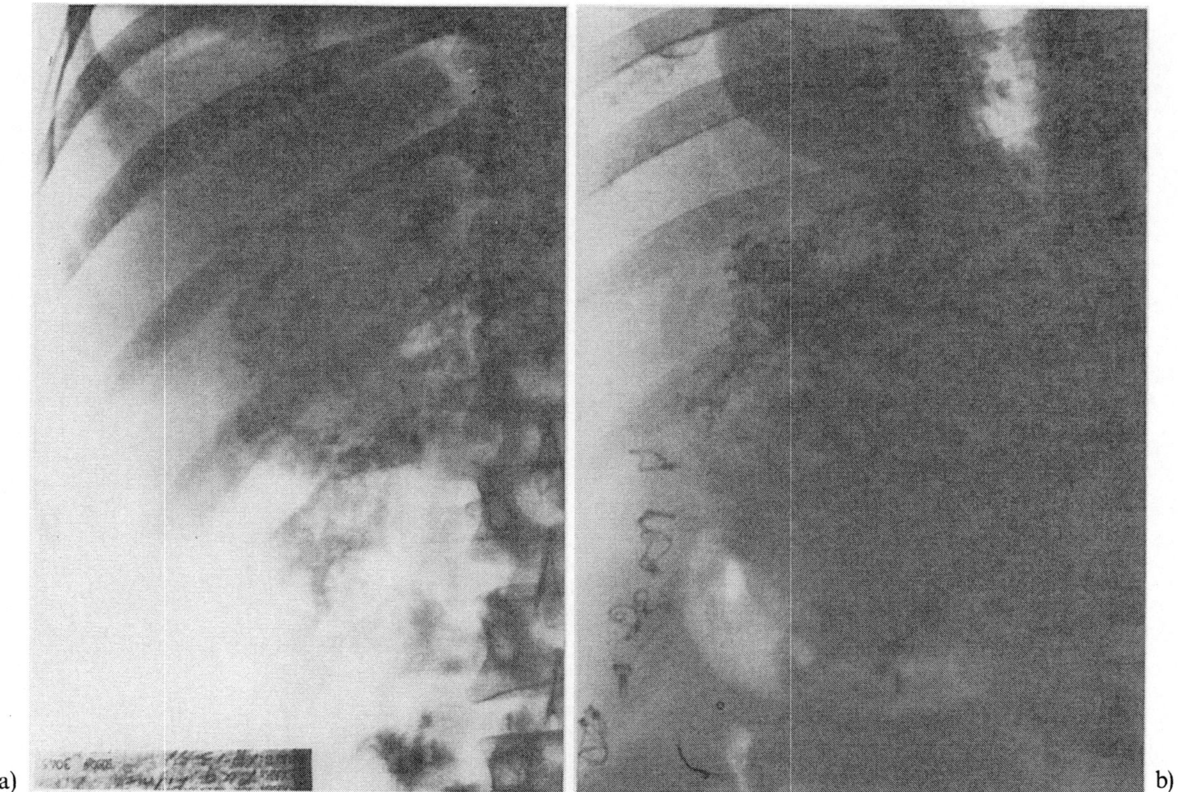

a) b)

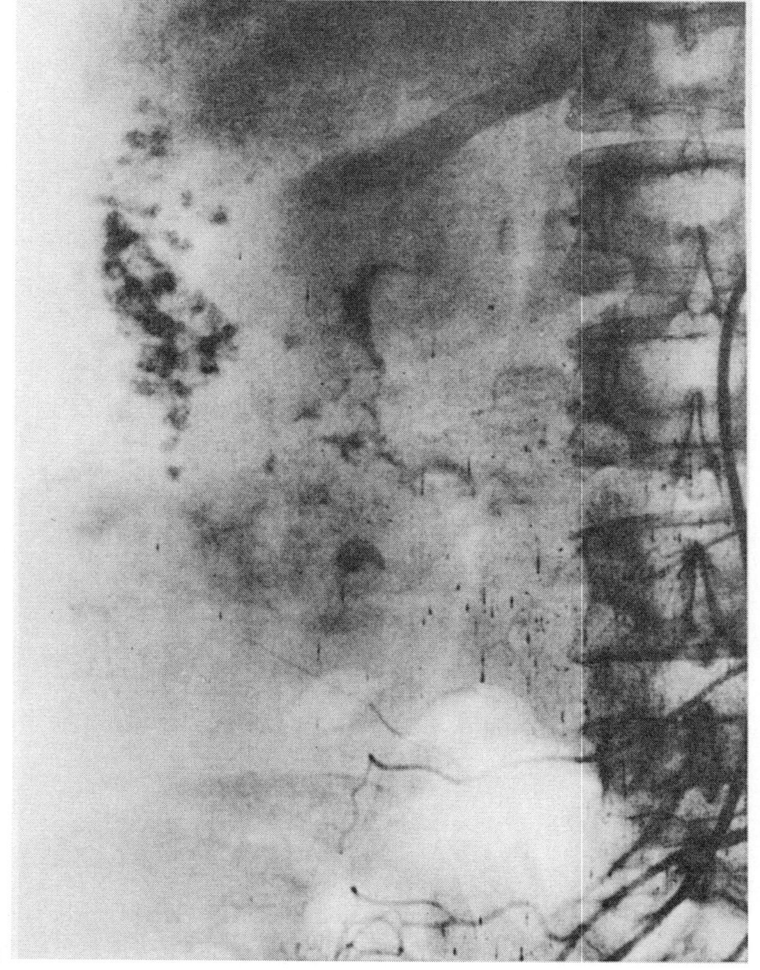

c)

Mayoklinik 150 Fälle mit Leberzysten, davon 82 kongenitale, 3 posttraumatische und 3 entzündliche Solitärzysten. Darüber hinaus fand er 49 multiple kongenitale Zysten und 3 Echinokokkuszysten. Von den 82 kongenitalen Solitärzysten waren 15 symptomatisch, von den 3 posttraumatischen eine und von den 3 entzündlichen ebenfalls eine Zyste. ELIASON und SMITH (1944) fanden unter 20000 Sektionen 44 kongenitale solitäre Leberzysten. Hingegen fanden sich bei über 200000 Krankenhauseinweisungen nur 2 Fälle mit solitären Leberzysten, die prämortal diagnostiziert wurden. Frauen sind etwas häufiger als Männer betroffen (Verhältnis 8:5; SANFELIPPO, 1973). Die Zysten liegen meist im rechten Leberlappen. Entdeckt werden sie am häufigsten im 4. und 5. Lebensjahrzehnt (CAPLAN und SIMON, 1966). Das Allgemeinbefinden der Patienten ist selten eingeschränkt.

Röntgensymptome

Neben Weichteilverdichtungen im Leberbereich, Zwerchfellvorbucklungen und Einschränkung der Beweglichkeit können, wenn die Zyste groß genug ist, Verdrängungen an den Nachbarorganen vorkommen, die für umschriebene raumfordernde Prozesse der Leber typisch sind. Pleura- oder Lungenveränderungen sind selten. Eine Verbindung mit den Gallengängen besteht nicht. Verkalkungen der einzelnen Zysten sind weit seltener als die Verkalkungen der Echinokokkuszysten (SANDERS und GARRET, 1968).

b) Polyzystische Lebererkrankung

Vorkommen

Es handelt sich hier um eine kongenitale Erkrankung mit multiplen Zysten der Leber, ähnlich der polyzystischen Nierenkrankheit, mit der sie als Nebenbefund in über 50% der Fälle auftritt (SANDY, 1965; DE BAKEY und JORDAN, 1969). Sie kann jenseits der 30er Jahre klinische Erscheinungen bieten, bleibt jedoch in der Regel stumm. Der Zystendurchmesser beträgt im Durchschnitt 1–3 cm (MELNICK, 1955).

Die kongenitalen Solitärzysten können einer Abortivform der polyzystischen Lebererkrankung entsprechen. Anatomopathologisch wird als Ursache eine fehlende Rückbildung der vielen, embryonal angelegten kleinen Gallengänge angenommen, die keinen Anschluß an das Gallenwegsystem gefunden haben (MELNICK, 1955). Wegen der häufig fehlenden klinischen Erscheinungen werden auch sie selten in vivo diagnostiziert.

Röntgensymptome

Es findet sich in der Regel eine allgemeine Hepatomegalie mit Vergrößerung des gesamten Leberschattens und den typischen Verdrängungserscheinungen (CAPLAN und SIMON, 1966). Auch hier sind Pleurareaktionen selten. Verkalkungen wurden nicht beobachtet.

Abb. 11a–c. E. alveolaris der Leber mit Verkalkungen. Typische 2–4 mm große rundliche Verkalkungen mit zentralen Aufhellungen neben amorphen Verkalkungen, eine Kombination, die nur bei dieser Erkrankung gefunden wird (W.M. THOMPSON). Daneben besteht in der Regel eine Hepatomegalie. (a) Rechtes oberes Abdomen einer 42jährigen Eskimofrau, die mehrfach mit Füchsen in Berührung gekommen war. Zahlreiche Hunde in ihrem Dorf. (b) Rechtes oberes Abdomen einer 62jährigen Eskimofrau, die mit einer neurologischen Symptomatik ins Krankenhaus kam. Bei der Autopsie fand sich, neben den Veränderungen der Leber, ein ausgedehnter Befall des Hirnstamms mit den Parasiten. [Die Abb. 17a und b wurden freundlicherweise von W.M. THOMPSON, Duke University, Durham, N.C. zur Verfügung gestellt. Amer. J. Roentgenol. **116**, 345–358 (1972).] (c) 57jährige Patientin mit Verkalkungen des rechten Leberlappens (Frühphase der Mesenterikographie). [Die Abb. 17c wurde freundlicherweise von Dr. ZANKER, Klinikum Ulm, zur Verfügung gestellt. Med. Klin. **67**, 1736–1741 (1972)]

Eine nachweisbare Verbindung zum Gallengangsystem besteht auch bei den multiplen Zysten nicht (MUJAHED *et al.*, 1971). Selten kann eine unregelmäßige Impression an der Gallenblase (GAMBILL und HODGSON, 1960; SANDY, 1965) auf die Krankheit hinweisen.

c) Hamartom

Das Leberhamartom ist ebenfalls ein seltener gutartiger Tumor mit einem Durchmesser von 2–8 cm (PHILIPS *et al.*, 1973), der meist einzeln, in seltenen Fällen auch multipel vorkommt. Er setzt sich aus Gallengangsepithel, Leberzellen, Lymphgefäßen und Blutgefäßen zusammen (NÄGELE *et al.*, 1967) und wird meistens im Erwachsenenalter diagnostiziert. Fast 50% der Patienten sind Kinder unter 6 Jahren (LEGER *et al.*, 1973).

Röntgenologisch sind hier ebenfalls die typischen umschriebenen Verdrängungserscheinungen nachweisbar, ohne weitere Reaktionen. Wenn Verkalkungen vorkommen, haben sie ein baumartiges, streifiges Aussehen (LEGER *et al.*, 1973, NÄGELE *et al.*, 1967).

d) Kindliches Hämangioendotheliom

Dieser nur in den ersten 6 Lebensmonaten vorkommende Tumor, von dem nur einzelne Mitteilungen in der Literatur vorliegen, ist gefürchtet wegen des schnell eintretenden Herzversagens infolge des AV-Shunts in der Leber. Röntgenologisch sind, neben der diffusen Lebervergrößerung, schwache, unregelmäßige Verkalkungen im rechten Oberbauch sichtbar (SELKE und CORNELL, 1969).

e) Dermoidzysten

Dermoidzysten der Leber wurden bisher nur zweimal beschrieben (HAN, 1970). Neben Haaren und Steinen enthielten beide Fälle typische Zahnverkalkungen.

f) Leberadenom

Synonym: fokale noduläre Hyperplasie, Mischadenom, gutartiges Hepatom, solitärer hyperplastischer Knoten, fokale noduläre Zirrhose, Cholangiohepatom.

Für diese Erkrankung ist eine Ursache nicht bekannt. Der Tumor hat meist eine Größe von 4–8 cm und keine Kapsel. Von einer gewissen Größe an macht er klinische Beschwerden. Deshalb handelt es sich in der Regel um einen Zufallsbefund. Frauen sind häufiger als Männer betroffen. Röntgenologisch verhält er sich ähnlich wie die übrigen umschriebenen gutartigen Lebertumoren, eine Verkalkung kommt nicht vor. Die Diagnose ist nur histologisch zu klären.

g) Kavernöses Hämangiom

Das kavernöse Hämangiom ist der häufigste gutartige Tumor der Leber. Er ist in der Regel ein Zufallsbefund bei der Angiographie oder der Sektion. Wenn arteriovenöse Kurzschlüsse vorhanden sind, kann es außerdem zu einem Herzversagen mit Kardiomegalie kommen.

Röntgenologisch sind, neben den umschriebenen Verdrängungserscheinungen an Nachbarorganen, manchmal feine, ausgedehnte Verkalkungen mit typischen Spiculae zu sehen, die von einer dichteren zentralen Verkalkung ausgehen. Die Verkalkungen können jedoch auch trabekulär oder schleifenartig angeordnet sein. Sie kommen in ca. 10% der Fälle vor (ADAM *et al.*, 1970). Durch die Angiographie kann der Tumor nachgewiesen werden.

2. Bösartige Tumoren

Maligne Primärtumoren der Leber sind im Vergleich zu denen anderer Organe selten, für Metastasen hingegen ist die Leber ein bevorzugtes Organ.

a) Das Leberkarzinom

Vorkommen

Bei 8,5–14% aller ausgeprägten Zirrhosen ist mit einem primären Leberkarzinom zu rechnen (GALL, 1960; MACDONALD, 1956), in Japan sogar bei 25% (MORI, 1967). Der Zelltyp ist in $^1/_2$–$^4/_5$ der Fälle hierbei hepatozellulär (GALL, 1960; KAY, 1960; MORI, 1967). Die posthepatische Zirrhose ist wiederum die wichtigste Ursache des Leberkarzinoms, seltener sind andere Zirrhoseformen. Vor dem 10. Lebensjahr ist das primäre Leberkarzinom (auch malignes Hepatom genannt) im Vergleich zu anderen Karzinomen dieses Alters mit 0,2–6% häufig (ALCALDE *et al.*, 1962; ISHAK und GLUNZ, 1967; JANOWER *et al.*, 1969; JEWEL, 1971; SORSDAHL und GAY, 1967). Eine Zirrhose besteht in der Regel nicht. Im Erwachsenenalter ist ein Leberkarzinom ohne zusätzliche Zirrhose in 40–50% der Fälle zu sehen (KAY, 1964; MORI, 1967). Jenseits des 50. Lebensjahres ist es am häufigsten. Männer sind öfter betroffen als Frauen. Eine Differenzierung der einzelnen Zelltypen ist unter Umständen durch die Angiographie möglich: Das hepatozelluläre Karzinom ist, im Gegensatz zum Cholangiokarzinom und dem gemischten Hepato-Cholangiokarzinom, stark vaskularisiert. Die endgültige Differenzierung ist jedoch nur histologisch möglich.

Die Überlebenszeit vom Zeitpunkt der Diagnose des Tumors beträgt im Mittel 4–5 Monate, sowohl beim Erwachsenen als auch beim Kind (KAY, 1964; MOSELEY, 1967).

Röntgensymptome

Auf der Leeraufnahme sind bei entsprechender Größe des Tumors die typischen Zeichen eines umschriebenen solitären raumfordernden Prozesses der Leber erkennbar: umschriebene Weichteilvermehrung im Leberbereich sowie umschriebene Verdrängung der Nachbarorgane. Zusätzliche Röntgenzeichen können auf das Karzinom hindeuten. SCHATZKI (1941) fand, daß gleichzeitiges Bestehen von Ösophagusvarizen mit rechtsseitigem Zwerchfellhochstand immer auf Lebertumor verdächtig ist. Aszites kommt häufiger vor (über 50% der Fälle nach KAY, 1964), Pleuraerguß ist ungewöhnlich (1–3% nach SANDERS, 1968). Wenn der Tumor multizentrisch wächst, steht die Hepatomegalie mit einem vergrößerten Weichteilschatten im rechten Oberbauch im Vordergrund (MOSELEY, 1967: 30% der Fälle). Unter Umständen sind umschriebene konkave Füllungsdefekte an der Gallenblasenwand im Cholezystogramm nachweisbar; allerdings stellt sich die Gallenblase in der Mehrzahl der Leberkarzinome nicht dar.

Tumorverkalkungen der Leber sind sehr selten. Bis 1972 wurden insgesamt 27 Fälle beobachtet (WEISS *et al.*, 1972). Typisch soll die grobschollige, zum Teil auch homogene umschriebene Ausdehnung der Verkalkungen sein (ALLEN und HOLT, 1967; HALL *et al.*, 1970; KARRAS *et al.*, 1962; MEYERS, 1968; WEISS *et al.*, 1972). Beim Leberkarzinom des Kindes sind die Verkalkungen jedoch wesentlich häufiger. Sie sind multipel, dicht und unregelmäßig grobschollig angeordnet (20–30% der Fälle, JANOWER *et al.*, 1969; MARGULIES und BURHENNE, 1973; SORSDAHL und GAY, 1967).

Schließlich kann röntgenologisch nach Metastasen des primären Lebertumors gesucht werden, vor allem in der Lunge, in den portalen Lymphknoten, den Nebennieren und den Knochen.

b) Hepatoblastom

Vorkommen

Dieser embryonale Tumor kommt fast ausschließlich bei Kindern vor, hier am häufigsten bis zum 3. Lebensjahr, im Gegensatz zu dem meist später auftretenden kindlichen Leberkarzinom. Wird er früh genug erkannt und reseziert, hat er eine bessere Prognose als das Leberkarzinom (ISHAK und GLUNZ, 1967). Histologisch besteht er sowohl aus epithelialen als auch mesenchymalen Anteilen.

Röntgenzeichen

Neben den Zeichen der intrahepatischen Raumforderung sind die Verkalkungen typisch, die in ca. 12% der Fälle vorkommen (ISHAK und GLUNZ, 1967): verstreute und amorphe Verkalkungen in der Leber. Bei der Angiographie ist dieser Tumor ähnlich stark vaskularisiert wie das hepatozelluläre Karzinom.

c) Lebersarkom

Vorkommen

Das Lebersarkom ist ebenfalls ein sehr selten vorkommender Tumor, der histologisch unterschieden wird in: Hämangiosarkom, Hämangioendotheliosarkom, Leiomyosarkom, Rhabdomyosarkom, Fibrosarkom, malignes Mesenchymon, primäres Osteosarkom, Sarkom der Kupfferschen Sternzellen.

Röntgenzeichen

Neben den entsprechenden Verdrängungszeichen sind Verkalkungen bei diesen Tumoren sehr selten. Das Sarkom der Kupfferschen Sternzellen wird häufig durch vorangegangene Thorotrastinjektionen ausgelöst und zeigt dann Besonderheiten (s.u.).

d) Metastasen

Vorkommen

Metastasen sind die häufigsten malignen Tumoren der Leber. Für Tumoren aus dem Pfortadergebiet, also vorwiegend aus dem Magen-Darmkanal und dem Pankreas, ist die Leber die erste Station der hämatogenen Metastasen. Aber auch andere Tumoren mit hämatogener Aussaat metastasieren bevorzugt in die Leber (Lungen-Ca, Mamma-Ca).

Röntgensymptome

Röntgenologisch ist nicht immer sicher eine Vergrößerung der Leber nachzuweisen, lediglich in ausgeprägten Fällen besteht eine generalisierte Hepatomegalie, die die für sie typischen Verdrängungserscheinungen hervorruft. Pleurareaktionen und umschriebene Verdrängungen von Abdominalorganen sind äußerst selten.

Die Suche nach dem wahrscheinlichsten Primärtumor ist ebenfalls mit einfachen röntgenologischen Mitteln durchführbar (Magen-Darm, Lunge, Mamma, Nieren).

In seltenen Fällen können Metastasen der Leber auch verkalken, vor allem diejenigen, die von schleimbildenden Karzinomen des Magen-Darmkanals ausgehen (Abb. 12a–c). Es handelt sich um zahlreiche, punktförmige Verkalkungen, seltener um größere Verdichtungen, die baumartig angeordnet sein können (HABIGHORST, 1963). Im pathologischen Prä-

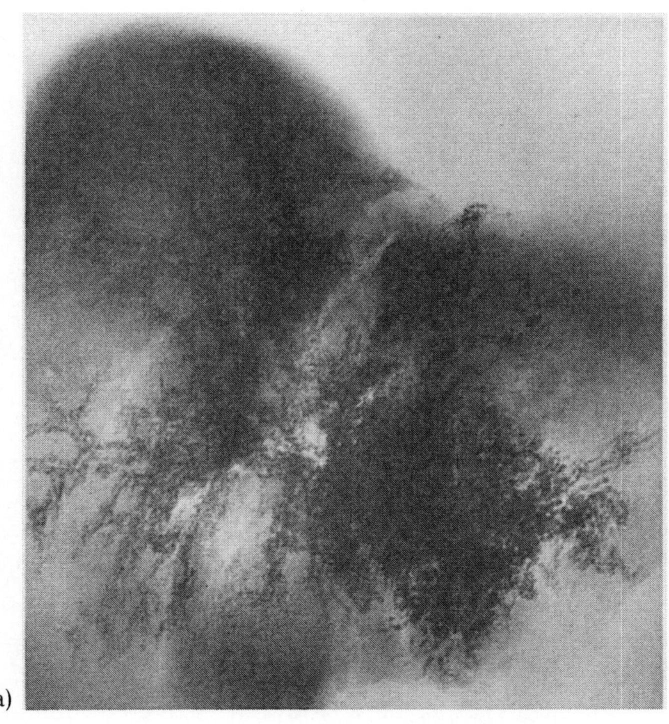
a)

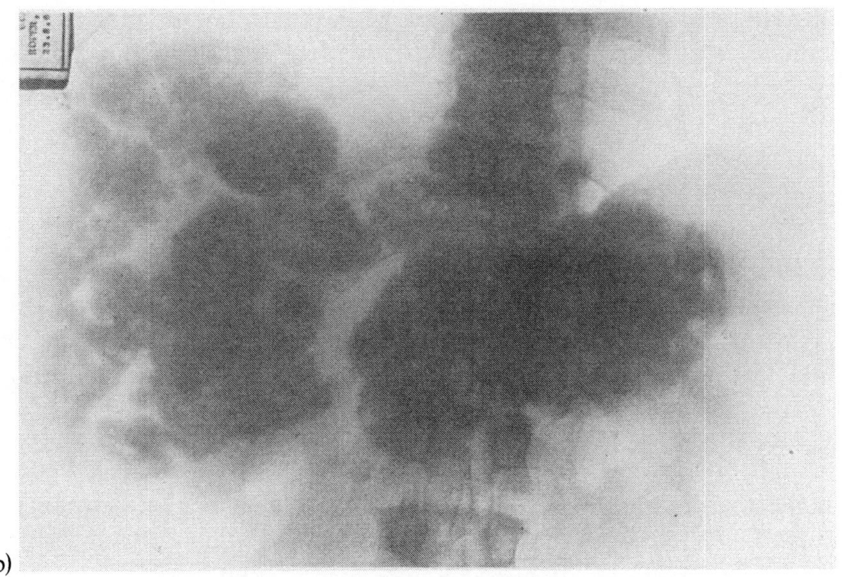
b)

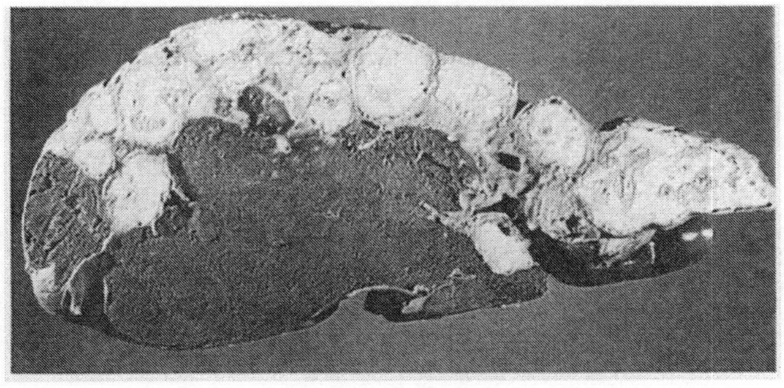
c)

Abb. 12. Verkalkte Lebermetastasen. (a) Feinkörnige Verkalkungen großer Teile der Leber, teils diffus, teils entlang der Lebergefäße erkennbar. Es handelt sich um einen 61jährigen Patienten mit einem metastasierenden schleimbildenden Karzinom des Magens. (Mit freundlicher Genehmigung von W. JAEDKE, Institut für Klinische Strahlenkunde der Universitätskliniken Mainz.) [Fortschr. Röntgenstr. **98**, 542–548 (1963).] (b) Rundliche, grobschollige Verkalkung in der ganzen Leber bei einem 60jährigen Patienten: verkalkte Metastasen eines pleuralen Mesothelioms. Daneben bestand eine ausgedehnte Metastasierung in Knochen, Milz und Pleura. (Mit freundlicher Genehmigung von C. BANKAY, Spanish Town, Jamaica.) [Cancer **26**, 920–928 (1970).] (c) Makroskopischer Schnitt durch das Leberpräparat von (b)

parat sind diese Verkalkungen häufiger zu sehen als auf dem Röntgenbild. Miele (1963) fand in Leberpräparaten mit Dickdarmkarzinom-Metastasen von 10 Fällen 5mal kleine, in Häufchen zusammenliegende Verkalkungen, ohne scharfe Grenzen, von einer Größe von 2–4 mm. Shonfeld (1963) machte ähnliche Beobachtungen bei Mammakarzinommetastasen.

Neben den Metastasenverkalkungen von schleimbildenden Adenokarzinomen des Magen-Darmtrakts liegen in der Literatur vereinzelte Mitteilungen über verkalkte Lebermetastasen bei Mammakarzinom (Shonfeld *et al.*, 1973), beim Neuroblastom des Kindes (Ross, 1965), bei pleuralem Mesotheliom und beim Ovarialkarzinom (Kubica *et al.*, 1965) vor.

e) Thorotrastsarkome

Vorkommen

Nach der Einführung des radioaktiven Thoriumkontrastmittels in kolloidaler Mischung (Thorotrast) von Blühbaum und Knisk im Jahre 1928 in die röntgenologische Gefäßdiagnostik kamen bei einer Reihe von Patienten maligne Lebertumoren nach einem Intervall von mehreren Jahren vor. Das Präparat wird selektiv von den Kupfferschen Sternzellen der Leber und den Makrophagen gespeichert, wodurch es zu einer hohen örtlichen Alpha- und Gammastrahlenbelastung kommt. Heute wird die Entstehung des Tumors durch die hohe Strahlenbelastung wieder teilweise angezweifelt, eine mögliche chemische Intoxikation, ähnlich dem Arsen, wird wieder diskutiert (Smoron und Battifora, 1972). Seit den 40er Jahren wurde das Präparat bei jungen Patienten, seit den 50er Jahren auch bei älteren nicht mehr verwandt.

Die geschätzte Zahl der Patienten mit Thorotrastuntersuchungen beträgt zwischen 50000 und 100000 (Trübestein und Gerlach, 1972). Bis 1967 waren insgesamt 65 maligne Lebertumoren bekannt.

Eine maligne Entartung ist erst nach 12 bis 35 Jahren zu erwarten. In der ersten Zeit des Beobachtungszeitraums überwog das Lebersarkom, meist vom Typ des Hämangioendothelioms, in den späteren Jahren das Leberkarzinom (Trübestein und Gerlach, 1972).

Röntgenzeichen

Die typischen Thorotrastbilder des Abdomens sowie die Häufigkeit der malignen Entartung müssen dem Radiologen bekannt sein. Diese metalldichten, tropfen- oder netzförmigen, homogenen und scharfen Verdichtungen in der Leber, den Lymphknoten des Leberhilus und häufig der Milz sind zeitlebens vorhanden (Abb. 13a und b). Verkalkungen der Leber sind im Vergleich hierzu weniger dicht. Die Ausdehnung der Verdichtung ist abhängig von der ehemals gegebenen Kontrastmitteldosis. Auch in der Literatur wurden diese Verdichtungen mit Verkalkungen hin und wieder verwechselt. Neben Lebertumoren wurden auch Sarkome der Nieren, Samenblasen, Tränengänge und des Peritoneums beschrieben (Kuisk *et al.*, 1967). Darüber hinaus liegen bei Tumoren nach Thorotrast die üblichen Verdrängungen der Nachbarorgane, wie bei intrahepatischen Tumoren vor.

f) Arsensarkom

Regelson (1968) berichtete 1967 über einen Patienten, bei dem ein Lebersarkom entstanden war, nachdem er 17 Jahre wegen Psoriasis mit Fowlerscher Lösung behandelt wurde. Das Sarkom trat 7 Jahre nach beendeter Behandlung auf. Zugleich lag eine Leberzirrhose vor.

a)

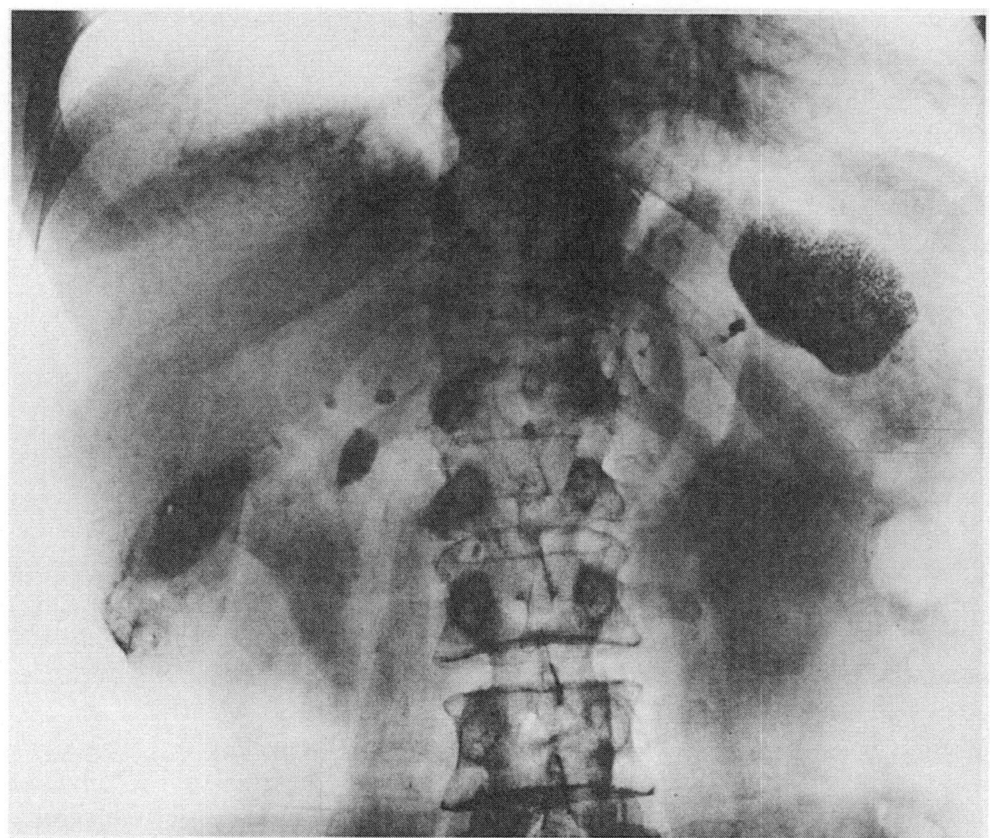

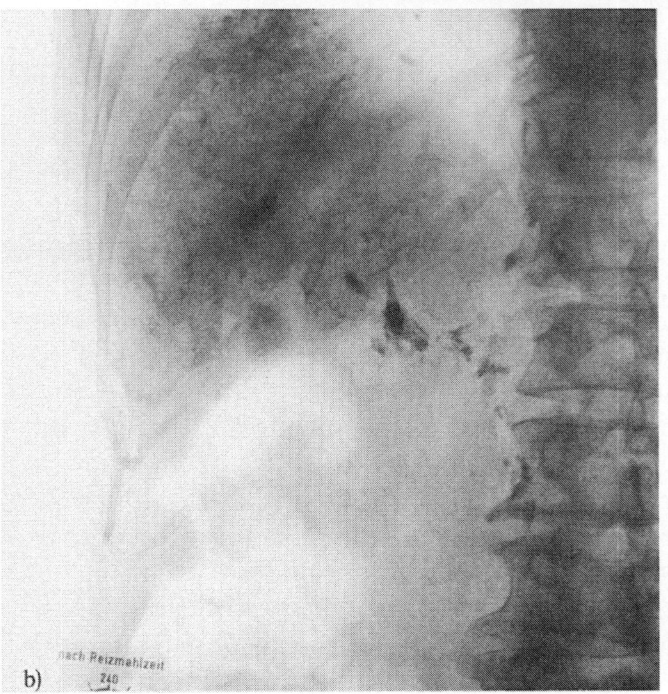

Abb. 13a und b. Thorotrasteinlagerungen in Leber und Milz. (a) 70jährige Patientin, bei der 1944 eine rechtsseitige Karotis-Angiographie mit Thorotrast durchgeführt wurde. Klinisch keine Beschwerden. Es zeigen sich in der Milz die typischen scharf abgrenzbaren, zum Teil blasig aufgelockerten Verdichtungen, in der Leber und im Leberhilus hingegen mehr flächenhafte, zum Teil auch inhomogene Verdichtungen. Die Ablagerungen befinden sich besonders im Bereich des rechten Leberwinkels. (b) 72jähriger Patient, bei dem 1941 eine periphere Angiographie mit Thorotrast durchgeführt wurde. Der ganze rechte Leberlappen zeigt intensive netzartige Verdichtungen, außerdem bestehen Thorotrastablagerungen im Bereich der Leberpforte

VI. Diffuse Lebererkrankungen

Eine Reihe von Lebererkrankungen befällt das gesamte Organ und kann sowohl eine Vergrößerung als auch eine Schrumpfung bewirken. Je nach Stadium treten diese Veränderungen zu verschiedenen Zeitpunkten oder gleichzeitig auf, wobei Vergrößerung oder Schrumpfung unterschiedlich lokalisiert bzw. unterschiedlich in den einzelnen Leberabschnitten ausgeprägt sind. Es handelt sich hierbei im wesentlichen um die akuten Entzündungen und die Zirrhose der Leber.

Mit einfachen Methoden kann nur bei ausgeprägten Befunden eine Veränderung der Leber erkannt werden, die Diagnose wird selten röntgenologisch gestellt. Andererseits sind die Folgen der Leberveränderungen, wie Aszites oder Ösophagusvarizen, röntgenologisch faßbar.

1. Akute diffuse Lebererkrankungen

Die häufigste Ursache ist die akute Hepatitis in ihren verschiedenen Formen. Es folgen die kardial bedingte Stauungsleber, die Hepatomegalie durch Gallengangverschluß oder die akute Leberschwellung durch chemische Intoxikation. Die Diagnose wird in der Regel durch den Kliniker und den Pathologen gestellt.

Mit einfachen *röntgenologischen* Mitteln ist eine Verbreiterung des gesamten Leberschattens sowie die Verdrängung der angrenzenden Organe zu sehen, die für eine Vergrößerung der Leber als Ganzes typisch sind (s. II.b.). Eine weitere Differenzierung der nachweisbaren Hepatomegalie ist jedoch röntgenologisch nicht möglich.

2. Chronisch diffuse Lebererkrankungen

Hierunter fallen sämtliche Formen der Leberzirrhose (portal, biliär, kardial, posthepatitisch, alkoholisch). Seltener ist die Zirrhose bei Tuberkulose, Boeck, Schistosomiasis und ähnlichen entzündlichen Prozessen. Je nach Form und Stadium kann grob morphologisch unterschieden werden zwischen der hypertrophischen Form, die vorwiegend mit einer Hepatomegalie einhergeht, und der atrophischen, vernarbenden Form mit einer Leberverkleinerung. Selbstverständlich geben die Symptome der wechselnden Vergrößerung und Verkleinerung nur einen groben oder vagen Hinweis auf die Diagnose, zumal diese Symptome keineswegs immer eindeutig festzustellen sind. Darüber hinaus können an derselben Leber umschriebene Schrumpfungen und Vergrößerungen gleichzeitig vorkommen. Auch hier sind andere Diagnoseverfahren dem röntgenologischen häufig überlegen. Wie bei der akuten diffusen Lebererkrankung kann mit einfachen *röntgenologischen* Mitteln nur grob die Vergrößerung oder Verkleinerung der Leber aufgrund des Weichteilschattens und der Verdrängungen nachgewiesen werden. Ein rechtsseitiger Nierenhochstand oder eine deutliche Rechtsverlagerung des Magenantrums legt den Verdacht auf eine Leberschrumpfung nahe. Hinweise auf die Ursache sind unter Umständen aus der Größe des Herzens und der Pulmonalgefäße (Berthelot *et al.*, 1966), dem Schatten der Vena cava inferior im rechten Herz-Zwerchfellwinkel oder aus Ösophagusvarizen bei der Ösophagusdarstellung der hypertrophischen Osteoarthropathie (Buchan und Michel, 1967; Han und Collins, 1968) zu erhalten.

VII. Leberhernie

1. Vorkommen

Die Leberhernie ist eine Verschiebung eines Teils oder der ganzen Leber aus der abdominellen Höhle, in der Regel in den Pleuraraum. Sie kommt sehr selten vor und kann leicht mit einem Pleura- oder Lungentumor oder einer Perikardzyste verwechselt werden.

Ursachen der Leberhernien sind kongenital oder traumatisch. Ein anlagemäßig nicht voll geschlossenes Zwerchfell als Mißbildung kann beim Kind zu einer Verlagerung intraabdomineller Organe in den Thoraxraum führen, oder bei einer plötzlichen Druckerhöhung im Abdomen beim stumpfen Bauchtrauma, wie z.B. bei Verkehrsunfällen, kann es zu einer Zwerchfellruptur mit anschließender Leberhernie kommen.

Obwohl linksseitige Zwerchfellhernien häufiger sind als rechtsseitige, sind Leberhernien im allgemeinen rechts lokalisiert.

2. Röntgenzeichen

Hinweis auf eine Leberhernie kann eine umschriebene Vorwölbung des re. Zwerchfells sein, zusammen mit Zwerchfellhochstand und eingeschränkter oder aufgehobener Beweglichkeit. Beim Schnupfversuch kann es sogar zu einer paradoxen Beweglichkeit kommen (CHUDAČEK, 1971; KLING und KLAPP, 1972). Häufig sind ein Pleuraerguß und Plattenatelektasen der betreffenden Seite zu sehen. Bei ausgeprägten Formen der Hernien können, zusammen mit der Leber, auch Nachbarorgane, wie die Gallenblase, das Kolon oder der Dünndarm, mit verlagert sein, wodurch die Diagnose an Wahrscheinlichkeit gewinnt.

Früher wurde in diesen Fällen oft ein diagnostisches Pneumoperitoneum angelegt, das wegen einer häufig offenen Verbindung zum Pleuraraum gleichzeitig zu einem Pneumothorax führte und somit die Diagnose bestätigte. In Fällen, in denen das Zwerchfell den prolabierten Leberteil fest umschließt, kommt es allerdings nicht zum Pneumothorax.

Heute wird im allgemeinen eine exakte Diagnose durch ein Leberszintigramm, evtl. kombiniert mit einem Lungenszintigramm, auf einfachere und ungefährlichere Weise gestellt.

VIII. Verkalkungen im Leberbereich

Hierunter fallen einmal die seltenen Verkalkungen in der Leber selbst, die, wenn sie richtig erkannt werden, oft zur Diagnose führen, zum anderen die Verkalkungen, die sich im Röntgenbild auf die Leber projizieren und in der Differentialdiagnose wichtig sein können. Unter Umständen sind zur exakten Lokalisation, neben den Aufnahmen in beiden Ebenen, Tomogramme der Leber erforderlich.

Zur besseren Übersicht werden die intra- und die extrahepatischen Verkalkungen in 2 getrennten Tabellen mit ihren charakteristischen Erscheinungsformen aufgeführt (Tabelle 1 und 2). Einzelne seltene Erkrankungen der Leber, wie die verschiedenen Granulome und die Pfortaderthrombose, die bisher übergangen wurden, sollen hierbei kurz erwähnt werden.

Tabelle 1. Intrahepatische Verkalkungen

Ursache	Häufigkeit	Charakteristika
1. Echinococcus cysticus	33%	ringförmige, z.T. eierschalenförmige oder halbmondförmige Verkalkungen, in der Aufsicht inhomogen, re. Leberlappen 6mal häufiger befallen als linker (Abb. 10)
2. Echinococcus alveolaris	3–10%	flächenhafte, amorphe, kleine rundliche Verkalkungsherde, zusammen mit kleinen ringförmigen Aufhellungsherden (Abb. 11)
3. Kavernöses Hämangiom	10%	dichtes Zentrum, radiäre Ausstrahlungen
4. Hepatoblastome (Kinder)	10–20%	amorphe Kalkeinlagerungen, verstreut
5. Granulomatöse Erkrankungen (Tuberkulose, Histoplasmose, Bruzellose, Syphilis)	selten	Tuberkulose: Miliare Form der Verkalkungen, ähnlich Histoplasmose und Bruzellose. Gumma: fleckförmige Verkalkungen unregelmäßig, die einzelnen Verkalkungen ziemlich homogen
6. Arterielles Aneurysma	selten	extra- und intrahepatische Lage, ringförmig, vom Kaliber der Arteria hepatica oder größer, „gebrochene Eierschalen“
7. Pfortaderthrombose	selten	bei Frühgeborenen und Säuglingen (Ursache: Plazentathrombose). Beim Erwachsenen: Im Verlauf der extra- und intrahepatischen Anteile der Pfortader, z.T. zick-zackförmige Linien, vor allem subkapsulär gelegen (Blanc *et al.*, 1967: 21 Fälle)
8. Intrahepatische Steine (Gallengangssteine)	selten	sternförmige Verkalkungen wegen der Spalten im Inneren der Steine, nur 2% der Gallengangsteine sind dicht genug, um röntgenologisch nachweisbar zu sein
9. Leberzysten (kongenital, traumatisch)	selten	ringförmig
10. Metastasen (Kolon, Magen, Mamma, Ovar, Melanom, Mesotheliom, Osteosarkom, Nebennierentumor, Karzinoid, Leiomyosarkom)	selten	diffus und kleinkörnig, manchmal zusammenfließend (Karras *et al.*, 1962) (Abb. 12)
11. Primärer Lebertumor	selten	anarchische, inhomogene Verkalkungen infolge Nekrosen
12. Hämochromatose	selten	diffus erhöhte Dichtigkeit der gesamten Leber
13. Thorotrast	selten	fast metalldichte, tropfen- oder netzförmige Verdichtungen, je nach vorangegangener Kontrastmittelmenge, teilweise in der Leber oder über die gesamte Leber verteilt, Einbeziehung des Leberhilus und oft der Milz (Abb. 13)

Tabelle 2. Extrahepatische Verkalkungen

Verkalkungen in	Aussehen	Nachweis durch
1. Nierenparenchym, Kelch und Nierenbecken, Nierenarterie	ringförmig bei Arterien, homogen rundlich bei Steinen oder korallenförmig	i.v. Urogramm, In- und Exspirationsaufnahme
2. Gallengänge und Gallenblase	rundlich, meist inhomogen	i.v. Cholangiogramm, evtl. retrograde Gangdarstellung

Tabelle 2 (Fortsetzung)

Verkalkungen in	Aussehen	Nachweis durch
3. Pankreasverkalkungen	multipel, rundlich und gehäuft auftretend, amorpher Kalk in der Pankreasloge (RING)	Magen-Darmpassage, retrograde Pankreatikographie, Arteriographie
4. Arteria hepatica communis-Verkalkung	rundlich, mit zentraler Aufhellung	Artriographie, evtl. Pulsationen bei der Durchleuchtung
5. Pleuraverkalkungen dorsal und kaudal, Lungenverkalkung der Unterlappenbasis	streifige, dichte, z.T. flächenhafte Verkalkungen	Nachweis weiterer Verkalkungen des betreffenden Lungenflügels, Tomogramme, Pneumoperitoneum
6. Rippenknorpelverkalkungen	gut begrenzte, rundliche, z.T. inhomogene Verschattungen im Rippenverlauf	Durchleuchtung mit In- und Exspiration, Tomogramme
7. Hautverkalkungen (Nävus, Molluscum contagiosum, Fremdkörper etc.)	rundliche, inhomogene Verdichtungen	Durchleuchtung unter Drehung des Patienten
8. Skybala, Sterkolithen, Barium	im Verlauf des Magen-Darmtraktes größere Verdichtungen mit unterschiedlichem Aussehen	Magenbreipassage, Kolon mit Kontrast, Luftdarstellung des Magendarmtraktes, Kontrollaufnahmen
9. Tuberkulöser paravertebraler Abszeß	streifig, inhomogen, meist nach lateral konvex, Veränderungen an Wirbelkörpern	Wirbelkörpertomogramme
10. Mesenteriale Lymphknoten, Lymphknoten der Leberpforte	typisch flockig, rundlich und inhomogen	Tomographie, Arteriographie
11. Nebennierenverkalkungen	inhomogen, scharf abgrenzbar, auf die Nebennierenloge beschränkt	typischer Sitz, i.v. Urogramm mit Tomogrammen, evtl. Angiographie
12. Sympathikogoniome		beim Kind dichte Verkalkungen
13. Verkalkung der Vena cava inferior	streifige Verkalkungen parallel zur Wirbelsäule im Kavagebiet	Kavographie, a.p. und seitliche Leeraufnahme

IX. Gasansammlungen im Leberbereich

Ähnlich wie die Verkalkungen sind auch Gasansammlungen in der Leber sehr selten, können aber dann, wenn sie als solche erkannt werden, zur Diagnose führen. Auch hier sind wegen der Form der Leber Aufnahmen in 2 Ebenen nicht immer ausreichend, um intrahepatische von extrahepatischen Gasansammlungen zu differenzieren, so daß andere Methoden, wie die Tomographie herangezogen werden müssen.

1. Gasansammlungen in den Gallenwegen

a) Vorkommen

Gas in den Gallenwegen ist in jedem Fall als pathologisch zu werten. Im Experiment resorbiert sich Luft in den Gallengängen innerhalb von 2 Std (SEDLACK *et al.*, 1961). Die häufigste Ursache ist mit ca. 60% die operativ angelegte Fistel zwischen Darmkanal und Gallengängen, der Rest ist als Spontanfistel anzusehen (SEDLACK *et al.*, 1961). Die operativ angelegten Fisteln bestehen in der Regel zwischen Duodenum und Ductus choledochus oder Gallenblase. Bei den Spontanfisteln kann sich zusätzliche eine Verbindung zwischen Gallenblase und Kolon bilden. Vom Gastrointestinaltrakt zur Gallenblase bestehen insgesamt in ca. 88%, zu den Gallengängen in ca. 11% Fisteln (MCSHERRY *et al.*, 1969). Für Spontanfisteln zwischen Ductus choledochus und Bulbus duodeni ist in der Regel ein penetrierendes Ulkus, für eine Fistel zwischen Gallenblase und Kolon eine Cholezystitis verantwortlich. In seltenen Fällen kommen Fisteln zum Magen oder zum Bronchialbaum vor. In 90% aller Fisteln bestehen gleichzeitig Gallensteine.

Bei entzündlichen Prozessen der Gallenwege kann sich in seltenen Fällen in den Gallengangswänden Gas bilden, ähnlich wie bei der Cholecystitis emphysematosa.

b) Röntgenzeichen

Gasansammlungen in den Gallengängen zeigen die typische, dem Verlauf der Gallengänge entsprechende Verästelung und gleichzeitig die Darstellung des Ductus choledochus. Für den Chirurgen ist der Nachweis und die Lokalisation der Fistel wichtig. SEDLACK *et al.* (1961) konnte nur in 5 von 20 Spontanfisteln eine Lokalisation durch Luft oder Bariumbrei erreichen. Der Ort der operativ angelegten Fisteln ist fast immer anzugeben.

Bei Gasansammlungen in den Wänden der Gallenwege ist meist Gas in der Gallenblasenwand nachweisbar. Das i.v. Cholangiogramm ist häufig negativ (KELLER *et al.*, 1971). Auch hier ist der anatomische Verlauf der Gallengänge für die Diagnose wichtig.

2. Gas in der Pfortader

a) Vorkommen

Bis 1973 wurde in der Literatur über 66 Fälle von Gasansammlung in der Pfortader berichtet. Die Mehrzahl der Patienten war jünger als 3 Monate und älter als 50 Jahre. Ursache ist am häufigsten eine Mesenterialvenenthrombose, bedingt durch Gerinnungsstörungen, Ileus, Volvulus, Gastroenterokolitis, Pneumatosis intestinalis einzelner Magendarmabschnitte; beim Neugeborenen eine Erythroblastose oder nach einer Umbilikalvenensondierung. In 75% der Sektionen besteht hierbei ein nekrotischer Darmabschnitt. Wenn das Gas in der Pfortader nachgewiesen wird, liegen schwere klinische Erscheinungen vor; ein Überleben ist, mit Ausnahme von Säuglingen, äußerst selten.

Die Hälfte der Patienten hat eine Sepsis mit E. coli. Das Gas hat einen hohen CO_2-Gehalt (WIOT und FELSON, 1961).

Die Entstehung des Gases ist unklar; möglicherweise dringt es durch den nekrotischen Darmabschnitt und gelangt ins Pfortadersystem. Eine andere Möglichkeit ist, daß gasbildende Bakterien im Pfortaderblut das Gas direkt bilden.

b) Röntgenzeichen

Während sich bei Gas in den Gallengängen mehr die großen Gänge, entsprechend dem Gallenfluß, kaudal füllen, liegt das Gas im Pfortadersystem weit peripher in den kranialen Teilen der Leber, entsprechend der Blutströmung. Im Röntgenübersichtsbild sind kleine, baumartig verzweigte, streifige Aufhellungen in der Leber erkennbar (WOLFE und EVANS, 1955), die dem Pfortaderverlauf zugeordnet werden können. Ein Grund dafür, warum erst wenige Fälle von Gas im Pfortadergebiet bekannt sind, dürfte in der mangelhaften Qualität der Leberübersichtsaufnahmen liegen. Von 28 von STEWART (1963) autoptisch untersuchten Fällen mit Mesenterialvenenthrombosen hatten nur die Hälfte Röntgenbilder, die eine ausreichende Leberdiagnostik zuließen.

3. Gasansammlungen außerhalb des Gefäßlumens

a) Vorkommen

Gasansammlungen in der Leber außerhalb des Gefäß- und Gallenweglumens kommen bei diffuser Lebergangrän und intrahepatischen Abszessen (s. dort) vor. Von beiden liegen nur Einzelmitteilungen in der Literatur vor, da sie äußerst selten sind.

b) Röntgenzeichen

Bei der diffusen Lebergangrän als prämortalem Zustand wurden multiple kleine Gasbläschen über die ganze Leber verteilt oder nur in einzelnen Teilen der Leber beschrieben (ELSON, 1960). Gleichzeitig kann es zu einem Eintritt des Gases in die Lebervenen kommen, das in den kleinen Kreislauf gelangt, so daß man u.U. einen Gasspiegel im Stamm der Arteria pulmonalis beobachten kann (ELSON, 1960).

Tabelle 3. Intrahepatische Gasansammlungen

Ursache	Charakteristika
1. Gas im Lumen der Gallengänge a) operative Fistel zum Darm b) Spontanfistel	Typischer Verlauf der Gallengänge, Bevorzugung der großen Gänge kaudal, Nachweis durch Luft oder Bariumbrei
2. Gas in den Wänden der Gallengänge (Cholangitis emphysematosa)	Verlauf blasiger, streifiger Luftansammlungen entlang der Gallengänge, begleitende Cholecystitis emphysematosa
3. Leberabszeß mit Gas, Gangrän	Einzelne Gasansammlungen, evtl. mit Flüssigkeitsspiegel, selten multiple umschriebene Ansammlungen oder feine streifige Gasansammlungen der Leber
4. Gas in der Pfortader, z.B. nach Darmnekrose	Streifige kleine, sich verzweigende Gasansammlungen nahe der Leberkapsel in den kranialen Anteilen. Der Leberhilus und die kaudalen Leberanteile ausgespart. Meist präterminaler Zustand

Tabelle 4. Gasansammlungen in Projektion auf die Leber

Ursache	Diagnose
1. Normales Gas im Bulbus duodeni oder im Duodenum, hochsitzender Ileus	Typischer Verlauf und typische Lage, evtl. Darstellung durch Bariumbrei oder Duodenalsonde
2. Chilaiditi-Syndrom: Interposition von Dickdarm, seltener Dünndarm zwischen Leber und Zwerchfell infolge schwacher „Aufhängebänder“	Typische Kolonhaustrierung oder Querfalten des Dünndarms, bei Aufnahmen im Liegen verschwindet die Interposition häufiger, besonders bei Kindern (WALDMANN *et al.*, 1966), der Darm liegt in der Regel ventral unter dem Zwerchfell, selten dorsal. Weitere Diagnose durch Bariumbrei oder Luft im Darm
3. Abgekapselter perihepatischer Abszeß mit Gasbildung	Typische Lage in den perihepatischen Räumen, u.U. Ergußspiegel, Reaktion und Verdrängungen von Nachbarorganen
4. Perirenaler oder parakolischer Abszeß	Dorsale bzw. laterale Lage der Gasansammlung, bei Niere: Bewegungseinschränkung bei der In- und Exspirationsaufnahme, beim Kolon Verdrängung nach medial
5. Gas im Pankreas bei Entzündungen und Abszeß	Sehr selten: mehrere kleine Gasblasen in der Pankreasloge (Diagnose durch Pankreatikographie)
6. Gasbildender Abszeß in der Bauchwand	Klinisch durch Palpation und Inspektion

4. Differentialdiagnose der Gasansammlungen im Leberbereich

Die bereits beschriebenen intrahepatischen Gasansammlungen sollen zur Differentialdiagnose in den Tabellen 3 und 4 den extrahepatischen gegenübergestellt werden.

Literatur

ABLOW, R.C., EFFMAN, E.L.: Hepatic calcification associated with umbilical vein catheterisation. Amer. J. Roentgen. **114**, 380–385 (1972)

ADAM, Y.G., HUVOS, A.G., FORTNER, J.G.: Giant hemangiomas of the liver. Ann. Surg. **172**, 239 (1970)

ALCALDE, V.M., TRAISMAN, H.S., BAFFES, T.: Primary carcinoma of liver in infancy and childhood. Amer. J. Dis. Child. **104**, 245–251 (1962)

ALLEN, R.W., HOLT, A.H.: Calcification in primary liver carcinoma. Amer. J. Roentgen. **99**, 150–152 (1967)

ANDERSON, R.D., CONNELL, T.H., LOWMAN, R.M.: Inversion of the liver and suprahepatic gallbladder associated with eventration of the diaphragm. Radiology **97**, 87–88 (1970)

APPLEBY, A., HACKING, P.M.: Calcification in hepatic metastases. Brit. J. Radiol. **31**, 449–450 (1958)

ASCH, T.: The case for pneumoperitoneum in the diagnosis of inflammatory disease about the diaphragm. Radiology **86**, 60–65 (1966)

AUTIO, V.: The spread of intraperitoneal infection. Studies with roentgen contrast media. Acta. Chir. Scand. (Suppl) **321**, 5 (1964)

BALASEGARAM, M.: New concepts of hepatic amebiasis. Ann. Surg. **175**, 528–534 (1972)

BARRETT, A.F.: Gas in the portal vein: diagnostic value in intestinal gangrene. Clin. Radiol. **12**, 92–95 (1962)

BERKE, J., PECORA, C.: Diagnostic problems of pyogenic hepatic abscess. Amer. J. Surg. **111**, 678–682 (1966)

BERTHELOT, P., WALKER, J.G., SHERLOCK, S., REID, L.: Arterial changes in the lungs in cirrhosis of the liver-lung spider nevi. New. Eng. J. Med. **274**, 291–298 (1966)

BERTOULIÈRES, P., JAUMES, F., VOISIN, G., GILBERT, J.: Peritonéographie opaque susmésocolique. J. Radiol. Electrol. méd. nucl. **42**, 611–615 (1961)

BIRZLE, H.: Ist die Peritoneographie als röntgenologische Untersuchungsmethode möglich und brauchbar? Fortschr. Röntgen **95**, 824–829 (1961)

BLANC, W.A., BERDON, W.E., BAKER, D.H., WIGGER, H.J.: Calcified portal vein tromboemboli in newborn and stillborn infants. Radiology **88**, 287–292 (1967)

BLOCK, M.A., SCHUMAN, B.M., EYLER, W.R., TRUANT, J.P., DU SAULT, L.A.: Surgery of liver abscesses. Arch. Surg. **88**, 602–610 (1964)

BONAKDARPOUR, A.: Echinococcus disease—report of 112 cases from Iran and a review of 611 cases from the United States. Amer. J. Roentgenol. **99**, 660–667 (1967)

BONFIELD, R.E.: Radiographic demonstration of liver enlargement. Univ. Mich. Med. Cent. J. **37**, 36–37 (1971)

BOYD, D.P.: The anatomy and pathology of the subphrenic spaces. Surg. Clin. North America **38**, 619–626 (1958)

— The subphrenic spaces and the emperor's new robes. New Engl. J. med. **275**, 911–917 (1966)

BRABAND, H.: Parasiten im Röntgenbild. Fortschr. Röntgenstr. **100**, 400–406 (1964)

BRAGG, D.G., EVANS, J.A.: Roentgen aspects of liver and biliary diseases. In SCHIFF: Diseases of the liver. Philadelphia, Toronto: Lippincott 1969

BRUNNER, A.: Der Echinococcus alveolaris. Zbl. Chir. **93**, 41–46 (1968)

BRUST, R.W., CONLON, P.C.: Roentgenologic manifestations of primary hepatoma with particular reference to some unusual cholecystographic findings. Amer. J. Roentgenol. **87**, 777–786 (1962)

BUCHAN, D.J., MICHELL, D.M.: Hypertrophic osteoarthopathy in portal cirrosis. Ann. Int. Med. **66**, 130–135 (1967)

BUTLER, T.J., MCCARTHY, C.F.: Pyogenic liver abscess. Gut **10**, 389–399 (1969)

CAPLAN, L.H., SIMON, M.: Nonparasitic cysts of the liver. Amer. J. Roentgen **96**, 421–428 (1966)

CARTER, R., BREWER, L.A.: Subphrenic abscess: a thoracoabdominal clinical complex: the changing picture with antibiotics. Amer. J. Surg. **108**, 165–174 (1964)

CATTO, J.V.: Multiple liver abscesses in hidatid disease. Brit. J. Radiol. **34**, 859–860 (1964)

CHON, H., ARGER, P.H., MILLER, W.T.: Displacement of duodenum by an enlarged liver. Amer. J. Roentgenol. **119**, 85–88 (1973)

CHUDAČEK, Z.: Zum angiographischen Bild des traumatischen Leberprolapses in der Brusthöhle. Fortschr. Röntgenstr. **115**, 544–545 (1971)

CHUNG, E.B.: Multiple bileduct hamartomas. Cancer **26**, 287–296 (1970)

CLARK, D.D., MARKS, C., BERHARD, V.M., BUNKFELDT, F., JR.: Solitary hepatic cysts. Surg. **61**, 687–693 (1967)

CRONIN, K.: Pyogenic abscess of the liver. Gut. **2**, 53–59 (1961)

CUARTERO, A.R., REDONDO, J.P.: Interposición hepatodiafragmática del colon (síndrome de Chilaiditi) A propósito de cuatro observaciones. Rev. Esp. Enferm. Appar. Dig. **39**, 179–186 (1973)

DAVID, D.: Über röntgenologisch faßbare connatale Verkalkungen und Knochenmetaplasie in der Leber. Arch. Kinderheilkunde **180**, 190–199 (1970)

DE BAKEY, M.E., JORDAN, G.L.: Surgery of the liver. In SCHIFF: Diseases of the liver. Philadelphia, Toronto: Lippincott 1969

DE BAKEY, M.E., OCHSNER, A.: Hepatic amoebiasis: a 20 year experience and analysis of 263 cases. Int. Abstr. Surg. **92**, 209–231 (1951)

DEIMER, E.: Liver cirrhosis from the X-ray point of view. Wien. Z. Inn. Med. **54**, 30–39 (1973)

DE LAND, F.H., NORTH, W.A.: Relationship between liver size and body size. Radiology **91**, 1195–1198 (1968)

DELIGEORGIS, D.: Normal size of liver in infancy and childhood, X-ray study. Arch. Dis. Child **48**, 79–83 (1973)

DELL, J.M. JR.: Gas in the portal vein. Amer. J. Roentgenol. **100**, 424–425 (1967)

DESPREZ-CURELY, J.P., PICARD, J.D.: Les calcifications hépatiques. Ann. Radiol. **3**, 341–356 (1960)

DOENCH, K., FRISCHKORN, R., ROSENOW, V.: Die Peritoneographie mit Urovision vor der Radiogoldapplikation. Fortschr. Röntgenstr. **118**, 413–417 (1973)

DORROUGH, R.L.: Amebic liver abscess. South. M. J. **60**, 305–310 (1967)

DOXIADES, T., STERGIOU, L., YIOTSAS, Z., TSITSANIS, D.: X-ray films in the diagnosis of chronic amoebic hepatitis. Brit. med. J. **1**, 343–346 (1964)

DRURY, R.A.B.: Larval granulomata in the liver. Gut. **3**, 289–294 (1962)

EBERT, P.A., GAERTNER, R.A., ZUIDEMA, G.D.: Traumatic diaphragmatic hernia. Surg. Gynec. Obstet. **125**, 59–65 (1967)

EDWARDS, A.M., COSTOPOULOUS, L.B., BELL, H.E.: Primary macroglobulinemia: Death due to mesenteric vascular occlusion with gas in the portal venous system. Canad. Med. Ass. J. **91**, 1300–1306 (1964)

ELIASON, E.L., SMITH, D.C.: Solitary nonparasitic cyst of liver; case report. Clinics **3**, 607–621 (1944)

ELLMANN, B., MCLEOD, I.N., POWELL, S.J.: Diagnostic pneumoperitoneum in amoebic liver abscess. Brit. med. J. **2**, 1406–1407 (1965)

ELSON, M.W.: Antemortem radiographic demonstration of gas gangrene of the liver. Radiology **74**, 57–60 (1960)

ENGE, I., FRØYSAKER, T.: Rupture of the right hemidiaphragm with herniation of the liver. Radiology **92**, 1273–1274 (1969)

FELSON, B., WIOT, J.F.: Another Look at pneumoperitoneum, Sem. Roentgenol. **8**, 437–443 (1973)

FINK, D.W., BOYDEN, F.M.: Gas in the portal veins: a report of two cases due to ingestion of corrosive substances. Radiology **87**, 741–743 (1966)

FIORIOLI, W.: Die klinische Auswertung des röntgenologischen Lebermeßverfahrens. Med. Klin. **32**, 1138–1139 (1953)

FLEISCHNER, F.G., SAYEGH, V.: Assessment of the size of the liver: roentgenologic considerations. New. Engl. J. Med. **259**, 271–274 (1958)

FOSTER, S.C., SCHNEIDER, B., SEAMAN, W.B.: Gas containing pyogenic intrahepatic abscesses. Radiology **94**, 613–618 (1970)

FRED, H.L., MAYHALL, C.G., HARLE, T.S.: Hepatic portal venous gas: A review and report on six new cases. Amer. J. Med. **44**, 557–565 (1968)

FRIEDMAN, E., LEWI, Z.: Gastric displacement in atrophic liver cirrhosis: a report of three cases. Radiology **79**, 644–647 (1962)

FRÖHLICH, G.: Zur nuklearmedizinischen Diagnostik des Leberprolapses. Kasuistische Mitteilung. Radiologe **10**, 410–412 (1970)

GALL, E.A.: Primary and metastatic carcinoma of the liver: relationship to hepatic cirrhosis. Arch. Path. **70**, 226–232 (1960)

GAMBILL, E.E., HODGSON, J.R.: Polycystic disease of the liver, with unusual cholecystographic manifestation. Report of a case. Gastroenterology **38**, 1003–1004 (1960)

GEBAUER, A.: Das diagnostische Pneumoperitoneum. Stuttgart: Thieme 1959

GELFLAND, D.W.: Positive contrast peritoneography: anatomy of normal abdomen. Med. Radiol. Photogr. **45**, Nr. 2 (1969)

— Positive contrast peritoneography: The abnormal abdomen. Amer. J. Roentgen **119**, 190–197 (1973)

— The liver: plain film diagnosis. Sem. Roentgenol. **10**, 177–185 (1975)

GOLDSTEIN, W.B., CUSMANO, J.V., GALLAGHER, J.J., HEMLEY, S.: Portal vein gas. A case report with survival. Amer. J. Roentgenol. **97**, 220–222 (1966)

GOPPALA RAO, U.V., WAGNER, H.N. JR.: Normal weights of human organs. Radiology **102**, 337–339 (1972)

GORDON, B.S., WOLF, J., KRAUSE, T., SHAI, F.: Peliosis hepatis and cholestasis following administration of norethandrolone. Amer. J. Clin. Path. **33**, 156–165 (1960)

GRACEY, L.: Tuberculous abscess of the liver. Brit. J. Surg. **52**, 442–443 (1965)

GRAHAM, N.G.: Gas in the portal vein in association with a pelvic abscess. Brit. med. J. **3**, 288 (1967)

GREPL, J.: Beitrag zur Röntgendiagnose der Leberabszesse. Fortschr. Röntgenstr. **85**, 216–222 (1956)

GREMMEL, H., VIETEN, H.: Extrahiatale Zwerchfellbrüche. Radiologe **1**, 147–156 (1961)

GUPTA, S.K., KHANNA, M.N.: Cavernogramm for diagnosis of amoebic liver abscess. Clin. Radiol. **23**, 219–221 (1972)

GUYER, P.B., GRAINGER, K.: Gas in the portal vein. A Report of two cases. Brit. J. Radiol. **36**, 379 (1963)

HABIGHORST, L.V.: Untersuchungen zur ungewöhnlichen Verkalkung von Lebermetastasen schleimbildender Karzinome. Zbl. allg. Path. **104**, 524–532 (1963)

Haddow, R.A., Kemp-Harper, R.A.: Calcification in the liver and portal system. Clin. Radiol. **18**, 225–236 (1967)

Hajdu, N., de Lacey, G.: The Rutherford Morrison pouch: a characteristic appearance on abdominal radiographs. Brit. J. Radiol. **43**, 706–709 (1970)

Hall, P.M., Winkelman, E.I., Hawk, W.A., Hermann, R.E.: Calcification in the liver, an unusual feature of ductal cell hepatic carcinoma. Cleveland Clin. Quat. **37**, 93–105 (1970)

Hamelmann, H., Grabiger, A.: Der Leberechinococcus – Diagnostik und Therapie. Münch. med. Wschr. **110**, 441–445 (1968)

Han, S.Y.: Dermoid cysts of the liver—report of a case. Amer. J. Roentgen. **109**, 842–843 (1970)

—, Collins, L.C.: Hypertrophic osteoarthropathy in cirrhosis of the liver—report of two cases. Radiology **91**, 795–796 (1968)

Harding, T., Lewis, E.A., Bohrer, S.P.: Intracavitary barium sulphate in the assessment of amoebic liver abscess. Clin. Radiol. **21**, 68–73 (1970)

Harley, H.R.S.: Peri- and intrahepatic abscess. Proc. roy. Soc. Med. **63**, 319 (1970)

Harrington, S.W.: Various types of diaphragmatic hernia treated surgically. Surg. Gynec. Obstet. **86**, 735–755 (1948)

Hassler, O., Boström, K., Dahlbäck, L.O.: Thorotrast tumors. Acta path. microbiol. scand. **61**, 13 (1964)

Hatfield, P.M., Pfister, R.C.: Splenic and hepatic evaluation during infusion nephrotomography. Amer. J. Roentgenol. **119**, 687–691 (1973)

Hegedüs, V., Hoevels, J., Jonsson, K.J.: Zwei Beispiele von Gasembolie im Pfortadersystem bei Magenvolvulus. Fortschr. Röntgenstr. **118**, 186–189 (1973)

Henson, S.W.Jr., Gray, H.K., Dockerty, M.B.: Benign tumors of the liver. III. Solitary cysts. Surg. Gynec. Obstet. **103**, 607–612 (1956)

Hickey, M.C., Ghosh, S.K., Hugh, A.E.: Radiology of the lesser sac. Clin. Radiol. **24**, 162–165 (1973)

Holt, J.M., Spry, C.J.F.: Solitary pyogenic liver abscess in patients with diabetes mellitus. Lancet **2**, 198–200 (1966)

Hupe, K., Maroske, D., Nitschke, J., Stender, M., Dombrowski, H., Joseph, K.: Diagnostik und Therapie umschriebener Lebererkrankungen. Brun's Beitrag klin. Chir. **219**, 289–302 (1972)

Ibrahim, M.S., Abdel-Wahab, M.F.: Detection of amoebic liver abscess by isotope scanning. Brit. med. J. **2**, 1325–1328 (1963)

Ishak, K.G., Glunz, P.R.: Hepatoblastoma and hepatocarcinoma in infancy and childhood: Report of 47 cases. Cancer **20**, 396–422 (1967)

Jaedke, W., Behrens, D.: Verkalkende Lebermetastasen eines Magenkarzinoms. Fortschr. Röntgenstr. **98**, 542–548 (1963)

Janower, M.L., Dreyfuss, J.R., Weber, A.L.: Cancer of gastrointestinal tract in young people. Radiol. Clin. North America **7**, 121–130 (1969)

Jewel, K.L.: Primary carcinoma of the liver: clinical and radiologic manifestations. Amer. J. Roentgenol. **113**, 84–91 (1971)

Jorulf, H.: Tip of the liver in intussusception of the bowel in infancy and childhood. Acta Radiol. (Diagnos.) **14**, 26–32 (1973)

Joseph, W.L., Kahn, A.M., Longmire, W.P. Jr.: Pyogenic liver abscess. Changing pattern in approach. Amer. J. Surg. **115**, 63–68 (1968)

Karras, B.G., Cannon, A.H., Zanon, B. Jr.: Hepatic calcifications. Acta Radiol. **57**, 458–468 (1962)

Kattan, U.R., Moskowitz, M.: Position of the duodenal bulb and liver size. Amer. J. Roentgenol. **119**, 78–84 (1973)

Kaude, J.: Gas im Pfortaderkreislauf und in der Darmwand—röntgenologische Zeichen schweren Darmschadens. Radiologe **7**, 101–104 (1967)

Kay, C.J.: Primary hepatic cancer. Arch. Int. Med. **113**, 96–103 (1964)

Keeffe, E.J., Gagliardi, R.A., Pfister, R.C.: The roentgenographic evaluation of ascites. Amer. J. Roentgenol. **101**, 388–396 (1967)

Kees, C.J., Hester, C.L.: Portal vein gas following barium enema examination. Radiology **102**, 525–526 (1972)

Keller, H.L., Ferstl, M., Rupp, N.: Röntgenologische und allgemeine Gesichtspunkte bei der Cholecystitis emphysematosa. Fortschr. Röntgenstr. **115**, 475–481 (1971)

Kling, G., Klapp, B.: Traumatischer Leberprolaps in die Thoraxhöhle. Fortschr. Röntgen. **116**, 823–825 (1972)

Knauer, C.M.: Amoebic abscess of the liver. Experience with 15 cases in $3^1/_2$ years in California. Amer. J. Digest. Dis. **14**, 253–261 (1969)

Kubica, E., Kwasny, R., Marek, J.: Calcified metastases from a neoplasma of the ovary (cystadenoma papilliferum). Radiol. Diag. **6**, 103–107 (1965)

Kuisk, H., Sanchez, J.S., Mizuno, N.S.: Colloidal thorium dioxide (Thorotrast) in radiology with emphasis on hepatic cancerogenesis. Amer. J. Roentgenol. **99**, 463–475 (1967)

Kutzner, J., Wagner, R.: Verkalkte Lebermetastasen eines Inselzellkarzinoms. Fortschr. Röntgenstr. **118**, 255–258 (1973)

Lafond, D.J., Thatcher, D.S., Handeyside, R.G.: Alveolar hydatid disease. J. amer. med. Ass. **186**, 35–37 (1963)

Lagrot, F., Coriat, P., Laffarque, P., Mussini-Montpellier, J., Pinet, F.: Les kystes hydatiques calcifiés du foie. Ann. Chir. **15**, 133 und 877 (1961)

Lamarque, J.L., Senac, J.P., Bruel, J.M., De Sars, P., Boulet, P.: Notre expérience en hépatographie aux liposolubles. Ann. Radiol. **16**, 693–707 (1973)

Lamont, N.Mc.E., Pooler, N.H.: Hepatic amoebiasis—a study of 250 cases. Quart. J. Med. **27**, 389 (1958)

LAZAR, H.P.: Survival following portal venous air embolization. Amer. J. Digest. Dis. **10**, 259–264 (1965)

LEE, J.F., BLOCK, G.E.: The changing clinical pattern of hepatic abscesses. Arch. Surg. **104**, 465–470 (1972)

LEGER, L., CACHIN, M., CHAPUIS, Y., DELAÎTRE, B., LAUNOIS, P., DE SAINT MAUR, P.P., BONNIN, A.: Hamartomes hépatocytaires du foie. Presse méd. **2**, 353–358 (1973)

LEIBY, P.D., CARNEY, W.P., WOODS, C.E.: Studies on sylvatic enchinococcosis. III. Host occurrence and geographic distribution of Echinococcus multiocularis in North Central U.S. J. Parasitol. **56**, 1141–1150 (1970)

LUTZ, P.: Zur Technik der röntgenologischen Lebergrößenbestimmung. Med. Klin. **32**, 1137 (1953)

MABILLE, J.P., MICHIELS, R., GAUDET, M., DUSSERRE, P., BASTIEN, H., DESCOTTES, B.: L'echinococcose alvéolaire du foie, données nouvelles. II. Etude anatomo-pathologique et radiologique. Sem. Hôp. Paris **47**, 759–767 (1971)

MACDONALD, R.A.: Cirrhosis and primary carcinoma of the liver. New Engl. J. Med. **255**, 1179–1183 (1956)

MAGILLIGAN, D.J.JR.: Suprahepatic abscess. Arch. Surg. **96**, 14–19 (1968)

MARGULIES, M., STOANE, L.: Hepatic angle in roentgen evaluation of peritoneal fluid. Radiology **88**, 51–56 (1967)

MARGULIS, A.R., BURHENNE, H.J.: Alimentary tract roentgenology. St. Louis: Mosby 1973

MASSENTI, S., COSTA, V.: On use of watersoluble viscous iodinated contrast media in peritoneography. Radiol. Med. **42**, 345–355 (1956)

MAY, R.P., LEHMANN, J.D., SANFORD, J.P.: Difficulties in differentiating amebic from pyogenic liver abscess. Arch. Intern. Med. **119**, 69–74 (1967)

MCAFEE, J.G., DONNER, M.W.: Differential diagnosis of calcifications encountered in abdominal radiographs. Amer. J. med. Sci. **243**, 609–650 (1962)

MCCANDLESS, R.G.: Portal vein gas: a grave prognostic sign. Amer. J. Roentgenol. **92**, 1162–1165 (1964)

MCCORT, J.J.: Acute hepatobiliary disease. Sem. Roentgenol. **8**, 389–403 (1973)

MCSHERRY, C.K., STUBENBORD, W.T., GLENN, F.: The significance of air in the biliary system and liver. Surg. Gynec. Obstet. **128**, 49–61 (1969)

MELLINS, H.Z.: Radiological signs of disease of the lesser sac. Radiol. Clin. North Amer. **2**, 107 (1964)

MELNICK, P.J.: Polycystic liver. Arch. Path. (Chicago) **59**, 162–172 (1955)

MEYERS, M.A.: Peritoneography: new radiographic method for evaluation of peritoneal cavity and its contents. Invest. Radiol. **5**, 273 (1970)

– Peritoneography. Amer. J. Roentgenol. **117**, 353–365 (1973)

— Calcification in cholangio-carcinoma. Brit. J. Radiol. **41**, 65–66 (1968)

—, WHALEN, J.P.: Roentgen significance of the duodenocolic relationship: an anatomical approach. Amer. J. Roentgenol. **117**, 263–274 (1973)

MIELE, A.J., EDMONDS, H.W.: Calcified liver metastases: a specific roentgen diagnostic sign. Radiology **80**, 779–785 (1963)

MILLER, W.T., TALMAN, E.A.: Subphrenic abscess. Amer. J. Roentgenol. **101**, 961–969 (1967)

MISKIN, M.B.: Gas in the intestinal wall and portal venous system in infants. Canad. Med. Ass. J. **101**, 129 (1969)

MITCHELL, G.A.G.: The spread of acute intraperitoneal effusions. Brit. J. Surg. **28**, 291 (1940)

MÖBIUS, G.: Zur Pathologie der Thorotrastspeicherung in Leber, Milz und Lymphknoten. Fortschr. Röntgenstr. **101**, 536–538 (1964)

MOORE, H.D.: Subphrenic abscess. Ann. Surg. **158**, 240–248 (1963)

MORI, W.: Cirrhosis and primary cancer of the liver; comparative study in Tokyo and Cincinnati. Cancer **20**, 627–631 (1967)

MORRIS, J., DOUST, B., HANKS, TH.: The roentgenologic and radioisotopic assessment of hydatid disease of the liver. Amer. J. Roentgenol. **101**, 519–542 (1967)

MOSELEY, R.V.: Primary malignant tumors of the liver: a review of the clinical and pathologic characteristics of 47 cases and a discussion of current diagnostic techniques and surgical management. Surg. **61**, 674–686 (1967)

MOSKOWITZ, M.: The psoas sign, hepatic angle, normal patients, and everyday practice. Gut. **14**, 308–310 (1973)

MUJAHED, Z., GLENN, F., EVANS, J.A.: Communicating cavernous ectasia of the intrahepatic ducts (Caroli's disease). Amer. J. Roentgenol. **113**, 21–26 (1971)

NÄGELE, E., BENEKE, G., ROMMEL, K., WALB, D.: Ungewöhnliche Röntgenbefunde bei Mischtumoren der Leber des Erwachsenen (Beitrag zur Differentialdiagnose der Leberverkalkungen im Röntgenbild). Fortschr. Röntgenstr. **107**, 676–684 (1967)

NELSON, S.W.: Extraluminal gas collections due to diseases of the gastrointestinal tract. Amer. J. Roentgenol. **115**, 225–248 (1972)

OCHSNER, A., DE BAKEY, M., MURRAY, S.: Pyogenic abscess of the liver. An analysis of 47 cases with review on the literature. Amer. J. Surg. **40**, 292–319 (1938)

—, GRAVES, A.M.: Subphrenic abscess. Ann. Surg. **98**, 961–990 (1933)

OKUDA, K., SHIMOKAWA, Y., NAKAYAMA, Y.: Roentgenologic visualisation of liver flukes. A case report. Acta hepato splenol. **18**, 46–50 (1971)

OKUDAIRA, M., STRAUB, M., SCHWARZ, J.: The etiology of discrete splenic and hepatic calcifications in an endemic area of histoplasmosis. Amer. J. Path. **39**, 599–611 (1961)

OLSON, R.W., HODGSON, J.R., ADSON, M.A.: The significance of duodenal deformity in patients with extrahepatic portal obstruction. Radiology **80**, 636–640 (1963)

Orda, R.: Large solitary hepatic hamartoma. Amer. Surg. **39**, 592–595 (1973)

Ozeran, R.S.: Subphrenic abscess. Diagnosis and treatment. Amer. Surg. **33**, 64 (1967)

Pacik, P.T., Lowenfels, A.B., Rohmann, M.: Enigmatic pneumobilia. Arch. Surg. **101**, 89–90 (1970)

Paciulli, J., Jacobson, G.: Survival following roentgenographic demonstration of gas in the hepatic portal venous system. Amer. J. Roentgenol. **99**, 629–631 (1967)

Pagan-Carlo, J., De Mouy, E.H.: Hepatoportal pneumatosis with mesenteric venous thrombosis in an infant. Amer. J. Roentgenol. **91**, 699–701 (1964)

Paliwal, Y.D., *et al.*: Pneumohepatitis caused by Klebsiella aerogenes. Intern. Surg. **46**, 511–514 (1966)

Persaud, V., Bateson, E.M., Bankay, C.D.: Pleural mesothelioma associated with massive hepatic calcification and unusual metastases. Cancer **26**, 920–928 (1970)

Phillips, M.J., Langer, B., Stone, R., Fisher, M.M., Ritchie, S.: Benign liver cell tumors. Classification and ultrastructural pathology. Cancer **32**, 463–470 (1973)

Plachta, A.: The triad syndrome inherent to calcified cavernous hemangioma of the liver. Angiology **16**, 594–599 (1965)

Poe, R.H., Schowengerdt, C.G.: Two cases of atraumatic herniation of the liver. Amer. Rev. Resp. Dis. **105**, 959–963 (1972)

Pöschl, M., Berchtold, R.: Zystenleber im Röntgenbild. Fortschr. Röntgenstr. **92**, 710–712 (1960)

Portmann, J., Heinrichsbauer, E.: Dünndarm-Chilaiditi. Fortschr. Röntgen. **99**, 836–837 (1963)

Price, J.E., Joseph, W.L., Mulder, D.G.: Diagnosis and treatment of intrahepatic abscess. Amer. Surg. **33**, 820–825 (1967)

Pyrtek, L.J., Bartus, S.A.: Hepatic pyemia. New Engl. J. Med. **272**, 551–554 (1965)

Rab, S.M., Alam, N., Hoda, A.N., Yee, A.: Amoebic liver abscess: some unique presentations. Amer. J. Med. **43**, 811–816 (1967)

Rambo, W.M., Black, H.C.: Intrahepatic abscess. Amer. Surg. **35**, 144 (1969)

Regelson, W., Kim, U., Ospina, J., Holland, J.F.: Hemangioendothelial sarcoma of liver from chronic arsenic intoxication by Fowler's solution. Cancer **21**, 514–522 (1968)

Ribaudo, J.M., Ochsner, A.: Intrahepatic abscesses: amebic and pyogenic Amer. J. Surg. **125**, 570–574 (1973)

Riemenschneider, P.A., Whalen, J.P.: The relative accuracy of estimation of enlargement of the liver and spleen by radiologic and clinical methods. Amer. J. Roentgenol. **94**, 462–468 (1965)

Rigler, L.G.: Roentgenexamination of the liver. Radiology **65**, 936–938 (1955)

Ring, E.J., Eaton, B. Jr., Ferrucci, J.T. Jr., Short, W.F. Jr.: Differential diagnosis of pancreatic calcification. Amer. J. Roentgenol. **117**, 446–452 (1973)

Robertson, R.D., Foster, J.H., Peterson, C.G.: Pyogenic liver abscess studied by cholangiography. Amer. Surg. **32**, 521 (1966)

Ross, P.: Calcification of liver metastases from neuroblastoma. Radiology **85**, 1074–1079 (1965)

Roy, A.D., Bremmer, A.D.: Epithelial hamartomas of the liver. Brit. J. Surg. **58**, 405–407 (1971)

Sachs, D., Pogue, W.: Pneumoportogram in idiopathic intestinal necrosis. Amer. J. Surg. **111**, 269–271 (1966)

Saghatoeslami, M., Khodarahmi, K., Epstein, B.S.: Calcified intrahepatic metastases from carcinoma of the breast. J. Amer. med. Ass. **181**, 1139–1140 (1962)

Sanders, C.F.: The plain chest radiograph in 75 cases of primary carcinoma of the liver. Clin. Radiol. **19**, 341–346 (1968)

Sanders, D.M.II, Garret, J.M.: Solitary hepatic cyst: case reports. Southern Med. J. **61**, 256–261 (1968)

Sanders, R.C.: The changing epidemiology of subphrenic abscess and its clinical and radiological consequences. Brit. J. Surg. **57**, 449–455 (1970)

— Radiological and radioisotopic diagnosis of perihepatic abscess. Critical Rev. in Clin. Radiol. and nuclear Med. **5**, 165–211 (1974)

—, James, A.E. Jr., Fischer, K.: Correlation of liver scans and images with abdomal radiographs in perihepatic sepsis. Amer. J. Surg. **124**, 346–352 (1972)

Sandy, R.E.: Cholecystography in the presence of polycystic disease of the liver. Radiology **85**, 891–895 (1965)

Sanfelippo, P.M.: Cystic disease of the liver. Rev. Surg. **30**, 375–377 (1973)

Schatzki, R.: Roentgenological diagnosis of primary carcinoma of liver. Amer. J. Roentgenol. **46**, 476–483 (1941)

Schiller, E.L.: Echinococcosis in North America. Editorial. Ann. Int. Med. **52**, 464–476 (1960)

Schmidt, A.G.: Plain film roentgen diagnosis of amebic hepatic abscess. Amer. J. Roentgenol. **107**, 47–50 (1969)

— Portal vein gas due to administration of fluids via the umbilical vein. Radiology **88**, 293–294 (1967)

Schorr, S., Aviad, I., Birnbaum, D., Loewenthal, M.: Pyelography as an aid for the diagnosis of liver cirrhosis: with a study of the normal position of the kidneys. Amer. J. Roentgen. **88**, 1142–1147 (1962)

Sedlack, R.E., Hodgson, J.R., Butt, H.R., Stobie, G.H.C., Judd, E.S.: Gas in the biliary tract. Clinical and experimental observations. Gastroenterology **41**, 551–556 (1961)

Selke, A.C., Cornell, S.H.: Infantile hepatic hemangioendothelioma. Amer. J. Roentgenol. **106**, 200–203 (1969)

Selye, H., Tuchweber, R., Gabbiani, G.: Limitation of tumor growth by induced calcification. Oncologia, Basel **17**, 161–165 (1964)

Shah, P.J., Goldsmith, H.S., Huvos, A.G.: Hamartomas of the liver. Surg. **68**, 778–782 (1972)

SHAW, D.G.: Intrahepatic gas shadows in neonatal duodenal obstruction. Arch. Dis. Child. **47**, 300–302 (1972)
SHEEHY, TH. W., PARMLEY, L.F., JOHNSTON, G.S., BOYCE, H.W.: Resolution time of an amebic liver abscess. Gastroenterology **55**, 26–34 (1968)
SHEHADI, W.H.: Radiologic examination of the biliary tract: plain film of the abdomen; oral cholecystography. Radiol. Clin. N. Amer. **4**, 463–482 (1966)
SHEINER, N.M., PALAYEW, M.J., SEDLEZKY, I.: Gas in the portal vein: A report of two cases. Canad. med. Ass. J. **95**, 611–615 (1966)
SHERMAN, J.D., ROBBINS, S.L.: Changing trends in the casuistics of hepatic abscess. Amer. J. Med. **28**, 943–950 (1960)
SHERRICK, D.W., KINCAID, O.W., GAMBILL, E.E.: Calcification in the portal venous system. J. Amer. med. Ass. **187**, 861–862 (1964)
SHONFELD, E.M., GUARINO, A.V., BESSOLO, R.J.: Calcified hepatic metastases from carcinoma of the breast. Radiology **106**, 303–304 (1973)
SILVEUS, E.: Late changes in spleen and liver due to thorotrast and their significance. Surg. Clin. North Amer. **38**, 771–774 (1958)
SIMONYI, I.: Während eines paralytischen Ileus entstandene Dünndarminterposition (Chilaiditi Syndrom). Fortschr. Röntgenstr. **115**, 691–692 (1971)
SINGLETON, E.B., ROSENBERG, H.S.: Intraluminal calcification of the inferior vena cava. Amer. J. Roentgenol. **86**, 556–560 (1961)
SISK, P.B.: Gas in the portal venous system. Radiology **77**, 103–107 (1961)
SMORON, G.L., BATTIFORA, H.A.: Thorotrast-induced hepatoma. Cancer **30**, 1252–1259 (1972)
SONDERKAMP, H.M., ZUM WINKEL, K.: Radiologische Diagnostik der chirurgischen Lebererkrankungen. Chirurg. **43**, 350–357 (1972)
SORSDAHL, O.A., GAY, B.B.: Roentgenologic features of a primary carcinoma of the liver in infants and children. Amer. J. Roentgenol. **100**, 117–127 (1967)
SPINK, W.W.: Suppuration and calcification of the liver and spleen due to long standing infection with Brucella suis. New Engl. J. Med. **257**, 209–210 (1957)
STANFORD, W., NIELSEN, A.A., DAWSON, R.G.: Hepatic abscess. Review of seven patients seen at Wilford Hall USAF Hospital 1956–1966. Arch. Surg. **96**, 20–24 (1968)
STEWART, J.O.R.: Portal gas embolism: A prognostic sign in mesenteric vascular occlusion. Brit. med. J. **1**, 1328–1329 (1963)
SUCKOW, E.E., HENEGAR, G.C., BASERGA, R.: Tumors of the liver following administration of Thorotrast. Amer. J. Path. **38**, 663 (1961)
SUSMAN, N., SENTURIA, H.R.: Gas embolization of the portal venous system. Amer. J. Roentgenol. **83**, 847–850 (1960)
SWAIM, T.J., GERALD, B.: Hepatic portal venous gas in infants without subsequent death. Radiology **94**, 343–345 (1970)
TATE, R.C., CHACKO, M.V., SINGH, S., ODGEN, L.: Parenchyma hamartoma of the liver in infants and children. Amer. J. Surg. **123**, 341–350 (1972)
TESCHENDORF, W.: Lehrbuch der röntgenologischen Differentialdiagnose, Bd. II. Stuttgart: Thieme 1954
THOMPSON, W.M., CHRISHOLM, D.P., TANK, R.: Plain film roentgenographic findings in alveolar hydatid disease—echinococcus multilocularis. Amer. J. Roentgenol. **116**, 345–358 (1972)
TSCHANG, ST.: Amebiasis in Northern Saskatchewan: Radiological aspects. Cand. med. Ass. J. **99**, 688–695 (1968)
TRÜBESTEIN, G.K., GERLACH, F.: Angioplastisches Lebersarkom bei Thorotrastose. Fortschr. Röntgenstr. **116**, 425–426 (1972)
TURRILL, F.L., BURNHAM, J.R.: Hepatic amebiasis. Amer. J. Surg. **111**, 424–430 (1966)
VAUGHAN, B.F.: Emphysema of the stomach with portal vein gas. Austr. Radiol. **16**, 377–378 (1972)
WALDMANN, I., BERLIN, L., FONG, J.K., LASCARI, A.: Chilaiditi's syndrome—fact or fancy? J. amer. med. Ass. **198**, 1032–1033 (1966)
WALK, L.: Assessment of liver size. Digestion **1**, 289–295 (1968)
— Roentgenologic determination of liver volume. Acta radiol. **55**, 49–56 (1961)
— Roentgenologic determination of liver volume: simplified method of calculation. Acta radiol. diagn. **6**, 369–371 (1967)
WALKO, R., FODOR, J.: Retikuläre Leber-, totale Milz- und ausgedehnte Mesenterialdrüsenverkalkungen bei Leberzirrhose. Fortschr. Röntgenstr. **99**, 712–716 (1963)
WARREN, K.W., HARDY, K.J.: Pyogenic hepatic abscess. Arch. Surg. **97**, 40–45 (1968)
—, POLK, R.C.: Benign cyst of the liver and biliary tract. Surg. Clin. North. Amer. **38**, 707–728 (1958)
WEENS, H.S.: Gas formation in abdominal abscesses: A roentgen study. Radiology **47**, 107–115 (1946)
WEILER, M., LAURENT, J., MABILLE, J.P.: Diagnostic radiologique des calcifications du foie. Feuillets electroradiol. **64**, 237–247 (1971)
WEISS, B., HORSTKOTTE, W., LINDEMANN, B., KÖHLER, H.: Hochgradig verkalktes Leberkarzinom (Beitrag zur Differentialdiagnose von Lebererkrankungen). Münch. med. Wschr. **114**, 538–542 (1972)
WETTERFORS, J.: Complications of subphrenic abscess. Acta chir. Scand. **118**, 409 (1959)
— Subphrenic abscess: A study of 101 cases. Acta chir. Scand. **117**, 388 (1959)
VAN DE WEYER, K.H., LEICHT, E.: Nachweis einer biliobronchialen Fistel durch perkutane transhepatische Cholangiographie. Fortschr. Röntgenstr. **109**, 106–109 (1968)
WHALEN, J.P., BIERNY, J.P.: Classification of perihepatic abscesses. Radiology **92**, 1427–1437 (1969)
—, BERNE, A.S., RIEMENSCHNEIDER, P.A.: The extraperitoneal perivisceral fat pad I. its role in the roentgenological visualisation of abdominal organs II.

roentgen interpretation of pathologic alteration. Radiology **92**, 466–472, und 473–480 (1969)

—, EVANS, J.A., MEYERS, M.A.: Vector principle in differential diagnosis of abdominal masses II. Right upper quadrant. Amer. J. Roentgenol. **115**, 318–333 (1972)

— —, SHAESER, J.: Vector principle in differential diagnosis of abdominal masses: I. Left upper quadrant. Amer. J. Roentgenol. **113**, 104–118 (1971)

—, SHAHEEN, G.A.: Visualisation of the subdiaphragmatic fat: An aid in the localisation of the diaphragm. Brit. J. Radiol. **44**, 224–225 (1971)

WIOT, J.F., FELSON, B.: Gas in the portal venous system. Amer. J. Roentgenol. **86**, 920–929 (1961)

WOLFE, J.N., EVANS, W.A.: Gas in the portal veins of the liver in infants. A roentgenographic demonstration with postmortem anatomical correlation. Amer. J. Roentgenol. **74**, 486 (1955)

WOLFERT, W., RAU, R.M.: Zur Klinik des Echinococcus alveolaris und cysticus der Leber. Med. Klin. **67**, 1736–1741 (1972)

YANOFF, M., RAWSON, A.J.: Peliosis hepatis. Arch. Path. **77**, 159–165 (1964)

B. The normal arterial supply of the liver

By

Allan Lunderquist

edited by

Anders Lunderquist *

I. Introduction

Several authors have studied the normal arterial anatomy of the liver by anatomic preparations, corrosion casts and by angiography. An anatomic division of the liver can be accomplished according to a) the distribution of the hepatic artery, portal vein and biliary ducts (MARTENS, 1920; MELNIKOFF, 1924; HJORTSJÖ, 1948; NETTELBLAD, 1954; HEALEY *et al.*, 1953; COUINAUD, 1954, 1957; MICHELS, 1955) and b) the hepatic venous system (KIERNAN, 1833; DE BURLET, 1911; RAPP, 1953).

Most authors have adopted the first system dividing the liver into one right and one left main part.

HJORTSJÖ (1948) based his lobar division of the liver on the findings that the branching of the hepatic artery, portal vein and bile ducts were segmental. According to him, the liver is divided into one right and one left main part (right and left liver lobe) by the approximately 1 cm wide fissura principalis (Fig. 1), which is situated between the gallblad-

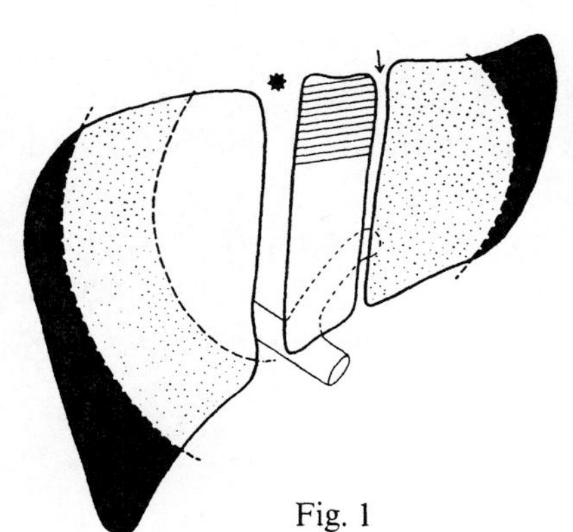

Fig. 1

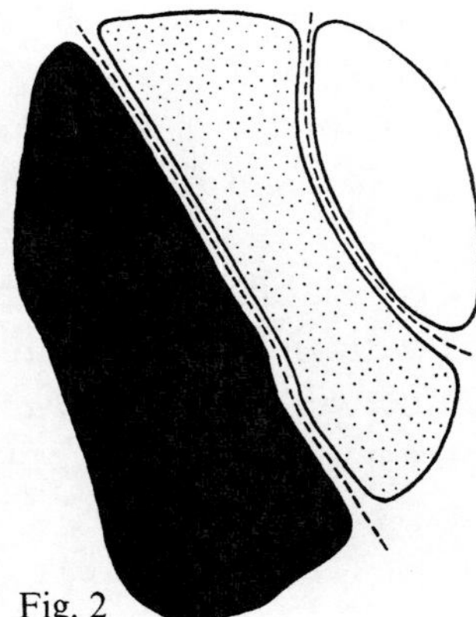

Fig. 2

Fig. 1. Schematic drawing of the liver, showing its different fissures, parts, portions and segments as seen from the ventral side and somewhat from the right. The dorsocaudal segment is black, the intermediate segment stippled and the ventrocranial segment of the right lobe white. The ventral part of the medial portion of the left lobe is white and the middle part transversally striated. The ventrolateral segment of the left lobe is stippled and the dorsolateral segment black. Fissura principalis ∗, fissura accessoria ↓.
(After HJORTSJÖ, 1956)

Fig. 2. Schematic drawing of the segments of the right liver lobe as seen from the right side. The dorsocaudal segment is black, the intermediate segment stippled and the ventrocranial segment white.
(After HJORTSJÖ, 1956)

* This study was begun by ALLAN LUNDERQUIST but because of his untimely death is now completed by his brother.

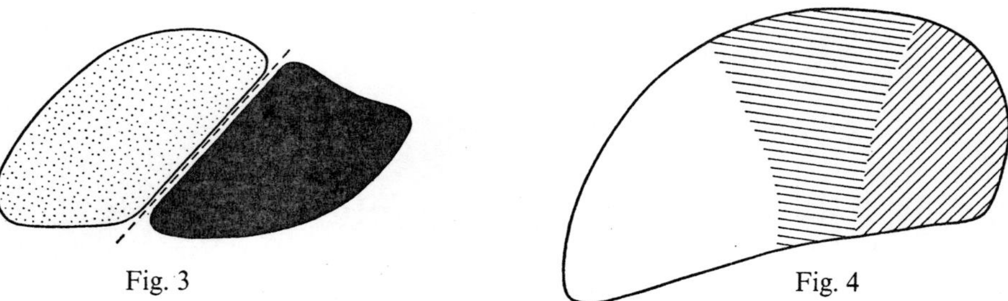

Fig. 3. Schematic drawing of the segments of the lateral portion of the left liver lobe as seen from the left side. The dorsolateral segment is black and the ventrolateral segment stippled. (After HJORTSJÖ, 1956)

Fig. 4. Schematic drawing of the medial portion of the left liver lobe as seen from the left side. The ventral part is white, the central part transversally striated and the dorsal part obliquely striated. (After HJORTSJÖ, 1956)

der and the exit of the hepatic vein. The left lobe is divided into one medial and one lateral portion by the fissura accessoria (Fig. 1), which corresponds to the insertion of the falciform ligament and is parallel to the fissura principalis. The medial portion of the left lobe then comprises the quadrate lobe and the caudate lobe, with the exception of the caudate process which belongs to the right lobe.

HJORTSJÖ (1948) divided the right lobe into three segments: the dorsocaudal, the intermediate and the ventrocranial, which were separated by two almost parallel fissures (Figs. 1 and 2).

In the medial portion of the left lobe no distinct fissures could be identified but, in spite of that, HJORTSJÖ (1948) divided it into a ventral, a central and a dorsal part (Fig. 4).

The lateral portion of the left lobe was divided into a dorsolateral and a ventrolateral segment separated by a fissure (Figs. 1 and 3).

HJORTSJÖ (1948) as well as COUINAUD (1957) divided the entire liver into 8 segments. COUINAUD, however, divided the medial portion of the left lobe only into a dorsal and a ventral segment and the dorsocaudal segment of the right lobe was divided into a superior and an inferior segment. HEALEY *et al.* (1953) divided the liver into 10 segments and according to them the caudate lobe was divided into 3 and the quadrate lobe into 2 segments.

In this description of the arterial supply of the liver HJORTSJÖ's segmental division will be used with the exception that the central and dorsal part of the medial portion of the left lobe will be taken together under the name of the caudate lobe, the ventral part under the name of the quadrate lobe.

II. Arterial nomenclature

A large number of definitions have been used by different authors concerning the arterial supply to the liver. Trying to dispel the confusion, the nomenclature used here will be described (Fig. 5).

The coeliac trunk is an arterial trunk which gives off at least two of the following arteries: common hepatic artery, splenic artery, left gastric artery, superior mesenteric artery.

The coeliac artery is the artery that gives off the common hepatic artery and the splenic artery and/or left gastric artery.

The common hepatic artery. This term designates the hepatic artery after its origin from the coeliac artery, aorta, superior mesenteric or left gastric artery until it gives

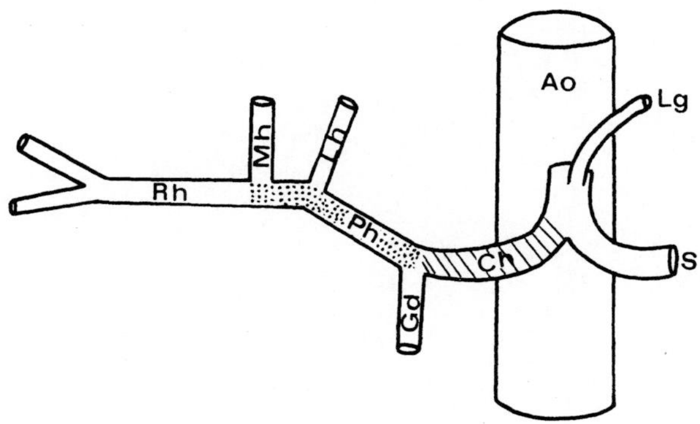

Fig. 5. Drawing to illustrate the nomenclature. (After LUNDERQUIST, 1956)

off the gastroduodenal artery, irrespective of the presence or absence of supplementary arteries.

The proper hepatic artery is the artery between the origin of the gastroduodenal artery and that of the last artery to the left lobe.

The right hepatic artery is that part of the hepatic artery peripheral to the departure of the last artery to the left lobe and supplying the right liver lobe.

The left hepatic artery is the artery or arteries supplying the left liver lobe.

The middle hepatic artery is a branch of the left hepatic artery supplying the quadrate lobe.

Supplementary hepatic arteries are arteries coursing to the liver and not arising in the distal end of the common hepatic artery.

Abbreviations used in figures:

an = anastomosis	lh = left hepatic artery
ao = aorta	li = left inferior phrenic artery
c = cystic artery	mh = middle hepatic artery
ca = artery supplying caudate lobe	ph = proper hepatic artery
ce = coeliac artery	rd = posterior superior pancreaticoduodenal artery
ch = common hepatic artery	rg = right gastric artery
dc = dorsocaudal segment artery	rh = right hepatic artery
dl = dorsolateral segment artery	ri = right inferior phrenic artery
dp = dorsal pancreatic artery	s = splenic artery
gd = gastroduodenal artery	sm = superior mesenteric artery
im = intermediate segment artery	su = supplementary artery
ipa = inferior pancreaticoduodenal artery	vc = ventrocranial segment
lg = left gastric artery	vl = ventrolateral segment artery

III. Distribution of extrahepatic arteries

LUNDERQUIST (1967) found that the coeliac trunk in 90% of his cases took its origin from the aorta at the level between the middle of the twelfth thoracic vertebra and the middle of the first lumbar vertebra. It arises in the midline of the anterior wall of the aorta and sometimes to the left of the midline (ROSSI and COVA, 1904; DESCOMPS *et al.*, 1910; PIQUAND, 1910; ADACHI, 1928; ÖDMAN, 1958).

The variation in aortic origin of the arteries to the liver is shown in Fig. 6.

A hepato-spleno-gastric trunk is the most common and is reported by the anatomists in 83.2% (DASELER *et al.*, 1947), 84.3% (ROSSI and COVA, 1904), 87.7% (ADACHI, 1928)

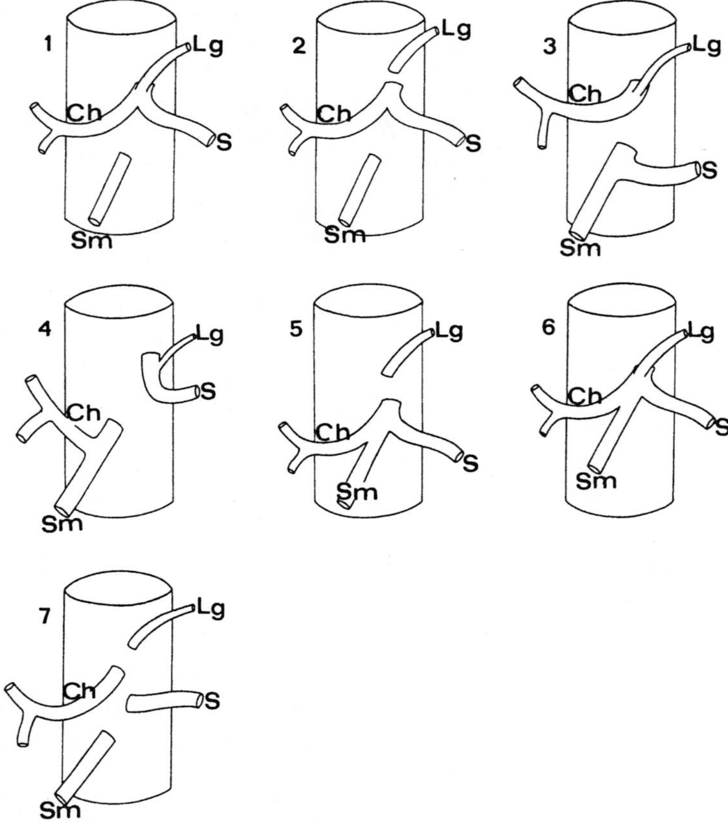

Fig. 6. Variation of coeliac trunk. *1* Hepato-spleno-gastric trunk. *2* Hepato-splenic trunk. *3* Hepato-gastric trunk. *4* Spleno-gastric trunk and hepato-mesenteric trunk. *5* Hepato-spleno-mesenteric trunk. *6* Coeliaco-mesenteric trunk. *7* Separate origins of the common hepatic artery, the left gastric artery, the splenic artery and the superior mesenteric artery. (After LUNDERQUIST, 1967)

and 89% (MICHELS, 1955). At angiographic examination LUNDERQUIST (1967) found a hepato-spleno-gastric trunk in 85.3%.

A hepato-splenic trunk was reported by LIPSCHUTZ (1917) in 13.3%, by ADACHI (1928) in 6.4%, by MICHELS (1955) in 3.5% and by LUNDERQUIST (1967) in 9.3% of cases.

Other variations in origin of the arteries to the liver are more uncommon with the spleno-gastric trunk, the hepato-spleno-mesenteric trunk, the hepato-gastric trunk, the coeliaco-mesenteric trunk and the common hepatic artery arising directly from the aorta only reported in 0–2.7% (MICHELS, 1955; LUNDERQUIST, 1967).

The direction of the coeliac artery is usually downwards to the right (57%) or upwards to the right (43%) (LUNDERQUIST, 1967) with a ventrocaudal convexity. After its origin from the coeliac artery the common hepatic artery passes straight to the right or in a curve with the convexity cranially or caudally.

The common hepatic artery is wider when it supplies the entire liver, 6.7 mm (4–11), than when only a part of the liver is supplied by that artery (LUNDERQUIST, 1967) and as a rule the common hepatic artery is narrower than the splenic artery.

After the origin of the gastroduodenal artery the proper hepatic artery passes laterally and in a curve cranially. The proper hepatic artery is usually longer if the left and middle hepatic arteries originate separately from the proper hepatic artery than if they arise from a common trunk.

If the porta hepatis cannot be located exactly angiographically the arteries distal to the proper hepatic artery may be regarded to be intrahepatic.

IV. Intrahepatic distribution of the arteries

Some authors suppose the intrahepatic part of the liver arteries to be endarteries and thus without intrahepatic collaterals (GLAUSER, 1953; ÖDMAN, 1958; HASSE, 1965).

SINZINGER and FEIGL (1972), however, demonstrated in injected human livers anastomoses between peripheral intrahepatic arteries and the liver capsule in all 40 cases studied, precapillary anastomoses between branches of the liver arteries and the cystic artery in 90% of cases and between branches to the subsegments of the liver in about 83%.

In the liver the arteries divide dichotomously and taper off gently. Near the hilum of the liver the branching is more perpendicular than in the periphery. During aging there is a senile atrophy of the liver which is contracted with rounding and flattening (MEYER, 1911). LUNDERQUIST (1967) found both extra- and intrahepatic arteries to be more tortuous in the higher age groups than in the lower. HJORTSJÖ (1948, 1951, 1956) stressed, that the intrahepatic ramifications of the portal vein, bile ducts and hepatic arteries very closely follow each other and that the artery always is located between the branch of the bile duct and portal vein.

Left liver lobe (Fig. 7). When the left hepatic artery leaves the proper hepatic artery it passes craniodorsally along the medial surface of the left portal vein trunk giving off a branch to the medial portion of the left lobe, the middle hepatic artery. Distal to the origin of that branch, usually in the umbilical fossa, the left hepatic artery divides into the branches to the ventrolateral and dorsolateral segments (Fig. 8). Usually (GANS, 1955, 52%; LUNDERQUIST, 1967, 69%) one branch from the proper hepatic artery supplies the left liver lobe. When two branches are present the branch given off more distal usually is the middle hepatic artery. The lateral segments of the left lobe are each supplied by one branch. The branch to the dorsolateral segment passes dorsolaterally to the left and that to the ventrolateral segment runs a ventrocaudal course laterally and to the left. In anterior-posterior projection the branch to the dorsolateral segment lies more cranial than that to the ventrolateral. In obese patients or in patients with a distended stomach, however, the branches to the two segments can be projected over one another.

Concerning the caudate lobe, most authors have found it to be supplied by arteries from the right as well as from the left hepatic artery. HEALEY *et al.* (1953) reported

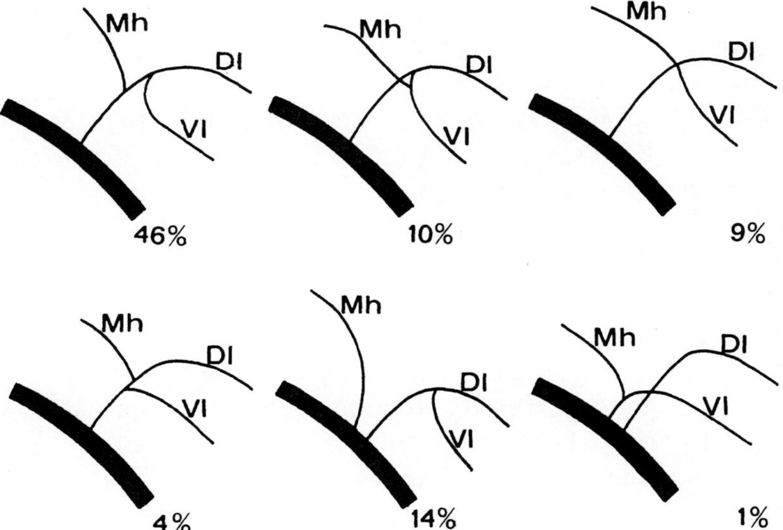

Fig. 7. Variation of normal arterial supply to left liver lobe arising from proper hepatic artery or common hepatic artery if proper hepatic artery is missing. (After LUNDERQUIST, 1967)

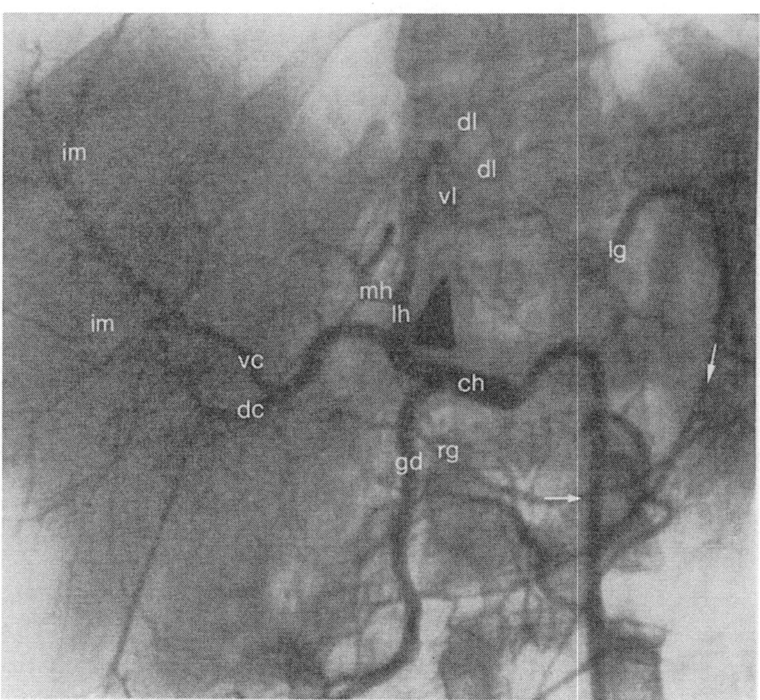

Fig. 8. Most common origin and distribution of the left hepatic artery. Anastomosis between right and left gastric arteries, arrows. (After LUNDERQUIST, 1967)

the caudate lobe to be supplied entirely from the right hepatic artery in 35% of cases, and from the left hepatic artery in 12%. In 45% two arteries were noted, in 30% three and in 23% the caudate lobe was supplied by a single artery. The caudate process and right portion of the caudate lobe are usually supplied by the right hepatic arterial branches and the left portion of the caudate lobe by the left hepatic artery (HEALEY, 1970). MICHELS (1955) found both the right and the left hepatic arteries participated in the blood supply of the caudate lobe in 14%.

The arteries to the caudate lobe are tiny and therefore are difficult to demonstrate at angiography. LUNDERQUIST (1967) was able to identify those arteries in only 5 out of 100 cases. In those cases one artery was given off from the right hepatic artery and was running in a craniodorsal direction.

Right liver lobe. The proper hepatic artery continues as the right hepatic artery after the last branch to the left liver lobe is given off. It runs laterally in an arch, usually with the convexity cranially, is nearly always located dorsal to the bile duct (HEALEY *et al.*, 1953; GANS, 1955) and if it starts to curve caudally it branches into the segmental arteries (Fig. 9).

The artery to the dorsocaudal segment is the first branch from the right hepatic artery. It turns dorsally and laterally sending branches cranially and caudally with the cranial branches located more dorsal than the caudal branches. Sometimes the arteries to the cranial and the caudal part of the dorsocaudal segment may have separate origin from the right hepatic artery (LUNDERQUIST, 1967).

The intermediate segment is usually supplied by one branch from the right hepatic artery. In only 5% LUNDERQUIST (1967) identified two branches to the intermediate segment. In one of those cases one of the branches originated from the branch supplying the dorsocaudal segment. After giving off the branch or branches to the intermediate

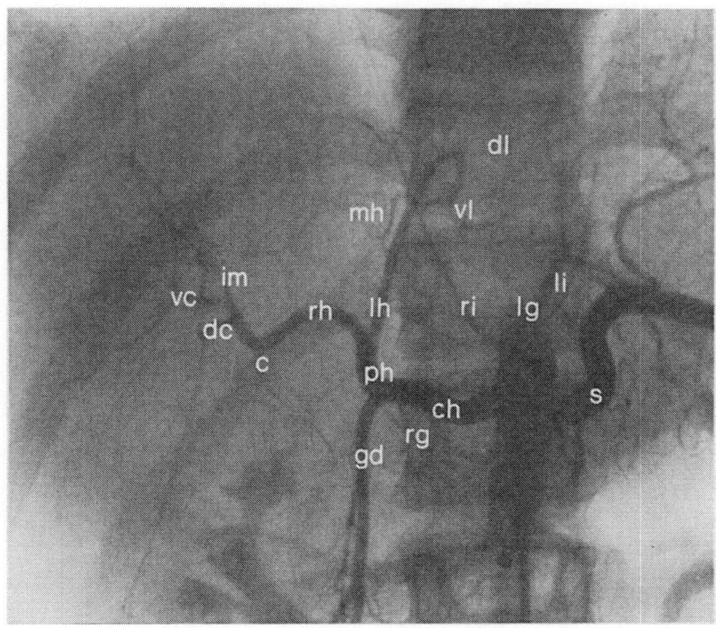

Fig. 9. The proper hepatic artery continues as the right hepatic artery after the branch to the left liver lobe is given off. Cystic artery originates from the right hepatic artery. (After LUNDERQUIST, 1967)

segment the right hepatic artery continues laterally and cranially in a slight undulating course as the artery to the ventrocranial segment where it bifurcates.

In anterior-posterior roentgenograms the cranial branches of the dorsocaudal artery are projected medial to the ventrocranial branches with the intermediate branches between them. Most of the branches to the caudal part of the dorsocaudal segment are projected medial to the branches to the caudal part of the ventrocranial segment (Fig. 9). In stereoscopic films or films in two projections the different segmental branches are usually easily identified.

The cystic artery usually originates from the right hepatic artery (MICHELS, 1955; ADACHI, 1928; COUINAUD, 1957; LUNDERQUIST, 1967). Double cystic arteries were reported by DASELER *et al.* (1947) in 15.6%, by MICHELS (1955) in 25% and by HALVORSEN and MYKING (1971) in 4%. The origin of the cystic artery from the left hepatic artery is not so common (DASELER *et al.*, 1947, in 6.2%; MICHELS, 1955, in 5%; HALVORSEN and MYKING, 1971, in 1%).

After its origin the cystic artery runs caudoventrally and laterally and after a varying distance divides into two branches. The cystic artery can usually be identified as the first caudal branch from the right hepatic artery (Fig. 9).

In angiograms in obese patients the cystic artery runs much more lateroanteriorly than normal and is not so easy to identify.

The right gastric artery, although normally not taking part in the blood supply of the liver, plays a certain role in the collateral circulation when the normal arterial pathways are impaired. The right gastric artery usually arises from the left hepatic artery (MICHELS, 1955, 45.5%; LUNDERQUIST, 1967, 47.7%). According to ADACHI (1928) the origin from the proper hepatic artery is more common (48.7%). Other origins of the right gastric artery are the common hepatic artery, the gastroduodenal artery or the right hepatic artery. From its origin the right gastric artery descends to the pylorus between the two layers of the lesser omentum, turns to the left and follows the lesser curvature of the

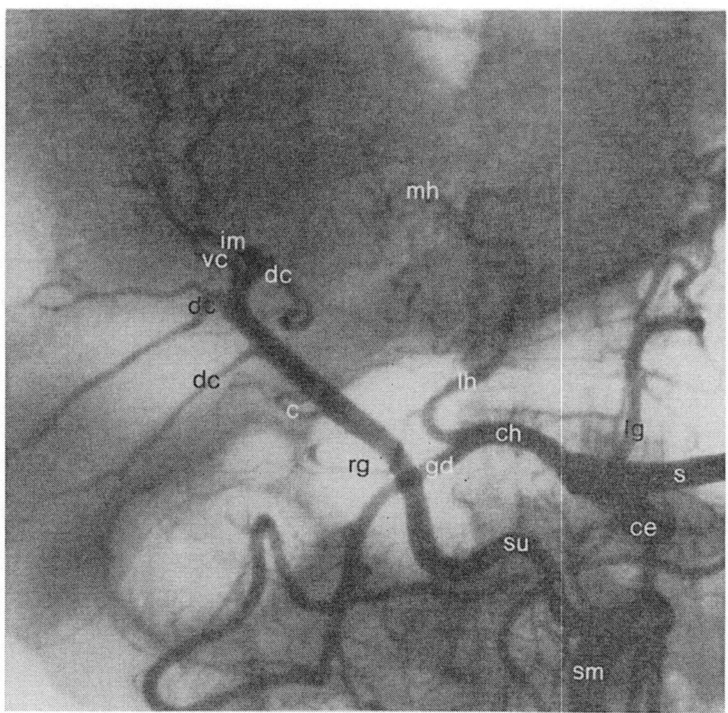

Fig. 10. Right liver lobe supplied by a supplementary artery from superior mesenteric artery. (After LUNDERQUIST, 1967)

stomach to anastomose with a branch of the left gastric artery (Fig. 8). The right gastric artery, 1–2 mm in diameter, and not as wide as the left gastric artery, may be mistaken for the posterior superior pancreaticoduodenal artery in anterior-posterior films. In oblique projections, however, the last mentioned artery is seen to run a much more posterior course and to be dorsal to the gastroduodenal artery.

V. Supplementary arteries to the liver

Supplementary arteries to the liver are very common. According to differences in nomenclature a comparison between the percentile distribution from different authors is difficult. HEALEY *et al.* (1953) reported supplementary arteries to the liver in 43%, MICHELS (1955) in 41.5% and LUNDERQUIST (1967) in 35.3% of cases.

In 16% of his 300 cases LUNDERQUIST (1967) found the entire right liver lobe to be supplied by a supplementary artery from the superior mesenteric artery (Fig. 10). This supplementary artery originated from the upper portion of the superior mesenteric artery about 2 cm distal to its origin from the aorta. The artery had a rather straight or more S-shaped course upwards to the right, behind the common hepatic artery towards the porta hepatis where it divided into the segmental arteries. In 2% of his cases LUNDERQUIST (1967) reported only part of the right liver lobe (the whole or part of the dorsocaudal segment) to be supplied by a supplementary artery from the superior mesenteric artery (Figs. 11–13).

The ventrocranial and intermediate segments were never seen to be supplied by a supplementary artery.

A supplementary artery to the entire right liver lobe from the coeliac artery has been reported in 3.0% (MICHELS, 1955) and 3.7% (LUNDERQUIST, 1967) of cases. If the

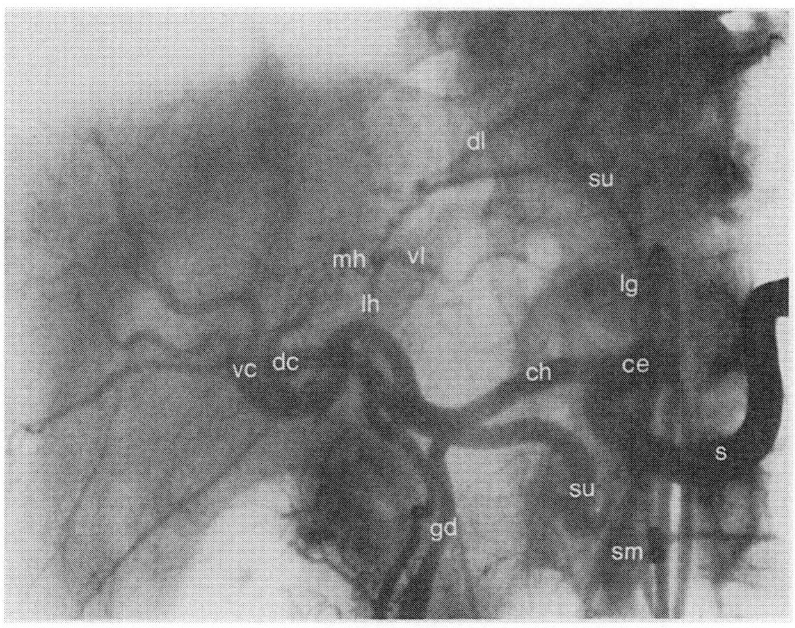

Fig. 11. Dorsocaudal segment of the right liver lobe supplied by supplementary artery from superior mesenteric artery. Dorsolateral segment of left liver lobe supplied by supplementary artery from left gastric artery. (After LUNDERQUIST, 1967)

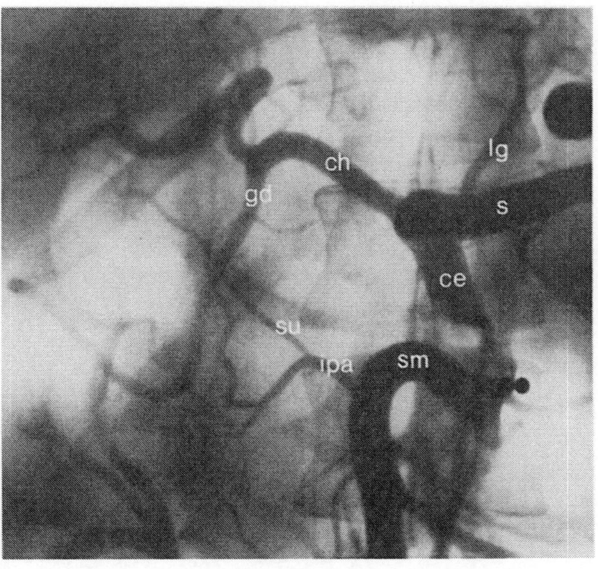

Fig. 12. Caudal part of dorsocaudal segment of right liver lobe supplied by a small supplementary artery from superior mesenteric artery. This supplementary artery has common origin with inferior pancreaticoduodenal artery. (After LUNDERQUIST, 1967)

supplementary artery from the coeliac artery did not supply the entire right liver lobe the distribution was always to the dorsocaudal segment (LUNDERQUIST, 1967).

Other less common origins of a supplementary artery to the right liver lobe are directly from the aorta, gastroduodenal artery, common hepatic artery (Fig. 14) and dorsal pancreatic artery.

Supplementary arteries to the left liver lobe are reported to occur in 19% (LUNDERQUIST, 1967) and 11.5% (MICHELS, 1955) of cases. The most common origin is the left gastric artery (LUNDERQUIST, 1967, 16%; MICHELS, 1955, 11.5%). The origin from the left gastric artery has been explained on embryological grounds by GENTES and PHILIP (1906) and VINCENS (1910). During embryonal life and before the rotation of the stomach in the foetus there are two arteries to the liver, an upper one near the cardia and a lower

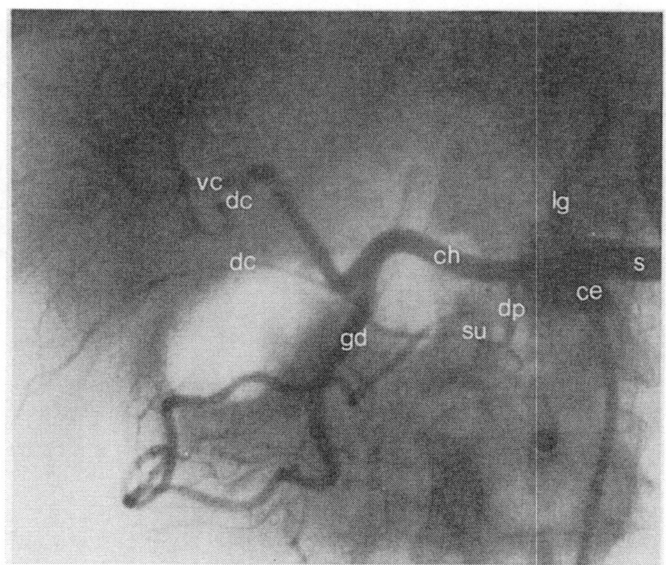

Fig. 13. Dorsal pancreatic artery gives off small supplementary artery to caudal part of dorsocaudal segment of right liver lobe. (Left liver lobe supplied by supplementary artery from left gastric artery.) (After LUNDERQUIST, 1967)

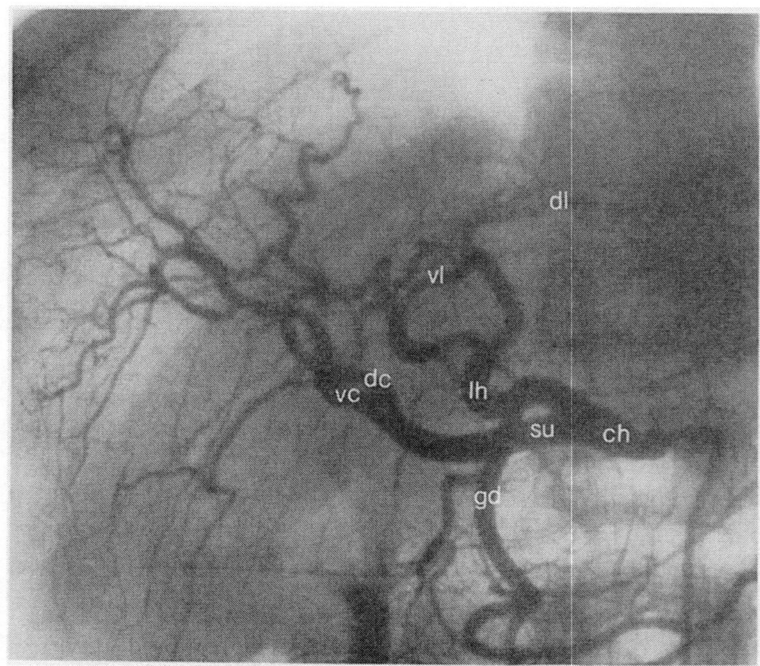

Fig. 14. Common hepatic artery arises directly from the aorta. Right liver lobe supplied by a supplementary artery from common hepatic artery. (After LUNDERQUIST, 1967)

one near the pylorus. The upper one usually disappears but it may persist at birth as a supplementary artery.

If the supplementary artery to the left liver lobe originates from the left gastric artery the last mentioned artery is wider than if no supplementary is given off. After the origin from the left gastric artery the supplementary artery to the liver turns ventrally and to the right to the porta hepatis where it divides into segmental branches. Usually

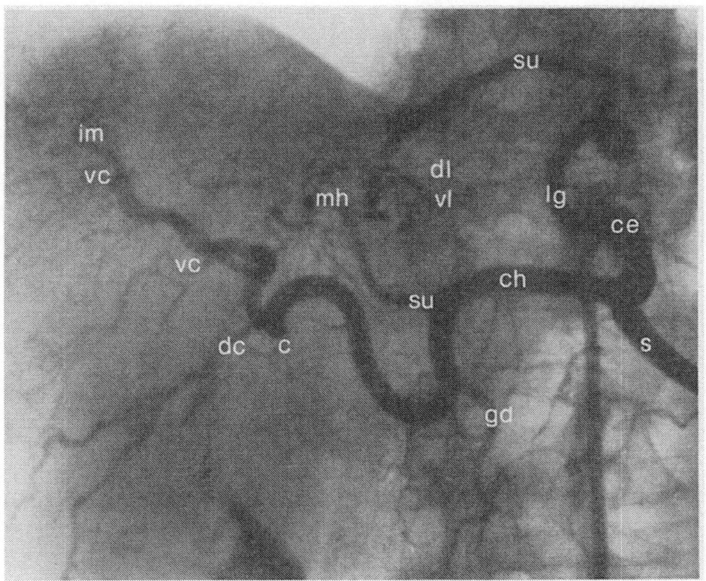

Fig. 15. Hepato-spleno-gastric trunk. The lateral segments of the left liver lobe supplied by supplementary artery from left gastric artery. The middle hepatic artery arises as a supplementary artery from common hepatic artery. (After LUNDERQUIST, 1967)

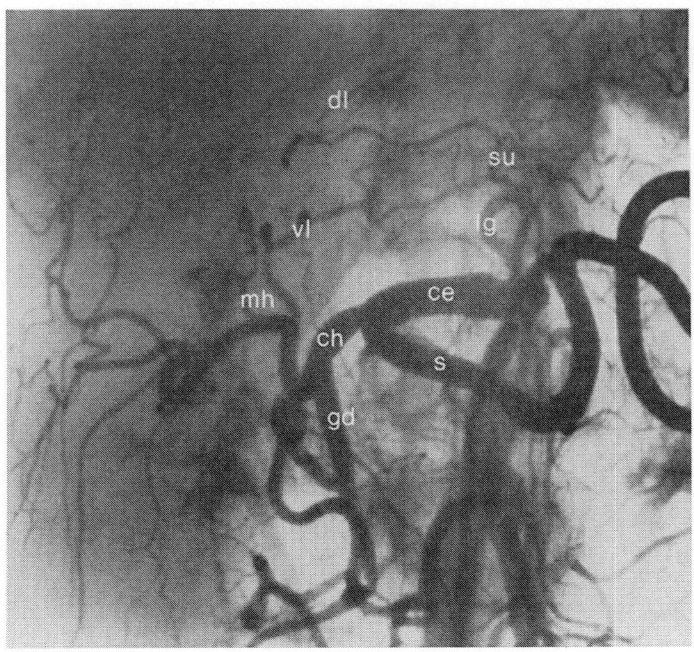

Fig. 16. Dorsolateral segment of the left liver lobe supplied by supplementary artery from left gastric artery. (After LUNDERQUIST, 1967)

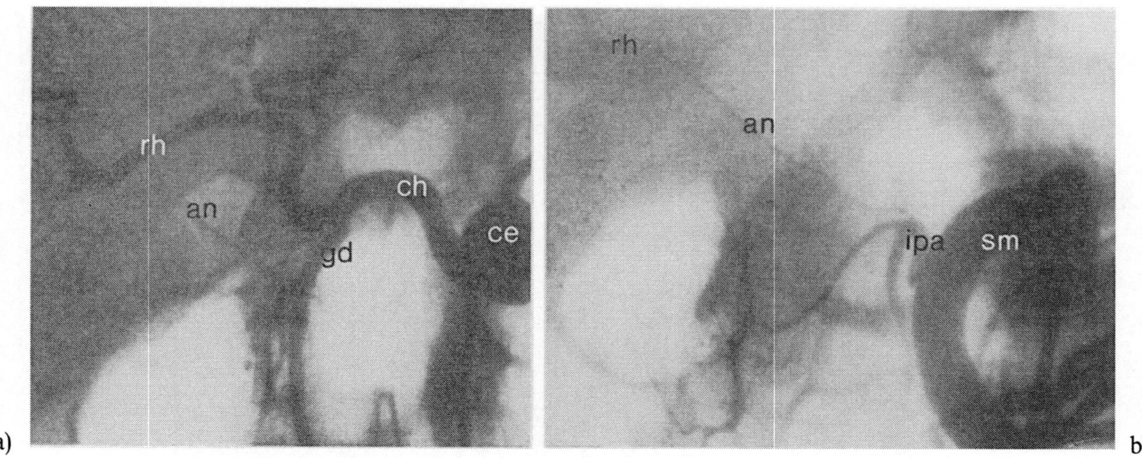

Fig. 17. (a) Narrow anastomosis between right hepatic artery and inferior pancreaticoduodenal artery filled when the contrast medium is injected into the coeliac artery. (b) The same anastomosis filled at the injection into the superior mesenteric artery. (After LUNDERQUIST, 1967)

only the lateral segments of the left liver lobe are supplied by a branch from the left gastric artery (10% COUINAUD, 1957, 11% LUNDERQUIST, 1967) (Fig. 15). In only 3% (COUINAUD, 1957) and 2% (LUNDERQUIST, 1967) the entire left lobe have this supply. When the left gastric artery supplies only a part of the lateral portion of the left lobe this part is always the dorsolateral segment (Fig. 11, 16) (LUNDERQUIST, 1967).

Other origins of a supplementary artery to the left liver lobe are the gastroduodenal artery and the common hepatic artery. The areas supplied by arteries with this origin may be the medial portion of the left lobe only or together with the ventrolateral segment.

Collaterals between hepatic arteries are common in the hilum of the liver (MARTENS, 1920; SEGALL, 1923; SCHORN *et al.*, 1957; HALES *et al.*, 1959). They are easiest to demonstrate angiographically when supplementary arteries are present and when all liver arteries are not filled by one injection of the contrast medium. In this way collaterals can be shown between the right hepatic artery and a supplementary left hepatic artery or between a supplementary artery from the superior mesenteric artery and hepatic arteries with other origins.

ADACHI (1928) has shown collaterals to be present between the left gastric artery and the left hepatic artery in the lesser omentum and LUNDERQUIST (1967) showed collaterals between the superior mesenteric artery and the hepatic arteries in the hilum of the liver (Fig. 17a and b).

References

ADACHI, B.: Das Arteriensystem der Japaner. Tokyo: Kenkyusha Press 1928

BURLET, H.M. DE: Zwei Fälle von abnormer Spaltbildung an der menschlichen Leber. Morph. Jahrb. **42**, 1–71 (1911)

COUINAUD, C.: Distribution de l'artère hépatique dans le foie. Acta Anat. **22**, 49–81 (1954)

— Le foie. Masson et Cie: Paris 1957

DASELER, E.H., ANSON, B.J., HAMBLEY, W.C., REIMAN, A.F.: Cystic artery and constituents of the hepatic pedicle. Surg. Gynec. Obstet. **85**, 47–63 (1947)

DESCOMPS, P., DE LALAUBIE, G.: Les vaisseaux sanguins et les voies biliaires dans le hile du foie. Bull. mém. Soc. Anat. Paris **85**, 323–328 (1910)

GANS, H.: The anatomy of the intrahepatic structures and its repercussions on surgery. Amsterdam: Elservier 1955

GENTES ET PHILIP: L'artère hépatique gauche, sa signification, ses rapports avec l'indépendance des lobes du foie. C.R. Soc. Biol. **61**, 640–642 (1906)

GLAUSER, F.: Studies on intrahepatic arterial circulation. Surgery **33**, 333–341 (1953)

HALES, M.R., ALLAN, J.S., HALL, E.M.: Injection-corrosion studies of normal and cirrhotic livers. Amer. J. Path. **35**, 909–927 (1959)

HALVORSEN, J.F., MYKING, A.O.: The arterial supply and venous drainage of the gall-bladder. A study of one hundred autopsies. Acta Chir. Scand. **137**, 659–664 (1971)

HASSE, W.: Intrahepatic vascular and bile-duct systems as related to operative treatment of bile-duct atresia. Arch. Dis. Child. **40**, 162–168 (1965)

HEALEY, J.E., SCHROY, P.C., SÖRENSEN, R.J.: The intrahepatic distribution of the hepatic artery in man. J. Int. Coll. Surg. **20**, 133–148 (1953)

— Vascular anatomy of the liver. Ann. N.Y. Acad. Sci. **170**, 8–17 (1970)

HJORTSJÖ, C.H.: Die Anatomie der intrahepatischen Gallengänge beim Menschen, mittels Roentgen- und Injektionstechnik studiert, nebst Beiträgen zur Kenntnis der inneren Lebertopographie. Lunds Universitets Årsskrift (Kungl. fysiogr. Sällsk. Handl.), 59, nr. 3, 1948

— The topography of the intrahepatic duct system. Acta Anat. **II**, 599–615 (1951)

— The intrahepatic ramification of portal vein. Lunds Universitets Årsskrift N.F., 52 No 20 (1956)

KIERNAN, P.: The anatomy and physiology of the liver. Philos. Tr. Roy. Soc. London **133**, 711–770 (1833)

LIPSCHUTZ, B.: A composite study of the coeliac artery. Ann. Surg. **65**, 159–169 (1917)

LUNDERQUIST, A.: Arterial segmental supply of the liver. Acta Radiol. Suppl. **272** (1967)

MARTENS, E.: Röntgenologische Studien zur arteriellen Gefäßversorgung in der Leber. Arch. Klin. Chir. **114**, 1001–1012 (1920)

MELNIKOFF, A.: Architektur der intrahepatischen Gefäße und der Gallenwege des Menschen. Z. Anat. Entwicklungsgesch. **70**, 411–465 (1924)

MEYER, F.: Terminologie und Morphologie der Säugetierleber nebst Bemerkungen über die Homologie ihrer Lappen. Hannover: M. & H. Schaper 1911

MICHELS, N.A.: Blood supply of upper abdominal organs. Philadelphia-Montreal: Lippincott et Co. 1955

NETTELBLAD, S.C.: Die Lobierung und innere Topographie der Säugerleber. Acta anat. Suppl. **20** (1954)

ÖDMAN, P.: Percutaneous selective angiography of the coeliac artery. Acta Radiol. Suppl. **159** (1958)

PIQUAND, G.: Recherches sur l'anatomie du tronc coeliaque et ses branches. Bibl. anat. **19**, 159–201 (1910)

RAPP, P.E.: Thèse Montpellier (1953)

ROSSI, G., COVA, E.: Studio morfologico della arterie del stomaco. Arch. Ital. Anat. Embriol. **3**, 485–524, 566–657 (1904)

SCHORN, J., STENDER, H.-ST., VOEGT, H.: Untersuchungen über die arterielle Strombahn der Leber. Arch. klin. Chir. Langenbecks. **286**, 187–193 (1957)

SEGALL, H.: An experimental anatomical investigation of blood and bile channels of the liver with special reference to the compensatory arterial circulation of the liver in its relation to surgical ligation of the hepatic artery: report of a case of arteriosclerotic aneurysm of gastroduodenal artery. Surg. Gynec. Obstet. **37**, 152–178 (1923)

SINZINGER, H.F., FEIGL, W.: Precapillary anastomoses in the human liver. Okajimas Fol. anat. jap. **49**, 1–12 (1972)

VINCENS, L.A.: Étude anatomique du tronc coeliaque et des artères hépatiques. Thèse Bordeaux (1910)

C. Arteriographische und portographische Diagnostik der Lebererkrankungen

von

Wolfgang Münster*

I. Einleitung

„Neben einigen mehr oder weniger mißglückten Versuchen sind mir zwei ausgezeichnete Bilder der ganzen Leber gelungen. Bei zwei schlanken Frauen ist mir kein einziger Versuch gelungen, doch braucht daraus noch lange nicht geschlossen zu werden, daß Leberaufnahmen bei Frauen schwieriger sind. Natürlich ist es auch etwas Glückssache... Nützen solche Leberbilder überhaupt etwas? Diese Frage ist sehr berechtigt. Ich glaube nicht, daß in absehbarer Zeit ein Bedürfnis vorliegen wird" (A. KÖHLER, 1909).

Das am Anfang dieses Jahrhunderts von A. KÖHLER verneinte Bedürfnis nach einer Röntgendiagnostik der Leber ist heute ganz offensichtlich. Die Klinik kann auf röntgenologische Untersuchungsergebnisse nicht mehr verzichten. Die moderne Leberchirurgie ist ohne Exploration der intra- und extrahepatischen Blutgefäße und Gallenwege undenkbar.

Betrachtet man die Leber unter den Aspekten ihrer Vaskularisation, so ist sie ein streng geordnetes Labyrinth blutdurchflossener Hohlräume, dessen Trennwände aus Platten und Strängen von Parenchymzellen und Straßen von gefäßhaltigem Bindegewebe bestehen. Der Blutzufluß zu diesem Labyrinth, dem Sinusoidalsystem, erfolgt durch die bis zur Peripherie getrennten arteriellen und portalvenösen Gefäße, der Blutabstrom durch das Lebervenensystem. Aufgrund der starken Vaskularisation und Durchblutung einerseits sowie der Bedeutung des Organs für Stoffwechsel und Gesamtkreislauf andererseits liegt es nahe, daß die Angiographie für die Diagnostik der Lebererkrankungen außerordentlich interessant, durch die Kompliziertheit des Leberkreislaufs aber auch problematisch ist.

40 Jahre nach dem „diffusen Grau" (CHILAIDITI, 1910) der ersten Leberaufnahmen aus der Pionierzeit der Röntgendiagnostik wurde es durch die röntgendiagnostischen Verfahren der Arteriographie, Portographie und Lebervenographie möglich, intrahepatische Strukturen darzustellen und pathologische Prozesse verschiedener Art nachzuweisen. Moderne Aufnahmetechniken und die Verwendung bluttransportabler Kontrastmittel erlauben morphologische Abbildungen der Lebervaskularisation und gleichzeitig funktionelle Betrachtungen der Organdurchblutung.

*Meiner Frau, Dr. BOŻENA MÜNSTER, danke ich herzlich für wichtige Informationen und kritische Hinweise.

Zu großem Dank verpflichtet bin ich meinem Chef, Herrn Professor Dr. sc. med. W. PORSTMANN, und den Mitarbeitern der Abteilung für kardiovaskuläre Diagnostik des Bereiches Medizin (Charité) der Humboldt-Universität Berlin für die ständige Zusammenarbeit bei sehr zahlreichen Untersuchungen, den Herren Professor Dr. sc. med. L.-H. KETTLER, Dr. med. habil. K. WENDT und Dozent Dr. med. habil. BAUKE für die Verwendung pathologisch-anatomischer Befunde, Herrn Professor Dr. sc. med. H.-J. SERFLING und seinen Mitarbeitern für die Operationsergebnisse und den Herren Professor Dr. BÜCHELER/Hamburg, MU Dr. HORÁK Dr. sc./Prag, Professor Dr. KUTSCHINSKI/Moskau und Dr. H.-B. ZIMMERMANN/Berlin für die Überlassung von Bildmaterial.

II. Methoden der Leberarteriographie und Portographie

1. Allgemeine Methodik

Zur Darstellung der intrahepatischen Gefäße dienen *wasserlösliche, trijodierte Kontrastmittel* (Diatrizoate u.a.) als Natrium-Methylglukaminsalze in 75%iger Lösung. In den letzten Jahren haben (besonders zur Metastasensuche) auch *jodhaltige ölige Kontrastmittelsuspensionen* mit langer intrahepatischer Verweildauer in die portographische und arteriographische Leberdiagnostik Eingang gefunden (CATALANO, 1968; GEORGI, 1967; GRANONE und JULIANI, 1971; GROUPE MONTPELLIER, 1973, 1973; GUERBET, 1965; GUNTZ, 1967; GUNTZ und CARON, 1968; IDEZUCKI, SUGIURA *et al.*, 1966; LACZAY und PÁLVÖLGYI, 1973; LAVAL-JEANTET *et al.*, 1972; LAWSON, 1962, LEGER *et al.*, 1968; MANN, KRAUS *et al.*, 1971; MARCHAND, 1957; MARMORSTEIN und BELLONSKIJ, 1972; PÁLVÖLGYI und LACZAY, 1970; PONS, 1972; RIENZO, 1970; SOO und PAI, 1972; TEPLICK *et al.*, 1964).

Der Durchfluß der Kontrastmittel durch das Arterien- bzw. Portalsystem, die Kapillaren, die Sinusoide und gelegentlich auch durch das Lebervenensystem wird mit einer Serie von Einzelaufnahmen (*Seriographie*) variabler Folge und Zahl erfaßt. Die Bildverstärkerkinematographie bleibt der Lösung von Spezialproblemen vorbehalten. Der Trend zur Anwendung von Bildverstärker-Serienkameras zeichnet sich ab. Heute noch sind jedoch Blatt- oder Rollfilmseriographen ebenso notwendige aufnahmetechnische Voraussetzungen wie kurzzeitig hochbelastbare Röntgenröhren mit kleinen Fokussen (0,6 mm, für Vergrößerung 0,1–0,3 mm), hochleistungsfähige Generatoren, hochverstärkende Spezialfolien mit möglichst geringem Streufaktor, fokussierte (stehende oder bewegte) Streustrahlenraster (Schachtverhältnis 1:8) und empfindliches Filmmaterial sowie hochwirksame Bildverstärker-Fernsehdurchleuchtung mit großem Auflösungsvermögen; mit Hilfe der Stereoangiographie, Vergrößerungstechnik (maximal 1:1,8) und Subtraktionsverfahren lassen sich die Ergebnisse unter verschiedenen Aspekten verbessern (AMPLATZ, 1967; ANGERSTEIN und STARGARDT, 1971; BIRKEN und BEJCZY, 1972; BOIJSEN, HOLM und KAUDE, 1968; BOOKSTEIN, 1971; BOOKSTEIN und VOEGELI, 1971; CHERIGIÉ, 1972; CHERIGIÉ, DOYON *et al.*, 1967; FEDDEMA und KÜHL, 1971; FENNER, 1967; FRIEDMANN und GREENSPAN, 1969; FUCHS und HOFMANN, 1971; GREENSPAN *et al.*, 1967; GRIM, 1973; GUDDEN und MARHOFF, 1969; HOFMANN, 1972; KÜHL, 1969; MATTSON, 1955; MOORE *et al.*, 1972; MOSELEY *et al.*, 1965, 1965; B. MÜNSTER, 1974a, 1974b; ROTH *et al.*, 1969, 1971, 1973; SAKUMA *et al.*, 1969; SPIEGLER und GROLLMANN, 1971; SWART und MANI, 1968; SCHREYER, 1973; STIEVE, 1972; TAKAHASHI *et al.*, 1966; VOEGELI, 1971; WENDE *et al.*, 1971; WISE, 1966).

Die Darstellungsqualität intrahepatischer Strukturen ist abhängig von der Menge automatisch injizierten Kontrastmittels und von der Art der *Injektion*. Die angewandten Kontrastmittelmengen sind ohne Erhöhung des Risikos in den letzten Jahren allgemein größer geworden. Sie betragen bei der Arteriographie 35–50 ml (selektive Leberarteriographie) bzw. 50–70 ml (Zöliakographie, Mesenterikographie) und bei der Portographie 50–80 ml (Splenoportographie). Je mehr Kontrastmittel injiziert wird und je selektiver die Applikation stattfindet, desto stärker ist die Strahlenabsorption und somit die Erkennbarkeit der Gefäß- und Organgrenzen. Dabei ist jedoch die *Detailerkennbarkeit* in sehr erheblichem Maße abhängig vom Strömungs-Zeit-Volumen des Kontrastmittelgemisches. Je schneller die Injektion erfolgt (Flow maximal 10–12 ml/sec), desto stärker sind die *Kontrastgradienten* zwischen kontrastmittelhaltigen Gefäßen und umgebendem Gewebe bzw. mikroskopischen Blutleitern (GEORGI, BECKER *et al.*, 1968; B. MÜNSTER, 1974a, 1976). Bei länger andauernder Injektion kommt es zu einer vermehrten gegenseitigen Überlagerung der seriographischen *Gefäßphase* mit der *Kapillar-Sinusoidalphase* (fälschlich „Parenchymphase") und damit zu einer Abnahme der Kontrastgradienten an den intrahepatischen Blutgefäßen noch unter der Kontrastmittelinjektion.

Bei der Zöliakographie wird die intrahepatische Überlagerung (im Unterschied zur superselektiven Leberarteriographie) durch das aus Milz, Magen und Pankreas rezirkulierende Kontrastmittel (portale Phase und zweite Sinusoidalphase) zusätzlich verstärkt. HERNANDEZ, MORIN *et al.* (1965) versuchten deshalb, eine bessere Trennung dieser Etappen durch sofortiges Nachspritzen von xylokainhaltiger Kochsalzlösung im Anschluß an die Injektion des Kontrastmittels (embol pulsé) zu erzielen.

Die Detailerkennbarkeit innerhalb der sinusoidal kontrastmittelfreien und sinusoidal kontrasthaltigen Leber ist erwartungsgemäß in hohem Maße von der angewandten Strahlenqualität abhängig (B. MÜNSTER, 1974a, 1976): Unter Berücksichtigung kleiner Röhrenfokusse und kurzer Belichtungszeiten (max. 60–100 msec) werden kontrastmittelhaltige Strukturen (Gefäße, Tumoren) ohne gleichzeitige (oder mit nur geringer) Kontrastmittelfüllung der Sinusoide bei Erwachsenen unter Anwendung von Aufnahmespannungen zwischen 70–80 kV optimal und über 90 kV auf jeden Fall schlechter dargestellt; demgegenüber lassen sich kontrastmittelfreie Strukturen innerhalb einer intensiv kontrastmittelhaltigen Leber mit höheren Aufnahmespannungen sogar besser abbilden. Eine Dosisleistungsregelung (Spannungsregelung) würde sich deshalb bei der Angiographie (GRIM, 1973) parenchymatöser Organe als vorteilhaft erweisen.

2. Arteriographie

a) Aortographie

Als erstes Verfahren zur arteriographischen Leberdiagnostik kam die direkte und indirekte Aortographie zur Anwendung (Dos Santos, 1929, 1931, 1937; Farinas, 1941, 1946; Milanes *et al.*, 1953; Rigler *et al.*, 1953, 1954, 1955; Servello *et al.*, 1956; Wagner *et al.*, 1947). Die Aortographie, die heute im Rahmen der Leberdiagnostik praktisch nur noch bei kleinen Kindern eine gewisse Bedeutung besitzt, wurde relativ bald durch die erheblich aussagefähigen selektiven Arteriographien des Truncus coeliacus und der A. mesenterica superior (Abeatici und Morino, 1958; Bierman *et al.*, 1949, 1951, 1961; Caldos, 1953) sowie der A. hepatica (Bierman *et al.*, 1951, 1961; Morino, 1956, 1957, 1959) nach Arteriotomie ersetzt.

b) Zöliakographie, Mesenterikographie

Erst nach Einführung der perkutanen Katheterisierungsmethode durch Seldinger (1953) fand die transfemorale Katheterisierung unter Verwendung von radioopaken Plastikkathetern breiteren Eingang in die Röntgendiagnostik. Nach sehr gründlichen Vorarbeiten von Ödman (1958, 1959) wurde die Methodik der *perkutanen transfemoralen und transaxillären Oberbaucharteriographie* unter dem Aspekt der Leberdiagnostik besonders durch Boijsen *et al.*, Bücheler *et al.*, Hepp, Hernandez *et al.*, Nebesar und Pollard, Redman und Reuter und zahlreiche andere Autoren in Details modifiziert, verbessert und erfolgreich angewandt.

c) Superselektive Leberarteriographie

Die Methode gilt heute wegen der optimalen Darstellung der Leberarterien und der Leber als beste Methode (Alfidi *et al.*, 1968; Almen, 1966; Baum, 1969; Boijsen, 1965a, 1965b, 1966; Bücheler *et al.*, 1971, 1973; Morino, 1957, 1959; Münster *et al.*, 1971, 1971, 1973; Pokieser *et al.*, 1972, 1973; Redman, 1968; Reuter und Redman, 1972; Rösch, 1971; Rösch und Grollmann, 1969; Steckenmesser *et al.*, 1971; Stulberg und Bierman, 1955; Sundgren, 1970; Takashima, 1970; Vinogradow *et al.*, 1968). Sie ist jedoch mit dem Nachteil der oft inkompletten Abbildung des Arteriensystems der Leber in 30–40% (s.S. 72) behaftet: Die superselektive Arteriographie macht diejenigen Leberregionen nicht sichtbar, die durch zusätzliche oder fehlabzweigende Leberarterien von der A. mesenterica sup., der A. gastrica sin., dem Tr. coeliacus oder von der Aorta entspringen. Das Verfahren sollte deshalb entweder als Zweituntersuchung nach der Zöliakographie und Mesenterikographie eingesetzt oder gegebenenfalls durch diese ergänzt werden.

d) Gleichzeitige Zöliako-Mesenterikographien

Gleichzeitige Zöliako-Mesenterikographien (Boijsen, 1963, 1965a; Boijsen *et al.*, 1963; Lunderquist, 1965 u.a.) haben den Vorteil, akzessorische Leberarterien von der A. mesenterica sup. nicht zu übersehen, konnten sich aber wegen der häufigen gegenseitigen Überlagerung der Oberbaucharterien sowie der notwendigen Doppelkatheterisierung bei der arteriographischen Leberdiagnostik nicht durchsetzen. Von diesem Vorbehalt nicht betroffen ist die komplettere transarterielle Darstellung des prähepatischen Pfortadersystems.

3. Portographie

a) Splenoportographie

Unter den portographischen Verfahren der Leberangiographie ist die durch Abeatici und Campi (1951), Leger *et al.* (1951, 1951) und Boulvin *et al.* (1951, 1952) eingeführte Splenoportographie für die röntgendiagnostische Praxis am bedeutsamsten. Das Verfahren wurde unter methodischen Aspekten in Details variiert und (neben der Darstellung der Pfortaderzirkulation) für die Leberdiagnostik vielfach eingesetzt (Anacker, 1959; Anacker *et al.*, 1957; Aurig *et al.*, 1954; Bergstrand, 1961, 1961, 1964; Bergstrand und Ekman, 1955, 1957; Boller und Deimer, 1961; Bahnson, 1953; Bourgeon, 1955; Bourgeon *et al.*, 1955, 1957, 1958; Campi, 1957; Diemel, 1966; Düx, 1965; Düx *et al.*, 1963; Esser, 1964; Figley, 1958; Ferguson und Ranniger, 1964; Gvozdanović *et al.*, 1954; Leger, 1955, 1966; Leroux *et al.*, 1956; Maurer *et al.*, 1964; 1964; McNulty, 1968; Miller *et al.*, 1963; Pietri *et al.*, 1955; Rösch, 1959, 1959, 1960, 1964, 1966, 1967, 1971; Rösch *et al.*, 1958, 1966; ROUSSELOT *et al.*, 1953, 1956; RUZICKA, 1964; SCHREIBER *et al.*, 1963; SCOVILLE, 1952; TORI *et al.*, 1953; UNGEHEUER, 1953, u.v.a.). Heute verliert es zur *Leberbeurteilung* zugunsten der transarteriellen Portographie (S. 91) zunehmend an Bedeutung.

Die Kontrastmittelinjektion in die Milz (50–80 ml beim Erwachsenen, 75%, Flow 10–15 ml/sec) erfolgt durch eine starre Kanüle oder vorteilhafter durch eine Katheternadel (ARNER und FERNSTRÖM, 1964; BAYINDIR *et al.*, 1966; BERGSTRAND, 1955, 1957; DOMBROWSKI, 1968; CHAVÉZ, 1968; FERNSTRÖM, 1955; MAXWELL, 1967; PORSTMANN und WIERNY, 1964; SCHOBINGER, 1957; SELDINGER, 1957). Die Anwendung öliger Kontrastmittel in den letzten Jahren dient nicht der Pfortaderdiagnostik, sondern der „Langzeithepatographie", gegebenenfalls unter Anwendung der Schichtuntersuchung. Um den nicht seltenen Fehlfüllungen der Pfortaderäste in der linken Leberhälfte (Abb. 22B) zu begegnen, wird die Untersuchung in Bauch- oder Seitenlage des Patienten empfohlen (MOSKOWITZ, 1968; MARMORSTEIN und BELLONSKIJ, 1972; RÖSCH, 1959).

Die Splenoportographie ist in jedem Lebensalter, auch bei Säuglingen und Kleinkindern, anwendbar. Sie erfolgt in Lokalanästhesie und erfordert – wie die Arteriographie – nur bei Kindern unter etwa 6 Jahren eine Narkose. Voraussetzung dafür ist allerdings die Verwendung einer flexiblen Katheterkanüle, um Milzläsionen durch die Atemexkursionen zu vermeiden.

Eine von anderen kaum praktizierte Variante der direkten Splenoportographie ist die durch WANNAGAT (1955, 1956, 1962, 1973) eingeführte *laparoskopische Splenoportographie* mit den Vorteilen der Milzpunktion unter Sicht, der Kontrolle der Punktionsstelle nach der Kontrastmittelinjektion und der Kombination mit der laparoskopischen Leberdiagnostik.

b) Transarterielle Portographie

Die Methode wird heute zur röntgenologischen Pfortaderdiagnostik bevorzugt. Sie beobachtet den venösen Abstrom aus den Organprovinzen, in deren Arterien das Kontrastmittel in großer Dosis (50–100 ml) injiziert wird: A. lienalis, Tr. coeliacus, A. mesenterica superior oder die beiden letzteren gleichzeitig (ACKER *et al.*, 1964; BAUM *et al.*, 1965; BAYINDIR *et al.*, 1967; BENHAMOU *et al.*, 1963; BERÁNEK *et al.*, 1974; BOIJSEN, 1965a; BOIJSEN *et al.*, 1963, 1966; BRON *et al.*, 1965, 1967; BÜCHELER *et al.*, 1972, 1973; CHUDAČEK, 1968; CZEMBIREK und POKIESER, 1973; DEBRAY *et al.*, 1965; DÜX *et al.*, 1967; FROMMHOLD, 1974, 1974; HAMILTON *et al.*, 1970; HANAFEE *et al.*, 1972; HEPP *et al.*, 1965; KAHN *et al.*, 1965; KREEL *et al.*, 1964; MÜNSTER *et al.*, 1966; NAYLOR und BRITT, 1966; NEBESAR und POLLARD, 1966; PAGNET *et al.*, 1972; POLLARD und NEBESAR, 1964; PRÁŠIL *et al.*, 1973; RAPANT *et al.*, 1972; REDMAN und REUTER, 1969; REUTER und REDMAN, 1972; ROESCH, 1971; ROSENBUSCH *et al.*, 1969; RUZICKA und ROSSI, 1969; VIALLET und FORMAND, 1971; VIAMONTE *et al.*, 1970; VINOGRADOW *et al.*, 1970; WENZ, 1965, 1966, 1972; ZURBRIGGEN *et al.*, 1972).

Die Organperfusion läßt sich durch intraarterielle Gabe des stark gefäßdilatierenden *Bradykinin* (BOIJSEN, 1968; BOIJSEN und REDMAN, 1966; REUTER und REDMAN, 1972; ROSENBUSCH *et al.*, 1969), Acetylcholin (BERÁNEK *et al.*, 1974), Epinephrin zur Drosselung von Fremdzuflüssen (BERÁNEK *et al.*, 1974; KAHN *et al.*, 1969) oder mit Tolazolin (KAHN und CALLOW, 1965; REDMAN *et al.*, 1969; REUTER und REDMAN, 1972) erheblich beschleunigen. Die Kontrastfüllung der prähepatischen Venen wird damit intensiver. Die Subtraktionstechnik ist zur Beurteilung der großen Abdominalvenen bei der transarteriellen Portographie von besonderem Vorteil.

Zur *portographischen Leberdiagnostik* ist das nach Splenektomie ohnehin notwendige Verfahren wegen der flauen intrahepatischen Gefäßdarstellung kaum geeignet, bietet aber unter Anwendung der Zöliakographie (und auch der Mesenterikographie bei fehlabzweigenden Leberarterien) den außerordentlichen Vorteil der Sichtbarmachung der intrahepatischen Leberarterien (postzirrhotisches Karzinom). Allein dieser Vorteil ist so groß, daß die direkte *Splenoportographie nur als Zweituntersuchung* (nach einer evtl. ineffektiven Abbildung des prähepatischen Pfortadersystems bei transarterieller Portographie) durchaus gerechtfertigt ist (BERÁNEK *et al.*, 1974; BÜCHELER *et al.*, 1972).

c) Spezielle Verfahren der Portographie

Besondere Verfahren der Portographie sind die *transumbilikale Portographie* (s. MATEEV und WIRBATZ, S. 215), die *perkutane Hepatographie mittels kinetischer Kontrastmittelinjektion* (DEIMER, 1971, 1973; DEIMER *et al.*, 1973) sowie die *transkavale Darstellung intrahepatischer Pfortaderäste, Lebervenen und Gallengänge*, einschließlich bioptischer und katheteroperativer Verfahren durch die V. cava superior (RÖSCH *et al.*, 1971, 1973; s. S. 191; VIAMONTE *et al.*, 1970, 1970, 1970). Die beiden letzten Verfahren sind polyvalent und bieten die Vorteile einer intensiveren Darstellung regionaler intrahepatischer Gefäßsysteme (isoliert oder kombiniert): Portalvenen, Lebervenen, Gallenwege und Lymphgefäße einschließlich ihrer Abflüsse. Die zunehmende Anwendung der Methoden zeichnet sich ab.

Andere Methoden, wie die *transhepatische Portographie* (BIERMAN, 1964; BIERMAN *et al.*, 1952, 1955; GREENSPAN *et al.*, 1962; STEINBACH *et al.*, 1953; ZEID *et al.*, 1960), die *transhepatische laparoskopische Segmentportographie*

(WANNAGAT, 1966) oder die *transhepatische funktionelle Hepatographie* (MORENO *et al.*, 1963), stellen Vorläufer für die vorhergenannten Verfahren dar. Die *translumbale Portographie* (HAVERLING und OVENFORS, 1968) ist methodisch interessant; *die hämorrhoidale Portographie* (PARKS und COUCH, 1962) schließlich besitzt nur historischen Wert.

Die direkte perkutane, die direkte transkavale, die retrograde trans-lebervenöse (wedge) und die transumbilikale Portographie bieten den Vorteil einer Messung des Pfortaderdrucks. Bei exakter Position der Kanülen- oder Katheterspitze (Kontrolle durch Kontrastmittelinjektion) korrelieren die perkutan, transumbilikal und „wegded" gewonnenen Drücke signifikant (TEN HOVE *et al.*, 1974).

4. Ergänzende angiographische Methoden

Die Arteriographie und Portographie bedürfen unter bestimmten Indikationen der Ergänzung durch andere Verfahren oder ergänzen diese: Gallenwegsdiagnostik s. SWART (S. 303), Lebervenographie s. RÖSCH (S. 191) und Lymphographie (s. S. 84).

Durch die enge Nachbarschaft zur Leber kann die untere Hohlvene in raumfordernde, traumatische oder schrumpfende Krankheitsprozesse des Organs einbezogen werden. Die mögliche Mitbeteiligung indiziert eine *Kavographie* (BERGSTRAND, 1964; BERGSTRAND *et al.*, 1964; BOURGEON *et al.*, 1956, 1960; BOURNE *et al.*, 1963; FUCHS, 1964; HEPP *et al.*, 1968; HERMANUTZ *et al.*, 1975; HOLTZ und POWERS, 1962; NORDENSTRÖM und NORHAGEN, 1967; PETERSEN *et al.*, 1961; RÖSCH, 1966; ROSENBLUM *et al.*, 1957; VIALLET *et al.*, 1957, u.a.).

Kavographie und Beckenphlebographie decken andererseits auch die Einbeziehung des Portal- und Leberkreislaufs in ein Kollateralsystem (Abb. 12) zur Überbrückung verschlossener Kava- und Beckenvenenabschnitte auf (FERRIS *et al.*, 1969; GVOZDANOVIĆ *et al.*, 1957; HIPONA und GABRIELE, 1967; MÜNSTER *et al.*, 1967; PORSTMANN und PLATZEK, 1964).

III. Prinzipien der Leberanatomie, Vaskularisation und Hämodynamik unter angiographischen Aspekten

1. Segmentation der Leber

Die intrahepatische Ramifikation von Arterien, Portalvenen und Gallenwegen stimmt nicht mit der lehrbuchanatomischen Leberlappung und äußerlich am Organ sichtbaren Fissuren überein. Die makroskopische Formation der Leber ist vaskulär determiniert (BANNER und BRASFIELD, 1958; COUINAUD, 1953, 1954, 1957; ELIAS, 1954, 1964, 1963/64; ELIAS und PETTY, 1951, 1952; ELIAS und SHERRICK, 1969; GLAUSER, 1953; HEALEY, 1954; HEALEY, SCHROY und SORENSEN, 1953; HJORTSJÖ, 1948, 1948, 1951, 1956, 1956; INGALLS, 1908; MC INDOE und COUNSELLER, 1927; MELNIKOFF, 1924; MICHAILOW *et al.*, 1966; PLATZER und MAURER, 1966; REIFFERSCHEID, 1957; REX, 1888; TOYOSHIMA, 1955). Diese Tatsache ist für die angiographische Diagnostik und damit für lokalisierende, chirurgisch relevante Angaben über pathologische Prozesse wichtig.

Mit Korrosionspräparaten wurde die von CANTLIE (1898) aufgestellte These einer vaskulären Zweiteilung der Leber bestätigt. Eine von Arterien, Portalvenen und Gallenwegen freie "main boundary fissure" (MC INDOE und COUNSELLER, 1927) oder „*Hauptgrenzspalte*" (HJORTSJÖ, 1948, 1951, 1956) trennt die beiden Leberanteile und beherbergt große Lebervenenstämme. Die Teilungsfläche verläuft zwischen Gallenblasenbett und Vena cava inferior (Abb. 1). Sie entspricht der embryonalen Leberanlage (CANTLIE, 1898): „Using terms of embryonic blood supply one can call the two portal territories pars omphalomesenterica (right) and pars umbilicalis (left)" (ELIAS, 1970).

Pathologische Prozesse dürfen diagnostizierend deshalb nur unter Vorbehalt in einen „Leberlappen" interpretiert werden. Für die chirurgische Praxis ist die Kenntnis des betroffenen *Lebersegments* wichtig. Die heutige Leberchirurgie vermeidet blinde Durchtrennungen des Organs und orientiert sich hinsichtlich der Resektionsgrenzen an den Segmentgefäßen (Portalvenen, Arterien, Gallenwege) und an den Segmentspalten, in denen die Lebervenen lokalisiert sind (COUINAUD, 1957; ELIAS, 1970; ELIAS und POPPER, 1955; ELIAS und SHERRICK, 1969; GANS, 1955; PACK und ISLAMI, 1965, 1970; PETTINARY, 1960; REIFFERSCHEID, 1957; STUCKE, 1959, u.a.). Nur auf diese Weise ist es möglich, gezielte Teilresektionen unter Schonung des gesunden Gewebes vorzunehmen und bis zu 80% der Leber erfolgreich zu entfernen.

Wir schließen uns der Segmentterminologie HEALEYS (1953, 1953, 1954) an: Die vaskulär definierte *rechte Leberhälfte* wird durch eine Segmentspalte in ein anteriores und posteriores Segment geteilt, während die *linke Leberhälfte* durch eine „Nebengrenzspalte" (HJORTSJÖ) einer Teilung in ein mediales und ein laterales Segment unterliegt. Nur dieses laterale Segment entspricht dem „linken Lappen" konventioneller anatomischer Lehrbuch-

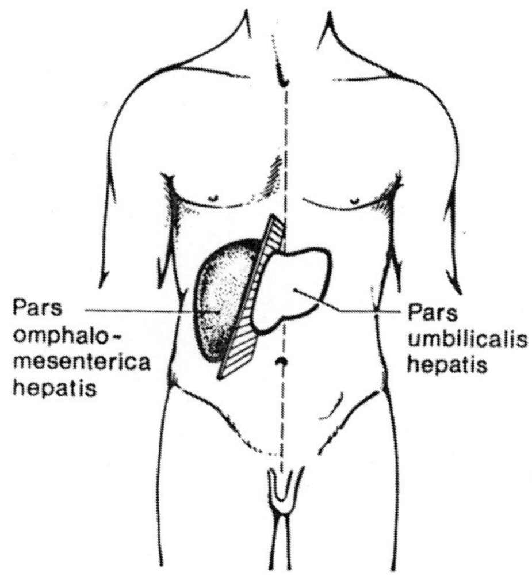

Abb. 1. Lokalisation der Hauptgrenzspalte, durch die eine Zweiteilung der Leber in die beiden, getrennt vaskularisierten Leberlappen erfolgt. (Reproduktion nach ELIAS; in: Tumors of the Liver, Rec. Results in Cancer Res. **26**, Springer-Verlag 1972)

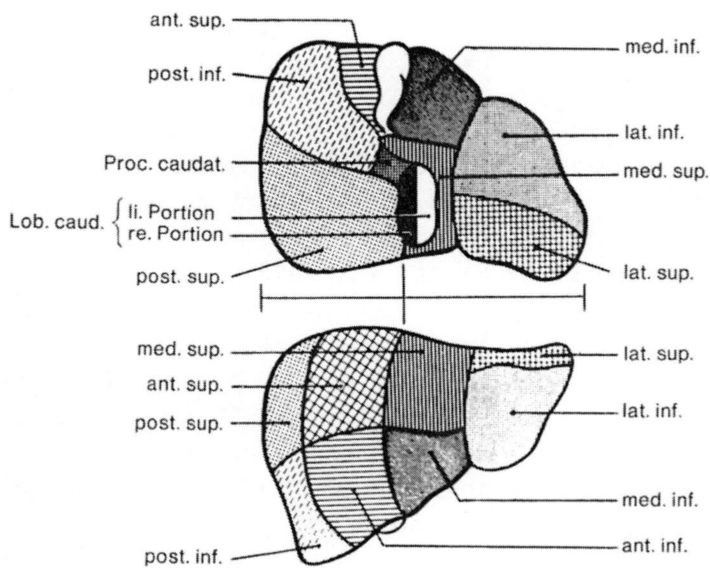

Abb. 2. Segmentation der Leber. [Reproduktion nach HEALEY und SCHROY, Arch. Surg. **66**, 599 (1953)]

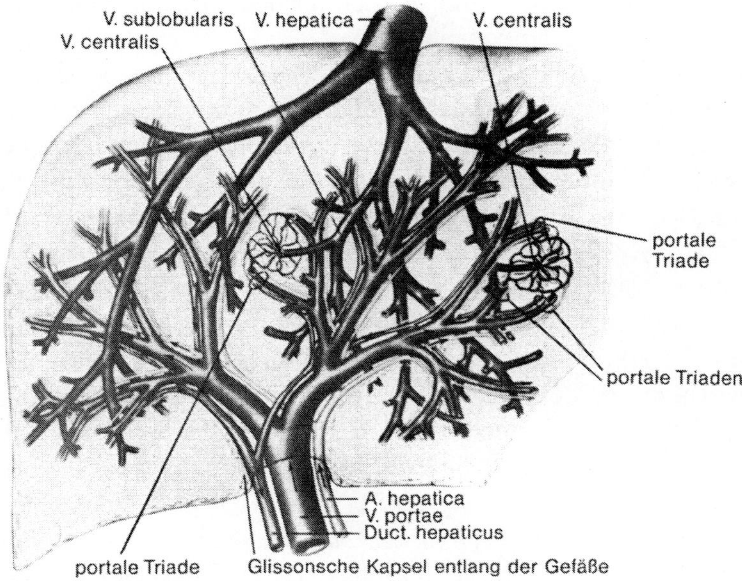

Abb. 3. Verteilungsmuster der Lebergefäße: Segmentale Gliederung der parallel verlaufenden Arterien, Portalvenen und Gallenwege; überkreuzende Lebervenen. Prinzip der Läppchenvaskularisation. (Reproduktion nach NETTER, Ciba Coll. Med. Illustr. **3**/III, Liver. New York 1957)

beschreibungen. Als rechter und linker *Leberlappen* sollten heute nur noch die vaskulär definierten, durch die Hauptgrenzspalte getrennten beiden Leberhälften mit ihren je zwei Segmenten verstanden werden (Abb. 2). Die Hauptgrenzspalte stellt sich – wie die Nebengrenzspalte – aus Gründen der aufnahmetechnischen Projektion sehr selten angiographisch dar. Diese Spalten sind nur an Ausgußpräparaten der Portalvenen, Arterien und Gallenwege zu erkennen.

Jedes der *vier Lebersegmente* kann infolge der parallelen portalen, arteriellen und biliären Gefäßverzweigung in je ein superiores und ein inferiores Subsegment gegliedert werden (Abb. 2). Ähnlich der vaskulären und bronchialen Gliederung der Lunge liegen die Segmente und Subsegmente der Leber räumlich geordnet. Jeder dieser Lebereinheiten sind gleichnamige Portalvenenäste, Arterien und Gallengänge zugeordnet. Ähnlich den Lungenvenen weichen auch die Lebervenen vom Verlauf der zuführenden Gefäße ab (Abb. 3). Die Lebervenen liegen in den Subsegment-, Segment- und Grenzspalten. Durch die bei der Angiographie übliche anterior-posteriore Projektion überlagern sich die intrahepatischen Gefäße verschiedener Segmente und Subsegmente gegenseitig. Ihre topographische Zuordnung ist jedoch nahezu immer anhand des prinzipiellen Verteilungsmusters möglich.

Die intrahepatischen Portalvenen und Arterien unterliegen nämlich, trotz der außerordentlichen Variabilität, einer prinzipiellen Verteilung, die der Segment- und Subsegmentgliederung entspricht (COUINAUD, 1957; ELIAS, 1963/64; ELIAS und PETTY, 1951, 1952; ELIAS und SHERRICK, 1969; HEALEY, 1954; HEALEY *et al.*, 1953; HJORTSJÖ, 1948, 1951, 1956; LUNDERQUIST, 1957; MELNIKOFF, 1924; MICHELS, 1955; B. MÜNSTER, 1974a; REIFFERSCHEID, 1956; TAJIRI, 1960). Nach HEALEY, SCHROY und SORENSON (1973) trennen sich im Normalfall die Tr. venae portae et Aa. hepaticae dextr. et sin. in je zwei Hauptäste 1. Ordnung für die vier Segmente; diese vier Segmentgefäße fächern sich wiederum in acht Subsegmentgefäße 2. Ordnung auf; eine weitere baumartige Gliederung erfolgt in Äste 3., 4. und weiterer Ordnung für kleinere regionale Leberprovinzen.

Die im angiographischen Bild scheinbar verwirrende Vielfalt der Gefäßverteilung in der Leber beruht vor allem auf den vielen Teilungsvarianten, d.h. auf häufigen vorzeitigen Abzweigungen der Gefäße für bestimmte Lebereinheiten von „nicht zuständigen", vorgeschalteten größeren Gefäßen. Grundsätzlich hat jedoch jede Leberarterie und Portalvene ihren eigenen Versorgungsbereich.

Intrahepatische arterio-arterielle und porto-portale Kommunikationen sind im Gebiet der Leberpforte und im Lobus caudatus bekannt. Sie werden gelegentlich auch als intersegmental beschrieben. Arterielle Anastomosen bestehen außerdem zwischen peripheren intrahepatischen Gefäßen und Gallenblasen- bzw. Leberkapsel- und Zwerchfellarterien (BENGMARK und ROSENGREN, 1970; CEN *et al.*, 1972; DÜX *et al.*, 1966; v. HABERER, 1905; JEFFERSON *et al.*, 1956; MAYS und WHEELER, 1974; MICHELS, 1955; MICHELS *et al.*, 1966, 1968; WIRTANEN und KAUDE, 1973; TESTUT, 1900), sowie mit akzessorischen Leberarterien. Solche Anastomosen mit akzessorischen Arterien können große Bedeutung bei tumorösen, traumatischen (Operationen), entzündlichen oder arteriell-obliterativen Läsionen innerhalb und außerhalb der Leber gewinnen. Sie sind dann nicht nur für die Blutversorgung des Organs selbst, sondern auch zur Überbrückung leberferner Strömungshindernisse (Abb. 4) wichtig (BÜCHELER *et al.*, 1973; B. MÜNSTER, 1974a; MÜNSTER und MÜLLER, 1967).

Anastomosen zwischen intrahepatischen Portalvenen und dem extrahepatischen Portalsystem existieren vor allem über Gallenblasen- und Periportalvenen. Sie sind bedeutungsvoll zur Umgehung thrombosierter oder infiltrierter (Tumoren, Entzündungen) Pfortaderabschnitte und beziehen zentrale intrahepatische Kommunikationen schmaler Kaliber in einen hepatopetalen Kollateralkreislauf ein (Abb. 5).

Der *Lobus caudatus* weicht hinsichtlich seiner Vaskularisation vom geschilderten Segmentschema ab (ELIAS, HEALEY). Er enthält multiple und sehr wechselhafte Zuflüsse von rechts- und linksseitigen Lappen-, Segment- und Subsegmentgefäßen. Durch diese vaskuläre Interposition wird der Lobus caudatus, in dem sich verschiedene vaskuläre Verteilungsareale feststellen lassen (HEALEY), zur wichtigen Kommunikationsstelle zwischen rechtem und linkem Leberlappen bei zentralen arteriellen und portalen Gefäßobliterationen.

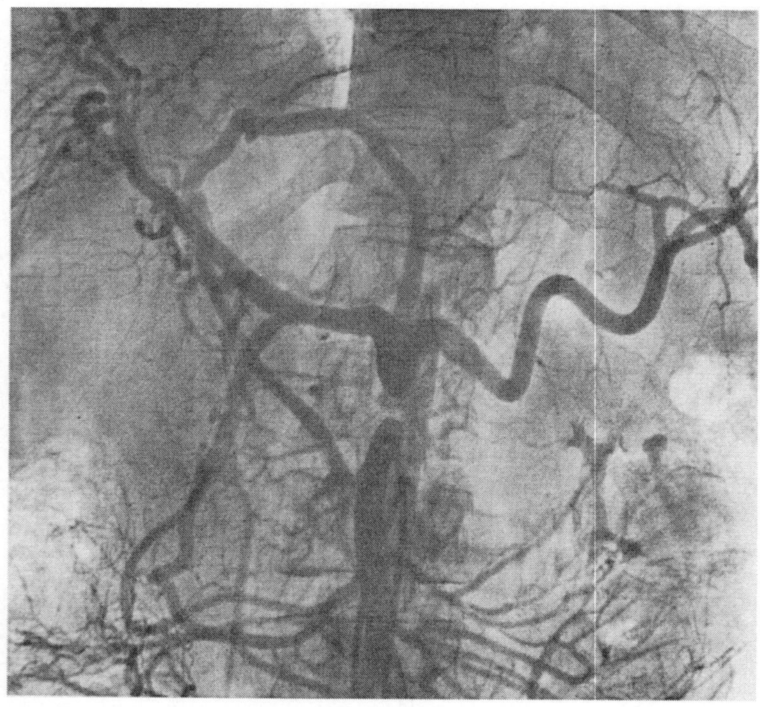

Abb. 4. Kommunikation fehlabzweigender Leberarterien miteinander in einem Kollateralkreislauf zur Überbrükkung eines Zöliakaverschlusses: A. hepatica access. dextra von der A. mesenterica sup. und (retrograd durchströmte) A. hepatica access. sin. von der A. gastrica sin., die hier als „A. gastrica access. sin." (ADACHI) funktioniert

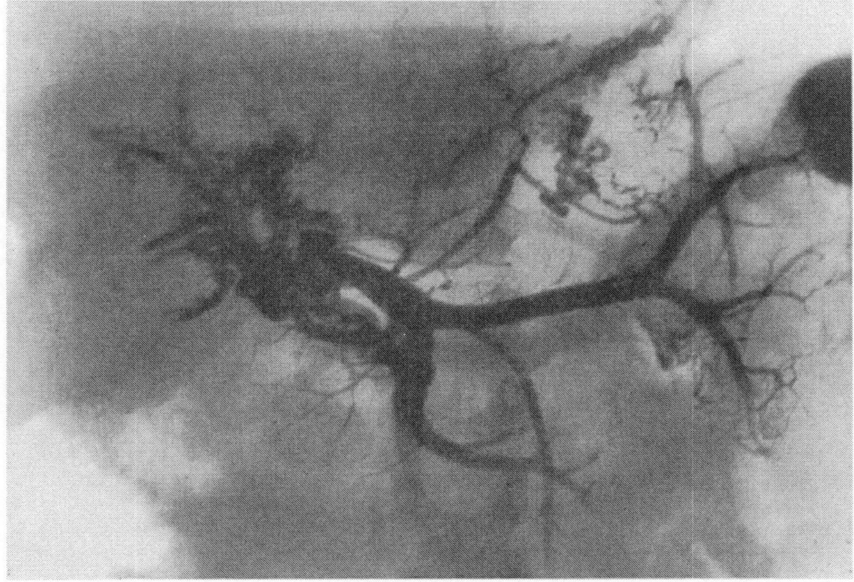

Abb. 5. Pfortaderverschluß bei einem Säugling. Kollateralzirkulation durch erweiterte paraportale Venen und Gallenblasengefäße, die im Leberzentrum Anschluß an das intrahepatische Portalsystem finden

2. Gestalt und Lokalisation

a) Form und Größe

Die *äußere Gestalt* der Leber ist vielfältig. Vom gleichseitigen, querliegenden oder hochgestellten Dreieck bis zum Quadrat (Sattelleber) sind alle Übergänge möglich (DOEHNER, 1968a). Mit angiographischen Schichtuntersuchungen (*Groupe Montpellier*, 1973b) konnten als formale Grundtypen ein gleichseitiges Dreieck in 60%, eine vertikale Formation in 21% und eine horizontale Gestaltung in 19% gefunden werden. Höcker, Zungen und Furchen kommen vor.

Unter den *Leberimpressionen* sind diejenigen durch die rechte Niere und Nebenniere, die Flexura hepatica colonis, die Fornix des Magens, die Fossa vesicae felleae und die Fossa venae cavae am wichtigsten. Sie werden gelegentlich als avaskuläre Raumforderungen fehlgedeutet. Die Kontaktflächen mit der Leber geben Anlaß zu gegenseitigen tumorösen und entzündlichen Infiltrationen per continuitatem (Abb. 6) oder zu Verdrängungen (Abb. 6, 42) und Impressionen durch Tumoren. Mit nur wenigen Ausnahmen (Abb. 42, 49) erlaubt die Arteriographie durch die Gefäßdarstellung der in Frage kommenden Organe, solche Prozesse festzustellen, zu lokalisieren und Angaben über die Infiltration zu machen (S. 128).

Lebergröße und Volumen unterliegen auch normalerweise außerordentlichen Schwankungen. Sie sind röntgenologisch (FLEISCHNER und SAYEGH, 1958; HAGBERG, 1961; PFAHLER, 1926; *Groupe Montpellier*, 1973b; WALK, 1961, 1967) sowie szintigraphisch (BUCHER, FUCHS *et al.*, 1969; IIO *et al.*, 1974; PREISIG, MORRIS *et al.*, 1966) approximativ bestimmbar. Zweifellos ist bei röntgenologischen Größen- und Formbestimmungen eine angiographische Organanfärbung von Vorteil. Die Langzeithepatographie mit öligen Jod-Kontrastmitteln bietet sich dafür an (*Groupe Montpellier*, 1973b). Aussagen über die Masse funktionierenden Parenchyms sind aus morphometrisch gewonnenen Größen nur im Zusammenhang mit Untersuchungen der Leberfunktion und Organperfusion (PREISIG, BUCHER) möglich.

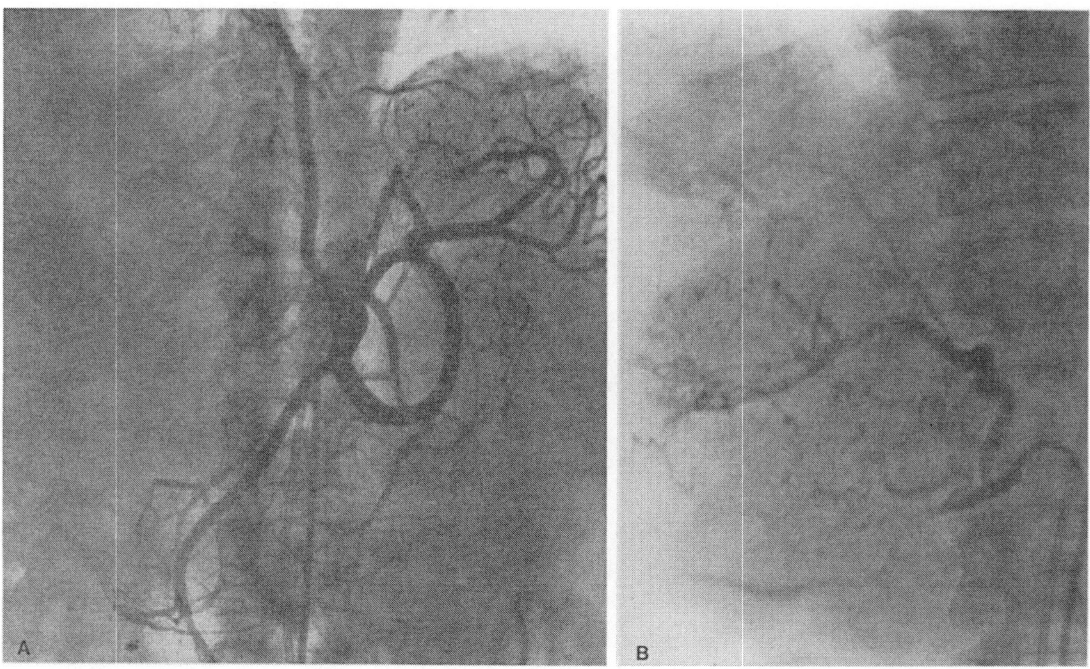

Abb. 6A u. B. Extreme Kranialverlagerung der Leber durch ein malignes Phäochromozytom. Senkrecht aufsteigende A. hepatica im Zöliakogramm (A), selektive Nebennieren-Arteriographie mit Tumorvaskularisation (B)

b) Anomalien. Symmetrische Leber

Unter *Anomalien* sind Agenesien eines ganzen rechten oder linken Leberlappens selten (BENZ *et al.*, 1952, MC MAHON, 1929; EMERY, 1952; KETTLER, 1958; POPPER und SCHAFFNER, 1961). Sie sind angiographisch feststellbar, müssen differentialdiagnostisch jedoch immer von Atrophien oder Hypoplasien abgegrenzt werden (BERTRAND *et al.*, 1964, 1964; HEPP *et al.*, 1968; PINET *et al.*, 1968; SEMAT und CHAPIRO, 1970; TOD *et al.*, 1971). Eine methodisch bedingte Fehlfüllung der Pfortaderäste im linken Leberlappen (Abb. 22) bei der Splenoportographie ist so bekannt, daß daraus keine Fehldeutungen resultieren. Gleiches gilt für die regionalen Fehldarstellungen bei der superselektiven Arteriographie (akzessorische oder fehlabzweigende Leberarterien).

Akzessorische Leberlappen (z.B. Riedelscher Lappen) und Nebenlebern können unterschiedliche Form, Größe und Lokalisation besitzen (ACKER *et al.*, 1964; FRASER, 1952; FRIEDMAN *et al.*, 1947; HARDISTY *et al.*, 1948; KETTLER, 1958; KIRSANOV, 1966; KORNBLUM *et al.*, 1930; LIPCHICK *et al.*, 1967; MC MAHON, 1929; MEYERS *et al.*, 1958; REITEMEIER *et al.*, 1958). Dabei ist die Abgrenzung gegen Tumoren, noduläre Hyperplasien und Hamartien mit den Mitteln der Arteriographie mitunter problematisch.

Eine *symmetrische Leber* oder „bilaterally of the liver" (MC INDOE und COUNSELLER, 1927) existiert beim Embryo (CANTLIE, 1898; CHRISTENSEN, 1962). Erst in der unmittelbaren postnatalen Periode ändert sich die äußere Leberform infolge der plötzlichen hämodynamischen Umstellung des intrahepatischen Portalsystems vom embryonalen (arteriellen) Umbiliko-Duktus-venosus-Kreislauf zum eigentlichen, bis dahin gering benutzten (abdominalvenösen) Portalkreislauf. Der postnatale Verschluß des Ductus venosus (arterielle embryonale umbi-

Abb. 7. Symmetrische Leber bei Polyspleniesyndrom mit angeborenem kombinierten Herzfehler. Die symmetrisch im Oberbauch lokalisierte Leber wird medial und links durch eine A. hepatica aus der A. mesenterica sup. versorgt und erhält ihren Zufluß nach rechts durch eine A. hepatica access. sin. aus der kaliberstarken A. gastrica sin. (Truncus lienogastricus). Inversion der übrigen Abdominalorgane. Die rechts gelegene Milz besitzt zahlreiche kleine Nebenmilzen

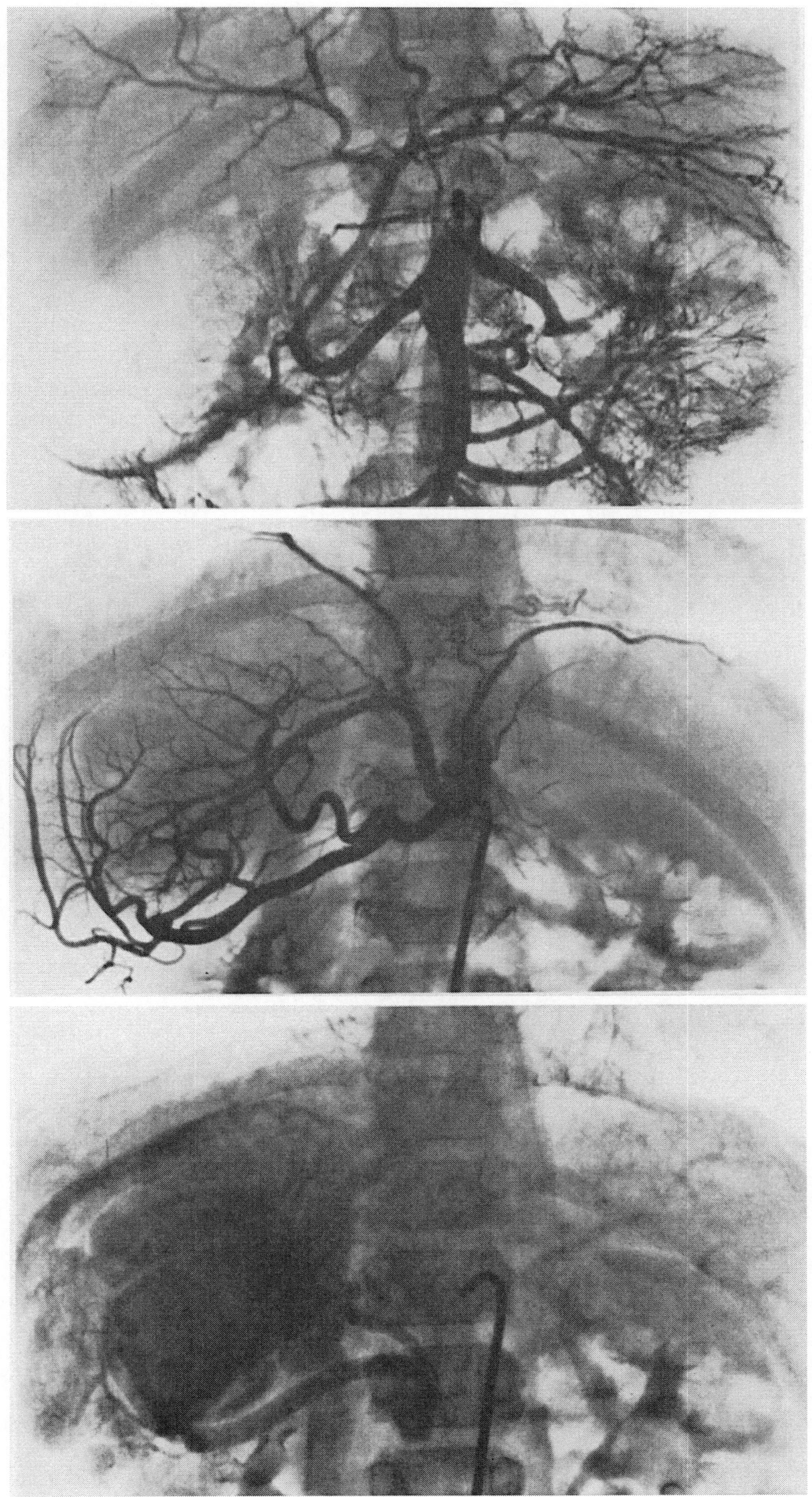

liko-porto-kavale Anastomose) führt zu einer mittleren Drucksenkung im Portalsystem von 25 Torr (HASELHORST, 1929; MARGOLIS und ORCUTT, 1960; NYBERG und WESTIN, 1958; WALLGREN, KARLBERG und LIND, 1960) sowie zu einer Perfusionsminderung und ausschließlich portalvenösen Durchblutung der linken, vorher bevorzugt umbilikal versorgten Leberhälfte. Mit diesen Faktoren werden die neonatalen Änderungen des Wandaufbaus der portalen Gefäße sowie der Struktur, Form und geringeren Größe des linken „Leberlappens" erklärt (BARRY, 1963; LIND, 1963; MONTAGNANI, 1963; MEYER und KLIEBSCH, 1963; MEYER und LIND, 1966, 1966). Die linke „Pars umbilicalis hepatis" wird in Relation zur rechten „Pars omphalomesenterica" (CANTLIE, 1898) kleiner (Abb. 1). Darüber hinaus gibt die innerhalb gewisser Grenzen existierende „Bilateralität der portalen Zirkulation" zur linken und rechten Leberhälfte — infolge eines Stromfadenphänomens aus den Zuflüssen zur Vena portae — Anlaß zu morphogenetischen Überlegungen (COPHER und DICK, 1928; DREYER, 1954; HAHN *et al.*, 1954). Dieses „stream-lining" ist jedoch nicht identisch mit dem Leerspüleffekt in der Vena portae bei der Splenoportographie, der durch das größere spezifische Gewicht des Kontrastmittels verursacht wird (BERGSTRAND, 1964).

Die embryonale Leberisomerie kann peristieren und tritt beispielsweise beim *Asplenie-Syndrom* in 50% und beim *Polysplenie-Syndrom* in 26% auf (MIEROP, GESSNER und SCHIEBLER, 1972). Die Mißbildung der Leber gilt als ein röntgenologisches Leitsymptom für die Alienie (LUCAS, NEUFELD *et al.*, 1962). Sie ist neben der Asplenie oder Polysplenie nahezu immer mit Mißbildungen des Herzens, oft mit Isomerien der Lunge oder „Situs inversus" vergesellschaftet (BARTEL *et al.*, 1966; IVEMARK, 1955; GILBERT *et al.*, 1958; MIEROP *et al.*, 1972; MUIR, 1959; MUIR und PRATHAP, 1965; NEIMANN *et al.*, 1959;

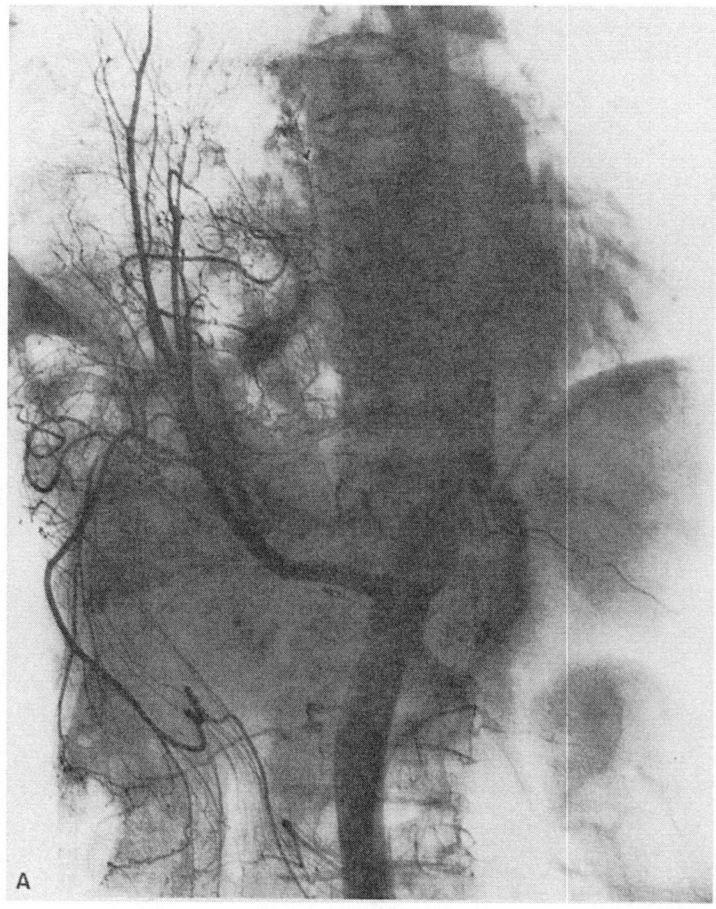

Abb. 8 A–C. Zwerchfellhernie mit Dünndarmverlagerung in den Thorax bei Dislokation der vergrößerten Leber in den Mittel- und Unterbauch. (A) Mesenterikogramm. Jejunum- und Ileumarterien im Thorax. Colon asc. nach kranial ausgespannt an typischer Stelle. Kontrastmittelreflux in die Aorta. (B) Zöliakogramm. Kaudalverlauf der A. hepatica, Verteilung der extrem aufgespreizten intrahepatischen Arterien im gesamten Mittelbauch mit Ausdehnung in das kleine Becken. (C) Transarterielles Portogramm. Quer im Oberbauch verlaufende Milzvene; die Pfortader (Pfeil) deszendiert nach dem Zusammenfluß von V. lienalis und V. mesenterica sup. steil nach kaudal; sie tritt in Höhe des 3. Lendenwirbels in die Leber ein

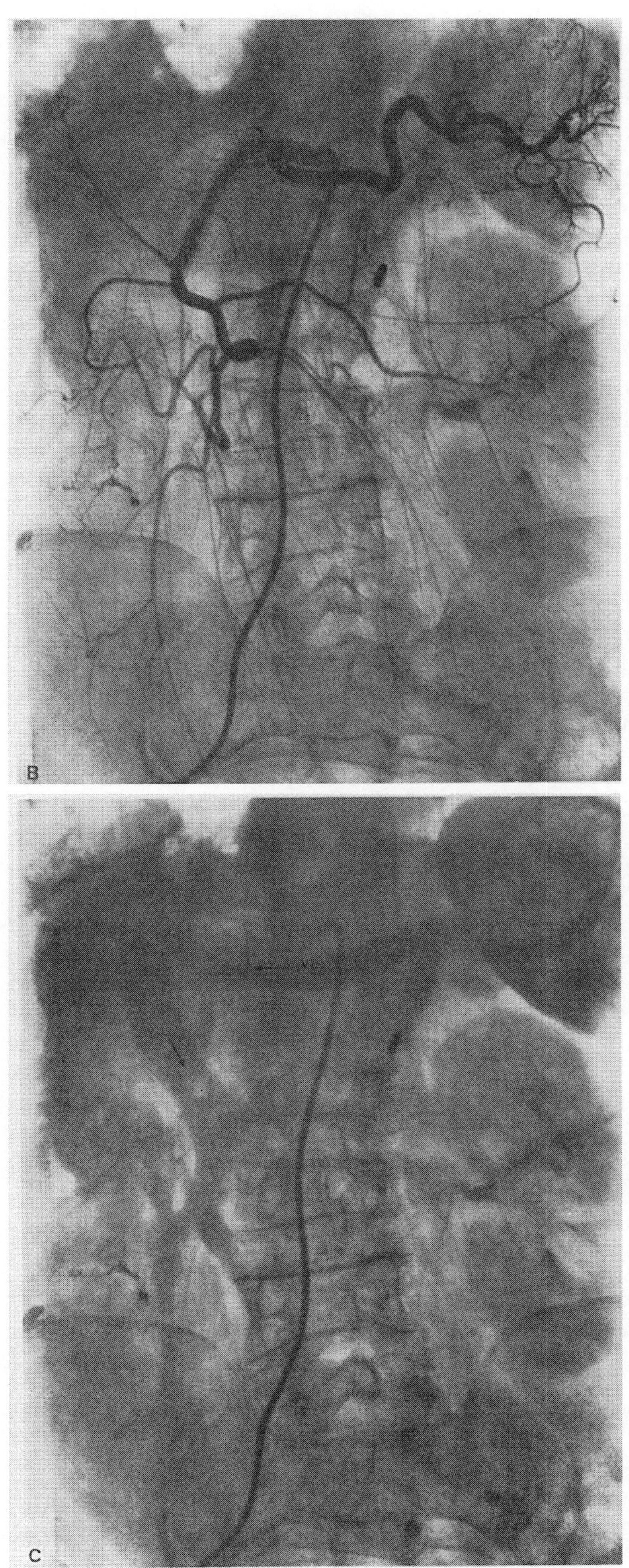

Abb. 8B u. C

PUTSCHER und MANION, 1956). Wegen der Prävalenz kardialer Symptome sind die Syndrome primär ein Problem der Kinderkardiologie und für die röntgenologische Leberdiagnostik nur sekundär interessant.

c) Lageanomalien

Atypische Lokalisationen des Organs sind arteriographisch und (bei richtiger Milzposition) auch splenoportographisch nachzuweisen. Die Angiographie zeigt nicht nur die Dislokation des Organs selbst, sondern auch die vaskulären Beziehungen zur Leber sowie die Lokalisation und Gefäßversorgung benachbarter Organe (Abb. 8, 42).

Lageanomalien treten auf bei Situs inversus, spontanen oder traumatischen Zwerchfell- und Bauchwandhernien, Tumoren der Leber und Nachbarorgane, subphrenischen Abszessen, parahepatischen Hämatomen, subphrenischen Darm- oder Mageninterpositionen und bei der Wanderleber. Bei Zwerchfellhernien können entweder die Leber selbst nach kranial in den Thorax verlagert werden (BOURDET *et al.*, 1963; BÜCHELER, 1974; CHUDÁČEK, 1971, 1973; ENGE und FROYSAKER, 1969; FRÖHLICH, 1970; HAUBRICH, 1956, 1963; HOLLANDER *et al.*, 1955; KLING und KLAPP, 1972; KÜMMERLE *et al.*, 1957; MORAND *et al.*, 1965; ROHNER *et al.*, 1974; ROSENBLUM *et al.*, 1957; SCHLEPPER, 1961; SAGEL *et al.*, 1968) oder aber Teile des Darms, was eine Leberverdrängung nach kaudal bewirkt (Abb. 8). Die wichtigste Ursache für Leberdislokationen sind allerdings große Geschwülste (Abb. 6, 42) im Abdominal- und Retroperitonealraum (S. 128). Die dislozierten Lebern sind – mit Ausnahme der Spiegelbildanomalie bei Situs inversus – meist deformiert, so daß die segmentale Zuordnung der angiographisch dargestellten intrahepatischen Gefäße nicht oder nur in begrenztem Maße möglich ist.

3. Arteriensystem

Das arterielle System des Organs wird detailliert von LUNDERQUIST (S. 45) beschrieben. Es ist individuell gestaltet: "Patterns of the terminal arterial blood supply to the liver are so markedly varied that no two arterial patterns are the same" (MICHELS, 1955). Die arterielle intrahepatische Gefäßverteilung wird durch die zahlreichen *akzessorischen und aberrierenden Leberarterien* zusätzlich modifiziert. Jede dieser Arterien hat ihr eigenes Versorgungsareal, das keine zusätzlichen Zuflüsse erhält. Die große Häufigkeit akzessorischer Arterien (HEALEY *et al.*, 1953: 43%; LUNDERQUIST, 1967: 35 %; MICHELS, 1955: 41%; B. MÜNSTER, 1974: 42%; MÜNSTER, 1971: 29%; RAPPAPORT, 1956: 50%) ist von großer Bedeutung für die arteriographische Methodik (S. 61) sowie für chirurgische Eingriffe an der Leber selbst und im Bereich der Leberpforte.

Die intrahepatischen Leberarterien sind in großer Abhängigkeit von der arteriographischen Darstellungsqualität (Kontrastmittelkonzentration, Selektivität der Darstellung, Röhrenfokus, Strahlenhärte u.a.) bis zur 5., 6. oder 7. Teilung differenzierbar. Die röntgenologisch *erkennbaren Gefäßdimensionen* betragen hier minimal 0,3–0,5 mm im Querschnitt.

Die Erkennbarkeit wird erheblich beeinträchtigt durch die *Kinetik der Kontrastmittelzirkulation:* Die Strömung erfolgt in den kleinen Arterien, Kapillaren und Sinusoiden ungleichmäßig schnell, so daß es schon während der peripheren Arteriendarstellung zu einer beginnenden Sinusoidalfüllung und damit zu einer „Überdeckung" der peripheren Gefäße kommt. Diese Verminderung der Kontrastgradienten zwischen kontrastmittelhaltigen Arterien und umgebendem Lebergewebe beinhaltet diagnostische Probleme (z.B. Metastasensuche), die auch für das intrahepatische Portogramm von Bedeutung sind.

Die Kontrastmittelpassage durch die Kapillaren und Sinusoide ist im Normalfall als flaue und homogene *Leberanfärbung* erkennbar. Gelegentlich ist jedoch auch bei normaler

Histologie eine feine Granulation des Leberschattens zu beobachten (Pfeffer-und-Salz-Bild). Sie ist schwer erklärbar und deutet auf eine individuelle Mikrozirkulation hin. Der Leberkontrast ist um so stärker, je größer und konzentrierter die applizierte Kontrastmittelmenge und je dicker der jeweilige Leberanteil sind. Weniger kompakte Organteile — wie das laterale Segment des linken Lappens — werden weniger stark kontrastiert und sind schlechter abgrenzbar, wenn nicht die superselektive Arteriographie mit großen Kontrastmittelmengen angewandt wird.

4. Pfortadersystem

Eine Beschreibung des intrahepatischen Pfortadersystems erfolgt durch MATEEV und WIRBATZ (S. 215) sowie BERGSTRAND (Handb. Med. Radiologie, Bd. X/3). Das prinzipielle intrahepatische Verteilungsmuster entspricht dem des parallel verlaufenden Arteriensystems. Es zeigt hinsichtlich der Ramifikation ebenfalls große Wechselhaftigkeit, läßt zuführende „akzessorische" Portalvenen jedoch vermissen. Extrahepatische Varianten wie Aplasie, Doppelung, Kommunikation mit Lungenvenen oder mit dem linken Vorhof, die von hämodynamischer Bedeutung sein können (Abb. 9), sind relativ selten (DOUGLASS *et al.*, 1950; KEATS *et al.*, 1965; LOOGEN *et al.*, 1969; STAUBER, 1965).

Bei der „kavernomatösen Transformation" handelt es sich meist um hepatopetale Kollateralkreisläufe bei Thrombose, nicht um Fehlbildungen. Die Aplasie des intrahepatischen Portalsystems ist eine Rarität (HELLWEG, 1954).

Verkalkungen der Vena portae können intraluminal oder intramural lokalisiert sein. Sie sind selten und entweder auf die Pfortader allein beschränkt oder dehnen sich auf die intrahepatischen Verzweigungen bzw. zuführenden Gefäße aus (BAGGENSTOSS und WOLLAEGER, 1956; BLEICH und KIPEN, 1948; FRICK, 1922; HADDOW *et al.*, 1967; KOISCHWITZ und SCHIRMER, 1975; MAGOVERN und MUEHSAM, 1954; MCAFFEE und DONNER, 1962; MOBERG, 1943; SHANKS und KERLEY, 1970; SHERRICK *et al.*, 1946; SPIEGELBERG, 1895). Ursachen sind eine Phlebosklerose (röntgenologisch zarte, breite oder parallele Bandschatten) oder verkalkte Thromben (dichte und schollige Bandschatten mit unregelmäßigen Konturen). Nachweisbare Verkalkungen beweisen jedoch weder einen Pfortaderverschluß noch einen portalen Hypertonus.

Für die angiographische Leberdiagnostik sind die periphere intrahepatische Pfortaderdistribution und die Sichtbarmachung des Sinusoidal- und Kapillarsystems wichtig. Optimale Darstellungsverfahren sind die Splenoportographie und die transumbilikale Portographie für eine komplette „Hepatographie" sowie unter bestimmten Fragestellungen die perkutane kinetische Hepatographie und die transkavale Portographie durch die V. cava superior für regionale Darstellungen.

Mit der selektiven Leberarteriographie ist eine Pfortaderdarstellung nicht möglich. Die Zöliakographie und Mesenterikographie — besonders unter Anwendung von Bradykinin — erlauben zwar eine ausreichende Beurteilung des extrahepatischen Pfortadersystems, sind zur Analyse der peripheren intrahepatischen Pfortaderverteilung jedoch kaum geeignet. Im Vergleich zur Arteriographie (einschließlich der portalen Abstromphase bei Zöliakographie oder Mesenterikographie) erscheint die sinusoidale Organkontrastierung bei der Splenoportographie erheblich stärker und bei der transumbilikalen Portographie am intensivsten.

5. Mikrozirkulation, Hämodynamik

Die verschiedenen Gefäßsysteme der Leber haben an der histologischen Formation des Organs großen Anteil und werden in verschiedener Weise in pathologische Prozesse einbezogen. Eine Reihe angiographischer Befunde ist nur unter Kenntnis der — in Details noch heute problematischen — Mikrozirkulation und Hämodynamik deutbar.

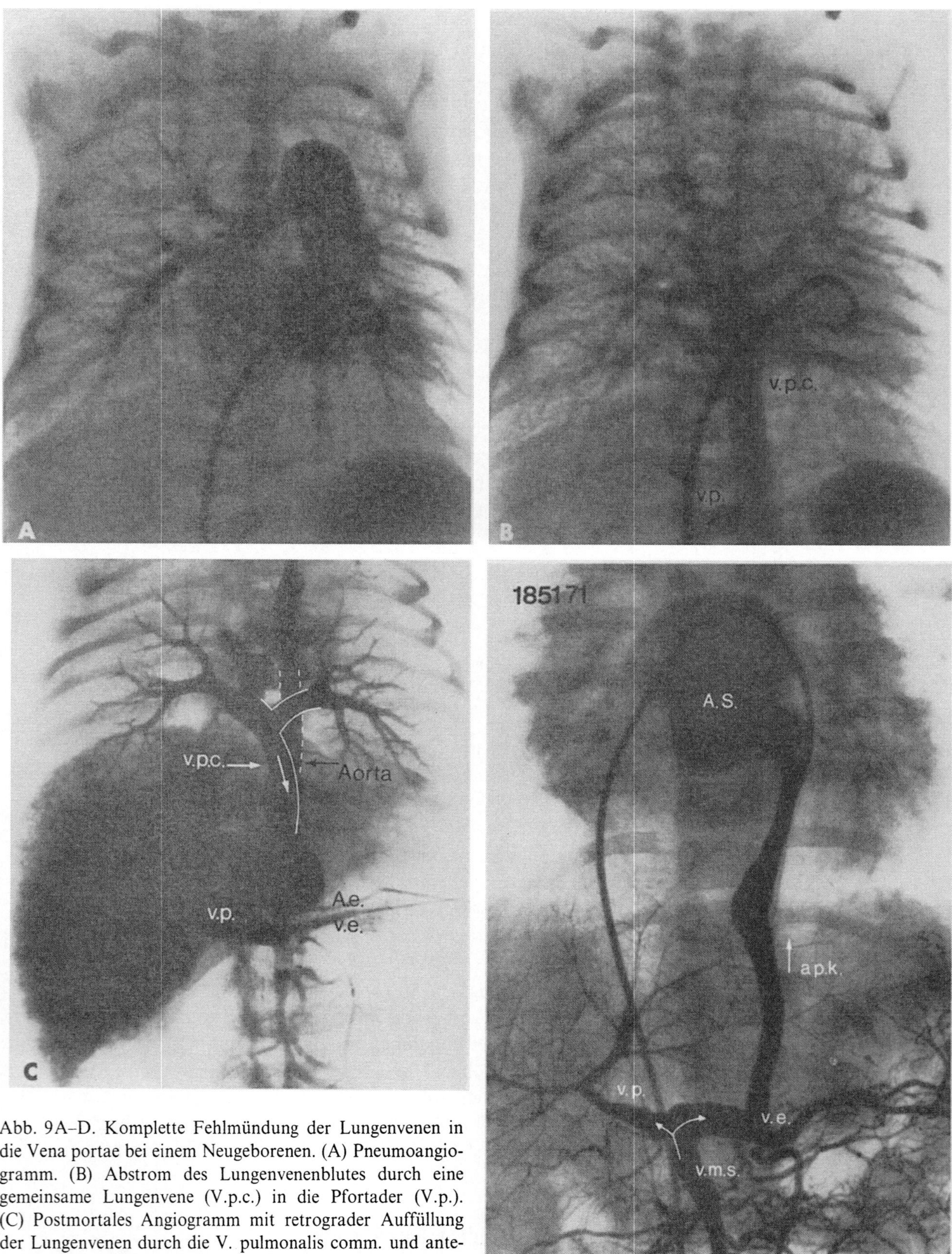

Abb. 9A–D. Komplette Fehlmündung der Lungenvenen in die Vena portae bei einem Neugeborenen. (A) Pneumoangiogramm. (B) Abstrom des Lungenvenenblutes durch eine gemeinsame Lungenvene (V.p.c.) in die Pfortader (V.p.). (C) Postmortales Angiogramm mit retrograder Auffüllung der Lungenvenen durch die V. pulmonalis comm. und antegrade Darstellung der V. portae nach Kontrastmittelfüllung durch die Milzvene. (Partielle Aortenfüllung durch Kontrastmittelinjektion in die A. lienalis: *A.l.*). (D) Atrioportaler Kanal zwischen linkem Vorhof (*A.s.*) und Milzvene (*V.l.*). Bidirektionale Blutströmung aus der V. mesenterica sup. (*V.m.s.*) in die schmale Vena portae und den weiten zentralen Abschnitt der Milzvene. Der Abstrom durch den atrioportalen Verbindungskanal (*ap.K.*) erfolgt als Rechts-Links-Shunt

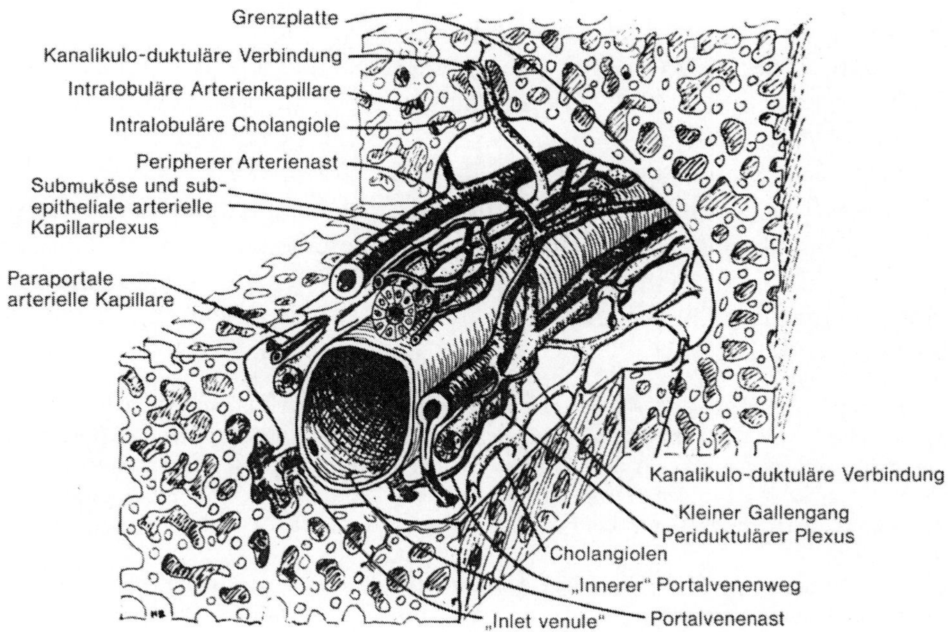

Abb. 10. Proportionen und Relationen der Endausläufer von V. portae, A. hepatica und Gallenwegen. (Reproduktion nach ELIAS: Die Gallenwege. Ingelheim: Boehringer 1967)

Ein wichtiges Problem ist die *Kommunikation zwischen Arterien und Portalvenen bzw. Sinusoiden* (Abb. 10). Die terminalen Arterienäste sind im Vergleich zu den etwa sechs- bis achtmal dickeren Pfortaderkapillaren auffallend dünn (ELIAS, 1949, 1949; ELIAS und SHERRICK, 1969; MANN, WAKIM und BAGGENSTOSS, 1953; RABINOVICI und VARDI, 1965; WAKIM und MANN, 1953). Sie verlaufen den Pfortaderästen auch in den interlobulären Bindegewebsstraßen parallel und versorgen sie, zweigen sich jedoch in unterschiedlicher Weise auf. Die historische Ansicht einer ausschließlichen Verteilung in den Glissonschen Räumen ist verlassen. Nach zahlreichen Arbeiten in den letzten Jahrzehnten scheint es jetzt geklärt, daß die arterioportale Anastomosierung intralobulär durch Kommunikationen mit den Sinusoiden erfolgt (ANDREWS und MAEGRAITH, 1953; ELIAS, 1949, 1949; ELIAS und SELKURT, 1962; ELIAS und SHERRICK, 1969; IRWIN und MC DONALD, 1953; KNISELY, 1939; MANN, WAKIM und BAGGENSTOSS, 1953, 1953; SENEVIRATNE, 1949; WAKIM und MANN, 1942a, 1953). Die von KNISELY (1939) zusätzlich erwogene präsinusoidale Anastomosierung existiert als „internal root of portal vein" (ELIAS; s. Abb. 10).

Die frühere formal-morphologische Ansicht, der *Sauerstoffbedarf der Leber* sei gering („enge Leberarterien"), ist durch biochemische Untersuchungen widerlegt. Die Sinusoide leiten sauerstoffreiches Mischblut (etwa 1 500 ml/min in Ruhe) an den Leberzellen vorbei. Seit den Mitteilungen von BLALOCK und MASON (1936), CAMERON und MAYES (1930), REIN (1943, 1943, 1949), SCHWIEGK (1932, 1955), SMYTHE *et al.* (1951) ist bekannt, daß das portalvenöse Blut einen höheren Sauerstoffpartialdruck besitzt als das lebervenöse. Durch den normalen arterioportalen Shunt im Leberläppchen wird der Sauerstoffgehalt des sinusoidalen Blutes noch erhöht. Bei einem Verhältnis der arteriellen und portalvenösen Strömungszeitvolumina von etwa 1:4 (BRADLEY, 1963; LUTZ und BAUEREISEN, 1971; POPPER und SCHAFFNER, 1961; SELKURT, 1972; SHERLOCK, 1958) wird die Sauerstoffversorgung der Leber in Ruhe mindestens zur Hälfte von der Vena portae getragen.

Durch die sinusoidale Anastomosierung, die Existenz präsinusoidaler arterieller und portalvenöser Sphinkteren sowie den wechselnden Tonus präkapillärer Gefäße sind die arterielle und portalvenöse Leberzirkulation unter bestimmten funktionsabhängigen Bedingungen und innerhalb bestimmter Grenzen regelbar und ersatzfähig. Die Gefäßsysteme haben die Fähigkeit der „*intrahepatischen Interaktion*" (LUTZ und BAUEREISEN, 1971): Sie unterliegen „gegenseitigen, reziproken Beeinflussungen der arteriellen und portalen Zuflußbahnen im Bereich ihrer gemeinsamen Austausch- (Sinusoide) und Abflußgefäße (Vv. hepaticae)". Eine Drosselung der Pfortaderzirkulation führt zu einer Zunahme der arteriellen Durchströmung und umgekehrt (BRADLEY, 1963; BAUER, 1963, 1964; BURTON-OPITZ, 1911; CHIANDUSSI *et al.*, 1968; CHILD, 1954; DEVENS, 1969; ELIAS und SELKURT,

1962; ELIAS und SHERRICK, 1969; FISCHER, 1959; GRAYSON und MENDEL, 1965; GRIFFITH und EMERY, 1930; GRINDLAY *et al.*, 1941; HARASZTI und DOLHAY, 1962; HENDERSON, 1942; KAMAN, 1968; KRATOCHVIL, 1965; MACLEOD und PEARCE, 1914; MARKOVITZ *et al.*, 1951; POPPER und SCHAFFNER, 1961; PRINZMETAL *et al.*, 1948; RABINOVICI und VARDI, 1965; ROLSHOVEN, 1960; SCHWIEGK, 1932, 1955; SELKURT, 1962; SENEVIRATNE, 1949; SHOEMAKER, 1964; SHOEMAKER und ELWYN, 1969; WOOD, 1967).

Mit dieser gegenseitigen Ersatzfunktion sind auch angiographische Befunde unter pathologischen Bedingungen partiell erklärbar: die beschleunigte portalvenöse Zirkulation bei schweren chronischen Obliterationen der Leberarterien (Abb. 11) sowie eine Erweiterung der Leberarterien mit größerem Strömungszeitvolumen beim intrahepatischen Pfortaderhochdruck (Abb. 20–23).

Das sinusoidale Kapillarfilter der Leber hinter dem Kapillarfilter der Abdominalorgane stellte lange Zeit ein hämodynamisches Problem dar. In einem Zeitvolumengleichgewicht muß der portalvenöse Druck höher sein als der lebervenöse. Der höhere Druck wird dem Pfortadersystem von den Arterien durch außerordentlich zahlreiche arterioportale Kurzschlüsse in den Darmzotten und in der Milz mitgeteilt. Die Größe dieser physiologischen Shunts ist wechselnd und durch Kontraktionsmechanismen sowie quellfähige Zellen in den Anastomosen regulierbar (CLARA, 1956).

Der Portalkreislauf ist in die Regelung des Gesamtkreislaufs integriert. Innerhalb desselben wird die Durchblutung des Darms als enterohepatisch steuernder Teilprozeß besonders wirksam. Am Darm erfolgt eine hämokinetische Autoregulation durch die Blutgefäße und die Darmmotilität (DAVENPORT, 1971; GRIM, 1963; HANSON und JOHNSON, 1962; JOHNSON, 1960; SELKURT, 1962). „Jede rhythmische Kontraktion erhöht den venösen Ausstrom und vermindert den Einstrom, die Erschlaffung hat den umgekehrten Effekt. So wirken die Kontraktionen als eine Muskelpumpe für das Portalblut. Wenn keine rhythmischen Kontraktionen stattfinden, führt eine anhaltende Tonuszunahme der Darmmuskulatur zu einer Verminderung der Durchblutung, Tonusabnahme zu einer Steigerung..." (DAVENPORT, 1971).

Durch methodologische Eingriffe in die vaskulären Regelmechanismen bei der Baucharteriographie lassen sich durch Pharmaka günstigere Zirkulationsbedingungen für das intraarteriell injizierte Kontrastmittel herbeiführen (transarterielle Portographie nach intraarterieller Gabe von Bradykinin etc.).

Der sinusoidale Blutdruck muß niedriger sein als der im portalvenösen und arteriellen Terminalsystem. Dabei unterliegt der Druck in den portalvenösen Kapillaren einer Regelung (Sphinkteren, Veränderlichkeit der Gefäßweite und damit der Strömungswiderstände): "the liver contributes only 15% of the total splanchnic resistance" (SELKURT, 1962). Nur auf diese Weise wird ein zentralvenengerichtetes Druckgefälle durch die Sinusoide ermöglicht. Der portalvenöse Kapillardruck darf dabei auf keinen Fall niedriger sein als in den arteriellen Zuflüssen zum Sinusoidalsystem. Wird nämlich die intrahepatische Autoregulation durch *diffuse chronische Lebererkrankungen, arteriovenöse Shunts in Tumoren oder arterioportale Fisteln* gestört, so resultieren angiographisch nachweisbare Phänomene: die portale Hypertonie (im Extremfall mit druckpassiver arterioportaler Umkehrung der Pfortaderströmung aus der Leber) und die Darstellung intrahepatischer porto-lebervenöser, arterio-portaler und arterio-lebervenöser Shunts.

Die aus der normalen Leberhistologie bekannte, zentralvenenorientierte *Läppchenstruktur* ist instabil und von hämodynamischen Faktoren abhängig (ELIAS, 1949; ELIAS und SHERRICK, 1969). Bei Blockade der Lebervenen erfolgt beispielsweise eine Umstrukturierung mit Zentralisation auf die Pfortaderäste. Damit wird die Läppchenstruktur der Leber überhaupt in Frage gestellt: "hepatic lobules ... do not exist in man as anatomic entities, although the concept of the lobule is useful from the physiologic and pathologic viewpoints" (ELIAS, 1970).

Die intra- und paralobulären Blutleiter der Leber sind als solche angiographisch keinesfalls sichtbar zu machen. Sie stellen sich als Gesamtheit kontrastmittelgefüllter, übereinander projizierter Einheiten dar. Die diffuse Strahlenabsorption bewirkt die im Normalfall homogene Kontrastierung des Organs. Die engen Korrelationen von hämodynamischen, morphologischen und pathomorphologischen Prozessen finden ihren angiographischen Niederschlag somit nicht

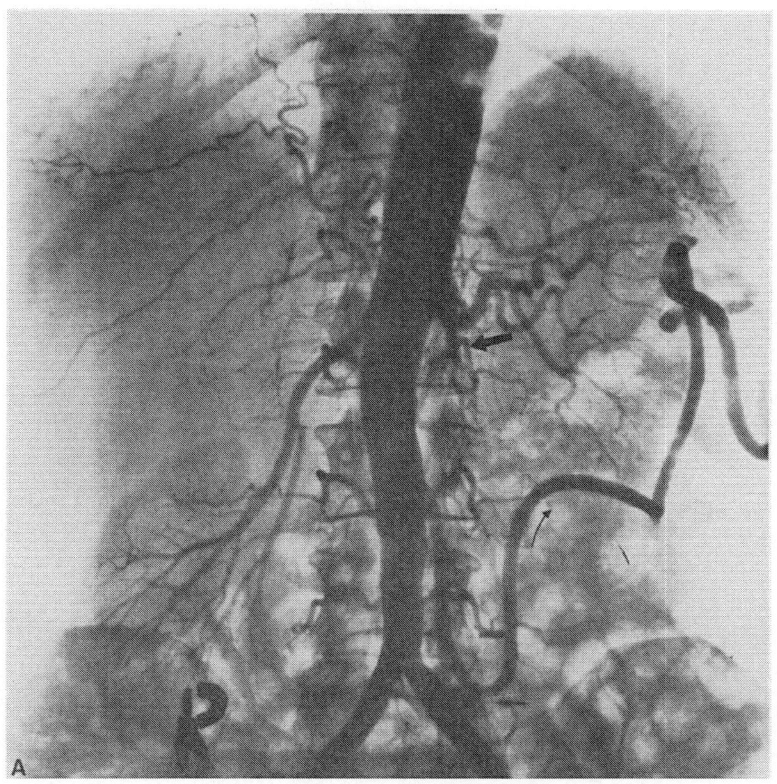

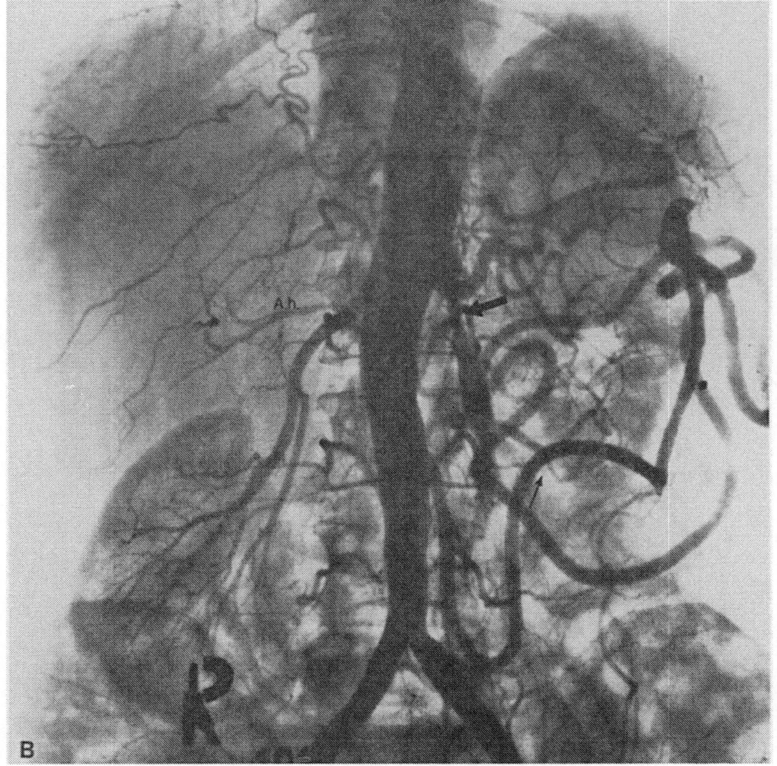

Abb. 11. A–F. Extreme transmesenteriale und portale Strömungsbeschleunigung bei zentraler Stenosierung der (aus einer Stenose der A. mesenterica sup. entspringenden) Leberarterie: „porto-arterielle Ersatzzirkulation". 50jährige Patientin mit Claudicatio abdominalis und Kachexie [Rad. diagn. **8**, 545 (1967)]. (A–C) Aortographie mit Darstellung der Mesenterikastenose (dicker Pfeil), des Kollateralkreislaufs zwischen A. mesenterica inf. et sup. (dünne Pfeile) und verspätet der A. hepatica (*A.h.*). (D–F) Selektive Arteriogaphie der A. mesenterica inf. mit Kollateralkreislauf über eine echte Riolansche Anastomose (*RA*) und die A. colica media (*A.c.m.*). Schnelle Füllung der erweiterten Vena portae (*V.p.*)

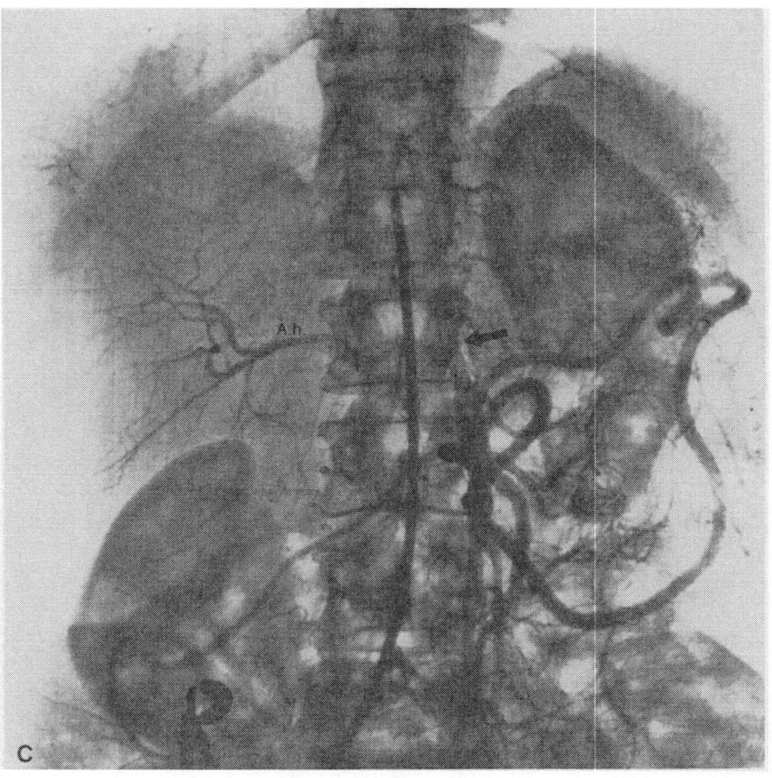

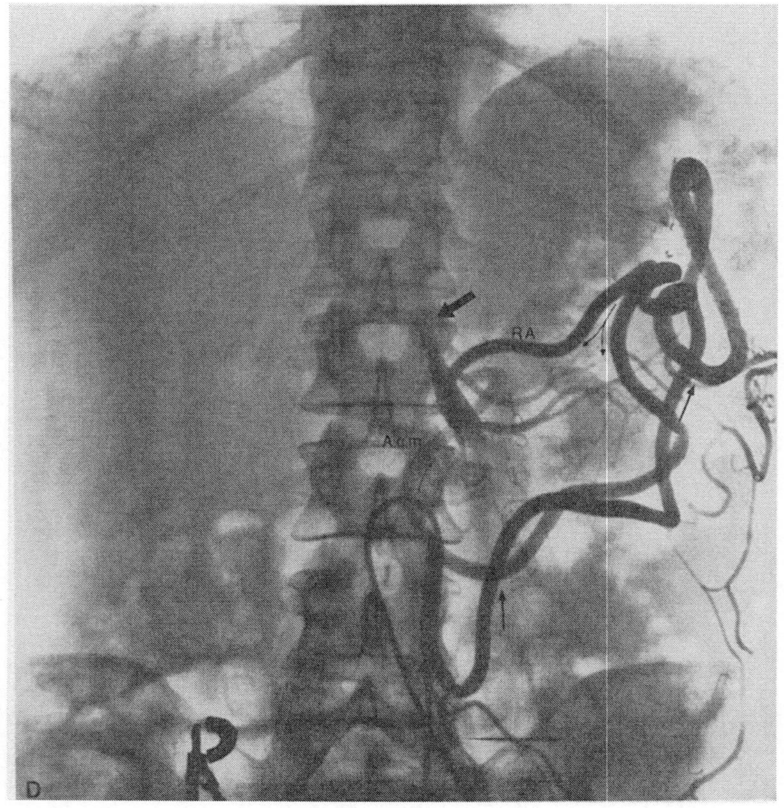

Abb. 11 C u. D

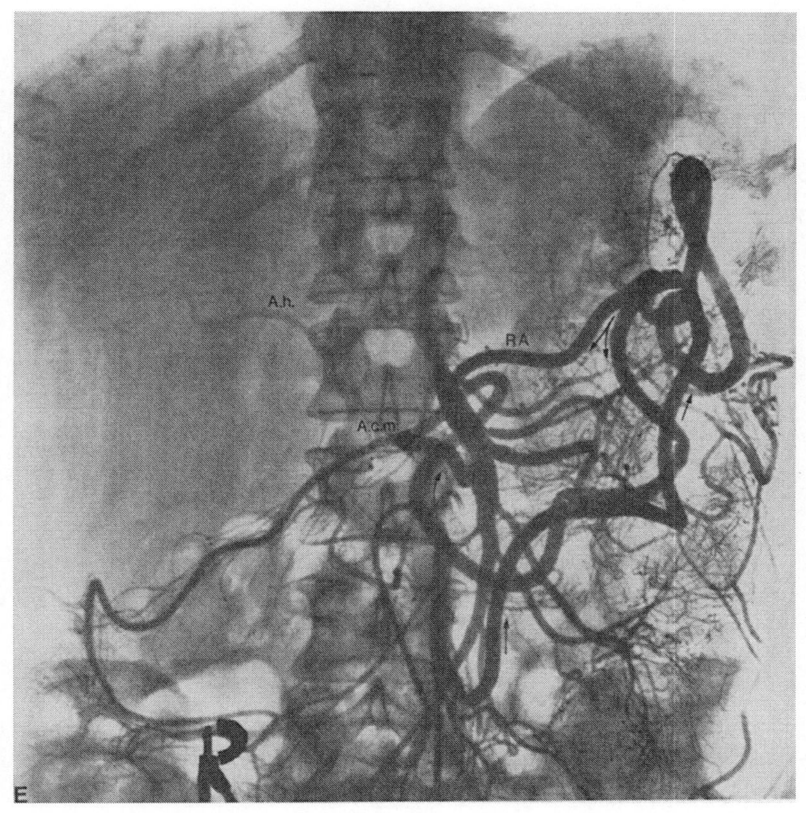

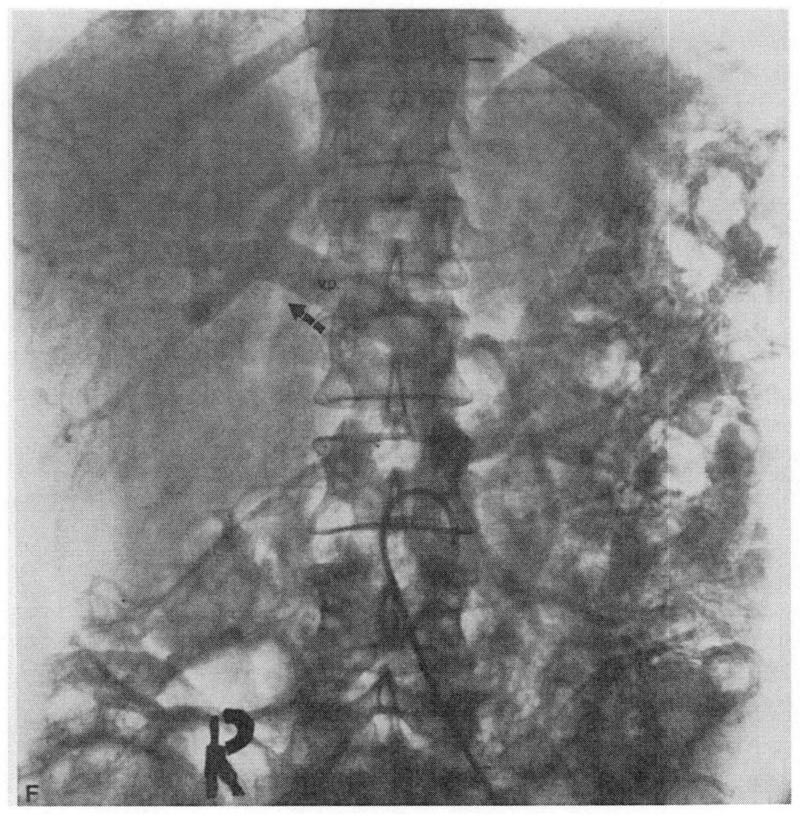

Abb. 11 E u. F

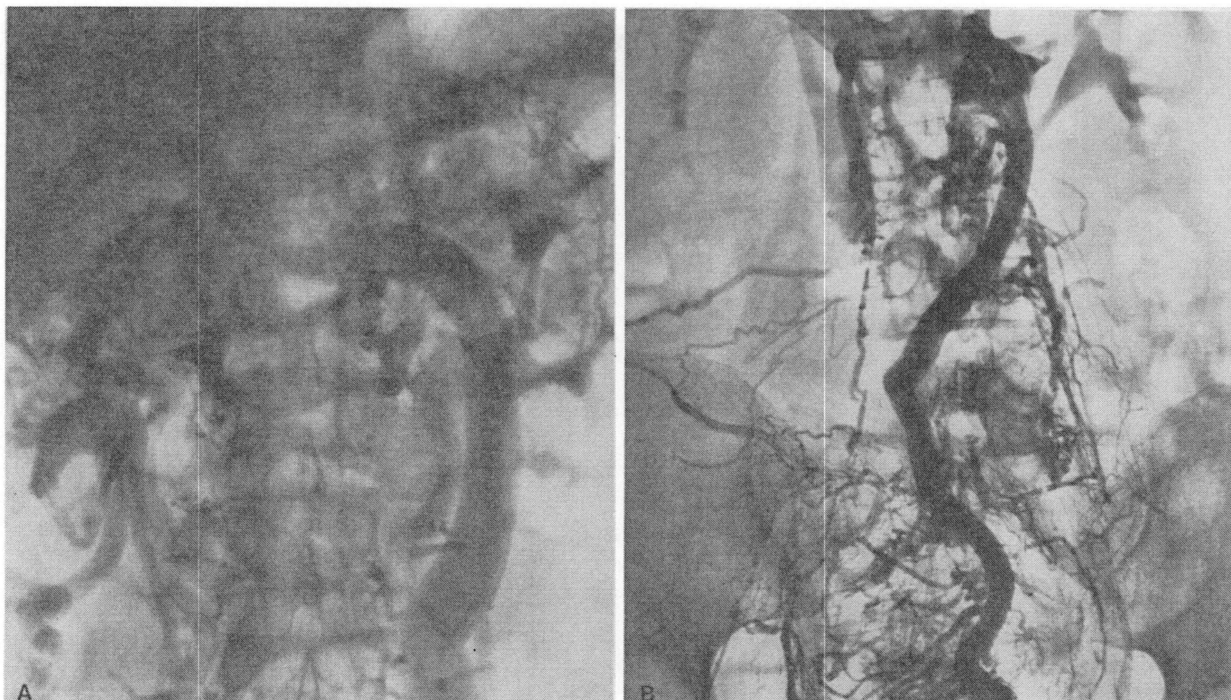

Abb. 12A u. B. Kavoportale Kollateralzirkulation. (A) Nahezu kompletter Abfluß des Körpervenenblutes durch die Leber bei einem jungen Mann mit Verschlüssen der oberen und unteren Hohlvene [PORSTMANN, PLATZEK: Fortschr. Röntgenstr. **101**, 90 (1964)]. Starke Erweiterung der V. mesenterica inf. (B) Venöser Abstrom aus der unteren Körperhälfte durch die Vv. mesenterica inf. et portae bei Kavaverschluß infolge eines bestrahlten Beckenwandrezidivs eines Uteruskarzinoms

nur in makroskopischen Gefäßdimensionen sondern (vaskulär verursachend oder folgend) auch in mikroskopischen Bereichen. Auch diese werden damit für die Interpretation arteriographischer und portographischer Angiogramme relevant.

IV. Diffuse chronische Lebererkrankungen

1. Definitionen

Unter dem Krankheitsbegriff der diffusen chronischen Lebererkrankungen werden, der Häufigkeit entsprechend, vor allem die Leberzirrhose und die chronische Hepatitis subsummiert. Andere chronische Erkrankungen wie Schistosomiasis, Morbus Boeck (Abb. 13), Morbus Hodgkin (Abb. 14), Morbus Wilson, kongenitale Leberfibrose und chronische Cholangitis oder chronische Gefäßerkrankungen wie die Periarteriitis nodosa (CHUDÁČEK, 1967) sind für die angiographische Leberdiagnostik bisher von geringerem Interesse.

Die *Leberzirrhose* ist — unabhängig von pathomorphologischen oder pathogenetischen Klassifikationen — histologisch charakterisiert durch eine chronische Entzündung mit Leberzellnekrosen, fibrotische Umwandlung und knotige Regeneration von Parenchym (ANDERSON, 1966; KALK, 1957; KETTLER, 1958; NETTER, 1957; POPPER und ORR, 1970; POPPER und SCHAFFNER, 1961; ROBBINS und ANGELL, 1971; SCHIFF, 1963; SHERLOCK, 1958, 1965, 1970; SMETANA, 1972; THALER, 1966; WEPLER, 1971; WRIGHT und SYMMERS, 1966).

KETTLER (1958) definiert sie „im Sinne der klassischen Allgemeinen Pathologie ... als chronische kombiniert alterative und proliferierende Hepatitis besonderer Prägung, die den Anreiz zur Parenchymneubildung (Regeneration) in sich trägt". Das Resultat ist der „meist ganz bedeutende *Umbau* der Leberstruktur mit Gefügeverschiebungen, Strombahnverlagerungen und -verlegungen sowie Bildung von sog. Pseudolobuli, umscheidet und zerteilt durch breite narbige Septen".

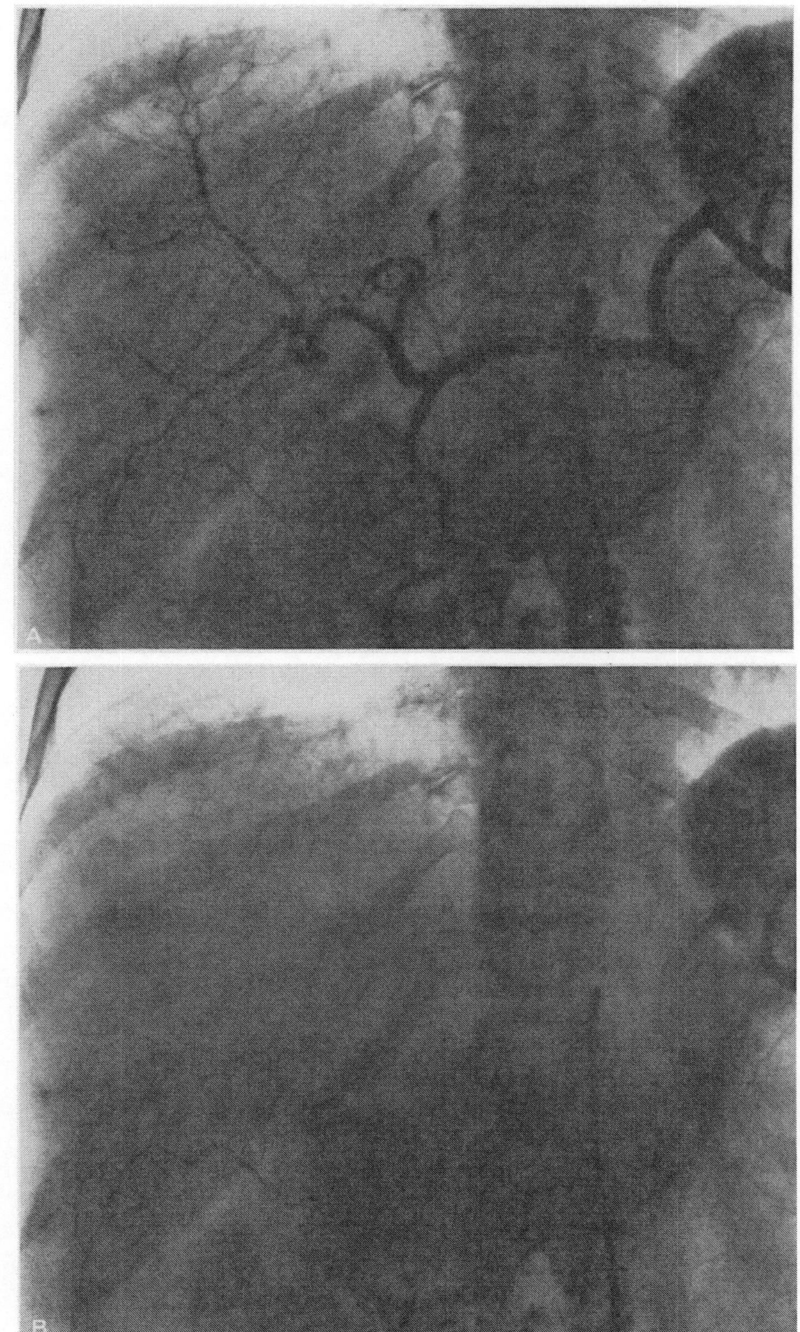

Abb. 13A u. B. Intrahepatische arterielle Verteilungsstörung bei Morbus Boeck-Besnier-Schaumann. Kaliberschwankungen der Gefäße, multiple flaue Kontrastpools

Da die klinischen Symptome uncharakteristisch sind, wurde die genauere Kenntnis der *chronischen Hepatitis* erst nach Einführung der Leberbiopsie, einschließlich bioptischer Verlaufskontrollen, möglich. Es lassen sich zwei prognostisch unterschiedliche Verlaufsformen pathomorphologisch unterscheiden (DE GROOTE, DESMET, GEDIGK *et al.*, 1968; ELSTER, 1971; POPPER und SCHAFFNER, 1971; SCHAFFNER *et al.*, 1974; SCHMID, 1969, 1970, 1971; THALER, 1971; WEPLER, 1971; WILDHIRT, 1969, 1970):

- die *chronisch-persistierende Hepatitis* mit periportaler Zellinfiltration, ungestörter Struktur der Lobuli, fehlender oder geringer Fibrosierung ohne Zirrhosetendenz und
- die *chronisch-aggressive Hepatitis*, die aus einer periportalen Entzündung mit Leberzellnekrosen (peace meal) meist in einen zirrhotischen Umbau mit nodulärer Regeneration übergeht.

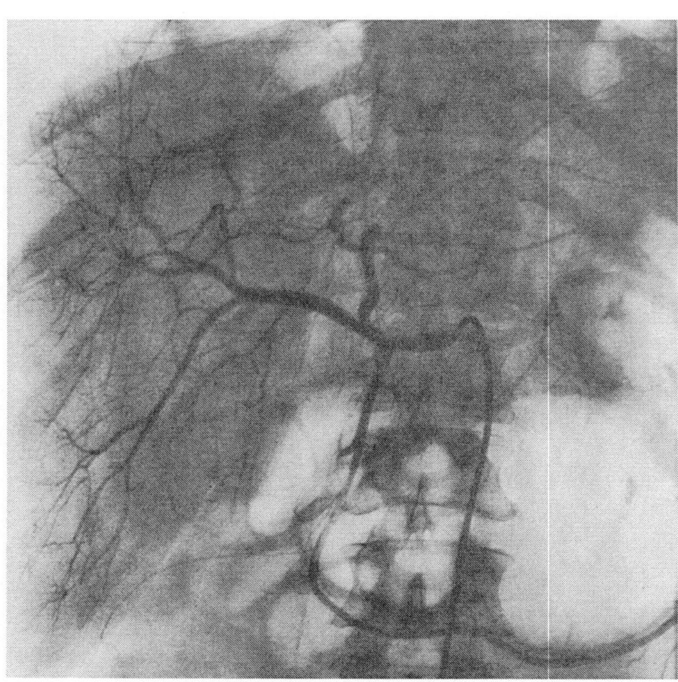

Abb. 14. Arterielles Gefäßbild bei Lymphogranulomatose mit Befall der Leber. Hepatomegalie; Aufspreizung, Streckung, Bündelung und vereinzelt Schlängelung intrahepatischer Arterien

2. Allgemeine vaskuläre und hämodynamische Korrelationen

Chronische Entzündungen und zirrhotische Vorgänge beeinträchtigen infolge ihrer nachbarlichen Beziehungen die peripheren Gefäßstraßen. In Abhängigkeit vom morphologischen Stadium einer hepatischen oder zirrhotischen Erkrankung werden Sinusoide, Terminalverzweigungen der Leber- und Portalvenen sowie größere Gefäße durch Zellanhäufung, Bindegewebswucherung und Narbenschrumpfung komprimiert, erdrosselt und verlagert. Dadurch verursachte Volumenreduktionen des Lebervenensystems um die Hälfte und des Portalsystems um ein Viertel bei gleichzeitiger Kapazitätszunahme des Arteriensystems um ein Sechstel wurden beschrieben (WELCH, 1962). Die knotige Regeneration wirkt sich zusätzlich gefäßverdrängend und komprimierend (Abb. 15, 16) aus (BAGGENSTOSS und BUTT, 1950; KETTLER, 1958; KRATOCHVIL, 1965; MANN, WAKIM und BAGGENSTOSS, 1953a; MADDEN, LORÉ und GEROLD, 1954; MC INDOE, 1928; MITRA, 1966; MORENO, 1967; MURRAY, DAWSON und SHERLOCK, 1958; NAKAMURA *et al.*, 1959, 1961; POPPER, ELIAS und PETTY, 1952; POPPER und ORR, 1970; POPPER und SCHAFFNER, 1961; RABL, 1935; SHERLOCK, 1954, 1958, 1965; SHERLOCK und SHALDON, 1963; TRAISSAC, BERAUD *et al.*, 1964; WAKIM und MANN, 1942b, 1944; WARREN, 1961).

"The tiny portal veins are distorted beyond believe, twisted and curled on themselves and finaly broken up into a network of stunted veinules from which irregularly scattered arise. The total loss of the normal portohepatic venous relationship is perhaps the most striking feature. The terminals of the two together end to assume a basketlike arrangement" (MC INDOE, 1928).

Da zunächst die Zentralvenen und die wandschwachen Sammelvenen von diesen Prozessen beeinträchtigt werden, handelt es sich bei der entstehenden „intrahepatischen Pfortaderblockade" primär um einen *postsinusoidalen Block*. Dieser wird durch fortschreitende Zerstörung von Sinusoiden sowie Behinderung von Pfortaderästen zunehmend mit *sinusoidalen* und *präsinusoidalen* Blocks vergesellschaftet (Abb. 16). Auch eine Bestrahlung der

Leber soll bevorzugt zu veno-okklusiven Gefäßschäden führen (REED und COX, 1966). Biliäre Zirrhosen beeinträchtigen jedoch bevorzugt die terminalen Pfortaderäste und rufen somit primär einen präsinusoidalen Pfortaderblock hervor (HALES *et al.*, 1959).

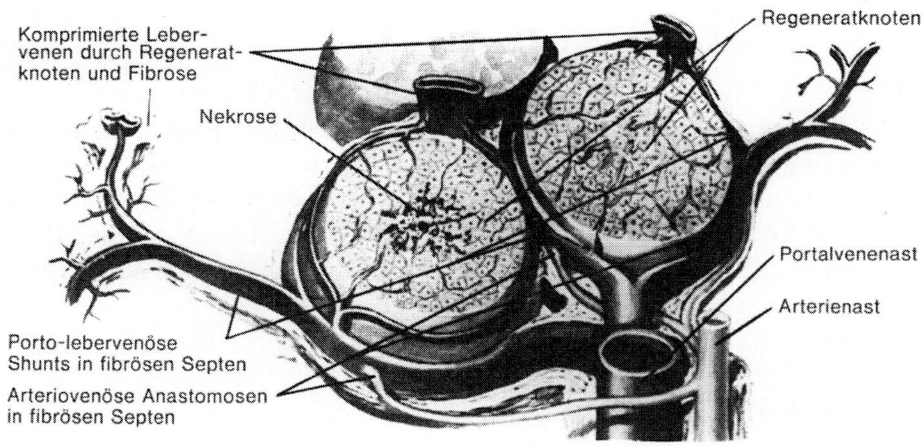

Abb. 15. Vaskuläre Folgezustände degenerativ-regenerativer Lebererkrankungen: Gefäßverdrängungen und -kompressionen, arterioportale und porto-lebervenöse Anastomosen. (Reproduktion nach NETTER, Ciba Coll. Med. Illustr. **3**/III, Liver. New York 1957)

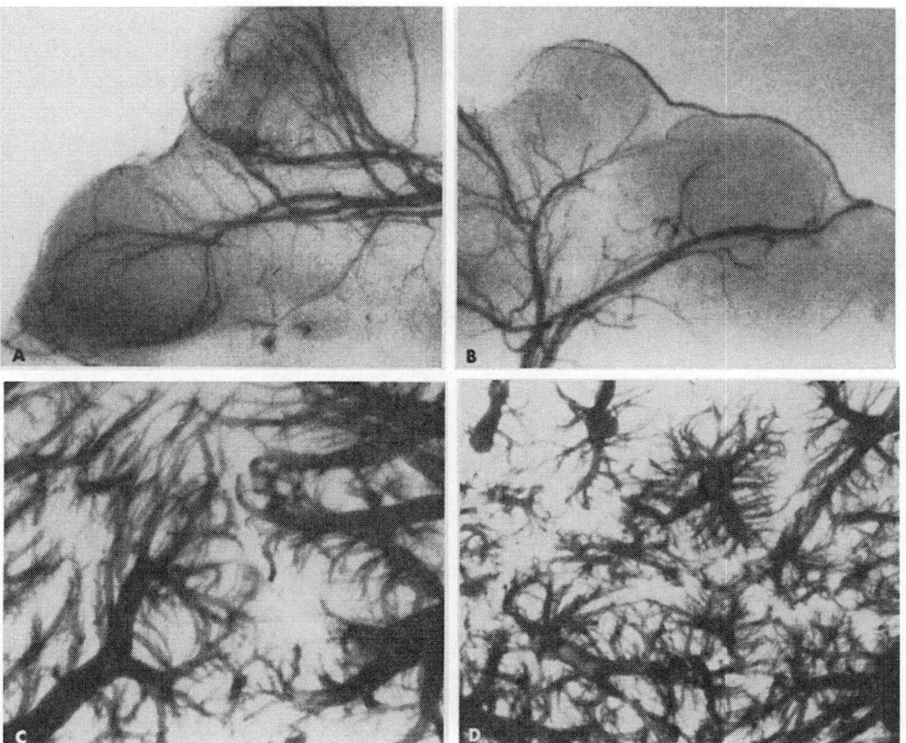

Abb. 16A–D. Leberzirrhose. Postmortale Arteriogramme und Portogramme. Leberschnitte 1 cm mit photographischer Vergrößerung 1:12 (Aufnahmen: Dr. B. MÜNSTER, Posen). *Oben:* Ausschnitte aus Arteriogrammen. (A) Zerstörung des Gefäßmusters; korbförmige Anordnung der Arterien um Regeneratknoten (Avaskularität), Bündelung, Kaliberschwankungen. Postzirrhotischer Karzinomherd (ähnlich einem *vaskularisierten* Regeneratknoten). (B) Rarefikation und Verteilungsstörung, randbildende Arterie an der Leberkapsel. *Unten:* Portographie bei stark geschrumpfter Zirrhoseleber. Bündelung, Kalibersprünge, Aufspreizung der Teilungswinkel, gefäßfreie Straßen infolge narbiger Septen

Bei einer z.T. erheblichen Reduktion des gesamten hepatalen Zeitvolumens kann der *arterielle Durchfluß* durch die Leber bei Zirrhose und chronischer Hepatitis relativ ansteigen. Dieses Phänomen ist arteriographisch anhand erweiterter, geschlängelter Arterien, an einer regional beschleunigten Zirkulation sowie am "hepatic vascular steal effect" (S. 97) feststellbar (BUCHER *et al.*, 1969; FROMMHOLD, 1974; FROMMHOLD *et al.*, 1974; FUCHS *et al.*, 1972; KREEL *et al.*, 1964, 1970; MÜNSTER *et al.*, 1971; MAY, 1958; NEY, 1958; OKUDA *et al.*, 1973; REUTER und REDMAN, 1972; SATO, 1969; VIAMONTE *et al.*, 1968, 1970, 1971; VOEGELI, 1971). Die Gründe dafür sind: relatives Überwiegen der dickwandigen Arterien in den Regionen der Gefügeverschiebungen, Kapillarsprossung in Entzündungs- und Regeneratarealen sowie schnellerer Abstrom in destruierte, erweiterte Sinusoide und Lebervenen im Sinn von pathologischen arteriovenösen Shunts. Da außerdem arterioportale und portolebervenöse Kurzschlüsse („innere Ecksche Fisteln") entstehen, wird die intrahepatische Blutzirkulation bei der Leberzirrhose sehr kompliziert und hinsichtlich ihrer Effektivität für den Leberstoffwechsel problematisch (ABELMANN *et al.*, 1955; BERMAN und HULL, 1955; BRADLEY, 1963; BUCHALI *et al.*, 1971; CHIANDUSSI *et al.*, 1968; CHILD, 1964; DOLECKIJ *et al.*, 1973; ELIAS und PETTY, 1951, 1952; FUCHS *et al.*, 1972; HALES *et al.*, 1959; HOFFMEISTER, 1963; HARASZTI und DOLHAY, 1962; KONTOS *et al.*, 1964; KRATOCHVIL, 1965; KROOK, 1956; LONGMIRE *et al.*, 1958; MORENO, 1967; MURRAY *et al.*, 1958; LEWIS *et al.*, 1968; NAKAMURA *et al.*, 1961; POPPER *et al.*, 1952; POPPER und SCHAFFNER, 1957, 1961; PREISIG, 1967; SABOURIN, 1900; SAEGESSER, 1954, 1954; SAUER *et al.*, 1973; SCHAFFNER *et al.*, 1974; SCHWIEGK, 1955; VIAMONTE *et al.*, 1970; WAKIM und MANN, 1942b, 1944).

Das intrahepatische und subkapsuläre *Lymphgefäßnetz der Leber* ist sehr dicht (BELTZ *et al.*, 1969; CAIN *et al.*, 1947; CLAIN *et al.*, 1968; GODART, 1967; HASS, 1936; LEGER *et al.*, 1968). Chronisch diffuse Lebererkrankungen wirken sich in erheblichem Maße auf die Lymphzirkulation aus. Es wird — stadiumabhängig — vermehrt Leberlymphe gebildet. Das ist ersichtlich aus dem Druckanstieg und an der Strömungsbeschleunigung im oft erweiterten Ductus thoracicus sowie an der Aszitesentstehung (ALIVISATOS *et al.*, 1965; BAGGENSTOSS, 1957, 1967; BABICZ *et al.*, 1955; BELTZ *et al.*, 1969; BLOMSTRAND *et al.*, 1960; BOLLMAN, 1951; BOWERS *et al.*, 1964; CUETO *et al.*, 1967, 1968, DEIMER *et al.*, 1973; DUMONT *et al.*, 1960, 1962, 1964, 1964, 1965, 1966, 1966, 1969, 1971; FRITSCH *et al.*, 1968; LEGER *et al.*, 1962, 1962; LUDWIG *et al.*, 1968; MAGNENAT *et al.*, 1964; MORENO *et al.*, 1963; RETIC *et al.*, 1965; RUSZNIAK *et al.*, 1969; SCHREIBER *et al.*, 1967; VOLWILER *et al.*, 1950; WARREN *et al.*, 1968; WITTE *et al.*, 1967, 1969, 1969; ZEPPA *et al.*, 1963). Die Korrelation einer abnormen Lymphzirkulation mit der portalen Hypertonie ist nicht zwingend. Jeder zirrhosebedingte Aszites wird jedoch von einem Pfortaderhochdruck begleitet (BUCHBORN, 1968). Unter dem Aspekt chirurgischer Eingriffe am Ductus thoracicus (SCHREIBER *et al.*, 1968) gewinnt die röntgenologische Darstellung des Leberlymphsystems und des Duktus zunehmende Bedeutung.

Problematisch sind die darstellbaren Dimensionen intrahepatischer Gefäße, denn die Endausläufer der Portalvenen und Arterien sowie die Sinusoide sind mit (diagnostischen) Angiographieverfahren keinesfalls sichtbar zu machen. Nimmt man eine untere Grenze der intravitalen röntgenologischen Darstellbarkeit von Lebergefäßen bei einem Kaliber von 0,3–0,5 mm an, so sind das für histologische Betrachtungen sehr grobe Strukturen. Die parolobulären Portalvenen liegen in ihrem Durchmesser um etwa das Zehnfache unter der für diagnostische Zwecke allgemein zugänglichen Detailerkennbarkeit.

Für diagnostische Interpretationen der portalen und arteriellen Gefäßmuster sind deshalb nur die zuführenden Gefäße gröberer Dimensionen (etwa bis zur Teilung 5. Ordnung) und die Homogenität der kapillär-sinusoidalen Organanfärbung, d.h. die Darstellung der Gesamtheit der präkapillären, kapillären, sinusoidalen und postsinusoidalen Blutbahnen, relevant.

In dieser Größenordnung reflektieren sich am Gefäßbild vor allem fortgeschrittene Krankheitsprozesse. Es bestehen gewisse, jedoch keine obligatorischen Korrelationen zwischen Vernarbung und regenerativem Umbau einerseits und angiographisch nachweisbaren

Störungen der Gefäßmuster andererseits. Je gröber die pathomorphologischen Vorgänge sind, desto eindeutiger werden sie als Störung der intrahepatischen Gefäßdistribution röntgenologisch geprägt. Diese Größenabhängigkeit gilt auch für die Szintigraphie und Echographie (BUBLITZ *et al.*, 1973; CHRISTIE *et al.*, 1963; COHEN, 1969; IIO *et al.*, 1974; KILION und RUDAVSKY, 1968; MC AFEE *et al.*, 1965; NUIC und OTTO, 1971; PABST und HAUBOLD, 1967; SAUER *et al.*, 1973; WAXMAN, 1974).

Die Angiographie kann nicht die histomorphologischen Elemente entzündlicher, bindegewebiger und hepatozellulärer Prozesse chronischer Lebererkrankungen zur Darstellung bringen, sondern nur deren unspezifische Auswirkungen auf das Gefäßsystem.

3. Portographische Befunde bei diffusen chronischen Lebererkrankungen

Ausgeprägte Zirrhosen führen zu eindrucksvollen Destruktionen des portalen Gefäßmusters (Abb. 17) in peripheren, mittleren und bei fortgeschrittenen Prozessen auch in zentralen Provinzen des Gefäßbaumes (ANACKER, 1959b; BERGSTRAND, 1961, 1964; BERGSTRAND und EKMAN, 1957a; DÜX, 1965, DÜX, THURN und SCHREIBER, 1962; GEINDRE *et al.*, 1967; LEGER, 1955, 1956; LEROUX und SCOVILLE, 1956; B. MÜNSTER, 1974a, 1974c; MÜNSTER, 1973; MÜNSTER *et al.*, 1971a; NAKAMURA, NAKAMURA *et al.*, 1959; RÖSCH, 1964; RÖSCH und HORÁK, 1966; RUZICKA, 1959, 1964; RUZICKA, BRADLEY und ROUSSELOT, 1958; WANNAGAT, 1955b, 1959, 1962, 1973).

Je gröber die Prozesse sind, desto eindeutiger ist die portographisch nachweisbare Störung der Gefäßdistribution. Die entzündlich-narbig-regenerative Gefügeverschiebung innerhalb des Lebergewebes führt zu Aufspreizungen der Teilungswinkel, Zusammendrängung, Streckungen, bogen- und korbförmigen Gefäßanordnungen, Zick-Zack-Kurs, Kompressionen sowie Rarefikation infolge von Verschlüssen kleinerer und größerer Gefäße durch Erdrosselung, Abquetschung oder Thrombosierung. Der portale Gefäßbaum zeigt schließlich „das traurige Bild eines alten, vertrockneten Baumes“ (WANNAGAT, 1973). An der sinusoidal-kapillären Organdarstellung bei der seriographischen Splenoportographie sind alle Übergänge von scheinbarer Homogenität bis zu grobherdigen Aufhellungsfiguren unterschiedlicher Formen und Größen zu beobachten. Disseminierte kleine Prozesse zeigen prinzipiell gleichartige, jedoch mehr periphere und im Ausmaß geringere Störungen der intrahepatischen Pfortaderverteilung und des Leberschattens.

Das portographische Bild wird weitgehend vom Stadium und der individuellen Histomorphologie der Zirrhose (RUZICKA, 1964; RUZICKA, BRADLEY und ROUSSELOT, 1958) geprägt. SCHOENMACKERS und VIETEN (1954a) formulierten: „Die Angioarchitektonik der Leber kann bei Zirrhosen völlig aufgehoben sein.“ Lebern, die infolge einer atrophischen Zirrhose stark geschrumpft sind, zeigen andererseits beim Fehlen gröberer Gefäßabbrüche und -dislokationen gelegentlich sogar ein besonders dichtes Gefäßnetz (DÜX, 1965).

Bei der *chronischen Hepatitis* sind die portographischen Befunde im allgemeinen, aber nicht obligatorisch (MÜNSTER *et al.*, 1971), geringer ausgeprägt als bei der Zirrhose (Abb. 17): Mäßige Gefäßrarefikation in der Peripherie, seltener Abbrüche größerer Gefäße; leichte bis mittelgradige Aufspreizungen der Teilungswinkel; Kaliberschwankungen und Konturunschärfen herrschen vor; gelegentlich lassen sich auch Bündelungen peripherer Portaläste und Gefäßbögen nachweisen; die sinusoidale Leberdarstellung ist oft, aber durchaus nicht immer, inhomogen (GVOZDANOVIĆ, 1953; GVOZDANOVIĆ und HAUPTMANN, 1955; MAURER, 1970; MÜNSTER *et al.*, 1971; RASCHKE, 1970; RÖSCH, 1964; WANNAGAT, 1959, 1962, 1973).

Die in der früheren Röntgenliteratur oft verwendeten Begriffe „subchronische Hepatitis, chronische Hepatitis und posthepatitische Zirrhose“ entsprechen in der heutigen (histologischen) Nomenklatur nicht exakt den Termini chronisch-persistierende Hepatitis, chronisch-aggressive Hepatitis und Cirrhosis hepatis. Die portographische Symptomatologie dieser histologisch charakterisierten Lebererkrankungen wird deshalb in den Baum-Metaphern WANNAGATS u.a. vom „sturmgepeitschten Herbstbaum“, von „in der Luft liegenden Baumästen“, vom „Baumwurzelphänomen“ oder „vertrocknetem Gestrüpp“ und vom „vertrockneten Baum“ nur ungefähr widergespiegelt.

Die portographischen Symptome entzündlicher, degenerativer und regenerativer Lebererkrankungen sind unspezifische, indirekte Kriterien. Sie sind abhängig von der Wechselhaftigkeit der normalen Gefäßverteilung, der Art, Menge und Größe morphologischer Substrate, der individuellen Reaktion der intrahepatischen Blutgefäße auf die degenerativ-regenerativen Gefügestörungen sowie von der zweidimensionalen Röntgendarstellung der räumlichen Gefäßverflechtung und der üblichen Abbildung im anterior-posterioren Strahlengang.

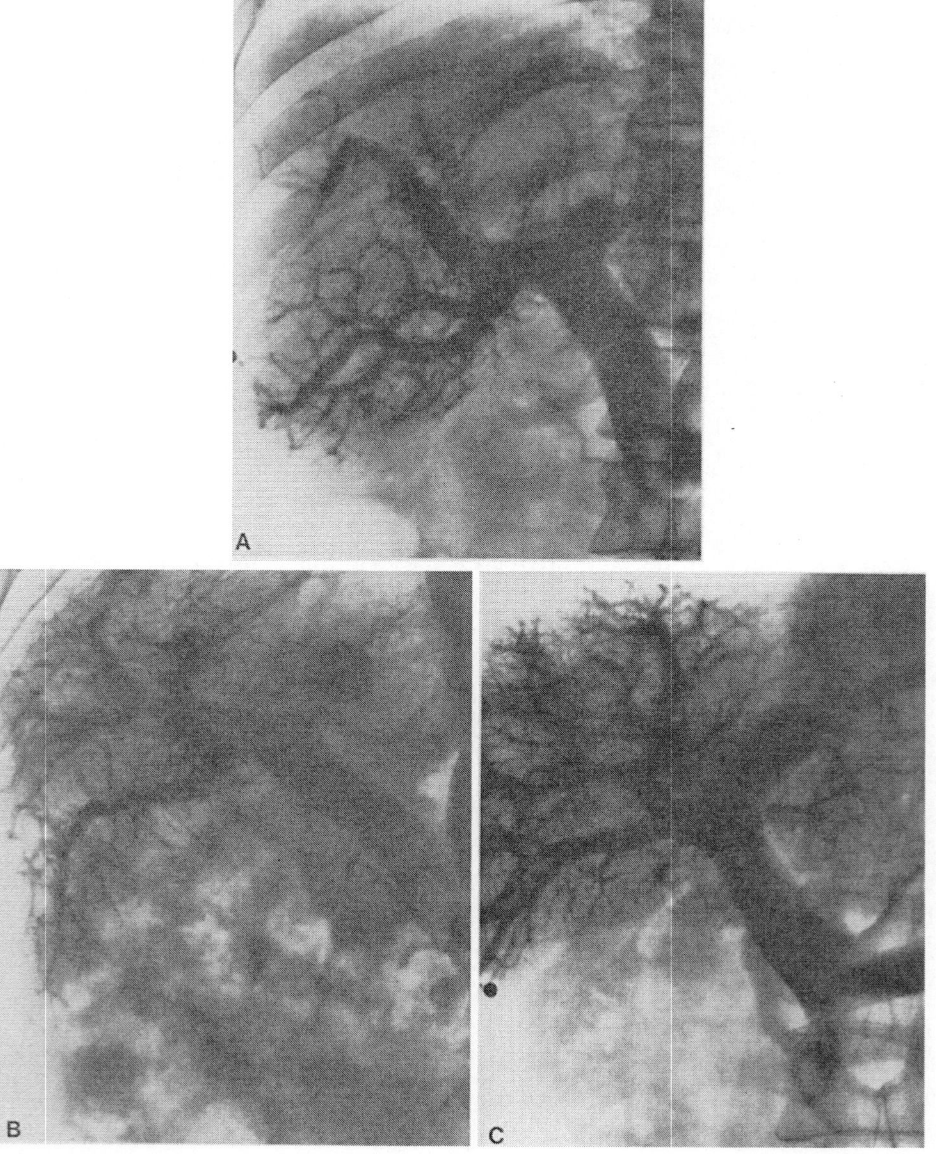

Abb. 17A–I. Intrahepatische Pfortaderrarefikation bei diffusen chronischen Lebererkrankungen. (A–C) Zirrhose, (D, E) Zirrhose (F) chronisch-aggressive Hepatitis, (G) Zirrhose, (H) chronisch-aggressive Hepatitis, (I) normal

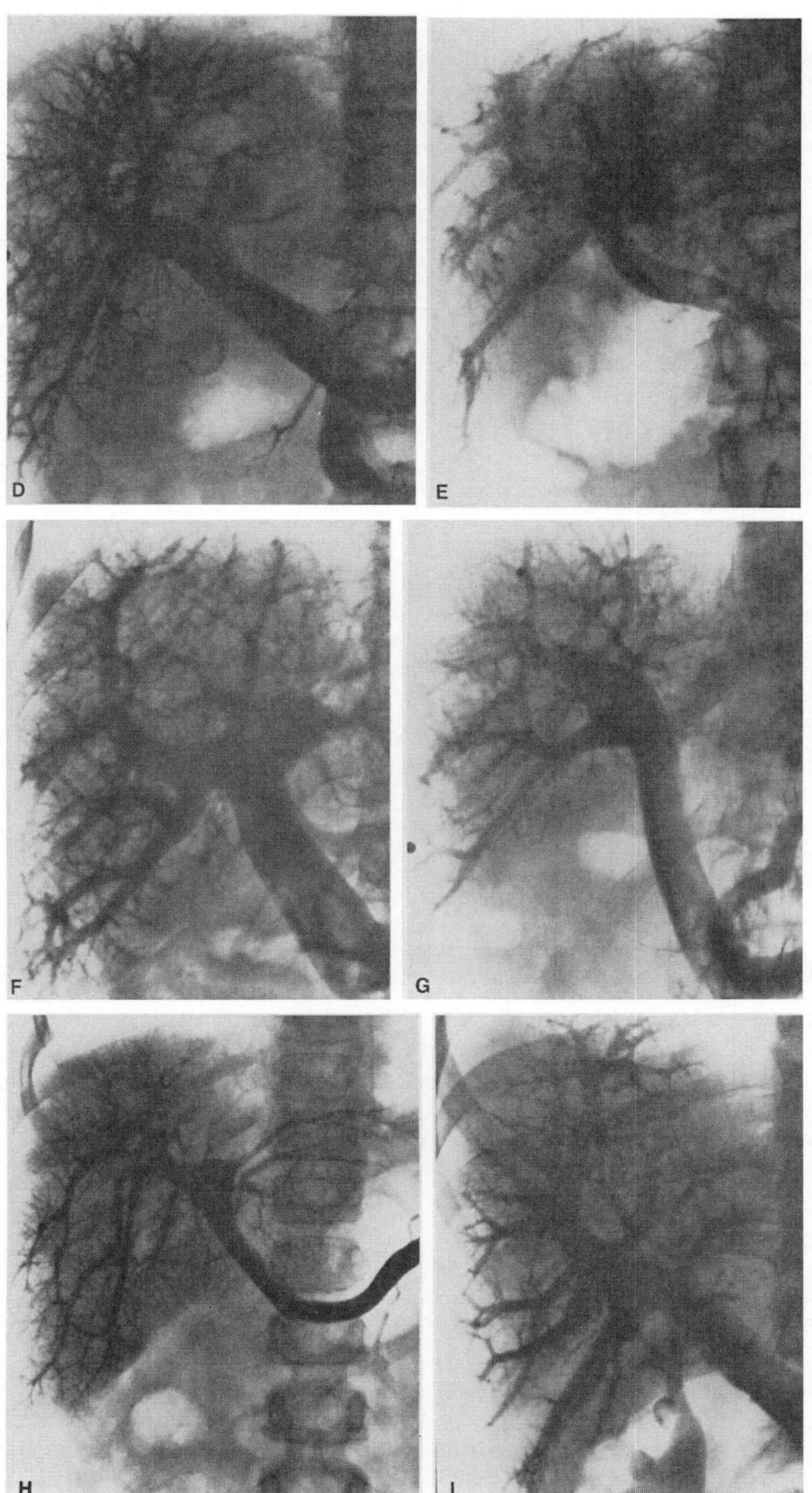

Abb. 17 D–I

Die intrahepatische Pfortaderverteilung ist (unabhängig vom prinzipiellen Muster) im Zentrum und in der Peripherie des Organs infolge einer nicht rein dichotonen Gefäßverzweigung außerordentlich variabel. So schwankt beispielsweise die als diagnostisches Kriterium herangezogene Größe der angiographisch projizierten Teilungswinkel sehr erheblich (B. MÜNSTER, 1974a, 1976): Je zentraler eine Verzweigung lokalisiert ist, desto kleiner ist der mittlere Winkel; je peripherer sich eine Teilung befindet, desto größer ist die normale Schwankungsbreite dieser Winkel um einen Mittelwert. Beträgt der mittlere Winkel der 3. Teilung 40° (90–35°), so erreicht er bei der 4.–6. Teilung 80° (100–10°).

Die Interpretation der portographischen (und auch arteriographischen) Befunde unterliegt aus solchen Gründen häufig dem subjektiven Aspekt, der Erfahrung des Untersuchers und der Kenntnis klinischer Daten. „Die entzündlichen Herdinfiltrate in der Umgebung der kleinen Gefäße bei der Hepatitis können in gewissem Grade ähnliche Veränderungen verursachen wie kleine Metastasen. Vor allem in der Parenchymverschattung rufen sie manchmal kleine Defekte hervor. Sie sind jedoch nicht ringförmig wie bei den Metastasen, sondern eher dreieckig oder bandförmig“ (RÖSCH, 1959). Fehldeutungen sind nicht nur bei entzündlichen und degenerativen (sowie tumorösen) Lebererkrankungen möglich sondern auch bei histologischen Normalbefunden (BERGSTRAND, 1964; MÜNSTER *et al.*, 1971).

Entgegen mehr oder weniger vorsichtig geäußerten anderen Meinungen (GVOZDANOVIĆ, 1953, 1955; MAURER, 1970; POPPER, 1970; RÖSCH, 1959, 1964; RÖSCH und HORÁK, 1966; WANNAGAT, 1959, 1962, 1973), gibt es keine verläßlichen Kriterien, die im angiographischen Bild des Einzelfalls eine chronische Hepatitis von einer Zirrhose oder eine chronisch-persistierende Hepatitis von einer chronisch-aggressiven Hepatitis sicher zu unterscheiden vermögen. Selbst wenn POPPER (1970) der Portographie bezüglich dieses Problems eine große Empfindlichkeit im Vergleich mit anderen Methoden (Biopsie, Laparoskopie, Immunologie, Klinik) zuschreibt, so ist nach eigenen Erfahrungen der Übergang der chronischen Hepatitis in die Zirrhose im Sinn einer histologischen Differenzierung aus dem portographischen Leberbild nicht ablesbar. Selbst gröbere Angiographiebefunde, die für Zirrhose sprechen, bieten im interessierenden Einzelfall keine signifikanten Merkmale für eine Unterscheidung zwischen chronisch-aggressiver Hepatitis und Zirrhose.

Auch von WANNAGAT (1973) wird jetzt „ausdrücklich betont, daß die Splenoportographie nur einen Hinweis auf entzündliche und narbige Veränderungen geben kann. Die differenzierte Diagnose ist Sache des Pathologen. Er allein ist in der Lage, Form, Ausdehnung und Aktivität des Prozesses exakt und umfassend zu analysieren und somit zur Beurteilung von Verlauf und Prognose beizutragen“.

Nach eigenen Untersuchungen können splenoportographisch geringe und starke Verteilungsstörungen der peripheren Pfortaderäste bei normaler Histologie, bei chronisch-persistierender und chronisch-aggressiver Hepatitis und bei Zirrhosen gefunden werden. Ein normales intrahepatisches Pfortaderbild läßt sich dagegen bei tatsächlich unauffälliger Histologie, häufig bei chronischer Hepatitis (auch im Übergang zur Zirrhose) sowie — allerdings selten — selbst bei Zirrhose nachweisen (MÜNSTER *et al.*, 1971).

Portographisch dürfte deshalb auch die seltene prä- und perisinusoidale Fibrose mit Obliteration der Disséschen Räume ohne Leberzellnekrosen u.ä. Erkrankungen mit „idiopathischer“ portaler Hypertonie (BENHAMOU und MAILLARD, 1967; CAMPANA *et al.*, 1974; CHACHIN *et al.*, 1966; DU BOIS *et al.*, 1970; GROSSMAN *et al.*, 1966; HERMANN *et al.*, 1967; KERR *et al.*, 1961; KLUGE, SOMMERSCHILD und FLATMARK, 1970; LEGER, LEMAIGRET, RICHARME *et al.*, 1966; MCCARTHY *et al.*, 1965; SOMMERSCHILD *et al.*, 1973; TAUBERT, 1966) im Sinn eines histologischen Befundes nicht diagnostizierbar sein.

Hinsichtlich einer Unterscheidung verschiedener Zirrhoseformen bleibt die von DÜX (1965a) geäußerte Ansicht gültig: „Im Splenoportogramm ist eine Differenzierung der einzelnen Zirrhoseformen (portale, postnekrotische oder biliäre Zirrhose) oder eine pathogenetische Unterteilung der verschiedenen Zirrhosearten entsprechend den ätiologischen Faktoren (Virushepatitis, Ernährungsschäden, Alkohol, Hämochromatose, hepatolentikuläre Degeneration bei atypischer Kupferablagerung, Bilharziose usw.) nicht möglich, da die unspezifische Bindegewebsreaktion in der Leber zu den gleichen Gefäßveränderungen führt; sie bleibt der Histologie vorbehalten."

Auch die Feststellung einer portalen Hypertonie ist kein differentialdiagnostisches Kriterium, weil sowohl die Zirrhose als auch die chronisch-aggressive Hepatitis und die kongenitale Leberfibrose einen Pfortaderhochdruck mit hepatofugaler Kollateralzirkulation bewirken können.

4. Portale Hämodynamik bei diffusen chronischen Lebererkrankungen

Die portale Hämokinetik ist abhängig von der Beeinträchtigung des Gesamtquerschnitts der portalen Leberstrombahn, d.h. von der totalen intrahepatischen Widerstandserhöhung. Je fortgeschrittener und diffuser eine chronische Lebererkrankung ist, desto größer ist die intrahepatische Pfortaderdrosselung. Sie führt zur prähepatischen hepatofugalen Umwegszirkulation, schließlich zur Stase und Stromumkehr innerhalb der intrahepatischen Pfortaderäste. Dabei ist es möglich, daß sich wenige (im Portogramm besonders auffällige) Herdbefunde kaum in einer portalen Druckerhöhung und Kollateralzirkulation auswirken, zahlreiche kleine und angiographisch kaum erkennbare Prozesse dagegen einen hepatofugalen Umgehungskreislauf hervorrufen.

Die hepatofugale Kollateralzirkulation ist die reguläre Folgeerscheinung des portalen Druckanstiegs infolge entzündlicher, vernarbender und regenerativer Leberprozesse. In ihrem Ausmaß ist die prähepatische Blutumleitung jedoch ebenso wechselhaft und individuell wie in der Benutzung potentiell möglicher Kollateralwege. Es bestehen keine direkten Korrelationen zwischen dem angiographischen Bild des Leberumbaus einerseits und der Stärke und Zahl bildlich dargestellter Kollateralen andererseits. Wenige oder sogar fehlende hepatofugale Kollateralen (z.B. Ösophagusvarizen) bedeuten deshalb kein differentialdiagnostisches Merkmal gegen Zirrhose oder für chronische Hepatitis.

Alle der Leber vorgeschalteten portalvenösen Zuflüsse sind aufgrund ihrer direkten oder indirekten Kommunikation mit dem Kavasystem potentielle Umgehungswege. Die Bevorzugung bestimmter Bahnen ist offensichtlich, jedoch nicht zwingend (AUVERT, 1955a; BERCHTHOLD, 1961, 1970; BERGSTRAND, 1960, 1961, 1964; BERGSTRAND und EKMAN, 1957a; BOURGEON *et al.*, 1958; CALABRESI und ABELMANN, 1957; CRONQUIST und RANNIGER, 1965; DEIMER, 1971; DÉTRIE und MARTINI, 1960; DOEHNER *et al.*, 1956, 1956; DÜX *et al.*, 1961, 1962; EDWARDS, 1951, 1951; GILLOT und HUREAUX, 1960; GVOZDANOVIĆ *et al.*, 1957; LEGER, 1955, 1961; MAURER *et al.*, 1964, 1964; MC INDOE, 1928; MORENO *et al.*, 1958; MÜNSTER, 1973; RÖSCH, 1964; ROUSSELOT *et al.*, 1956; RUZICKA, 1964; SCHOENMACKERS, 1953; SCHOENMACKERS und VIETEN, 1953, 1954a, 1954b, 1957, 1964; SHERLOCK, 1954; SISKIN *et al.*, 1957; SWART, 1968; WALKER, 1960).

Wann ein Kollateralweg beschritten wird, in welchem Ausmaß und mit wie vielen anderen gemeinsam, ist vom peripheren intrahepatischen Durchflußwiderstand, von den Umbildungsfähigkeiten präformierter portokavaler Anastomosen und somit von individuellen Faktoren abhängig.

Solche Faktoren sind aus dem portographischen Bild nicht einsichtig und einer hämodynamischen Analyse bisher nicht zugänglich. Physikalische Erwägungen, etwa unter Anwendung der Poiseuilleschen Gleichung, sind auf hämodynamische Regulationen nur bedingt anwendbar. Alle Versuche einer Systematisierung der Kollateralzirkulation, die über die Deskription und die Tatsache des Druckgefälles zwischen Pfortaderkreislauf und Systemkreislauf hinausgehen, sind spekulativ (SWART, 1968). Abflußbehinderung, Druckerhöhung

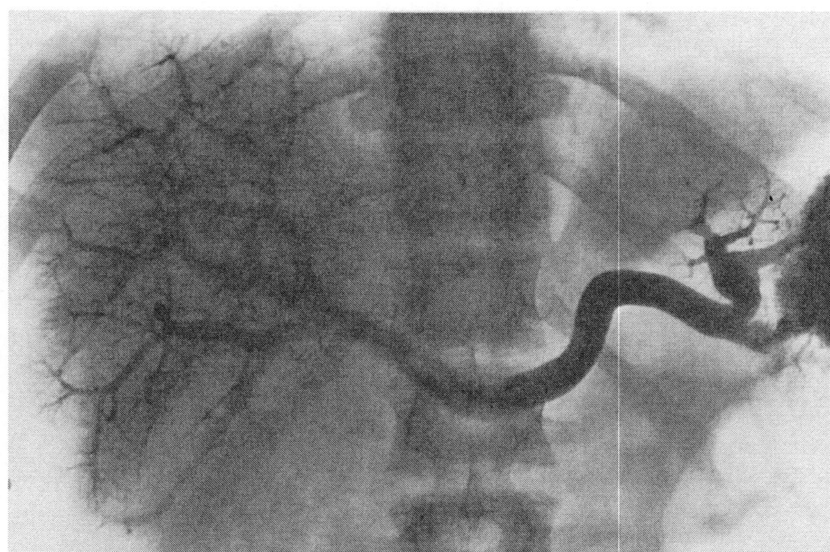

Abb. 18. Leberzirrhose ohne hepatofugale Kollateralzirkulation und ohne Aufweitung der Vena portae

(backward pressure hypertension) und Umwegszirkulation sind miteinander verknüpft, ohne daß im Einzelfall direkte Korrelationen ableitbar wären. Die Strömung erfolgt druckpassiv (BERGSTRAND, 1961; ROUSSELOT *et al.*, 1959).

Nicht jede chronisch-aggressive Hepatitis oder Zirrhose und nicht jede portale Hypertonie zeigen im Zeitpunkt der Portographie bereits einen gut ausgebildeten hepatofugalen Kollateralkreislauf (Abb. 18) oder Ösophagusvarizen. Die letzteren werden portographisch bei Leberzirrhose mit Pfortaderhochdruck nur in 40–75% nachgewiesen (BERCHTHOLD, 1961; BERGSTRAND, 1960; ESSER *et al.*, 1966; MÜNSTER, 1973). Die gelegentliche Annahme, röntgenologisch nachweisbare Ösophagusvarizen seien ein Frühsymptom der portalen Hypertonie (PRÉVÔT, 1940) oder der Zirrhose (TESCHENDORF, 1952), ist deshalb ebenso irrig wie die Meinung, daß jede portale Druckerhöhung oder jede Zirrhose zugleich von Ösophagusvarizen begleitet sein müsse.

Es ist anzunehmen, daß beim Beginn einer Umwegszirkulation die hepatale Interaktion portovenöser und arterieller Strombahnen (hämodynamische Autoregulation), die vom Portaldruck abhängige Funktion präsinusoidaler Sphinkteren, die Elastizität der Gefäße und der Gesamtquerschnitt des intrahepatischen Pfortadersystems im Sinn einer Perfusionsblockade bereits weitgehend eingeschränkt oder verändert sind. Signifikante Zuordnungen bestimmter Erscheinungsformen diffuser chronischer Lebererkrankungen zu intraportaler Druckhöhe, Strömungsgeschwindigkeit des Kontrastmittels, Start und Ausmaß der Kollateralzirkulation sowie Bevorzugung bestimmter Kollateralbahnen haben sich bisher als unmöglich gezeigt: „Für das röntgenologisch-klinische Bild der portalen Hypertension scheint nur ein Mindestdruck, der zur Strömungsumkehr in den Kollateralen führt, wichtig zu sein. In einem kybernetischen System dieser komplexen Art sind die einzelnen, den Druck bestimmenden Faktoren ohnehin kaum zu fassen" (SWART, 1968).

Durch die Umwandlung peripherer intrahepatischer Anastomosen zu porto-lebervenösen Kollateralen (POPPER, ELIAS und PETTY, 1952; POPPER und SCHAFFNER, 1961) sowie die Neubildung von Shunts in der Nachbarschaft von Leberläppchen, Regeneraten und Narbenfeldern als „innere Ecksche Fisteln" (Abb. 15) soll bei der Leberzirrhose maximal 40% des portalen Blutvolumens abfließen können (SAEGESSER, 1954) und zu einer effektiven Druck-Volumen-Entlastung des Pfortadersystems führen. Wenn auch hinsichtlich solcher Shuntgrößen durchaus Skepsis angebracht ist, so erlauben die Kurzschlüsse jedenfalls eine Deutung der gelegentlich vorzeitigen Darstellung von Lebervenen bei der Portographie (BERGSTRAND und EKMAN, 1954, 1954; NEY, 1958), der fehlenden oder geringeren hepatofugalen Kollateralzirkulation bei grobem Leberumbau und der regional unterschiedlichen Strömungsgeschwindigkeit des Kontrastmittels in chronisch diffus erkrankten Lebern.

Diese pathophysiologische Regulation der intrahepatischen Portalzirkulation ist allenfalls zur Druck-Volumen-Regulation bedeutsam. Sie ist – wie der prähepatische hepatofugale Kollateralzirkulation – nahezu ineffektiv für die Stoffwechselfunktion der Leber und keinesfalls mit der hämodynamischen Kompensationsfähigkeit des normalen intrahepatischen Pfortadersystems vergleichbar. Die erhebliche Größe der *normalen Volumentoleranz* (LUTZ *et al.*, 1967; SELKURT, 1962; SCHWIEGK, 1955; WOOD, 1967) wird z.B. aus den angiographischen Beobachtungen (Abb. 12) einer nahezu kompletten Umleitung des systemvenösen Blutes ohne portale Hypertonie durch die Leber zum Herzen bei Patienten mit gleichzeitigen Verschlüssen der oberen und unteren Hohlvene (PORSTMANN und PLATZEK, 1964) oder der kavoportalen Kollateralzirkulation bei Obturationen der Beckenvenen und der V. cava inferior deutlich (BRAMWIT *et al.*, 1969; HIPONA und GABRIELE, 1967; MÜNSTER *et al.*, 1967).

Die frühere Einstellung zur hepatologischen Differentialdiagnostik mit Hilfe von Bildanalysen der intrahepatischen Pfortaderverteilung war optimistisch. Die heutige Skepsis gegenüber der portographischen Symptomatik zeigt sich indessen in der Tendenz zum Wechsel der angiographischen Methodik bei portaler Hypertonie. *Die transarterielle, indirekte Portographie gewinnt unter verschiedenen Aspekten zunehmende Bedeutung.* Sie beinhaltet den bewußten Verzicht auf die optimale Beurteilungsmöglichkeit der peripheren intrahepatischen Pfortaderäste. Hinsichtlich der röntgenologischen Darstellungsqualität bleibt die Splenoportographie zur Beurteilung der prähepatischen Pfortader und ihrer pathologischen Zirkulationsverhältnisse allerdings unübertroffen [über angiographische Diagnostik des posthepatischen Blocks (Budd-Chiari-Syndrom) s. RÖSCH, S. 191].

Das heute angestrebte *portalchirurgische Verfahren zur Druckentlastung des Pfortadersystems* beim intrahepatischen Block ist die splenorenale Anastomose (BÜRGER *et al.*, 1975; HOFFMEISTER *et al.*, 1967, 1969; WARREN *et al.*, 1967). Sie soll als „Überlauf" funktionieren, einem unnötig großen Blutabstrom aus dem Pfortadergebiet vorbeugen und eine portale Restdurchblutung der Leber erhalten. Im Falle einer (arteriographisch und lebervenographisch darstellbaren) *Stromumkehr innerhalb der Vena portae* (BERGSTRAND, 1964; BERGSTRAND und ECKMAN, 1957; BERMAN und HULL, 1953; BOIJSEN, 1965; BOIJSEN und FUCHS, 1968; BOCKSTEIN, BOIJSEN *et al.*, 1971; BURCHELL *et al.*, 1965; BÜRGER, WEGNER und ZIMMERMANN, 1974; DEIMER, 1973; HERRICK, 1907; KESSLER, TICE und ZIMMON, 1969; KITTREDGE und FINBY, 1963; LEGER, 1956; LIEBOWITZ und ROUSSELOT, 1959; LONGMIRE *et al.*, 1958; PALMER, 1966; REDMAN und REUTER, 1969; REUTER und REDMAN, 1972; ROSSI, 1964; RUZICKA, 1964; RUZICKA und ROSSI, 1969; VIAMONTE *et al.*, 1970; WARREN *et al.*, 1959, 1963, 1968) wird sie wie die portokavale Seit-zu-Seit-Anastomose hinsichtlich der Leberperfusion allerdings problematisch (WARREN, RESTREPO *et al.*, 1963).

Sind ein Shunt zwischen Milz- und Nierenvene nicht möglich und eine portokavale Seit-zu-Seit-Anastomose nicht anlegbar, so bleibt als Konsequenz die portokavale End-zu-Seit-Anastomose – wenn man von der spezifisch indizierten mesenterikokavalen Anastomose absieht. Jeder artefizielle portokavale Shunt, ganz besonders aber die portokavale End-zu-Seit-Anastomose, führt bei fehlender hepatopetaler portaler Kollateralzirkulation (BÜCHELER, FROMMHOLD und SCHULZ, 1973) zu einer akuten Reduzierung der ohnehin gedrosselten intrahepatischen Pfortaderzirkulation. Die bei direkten portokavalen Shunts resultierende Verminderung der Gesamtleberperfusion um 30–60% (BRADLEY, 1963; BRADLEY, SMYTHE *et al.*, 1953; FOMON *et al.*, 1969; HOFFMEISTER, 1963, 1967; PICHLMAYR, PICHLMAYR *et al.*, 1965) kann hinsichtlich der Stoffwechselfunktion der Leber kritisch werden (BASU *et al.*, 1966; BUCHER, *et al.*, 1969; FUCHS *et al.*, 1972; MAILLARD, 1968; PRICE *et al.*, 1967). Sie ist um so kritischer, je größer das portale Zeitvolumen vor der Shuntoperation war (BRUNNER *et al.*, 1966; HOFFMEISTER, 1967).

Die Leberperfusion wird postoperativ zunächst nur durch die arterielle Leberdurchblutung kompensiert. Aus diesem Grunde ist eine präoperative Röntgendarstellung des arteriellen Gefäßsystems interessant (BÜCHELER, FROMMHOLD und SCHULZ, 1973; FUCHS *et al.*, 1971, 1972; VIAMONTE *et al.*, 1970, 1971; WENZ, 1972; BÜRGER *et al.*, 1973, 1975; ZIMMERMANN *et al.*, 1975; ZWIRNER und KERN, 1972). Die Arteriographie kann wertvolle Hinweise auf den morphologischen Status der prä- und intrahepatischen Leberarterien geben: Weite der intrahepatischen Arterien, Weite der zuführenden Arterien und arterielle

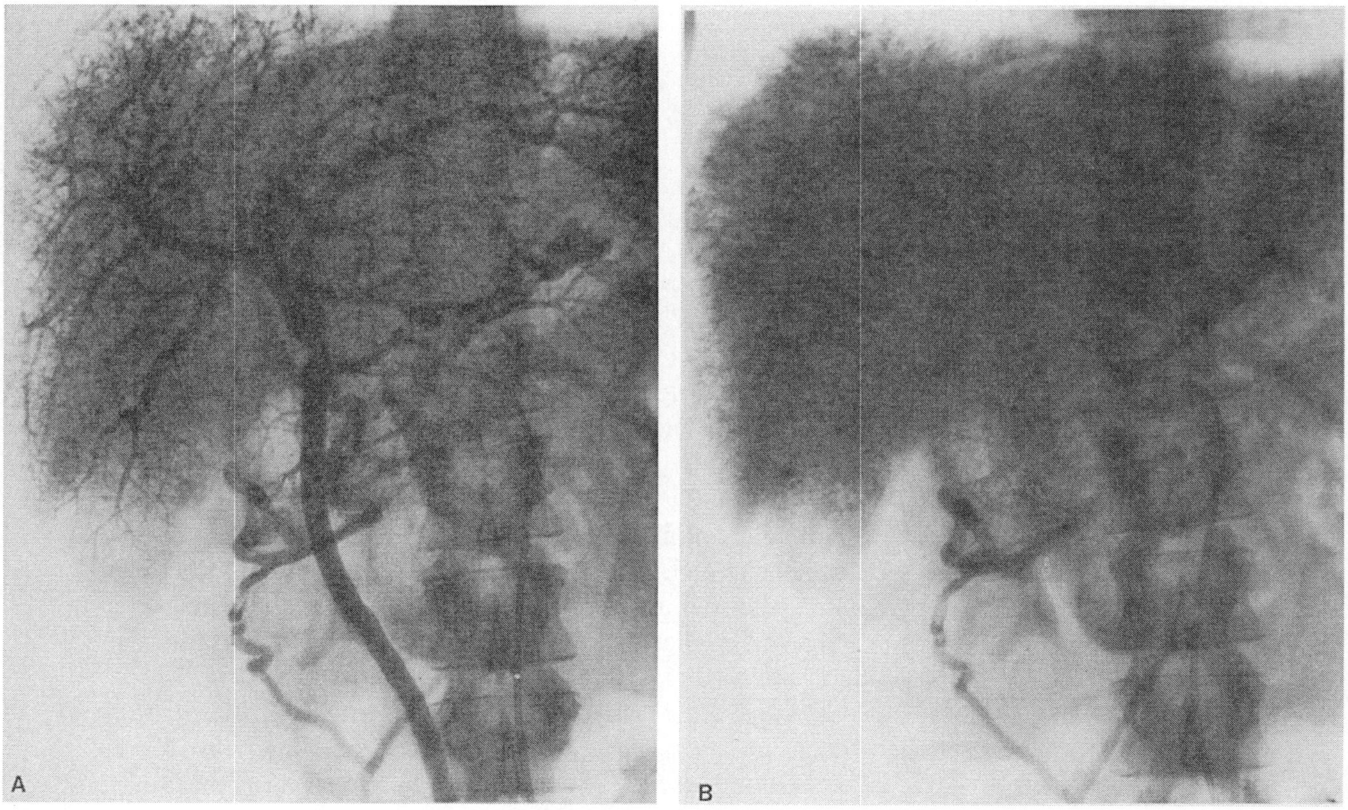

A

B

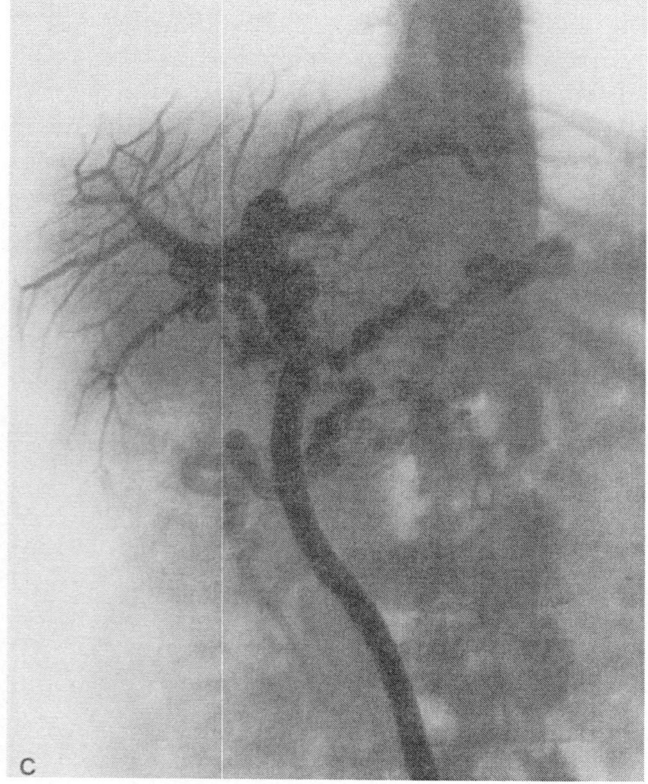

Abb. 19A–C. Iliaco-portaler Saphena-Bypass zwischen A. ilia
int. und Pfortaderstumpf bei 50jähriger Frau nach portokaval
End-zu-Seit-Anastomose (Arterialisation der Pfortader). Sele
tive „Arteriographie“ unmittelbar nach der Operation (A, B) u
nach 1 Jahr (C). Progrediente Leberschrumpfung, Rarefikati
der intrahepatischen Pfortaderäste; Stagnation des Kontrastm
tels, keine Sinusoidalfüllung erzielbar. Anstieg des Pfortad
drucks von 30 auf 80 Torr. (Operation: Dozent Dr. BÜRGI
Untersuchungen: Dr. ZIMMERMANN, Berlin)

hepatopetale Kollateralzirkulation als Zeichen der vermehrten arteriellen Leberdurchblutung (S. 97). Die Arteriographie trägt damit zur präoperativen Einschätzung des Operationsrisikos portokavaler Anastomosen bei.

Zur Aufrechterhaltung der portalen Restdurchblutung der Leber kann zusätzlich zum portokavalen Shunt eine *Arterialisation der Pfortader* durchgeführt werden (ADAMSONS *et al.*, 1972; BÜRGER *et al.*, 1973, 1975; BURLUI *et al.*, 1968; FRITSCH *et al.*, 1971; MAILLARD, BENHAMOU und RUEFF, 1970; MALLET-GUY *et al.*, 1968; MATZANDER, 1965, 1971; PATSIORA *et al.*, 1971; SAEGESSER, 1954; ZIMMERMANN *et al.*, 1975; ZWIRNER *et al.*, 1972), wenn die präoperative portale Perfusion nicht extrem eingeschränkt oder umgekehrt ist.

„Entscheidend für die Wahl — portokavaler Shunt mit oder ohne Arterialisation — ist der von MAILLARD angegebene Grenzwert von 800 ml/min Pfortaderdurchfluß. Beträgt der Flow in der V. portae mehr als 800 ml/min, so ist eine zusätzliche Arterialisation zu erwägen" (BÜRGER, WAGNER und ZIMMERMANN, 1975). Diese erfolgt als arterioportale Anastomose z.B. zwischen Aorta, Milzarterie oder Beckenarterie (unter Einschaltung eines Venenbypass, Abb. 19) und dem leberseitigen Pfortaderstumpf oder der rekanalisierten V. umbilicalis.

Arteriographische Darstellungen solcher arterioportalen Anastomosen (NAHUM, MAILLARD und LEVESQUE, 1971; ZIMMERMANN *et al.*, 1975) zeigen meist eine intensive Füllung der erweiterten intrahepatischen Pfortaderäste (Abb. 19). Bei Verlaufskontrollen hat sich jedoch gezeigt (ZIMMERMANN *et al.*, 1975), daß das postoperativ zunächst gute Durchflußvolumen zunehmend gedrosselt und die weitgestellte Pfortaderramifikation in der Leber enger werden können (Abb. 19). Die weitere gefäßchirurgische Praxis bleibt abzuwarten.

5. Arteriographische Befunde bei diffusen chronischen Lebererkrankungen

Die arteriographische Symptomatik wird wie die portographische durch die gleichen pathomorphologischen Gefügeverschiebungen des chronisch entzündeten oder zirrhotischen Lebergewebes geprägt. Sie hat im Vergleich mit dem Portogramm jedoch gewisse Besonderheiten. Das Gefäßbild ist vom Grad der Leberschrumpfung abhängig. Bei noch nicht geschrumpften oder vergrößerten Lebern (Abb. 23) herrschen gestreckte oder leicht geschlängelte Gefäße mit gelegentlichen av-Fisteln vor. Auch normale Verzweigungsmuster sind zu beobachten. Mit zunehmender Schrumpfung fällt das Gefäßmuster durch eine Unruhe der intrahepatischen Arterienverteilung auf, deren einzelne Symptome in ihrer Stärke und Häufung wechseln (Abb. 20–23): Die peripheren und zentralen Arterien verlaufen geschlängelt, zusammengepreßt, parallel, gestreckt oder bogenförmig gespreizt; sie zeigen Knickbildungen, Wandunschärfen, Kaliberschwankungen und -sprünge sowie Gefäßabbrüche und vermehrt kleine av-Fisteln in einzelnen Leberprovinzen oder im gesamten Organ (ABEATICI und MORINO, 1958; BOIJSEN, 1963, 1964, 1965a, 1968; BOIJSEN und FUCHS, 1968; BOSNIAK und PHANTUMACHINDA, 1966; CHUDÁČEK, 1973; EKMAN, 1966; FROMMHOLD *et al.*, 1974; GEINDRE *et al.*, 1967; HEPP, HERNANDEZ *et al.*, 1968; KREEL, 1970; KREEL *et al.*, 1970; MORINO, 1959; B. MÜNSTER, 1974a, 1974c; MÜNSTER *et al.*, 1971; ÖDMAN, 1958, 1959; POLLARD *et al.*, 1966; REUTER und REDMAN, 1972; ROSSI, 1964; SATO, 1969; ROURKE *et al.*, 1968; Viamonte *et al.*, 1968; WENZ, 1972).

Schon ÖDMAN (1958) führte die variablen arteriographischen Befunde bei der Leberzirrhose auf individuell wechselnde pathophysiologische Voraussetzungen zurück. Tatsächlich ist das arterielle Gefäßbild vom morphologischen Entwicklungsstadium einer diffusen Lebererkrankung weitgehend abhängig (REUTER und REDMAN, 1972):

Im *ersten Stadium einer Zirrhose*, das weder durch eine stärkere portale Hypertonie noch durch eine Leberschrumpfung charakterisiert ist, erscheint das Gefäßmuster normal: es zeigt allenfalls bei Leberverfettung gestreckte Arterien. Die intraarterielle Kontrastmittelströmung ist verlangsamt. "This appearance had led

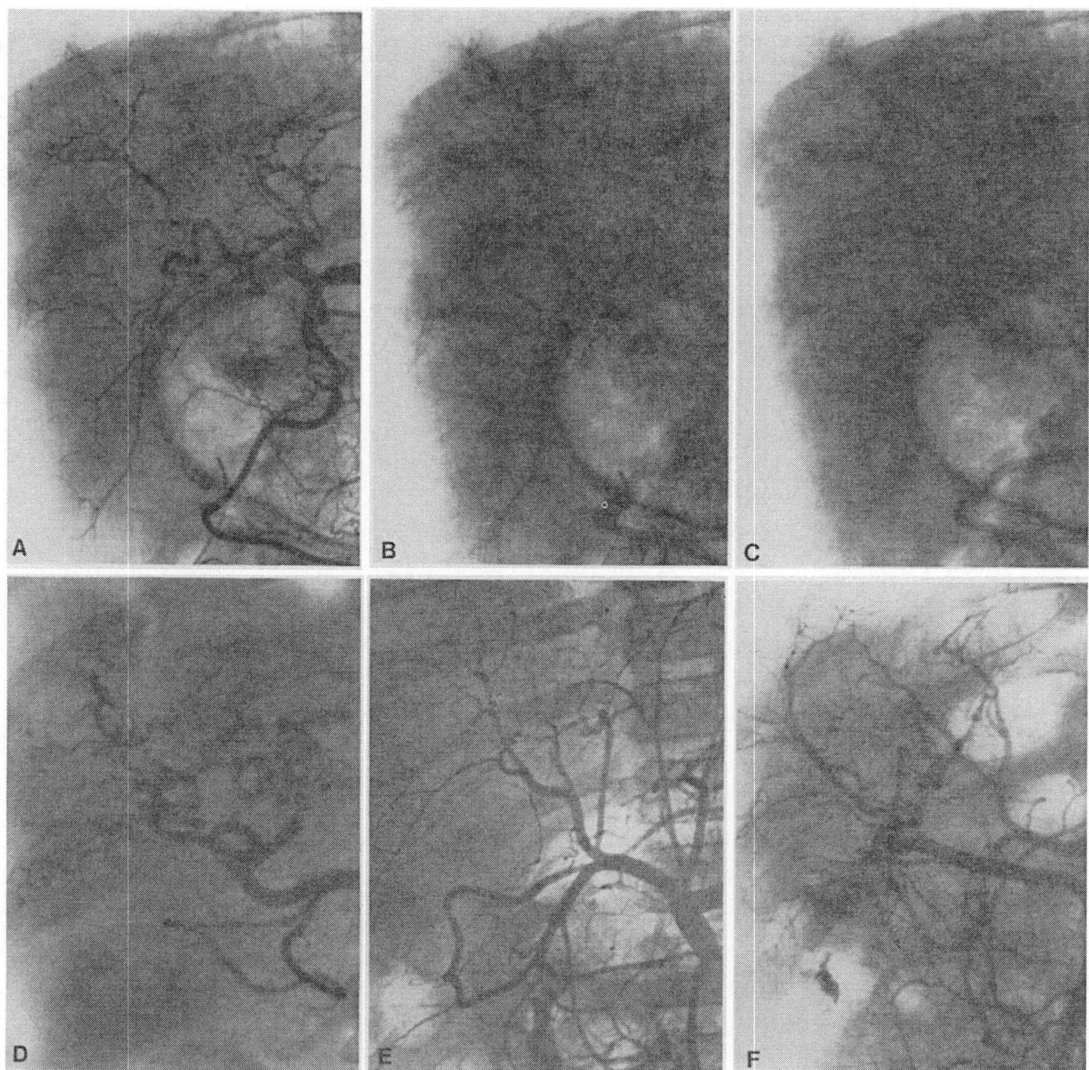

Abb. 20A–F. Intrahepatische arterielle Verteilungsstörungen bei Leberzirrhose. (A–C) Drei Darstellungsphasen bei Leberarteriographie. (D–F) Verschiedene arteriographische Erscheinungsformen bei Leberzirrhose mit Schrumpfung

some authors to state that hepatic artery blood flow is decreased in cirrhosis. However, this occurs only in early cirrhosis" (REUTER und REDMAN, 1972) und wird mit einer peripheren Widerstandserhöhung zu erklären versucht (ROSSI, 1964).

Im *zweiten Zirrhosestadium* mit portaler Hypertension und hepatofugaler portaler Kollateralzirkulation fällt die Schlängelung der intrahepatischen Arterien auf. Der „wellenförmige Verlauf, der an die Zähnelung einer Säge erinnert" (MORINO, 1959), ist sehr häufig von einer Gefäßerweiterung begleitet. "Occasionally, the peripheral branches have the appearance of being duplicated. The angiographic appearance is that of two small arteries traversing side by side to the periphery of the liver, appearing somewhat like railroad tracks. VIAMONTE and VIAMONTE (personal communication) have shown with corrosion casts of the liver that more than one hepatic artery branch accompanies a portal vein radicle, thus explaining this appearance" (REUTER und REDMAN, 1972). – Die Gefäßdilatation ist auch an den zuführenden Gefäßen zu beobachten. Die A. hepatica ist oft weiter als die sonst kaliberstärkere A. lienalis. Selbst ohne auffällige Leberschrumpfung sind der rechte und linke Hauptast der A. hepatica propria häufig stark gekrümmt. Sie zeigen bei fortgeschrittener Zirrhose im *dritten Stadium* gehäuft sogar posthornförmige Verläufe (B. MÜNSTER, 1976). Der arterielle Gefäßbaum wiederum wirkt zusammengefaltet, als ob er für das geschrumpfte Organ zu groß sei (POLLARD *et al.*, 1966). Die intrahepatischen Arterien erscheinen korkzieherartig gewunden.

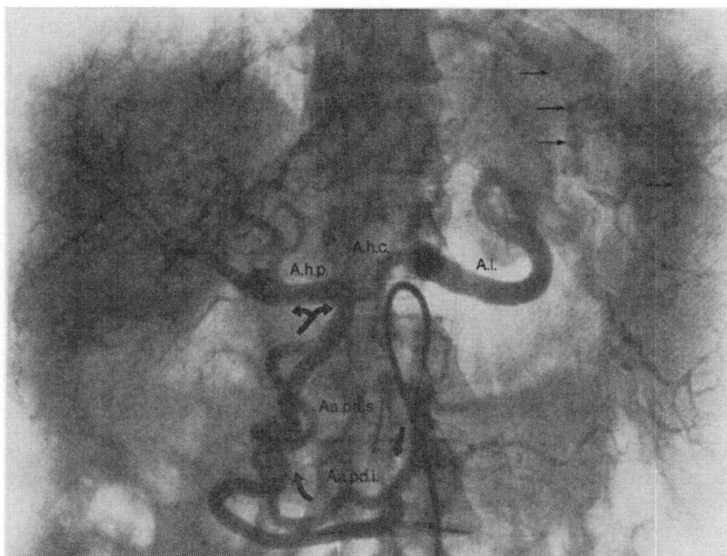

Abb. 21. Schrumpfende Leberzirrhose. Superselektive Darstellung des mesenteriko-zöliakalen Kollateralkreislaufs via Aa. pancreaticoduodenales (*Aa.pd.*) bei Zöliakaverschluß und Hypoplasie der A. hepatica comm. (*A.h.c.*). Splenomegalie mit Aneurysmen der Milzarterien (Pfeile)

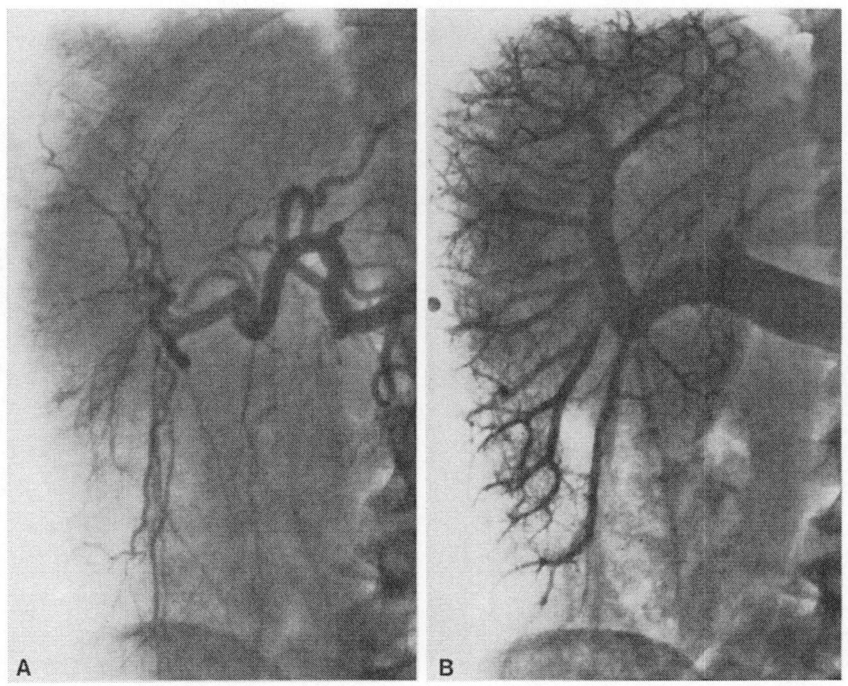

Abb. 22 A u. B. Chronisch-aggressive Hepatitis mit Hepatomegalie. (A) Arteriogramm mit Bündelung, Schlängelung und Streckung der Arterien. (B) Portogramm des gleichen Patienten ohne gröbere Verteilungsstörung; Fehldarstellung des linken Hauptastes (methodischer Artefakt der Splenoportographie)

Erweiterung und Schlängelung zuführender und intrahepatischer Arterien sind jedoch außerdem der arteriographischen Symptomatik von Kollateralen (BECKER, 1969) vergleichbar: Die wandstärkeren und gegen äußere Einwirkungen widerstandsfähigeren intrahepatischen Arterien können in späteren Zirrhosestadien mit einem kompensatorisch erhöhten Strömungszeitvolumen den portal behinderten Zufluß zu den mehr oder weniger

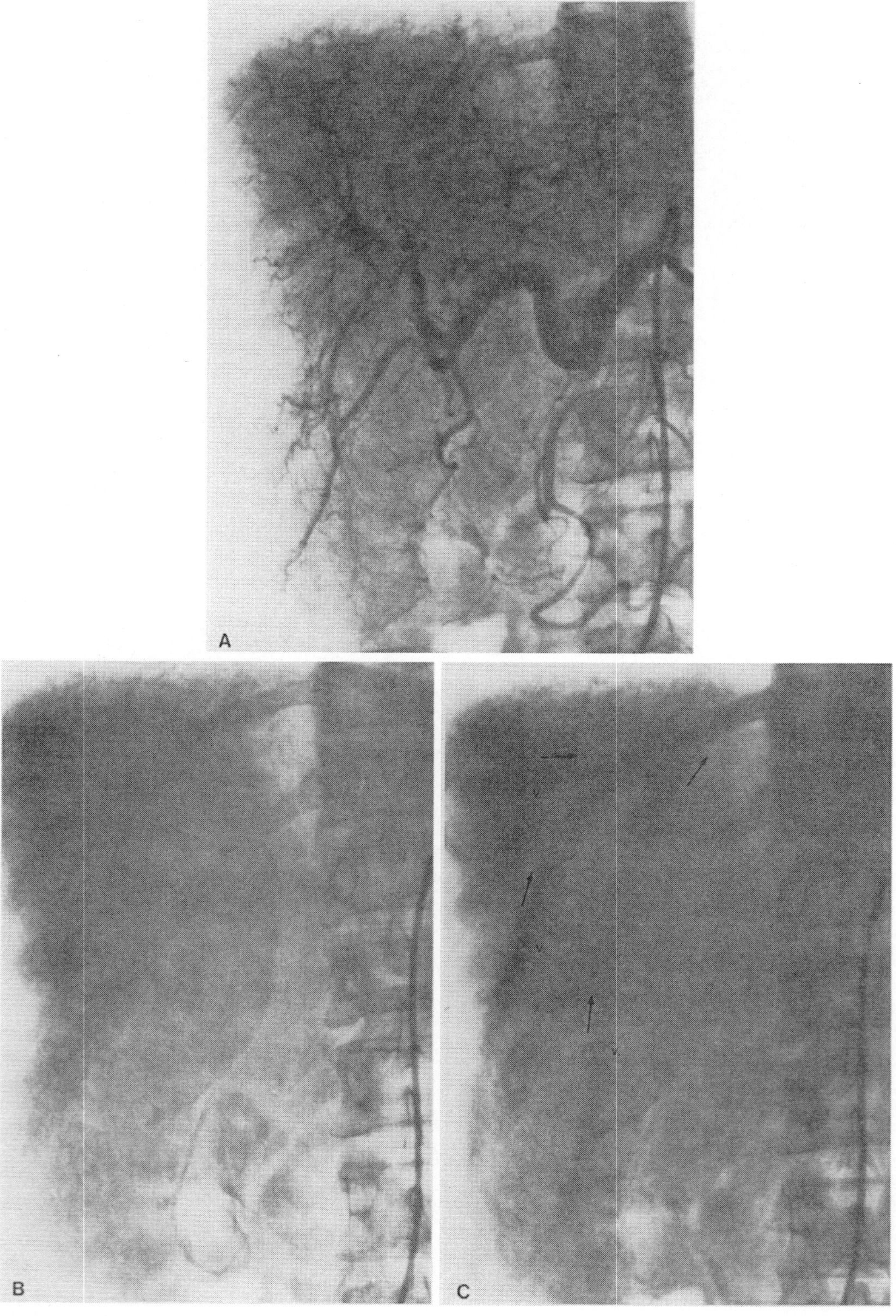

Abb. 23. Leberzirrhose. (A) Grobe Störung des arteriellen Gefäßmusters. (B) Inhomogene „Parenchymphase". (C) Venendarstellung (*V.*) als Zeichen beschleunigter Passage

destruierten Bezirken des Sinusoidalsystems aufrechterhalten (Abb. 21). Dabei sind das Stadium einer diffusen chronischen Lebererkrankung, die Destruktion des portalen Gefäßmusters, die Stärke der portalen Hypertonie und die Weite und Verteilungsstörung des arteriellen Gefäßsystems weitgehend, aber nicht obligat (Abb. 22), miteinander korreliert (BUCHER *et al.*, 1969; FROMMHOLD, 1974; FROMMHOLD *et al.*, 1974; FUCHS, PREISIG *et al.*, 1972; KREEL *et al.*, 1964, 1970; MÜNSTER *et al.*, 1971; MAY, 1958; NEY, 1958; OKUDA *et al.*, 1973; REUTER und REDMAN, 1972; SATO, 1969; VIAMONTE, MARTINEZ *et al.*, 1968; VOEGELI, 1971).

WELLAUER (1968) verweist nachdrücklich, aber nicht generell berechtigt (Abb. 22), auf ein zeitlich diskrepantes Verhalten: „Das Arteriogramm steht aber bei den diffusen Lebererkrankungen und besonders bei der Leberzirrhose in eindrücklichem Gegensatz zum Splenoportogramm, das meist schwere Veränderungen aufweist an den portalen intrahepatischen und extrahepatischen Gefäßen. Auf diese Diskrepanz sei besonders hingewiesen und behauptet, daß durch zirrhotische Prozesse die portalen Lebergefäße stärker und früher geschädigt werden als die arteriellen."

Eine neben der Gefäßerweiterung beobachtete extrahepatische Kollateralzirkulation von der A. mesenterica superior via Pankreasarkaden zur A. hepatica (ohne Zöliakaobliteration!) entspricht im Sinn eines *„hepatic vascular steal effect"* (ROURKE, BOSNIAK und FERRIS, 1968) der vermehrten Zirkulation innerhalb der intrahepatischen Arterien (BOIJSEN, 1965a; BRON *et al.*, 1965; FROMMHOLD *et al.*, 1974; FUCHS, PREISIG *et al.*, 1972; HEPP, HERNANDEZ *et al.*, 1968; TAYLOR *et al.*, 1959). Dieses Phänomen ist unspezifisch und entspricht lediglich einer vaskulären Anpassung an ein stark erhöhtes Strömungs-Zeit-Volumen. Es kann gelegentlich auch bei stark vaskularisierten Lebertumoren mit bedeutsamen av-Fisteln gefunden werden (B. MÜNSTER, 1976). Eine Fehldarstellung der A. gastroduodenalis („Pseudoverschluß") bei nachweislich nicht vorhandener Zoeliacastenose ist immer auf einen hepatic vascular steal effect verdächtig und sollte differentialdiagnostisch unbedingt mit einer Mesenterikographie abgeklärt werden.

Der Sauerstoffbedarf der zirrhotischen Leber wird bis zu 70% (etwa 50% oder weniger bei der normalen Leber, vgl. S. 75) durch die arterielle Perfusion getragen. Gefäßerweiterung und arterielle Kollateralzirkulation werden damit für die Leberfunktion bedeutungsvoll (PREISIG, 1967): "A statistically significant correlation ($p=0{,}02$) was found between liver function as measured by galactose elimination capacity and arterial perfusion of the liver. These data suggest a relationship between the amount of functioning liver parenchyma and the degree of arterial vascular supply" (FUCHS, PREISIG *et al.*, 1972).

Aus dieser Feststellung resultiert ein Motiv für die unter prognostischen Aspekten mehr und mehr geforderte Durchführung der *Leberarteriographie vor portalchirurgischen Eingriffen* (S. 91): „Bleibt das Lumen der Leberarterie im Angiogramm eng, so darf dies als bedenkliches Zeichen für den Erfolg einer portokavalen Anastomose gelten" (WENZ, 1972), selbst wenn KREEL *et al.* (1970) partiell gegensätzliche Ansichten vertreten und HOFFMEISTER *et al.* (1969) vorsichtig formulieren: „Die präoperative Leberdurchblutung allein gibt keinen sicheren Hinweis auf die postoperative Prognose. Jedoch scheint ein hoher Leberdurchblutungsabfall durch die Operation eher einem schlechten Verlauf Vorschub zu leisten."

Arteriovenöse Mikrofisteln (Abb. 23) tragen zu einer Strömungsbeschleunigung bei und führen gelegentlich zu einer frühzeitigen Darstellung von Lebervenen bei der Arteriographie. Die *arterioportalen Shunts* (Abb. 15) werden arteriographisch durch die retrograde Kontrastfüllung intrahepatischer Pfortaderäste oder der Pfortader selbst nachgewiesen (BOIJSEN, 1965a, 1968; BOIJSEN und OLIN, 1964; LEMAITRE *et al.*, 1968; REUTER und REDMAN, 1972; VIAMONTE, MARTINEZ *et al.*, 1968) und nach portokavalen Shuntoperationen beobachtet (BERMAN und HULL, 1953; BOIJSEN und FUCHS, 1968; BOOKSTEIN, BOIJSEN *et al.*, 1971; ROSSI, 1964; VIAMONTE, WARREN *et al.*, 1970). Nach operativen portokavalen Shunts wird oft eine Zunahme der Gefäßweite peripherer Leberarterien und eine verstärkte Schlängelung bei Leberschrumpfung beobachtet.

Die arteriographische Symptomatik diffuser chronischer Lebererkrankungen ist in gleichem Maße unspezifisch wie die portographische. Die arteriographischen Symptome sind deshalb keinesfalls pathognomonisch für Zirrhose oder chronische Hepatitis. Wenngleich allgemeine korrelative Beziehungen zwischen der Störung des intrahepatischen Gefäßmusters und dem Stadium der Erkrankung bestehen, so simplifiziert die von REUTER und REDMAN (1972) angegebene Stadieneinteilung die tatsächlichen Verhältnisse. Eine Zirrhose ohne Organschrumpfung (Abb. 23) kann durchaus arteriographische Effekte der Raumforderung (bogenförmige Gefäßverläufe, gefäßfreie Areale), Verziehungen und Elongationen als Zeichen der Vernarbung sowie kleine av-Shunts, Schlängelung und Ausweitungen der Arterien als Kriterien der Durchflußsteigerung zeigen.

Der Übergang einer chronisch-aggressiven Hepatitis in eine Zirrhose ist nicht feststellbar: Wie die Zirrhose normale Gefäßbilder zulassen und geringe bis starke arterielle Verteilungsstörungen hervorrufen kann, so vermögen eine chronisch-persistierende und eine chronisch-aggressive Hepatitis gleiche Phänomene zu produzieren oder vorzutäuschen (BÜCHELER *et al.*, 1973; MÜNSTER, 1971). MAURER *et al.* (1973) fanden bei chronischen Hepatitiden „eine mäßige Rarefizierung in der Peripherie in Verbindung mit der Schlängelung und Kaliberschwankungen"; also ein Bild, das nach den Beobachtungen zahlreicher Untersucher durchaus einer Zirrhose entsprechen kann – unabhängig davon, ob die geschlängelten intrahepatischen Arterien nun erweitert sind oder nicht. Selbst die Feststellung des Normalen fällt gelegentlich schwer: Sie unterliegt, wie die Deutung des intrahepatischen Portogramms, dem kritischen Ermessen und wird mit zunehmender Erfahrung eher schwieriger.

Durch die Unspezifik ihrer Symptome ist die Arteriographie in einem unausgewählten Krankenkollektiv auch in anderer Hinsicht nicht ohne Problematik: in der *Differenzierung der Leberzirrhose von Lebermetastasen* (MÜNSTER *et al.*, 1971b). Gelegentlich sind die intrahepatischen Arterien so angeordnet und die sinusoidale Organanfärbung so inhomogen strukturiert, daß eine Unterscheidung der Zirrhose von schlecht vaskularisierten Lebermetastasen schwierig ist (Abb. 24) und Fehldiagnosen gestellt werden können. Die Gefahr besteht vor allem dann, wenn arteriovenöse Shunts zu beobachten sind (BÜCHELER

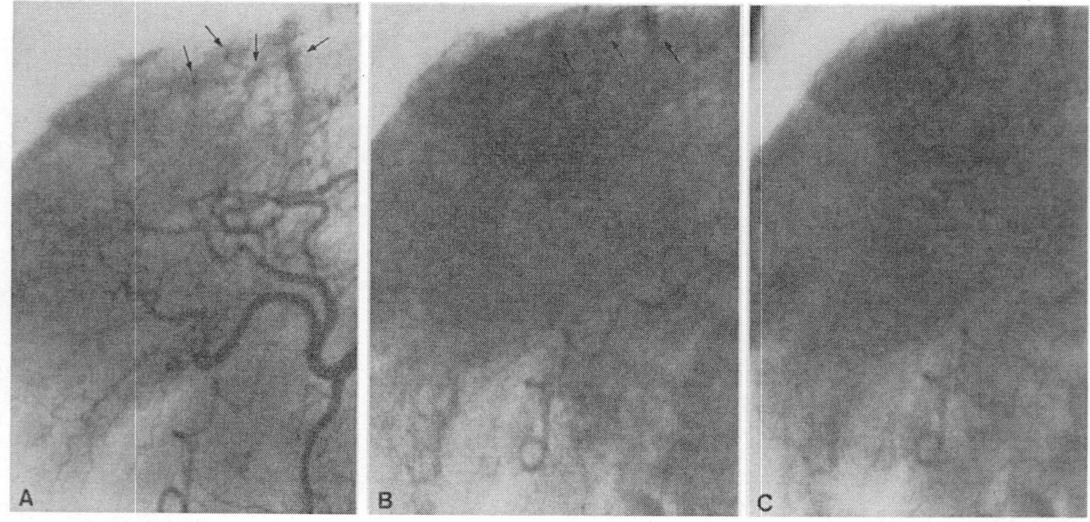

Abb. 24. Multiple kleine Lebermetastasen eines Ösophaguskarzinoms. (A) Arterielle Verteilungsstörung. (B) und (C) inhomogene, fleckige Darstellung des Organs in der Kapillärphase. Kleine arteriovenöse Fisteln (Pfeile). (Aufnahmen: Dr. ZIMMERMANN, Berlin)

et al., 1973; VIAMONTE *et al.*, 1968). Verstärkt vaskularisierte Herde, wie Regeneratknoten (BÜCHELER *et al.*, 1973; HALES *et al.*, 1959; HEPP, HERNANDEZ *et al.*, 1968), Teleangiektasien bzw. Hämangiome bei Zirrhose (BOIJSEN und OLIN, 1964; CHENDEROVITCH und CAROLI, 1956; RICKETTS und GREEN, 1951) und kleine Hepatomknoten beinhalten gegenüber stärker vaskularisierten Metastasen mitunter erhebliche differentialdiagnostische Schwierigkeiten (Abb. 16). Diese Probleme können besonders beim Nachweis des *postzirrhotischen Karzinoms entstehen* (BÜCHELER *et al.*, 1973; FROMMHOLD *et al.*, 1974; VIAMONTE *et al.*, 1970; YÜ, 1967).

Obwohl die Angiographie mit ihren arteriographischen und portalvenösen Darstellungsverfahren in der Lage ist, diffuse chronische Umbauprozesse der Leber zu erfassen, besteht ihre Indikation nicht im Nachweis dieser Prozesse selbst und ihrer Differenzierung im Sinne der Histologie, sondern in der Feststellung der hämodynamischen Folgezustände, wie portale Hypertension und Arterialisation der Leber. Die Leberarteriographie hat eine zusätzliche, nicht weniger bedeutungsvolle Indikation in der prognostisch und therapeutisch wichtigen Suche nach einem postzirrhotischen Karzinom, denn "the cirrhotic liver acts as a field on which the seed of tumors may sprout when the time becomes ripe" (HAMPERL, 1970).

V. Primäre Lebertumoren

Die Angiographie ist in hervorragender Weise geeignet, unter Einsatz der Leberarteriographie und Portographie intrahepatische *Raumforderungen* nachzuweisen. Die Arteriographie vermag darüber hinaus Angaben über den *Charakter der Tumoren* zu machen. Sie ist damit heute die optimale angiographische Methode zum Nachweis sehr unterschiedlicher Leberneoplasien. Gegenüber den unspezifischen Befunden der (in der präoperativen Suchdiagnostik außerordentlich wertvollen) Szintigraphie sind ihre Resultate auch durch die gleichzeitige Exploration der extra- und intrahepatischen Gefäßverteilung für leberchirurgische Eingriffe im Vorteil.

1. Klassifikation, Häufigkeit

Die relativ seltenen primären (benignen und malignen) Tumoren der Leber sind epithelialer, mesenchymaler oder kombiniert epithelial-mesenchymaler Herkunft. Die nachfolgende Übersicht faßt verschiedene, in der Primärliteratur terminologisch (nicht

Tabelle 1. Klassifikation der primären Lebertumoren

Maligne Tumoren	*Benigne Tumoren*
Epitheliale maligne Lebertumoren	Epitheliale benigne Tumoren
Hepatozelluläres Karzinom (Hepatom)	Hepatozelluläres Adenom
Cholangiozelluläres Karzinom (Cholangiom)	Cholangiozelluläres Adenom
Gemischt hepato-cholangiozelluläres Karzinom	Gemischtzelliges Adenom
Embryonales Hepatoblastom	Hamartome
Mesenchymale maligne Lebertumoren	Mesenchymales Hamartom
Kupfferzellsarkom (malignes Hämangioendotheliom)	(Akzessorische Leberlappen)
Seltene andere Sarkome	Noduläre Hyperplasie
Mesenchymom	Mesenchymale benigne Lebertumoren
Teratomalignome	Hämangiome (kapillär, kavernomatös)
	Infantiles Hämangioendotheliom
	Teratome

nur den Radiologen) verwirrende Einteilungsprinzipien und Nomenklaturen der pathologischen Anatomie für praktische Belange der Angiographie zusammen (ANDERSON, 1966; BAGGENSTOSS, 1970; BERMAN, 1951; COUINAUD, 1973; EDMONDSON, 1958; GALL, 1963; HAMPERL, 1970; HERXHEIMER, 1930; HIGGINS, 1970; KETTLER, 1958; KÖHN, 1955; MURRAY *et al.*, 1968; PAGES und MARTY, 1973; PHILLIPS *et al.*, 1973; POLLICE, 1973; POPPER und SCHAFFNER, 1961; WILLIS, 1962; Tabelle 1).

a) Maligne Lebertumoren

α) Leberkarzinome

Unter den Leberkrebsen ist die Gruppe der *Hepatome* verschiedener histologischer Typen und wechselnder makroskopischer Formation die häufigste (BERMAN, 1951; EDMONDSON, 1958; ELIAS, 1955; HERXHEIMER, 1930; HIGGINS, 1970; HIGGINSON und STEINER, 1961; KETTLER, 1958; KÖHN, 1955; ORCEL und ROLAND, 1963; POPPER und SCHAFFNER, 1961; ZEITLHOFER, 1951). Maligne epitheliale Lebergeschwülste werden *heute* in europäischen und nordamerikanischen Sektionsstatistiken bei 0,2–1,8% der sezierten Personen (KETTLER, 1958; KÖHN, 1955; HIGGINS, 1970; HIGGINSON, 1970; PURTILO und GOTTLIEB, 1973) und in relativer Häufigkeit bei etwa 1–3% aller Karzinome (HIGGINS, 1970; KÖHN, 1955) gefunden. Im Gegensatz zu afroasiatischen Ländern werden in Europa und Nordamerika besonders Patienten jenseits des 40. Lebensjahres (GLENERT, 1961; HIGGINSON, 1963, 1970; KÖHN, 1955; LINDER *et al.*, 1974; PURTILO und GOTTLIEB, 1973) und unter diesen hauptsächlich Frauen (CRUICKSHANK, 1961; PATTON und HORN, 1964; Widersprüche: KÖHN, 1955; LINDER *et al.*, 1974; PURTILO und GOTTLIEB, 1973) von Hepatomen befallen.

Die hepatozellulären Karzinome erscheinen massiv-uninodulär, multinodulär oder seltener diffus wachsend (EGGEL, 1901; KAUFMANN, 1931). *Sie sind reichlich vaskularisiert, neigen zur Blutung und Nekrotisierung.* Infolge der Gefäßinfiltration und des intrakanalikulären Wachstums besonders in Portal- und Lebervenen obturieren sie diese Gefäße und können zu portaler Hypertonie sowie Aszites führen. Unter Vermittlung der Portalvenen breiten sie sich intrahepatisch und durch die Lebervenen metastasierend in Lunge, Milz, Knochen, Nieren, Nebennieren u.a. aus. Die Metastasierung erfolgt auch in abdominale Lymphknoten. Die multinoduläre intrahepatische Verteilungsform des Hepatoms ist bisher ungeklärt; sie wird entweder als multizentrische Primärgenese gedeutet oder als unizentrische Entstehung mit intrahepatischer Metastasierung via Portalvenen sowie via Leberarterien nach Passage der Krebszellen durch Lebervenen und Lunge (KETTLER, 1959; POPPER und SCHAFFNER, 1961; ORCEL *et al.*, 1963). Hepatozelluläre Krebse führen in etwa 50–75% zu extrahepatischen Metastasen (HIGGINS, 1970; KÖHN, 1955; LUNZENAUER, 1955), die Galle sezernieren können (WILLIS, 1952).

Hepatome entstehen bevorzugt in zirrhotischen Lebern als *postzirrhotische Karzinome*. Die Zirrhose führt in 10–20% (in einzelnen afroasiatischen Ländern in 60–70%) zum Leberkarzinom (BURDETTE, 1965; HIGGINSON, 1970; MAC DONALD, 1956; SAGEBIEL *et al.*, 1963). Die noch von KÖHN (1955) und ZEITLHOFER (1951) für Europa bestrittene Häufigkeitszunahme der Hepatome innerhalb der letzten Jahrzehnte ist partiell mit der therapieabhängigen Verlängerung der Überlebenszeit von Zirrhotikern erklärbar: Je besser die Zirrhosetherapie, desto größer ist die Gefahr eines postzirrhotischen Leberkarzinoms. Hepatozelluläre Karzinome werden in mehr als 50% (bis 100%) mit einer Zirrhose kombiniert gefunden (BERMAN, 1951; EDMONDSON, 1958, 1966; GALL, 1960; KÖHN, 1955; LINDER *et al.*, 1974; LUNZENAUER, 1955; ORLOFF, 1967; PURTILO und GOTTLIEB, 1973; SCHWARTZ, 1964). Das hepatozelluläre Karzinom ist bei Säuglingen und Kleinkindern nachweisbar und auch dort als Zirrhosefolge möglich; es bevorzugt in diesem Lebensalter das männliche Geschlecht (BAGGENSTOSS, 1970; FISH und CARY, 1966; FRAUMENI *et al.*, 1968; ISHAK und GLUNTZ, 1967; JONES *et al.*, 1960; KASAI und WATANABE, 1970; MC DOUAL und GATZIMOS, 1957; POLLICE, 1973; POTTER, 1966; STEINER, 1938).

Die festeren und weniger stark vaskularisierten *Cholangiome* haben ihren Ursprung im intrahepatischen Gallenwegsystem, wachsen, im Unterschied zu den Hepatomen, solitär und zeigen in ihrer Häufigkeit keine Abhängigkeit von der Leberzirrhose (CRUICKSHANK, 1961; EDMONDSON, 1958, 1966; GALL, 1960; HIGGINS, 1970; HIGGINSON und STEINER, 1961; KETTLER, 1958; POPPER und SCHAFFNER, 1961). Hinsichtlich ihrer Häufigkeit verhalten sie sich zu den Hepatomen wie 1:3 (BERMAN, 1951; EDMONDSON und ANDERSON, 1966) bis 1:7,7 (EGGEL, 1901) und betreffen durchschnittlich 20% aller Leberkarzinome (KÖHN, 1955). Sie bevorzugen kein Geschlecht. Die cholangiozellulären Karzinome werden oft durch den von ihnen verursachten Verschlußikterus auffällig und können, wie die Hepatome, zur portalen Strömungsbehinderung mit Pfortaderhochdruck führen.

Die Hepatome und Cholangiome treten selten in ganz reiner Form auf, sondern enthalten jeweils hepatozelluläre und cholangiozelluläre Elemente. Darüber hinaus existieren Erscheinungsformen der Leberkrebse, die als *gemischte Leberkarzinome* histologisch deklariert werden können (ALLAN und LISA, 1949; POPPER und SCHAFFNER, 1961).

β) Hepatoblastome

Als *gemischte embryonale Lebertumoren* (Hepatoblastome) sind in den beiden letzten Jahrzehnten Geschwülste des Säuglings- und Kleinkindesalters bekannt geworden, die bereits intrauterin entstehen (CHYBA und JIRAN, 1962; BAGGENSTOSS, 1970; GERHARD und WILLICH, 1969; ISHAK und GLUNTZ, 1967; KASAI und WATANABE, 1970; PAGES und MARTY, 1973; POLLICE, 1973; RICKHAM und ARTIGAS, 1969; STAUFFER *et al.*, 1973; WILLIS, 1953, 1962) und die häufigsten malignen Lebertumoren des Säuglingsalters sind (1 bei 200000 Neugeborenen; RICKHAM und ARTIGAS, 1969). Es handelt sich um uni- oder multilokuläre Tumoren, die den Wilmstumoren ähneln sollen, mit vorwiegend epithelialen oder epithelial-mesenchymalen Gewebskomponenten unter Prävalenz von Leberzellen. Die Gewächse können Osteoid und Knochengewebe enthalten und oft bluthaltige, tumorzellbegrenzte Lakunen zeigen. Sie neigen zu Blutungen, Nekrose, Kalzifikation und Metastasierung in abdominale Lymphknoten, Lunge und Gehirn.

γ) Sarkome

Unter den seltenen mesenchymalen Malignomen ist das *Hämangiosarkom (malignes Hämangioendotheliom)* am häufigsten. Es ist nicht identisch mit dem (benignen) infantilen Hämangioendotheliom, entsteht aus dem retikuloendothelialen System der Leber und nimmt seinen Ausgang von den Kupfferschen Zellen (*Kupfferzellsarkom*). Die nodulär oder meist diffus wachsenden, von Zysten und Blutungsherden durchsetzten Tumoren besitzen multiple kavernomatöse Spalten, die von (z.T. phagozytierenden) Tumorzellen ausgekleidet sind, sowie Blutbildungsherde und die Tendenz zur Gefäßneubildung; sie wachsen, den Hepatomen ähnlich, in die Portalvenen ein (ANDERSEN, 1951; BAKER *et al.*, 1956; BECKER und BÜSSCHER, 1961; BURSTON, 1958; DA SILVA HORTA, 1965; EDMONDSON, 1958; HIGGINS, 1970; HORÁK, 1967, 1973; KETTLER, 1958; MC MAHON *et al.*, 1947; POPPER und SCHAFFNER, 1961; WENZ, 1964; WENZ und OTT, 1965). Die Mehrzahl der referierten Tumoren wurde durch Thorotrast (*Thorotrasttumoren*) oder durch Arsen induziert; sie können jedoch auch ohne Einwirkung dieser Substanzen entstehen.

Histologisch sind Übergänge zu *Retikulosarkomen* zu beobachten: "This is by no means astonishing if one remembers the double function of the cell acts at the same time as endothelium of the sinusoids and as part of the reticuloendothelial system" (HAMPERL, 1970).

Andere Sarkome (Fibrosarkome, Myosarkome, Leiomyosarkome, Spindelzellsarkome etc.) kommen in der Leber außerordentlich selten als Primärtumoren vor (EDMONDSON, 1958; KETTLER, 1958; POPPER und SCHAFFNER, 1961).

δ) Mesenchymome

Sie werden bei kleinen Kindern gefunden und sind "composed of a mixture of derivatives from primitive mesenchyma and may reveal striated muscle, fibrous tissue, fat and angiomatous structures" (BAGGENSTOSS, 1970).

ε) Teratomalignome

Sie sind als maligne Form der extrem seltenen dreikeimblättrigen Teratome der Leber Raritäten und histologisch nicht identisch mit den Hepatoblastomen oder Mesenchymomen.

b) Benigne Tumoren

α) Adenome, hormonaktive Tumoren

Hepatozelluläre, cholangiozelluläre und gemischtförmige Adenome sind in ihrer makroskopischen und histologischen Formation wechselhaft, gelegentlich zystisch, immer raumfordernd und werden mitunter als Hamartome klassifiziert (BAGGENSTOSS, 1970; CHRISTOPHERSON und COLLIER, 1953; EDMONDSON, 1956, 1958; GALL, 1969; ISHAK und GLUNZ, 1967; KETTLER, 1958; KLEPPING *et al.*, 1972; MERCADIER und PHOCAS, 1962; NIKAIDOH *et al.*, 1970; PHILLIPS *et al.*, 1973; POLLICE, 1973; RAFII, 1971). Die in der Regel mit einer Kapsel abgegrenzten Knoten enthalten im Falle des cholangiozellulären Adenoms multiple Gallengänge (von Meyenburg-Komplex). Sie sind meist Zufallsbefunde bei Operationen, Sektionen und angiographischen Untersuchungen. Klinisch haben sie keine Bedeutung, wenn sie nicht mit malignen Tumoren oder Metastasen verwechselt oder durch die Raumforderung auffällig werden. Eine Unterscheidung der Adenome von hepatozellulären Karzinomen sowie hormonaktiven Gewächsen aus heterotopem Nebennierenrindengewebe *(adrenal rest tumors)* im Bereich der Glissonschen Kapsel ist gelegentlich problematisch.

β) Hamartome

Hamartome sind geschwulstähnliche, abgetrennte („Choristome"), embryonal fehlerhafte Mischungen des Lebergewebes, die sich zu echten Gewächsen *(Hamartoblastomen)* entwickeln können sollen (ALBRECHT, 1904; CHUNG, 1974; KETTLER, 1958; MONACO *et al.*, 1964; POPPER und SCHAFFNER, 1961; SHAH *et al.*, 1970; TATE *et al.*, 1972). Für den Nichtpathologen ist das Verständnis dieses uneinheitlich verwendeten Begriffs schwierig, denn unter ihm werden in der pathologisch-anatomischen Literatur mitunter die verschiedensten tumorähnlichen Gebilde und Tumoren verstanden: Lymphangiome, Kavernome, noduläre Hyperplasien, Adenome etc.

γ) Noduläre Hyperplasien

Als *fokale noduläre Hyperplasie* (SIMMONS, 1884; EDMONDSON, 1958) werden benigne Leberzellanhäufungen kleineren und größeren Ausmaßes (bekannt bis 18 cm im Durchmesser) bezeichnet, die sich meist singulär innerhalb der Leber (oft subkapsulär) befinden oder gestielt sind. Es handelt sich nicht um akzessorische Leberlappen. Die fokalen Hyperplasien sind histologisch Regeneratknoten bei einer Leberzirrhose ähnlich (BAGGENSTOSS, 1970; EDMONDSON, 1958). Die gut abgegrenzten, aber kapsellosen Gebilde mit Leberzellen erhöhten Glykogengehalts (EDMONDSON, 1958; PHILLIPS *et al.*, 1973) zeigen meist zahlreiche erweiterte Blutgefäße und Proliferation von Gallengängen sowie bindegewebige Stränge und Septen (ARONSEN *et al.*, 1968; BAGGENSTOSS, 1970; BEGG und BERRY, 1953; BENZ und BAGGENSTOSS, 1953; CHRISTOPHERSON und COLLIER, 1953; CRAIG *et al.*, 1973; EDMONDSON, 1956, 1958; EDMONDSON und ANDERSON, 1966; MCLOUGHLIN *et al.*, 1973; PHILLIPS *et al.*, 1973; WHELAN *et al.*, 1973; WILSON *et al.*, 1969). Die Klassifikation als Hamartie ist strittig: "A hamartoma implies a localized congenital malformation of the normal mature components of an organ. In these lesions the occurence of degenerative and inflammatory changes, fibrosis and nodular regeneration indicates a form of focal cirrhosis rather than a hamartoma" (BAGGENSTOSS, 1970).

Die *multiple noduläre Hyperplasie* ist eine Folge der kindlichen Leberzirrhose (BAGGENSTOSS, 1970; BENZ und BAGGENSTOSS, 1953;RUGGIERI *et al.*, 1957), Sie soll — wie die nodulären Hyperplasien generell — als multilokuläre Ersatzwucherung mit atypischer Vaskularisation nach Untergang von Lebergewebe bei akuter Atrophie, Morbus Wilson, Trauma, Infektion, Zirrhose etc. entstehen (CRAIG *et al.*, 1973; KETTLER, 1958): "These are not neoplasms but a manifestation of the great regenerative power of the liver, and are not an uncommon manifestation of cirrhosis in children" (BAGGENSTOSS, 1970).

δ) Hämangiome

Die Hämangiome sind nach den hepatozellulären Karzinomen mit 0,35% (Sektionsstatistik EDMONDSON, 1958) die nächsthäufigen Primärtumoren der Leber. Ihre Pathogenese ist bisher ungeklärt (KETTLER, 1958; POPPER und SCHAFFNER, 1961). Der Tumortheorie mit der Annahme einer echten Gefäßneubildung steht die Hamartomtheorie der regional fehlerhaften Gewebsmischung beim embryonalen Leberaufbau gegenüber; dabei sollen die mesenchymalen Kapillar- und Sinusoidalplexus über die entodermalen Epithelien überwiegen.

Kavernome bestehen aus bindegewebig umgrenzten fibrösen Hohlraumsystemen mit Endothelauskleidung. Sie enthalten Blut und Thromben, durch deren Organisation sie ganz oder teilweise veröden können. Fibrose, Hyalinisierung, röntgenologisch nachweisbare Verkalkung und Nekrose sind die Folgen. Kavernome der Leber sind oft unilokulär und klein; multilokuläres Vorkommen und extreme Ausmaße wurden jedoch mehrfach beschrieben (ASPRAY, 1945; BARGON und YU, 1968; CLAR, 1928; EDMONDSON, 1958; KETTLER, 1958; MAJOR und BLACK, 1918; PLACHTE, 1962a, 1962b; PRYLES, 1954; RUBIN, 1918; SCHUMACKER, 1942; SHOCKMAN *et al.*, 1963; VLACHOS *et al.*, 1974; WILSON und TYSON, 1952).

Die Geschwülste sind klinisch unauffällig, wenn nicht Tastbefund, Druckbeschwerden, röntgenologischer Kalknachweis und zufälliger Arteriographiebefund, Schwirren und Gefäßgeräusche (CLAIN *et al.*, 1966; TAN VINH *et al.*, 1959), Hämobilie oder Erythrozytenschädigung und Thrombozytopenie (COOPER und MARTIN, 1962; MC LOUGHLIN, 1971) sowie Herzinsuffizienz (BERDON und BAKER, 1969; DELORIMIER *et al.*, 1967; GOLDBERG *et al.*, 1969; RICKHAM und ARTIGAS, 1969; TAN VINH *et al.*, 1959; WILSON und TYSON, 1952; WINTERS *et al.*, 1954) Aufmerksamkeit erwecken. Kavernome werden bevorzugt bei Erwachsenen beobachtet, sind aber auch bei Kleinkindern und Neugeborenen nachzuweisen (BAGGENSTOSS, 1970; EDMONDSON, 1956; GRAIVIER *et al.*, 1966; PRYLES und HEGGESTAD, 1954; s.S. 119f.).

Kapilläre Hämangiome bestehen aus kleinen Konglomeraten von Kapillaren in fibrösem Gewebe (EDMONDSON, 1958; POPPER und SCHAFFNER, 1961). Sie unterliegen somit einem anderen histologischen Aufbau als die Kavernome, wenn auch "on the other hand, all cavernous hemangiomas probably start as the capillary type but become cavernous rapidly, probably as a result of the delicate texture and sensitivity to pressure of the hepatic parenchyma" (HIGGINS, 1970). Die kapillären Hämangiome können solitär, multipel und mit Hämangiomen bzw. Teleangiektasien anderer Organe vergesellschaftet sein.

ε) *Infantile Hämangioendotheliome*

Diese Tumoren differieren von den malignen Hämangioendotheliomen (Hämangiosarkom, Kupfferzellsarkom). Sie sind Geschwülste des Säuglings- und Kleinkindesalters von hämangiomatösem Aspekt, jedoch mit zahlreichen arteriovenösen Fisteln. Sie kommen als solitäre Lebertumoren oder intrahepatisch konfluierende Herde vor und treten gelegentlich mit extrahepatischen Prozessen gleicher Art auf (ANDERSON, 1966; BAGGENSTOSS, 1970; DEHNER und ISHAK, 1971; EDMONDSON, 1958; LEVICK und RUBIE, 1953; LUND, 1968; SWEED und WEINBERG, 1950; CROCKER und CLELAND, 1957). Das infantile Hämangioendotheliom wird infolge seiner oft zahlreichen arteriovenösen Shunts klinisch auch als „tumeur hépatique à expression cardiague" (PAGÈS und MARTY, 1973) eingestuft und ist in der früheren Literatur vermutlich mitunter als „Hämangiom" erfaßt worden (S. 119f.).

ζ) *Teratome*

Als Primärgeschwülste aller drei Keimblätter sind Teratome in der Leber extrem selten und meist benigne.

2. Vaskuläre Tumorkriterien

Lebertumoren sind angiographisch anhand *direkter und indirekter Kriterien* der veränderten Organ- und Tumorvaskularisation erkennbar. Als direkte angiographische Zeichen eines Gewächses gelten lediglich Tumorgefäße („pathologische Gefäße"). Indirekte angiographische Symptome sind vaskuläre Verteilungsstörung, Dislokation, Arrosion, Lumenschwankungen und Verschluß sowie beschleunigte oder verlangsamte Zirkulation, arteriovenöse Fisteln, „Tumoranfärbung" und „Parenchymdefekt". *Die Arteriographie bringt direkte und indirekte Tumorzeichen zur röntgenologischen Darstellung, während die Portographie nur indirekte Zeichen erscheinen läßt.*

Für die Diagnose einer Raumforderung schlechthin können sowohl direkte Tumorkriterien als auch indirekte beweisenden Charakter haben. Eine weitgehende Differenzierung zwischen solidem Gewächs und avaskulärem Tumor (Zyste, Abszeß, Hämatom etc.) ist nur aufgrund der direkten Tumorkriterien möglich. Dem Charakter der Tumorvaskularisation kommt somit für die arteriographische Diagnostik von Lebertumoren entscheidende Bedeutung zu. Die vaskulären Kriterien der Lebertumoren weichen nur in Details von denen der Geschwülste anderer Organe ab.

a) Tumorgefäße

Das Gefäßwachstum in Tumoren zeichnet sich durch Regellosigkeit aus. Tumoren werden durch *tumoreigene, neugebildete Gefäße* vaskularisiert, die in den Randzonen derselben entstehen sollen (Abb. 25) und Anschluß an das Arteriensystem der Leber finden.

Bereits GOLDMAN (1897, 1907) untersuchte „die Beziehungen des Gefäßsystems zu den malignen Neubildungen" unter Anwendung postmortaler Angiogramme und histologischer Methoden. Er fand einen besonderen Gefäßreichtum in der peripheren Wachstumszone von Karzinomen. Die von ihm beschriebenen Gefäße sind *unregelmäßig konturiert, vorwiegend kleinkalibrig, korkenzieherartig gewunden und ohne regelrechte baumartige Verzweigung.* CALDAS bestätigte die regellose, netzartige Gefäßdistribution als Ausdruck des morphologisch ungeordneten Geschwulstwachstums. Nach BILLING und LINDGREN (1944), die die Gefäßverteilung in Tumoren als bizarr und auseinandergesprengt beschreiben, sollen die Gefäßweiten innerhalb der Geschwulst nach Tumorart und betroffenem Organ variieren.

RUBIN (1964, 1966, 1966) fand jedoch bei angiographisch-histologischen Vergleichen der Mikrovaskularisation von Gewächsen: "The fine vasculature of tumors represents a neoplastic process of new growth and is not simply the incorporation of the capillaries of the host tissue by the tumor. The capillary bed of a tumor is different from true capillaries in that tumor capillaries are more irregular, have larger lumens and

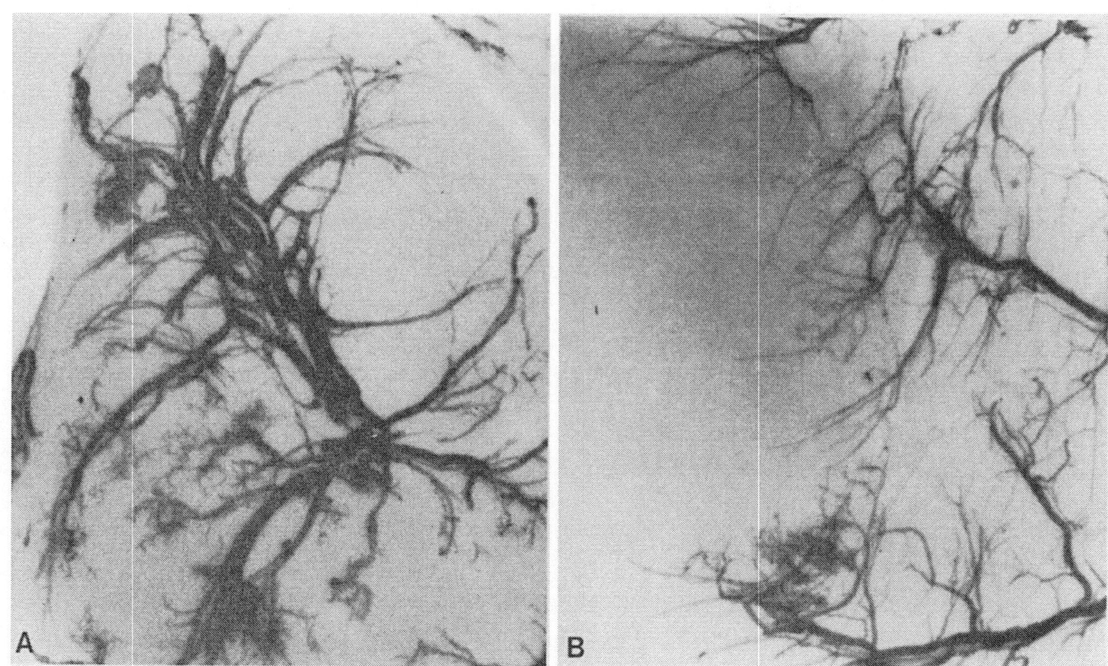

Abb. 25A u. B. Tumorvaskularisation im postmortalen Arteriogramm. (Photographische Vergrößerung 1:10; Aufnahmen: Dr. B. MÜNSTER, Posen). (A) Bündelung, bogenförmige Gefäßabdrängungen, Kaliberschwankungen. Übergang organeigener Arterien in Tumorgefäße (geschlängelt, erweitert). Nester feiner pathologischer Gefäße. Vereinzelt arteriovenöse Fisteln. (B) Korbförmige Gefäßabdrängungen und randnahe pathologische Gefäße an einem im Zentrum avaskulären Tumorknoten

suggest arteriovenous shunting in some aspects. Each tumor has a specific tumor and is not a characteristic of the site of growth ... The degree of histologic differentiation of the tumor is associated with a more regular vascular pattern; as the degree of undifferentiation increases, the microcirculation becomes more disrupted".

Der *Wandbau der Tumorgefäße* unterscheidet sich prinzipiell von normalen Gefäßen (BILLING und LINDGREN, 1944; LINDGREN, 1945; RUBIN, 1966, 1968; WENZ, 1972): Pathologische Gefäße sind dünnwandig und weiter als vergleichbare Arterien und Kapillaren. Durch das Fehlen der Muskulatur ähneln sie embryonalen Gefäßen. Infolge ihrer schwachen Wand unterliegen sie beträchtlichen Kaliberschwankungen. Es bestehen Korrelationen zwischen der Gestaltung von Tumorgefäßen (Wandaufbau, Verteilungmodus) und dem Differenzierungsgrad der Geschwülste (LAGERGREN *et al.*, 1960; LINDGREN, 1945; RUBIN, 1966, 1966). Schon DIBBELT (1912) stellte solche Beziehungen fest; er fand in undifferenzierten Tumoren Gefäße mit embryonalem Wandbau, in Fibromen dagegen Gefäße mit differenzierten Wandstrukturen.

Benigne sowie primäre und sekundäre maligne Geschwülste erhalten ihren Blutzufluß durch das Arteriensystem. Das disharmonische Gefäßbild der Tumoren — mit korkzieherartig gewundenen, geknickten, gestreckten oder abgebrochenen, sich in ihrer Struktur und Formation (Ausweitungen, Engen) deutlich von normalen Arterien unterscheidenden Gefäßen — ist somit durch die Arteriographie röntgenologisch darstellbar (BIERMAN, BYRON *et al.*, 1951; BILLING und LINDGREN, 1944; BOIJSEN, 1965b; BREEDIS und YOUNG, 1972; PINET, 1972; STRICKLAND, 1961; VOEGELI, 1971; WENZ, 1972).

Gelegentliche Mitteilungen über eine „portale Vaskularisation" von Lebertumoren (CHENDEROVITCH und CAROLI, 1956; CHUDÁČEK, 1973; CHUDÁČEK und SEBOR, 1961; GVOZDANOVIĆ und HAUPTMANN, 1955) beruhen vermutlich auf retrograden Kontrastmittelfüllungen der Tumorgefäße durch arterioportale Fisteln bei der portographischen Untersuchung.

Im Arteriogramm ist die Regellosigkeit der Tumorvaskularisation nicht nur morphologisch sondern auch an der Strömungskinetik ablesbar: Neben beschleunigt von Kontrastmittel durchflossenen Gefäßen lassen sich solche mit verlangsamter, überdauernder oder stagnierender Füllung erkennen. *Dem morphologischen Kriterium „Tumorvaskularisation" kann das funktionelle „Tumordurchblutung" zugeordnet werden.*

Stark vaskularisierte Geschwülste müssen — total oder regional — nicht zwangsläufig mit einem erhöhten Zeitvolumen durchblutet werden. Die chaotische Gefäßverteilung ist durch unkodiertes, zielloses Wachstum,

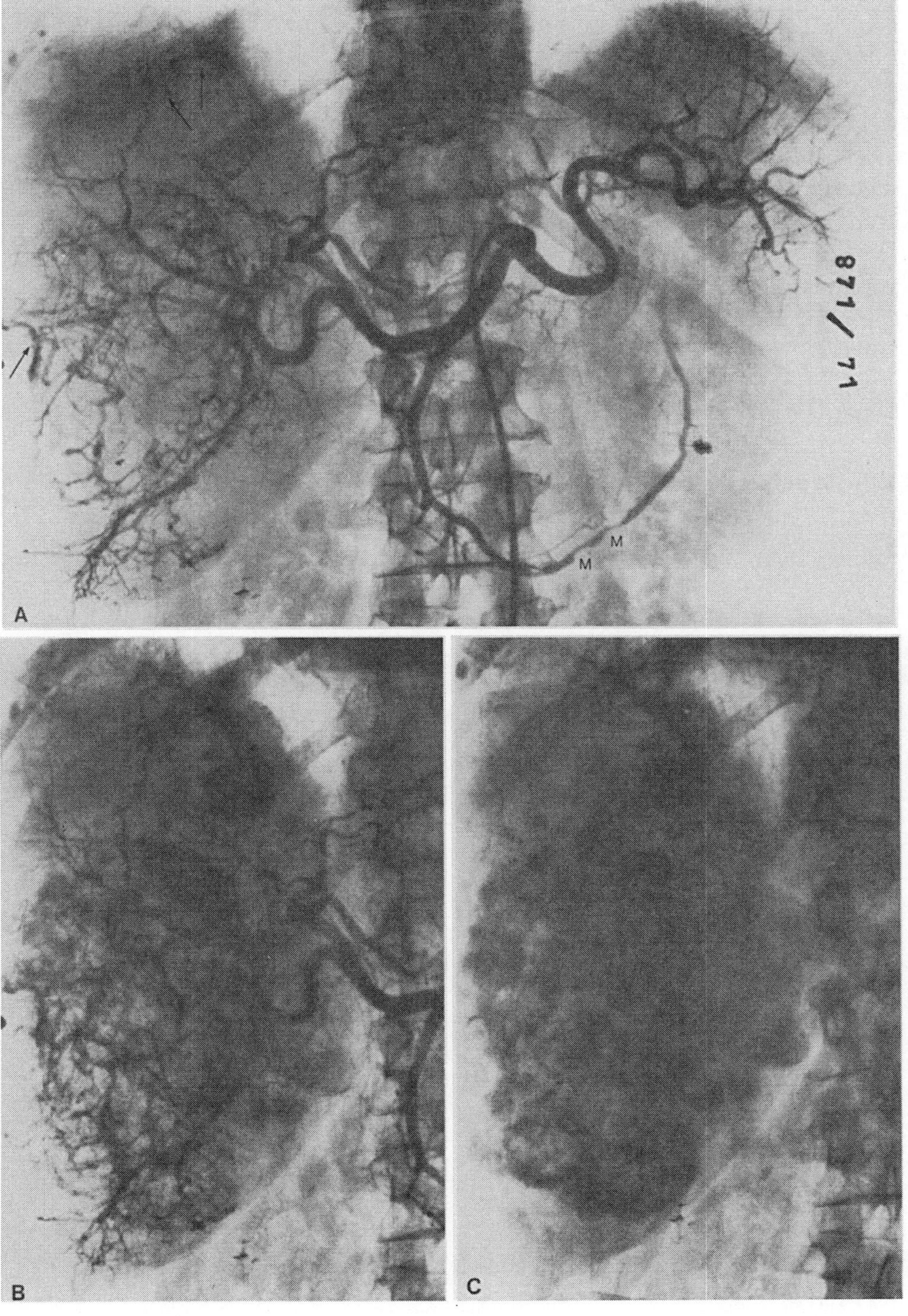

Abb. 26 A–C. Multinoduläres hepatozelluläres Karzinom im rechten Leberlappen. Geringe Erweiterung der A. hepatica propria. Dichte Netze pathologischer Gefäße. Arteriendislokationen. Arteriovenöse Shunts (Pfeile). Starke kapilläre Kontrastfüllung der Tumorknoten (C). — Netzmetastasen (*M*) mit Einkerbungen der A. gastroepiploica dextra

Verdrängung, Kompression, Erdrosselung, Thrombosierung, Infiltration, Embolisation infolge Zelleinbruchs und intravasalen Tumorwachstums (hepatozelluläre Karzinome!) erklärbar. Da besonders die wandschwachen Portal- und Lebervenen von Kompressions-, Infiltrations- und intrakanalikulären Wachstumsprozessen betroffen sind, wird die unterschiedliche Strömungsgeschwindigkeit als Perfusionsblockade verständlich. Eine stärkere Abflußbehinderung kann bis zur portalen Hypertonie führen.

Die pathologische Mikro- und Makrozirkulation wird nicht nur durch den abnormalen Vaskularisationsgrad und durch wechselhafte Drosselungsprozesse hervorgerufen, sondern auch durch *arteriovenöse Fisteln* wechselnder Zahl innerhalb der Tumoren begünstigt (Abb. 25–28, 35, 40). Diese unterschiedlich großen av-Fisteln entstehen durch Arrosion oder infiltrative Verletzung nebeneinander liegender Arterien und Venen und durch die Bildung nekrose- oder blutungsbedingter, blutdurchflossener Hohlräume. Die Fisteln fördern die Durchblutung eines Tumors; sie dienen dabei allerdings einer Luxuszirkulation an den Zellen vorbei mit regional beschleunigter Blutpassage in das Venensystem und verursachen eine Anpassung der zuführenden Arterien an das erhöhte Strömungszeitvolumen durch Weitstellung. Gelegentlich ist der Blutbedarf der Tumoren so groß, daß ein *„hepatic vascular steal effect"* auftritt (B. MÜNSTER, 1976). Dabei wird – wie von Zirrhoseprozessen bekannt (S. 97) – der A. mesenterica sup. via A. gastroduodenalis zusätzlich Blut abgezapft. *Arterioportale Fisteln* (Abb. 27) führen zur regionalen intrahepatischen oder sogar zur praehepatischen Pfortaderdarstellung (OKUDA *et al.*, 1973) mit portaler Hypertonie.

Eine Besonderheit der Tumorvaskularisation sind die *Lakunen* (Abb. 26, 28, 30, 32, 34, 35, 41). Es handelt sich um blutdurchflossene Hohlräume unterschiedlicher Form und Größe, in denen das Kontrastmittel stagniert („pools"). Diese Lakunen sind entweder 1. aneurysmaähnliche Ausweitungen der wandschwachen Tumorgefäße selbst, 2. blutdurchflossene Blutungsräume („falschen Aneurysmen" vergleichbar), 3. nekrosebedingte Höhlen oder 4. blutführende, durch Tumorzellen ausgekleidete Kanäle (z.B. beim Häman-

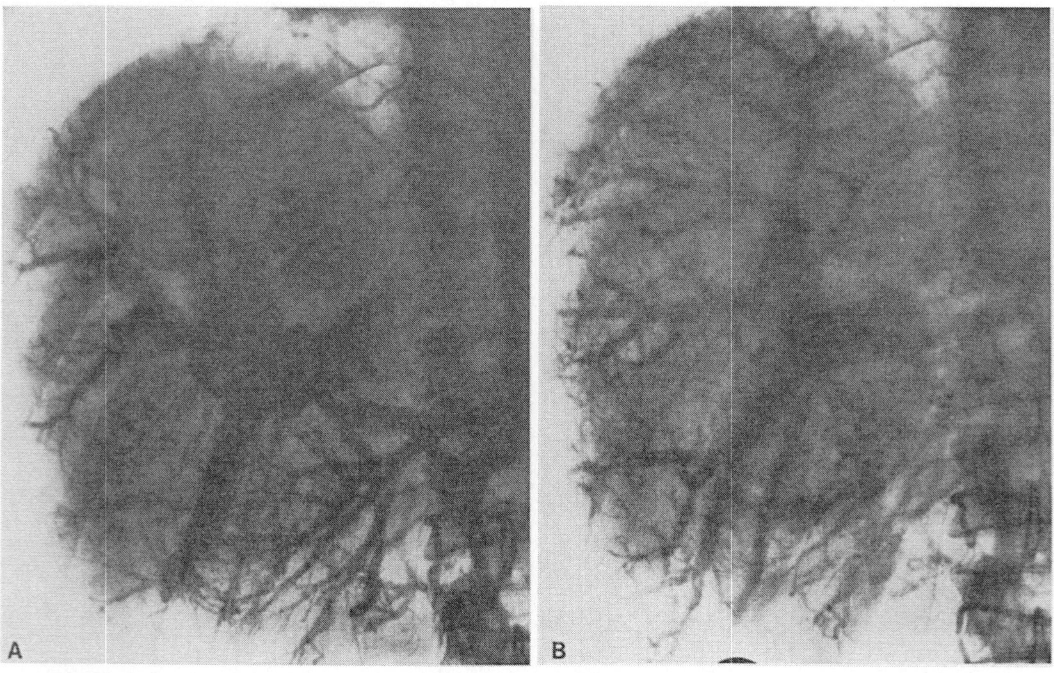

Abb. 27A–D. Hepatozelluläre Karzinome. (Aufnahmen: Professor Dr. KUTSCHINSKI, Moskau). (A, B) 39jähriger Mann. Grobe arterioportale Fisteln (A) mit intensiver Füllung des intrahepatischen Pfortadersystems (B). (C, D) 61jährige Frau. Stark vaskularisierter Tumor, besonders im linken Leberlappen, mit Lakunen (Pfeile) und arterioportalen Shunts (*V.p.*)

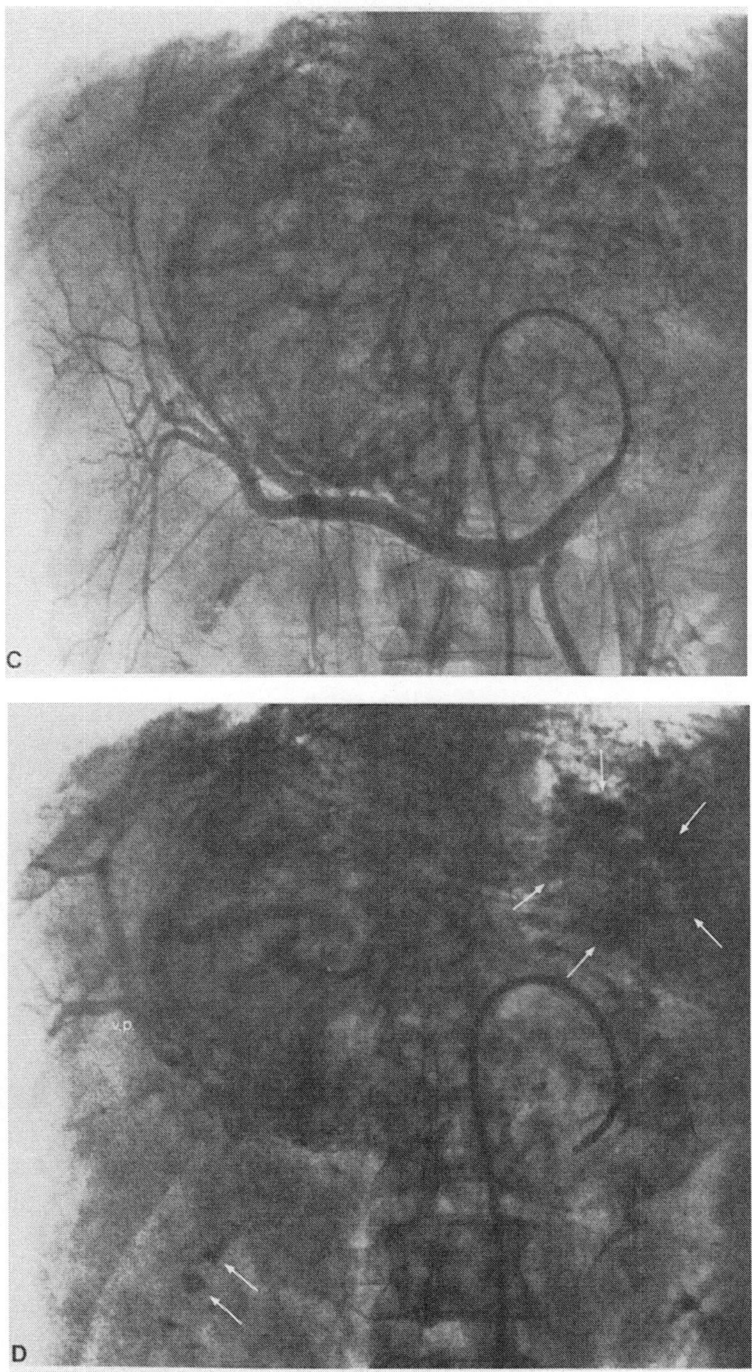

Abb. 27C u. D

gioendotheliom). Kontrastpools gelten als Kriterium für eine solide Geschwulst. Sie sind jedoch nicht beweisend für Malignität. Auch lassen sie sich mitunter nicht sicher von kavernomatösen Hohlräumen unterscheiden (Abb. 34, 36–39).

Die pathologische Zirkulation innerhalb eines Tumors beruht neben den genannten Faktoren auf einer *abartigen Vasomotorik*. Tumorgefäße besitzen keine oder nur geringfügige Muskulatur und sind entweder nicht innerviert (LINDGREN, 1945) oder so, daß sie den normalen vasomotorischen Regelmechanismen nicht gehorchen. Der Beweis dafür wurde röntgenologisch mit der Anwendung von *Adrenalin und Noradrenalin* erbracht. Während normale Blutgefäße nach intraarterieller Adrenalininjektion eine Vasokonstriktion zeigen, bleiben die Tumorgefäße unverändert weit. Man hat sich diesen Effekt zur besseren arteriographischen Sichtbarmachung der Tumorvaskularisation gegenüber benachbarten normalen Gefäßen nutzbar gemacht (KAHN *et al.*, 1967; BOIJSEN, 1968; BOIJSEN und REDMAN, 1967; STULBERG und BIERMAN, 1965).

Da die Leberarterien aber sehr individuell auf das injizierte Adrenalin reagieren, ist die optimale Dosierung des Pharmakons für die Leberdiagnostik problematisch; mit Adrenalindosen von 0,1–0,2 µg/kg ist die arterielle Leberzirkulation zur Stagnation zu bringen (BOIJSEN, 1968; LUCAS, MÜNSTER und PORSTMANN, 1972), worauf u.a. die Anwendung des Adrenalins bei der arteriographischen Pankreasdiagnostik beruht (BOIJSEN und REDMAN, 1967; CEN *et al.*, 1969, 1969; LUCAS *et al.*, 1972). Bei 93% aller Patienten eines eigenen Vergleichskollektivs war eine starke bis sehr starke Einengung der Segmentarterien zu beobachten. Die peripheren Leberäste wurden oftmals überhaupt nicht gefüllt; in 7% kamen selbst die Segmentarterien nicht mehr zur Abbildung (MÜNSTER, ZIMMERMANN *et al.*, 1971 b). Durch die adrenalininduzierte Kontraktion der zentralen Leberarterien kann auch der Lebertumor für die Dauer der Adrenalinwirkung in seiner arteriellen Durchblutung gedrosselt werden. Er muß sich nach Adrenalin also durchaus nicht immer besser darstellen als ohne das Medikament, dessen *genereller* Wert zur verbesserten Tumor- und Metastasendarstellung anzuzweifeln ist (LUCAS *et al.*, 1972; MÜNSTER *et al.*, 1971 b). Die Anwendung sollte Zweituntersuchungen bei unsicheren Befunden dienen.

b) Tumoranfärbung, Tumordefekt

Wenn ein Tumor gegenüber benachbartem normalem Lebergewebe vermehrte und erweiterte kapilläre Gefäße enthält, so kann das Kontrastmittel innerhalb desselben vermehrt akkumulieren (Abb. 26, 30, 33, 35, 40) und zu einer stärkeren Strahlenabsorption führen (staining). Selbst wenn pathologische Gefäße nicht erkennbar sind, ist dieser *Tumorschatten* suspekt auf ein Gewächs (Abb. 33, 52, 53). Differentialdiagnostisch müssen in jedem Fall regionale Massenzunahmen des Lebergewebes (Höcker, akzessorische Lappen: STECKENMESSER *et al.*, 1971), noduläre Hyperplasien (ZURBRIGGEN und TYLÉN, 1975), Regeneratknoten bei Leberzirrhose (BÜCHELER *et al.*, 1973; HEPP *et al.*, 1968; STECKENMESSER *et al.*, 1971) und stärker durchblutete entzündliche Infiltrate (WENZ *et al.*, 1971) erwogen werden.

Das Symptom der Tumoranfärbung ist nur dann ein beweisendes Kriterium, wenn gleichzeitig pathologische Gefäße nachweisbar sind oder der Tumor anderweitig (Histologie etc.) gesichert ist. Der Nachweis des Tumorschattens dient dann nicht dem Nachweis des Tumorwachstums selbst, sondern der Größenbestimmung und Lokalisation des Gewächses. Die Tumoranfärbung ist nur arteriographisch erzielbar und um so dichter, je stärker die Vaskularisation, die Kontrastmitteldosis und die Größe durchbluteter Tumorknoten sind.

Auch der umgekehrte Effekt einer — im Vergleich zu benachbartem Normalgewebe — regional verminderten Kontrastmittelspeicherung (Abb. 31, 32, 42) ist ein Symptom der Raumforderung. Die Spezifität dieses Phänomens ist jedoch gering: *Defektbildung* („Tumorlöcher", „Mottenfraßbild") bedeutet lediglich Avaskularität oder verminderte Vaskularisation und kann sowohl einem gefäßarmen oder nekrotisierten Primärgewächs entsprechen (Abb. 32, 41, 42) oder Metastasen (Abb. 24, 45–47, 50, 55), Zysten (Abb. 57–59), Abszessen (Abb. 48, 64, 65), thrombosierten Hämatomen, zirrhotischen Narbenfeldern (Abb. 16, 20, 23) und arteriellen Verteilungsstörungen bei Lebervenenthrombosen (Abb. 60).

Defekte innerhalb des Lebergewebes lassen sich arteriographisch und portographisch als Verminderung der sinusoidalen Organkontrastierung nachweisen. Die Erkennbarkeit ist auch hierbei von der angewandten Kontrastmitteldosis und von der Größe der Defekte abhängig (S. 60, 143). Sie ist am besten bei der transumbilikalen Portographie (Abb. 31;

s.a. MATEEV und WIRBATZ, S. 215–301), geringer bei der Splenoportographie und am wenigsten ausgeprägt bei der Leberarteriographie. Die angiographische Nachweisbarkeit wird, neben der Kontrastmitteldosis, von aufnahmetechnischen Parametern beeinflußt (S. 60, 143).

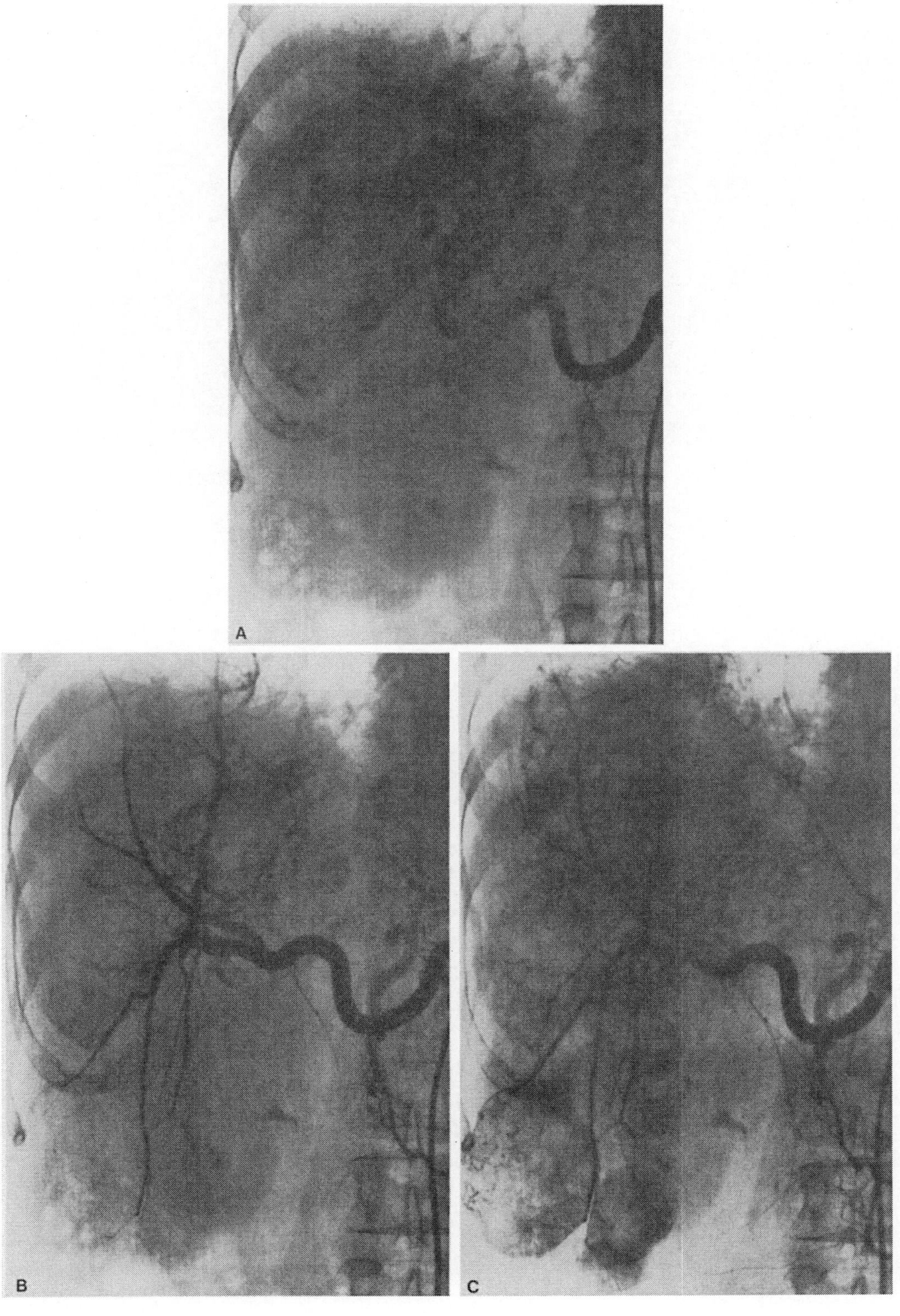

Abb. 28. Histologisch ungeklärter multinodulärer Lebertumor bei 55jähriger Frau. Verkalkung (A). Hepatom? Metastasen?

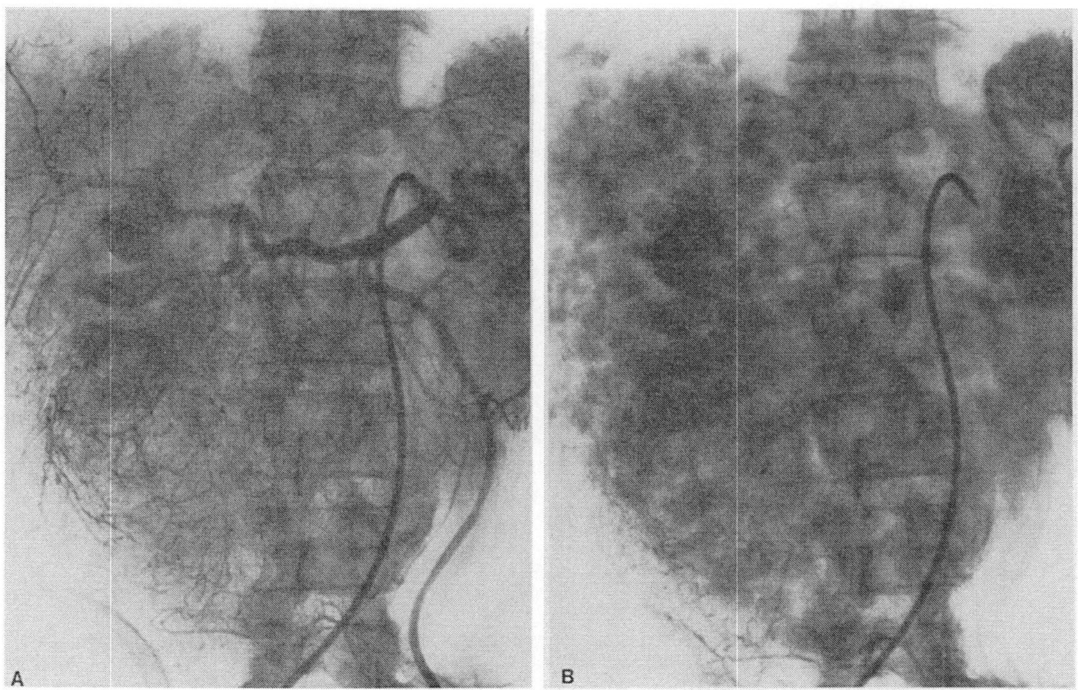

Abb. 29. Hepatozelluläres Karzinom mit feinen pathologischen Gefäßen, aber intensiver kapillärer Vaskularisation (multiple Tumorknoten)

c) Verteilungsstörungen, Gefäßalteration

Diese Symptome sind indirekte und fakultative Tumorzeichen; sie betreffen sowohl pathologische Gefäße als auch organeigene Arterien und Portalvenen. *Gefäßdislokationen* (GUILLEMIN *et al.*, 1956; HEALEY, 1965) sind bei soliden und zystischen Tumoren (Abb. 26, 31–33, 36, 41, 42, 57–59, 65) sowie bei nichttumorösen Prozessen nachweisbar (Abb. 43, 60, 64). Abnormale Verläufe von Arterien und Venen werden durch Abdrängung, Verziehung oder atypische Gefäßmuster bzw. Kollateralzirkulationen im Lobus caudatus hervorgerufen (BÜCHELER *et al.*, 1973; DÜX *et al.*, 1966; LUNDERQUIST, 1967; MELLIERE und HERNANDEZ, 1970; SCHORN *et al.*, 1957). Die *multilokuläre Verteilungsstörung* von Venen und Arterien ist mehrdeutig: Sie wird durch Tumoren und Metastasen verursacht, läßt sich aber auch bei multizystischen und zirrhotischen Vorgängen erkennen. Das Symptom ist deshalb nur als Verdachtskriterium anwendbar.

Gefäßarrosion und -abbruch von Arterien und Portalvenen (Abb. 26, 29, 30, 32, 35) werden bei Gewächsen häufig gefunden (BREEDIS und YOUNG, 1954; BIERMAN *et al.*, 1951; GOLDMAN, 1897, 1907; WILLIS, 1930). Sie stellen gelegentlich das einzige angiographisch erkennbare Tumorsymptom dar. Wanddestruktion und Gefäßverschluß sind jedoch unter dem Aspekt des infiltrativen Wachstums lediglich quantitative Merkmale desselben Vorganges. Sie sind unspezifisch, denn gleiche Effekte können durch nichttumoröse Kompression, entzündliche und degenerativ-regenerative Vorgänge oder murale bzw. intraluminale Gefäßerkrankungen verursacht werden.

Das angiographisch erkennbare chaotische Gefäßbild von soliden Tumoren und Metastasen resultiert aus der primären Regellosigkeit pathologischer Gefäße, Lakunenbildung, sekundären Verteilungsstörungen, tumorinduzierten obliterativen und obturativen Prozessen an Normal- und Tumorgefäßen, arteriovenösen Fisteln und unterschiedlichen Strömungsvorgängen innerhalb dieser Blutleiter.

3. Angiographische Befunde bei primären Lebertumoren

Unter den primären Lebertumoren sind die Karzinome neben den Hämangiomen am häufigsten. Über sie wurde auch in der röntgenologischen Literatur am meisten berichtet (BARTLEY *et al.*, 1967; BAUM *et al.*, 1965; BAYINDIR, 1967; BENNET *et al.*, 1964, 1968; BIERMAN *et al.*, 1951; BOIJSEN, 1965; BOIJSEN und ABRAMS, 1965; BÜCHELER *et al.*, 1971, 1971, 1973; COLAPINTO, 1968; DEBRAY *et al.*, 1965; DELORME *et al.*, 1970; DOYON *et al.*, 1974; FREDENS, 1969; FREEMAN, 1969; GALL, 1956; HEPP *et al.*, 1968; HERNANDEZ, 1967b; HORAK und RÖSCH, 1967; JEWEL, 1971; KAUDE, 1973; KREEL *et al.*, 1968; KIDO *et al.*, 1971; KUTSCHINSKI *et al.*, 1970; LEMAITRE *et al.*, 1972; MARGULIS, 1964; MARGULIS *et al.*, 1965; MC DONALD, 1967; MILANEZ *et al.*, 1953; MORINO, 1959; MORINO *et al.*, 1967; MOSS *et al.*, 1971; B. MÜNSTER, 1974; MÜNSTER, 1972, 1973; NEBESAR *et al.*, 1964, 1966, 1970; ÖDMAN, 1968; POKIESER, 1972; POLLARD *et al.*, 1970; PORCHER *et al.*, 1966; REUTER *et al.*, 1970; REUTER und REDMAN, 1972; RÖSCH *et al.*, 1969; SAMMONS, 1967; SORSDAHL und GAY, 1967; STECKENMESSER *et al.*, 1971; STULBERG und BIERMAN, 1965; SUZUKI *et al.*, 1972; VIAMONTE, 1966; WATSON und BALTAXE, 1971; WENZ, 1972; YÜ, 1967).

a) Karzinome

α) Hepatome

Wenn man von den postzirrhotischen Karzinomen absieht, haben die hepatozellulären Leberkrebse bei häufiger Hypervaskularisation zahlreiche gemeinsame arteriographische Merkmale (Abb. 26–30, 35): erweiterte Versorgungsarterien, pathologische Gefäße, Lakunen, arteriovenöse Fisteln, intensive Tumoranfärbung. Infolge des expansiven Wachstums sind Gefäßverdrängungen häufig, infiltrative Wandschäden an Arterien unterschiedlich stark (S. 100).

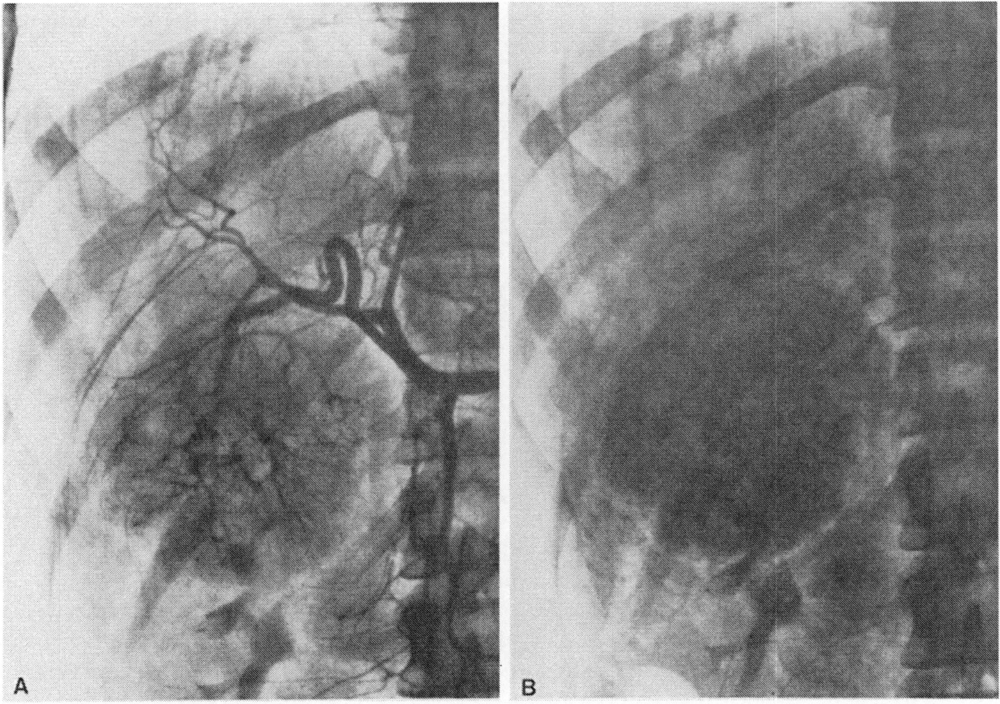

Abb. 30. Uninoduläres hepatozelluläres Karzinom bei 17jähriger Frau. (Aufnahmen: Professor Dr. KUTSCHINSKI, Moskau)

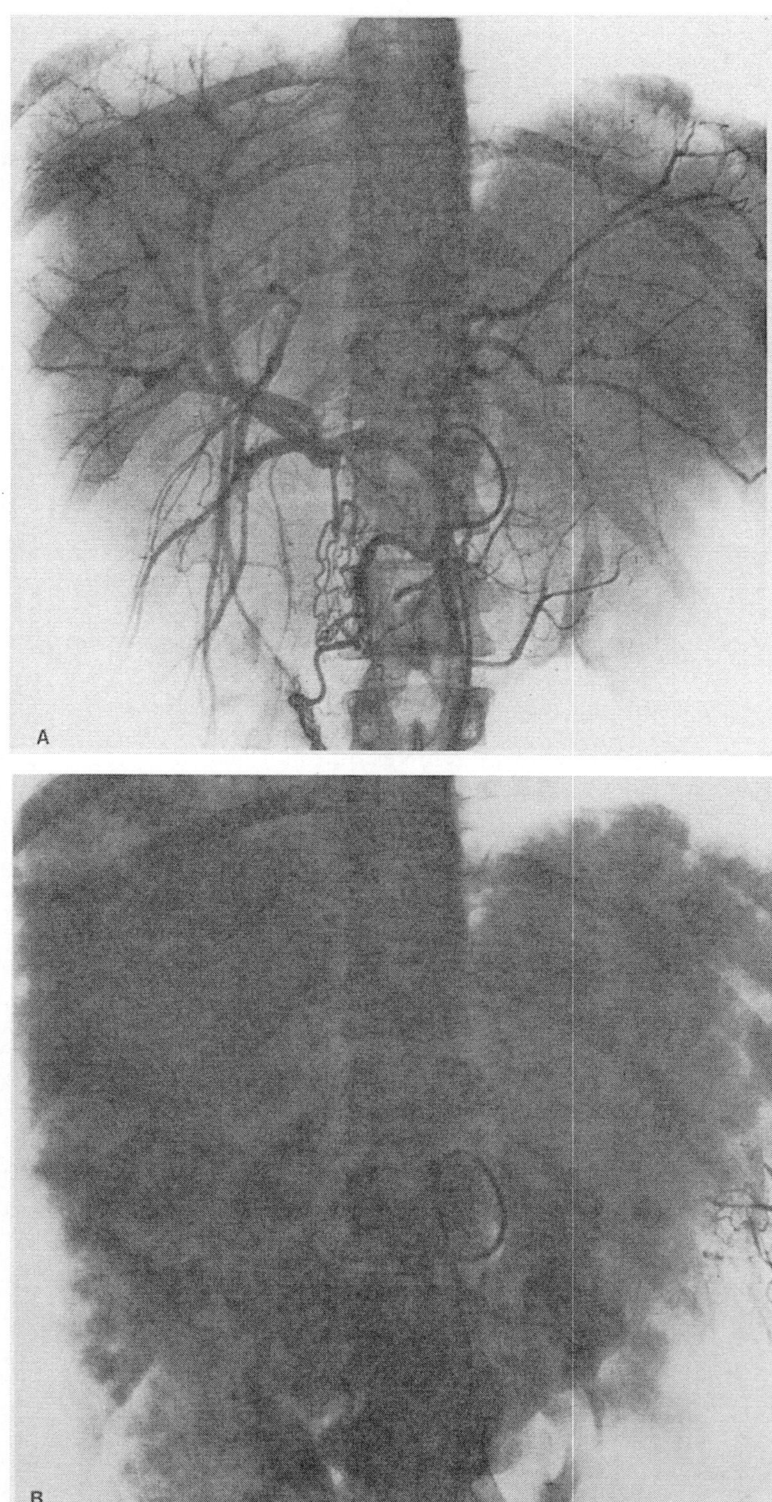

Abb. 31A–D. Großes multinoduläres Hepatom bei 30jähriger Frau. Vergleich: Arteriographie – (transumbilikale) Portographie (Aufnahmen: Dr. ZIMMERMANN, Berlin). (A, B) Arteriogramm. Auffällige Armut an pathologischen Gefäßen, Aufspreizung und Abdrängung intrahepatischer Arterien in beiden Leberlappen. Kapilläre Anfärbung multipler Tumorknoten, vereinzelt ringförmig (zentrale Nekrosen). (C, D) Transumbilikales Portogramm. Gefäßabdrängungen besonders im rechten Leberlappen. Defekte innerhalb des Leberparenchyms („Tumorlöcher"). Vorgetäuschte Avaskularität in den superioren Segmenten des rechten Leberlappens, die tatsächlich nur das Portalsystem betrifft (Abdrängung und Gefäßverschlüsse)

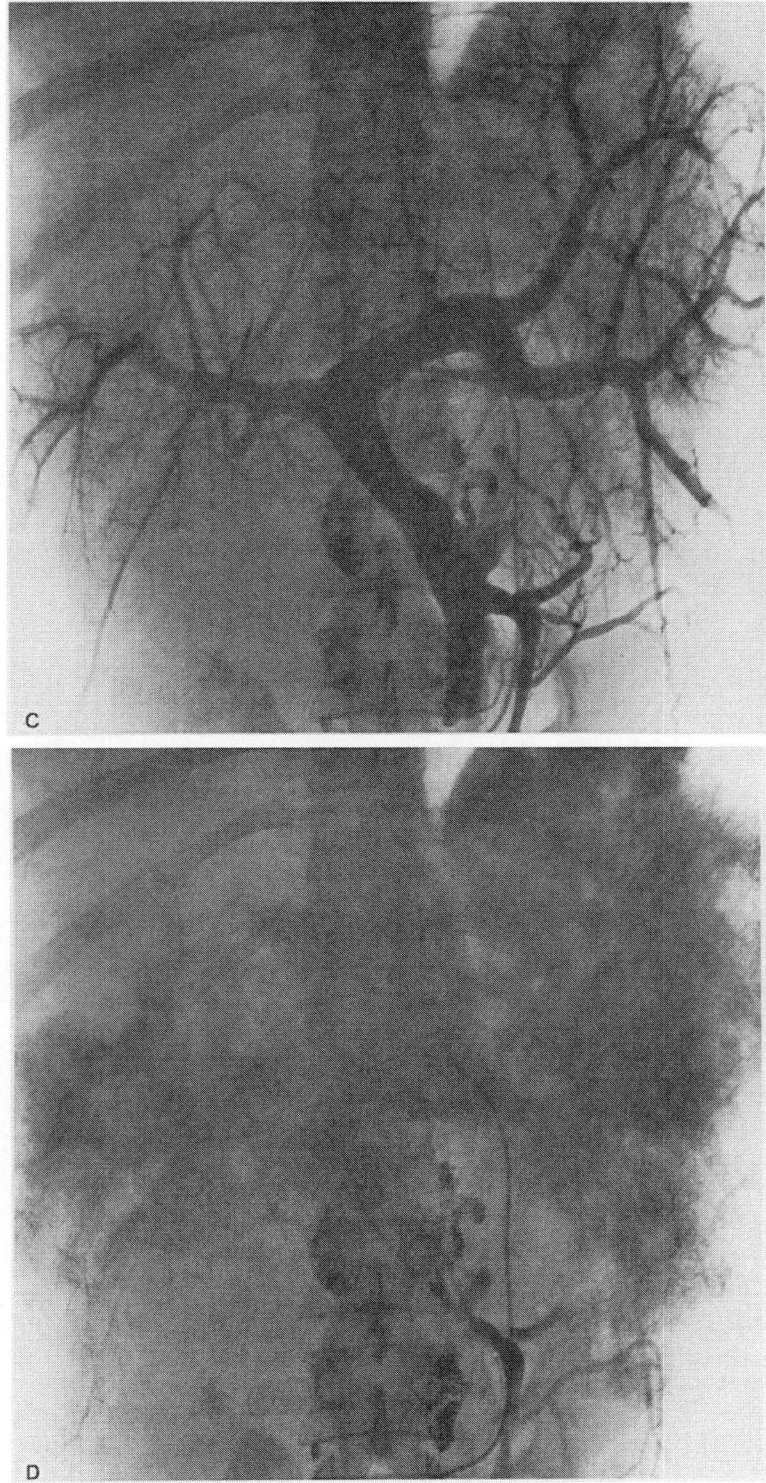

Abb. 31 C u. D

Im Splenoportogramm spiegelt sich das intraportale Tumorwachstum wider. In großer Zahl sind Verschlüsse zentraler und peripherer Pfortaderäste zu beobachten. Gefäßverdrängungen können exzessive Ausmaße annehmen und sind regelmäßig zu finden (Chudáček, 1973; Düx, 1965; Düx *et al.*, 1967; Rösch, 1958, 1959, 1964). In der sinusoidalen Organan-

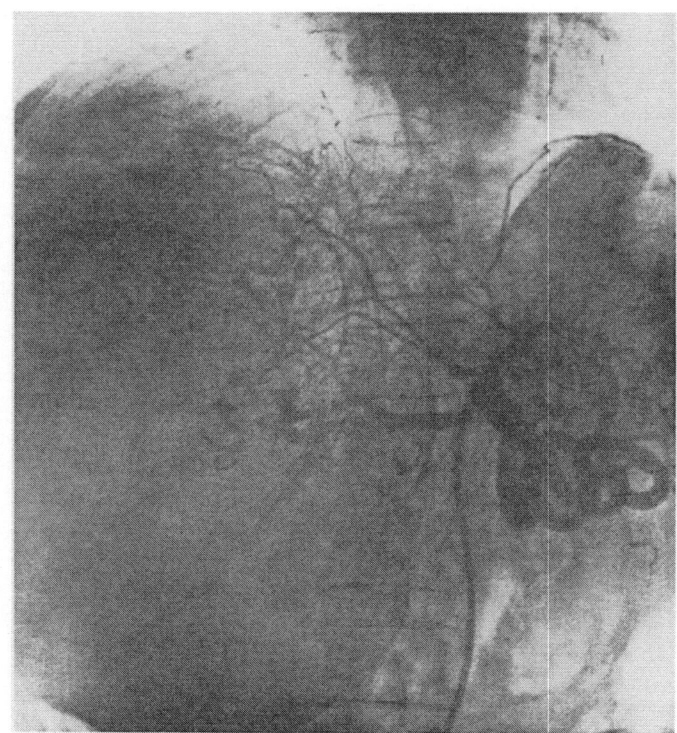

Abb. 32. Großes nekrotisiertes („avaskuläres") Hepatom mit diskreter pathologischer Vaskularisation in den Randzonen, Lakunen und arteriovenösen Fisteln

färbung stellen sich die Hepatome als Defekte dar (Abb. 31). Diese repräsentieren jedoch nicht immer die tatsächliche Tumorausdehnung, denn durch Infiltration oder Abquetschung zentraler Pfortaderprovinzen kann es zu peripheren Fehldarstellungen der nicht vom Tumor befallenen Leberprovinzen kommen. Die Arteriographie ist deshalb mit ihren direkten Tumorkriterien beim Nachweis von Lebertumoren der Splenoportographie eindeutig überlegen.

Das arteriographische Bild der Tumorvaskularisation wechselt mit dem Typ der Hepatome und erscheint uninodulär (Abb. 30), multinodulär (Abb. 27, 29, 31) oder diffus (Abb. 35) innerhalb der Leber. Es wird individuell beeinflußt von nekrotischen, also avaskulären,Vorgängen in den Geschwülsten (Abb. 32). Nicht bei jedem gefäßarmen Hepatom wird die geringe Vaskularisation jedoch durch Nekrotisierung hervorgerufen (Abb. 33). *Postzirrhotische Karzinome* zeigen oft weniger pathologische Gefäße (Abb. 29). Anaplastische Karzinome sollen mehr fibröses Gewebe als Tumorzellen enthalten und sich deshalb weniger intensiv darstellen (KIDO *et al.*, 1971).

Auch REUTER *et al.* (1970) stellen eine gute Übereinstimmung zwischen der histologischen Vaskularisation und dem arteriographischen Bild fest: "Increased vascularity at angiography is related to increased number and size of sinusoids. When the sinusoids become confluent they are seen as vascular lakes". Sie meinen jedoch: "The degree of vascularity in these tumors was indepedent of the degree of differentiation of the tumor".

β) Cholangiome

Die weniger häufigen cholangiozellulären Karzinome wachsen meist solitär und sind im Vergleich zu den Hepatomen meist schwach vaskularisiert. Sie zeigen histologisch, mikroangiographisch (HANJO, 1965; NILSSON *et al.*, 1967)und makroangiographisch wesentlich weniger und dünnere Gefäße, die oft nicht als pathologische Gefäße erkannt werden. Auch die Tumoranfärbung ist schwach oder fehlt völlig. Die Infiltration benach-

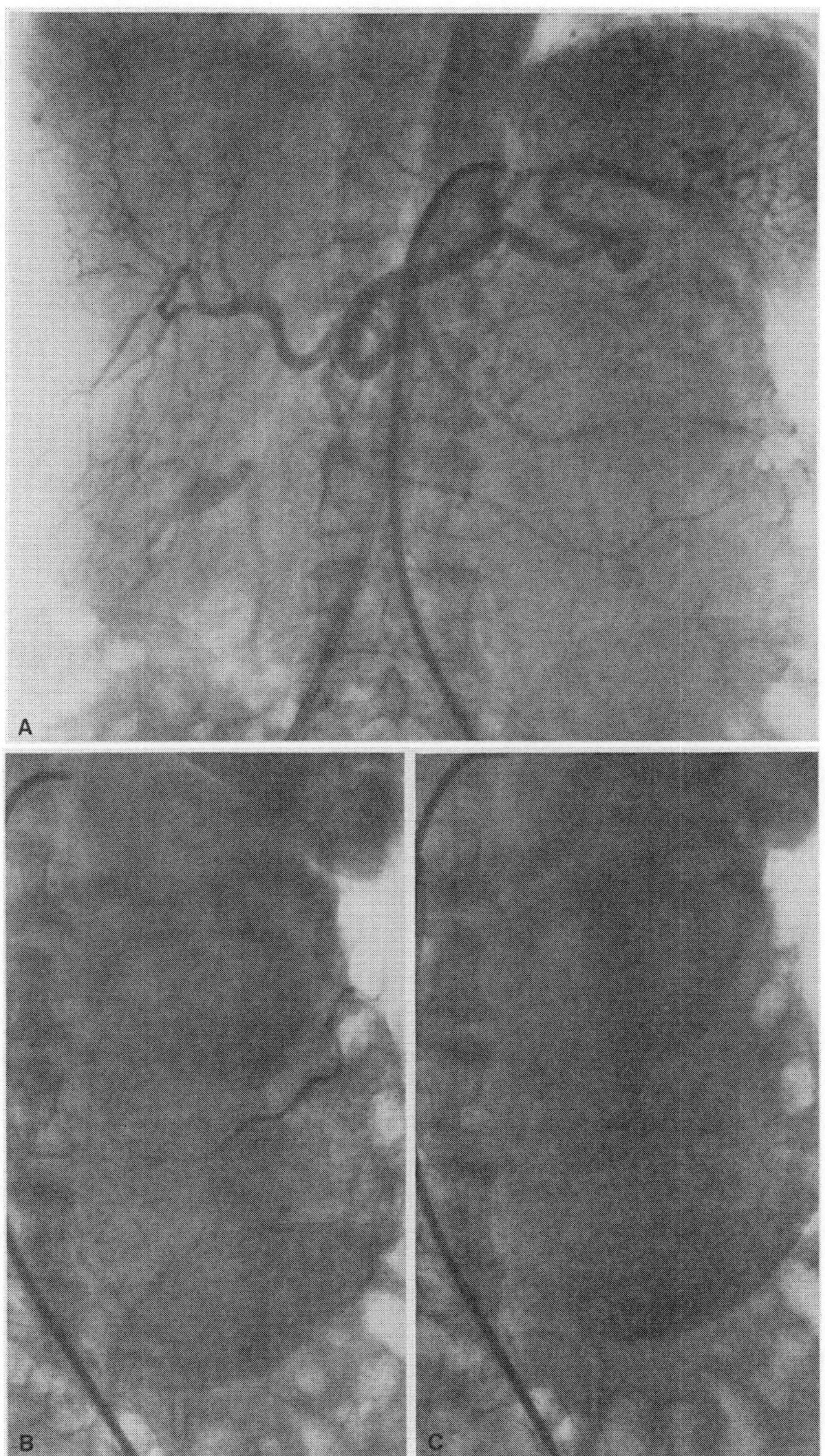

Abb. 33. Großes gefäßarmes Hepatom des linken Leberlappens. Ganz vereinzelte av-Fisteln und Pools. Schwache kapilläre Tumoranfärbung

barter Arterien (Wandläsionen und Verschlüsse im Angiogramm) gilt als charakteristisch (BIERMAN *et al.*, 1951; BOIJSEN, 1965; BOIJSEN und ABRAMS, 1965; BÜCHELER *et al.*, 1971, 1973; DEUTSCH, 1967; KAUDE *et al.*, 1971; KIDO *et al.*, 1971; REUTER *et al.*, 1970, 1972; RÖSCH *et al.*, 1969; YÜ, 1967; s. auch S. 100).

Die Cholangiome können in allen Leberregionen vorkommen, sind sehr häufig zentral lokalisiert und infiltrieren dann bevorzugt in das mediale Segment des linken Lappens. Dieses Verhalten erschwert die Unterscheidung von den Karzinomen der extrahepatischen Gallenwege (REUTER *et al.*, 1971; RÖSCH *et al.*, 1969) und von anderen infiltrierenden Tumoren der Leberpforte. Cholangiozelluläre Karzinome werden, je nach der Tumorposition, Ursache regionaler peripherer oder zentraler biliärer Abflußbehinderungen (KAUDE, 1971; RÖSCH, 1969; STEWART, 1940; THORBJANARSON, 1959). In diesen Fällen hat sich die Kombination der Leberarteriographie oder Portographie mit der transhepatischen (s. SWART, S. 303) oder transkavalen (s. RÖSCH, S. 191) Cholangiographie als vorteilhaft erwiesen. Sie wirkt sich in einer gegenseitigen Befunderweiterung aus (BAYINDIR, 1968; BEDUHN *et al.*, 1973; BOIJSEN und REUTER, 1967; BÜCHELER, 1973; CHUDÁČEK, 1968, 1969, 1973; HEPP *et al.*, 1968; MILLER *et al.*, 1966). Angeboren erweiterte oder durch Stauung dilatierte Gallenwege vermögen tumorähnliche Verteilungsstörungen der intrahepatischen Arterien sowie inhomogene Leberanfärbungen hervorzurufen.

b) Sarkome

Unter den ohnehin nicht häufigen primären Lebertumoren sind die Sarkome besondere Raritäten (S. 101). Ihr angiographisches Erscheinungsbild ist wechselhaft und nicht von dem anderer Lebermalignome und Metastasen (Abb. 54, 55) zu unterscheiden. Lediglich das als „Thorotrasttumor“ bekannt gewordene *maligne Hämangioendotheliom* (Abb. 34) fällt gelegentlich durch zahlreiche pathologische Gefäße mit disseminierten Lakunen auf. Soweit nicht charakteristische thorotrastinduzierte Kalkeinlagerungen vorhanden sind oder die Thorotrastanwendung bekannt ist, dürfte die Diagnose im Sinn eines histologischen Befundes selten richtig gestellt werden.

c) Hepatoblastome

Das arteriographische Erscheinungsbild der infantilen Hepatoblastome beruht auf der sehr variablen Histologie dieser Geschwülste (S. 101). Die bisher arteriographisch dargestellten Tumoren zeigen die Symptome der Raumforderung, pathologische Gefäße und auch Verkalkungen (ANTOINE *et al.*, 1961; FREDENS, 1968; GERHARD *et al.*, 1969; GRASER, 1969; HELBIG, 1965; HILLER, 1967; HOPE *et al.*, 1965; MARGULIS *et al.*, 1956; MCDONALD *et al.*, 1968; MOES *et al.*, 1971; NEBESAR *et al.*, 1966, 1969; RICKHAM *et al.*, 1969; SORSDAHL *et al.*, 1967). Die Differentialdiagnose gegen andere Primärtumoren der Leber ist problematisch; allenfalls ist das Vorkommen im Säuglings- und Kleinkindesalter suspekt.

d) Hämangiome

Die Hämangiome selbst werden nur nach *intraarterieller* Kontrastmittelinjektion sichtbar. Die Splenoportographie bringt auch bei diesen Tumoren lediglich die Raumverdrängung zur Abbildung. Arteriographisch stellen sich die hämangiomatösen Gebilde als kontrastmitteldurchströmte Hohlräume von unterschiedlicher Form, Größe, Zahl und Lokalisation innerhalb oder an der Leber dar (Abb. 36–39).

Kavernome können die Lebergrenzen weit überschreiten. Ihre Hohlraumsysteme speichern bei unterschiedlich schnellem Auffüllungsmodus (Abb. 36, 37) das Kontrastmittel ungewöhnlich lange (ABRAMS *et al.*, 1969; ALFIDI *et al.*, 1968; BOIJSEN, 1965; DIJKEN *et al.*, 1971; MOSS *et al.*, 1971; MÜNSTER, 1970, 1973, 1976; MC LOUGHLIN *et al.*, 1971; PANTOJA, 1968; POLLARD *et al.*, 1966; SPONDER, 1969, REUTER und REDMAN, 1972; STEKKENMESSER *et al.*, 1971; TENTOJA, 1968; ZURBRIGGEN und TYLÉN, 1975).

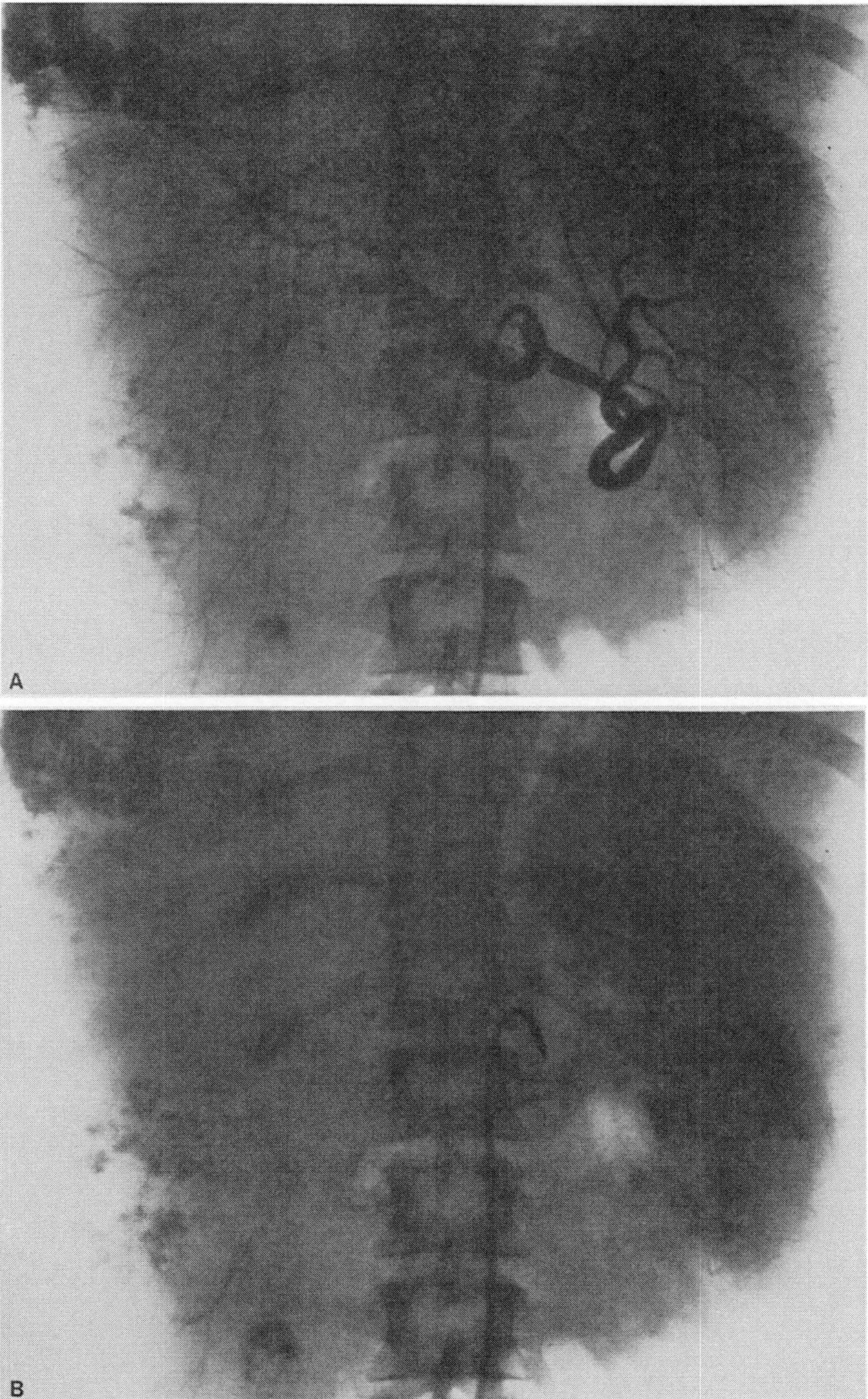

Abb. 34. Kupfferzellsarkom (malignes Hämangioendotheliom) bei junger Frau. Große konfluierende Kontrastlakunen im rechten und linken Leberlappen. (Aufnahmen: Dr. HORÁK, Prag)

Kapilläre Hämangiome zeigen sich infolge der großen Kapillardichte als Fleckschatten (Abb. 38). Sie sind nicht identisch mit den hereditären Teleangiektasien des Morbus Osler. Im möglichen Übergang zur „Kavernomatisierung" (HIGGINS, 1970) lassen sich auch größere Gefäße mit erweiterten zuführenden Arterien nachweisen (Abb. 38).

Die charakteristisch *lange überdauernde Kontrastmittelakkumulation* der Kavernome ist das wichtigste differentialdiagnostische Kriterium. Das arteriographische Gesamtbild wird jedoch durch die makroskopische Formation geprägt. Diese ist stark von sekundären Prozessen, wie Thrombosierung, Fibrose oder Nekrose abhängig und deshalb hinsichtlich des Vaskularisationsgrades sehr wechselhaft. Die vaskulären Lakunen („spaces") sind regellos angeordnet und variieren in ihrem arteriographischen Erscheinungsbild von Fall

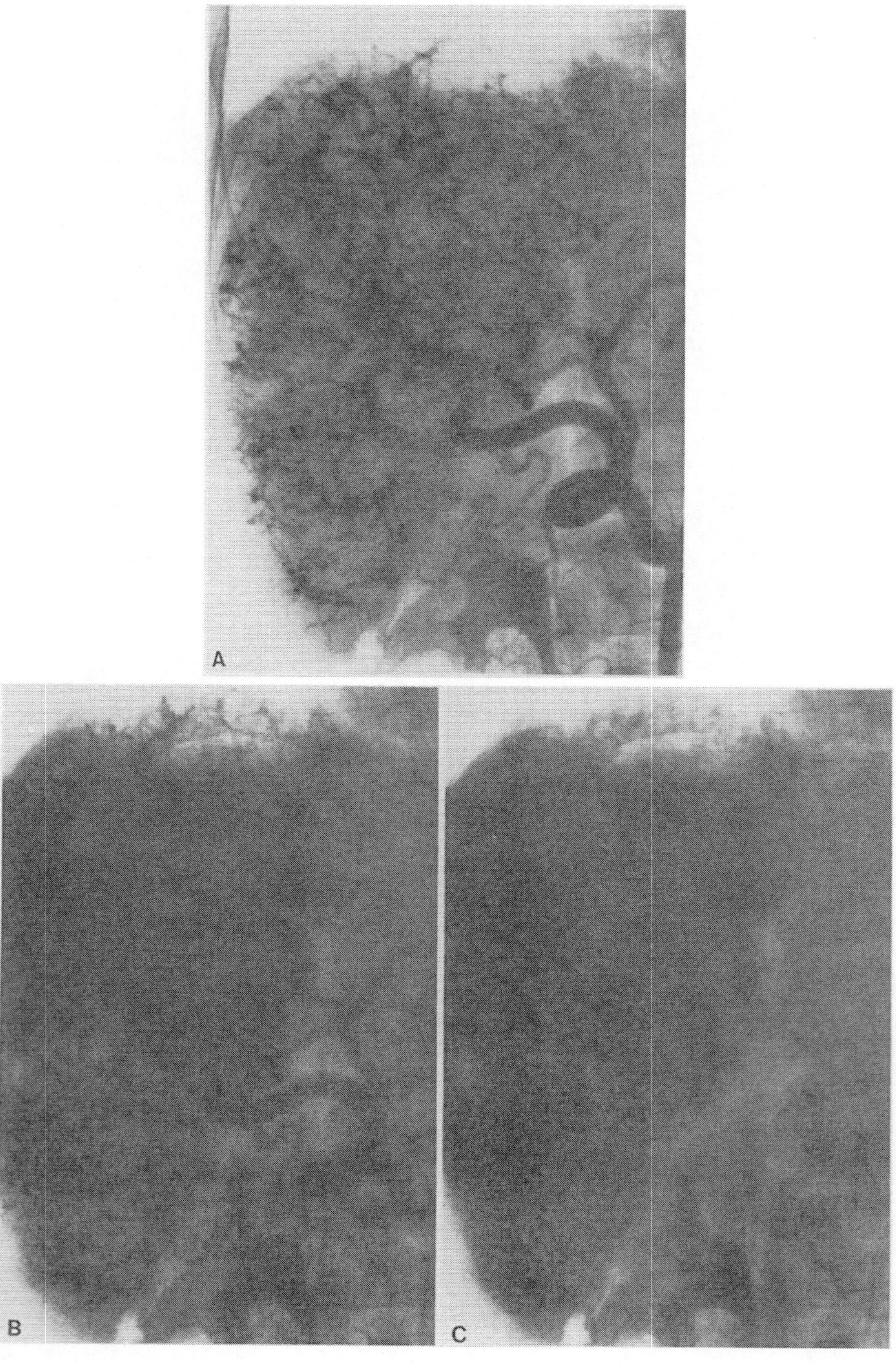

Abb. 35. Hepatozelluläres Karzinom bei einem jungen Mann. Dichtes Netz pathologischer Gefäße, av-Fisteln, Lakunen und kapilläre Tumordarstellung. Kompletter Fehlabgang der erweiteren A. hepatica von der A. mesenterica sup. (vgl. Abb. 36)

zu Fall. Die kontrastmittelhaltigen Räume konfluieren gelegentlich miteinander, so daß ein Hohlraumsystem nur (oder nur noch) durch eine Arterie gefüllt wird. Die von Mc Loughlin (1971) als pathognomonisch erwogene zirkuläre oder C-förmige Angiomformation (Abb. 38) infolge zentraler Obliteration durch Fibrose ist nicht regelmäßig zu finden (Münster, 1976; Pollard *et al.*, 1966).

Die Symptome der Raumforderung allein (thrombosierte Hämangiome) dürften arteriographisch oder splenoportographisch nur dann erkennbar sein, wenn der Tumor eine Mindestgröße von 2 cm überschreitet und innerhalb der Leber liegt. Sie sind bei kapselnahen Hämangiomen nicht nachzuweisen. Große Kavernome schieben gesunde Leberanteile, zuführende und benachbarte Gefäße sowie Nachbarorgane zur Seite;periphere Hämangiome wirken naturgemäß nur auf kleine Gefäße dislozierend. Da die Kavernome nur selten mit dem Portalsystem kommunizieren (keine av-Fisteln), ist mit der Portographie nur in Ausnahmefällen eine „retrograde" Kontrastfüllung möglich (Chudáček, 1973; Gvozdanović und Hauptmann, 1955). Die portographische Diagnostik muß sich somit auf den Nachweis sekundärer Phänomene der Raumforderung beschränken.

Bei einer regional oder komplett fehlenden Kontrastmarkierung der Lakunen wird arteriographisch die größere Ausdehnung des Tumors an der Fehldarstellung der Leber im Tumorbezirk erkennbar. Wegen thrombotischer oder fibrosierender Prozesse sind die Tumoren gelegentlich größer, als sich aus der Gefäßdarstellung allein ableiten läßt.

Kalkeinlagerungen in Hämangiomen erscheinen röntgenologisch als Septen, Krusten oder Sterne (Aspray, 1945; Mc Affee, 1962; Plachta, 1962, 1962, 1965), seltener als Phlebolithen (Mc Loughlin, 1971). Sie sind kein obligatorisches Symptom und keinesfalls pathognomonisch für diese Geschwülste.

In der nichtangiographischen Literatur werden *arteriovenöse* Fisteln in „Hämangiomen" unter hämodynamisch-kardiologischen Aspekten mehrfach zitiert (Berdon und Baker, 1969; Cooper *et al.*, 1962; Bordick, 1938; Levick und Rubie, 1953; Tan Vinh *et al.*, 1959; Winters *et al.*, 1954). Diese sind im Erwachsenenalter

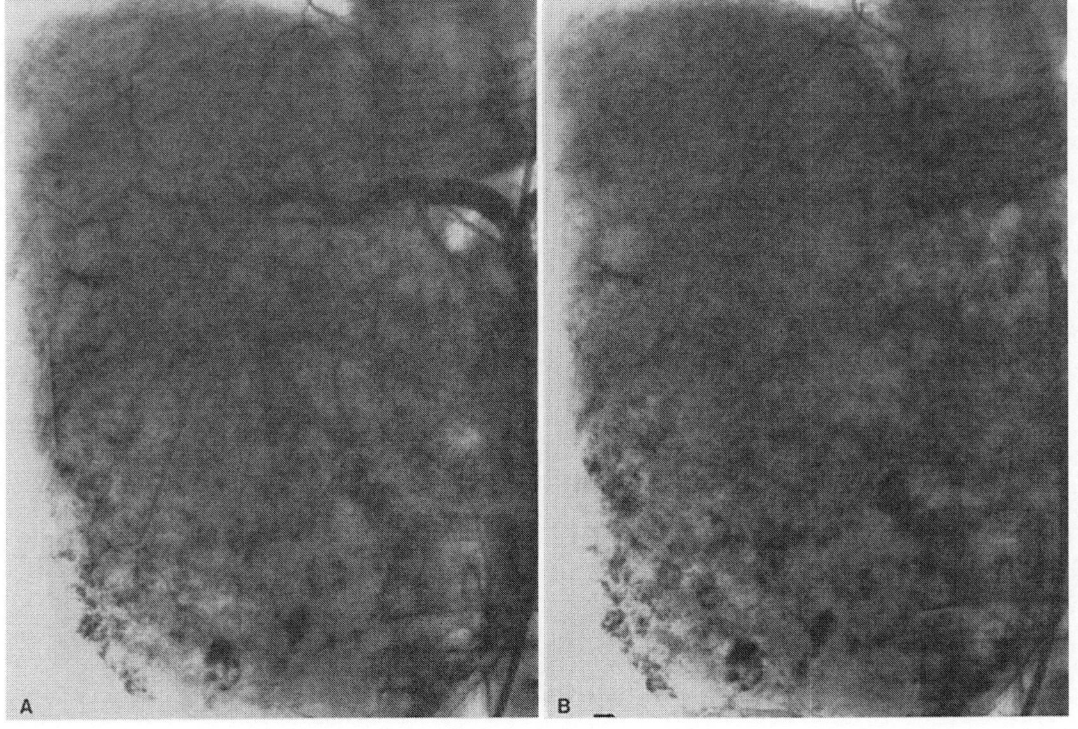

Abb. 36. Sehr großes Hämangiom im rechten Leberlappen mit multiplen „Lakunen". Erweiterte (!) A. hepatica, schmale Gefäße innerhalb des Kavernoms (vgl. Abb. 35, 37)

beim Hämangiom jedoch ausgesprochene Raritäten und immer auf malignen Tumor, Hämangiosarkom oder beim Kind auf *infantiles Hämangioendotheliom* verdächtig. Aber auch bei diesem sind sie nicht obligatorisch (FREDENS, 1969; MOSS *et al.*, 1971; SEKKE und CORNELL, 1969).

"Benign vascular tumors in childhood present a significantly different angiographic appearance than does the adult cavernous hemangioma. Multiple, large, abnormal vessels with lack of tapering are often seen. Except when vascular encasement is demonstrated, differentiation of malignancy or benignancy on the basis of arterial vessels has not proved reliable. Large sinusoidal filling which persists long into the venous phase is an important feature of benignancy. In patients with hemangioendothelioma and congestive heart failure, filling of the hepatic vein has been rapid" (MOSS *et al.*, 1971).

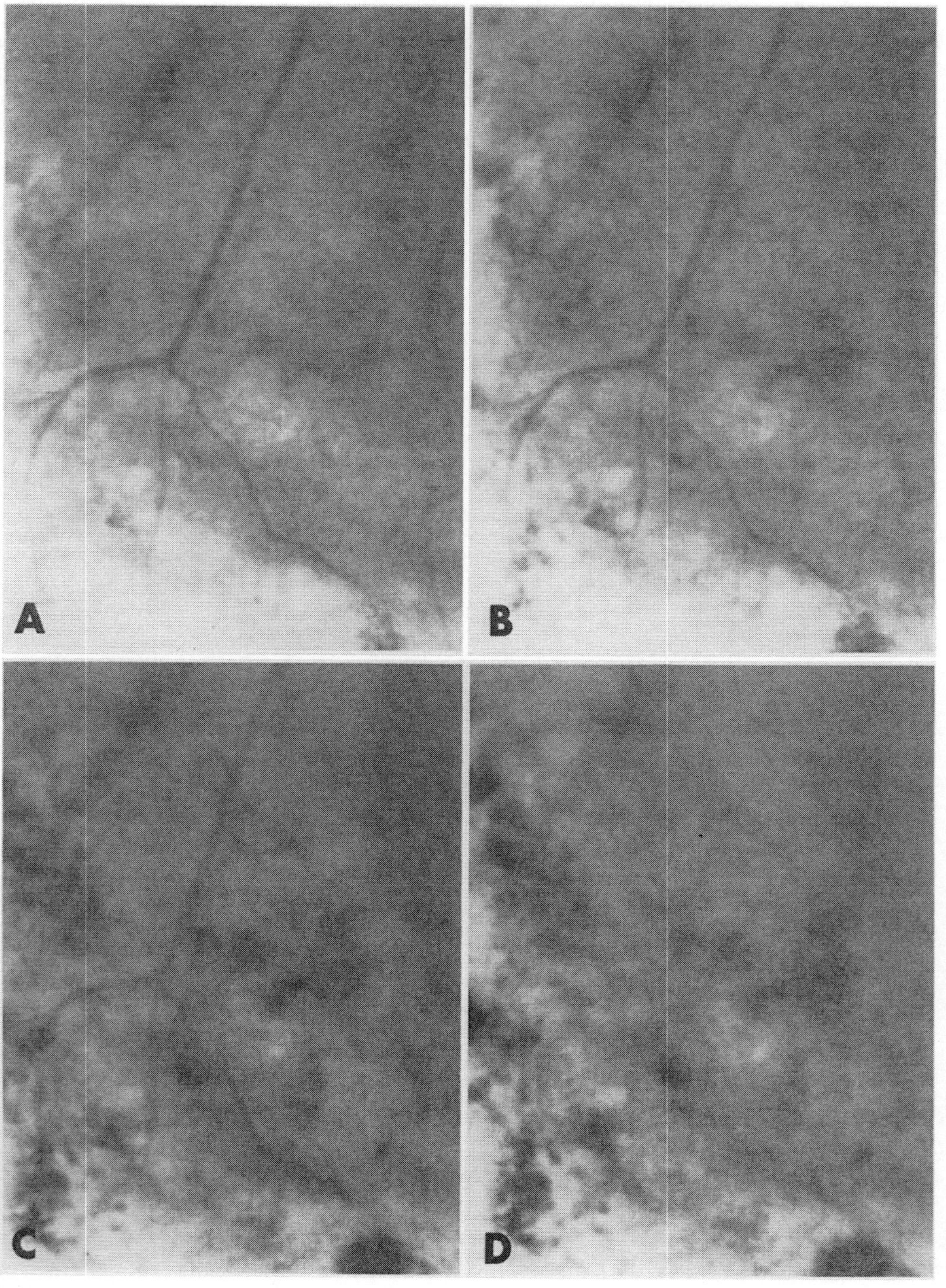

Abb. 37. Arteriographische Füllungsphasen eines Kavernoms (vgl. Abb. 36)

Leider wird im angiographischen Schrifttum nicht immer exakt darauf hingewiesen, ob es sich um echte Kavernome oder um Hämangioendotheliome handelt. – Bei multilokulären und familiären Gefäßerkrankungen mit *Teleangiektasien* kommen hämangiomähnliche Gebilde auch in der Leber vor (COOPER, 1965; JAFFE, 1929; ROSS, 1964). Sie können arteriographisch zahlreiche arteriovenöse Fisteln und disseminierte „spaces" erkennen lassen (HALPERN *et al.*, 1968, 1968; KINKHABWALA *et al.*, 1972; RANNIGER und ÖDMANN, 1966) oder nach der eigenen Beobachtung eines diffusen Leberbefalls bei einem Morbus Osler nur die Symptome einer intensiv durchbluteten, vergrößerten Leber mit breiten prae- und intrahepatischen Arterien, "hepatic vascular steal effect", außerordentlich dichter Hepatographie und frühzeitiger Venenfüllung bieten.

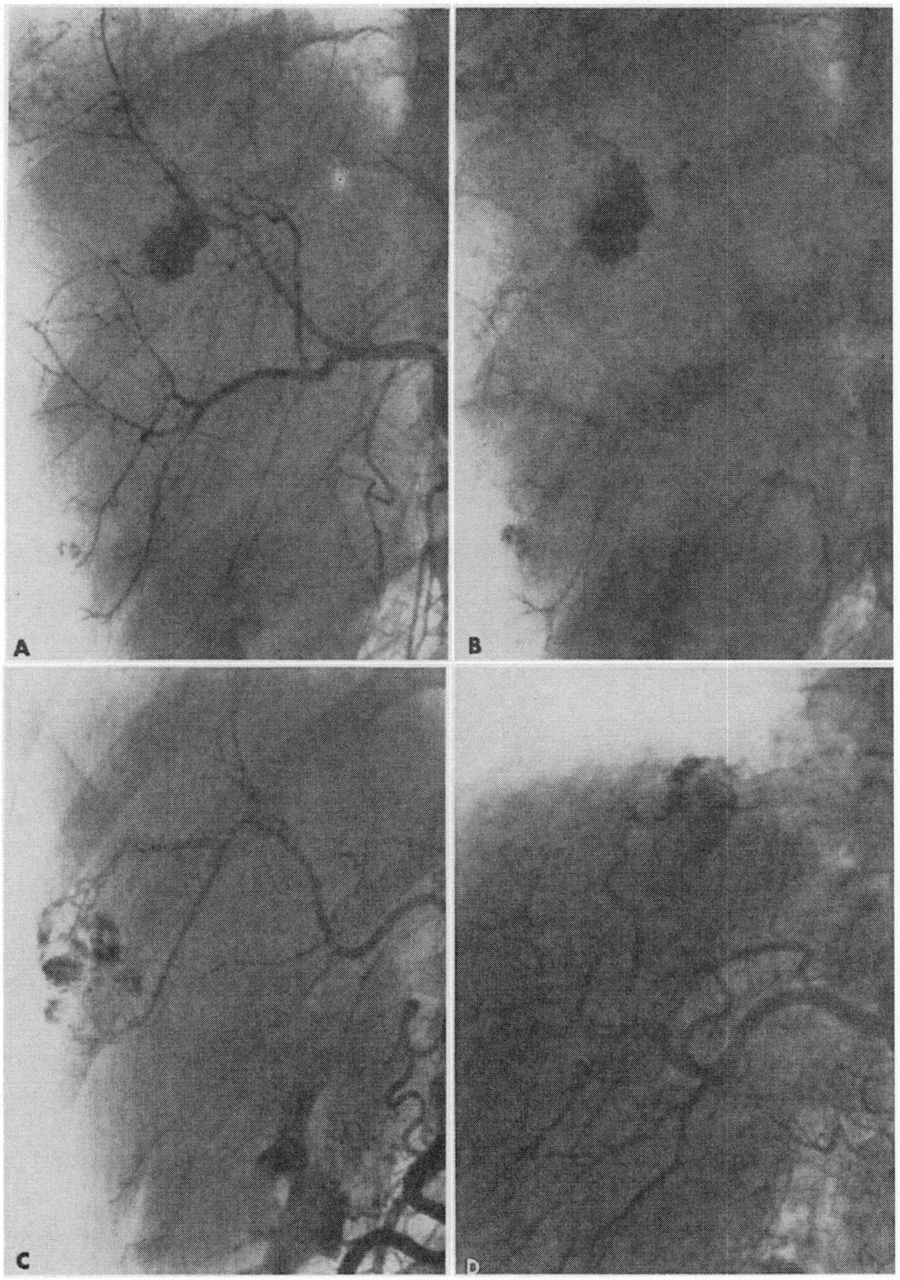

Abb. 38 A–D. Hämangiome. *Oben:* Großes Kavernom mit zahlreichen kleinen Satelliten im rechten Leberlappen. Überdauernde Füllung. *Unten* (C): Solitäres Kavernom, schmale zuführende Arterien; (D) kapilläres Hämangiom mit erweiterter zuführender Arterie

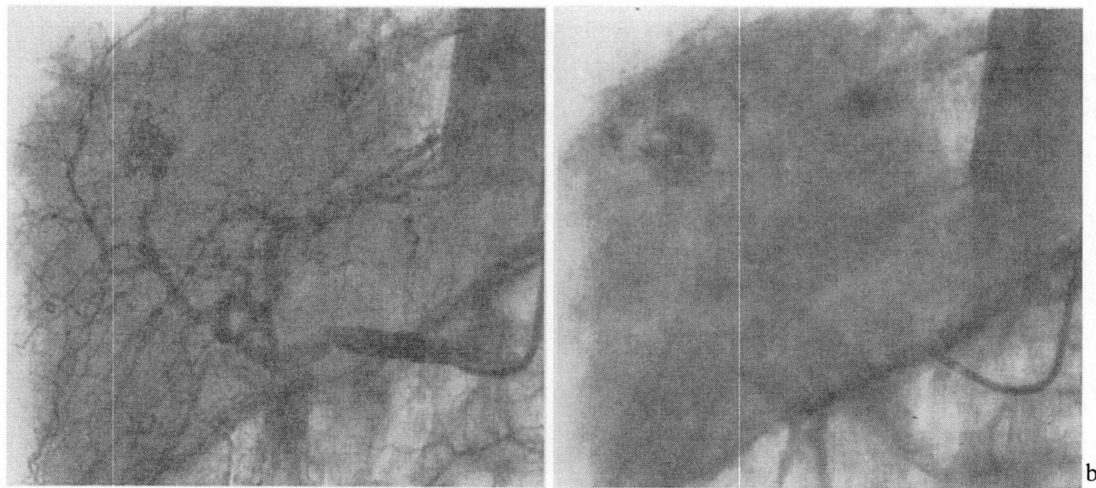

Abb. 39. Unterschiedlich geformte und gefüllte Kavernome. Transaxilläre Leberarteriographie mit Spasmus der A. hepatica propria

e) Adenome, Hamartome, fokale noduläre Hyperplasie

Bei diesen benignen Geschwülsten und Fehlbildungen ist durch die große histologische Variabilität von vornherein auch eine Wechselhaftigkeit der Angiographiebefunde zu erwarten. Wenn die Gebilde nicht eine erhebliche Größe annehmen, werden sie nur zufällig gefunden. In diesen Fällen geben sie Anlaß zu differentialdiagnostischen Erwägungen.

α) Adenome

Adenome sind seltene, uni- oder multilokuläre Tumoren (S. 101) sehr wechselhafter Größe; sie erreichen Ausmaße bis zu 20 cm im Durchmesser. Unabhängig von ihrer histologischen Abkunft sind sie im Arteriogramm

— *stark vaskularisiert* (GOLDSTEIN *et al.*, 1974; MCLOUGHLIN und GILDAY, 1972; PALUBINSKAS *et al.*, 1967; STECKENMESSER *et al.*, 1971), enthalten mitunter pathologische Gefäße (PALUBINSKAS *et al.*, 1967), lassen eine dichte, inhomogene Kontrastmittelspeicherung sowie frühzeitige Venenfüllungen erkennen und grenzen sich vom normalen Lebergewebe gut ab. Diese arteriographische Symptomatologie macht eine differentialdiagnostische Unterscheidung von hypervaskularisierten fokalen nodulären Hyperplasien unmöglich (GOLDSTEIN *et al.*, 1974; ZURBRIGGEN und TYLÉN, 1975). Als

— *hypovaskularisierte* Tumoren (Abb. 41) zeigen sie wie die hypovaskularisierten fokalen nodulären Hyperplasien lediglich die Symptome der Raumverdrängung (GOLDSTEIN *et al.*, 1974; HEPP *et al.*, 1967; MCLOUGHLIN *et al.*, 1972; MARGULIS, 1967; THIEMANN, 1970).

Im ersten Fall können sie neben der fokalen nodulären Hyperplasie auch mit malignen Hepatomen oder hypervaskularisierten Metastasen verwechselt werden, obwohl sie in der Regel keine av-shunts und pools besitzen (GOLDSTEIN *et al.*, 1974), im zweiten Fall mit „avaskulären" Geschwülsten oder Zysten.

β) Hamartome

Auch die Hamartome sind Raritäten in der arteriographischen Praxis (BIGOT *et al.*, 1971; CLÉMENT *et al.*, 1972; GEINDRE *et al.*, 1968; MOSS *et al.*, 1971; NEBESAR *et al.*, 1970; REUTER und REDMAN, 1972; SIEBERNS, 1965). Die bisher arteriographisch nachgewiesenen Gebilde sind meist stark vaskularisiert und größeren Ausmaßes. Wegen ihrer ungeordneten Gefäßformation werden sie als Malignome oder Adenome fehlgedeutet oder bleiben differentialdiagnostisch, z.B. auch hinsichtlich der fokalen nodulären Hyperplasie, offen (Abb. 40).

Hamartome können maligne entarten. STECKENMESSER *et al.* (1971) demonstrierten ein Hamartomalignom mit multiplen Verkalkungen und ohne pathologische Gefäße.

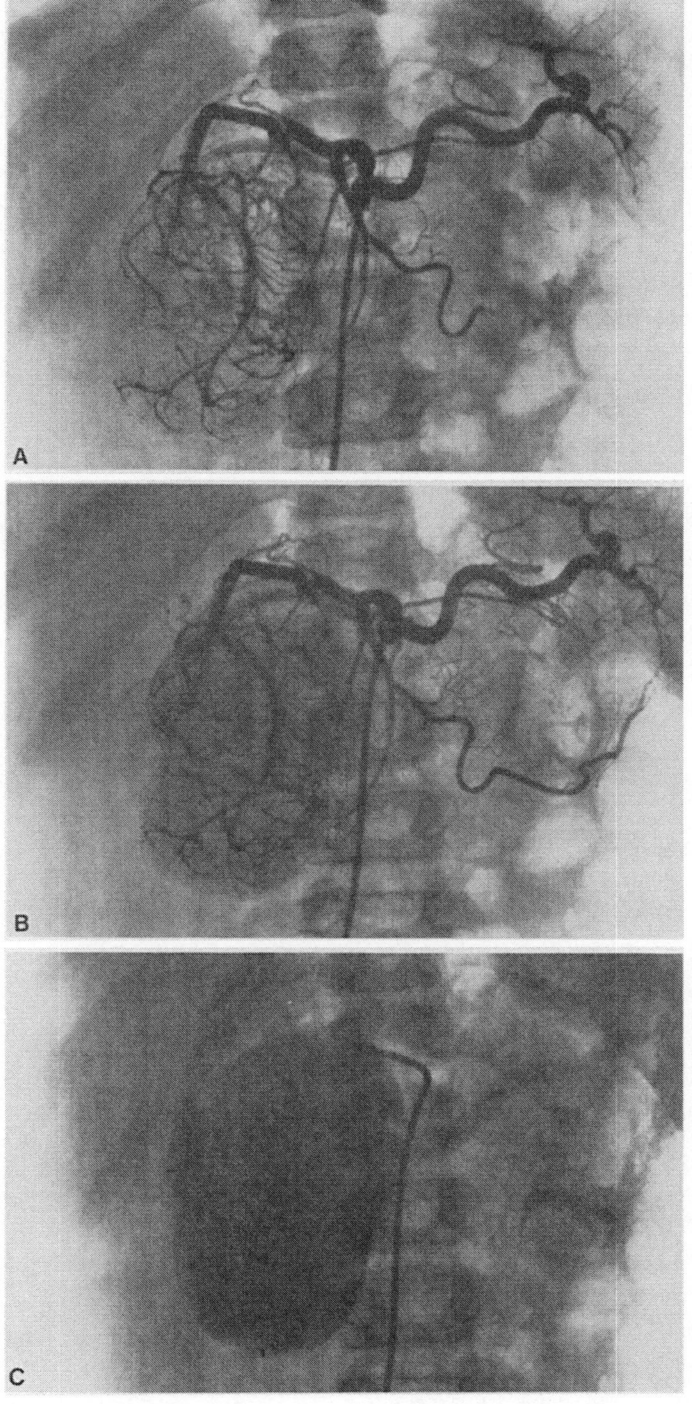

Abb. 40. Stark vaskularisierte fokale noduläre Hyperplasie bei 10jährigem Mädchen. Abdrängung der A. gastroduodenalis und des Magens. Kleine av-Fisteln, kräftige Tumoranfärbung, weite Lebervene (unten). Superselektive Katheterisierung der A. hepatica propria, die den Tumor versorgt. Akzessorische Leberarterie vom Truncus coeliacus (flaue Kontrastierung), von der die intrahepatischen Arterien entspringen (Operation: Frau Chefarzt Dr. I. KRAUSE, Berlin-Buch)

γ) Fokale noduläre Hyperplasie

Die fokalen nodulären Hyperplasien (S. 102) sind angiographische und intraoperative Zufallsbefunde. Sie fallen klinisch nur dann auf, wenn sie eine große Ausdehnung besitzen (BEGG und BERRY, 1953; CRAIG *et al.*, 1973; MC LOUGHLIN *et al.*, 1973; ZURBRIGGEN und TYLÉN, 1975). Wegen ihrer unterschiedlichen Bauelemente, insbesondere infolge des sehr variablen Gehalts an bindegewebigen Strängen und Septen sowie der häufigen zentralen Vernarbung (BAGGENSTOSS, 1970; EDMONDSON, 1958; PHILLIPS *et al.*, 1973; WHELAN *et al.*, 1973; WILSON und MAC GREGOR 1969) ist das arteriographische Erscheinungsbild individuell. Die bisher publizierten Hyperplasien sind deshalb entweder hypervaskularisiert (Abb. 40) oder hypovaskularisiert.

Hypervaskularisierte fokale noduläre Hyperplasien zeigen wie die hypervaskularisierten Adenome eine Erweiterung der zuführenden Arterien, haben begrenzende, zentralorientierte und intratumoral irregulär verlaufende Gefäße (Abb. 40) ohne Infiltrationszeichen oder Kaliberschwankungen (ZURBRIGGEN und TYLÉN, 1975), weisen gelegentlich Shunts und erweiterte ableitende Venen (Abb. 40) sowie eine „homogen lobulierte" (ZURBRIGGEN und TYLÉN, 1975) und langdauernde Tumoranfärbung auf (CRAIG *et al.*, 1973; FARRELL, 1972).

Hypovaskularisierte Hyperplasien lassen im Arteriogramm allein die Zeichen der Raumforderung erkennen (CRAIG *et al.*, 1973; GOLDSTEIN *et al.*, 1974; HEPP *et al.*, 1968; MC LOUGHLIN und GILDAY, 1972; MC LOUGHLIN *et al.*, 1973; ZURBRIGGEN und TYLÉN, 1975).

Die Portalgefäße sind nicht in die Tumorvaskularisation einbezogen (ARONSEN *et al.*, 1968; CLÉMENT *et al.*, 1971; 1972; CRAIG *et al.*, 1973; GOLDSTEIN *et al.*, 1974; MC LOUGHLIN *et al.*, 1973; MERCADIER und PHOCAS, 1962; WILSON und MAC GREGOR, 1969), können aber indirekt durch Kompression alteriert werden (SHERLOCK *et al.*, 1966) und damit eine portale Hypertonie entstehen lassen.

4. Arteriographische Differentialdiagnose primärer Lebertumoren

Es ist in den meisten Fällen relativ leicht, aus den arteriographischen Symptomen einen „Lebertumor" zu diagnostizieren. Der Wert der Arteriographie zum Tumornachweis ist groß. Nach weitgehend übereinstimmenden Literaturangaben sind die Resultate in 90–95% richtig. Die Empfindlichkeit der Methode ist durch die generelle Anwendung der superselektiven Leberarteriographie noch zu steigern.

Durch die Unspezifik einer Reihe von angiographischen Kriterien wird die Richtigkeit der Ergebnisse jedoch hinsichtlich ihrer Spezifität gering eingeschränkt. In Einzelfällen ist die Differentialdiagnostik problematisch oder unmöglich. Außerdem: "In both benign and malignant tumors normal angiographic findings may be observed" (VIAMONTE, 1966).

Die Mimikry der *Hämangiome* mit variabel verteilten großen und kleinen Lakunen, mit meist dislozierten und mitunter deformierten Gefäßen, verbunden mit thrombose-, fibrose- und nekrosebedingten avaskulären Bezirken macht die Kavernome zuweilen dem Bild eines Malignoms (Abb. 36, 42A–D) oder einer Metastase ähnlich: Die arteriographischen Befunde geben damit vereinzelt zu falsch positiven und falsch negativen Diagnosen Anlaß (Benkö und SOLT, 1970; BÜCHELER *et al.*, 1973; HALPERN, 1968; NELIUS *et al.*, 1973; POLLARD *et al.*, 1966; STECKENMESSER *et al.*, 1971 u.a.). Der arteriographe Nachweis eines haemangiomatösen Tumors gelingt leicht; im Problemfall ist jedoch keine sichere Differentialdiagnose möglich.

Die mehrfach erwogene Unterscheidungsmöglichkeit zwischen jeweils typischer Hämangiom- und Karzinomvaskularisation ist innerhalb gewisser Grenzen anfechtbar. Die als nahezu obligatorisch angenommene *Erweiterung der Versorgungsarterien bei Malignomen* (BOIJSEN, 1965b; YÜ, 1967) und die Nichterweiterung zuführender Arterien bei Hämangiomen (ABRAMS, 1969; BÜCHELER und THELEN, 1971; MC LOUGHLIN, 1971; MÜNSTER, 1976; PANTOJA, 1968; POLLARD *et al.*, 1966; REUTER und REDMAN, 1972; STECKENMESSER, 1971; WENZ, 1972) sind meist – aber durchaus nicht immer oder sogar kontrovers – vorhanden, in ihrem Ausmaß jedoch von der individuellen Durchblutung des Einzeltumors abhängig (Abb. 26, 30, 36, 38). Eine erhöhte Perfusion der Malignome infolge verstärkter Stoffwechselaktivität und arteriovenöser Shunts ist bekannt (BIERMAN *et al.*, 1951; WARTNABY *et al.*, 1963) und aus vielen Angiogrammen einsichtig. Ebenso bekannt ist aber auch, daß Hepatome und Sarkome vermindert durchblutet und hypovaskularisiert sein können (Abb. 32, 33).

Gefäßweite und Schlängelung sind sekundäre morphologische Zeichen der Durchblutungsgröße (wenn nicht primäre Gefäßerkrankungen bestehen). Sie können sowohl bei Kavernomen (Abb. 36, 38), Hämangioendotheliomen (Abb. 34) oder soliden Benignomen wie Adenomen oder fokalen nodulären Hyperplasien (GEINDRE *et al.*, 1968; GOLDSTEIN *et al.*, 1974; PALUBINSKAS *et al.*, 1967; MÜNSTER, 1972; REDMAN und REUTER, 1972; STEKKENMESSER *et al.*, 1971; ZURBRIGGEN und TYLEN, 1975) oder nichttumorösen Prozessen wie der Leberzirrhose gefunden werden (Abb. 40) als auch bei einem Malignom im arteriographischen Bild fehlen.

Das einzig sichere Kriterium eines malignen Lebertumors sind seine pathologischen Gefäße. Aber auch dieses Kriterium der *inneren Tumorvaskularisation* ist nicht unproblematisch (BÜCHELER *et al.*, 1973; MOSS *et al.*, 1971; PALUBINSKAS, 1967; VIAMONTE *et al.*, 1973). „Pathologische Gefäße" lassen sich gelegentlich auch in benignen Geschwülsten erkennen oder werden als solche fehlgedeutet. "Hemangiomas behave as benigne spaceoccupying masses which displace large hepatic artery branches to one side, the branches becoming crowded together. In hepatomas the hepatic artery branches pass into the lesion

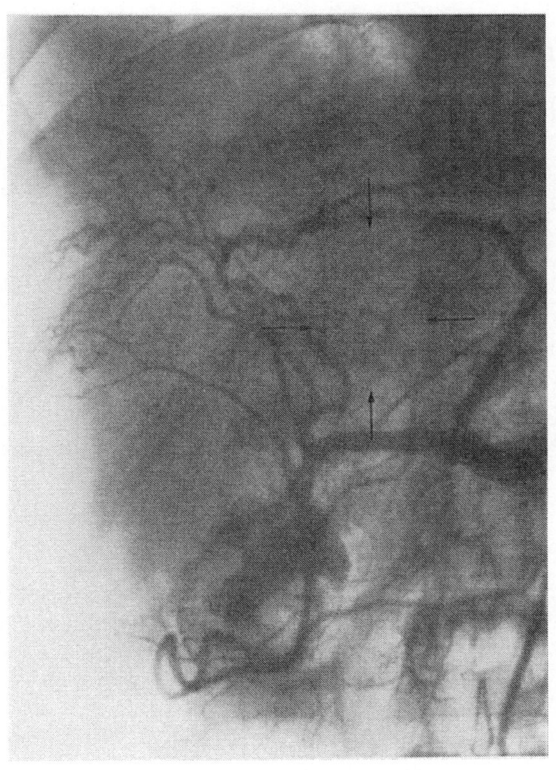

Abb. 41. Hepatozelluläres Adenom mit schwacher Vaskularisation. (Aufnahme: Dr. B. MÜNSTER, Posen)

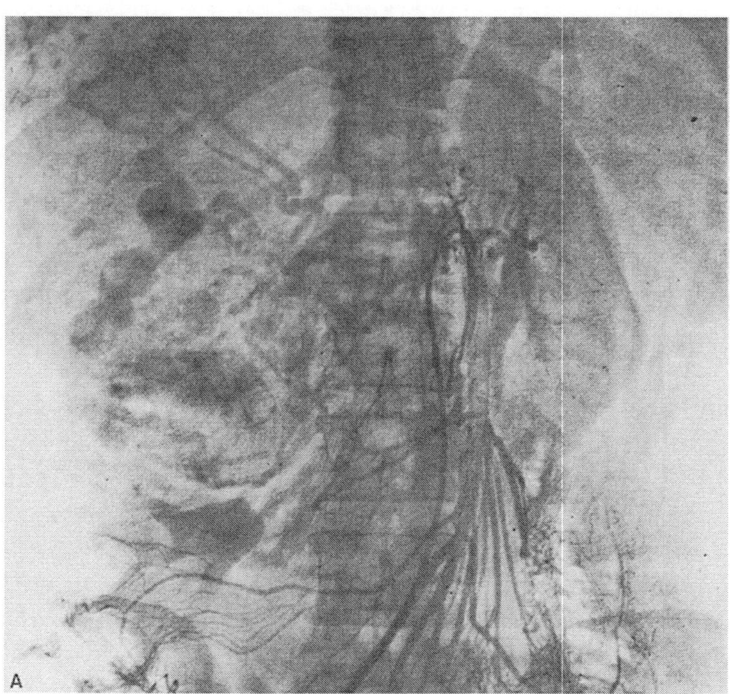

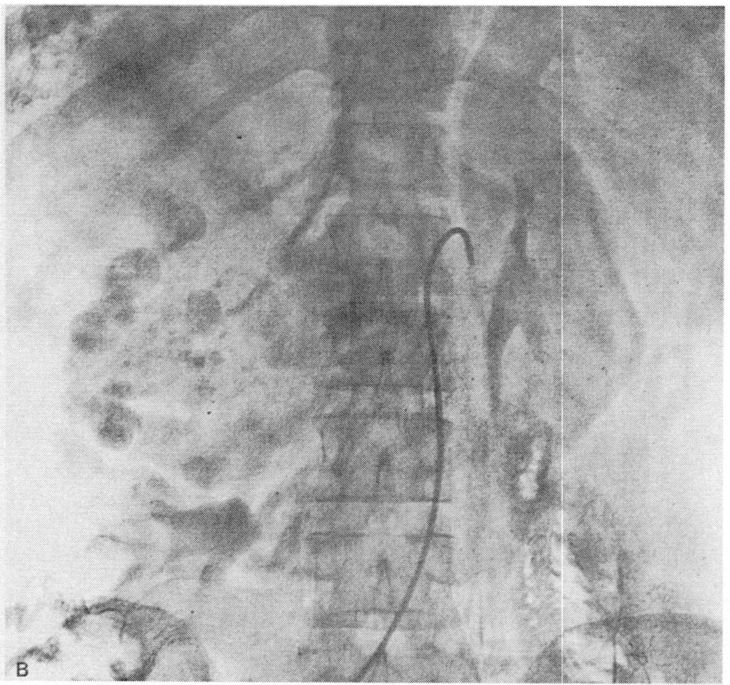

Abb. 42A–D. Riesiges benignes Phäochromozytom (hormoninaktiv) mit extremer Leberverlagerung bei 50jähriger Frau. (A, B) Arteriographisch (Mesenterikographie) nicht gesicherte Herkunft der Tumorgefäße, große Lakunen. Fehldiagnose des partiell verkalkten Tumors als Hämangiom. (C, D) Direkte Lebervenographie (links) nach Fehlinjektion des Kontrastmittels beim Versuch einer Splenoportographie. Kalkinkrustationen (*K*). Bei der Splenoportographie (rechts) steil deszendierende Milzvene (*V.l.*), Knickbildung an der V. mesenterica. inf. – Einmündung nach kranio-medial, links (!) gerichteter Verlauf der Vena portae (*V.p.*) nach der Kommunikation mit der retrograd gefüllten V. mesenterica sup. (*V.m.s.*). Die Leber ist durch den Tumor in den linken Mittel- und Oberbauch disloziert

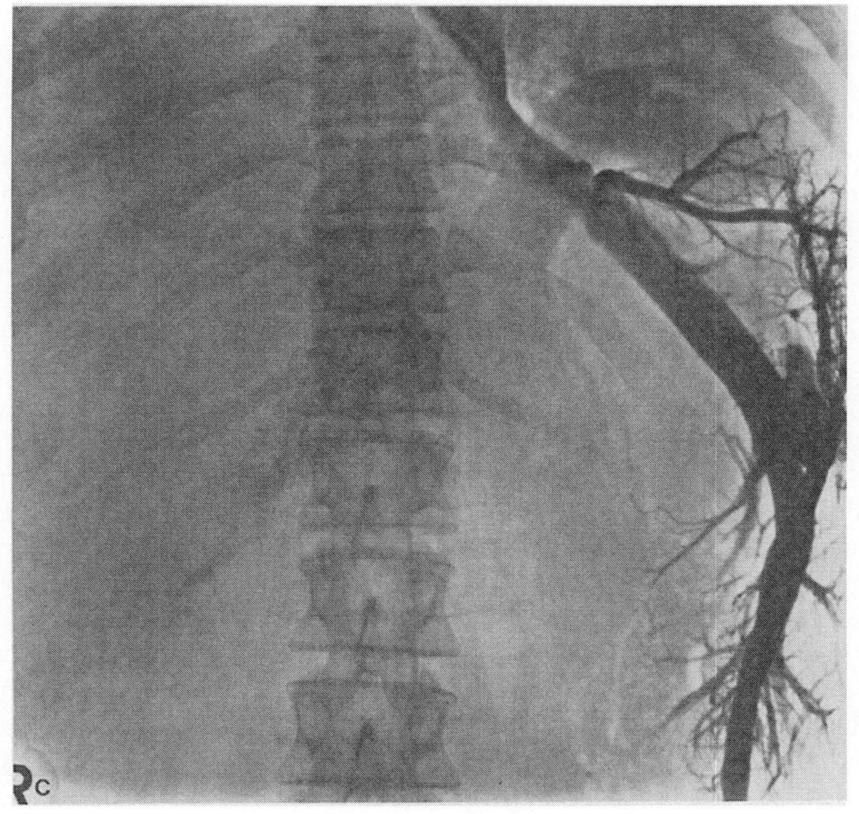

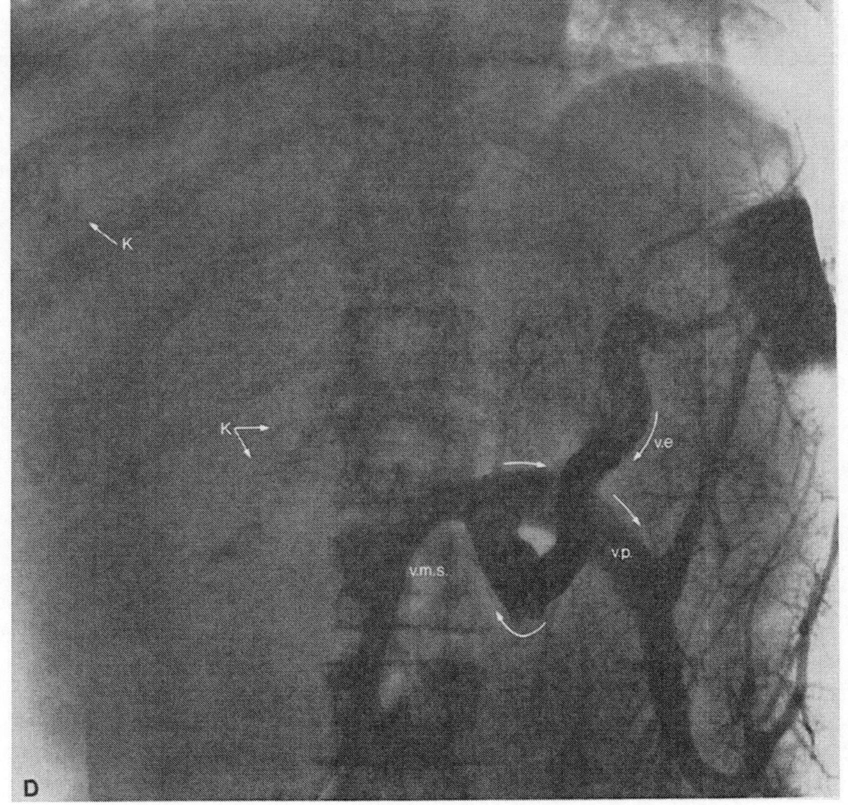

Abb. 42C u. D

and are more likely to be separated than crowded" (MC LOUGHLIN, 1971). Das gilt lediglich für bestimmte Erscheinungsformen der Kavernome und Hepatome. Druckpassive Verlagerung ist ein unspezifisches Symptom und abhängig von Größe, Lokalisation und pathomorphologischer Struktur (Nekrose, Fibrose) eines Tumors. Es wird gerade bei den Hepatomen besonders häufig gefunden. *Die makroskopische Geschwulstformation ist in vielen Fällen ausschlaggebender für das arteriographische Tumorbild als die histologische Herkunft.* Der Nachweis von „intratumoralen" Leberarterienästen, die Anschluß an die Tumorvaskularisation gefunden haben, ist (schon allein durch die zweidimensionale röntgenologische Projektion) sowohl bei Malignomen als auch bei soliden Benignomen und Kavernomen möglich. Dieses Zeichen ist nicht pathognomonisch (Abb. 25, 29, 34, 36, 40).

Pathologische Gefäße lassen sich im arteriographischen Bild gelegentlich nicht sicher von hämangiomatösen Strukturen unterscheiden, ganz besonders dann nicht, wenn Tumorgefäße mit zahlreichen größeren Lakunen vergesellschaftet sind (Abb. 36). — Bei *nekrotisierenden Tumoren* sind mitunter konfluierende pools zu beobachten, die Kavernomen ähnlich sein können (Abb. 32, 42). Solide benigne Tumoren oder fokale Hyperplasien mit pools oder arteriovenösen Fisteln vermögen Hepatome zu simulieren (FARREL *et al.*, 1972) oder maligne zu entarten (STECKENMESSER *et al.*, 1971; ZURBRIGGEN und TYLÉN, 1975).

Wenn die arterielle Gefäßversorgung (z.B. infolge der starken Verdrängungserscheinungen) nicht exakt abgeklärt werden kann, so sind Verwechslungen mit *extrahepatischen Gewächsen* von Gallenblase, Nebenniere, Niere, Pankreaskopf, Magen, Kolon und parahepatischem Bindegewebe möglich (ABRAMS *et al.*, 1970; CHUDÁČEK, 1973; HEPP *et al.*, 1968; LEMAITRE *et al.*, 1969; MABILLE *et al.*, 1972; NELIUS *et al.*, 1973; RÖSCH *et al.*, 1969, 1969; REUTER und REDMAN, 1972; ROSSI, 1968; ROSSI und RUZICKA, 1969; SATO *et al.*, 1969).

Die eigene Fehldiagnose (Abb. 42) eines monströsen Phäochromozytoms veranschaulicht diese Problematik. Besonders schwierig dürfte die Differentialdiagnose sein, wenn ein Tumor der Leberpforte mit einem andersartigen Lebertumor gleichzeitig vorhanden ist (CHUDÁČEK, 1973).

Die Unterscheidung der *Metastasen* von Primärtumoren (S. 144f.) beruht auf dem multifokalen Vorkommen der Tochtergeschwülste. Dieses Kriterium ist im Hinblick auf das multinoduläre Hepatom jedoch fragwürdig (Abb. 28). Eine Differenzierung multipler avaskulärer Metastasen von groben *Zirrhoseprozessen* bereitet gelegentlich große Probleme. Mitunter ist es auch nicht leicht, kleine postzirrhotische Karzinome innerhalb einer groben Verteilungsstörung des intrahepatischen Gefäßmusters zu erkennen (Abb. 16). Andererseits sind verstärkt vaskularisierte Regeneratknoten sowohl mit malignen Primärtumoren als auch mit Benignomen (Abb. 40), z.B. Adenomen (GOLDSTEIN *et al.*, 1974; PALUBINSKAS *et al.*, 1967) oder nodulären Hyperplasien und Metastasen zu verwechseln (REUTER *et al.*, 1970).

FROMMHOLD, BÜCHELER, BOLDT (1964): „Im *Frühstadium einer Leberzirrhose* ohne wesentliche Organschrumpfung oder bei vorhandener Organvergrößerung kann bei den meist distendierten Segmentarterien die Diagnose einer malignen Neubildung gestellt werden, wenn typische Befunde (Tumorgefäße und Tumorvenen) vorliegen. Differentialdiagnostische Probleme ergeben sich bei Gefäßbildern mit verstärkter Vaskularisation, die mitunter Lebermalignomen täuschend ähnlich sind... Die angiographische Tumordiagnose im *fortgeschrittenen Stadium einer Leberzirrhose* mit Organschrumpfung ist aufgrund der bisweilen nachweisbaren Hypo- und Avaskularisation dieser Malignome einerseits und dem veränderten Gefäßbild der Leberarterien (starke Schlängelungen, a.v. Fisteln, unregelmäßige Parenchymkontrastierungen) andererseits schwieriger, ja oft unmöglich... Hier erreicht die arteriographische Diagnostik des Zirrhosekarzinoms eine Leistungsgrenze (BÜCHELER und Mitarb. 1973)."

Solitäre Metastasen lassen sich nur als solche bestimmen, wenn ein Primärtumor bekannt ist (Abb. 44, 48, 54). Aufgrund der unspezifischen Tumorzeichen bieten *solitär avaskuläre oder gefäßarme Gebilde* (Abb. 48, 55) innerhalb der Leber gelegentlichen Schwierigkeiten der Differentialdiagnose: Metastasen (REUTER *et al.*, 1970), akzessorische Leberlappen (STECKENMESSER *et al.*, 1971), fokale Hyperplasien (HEPP *et al.*, 1968), Zysten, Abszesse und organisierte Hämatome.

Hormonaktive Lebertumoren sind nicht immer Metastasen: hypoglykämisierende Primärtumoren (FROESCH, 1963; HEGER *et al.*, 1969; PAPAIOANNOU, 1966), adrenal rest tumors, Leberkarzinom mit hepatogenitalem Syndrom (FREDENS, 1969; KOSENOW *et al.*, 1967) etc.

Die Verwechslungsmöglichkeit des Echinococcus alveolaris (Abb. 61–63) mit primären Lebertumoren haben besonders BÜCHELER *et al.* (1971, 1971, 1973) herausgestellt. „Da jedoch der Echinococcus alveolaris wegen seines infiltrativen Wachstums klinisch als Malignom eingestuft werden muß, hat die Differentialdiagnose im Angiogramm keine wesentliche Bedeutung" (BÜCHELER *et al.*, 1573).

Kalk ist in malignen Primärtumoren mitunter röntgenologisch nachweisbar (ALLEN *et al.*, 1967; ANTOINE *et al.*, 1961; BOIJSEN und ABRAMS, 1965; FREDENS, 1968). Er ist somit kein Kriterium gegen ein Malignom.

Diagnose und Differentialdiagnose primärer Lebertumoren können nur unter Berücksichtigung der angiographischen Gesamtsymptomatik gestellt werden und *bedürfen der histologischen Sicherung*. Klinik, Labordiagnostik und selbst mehrjährige Anamnese sind im Einzelfall wenig hilfreich. Differentialdiagnostisch bietet sich jetzt allerdings eine immunologische Diagnostik durch den Nachweis des alpha-1-Fetoproteins bei hepatozellulären Karzinomen und embryonalen Hepatoblastomen an (ABELEV, 1968; FRAUMENI *et al.*, 1969; GESSNER und GROB, 1972; O'CONNOR *et al.*, 1970; PUNTILO *et al.*, 1973).

Wir beobachteten eine Patientin mit einem riesigen hormoninaktiven Phäochromozytom 10 Jahre lang (Abb. 42) und einen jungen Mann mit einem hepatozellulären Karzinom über 3 Jahre (Abb. 35); beide konnten sich nicht zur Operation entschließen, so daß die angiographische Differentialdiagnose bis zum Tode offen blieb.

Die arteriographische Diagnose eines Lebertumors verlangt die operative Kontrolle, die histologische Sicherung und die intraoperative Entscheidung über die Exstirpation, falls nicht die angiographische Diagnostik durch den Nachweis einer generalisierten Leberinfiltration einen operativen Eingriff von vornherein aussichtslos erscheinen läßt. Wenn es die Operationstechnik gestattet, ist die Entfernung auch beim Hämangiom immer indiziert, denn es birgt die Gefahr der Ruptur mit intraabdominaler Massenblutung (BENGMARK, 1972). Für ein schonendes operatives Vorgehen bietet die Angiographie eine optimale Voraussetzung (Tumorlokalisation, Gefäßanatomie).

VI. Lebermetastasen

"The liver is a favorite site for metastatic tumor growths, probably owing in part to its anatomic features such its bulk and dual blood supply, and in part to the high concentration of basic nutritional elements stored and formed in this organ" (HIGGINS, 1970). Das *Wachstum* der Metastasen ist auf dem günstigen Nährboden der Leber bedeutend schneller als das ihrer Primärtumoren (WILLIS, 1952); gelegentlich werden deshalb die Metastasen vor dem klinisch unauffälligen Primärtumor (Bronchialkarzinom, Hypernephrom etc.) entdeckt (KETTLER, 1958; PACK und BRASFIELD, 1955; PACK und ISLAMI, 1970).

1. Häufigkeit. Vaskularisation

Metastasen sind die häufigsten Lebergeschwülste. Die *relative Häufigkeit* unter allen Lebermalignomen wird mit 95–97% angegeben; Tumoren – und unter diesen besonders die der Abdominalorgane – metastasieren zu 30–50% in die Leber (EDMONDSON und ANDERSON, 1966; GALL, 1963; HERXHEIMER, 1930; KETTLER, 1958; PACK und ISLAMI, 1970; SCHWARTZ, 1964; WALTHER, 1948; WILLIS, 1960). Schon zum Zeitpunkt der Diagnose des Primärtumors und der Laparotomie besteht bei 20% aller Magen-, Kolon- und Rektumgewächse eine Lebermetastasierung (BENGMARK *et al.*, 1969, 1969, 1969).

Die *Größe* der Metastasen ist sehr variabel; sie können sehr erheblich größer sein als der Primärtumor. Ihr Vorkommen ist solitär, multipel oder infiltrierend-konfluierend. Nach OZARDA und PICKREM (1962) hatten 30% der Patienten mit Lebermetastasen eine normal große Leber; bei einem Drittel davon waren die Metastasen kleiner als 2 cm im Durchmesser. Die Sekundärgeschwülste sind oft kapselnahe lokalisiert, aber auch im Parenchym verborgen. Auf diese Weise können sie sich der intraoperativen Suche und sogar der pathologisch-anatomischen Befunderhebung entziehen (KETTLER, 1958).

Das Risiko falsch negativer und falsch positiver *Operationsdiagnosen* von Lebermetastasen beträgt maximal 10% (BENGMARK und HAFSTRÖM, 1969, 1969). Das kann nach eigener Erfahrung zu unberechtigt differenten Meinungen zwischen Chirurgen und Röntgenologen führen. Nach HOGG und PACK (1956) und PACK und ISLAMI (1970) wurden bei 100 Patienten mit Primärtumoren verschiedener Organe, die innerhalb eines Monats nach der intraoperativen Tumordiagnose ohne Anhalt für Lebermetastasen starben, pathologisch-anatomisch 5 Lebermetastasierungen nachgewiesen; von diesen 2 nur mikroskopisch. Aus Gründen der begrenzten Nachweisbarkeit kann der Operations- und Laparoskopiebefund nur bei positivem Resultat (NEBESAR *et al.*, 1964) und mit Histologie als Referenzmethode zur Kontrolle von Angiographiebefunden dienen.

Die *Prognose* der Lebermetastasierung hinsichtlich der Überlebensdauer ist unterschiedlich und abhängig vom Primärtumor. Mittlere Überlebenszeiten sind beim metastasierenden Magenkarzinom von 2–6 Monaten (BENGMARK und HAFSTRÖM, 1969b; JAFFE *et al.*, 1968) und bei Kolonkarzinomen von 5–8 Monaten (BENGMARK und HAFSTRÖM, 1969a; JAFFE *et al.*, 1968) nach der Diagnosestellung bekannt. Eine Statistik von BENGMARK *et al.* (1958, 1969) vermerkt, daß von Patienten mit primärem Leberkrebs, Gallenblasenkarzinom und Lebermetastasen vom Kolonkarzinom ohne Leberresektion „schon nach einem halben Jahr 75% tot sind und praktisch nach $1^1/_2$ Jahren keiner mehr lebt". Als Referenz für Angiographieresultate ist deshalb eine Überlebenszeit von mindestens $1^1/_2$–2 Jahren anzusetzen. (Wir haben jedoch einen Patienten (Abb. 35) mit einem großen Hepatom mehr als 3 Jahre ohne wesentliche (arteriographische)Befundänderung beobachten können.)

Die *Metastasierungswege zur Leber sind:* 1. mit dem zuführenden Blut durch die V. portae (Abdominaltumoren, Becken- und Retroperitonealtumoren via Anastomosen), 2. mit dem zuführenden Blut durch die A. hepatica (nach Passage der Lunge), 3. lymphogen direkt durch lympho-lymphatische Verbindungen oder lympho-portalvenöse Anastomosen sowie durch transkapsuläre Lymphverbindungen an der Leber (HEALEY, 1965) und 4. Wachstum per continuitatem.

Die *Blutversorgung* erfolgt, wie bei den Primärtumoren, durch das Leberarteriensystem (ARIEL, 1956; BREEDIS und YOUNG, 1954; DELARUE *et al.*, 1963; HEALEY, 1965; B. MÜNSTER, 1974; PINET *et al.*, 1972; SEGALL, 1923). Die Vaskularisation ist jedoch unterschiedlich stark: hypervaskuläre Metastasen können von hypovaskularisierten und (partiell) avaskulären unterschieden werden. Die Metastasen besitzen eine eigene Gefäßmorphologie mit pathologischen Gefäßen (Abb. 43), die von der histologischen *und* makroskopischen Metastasen-Formation bestimmt wird (Abb. 44–56). Diese ist – mit nur wenigen Ausnahmen (Abb. 54) – nicht vergleichbar mit der Vaskularisation des Primärtumors und unabhängig vom terminalen Verteilungsmuster der Leberarterien (MILLNE, 1969; B. MÜNSTER, 1974, 1976; RUBIN, 1966).

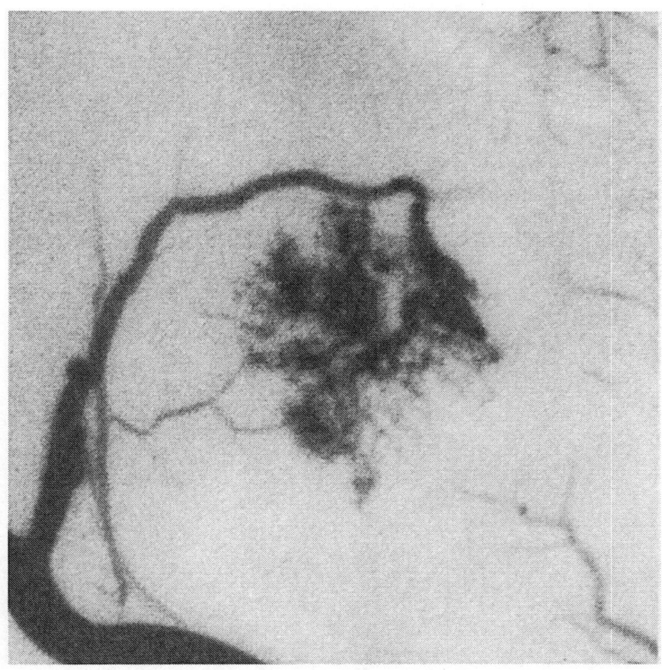

Abb. 43. Vaskularisation einer Lebermetastase. Postmortales Arteriogramm, Leberschnitt 1 cm, photographische Vergrößerung 1:12. Erweiterte zuführende Arterie, dichtes Netz pathologischer Gefäße. (Aufnahme: Dr. B. MÜNSTER, Posen)

"Certains nodules sont avasculaires. Il existent cependant des modifications á leur périphérie sous la forme d'un encorbellement artériel. Celui-ci circonscrit assez nettement le foyer tumoral et comporte, par place, une néovascularisation assez riche. L'ensemble réalise une couronne relativement dense qui, délimite la tumeur et parait l'exclure du parenchyme hépatique normal ... Dans des foyers importants avec nécrose centrale existent á la périphérie des plages hypervasculaires, véritables lacs, d'origine artérielle qui entourent la métastase hépatique.

Dautres lésions sont hypervasculaires. Au sein du foyer tumoral existe une aborisation artérielle anarchique, néoformée, et extrêmement riche, dont le pédicule est difficile á individualiser. Le calibre de ces vaisseaux au sein de certains foyers ne décroit pas. L'ensemble réalise une plage hypervasculaire avec un réseau pelétonné tres dense.

Pour les nodules de très petit taille, dont le diamètre est inférieur au centimètre, aucune modification artérielle n'est apparue» (PINET, AMIEL *et al.*, 1972).

Infolge der großen Mitoserate (größer als in den Primärtumoren) bestehen häufig Mißverhältnisse zwischen Tumorzellmasse und Vaskularisation (Abb. 45, 47, 48, 51, 55). Metastasen tendieren deshalb zu *Nekrotisierung,* Blutung und Fibrosierung (PACK und ISLAMI, 1955). Wichtige Ursachen dafür sind Verschlüsse der wandschwachen Pfortaderäste und Lebervenen selbst stärkeren Kalibers. Benachbarte Portal- und Lebervenen sowie Tumorgefäße und Arterien werden erdrosselt und bizarr verdrängt bzw. verzogen (BREEDIS und YOUNG, 1949; 1954; HEALEY, 1965; B. MÜNSTER, 1974; SCHRÖDER und GUTZMANN, 1968; SEGALL, 1923). Verkalkungen sind möglich (JAEDKE *et al.*, 1963; KARRAS *et al.*, 1962; KETTLER, 1958; KHILNASI, 1961; KUTZNER *et al.*, 1973; ROSS, 1965; SCHONFELD, 1973; WELLS, 1956).

2. Angiographische Befunde bei Lebermetastasen

Etwa jede dritte Geschwulst metastasiert in die Leber. Jeder zweite Patient mit einem Malignom der Abdominalorgane hat Lebermetastasen zu befürchten. Eine optimale und allgemein praktikable präoperative Suche nach Lebermetastasen ist deshalb von therapeutischer und prognostischer Bedeutung. Neben der Szintigraphie und Echographie ist die arteriographische Diagnostik naheliegend, da die Metastasen arteriell mit Blut versorgt werden. Im Vergleich mit beiden Verfahren hat sie bei größerer Belästigung des Patienten einen höheren Aussagewert. Die Verfahren schließen sich nicht aus, sondern ergänzen sich.

Unter den angiographischen Methoden hat die Leberarteriographie zunehmend die Portographie verdrängt, wenn man von der (ungleich aufwendigeren und wenig angewandten) transumbilikalen Portographie mit ihren sehr guten Resultaten absieht (MATEEV und WIRBATZ, S. 215).

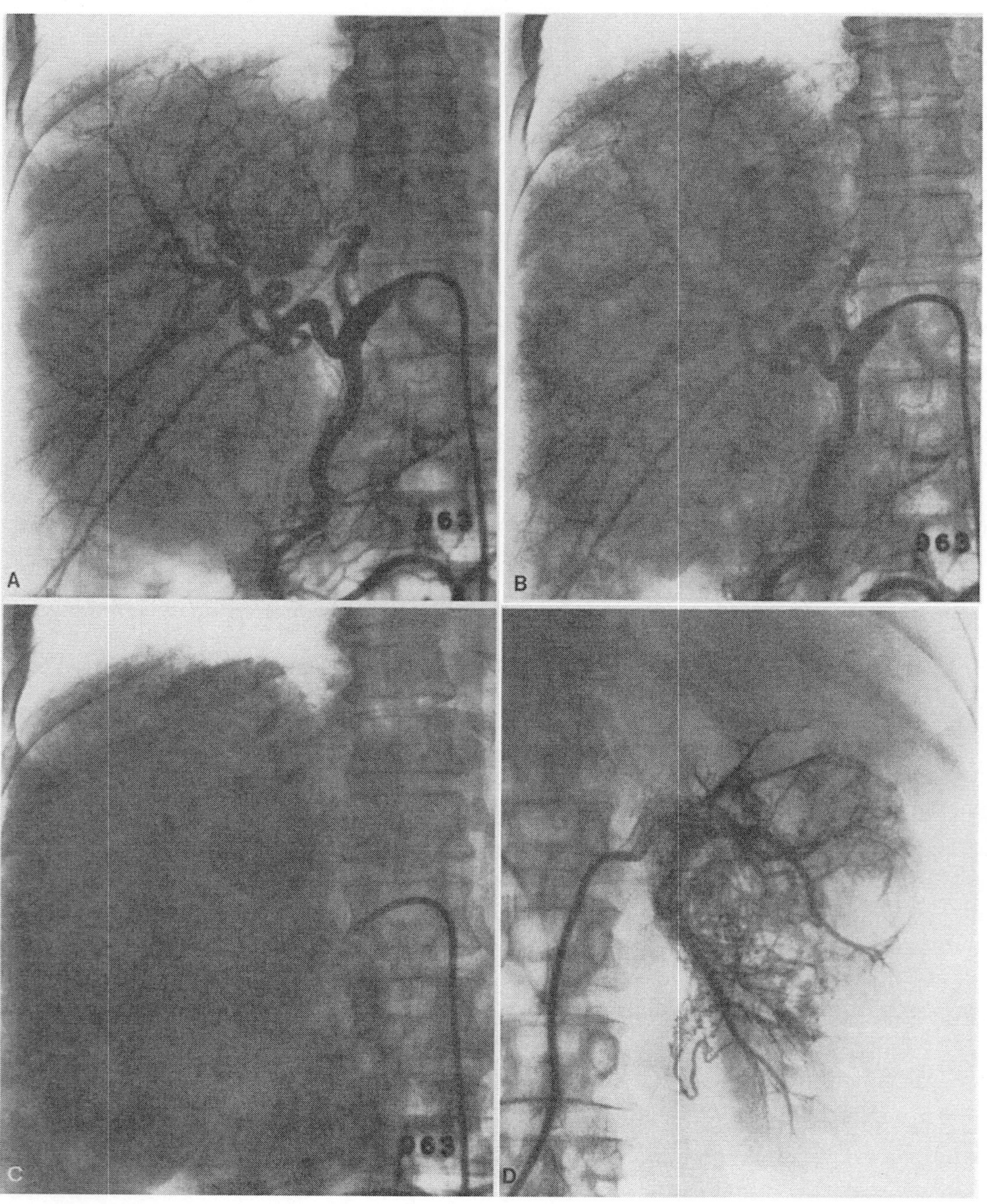

Abb. 44. Stark vaskularisierte Metastase eines Hypernephroms. Intensive Tumoranfärbung, Lakunen, kleine arterioportale Fistel. Unten rechts: Vaskularisation des Primärtumors

Die arteriographischen Symptome von Lebermetastasen sind, wie bei den Primärtumoren, abhängig vom Grad der Vaskularisation. Nicht nur der histologische Befund, sondern auch die makroskopische Formation der Metastasen (Größe, Nekrotisierung etc.) sind für ihre Vaskularisation und damit für ihre arteriographische Darstellbarkeit bedeutsam.

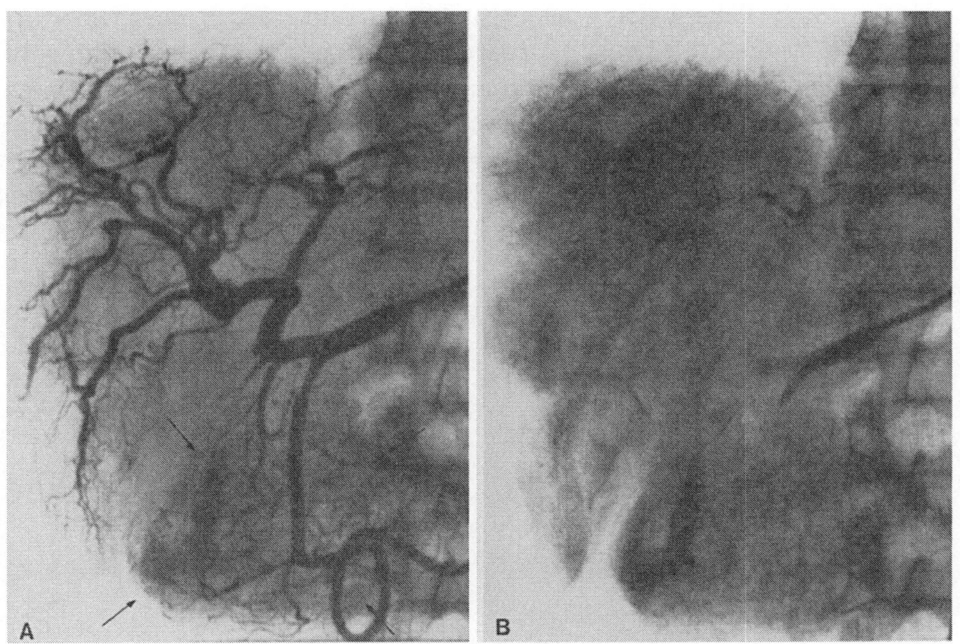

Abb. 45. Schwach vaskularisierte Metastasen mit sehr kleinen Kontrastpools. Primärtumor: Pankreaskarzinom (Pfeile). (B) vereinzelt Defekte innerhalb der sinusoidal konstrastmittelgefüllten Leber

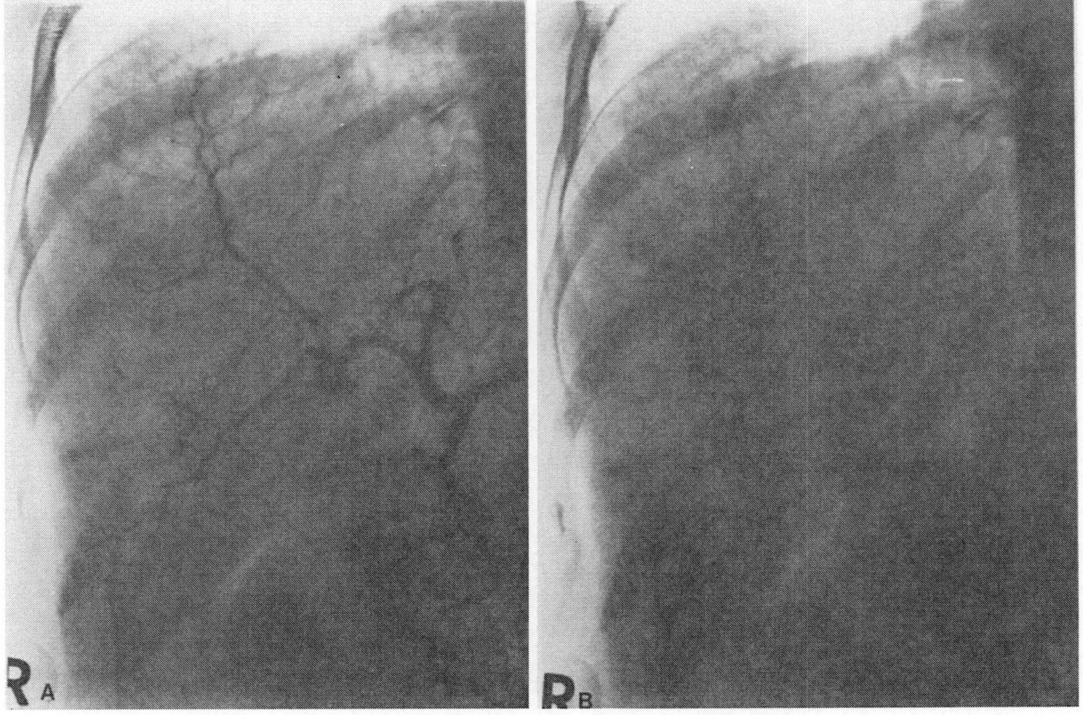

Abb. 46. Avaskuläre Metastasen eines Pankreaskarzinoms. Verteilungsstörung der Arterien, flaue Kontrastpools, inhomogene Parenchymdarstellung

Die Vaskularisation von Metastasen ist sehr wechselhaft und nicht identisch mit der des Primärtumors. Eine arteriographische Differentialdiagnostik oder die Suche nach einem unbekannten Primärtumor aufgrund des Vaskularisationstyps von Lebermetastasen allein ist nicht möglich. "There is a wide variance in the degree of angiographic vascularity of metastatic tumors in the liver depending upon the site of origin and the cell type" (POLLARD *et al.*, 1970), welche durch die andersartigen Wachstumsbedingungen in der Leber, durch die Verteilung der Tochtergeschwülste und durch degenerative Prozesse innerhalb der Metastasen (und auch im Primärtumor) zusätzlich modifiziert wird.

Die *Arteriographie* orientiert sich an primären und sekundären vaskulären Tumorkriterien (ALFIDI *et al.*, 1968; ARONSEN *et al.*, 1969; BARTLEY *et al.*, 1969; BAUM, 1965; BAUM *et al.*, 1965; BAYINDIR, 1967; BEDUHN und WENZ, 1970; BENKÖ und SOLT, 1970; BIERMAN *et al.*, 1961; BOIJSEN, 1965; BÜCHELER *et al.*, 1973; COLAPINTO, 1968; CZEMBIREK *et al.*, 1972; DÜX *et al.*, 1967; FREDENS, 1959; GEINDRE und COULOMB, 1968; GEORGI *et al.*,

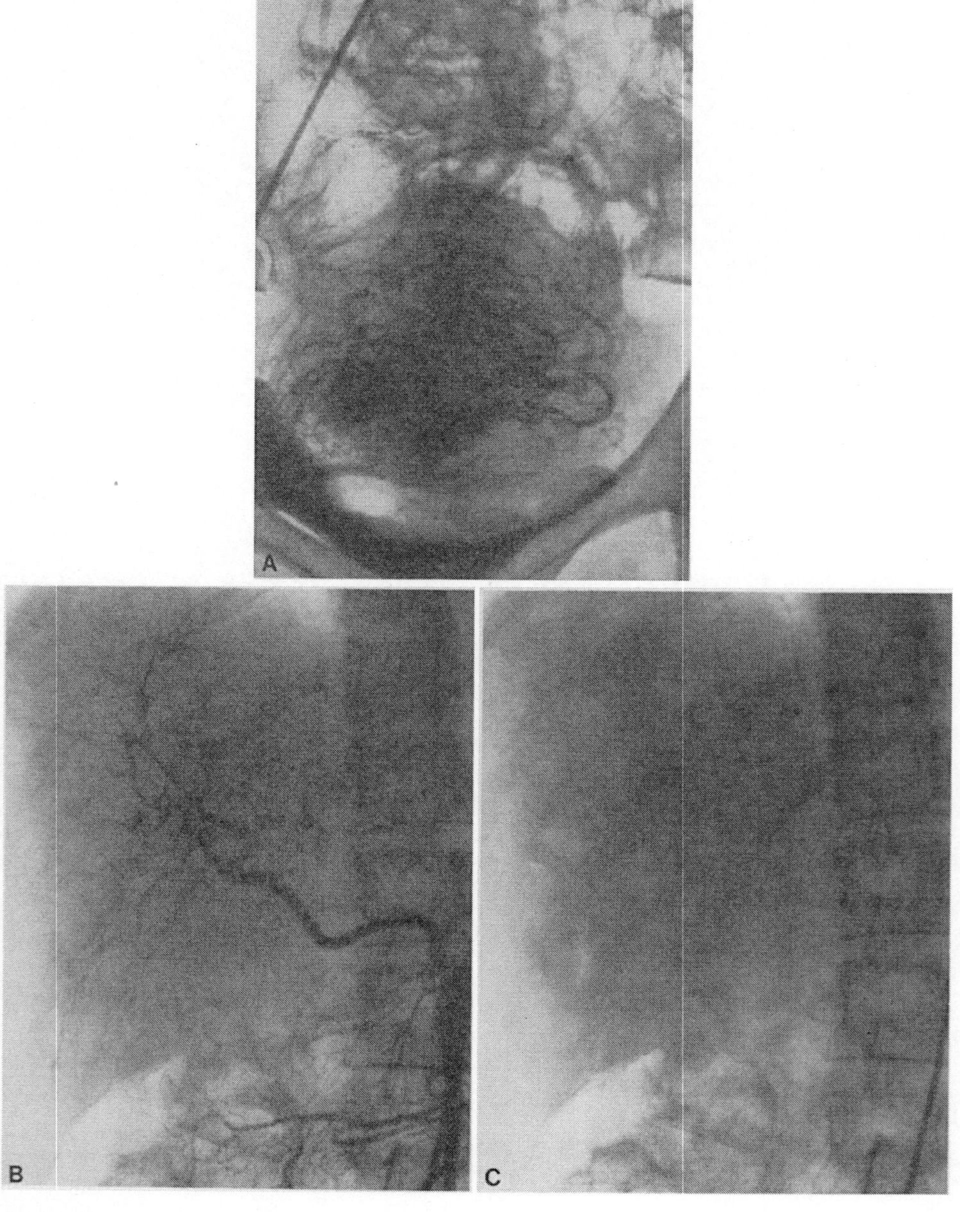

Abb. 47. Avaskuläre Metastasen (B, C) eines stark vaskularisierten Rekto-Sigmoid-Karzinoms (A)

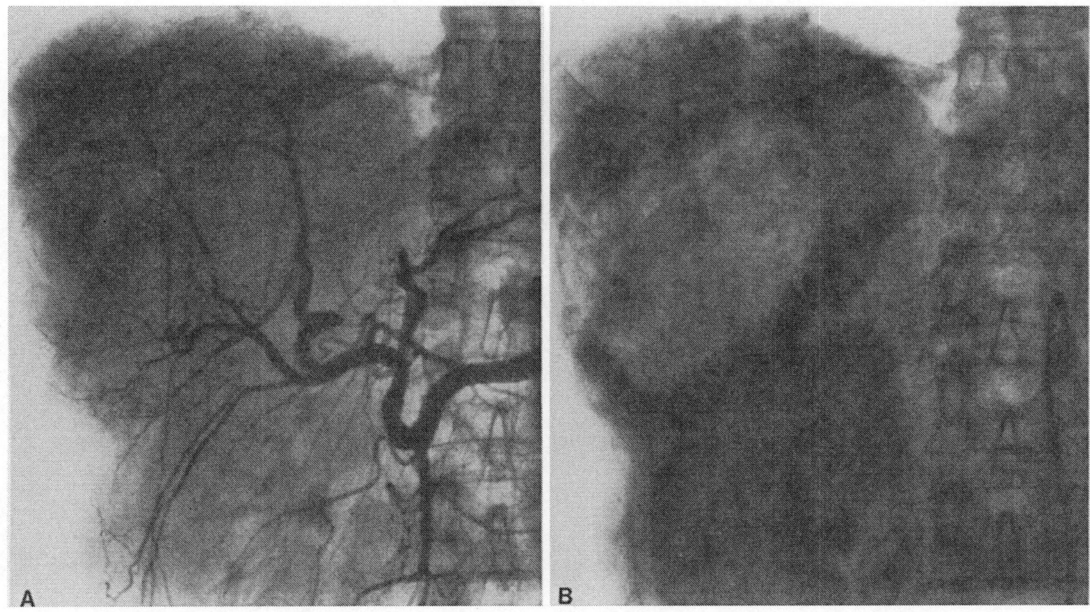

Abb. 48. Nekrotisierte Metastase mit verstärkt kapillär durchblutetem „Randsaum" (Differentialdiagnose: Abszeß). Primärtumor: Rektumkarzinom

1965; HEPP *et al.*, 1968; KREEL *et al.*, 1968; KUTSCHINSKI und ASEKRITON, 1970; LUDIN und KÜNZLI, 1969; MABILLE *et al.*, 1972; MORINO, 1959; MÜNSTER *et al.*, 1971; B. MÜNSTER, 1974; NEBESAR *et al.*, 1966; POLLARD *et al.*, 1970; REUTER und BOIJSEN, 1966; REUTER und REDMAN, 1972; RÖSCH und HORAK, 1968; ROSSI und GOULD, 1970; SCHRÖDER und GUTZMANN (1967 – postmort.); STECKENMESSER *et al.*, 1971; STULBERG und BIERMAN, 1965; WATSON und BALTAXE, 1971; WENZ, 1972; ZIMMERMANN *et al.*, 1971), an den pathologischen Gefäßen (Abb. 44, 45, 49, 53, 54), an wechselhaften Kontrastpools und arteriovenösen Fisteln (Abb. 44, 45, 56), an der Tumorfärbung (Abb. 44, 52, 53), gegebenenfalls an der multiplen Lokalisation (Abb. 45–47, 50–53), an der Auswirkung auf benachbarte Gefäße durch Kompression und Abdrängung (Abb. 45–50, 54, 55), an der Zerstörung des intrahepatischen Gefäßmusters (Abb. 45–47, 49, 51, 53) sowie an Gefäßarrosionen (Abb. 48, 55). Sekundärphänomene sind auch in der Sinusoidalphase an scheinbar oder tatsächlich kapillarlosen Bezirken (Abb. 45–51, 55) unterschiedlicher Form und Größe zu bemerken (REUTER und REDMAN, 1972: "Swiss cheese"-appearance). Stärker kapillär durchblutete Metastasen erscheinen dagegen als mehr oder weniger kontrastierende Fleckschatten (Abb. 44, 52, 53).

Die *Portographie* bringt lediglich indirekte Tumorzeichen, wie Defekte innerhalb der sinusoidal angefärbten Leber (RÖSCH: „Bild der durchlöcherten Leber") sowie Dislokation und Verschlüsse von Pfortaderästen, zur Abbildung (ARNER und FERNSTRÖM, 1965; BERGSTRAND, 1964; BOURGEON *et al.*, 1954, 1959, 1959; GARY *et al.*, 1955; GUILLEMIN *et al.*, 1956; GUNTZ und CARON, 1968; HABIGHORST *et al.*, 1964; HERZOG, 1961; IDEZUCKI *et al.*, 1966; LEGER, 1955; RÖSCH, 1959, 1964; RÖSCH und HORAK, 1966; SIQUIER *et al.*, 1956; STATTIN, 1959). Sie ist also auf die sekundären Kriterien der Raumverdrängung angewiesen, kann diese jedoch mit der Splenoportographie gut und mit der transumbilikalen Portographie brillant zur Darstellung bringen (MATEEV und WIRBATZ, S. 215). Die retrograde Lebervenographie zeigt zum Teil eine andere Symptomatik (RÖSCH, S. 191).

Metastasen von Magen-, Gallenblasen-, Kolon-, Rektum- und Pankreaskarzinomen sind nach übereinstimmender Meinung meist schlecht vaskularisiert: Sie sind arteriographisch

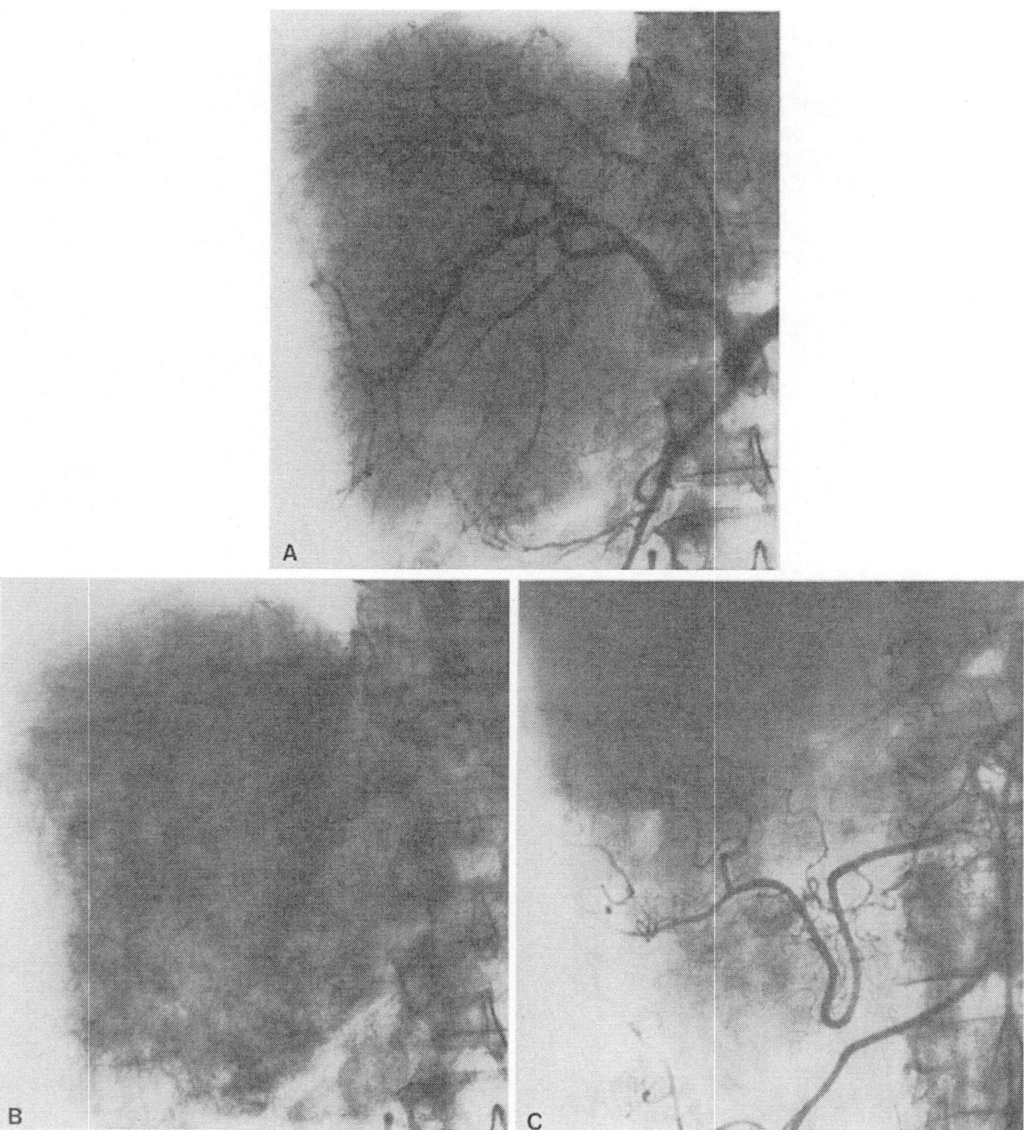

Abb. 49 A–C. Karzinom der extrahepatischen Gallenwege mit Infiltration in die Leber (A, B: Leberarteriographie) und in die Flexura colica dextra (C: Mesenterikographie)

deshalb häufig schwer zu erkennen. Darin besteht eine Problematik der arteriographischen Metastasendiagnostik. Die Tochtergeschwülste solcher Tumoren können oft nicht an eindeutig erkennbaren pathologischen Gefäßen festgestellt werden, sondern nur indirekt an ihren Auswirkungen auf die intrahepatische Arterien- und Portalvenenverteilung: Bündelung, Gefäßbögen, Schlängelung, bizarre Gefäßverläufe, avaskuläre Bezirke sowie inhomogene Leberdarstellung bis zum Bild eines von Motten zerfressenen Gewebes (Abb. 45–47, 50, 51). Dieses Bild ist jedoch nur bedingt als „Karzinomtyp“ zu klassifizieren, weil es auch stärker vaskularisierte Krebsmetastasen gibt. Diese sind bei Unkenntnis des Primärtumors gelegentlich nicht von hepatozellulären Karzinomen zu unterscheiden. Stark vaskularisierte Rektosigmoidkarzinome haben fast immer „avaskuläre“ Metastasen (Abb. 47, 48). Die meist schwach vaskularisierten Magenkarzinome (LEYDA, MÜNSTER *et al.*, 1971) zeigen – wie die Pankreaskarzinome (Abb. 45, 46, 51) – gleichfalls sehr oft mit wenigen Gefäßen versehene, gelegentlich jedoch auch gefäßreiche Metastasen in der Leber.

Stark vaskularisierte Metastasen, wie sie besonders bei *Sarkomen* (Abb. 54), *Hypperne-phromen* (Abb. 44), Schilddrüsenkarzinomen und *Chorionepitheliomen* (KUTSCHINSKI, pers. Mitt.; REUTER und REDMAN, 1972; Abb. 50!) beobachtet werden können, bereiten durch eindeutig erkennbare Tumorgefäße keine diagnostischen Schwierigkeiten, wenn der Primärtumor bekannt ist. Bei Unkenntnis der Primärgeschwulst kann die (solitäre oder konfluierende) Metastasierung als primärer Lebertumor fehlgedeutet werden. Auch für die

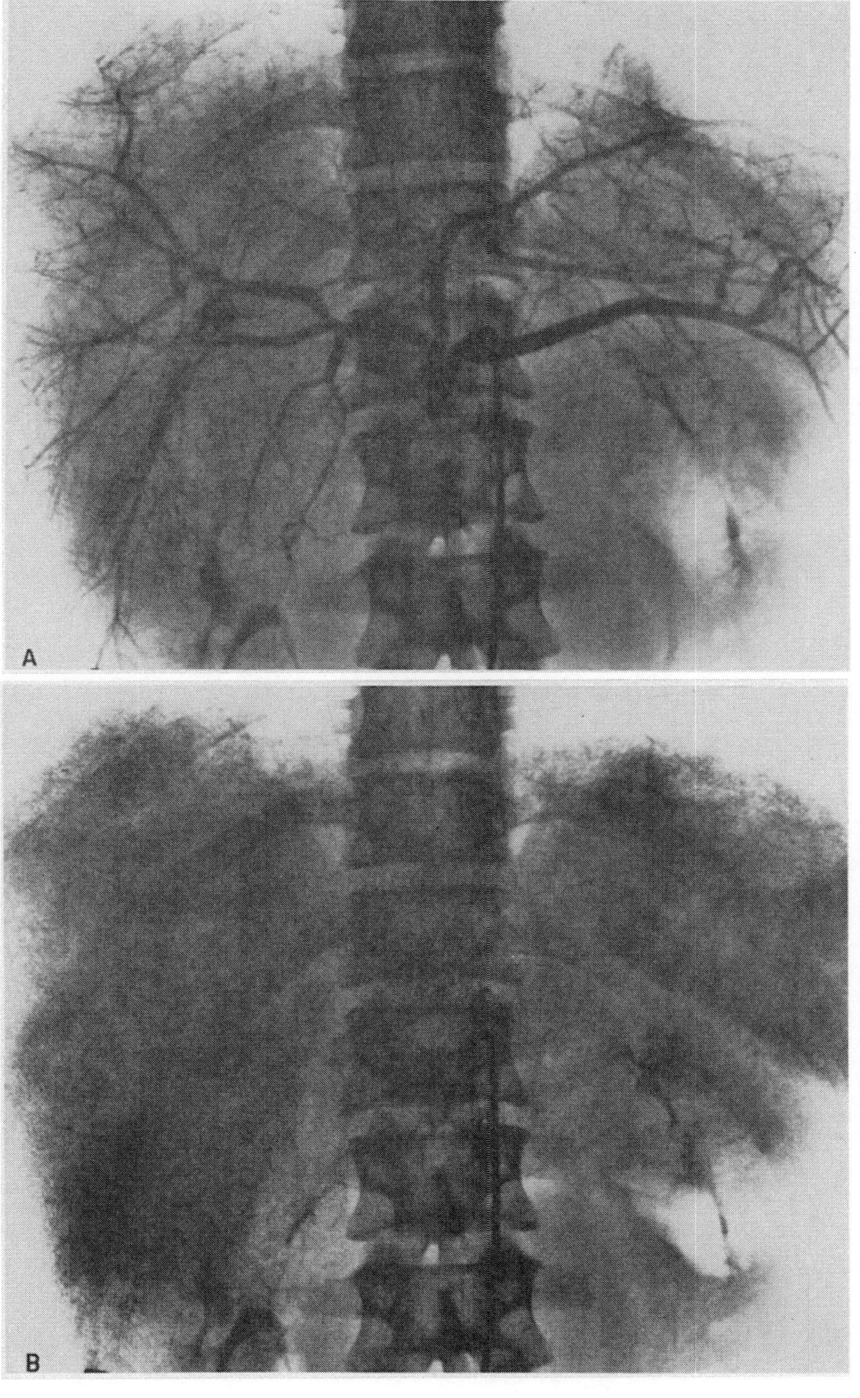

Abb. 50. Multiple kapillär vaskularisierte Lebermetastasen eines Chorionepithelioms bei einem 20jährigen Mann (!). Störung des intrahepatischen Gefäßmusters (oben), multiple Defekte innerhalb der sinusoidal granuliert angefärbten Leber (unten). (Aufnahmen: Dr. ZIMMERMANN, Berlin)

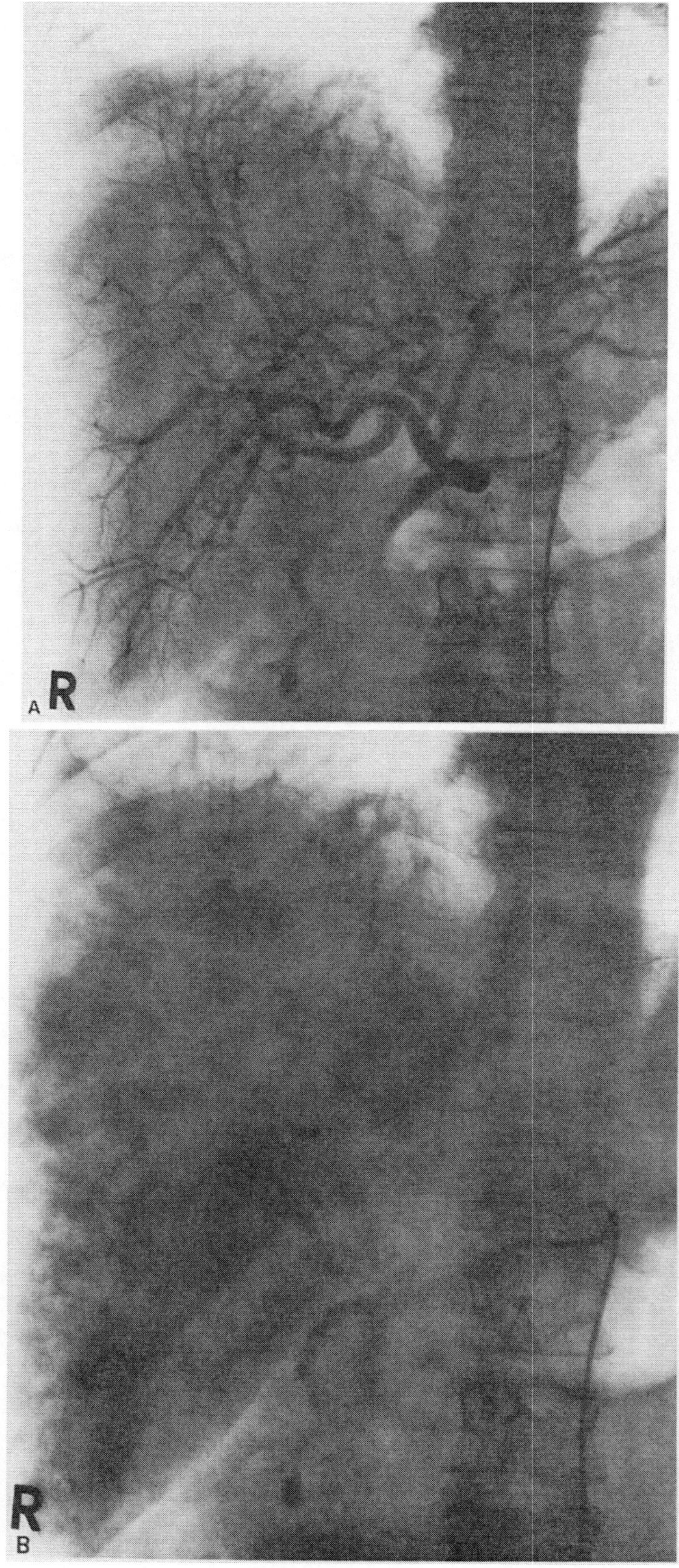

Abb. 51. Zahlreiche „avaskuläre“ Metastasen eines Magenkarzinoms. Multiple Defekte innerhalb des Leberparenchyms, vereinzelte kleine Kontrastmittellakunen

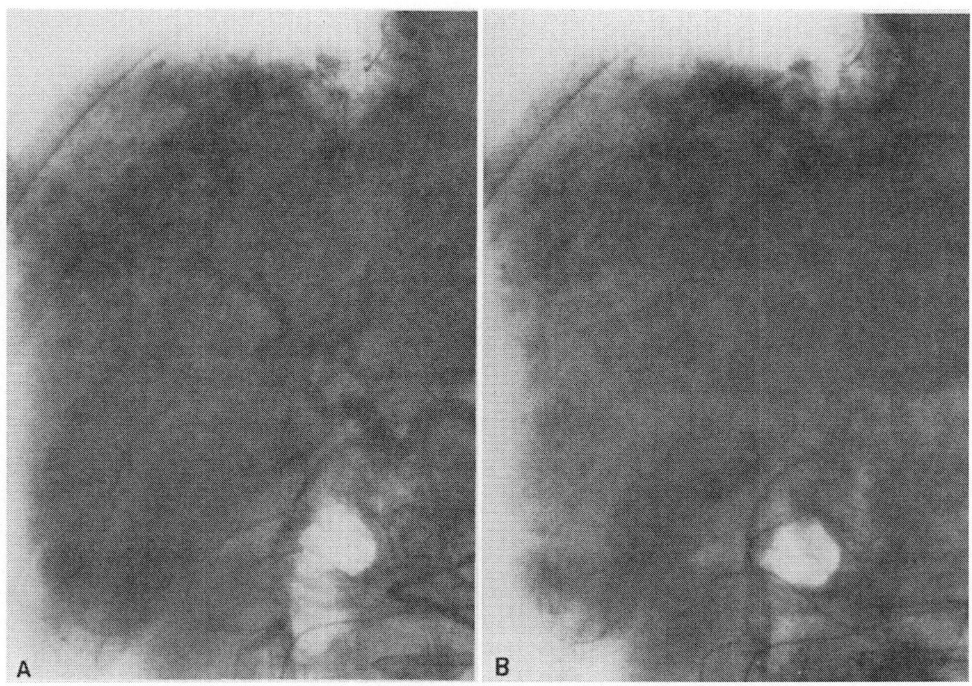

Abb. 52. Kapillär vaskularisierte Lebermetastasen eines Karzinoids am terminalen Ileum. Karzinoidsyndrom

hypervaskularisierten Metastasen läßt sich keine Klassifikation, etwa als „Sarkomtyp" vornehmen: Es kommen bei den genannten Primärtumoren auch solitäre (Abb. 55) oder multiple (Abb. 50) Metastasen vor, die durch Nekrotisierung oder Primäraufbau gefäßlos oder nur in Randbezirken vaskularisiert sein können. Wenn auch die Erscheinungsbilder primärer Sarkome und ihrer Lebermetastasen außerordentlich ähnlich sein können (Abb. 54), so lassen sich zwischen malignen mesodermalen Geschwülsten und ihren Metastasen häufig auch Unterschiede im angiographischen Vaskularisationsgrad feststellen.

Die oft gefäßarmen *Karzinoide des Magendarmtraktes* (Abb. 52) zeigen intensiv kapillär durchblutete Lebermetastasen, die sich als multiple oder solitäre flaue Fleckschatten arteriographisch darstellen lassen (Boijsen *et al.*, 1974; Ludin *et al.*, 1966; Münster *et al.*, 1971; Nebesar *et al.*, 1966; Pollard *et al.*, 1970; Reuter und Boijsen, 1966; Reuter und Redman, 1972; Zurbriggen und Tylen, 1975). Der Befund ist nicht signifikant, denn es wurde auch über avaskuläre, nekrotisierte Metastasen eines Duodenalkarzinoids mit pathologischen Gefäßen berichtet (Bayindir, 1967).

Diese sehr seltenen Geschwülste des endokrinen Systems (weniger als 0,1% im Sektionsgut) aus argentaffinen, basalgranulierten Zellen sind meist im Wurmfortsatz, Dünndarm und Rektum lokalisiert; sie sind oft so winzig, daß sie röntgenologisch (Voegeli, 1974), intraoperativ und autoptisch nicht gefunden werden. Sie sollen in Abhängigkeit von ihrer Größe (Moertel *et al.*, 1961) zu 2%–80%(!) metastasieren, davon zur Hälfte in die Leber. Das *Karzinoidsyndrom* infolge von Serotoninausschüttungen in den Kreislauf existiert praktisch nur bei Metastasierung (Kähler und Heilmeyer, 1961; Marshak und Lindner, 1970), aber auch dabei durchaus nicht obligatorisch (McDonald, 1956). Die dabei zu erwartenden Metastasen können arteriographisch in der Leber gesucht werden. In Unkenntnis des Syndroms gefundene, karzinoidsuspekte Lebermetastasen lassen sich nur durch den Nachweis der 5-Hydroxyindoessigsäure im Harn oder durch Biopsie verifizieren.

Ein ähnliches arteriographisches Bild mit zahlreichen Fleckschatten kapillär durchbluteter Metastasen (Abb. 53) können auch (stark oder schwach vaskularisierte) *Insulome* hervorrufen. Aber diese Erscheinung ist nicht verbindlich für Tochtergeschwülste von malignen Inselzelltumoren, denn auch bei diesen lassen sich hepatomähnliche Metastasen finden. Da jedoch die klinische Symptomatik (Hypoglykämie etc.) meist die Indikation

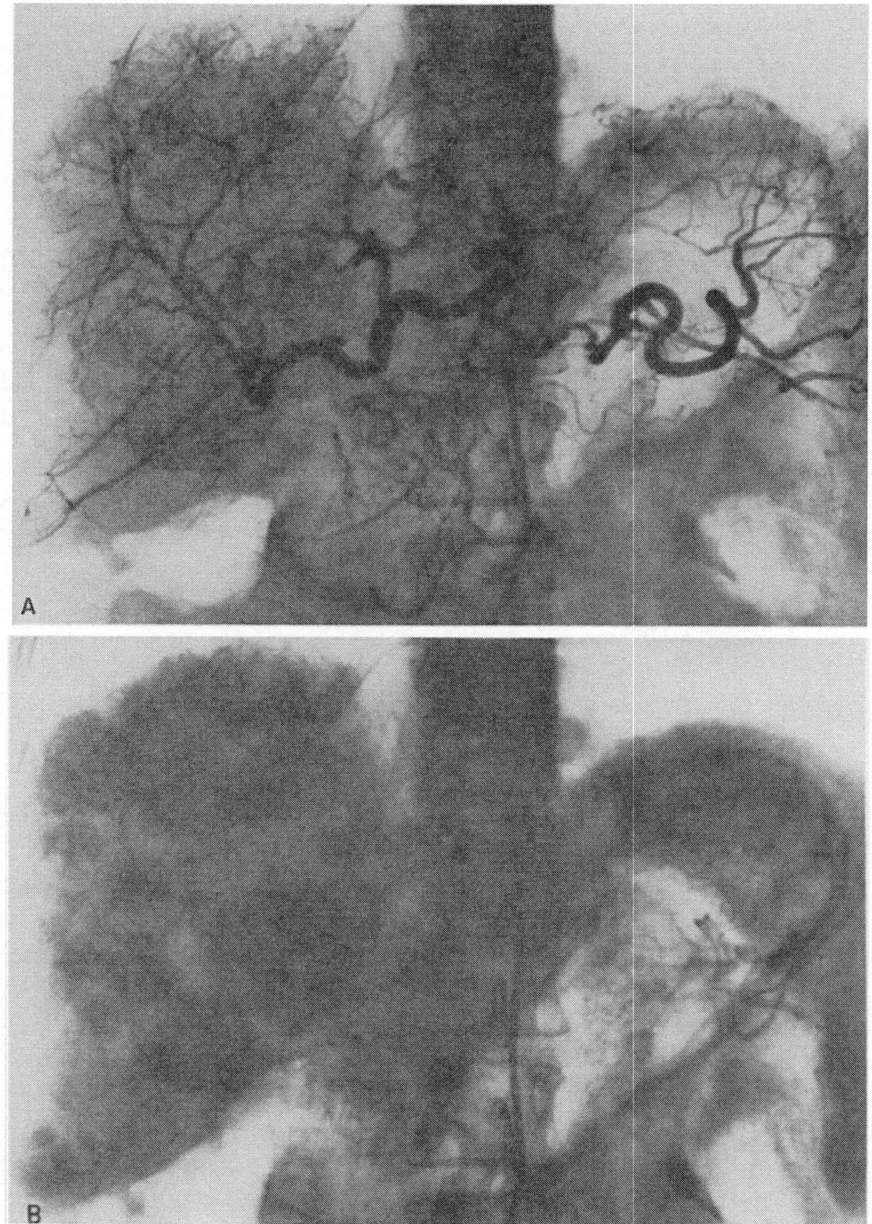

Abb. 53. Stark kapillär durchblutete Lebermetastasen eines hypoglykämisierenden Inselzellkarzinoms. Infiltrierendes Wachstum des extrem gefäßarmen Primärtumors (Milzvenenverschluß, Fehldarstellung der A. gastroduodenalis, Magenabdrängung)

zur Pankreasarteriographie stellt, vermag die zusätzliche Leberarteriographie beim positiven und negativen (!) Pankreasbefund durch die Diagnose eventueller Lebermetastasen bereits präoperativ die Malignität des Insuloms festzustellen (PORSTMANN, MÜNSTER *et al.*, 1971). Im Falle der malignen Entartung von extrem seltenen *intrahepatischen Pankreasheterotypien* (MOBINI *et al.*, 1971) mit hypoglykämischer Hormonaktivität (BALLINGER, 1941) dürfte eine arteriographische Differentialdiagnostik kaum möglich sein.

Die Metastasen hormonaktiver Gewächse beinhalten weitere Probleme. Nicht jede anfallsweise Hypoglykämie z.B. ist auf ein insulinproduzierendes Insulom zurückzuführen; mitunter verursachen *hypoglykämisierende andere Geschwülste* (Sarkome, Leber- und Nebennierenrinden-Karzinome) eine gleiche Symptomatik. Das ist beim Nachweis von Lebermetastasen differentialdiagnostisch zu erwägen. HEGER *et al.* (1965, 1969) berichten über

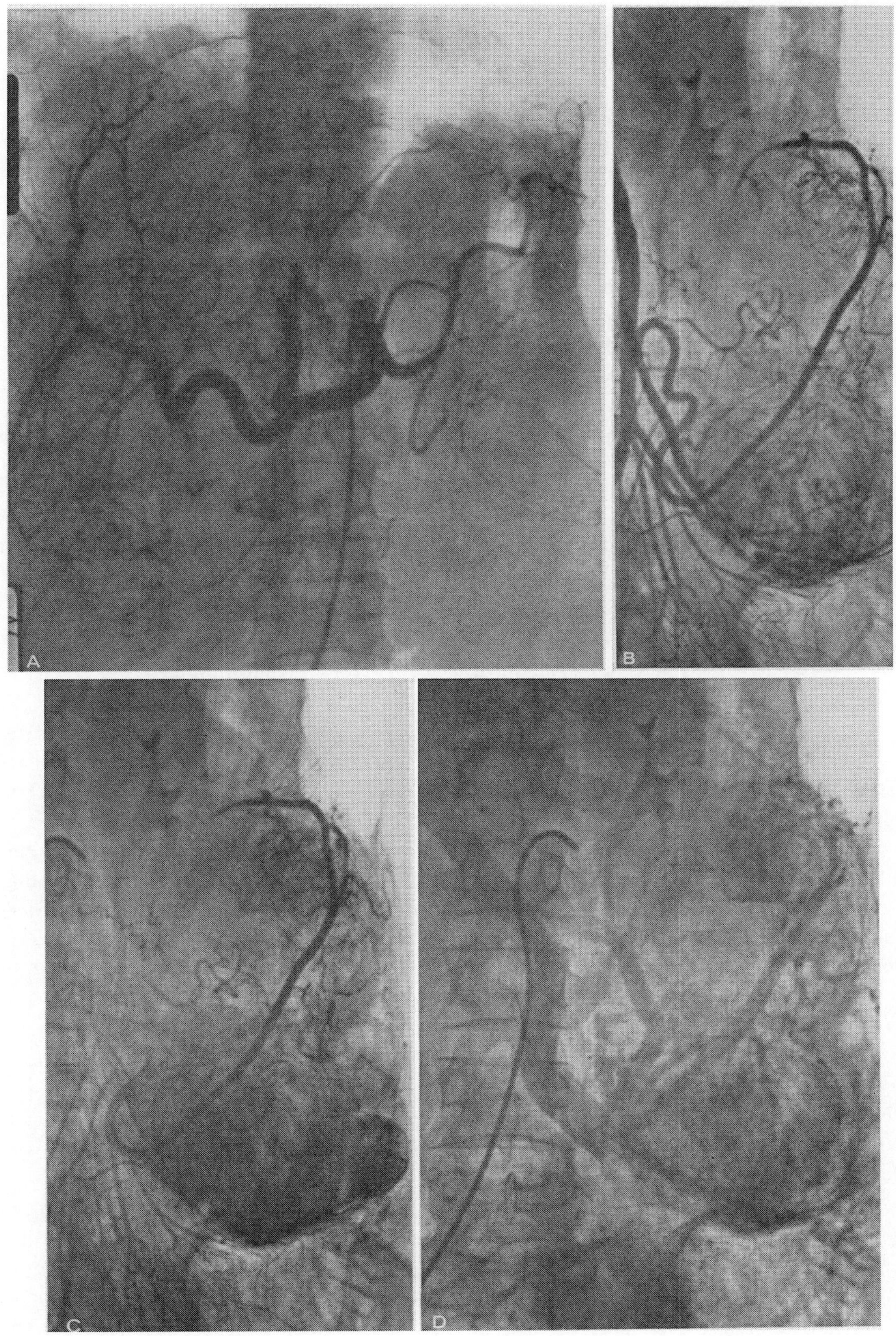

Abb. 54 A–D. Hypervaskularisierte Metastasen mit zahlreichen kleinen arteriovenösen Fisteln (A) eines stark durchbluteten Neuro-Fibro-Sarkoms des Mesenteriums (B–D) mit zahlreichen arterioportalen Kurzschlüssen

einen großen malignen Tumor im rechten Leberlappen, der autoptisch zwei Metastasen eines hypoglykämisierenden Jejunal-Neurofibrosarkoms entsprach (s. auch STECKENMESSER *et al.*, 1971). Als Ursachen der Hypoglykämie werden diskutiert (FROESCH, 1963, 1969): Produktion von Insulin oder einer Substanz mit provokativer Wirkung auf die Insulinproduktion im Pankreas, extremer Glukoseverbrauch im Tumor oder Hemmung der Glukoseausschüttung aus der Leber.

Lebermetastasen von *Nebennierenrinden-Karzinomen* (Abb. 56) und *malignen Phäochromozytomen* sind dann schwer als solche zu beweisen, wenn der Primärtumor nicht erkannt werden kann. Es besteht immer die Möglichkeit der tumorösen Entgleisung heterotopen chromaffinen oder Nebennierenrinden-Gewebes (*adrenal rest tumor*). Solche Tumoren sind mit Metastasen durchaus verwechselbar. Werden sie arteriographisch als maligne Tumoren der Leber vorgestellt, so kann das aufgrund des histologischen Befundes (bei negativem röntgenologischen Nachweis einer Nebennierengeschwulst) postoperative Differenzen zwischen Röntgenologen und Chirurgen veranlassen: Ein wichtiges Kriterium ist das Verschwinden der vermehrten Hormonproduktion nach erfolgreicher und wirklich totaler Tumorresektion (arteriographische Nachkontrolle).

Maligne Paragangliome können in die Leber metastasieren. BENKÖ und SOLT (1970) stellten bei der Riesenmetastase eines erbsgroßen Primärtumors die arteriographische Fehldiagnose eines Hämangioms. Auch die sehr seltenen *retroperitonealen Chemodektome* (nicht-chromaffine Paragangliome) zeigen mitunter Lebermetastasen. Die Primärtumoren sind sehr stark vaskularisiert (angiographische Diagnose: PORSTMANN *et al.*, 1967) und meist ohne Katecholaminproduktion.

Über Lebermetastasen von *malignen Teratomen* wird in der röntgenologischen Literatur kaum berichtet. BEDUHN und WENZ (1970) fanden bei einem dreijährigen Kind aortographisch eine gefäßreiche Tumorvaskularisation mit zahlreichen runden Aussparungen.

3. Wert der Leberarteriographie zur Metastasendiagnostik

Aus dem Vergleich einer Reihe von Mitteilungen läßt sich der große Wert der Leberarteriographie zum Nachweis von Lebermetastasen ableiten. *Richtige Ergebnisse werden im Mittel zu 80–85% angegeben.* Es fällt auf, daß sowohl falsch positive als auch falsch negative Resultate häufiger sein können.

Trotz oft detaillierter Zahlenangaben über positive und negative Fehldiagnosen einschließlich ihrer Ursachen, läßt sich keine statistisch exakte Berechnung der Leistungsfähigkeit mit einheitlichen Bewertungskriterien durchführen. Legt man als „Empfindlichkeit-%" das prozentuale Verhältnis der untersuchten Kranken mit positivem Resultat zur Anzahl aller Untersuchten und als „Spezifität-%" den Quotienten von Nichterkrankten mit negativem Ergebnis und Anzahl aller nichterkrankten Untersuchten zugrunde (Berndt *et al.*, 1970), so kann man für die Leberarteriographie
– als mittleren Wert für die Empfindlichkeit etwa 90% und
– als mittleren Wert für die Spezifität etwa 80%
vorsichtig schätzen.

a) Empfindlichkeit der Arteriographie

Die Empfindlichkeit der Methode hängt ab von der Größe der Metastasen, von ihrem Vaskularisationsgrad, von der arteriographischen Methodik (Superselektivität, Adrenalin) und von der Aufnahmetechnik. Nach nahezu übereinstimmender Meinung aller Autoren sind Metastasen von mehr als 2 cm Durchmesser erkennbar, kleinere Metastasen (bis 0,5 cm) nur dann, wenn sie stärker vaskularisiert sind als das angrenzende Lebergewebe oder sichere pathologische Gefäße enthalten. „Metastasen" sind als *Metastasen* um so sicherer nachweisbar, je mehr pathologische Gefäße sie enthalten und als *Raumforderungen*, je größer der Kontrastgradient zwischen ihnen und dem umgebenden Gewebe ist.

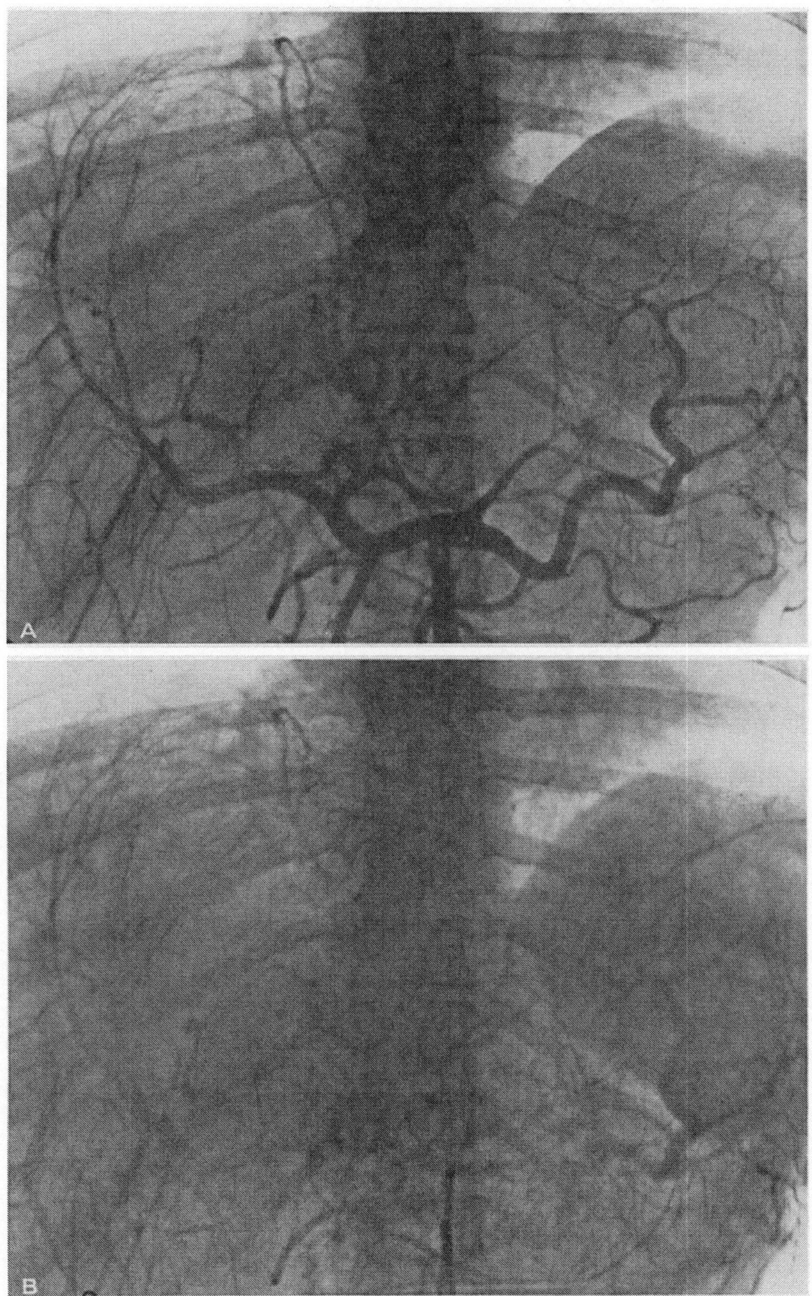

Abb. 55. Große avaskuläre Solitärmetastase mit intrahepatischer Arteriendislokation. Primärtumor: Fibrosarkom des Mediastinums

Diese Beziehungen korrelieren nur optimal, wenn eine adäquate *Belichtungstechnik* angewandt wird: Sieht man von pathologischen Gefäßen ab, so sind unter experimentellen Bedingungen (B. MÜNSTER, 1974a, 1976) bei großem sinusoidalen Kontrastmittelgehalt in der Leber gut kontrastmittelhaltige Metastasenphantome erwartungsgemäß schlechter, „avaskuläre" besser zu erkennen (GEORGI, 1970); bei geringer Eigenfärbung des Organs sind reichlich gefäßhaltige Metastasen besser sichtbar; die Erkennbarkeit *vaskularisierter Metastasen* (Objektgrößen zwischen 0,5–3,0 cm) nimmt bei Aufnahmespannungen über 90 kV erheblich ab. Sie nimmt jedoch bei *avaskulären Metastasen* (in proportionaler Abhängigkeit von der „sinusoidalen" Außenkonzentration des Kontrastmittels) unter höheren Spannungen, bis 120 kV (!), eindeutig zu; die Größe des Röhrenfokus (0,6–1,2 mm Kantenlänge) ist bei diesen Objektgrößen von untergeordneter Bedeutung.

Der *Splenoportographie* wird eine Nachweisbarkeit von Lebermetastasen in räumlichen Dimensionen von minimal 2–3 cm zugesprochen (ARNER und FERNSTRÖM, 1965; ARONSEN *et al.*, 1969; BOURGEON *et al.*, 1969; GUILLEMIN *et al.*, 1956; LEGER, 1955; RÖSCH, 1959b, 1964; s.a. MATEEV und WIRBATZ, S. 215).

Nach übereinstimmender Meinung beeinflußt die *Lokalisation der Metastasen* ihre Erkennbarkeit. Bei der Arteriographie bereitet der Sitz avaskulärer Metastasen im Leberzentrum, an der Grenze zwischen rechtem und linkem Lappen sowie im lateralen Segment des linken Lappens (Wirbelsäule) besondere diagnostische Schwierigkeiten.

b) Spezifität der Arteriographie

Die geringere Spezifität von etwa 80% weist auf die Problematik der angiographischen Befunddeutung hin. Sie ist abhängig von der tatsächlichen Unspezifik zahlreicher angiographischer Kriterien, vom jeweilig untersuchten Patientenkollektiv (z.B. nur Patienten einer onkologischen Klinik etc.) und – wie jeder Röntgenbefund – von der Kenntnis anderweitiger wesentlicher Voruntersuchungen.

Der arteriographische Nachweis von Lebermetastasen ist abhängig von der Darstellung *pathologischer Gefäße*. Eine nachgewiesene Tumorvaskularisation beinhaltet aber immer die differentialdiagnostische Verwechslung solitärer Metastasen mit Malignomen. Auf solche seltenen „Fehldiagnosen" wird in vielen Arbeiten hingewiesen. Auch *extrahepatische Tumoren* in benachbarten Organen (Abb. 42, 49, 56) und Geweben geben zu falschen Deutungen, als Metastase oder Primärtumor, Anlaß (HEPP *et al.*, 1968; MABILLE *et al.*, 1972; NELIUS *et al.*, 1973; ROSSI *et al.*, 1968). Pathologische Gefäße und *„Tumorschatten"* sind angiographische Phänomene, die der Fehlinterpretation unterliegen können. Eine Reihe falsch positiver Resultate beruht auf der Nichtdifferenzierbarkeit oder der Fehldeutung dieser Bilder. Avaskuläre Metastasen lassen sich nur anhand unspezifischer Tumorzeichen diagnostizieren.

Übereinstimmend wird die hauptsächliche Fehldeutungsmöglichkeit durch *entzündliche und zirrhotische Leberprozesse* hervorgerufen. Die angiographische Symptomatik avaskulärer Metastasen kann dem Erscheinungsbild dieser Vorgänge täuschend ähnlich sein (Abb. 16): Narben sind gefäßarm, Regenerate können es sein; beide erscheinen als Defekte.

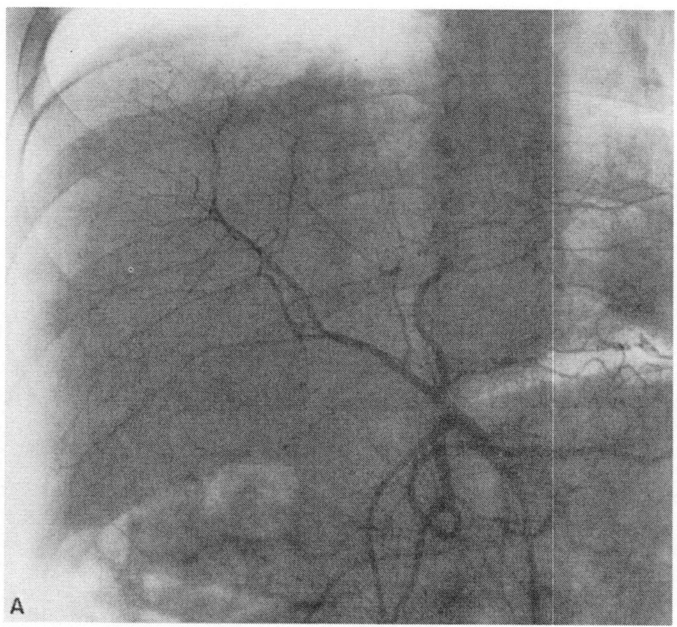

Abb. 56. Leberinfiltration (A, B) eines hormonaktiven Nebennierenrinden-Karzinoms (C: Aortographie). Cushing-Syndrom bei einem 18jährigen Mann

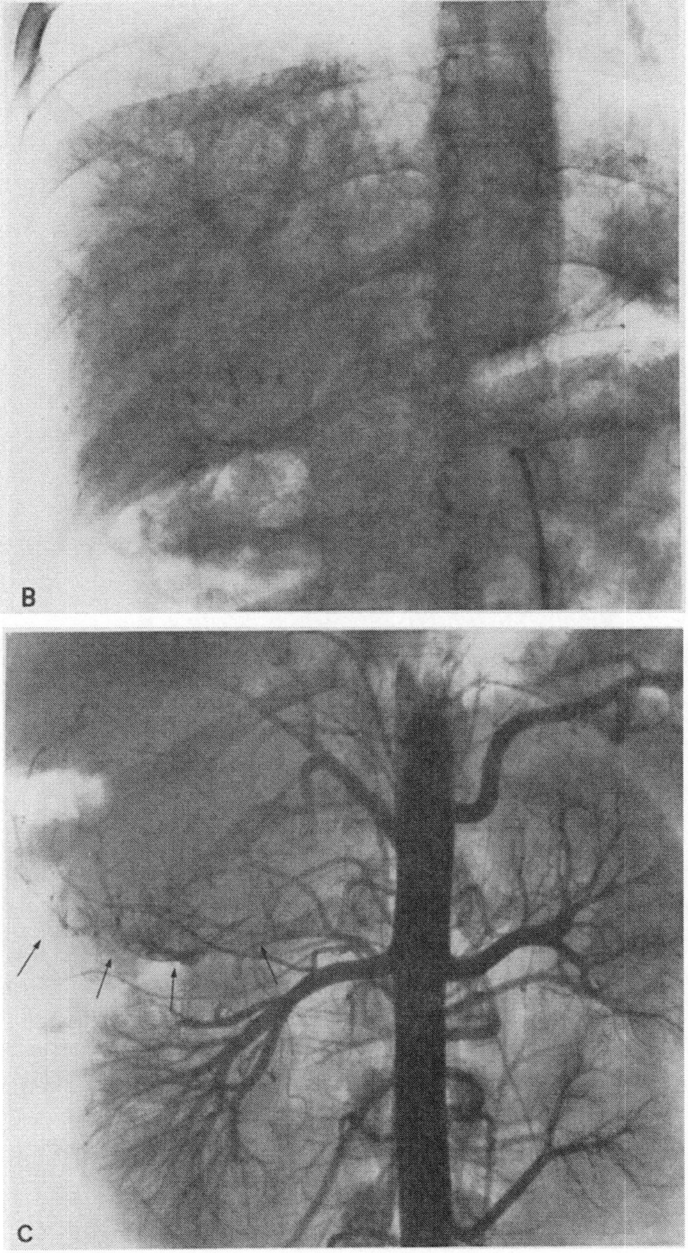

Abb. 56 B u. C

(Im eigenen Material sind falsch positive Befunde dreimal häufiger als falsch negative.) Besonders problematisch ist die Differentialdiagnose jedoch, wenn innerhalb der Zirrhoseleber ein postzirrhotisches Karzinom vorhanden ist oder hypervaskularisierte Regeneratknoten bzw. Schrumpfungsprozesse mit *arteriovenösen Fisteln* den Eindruck eines Tumors hervorrufen (BÜCHELER *et al.*, 1973; HEPP *et al.*, 1968; REUTER *et al.*, 1970; STECKENMESSER, 1971; WENZ, 1972). Gerade in diesem Zusammenhang wurde darauf hingewiesen, daß arteriovenöse Fisteln auf keinen Fall ein Kriterium der Malignität (BÜCHELER *et al.*, 1973) und „Tumoranfärbungen" durchaus nicht pathognomonisch für ein Gewächs (WENZ *et al.*, 1971) sind.

Die scheinbar leicht diagnostizierbaren *Hämangiome* sind Chamäleons unter den Lebertumoren. Sie haben ein so wechselhaftes Erscheinungsbild (S. 116, 124), daß sie als Metastasen (und Primärtumoren) verkannt werden können. Auch *Adenome, noduläre Hyperplasien und Hamartome* (Abb. 40, 41) bereiten solche Schwierigkeiten.

Auf die Verwechslungsmöglichkeit des *Echinococcus alveolaris* mit Primärtumoren oder Metastasen haben BÜCHELER *et al.* (1971, 1971, 1973) sowie STECKENMESSER (1971) mehrfach hingewiesen. Weitere, aber sehr seltene Fehldeutungen sind durch uni- und multilokuläre Leberzysten, Echinococcus cysticus, Leberabszesse (VIAMONTE, MARTINEZ *et al.*, 1968) und hormonaktive Primärtumoren der Leber möglich.

Erkrankungen des *intrahepatischen biliären Systems* (s. SWART, S. 303) mit angeborenen (Caroli Disease) oder erworbenen Erweiterungen der Gallengänge beim Verschlußikterus können avaskuläre Metastasen vortäuschen. Sie sind wie die vorgenannten Erkrankungen durch die Klinik, durch die (transhepatische) Cholangiographie sowie durch die Kombination von Arteriographie mit transhepatischer Cholangiographie (BAYINDIR, 1968; BOIJSEN und REUTER, 1967; BÜCHELER, 1973; CHUDÁČEK, 1968; GÜNTHER *et al.*, 1975; HEPP *et al.*, 1968; REUTER und REDMAN, 1972; STECKENMESSER, 1971) abzuklären.

Vergleicht man die Resultate der Leberarteriographie bei der Suche nach Lebermetastasen mit den Ergebnissen anderer Methoden, wie Klinik und Labor, Laparoskopie und Echographie (BERNDT *et al.*, 1970), so sind sie *hinsichtlich der Empfindlichkeit den anderen Methoden überlegen, hinsichtlich der Spezifität jedoch der Leberbiopsie, Laparoskopie und Probelaparotomie, einschließlich histologischer Untersuchungen (!), unterlegen.*

Unter Anwendung moderner Verfahren sind die Aussagewerte von *Szintigraphie und Arteriographie* ohne wesentliche Unterschiede (DÜX *et al.*, 1967; GEORGI *et al.*, 1965; IIO *et al.*, 1974; KREEL *et al.*, 1968; MABILLE *et al.*, 1972; NEBESAR *et al.*, 1970; ROSSI und GOULD, 1970; WANG *et al.*, 1971; s. auch MATEEV und WIRBATZ, S. 215). Die Grenze der Nachweisbarkeit liegt für die Szintigraphie und Echographie bei Raumforderungen, die kleiner als 2 cm im Durchmesser sind. Die Arteriographie bringt allerdings häufig kleinere Metastasen zur Darstellung und ist oft in der Lage, spezifische Aussagen zu treffen. Da die häufigen avaskulären Metastasen jedoch die Empfindlichkeit und Spezifität der Arteriographie begrenzen, ergänzen sich die Verfahren. Das Problem für die Diagnostik von Lebermetastasen ist deshalb nicht: Arteriographie *oder* Szintigraphie bzw. Echographie, sondern die vernünftige und rationelle Kombination von beiden. Die ungleich weniger belästigende, ambulant durchführbare Szintigraphie (oder Echographie) bietet sich als primäre Suchmethode an. Sind ihre Resultate negativ, sollen Operationen ermöglicht (Leberresektionen bei Solitärmetastasen) oder infauste Eingriffe vermieden werden, ist die Arteriographie im Rahmen der Metastasendiagnostik auf jeden Fall indiziert.

VII. Leberzysten

1. Klassifikation

Die Einteilungsprinzipien der zystischen Lebererkrankungen sind uneinheitlich. Man unterscheidet angeborene Zysten von erworbenen, parasitäre von nichtparasitären, unilokuläre von multilokulären.

a) Nichtparasitäre Zysten

Sieht man von posttraumatischen Pseudozysten ab, so stellen die nichtparasitären Zysten entweder Fehlbildungen im Sinn einer fehlerhaften Gewebsmischung beim embryonalen Leberaufbau dar oder sind Retentionszysten. Sie erscheinen solitär, multipel oder als „Zystenleber", haben einen wechselhaften Wandaufbau und unterschiedliche Inhalte. MOREAUX *et al.* (1972) klassifizieren die nichtparasitären Zysten wie folgt:

Epitheliale Zysten
Epidermoide
Solitäre Zyste, Polykystose, biliäre Zysten

Endotheliale Zysten
Hämangiome
Lymphangiome
Zystische Hamartome

Pseudozysten

Die zystischen Gebilde – in diese Einteilung gehen die Hämangiome als Hamartome ein – führen zu Verdrängungseffekten auf benachbartes Lebergewebe und parahepatische Organe; sie neigen zu Verkalkungen, Nekrosen und Perforation; mitunter sind sie kombiniert mit zystischen Fehlbildungen in anderen Organen, wie Niere, Nebenniere und Pankreas (Ackman und Rhea, 1931; Bret und Duquesnel, 1964; Buchet und Lablanc, 1962; Caplan und Simon, 1966; Caroli *et al.*, 1961; Clark *et al.*, 1967; Dardick *et al.*, 1964; Flagg und Robinson, 1967; Grime *et al.*, 1959; Henson *et al.*, 1956; Kettler, 1958; Melnick, 1955; Moreaux *et al.*, 1971, 1972; Negreiros, 1969; Peltokallio, 1970; Smrčka *et al.*, 1964; Tolot *et al.*, 1968; Varay und Berthelot, 1963).

b) Parasitäre Zysten

Die parasitären zystischen Lebererkrankungen werden hauptsächlich durch die Echinokokkose repräsentiert. Die Zestodenerkrankung der Leber erscheint jedoch hinsichtlich Epidemiologie, Klinik und ihres morphologischen Substrats in zwei Formen (Kettler, 1958; Marcialrojas, 1966; Minning, 1969; Spencer, 1973), die auch für die angiographische Diagnostik bedeutsam sind:

– als *Echinococcus cysticus* (unilocularis) mit expansivem Zystenwachstum, Möglichkeit der Nekrotisierung, Infektion und Abszedierung sowie der Gefahr der Perforation und der Tendenz zur randnahen, oft zartschaligen Verkalkung;
– als *Echinococcus alveolaris* (multilocularis), der sich „als ein harter, fibrös-kleinblasiger Komplex präsentiert, der keine Abkapselung zeigt, vielmehr infiltrierend in die Umgebung übergeht und viel mehr einer malignen Geschwulst, und zwar einem szirrhösen Gallertkrebs gleicht und auch dafür gehalten wurde, bis Virchow ihre parasitäre Natur als „multilokuläre ulzerierende Echinokokkengeschwulst" erkannte" (Kettler, 1958). Eine Infiltration der Gallenwege kann zu Gallestau, Erweiterung der intrahepatischen Gallengänge, Galleextravasaten und Ikterus führen (Beckmann, 1953; Günther *et al.*, 1975).

2. Angiographische Befunde bei zystischen Lebererkrankungen

Die röntgenologische Symptomatik ist praktisch unabhängig von der Ätiologie der zystischen Prozesse. Sie wird vielmehr von ihren pathomorphologischen Wachstumsprinzipien und der angewandten angiographischen Methode bestimmt. Während früher die Portographie zum angiographischen Zystennachweis diente, findet im letzten Jahrzehnt die Arteriographie zunehmende Anwendung.

a) Splenoportographie

Die Portographie stellt allein die Raumverdrängung dar und ist in ihrer Symptomatik abhängig von der Größe und Lokalisation der Raumforderung (Bergstrand, 1957b, 1964; Bourgeon *et al.*, 1954, 1955; Catalano, 1955; Debray *et al.*, 1962; Durans *et al.*, 1961; Düx, 1965; Düx *et al.*, 1967; Gilsanz *et al.*, 1961; Leger, 1955; Morino, 1956; Novokrescenov, 1965; Pöschl und Berchthold, 1960; Rauber *et al.*, 1956; Rösch, 1959b, 1964; Rösch und Horak, 1966; Smrčka *et al.*, 1964; Stattin, 1959). Die intrahepatischen Portaläste größeren und kleineren Ausmaßes werden durch die Zysten beiseite geschoben und zusammengedrängt (Abb. 59). Sie haben deshalb meist gestreckte, ausgespannte und bogenförmige Verläufe um die Zysten. Wird ein Pfortaderast zusammengequetscht, so erhält die nachgeordnete Ramifikation keinen portalen Zufluß, die Raumverdrängung erscheint größer. Durch die Aneinanderlagerung der anrainenden Gefäße kann der „Randsaum" einer Zyste verstärkt zur Abbildung kommen. In der Kapillärphase erscheinen die Zysten als uni- oder multilokuläre, meist runde und glattbegrenzte Aufhellungsfiguren innerhalb der Leber.

b) Arteriographie

Die Arteriographie bringt bei *uni- und multilokulären Zysten sowie Pseudozysten* die gleichen unspezifischen Phänomene der Raumforderung (ausgespannte, verdrängte, bogenförmige Gefäße) zur Darstellung (Abb. 57, 58) wie die Portographie (ARTIGAS und SALA, 1965; BENNET *et al.*, 1964; BÜCHELER *et al.*, 1971, 1973; CAPLAN und SIMON, 1966; DEBRAY *et al.*, 1965; FONTAINE *et al.*, 1969; GEINDRE *et al.*, 1969; HEPP *et al.*, 1968;

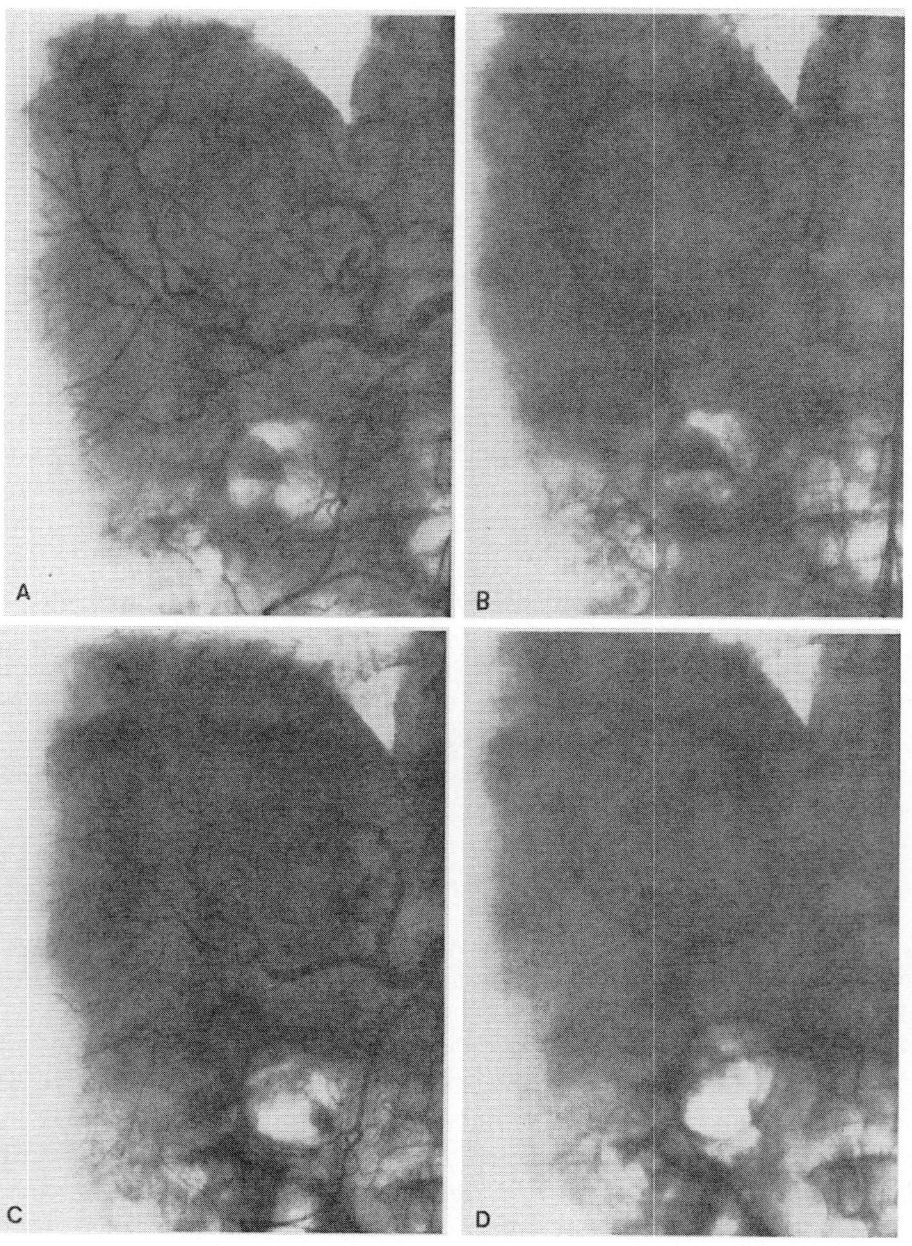

Abb. 57. Nichtparasitäre Leberzyste mit verstärkt vaskularisiertem Randsaum. (A, B) Leberarteriogramm. (C, D) Leberarteriogramm nach intraarterieller Injektion von 0,1 μg/kg Adrenalin

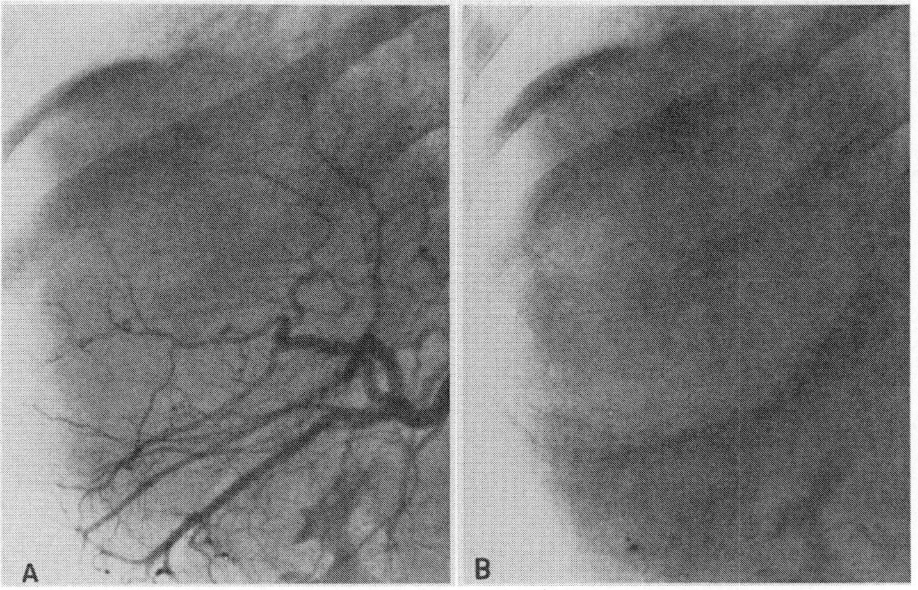

Abb. 58. Solitäre Echinokokkus-Zyste mit partiell vermehrt durchblutetem Randsaum. Arteriographie. Kleine av-Fistel (Pfeil)

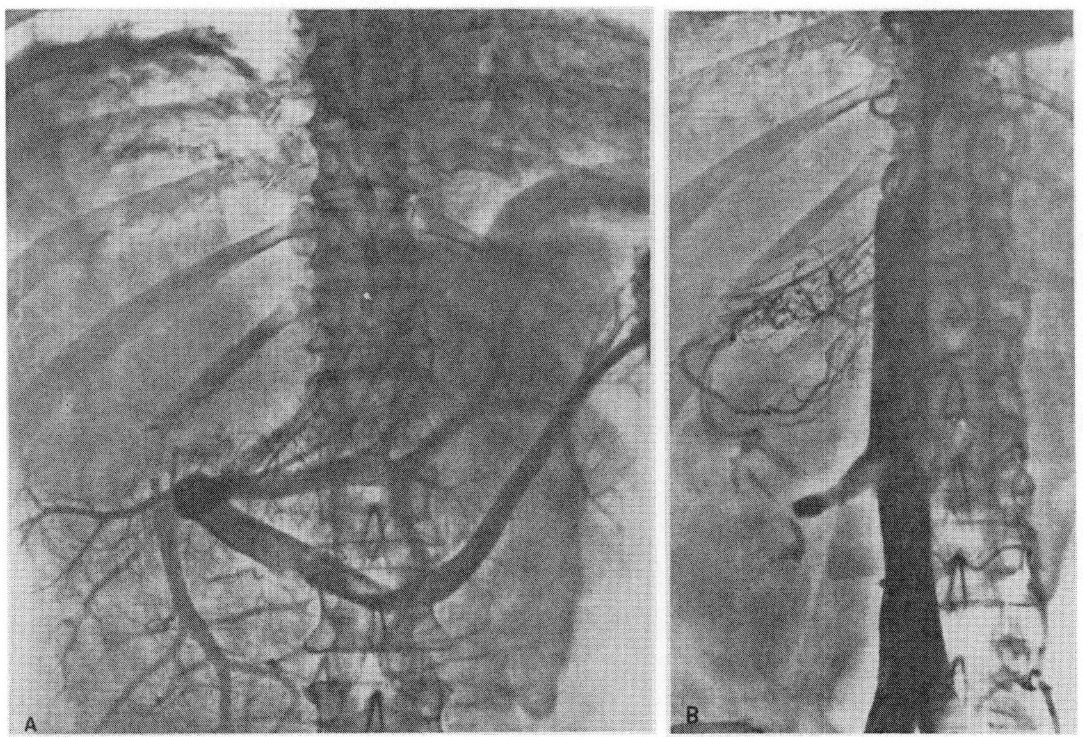

Abb. 59. Echinokokkus-Zysten im rechten Leberlappen mit scholligen Kalkeinlagerungen. Splenoportogramm (A), Kavaimpression (B)

HERNANDEZ *et al.*, 1967; HEULLY *et al.*, 1969; KERNEC *et al.*, 1970; LEGRE *et al.*, 1967; MC LOUGHLIN und HOBBS, 1971; MC NULTY, 1968; MOREAUX *et al.*, 1971, 1972; MORINO, 1956; MORINO *et al.*, 1957, NEGREIROS *et al.*, 1969; PERROTIN *et al.*, 1966; REUTER und REDMAN, 1971, 1972; STECKENMESSER *et al.*, 1970; TOLOT *et al.*, 1968). Bei kleineren und

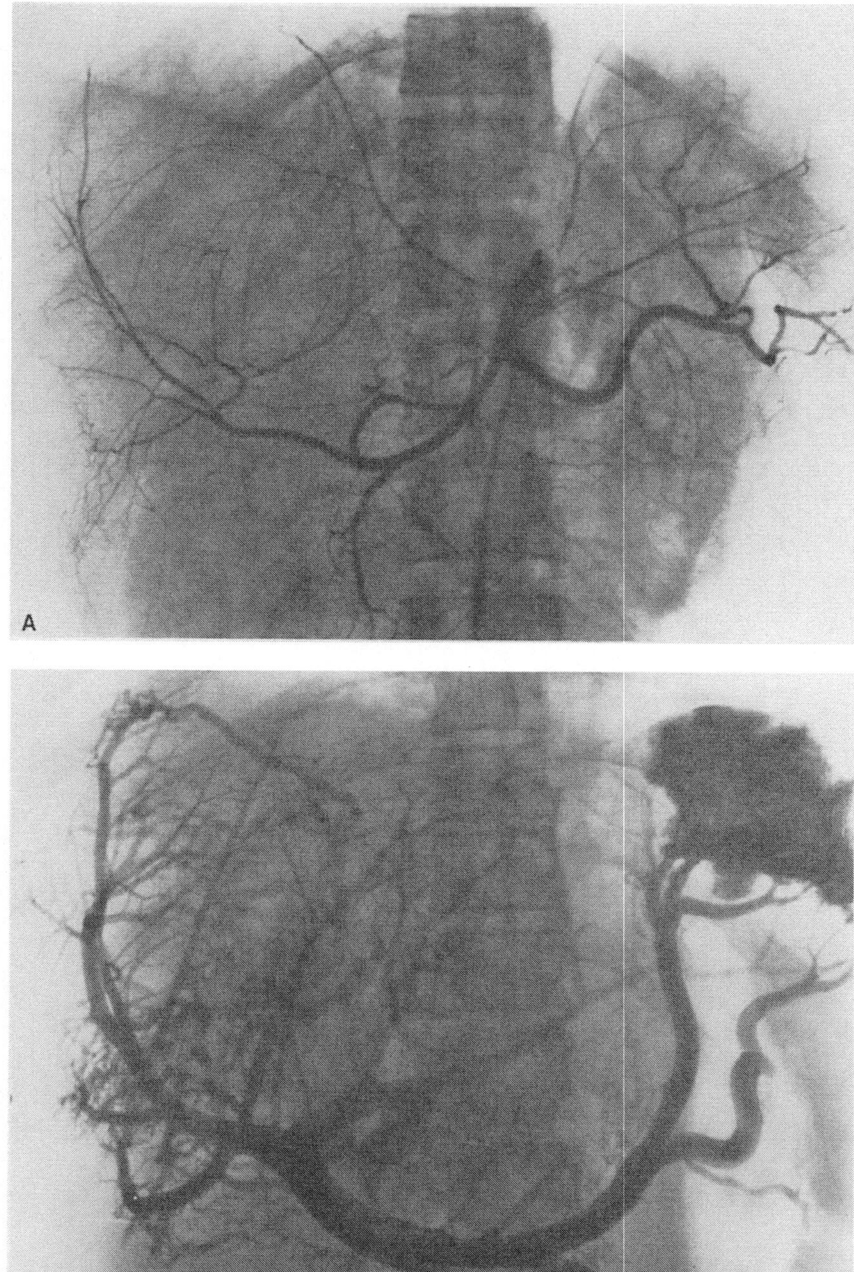

Abb. 60. Lebervenenthrombose mit bogenförmig gespannten Arterien im Zöliakogramm (A). Kein Lebertumor, keine Zyste. Im Splenoportogramm (B) gestreckte, abgeknickte und bogenförmige Pfortaderäste mit breiten intrahepatischen, hepatofugalen Kollateralen (Aufnahmen: Dr. ZIMMERMANN, Berlin)

peripheren Zysten können die arteriographischen Zeichen jedoch sehr diskret sein, so daß sie übersehen werden können, wenn nicht eine Lebervergrößerung besteht. Im manchen Fällen erscheint die Randzone verstärkt (Abb. 57). Die Gründe dafür sind: eine druckbedingte stärkere Gefäßansammlung, wie bei der Portographie, und ein größerer Kapillarreichtum in Nähe der mehr oder weniger fibrotisierten Zystenmembran. Dieser Randsaum

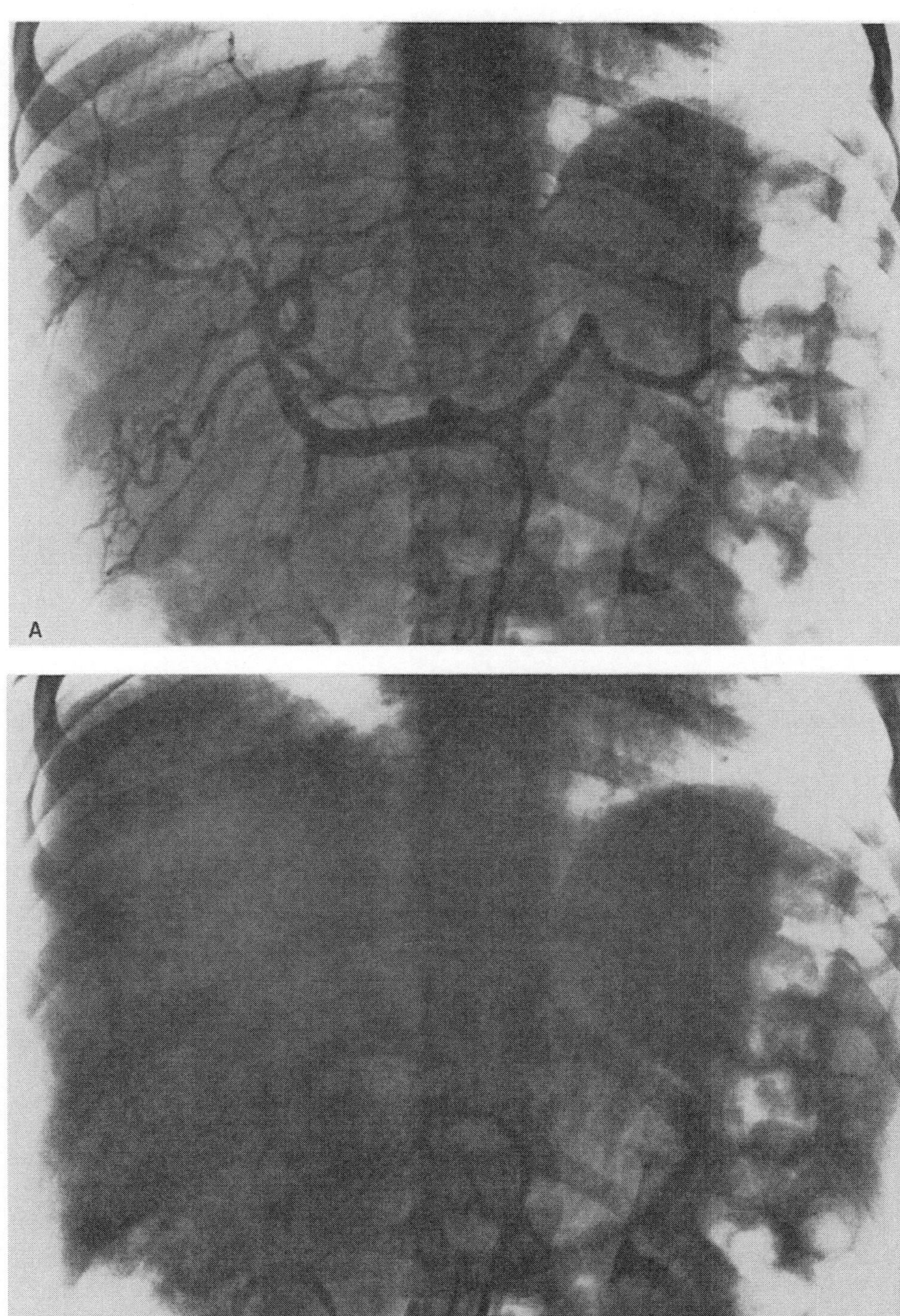

Abb. 61. Echinococcus alveolaris. (Aufnahmen: Professor Dr. BÜCHELER, Hamburg)

wird als differentialdiagnostisches Kriterium gegen den Echinococcus cysticus verwendet, kann aber sowohl bei diesem vorkommen als auch bei nichtparasitären Zysten fehlen.

Der *Echinococcus alveolaris* (BONNET *et al.*, 1964; BONAKDAPOUR, 1967; BÜCHELER *et al.*, 1971, 1973; DEBRAY *et al.*, 1965; GROSDIDIER *et al.*, HEPP *et al.*, 1968; HEULLY *et al.*, 1969; MC NULTY, 1968; STECKENMESSER *et al.*, 1970), über den der Autor keine

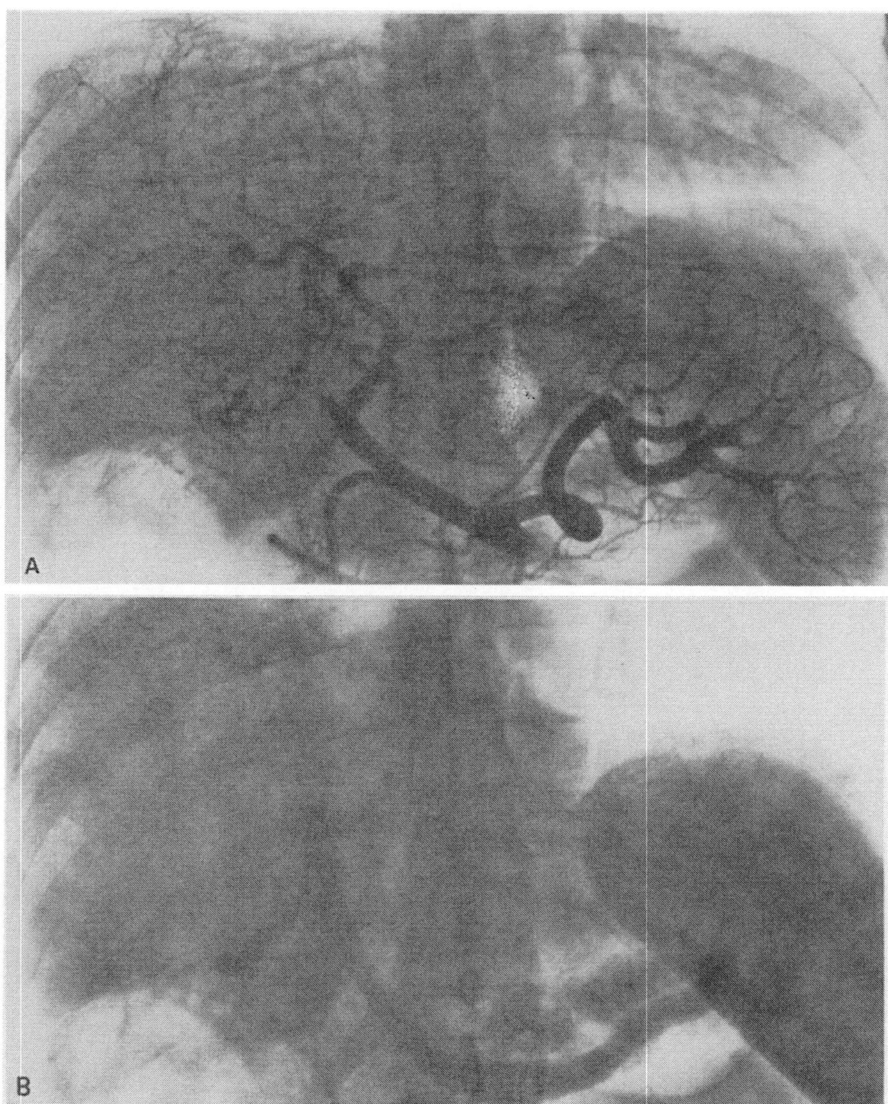

Abb. 62. Echinococcus alveolaris. (Aufnahmen: Professor Dr. BÜCHELER, Hamburg)

eigenen diagnostischen Erfahrungen besitzt, zeigt „infolge seines expansiv-infiltrativen Wachstums atypische irreguläre Gefäßformationen, und zwar Arterienstenosen und -verschlüsse, atypische Kollateralarterien, die nicht den Tumorgefäßen entsprechen, sowie im Parenchymbild Kontrastaussparungen und gelegentlich Parenchymanfärbungen" (BÜCHELER *et al.*, 1971; Abb. 61–63). Verkalkungen sind beim Echinococcus alveolaris häufig und können ein Leitsymptom sein; sie erscheinen unterschiedlich als zartschalige zierliche Ringe, gröbere Kreise, diffuse oder grobe Schollen und Krusten (BÜCHELER *et al.*, 1971; FRIEDRICH, 1941; FRIEDRICH und VEIEL, 1938; GÜNTHER *et al.*, 1975; THOMPSON *et al.*, 1972; ZINCHUK, 1974).

3. Differentialdiagnostische Probleme

Eine angiographische Unterscheidung der verschiedenen solitären und multiplen Zysten hinsichtlich ihrer Ätiologie ist nicht möglich. Die Feststellung parasitärer und nichtparasitärer Zysten, einschließlich des Echinococcus alveolaris, bedarf der serologischen Diagno-

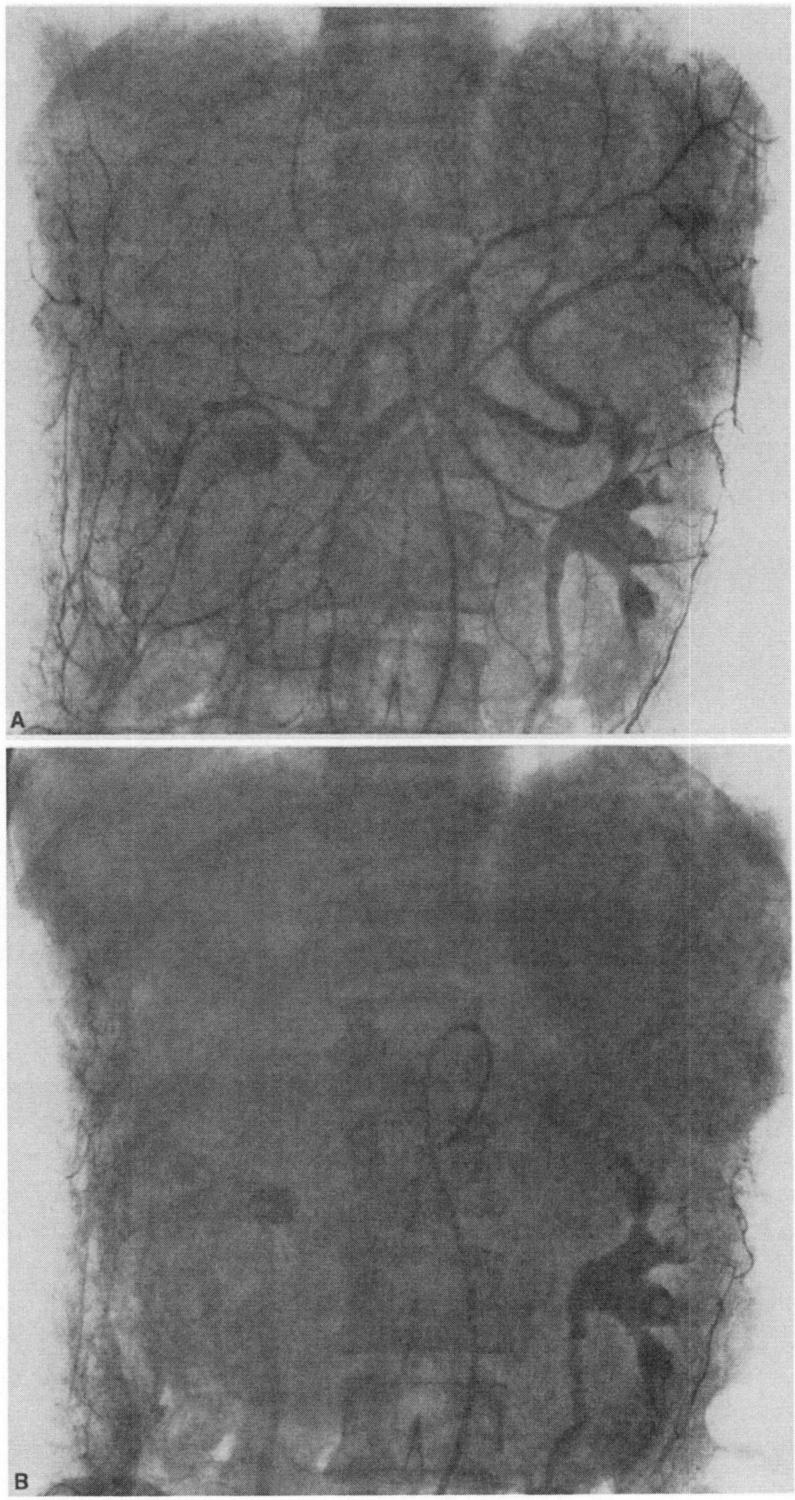

Abb. 63. Echinococcus alveolaris. (Aufnahmen: Professor Dr. BÜCHELER, Hamburg)

stik. Solitäre Zysten lassen sich gelegentlich nicht von multizystischen Prozessen unterscheiden; kleine Zysten werden mitunter nicht erkannt.

Solitäre Zysten zeigen als avaskuläre intrahepatische Räume eine gleiche oder sehr ähnliche Symptomatik wie Pseudozysten, Hämatome, avaskuläre Tumoren und Metastasen, Gallengangserweiterungen, Abszesse (Abb. 65) — mit denen sie kompliziert sein können (CATTO, 1964) — oder sogar Lebervenenthrombosen (Abb. 60). Als unzuverlässige arteriographische und portographische „Kriterien" der Differentialdiagnostik gelten die scharfen, runden Begrenzungen der Parenchymdefekte. Der Echinococcus alveolaris kann als maligner Lebertumor fehlgedeutet werden (S. 129, 146).

Der röntgenologische Nachweis von *Leberverkalkungen* ist nur dann suspekt auf eine zystische Erkrankung, wenn der Kalk als feine Schale erscheint. Kalk selbst ist kein differentialdiagnostisches Kriterium, weil er auch in benignen und malignen Tumoren, Metastasen, Hämatomen, Abszessen etc. gefunden werden kann (ABLOW *et al.*, 1972; ALLEN *et al.*, 1967; ANTOINE *et al.*, 1961; BOIJSEN und ABRAMS, 1965; BONADAPOUR *et al.*, 1967; FREDENS, 1969; HADDOW *et al.*, 1967, JAEDKE *et al.*, 1963; KALININ, 1964; KARRAS *et al.*, 1962; KHILNASI, 1961; KUTZNER *et al.*, 1973; NÄGELE *et al.*, 1967; NAUDINN *et al.*, 1965; PANTOJA, 1968; PRIBILOVSKIJ *et al.*, 1970; ROSS, 1965; ROSSI und RUZICKA, 1969; THOMPSON *et al.*, 1972).

VIII. Leberabszesse

Hauptsächliche Ursachen der Leberabszesse sind Pyämie, aszendierende Cholangitis, Amöbiasis, Infektion von Hämatomen und Superinfektion von Echinokokkuszysten (KETTLER, 1958; MATZANDER, 1972; OCHSNER und GRAVES, 1933; POPPER und SCHAFFNER, 1961). Die bakterielle Invasion kann durch Pfortader, Leberarterien und Lymphgefäße erfolgen. Luftsicheln in Abszeßhöhlen werden mit Gas, das innerhalb der Gallenwege aufsteigt, gedeutet. Die Leberkomplikationen der Amöbiasis sind unspezifisch (DESCHIENS, 1965; POPPER und SCHAFFNER, 1961; STEINITZ, 1963, 1969; WILMOT, 1962): „Amöbenabszesse" sind in Wirklichkeit umschriebene Lebernekrosen; die „Amöbenhepatitis" mit schmerzhafter Hepatomegalie bei 40–50% der Patienten mit chronischer intestinaler Amöbiasis (STEINITZ, 1969) ist als spezifische Lebererkrankung bisher nicht gesichert. Der „traumatische Abszeß" entsteht als Komplikation einer Leberverletzung durch Nekrotisierung oder Infektion von außen.

Abszesse stellen sich im *Arteriogramm* (BALTAXE und FLEMING, 1970; BÜCHELER *et al.*, 1971, 1973; CHUDÁČEK, 1973; HEPP *et al.*, 1968; JACOBS *et al.*, 1969; MARGULIS, 1967; MC NULTY, 1968; MORINO, 1959; MOUNIER *et al.*, 1970; NEBESAR *et al.*, 1970; PINCHUK *et al.*, 1967; REUTER und REDMAN, 1972; RIZK *et al.*, 1971; WENZ, 1972) und *Portogramm* (BERGSTRAND, 1964; BOURGEON *et al.*, 1955; BUNNAG *et al.*, 1958; DÜX, 1965, 1966; GULATI *et al.*, 1967; LEGER, 1955; RAUBER *et al.*, 1956; RÖSCH, 1958, 1959, 1964, 1967; RÖSCH und HORAK, 1966) als avaskuläre Raumforderungen dar (Abb. 64, 65). Diese können sowohl im akuten Stadium als auch im chronischen Zustand eine *kapillär hypervaskularisierte, unregelmäßig konturierte Randzone* besitzen. Dieser Randsaum wird, wie bei den Leberzysten (Abb. 57), durch die Zusammendrängung der Grenzgefäße und außerdem durch eine entzündliche Hyperämie hervorgerufen.

In Abhängigkeit von der Abszeßgröße sind „Gefäßkörbe" (SCHOENMACKERS und VIETEN, 1964) ausgespannte und bogenförmig verlaufende Gefäße als Verdrängungseffekte sowie gelegentlich Gefäßabbrüche zu beobachten. Die Abszeßhöhle erscheint in der Kapillärphase der angiographischen Seriographie als ausgestanzter, unregelmäßig begrenzter Bezirk (Abb. 64, 65) innerhalb der Leber oder — bei parahepatischen und subphrenischen Abszessen — am Leberrand. Parahepatische und kapselnahe intrahepatische Abszesse lassen sich allerdings nicht immer sicher voneinander unterscheiden, wenn sie klein sind und die Leberarterien aufgrund der zweidimensionalen Darstellung einen parahepatischen oder subphrenischen Abszeß überlagern.

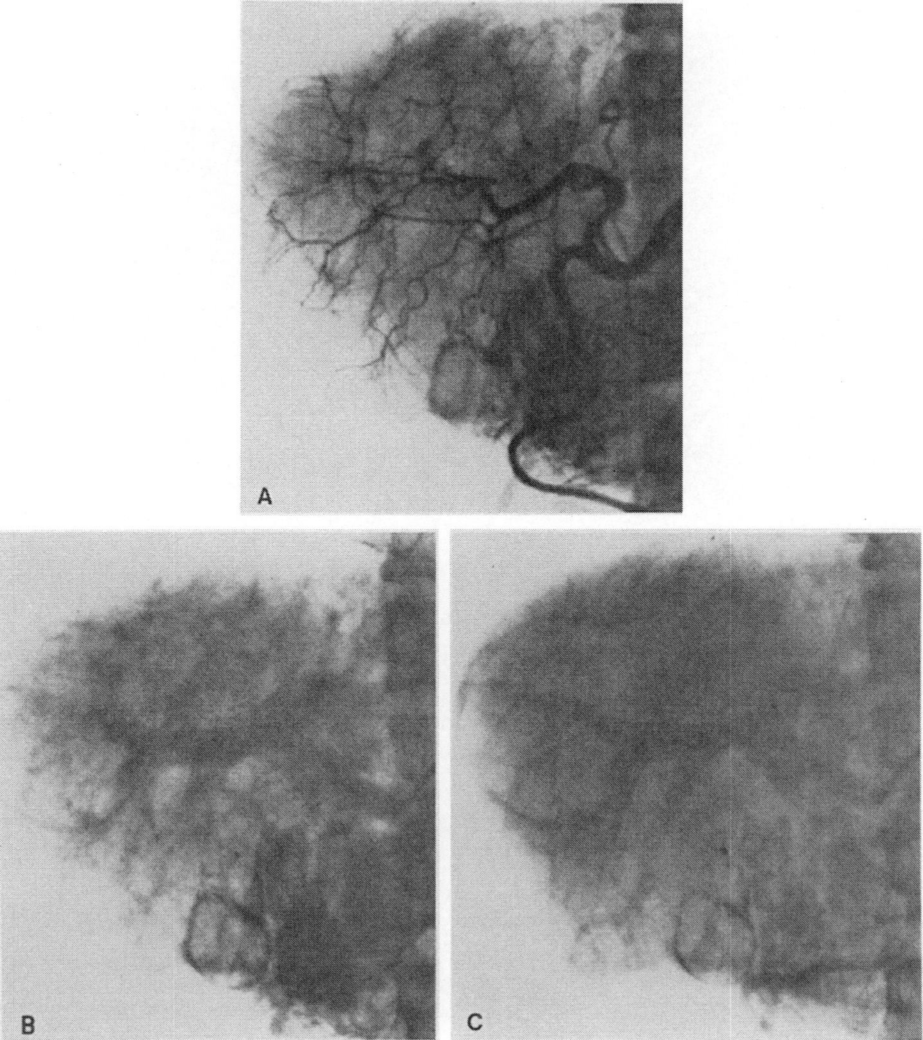

Abb. 64. Amöbenabszeß. Verteilungsstörung der geschlängelten Arterien in der geschrumpften Leber. (Aufnahmen: Dr. ZIMMERMANN, Berlin)

Die unregelmäßige Randkontur (Abb. 64) ist, neben dem verdickten, hypervaskularisierten Randsaum, der gelegentlich auch kleine arteriovenöse Fisteln zeigen kann, das hauptsächliche differentialdiagnostische Kriterium. Beide sind jedoch nicht pathognomonisch: Zysten können eine hyperämische Randzone besitzen (Abb. 57) und müssen nicht immer rund sein, nekrotisierte Primärtumoren und Metastasen (Abb. 48) können unregelmäßige Begrenzungen aufweisen (REUTER und REDMAN, 1972; VIAMONTE *et al.*, 1968). Besonders schwierig kann die differentialdiagnostische Überlegung bei multilokulären Leberabszessen werden. Die Differentialdiagnostik muß immer unter Berücksichtigung klinischer Befunde erfolgen, mit angiographischen Mitteln allein ist sie nicht möglich.

Auf die Eignung der Angiographie zur Kontrolle des Heilverlaufs abszedierender und nekrotisierender (nichttumoröser) Prozesse wurde in früheren Arbeiten verwiesen (NGUYEN TRINH CO *et al.*, 1958; RÖSCH, 1959, 1964; SCHMAUSS *et al.*, 1960). Dieses Problem dürfte heute eine Indikation zur Szintigraphie sein.

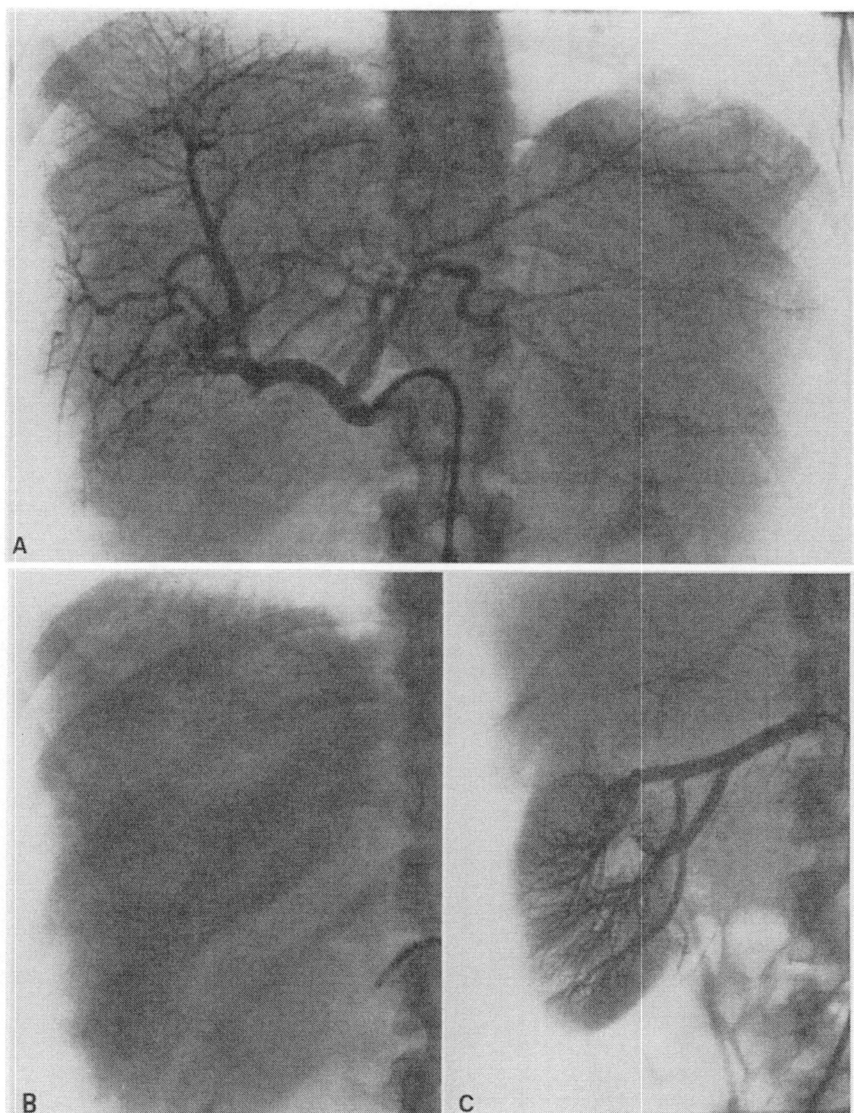

Abb. 65. Pyämischer Leberabszeß (A, B) bei Vergrößerung des linken Leberlappens und arterieller Verteilungsstörung im rechten Lappen. Gleichzeitiger Nierenabszeß am oberen Nierenpol (C)

IX. Lebertraumen

Verletzungen der Leber treten hauptsächlich bei Unfällen mit stumpfen und perforierenden Bauchtraumen sowie bei chirurgischen und diagnostischen Eingriffen auf. An den *unfallbedingten Abdominaltraumen* ist die Leber in 10–20% beteiligt (MC CORT, 1962; MILLS, 1961; MC CLELLAND und SHIRES, 1965). Die Letalität ist groß; zwei Drittel der chirurgisch unbehandelten Patienten sterben innerhalb der ersten sechs Stunden (GLENN, 1956; MC CAROLL *et al.*, 1962). Stumpfe Traumen werden als gefährlicher erachtet als penetrierende (HELLSTRÖM, 1961; SOLHEIM, 1963; SCHROCK, 1968). *Iatrogene Leberverletzungen* nehmen in den beiden letzten Jahrzehnten als seltene Komplikationen der perkutanen Leberbiopsie (WALLACE *et al.*, 1972) und der transhepatischen Cholangiographie zu.

Das klinische Bild ist vielfältig und unspezifisch. Je nach der Art des Traumas und der Größe des intraabdominalen Blutverlustes ist die Symptomatik variabel. Oft befinden sich die Patienten unmittelbar nach dem Trauma im Schock. Schmerzangaben sind uncharakteristisch. Häufig sind Leberverletzungen mit Läsionen anderer Organe (Milz, Niere)kombiniert. Rechtsseitige Hautverletzungen, Rippenfrakturen (!), tastbare Lebervergrößerung, Zwerchfellhochstand und Hämatothorax können auf Leberverletzungen hinweisen und sind als mögliche Begleitsymptome zum Teil durch die konventionelle Röntgendiagnostik nachweisbar (Friman-Dahl, 1960; Mc Cort, 1966).

Der begründete Verdacht auf ein Lebertrauma ist eine *Indikation zum chirurgischen Eingriff*: „Es ist bekannt, daß bei Patienten, die zwar die akute Periode bei Lebertrauma gut überstehen, leicht Komplikationen mit hoher Mortalität im späteren Verlauf auftreten ... Traumatische Leberschäden haben eine bessere Prognose nach Leberresektion" (Bengmark *et al.*, 1972, 1969). Der Operationserfolg ist maßgeblich abhängig von der Güte der präoperativen Diagnostik. Die alleinige intraoperative Inspektion und Palpation des Organs läßt nicht alle traumatischen Leberschäden erkennen (Bengmark *et al.*, 1969; Brittain, 1963; Mills, 1961; Solheim, 1963). Außerdem machen sich bestimmte Traumafolgen (Hämatome, sekundäre Ruptur, Hämobilie etc.) mitunter erst nach einem freien Intervall bemerkbar.

Es lassen sich drei Gruppen von Lebertraumen unterscheiden:

- die *geschlossenen Verletzungen* mit Hämatomen, Aneurysmen, Pseudoaneurysmen, Pseudozysten und Gefäßverschlüssen,
- die *offenen Traumen* mit Blutungen und Gallenabfluß durch die rupturierte Leberkapsel nach außen, primäre oder sekundäre Hämobilie sowie
- die *„hämodynamisch offenen" Traumafolgen* mit arteriovenösen und arterioportalen Fisteln.

Die Leber ist durch ihren großen Gehalt an arteriellen, venösen und biliären Gefäßen in besonderem Maße traumagefährdet. Dieser Gefäßreichtum ermöglicht jedoch auch eine optimale Diagnostik durch Einsatz der *Arteriographie* (Aakhus und Engel, 1971; Bocquet *et al.*, 1972; Boijsen *et al.*, 1966, 1971; Delorme *et al.*, 1972; Enge *et al.*, 1968; Fekété *et al.*, 1969; Hassan *et al.*, 1970; Hélénon *et al.*, 1969; Hepp *et al.*, 1966; Katz und Meng, 1970; Kaude *et al.*, 1969; Redman *et al.*, 1969; Reuter und Redman, 1972; Tavernier *et al.*, 1972; Wallace *et al.*, 1972; Wenz, 1972). Die *Portographie* hat heute zur Feststellung von Leberverletzungen eine untergeordnete Bedeutung.

Wenn es der Zustand des Patienten erlaubt, so ist – wie bei vitalen neuroradiologischen Eingriffen – die *vitale Leberarteriographie* indiziert; sie muß gegebenenfalls unter Schockprophylaxe durchgeführt werden: "Moderate shock does not contraindicate angiography" (Boijsen *et al.*, 1969). Überall dort, wo Leberchirurgie betrieben wird, muß heute angiographiert werden können.

Während die selektive Leberarteriographie allein die Schädigung der Leber optimal zur Darstellung bringt, erlaubt die *Zöliakographie* mit großen Kontrastmittelmengen darüber hinaus eine Beurteilung anderer Oberbauchorgane (Milz) und -gefäße. Sie ist aus diesem Grunde der gezielten Leberarteriographie vorzuziehen oder sollte diese ergänzen. Sie muß mit einer Mesenterikographie (akzessorische Leberarterien, mesenteriale Blutungen) und unter Umständen mit einer abdominalen Aortographie zum Ausschluß gleichzeitiger Nieren- und Retroperitonealtraumen kombiniert werden.

Eine Arteriographie ist jedoch nicht nur als präoperatives diagnostisches Verfahren angezeigt, sondern – unabhängig von der möglichen präoperativen Angiographie – auch nach der operativen oder konservativen Therapie. Sie ist in der Lage, asymptomatische Hämatome, Aneurysmen und arteriovenöse Fisteln nachzuweisen sowie Spätkomplikationen, wie Abszesse, sekundäre Rupturen und hämobiliäre Fisteln, zu erkennen.

Die *angiographischen Symptome* werden durch die sehr verschiedenartigen Organ- und Gefäßläsionen bestimmt. Unabhängig von den speziellen Traumafolgen soll die Leber innerhalb der ersten zwei Wochen nach der Verletzung vergrößert sein und erweiterte Arterien zeigen (Boijsen, 1971).

Intraparenchymatöse und subkapsuläre Hämatome ohne Kapselverletzung sind die häufigsten Traumafolgen. Sie entstehen bei stumpfen Traumen, z.B. auch unter der Geburt beim Neugeborenen (CYWES und CREMIN, 1969), durch unilokuläre oder multilokuläre Parenchymzerreißung. Bei ausgedehnten Quetschungen des Organs können auch diffuse Blutungen innerhalb eines Lappens oder der ganzen Leber auftreten. BOIJSEN (1971) wies mit arteriographischen Kontrolluntersuchungen nach, daß die Hämatome anhand der Kontrastmittelparavasate bis zu zehn Tagen nach dem Unfall dargestellt werden können. Nach 14 Tagen konnte der Kontrastmittelaustritt aus den Gefäßen bei der Mehrzahl der Patienten nicht mehr gefunden werden. Die Hämatome verdrängen, in Abhängigkeit von ihrer Größe, die benachbarten Arterien und Venen. Diese Verdrängung kann zunächst zunehmen, bildet sich bei den meisten Patienten jedoch innerhalb eines Monats zurück. Bleibt eine Resorption des Hämatoms aus, so bleiben auch die Gefäßdislokationen und die fehlende sinusoidale Kontrastmittelfüllung der betroffenen Leberregion — oder sogar ein Budd-Chiari-Syndrom (CHALNOT *et al.*, 1961) — beständig. Nach Organisation sind Kalkeinlagerungen möglich. Hämatombedingte Defekte sind angiographisch nur unter Kenntnis eines früheren Abdominaltraumas richtig zu deuten (Zysten, Abszeß, avaskulärer Tumor?).

Leberrupturen können durch penetrierende oder stumpfe Traumen hervorgerufen werden. Große Leberrisse führen zu starken Blutungen in die Bauchhöhle oder bei gleichzeitiger Diaphragmaverletzung in den Thorax. Der Tod tritt entweder unmittelbar ein, oder der Zustand des Patienten ist so schlecht, daß eine Arteriographie nicht gewagt wird. Langsamere transkapsuläre Blutungen verursachen eine angiographisch nachweisbare Verlagerung der Leber. Ein extrahepatischer Kontrastmittelnachweis ist nur dann zu erbringen, wenn die Blutung noch nicht sistiert. Kleine Kapselrisse (besonders am linken Leberlappen) können sich dem Nachweis entziehen.

Arteriovenöse Fisteln durch gleichzeitige Verletzungen von benachbarten Arterien und Venen bzw. Portalvenen (Abb. 66) lassen sich allein (HEPP *et al.*, 1968; SCHULTZ *et al.*, 1970) oder in Kombination mit Hämatomen und Pseudoaneurysmen beobachten (KAUDE,

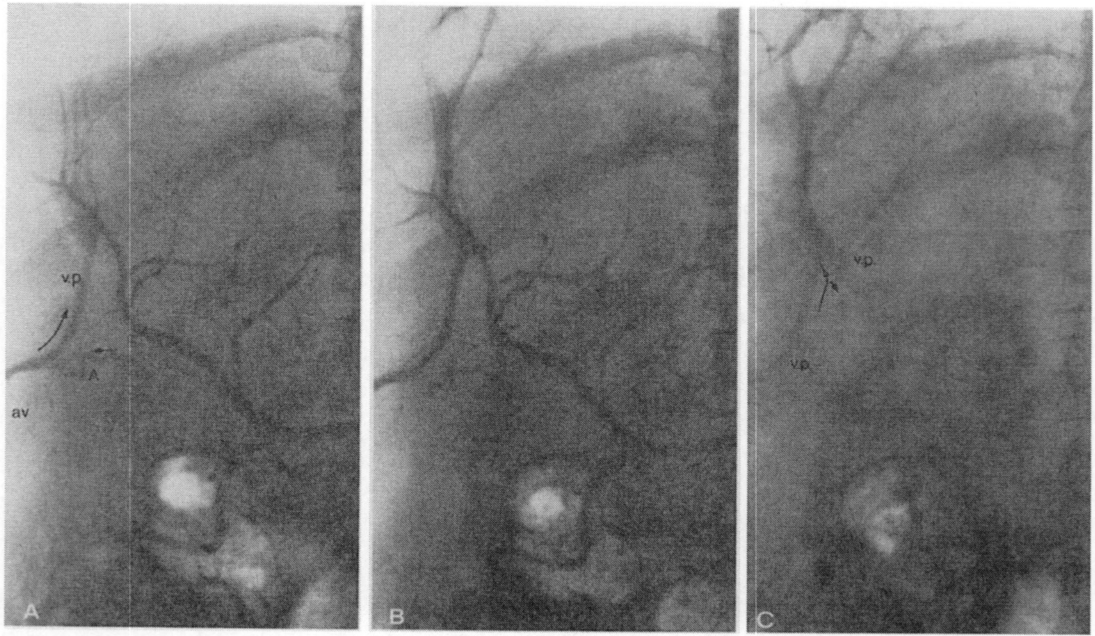

Abb. 66. Arterioportale Fistel (*av*) nach Leberbiopsie. Geschlängelte zuführende Arterie (*A*), Abstrom (Pfeile) in Pfortaderästen (*V.p.*). Aufnahmen: Dr. B. MÜNSTER, Posen

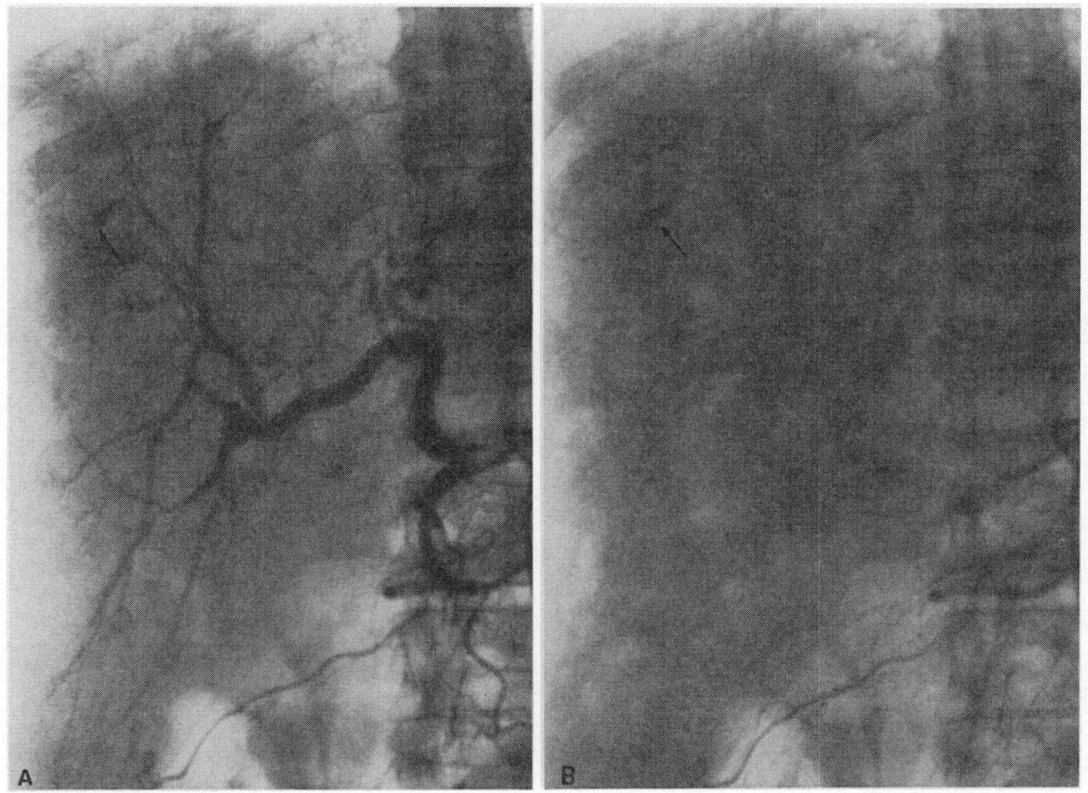

Abb. 67. Kontrastmittelextravasat im Stichkanal (Pfeil) einer Leberbiopsie. Aufnahmen: Dr. B. MÜNSTER, Posen

1969). Periphere arteriovenöse Fisteln sind hämodynamisch meist unbedeutend und können sich innerhalb von drei Wochen nach dem Trauma zurückbilden (BOIJSEN, 1971). Demgegenüber sind die zentralen und prähepatischen Shunts hämodynamisch bedeutsam: Sie führen zur portalen Hypertonie (forward pressure hypertension). Nach Leberpunktionen stellen sich gelegentlich nicht nur eine periphere av-Fistel dar, sondern — als Ausdruck der perforierenden Verletzung (Abb. 67) — auch Reste des kontrastmittelgefüllten Stichkanals (ALMÉN und NYLANDER, 1969; KATZ und MENG, 1970; PREGER, 1967; TRINEZ *et al.*, 1969; WALLACE, 1972) oder die Avaskularität eines Hämatoms (RUZICKA, 1964).

Vasobiliäre Fisteln (Hämobilie) entstehen durch traumatische Kommunikationen zwischen intrahepatischen Leberarterien (bzw. Portalvenen) und Gallenwegen (SANDBLOM, 1948; BREMER, 1966; ENGE *et al.*, 1968; GUNDERSEN, 1967; KATZ, 1970; HERMANN und HOERR, 1966; MOREAUX *et al.*, 1966; WHELAN, 1965). Sie können entweder direkt beim Trauma entstehen oder indirekt durch spätere, hämatombedingte Lazeration der Gefäßwände. Auffällige klinische Symptome sind: „Gallenkoliken", Hämatemesis, Meläna und Kollaps.

In letzter Zeit wurden arteriobiliäre Fisteln mehrfach nach *Leberbiopsie* (COX, 1967; DEBRAY, 1968; PREGER, 1967; WALLACE, 1972, u.a.) und *transhepatischer Cholangiographie* (COX, 1967; KOCH, 1969) beschrieben. Bei der Arteriographie wird der Kontrastmittelübertritt in kleinere und größere Gallengänge sowie in die Gallenblase oder das Duodenum sichtbar (AAKHUS *et al.*, 1971; BISMUTH *et al.*, 1966; BOIJSEN *et al.*, 1971; DEBRAY, 1968; ENGE *et al.*, 1968; FOWLER und HILLER, 1967; GUNDERSEN, 1967; HEPP *et al.*, 1966; HERMANN und HOERR, 1967; HERNANDEZ *et al.*, 1968; KATZ und MENG, 1970; WALLACE, 1972).

Verschlüsse intrahepatischer Arterien und Venen sind gelegentliche Traumafolgen (AAKHUS *et al.*, 1971; BOCQUET *et al.*, 1972; BOIJSEN *et al.*, 1971; REDMAN *et al.*, 1969; REUTER und REDMAN, 1972). Der Verschluß einer kleineren intrahepatischen Arterie hat wegen der arteriellen und portalvenösen Doppelversorgung der Leber nicht obligatorisch einen Leberinfarkt zur Folge (KAUDE, 1969). Es ist aufgrund der segmentalen Gefäßgliederung in der Leber überraschend, daß solche Obliterationen nicht nur durch Kapselarterien sondern offensichtlich auch durch intrahepatische intersegmentale Kollateralen überbrückt werden können (ČERNÝ, 1963; BOIJSEN *et al.*, 1971). Ein lebernaher akuter Verschluß der A. hepatica (propria) führt meist zur Lebernekrose. Zentrale akute Obliterationen der A. hepatica (communis) verlaufen infolge der vielfältigen prähepatischen Kollateralkreisläufe (MICHELS, 1955) ohne Leberschädigung. Durch Zöliakographie und Mesenterikographie (gegebenenfalls mit seitlichen Aufnahmen und Aortographie) sind die Arterienverschlüsse oder -engen und die Umwegszirkulationen nachweisbar (Abb. 21).

Aneurysmen und Pseudoaneurysmen der extra- und intrahepatischen Leberarterien sind als Traumafolge relativ selten. Sie sind arteriographisch leicht nachzuweisen (AAKHUS *et al.*, 1971; BOIJSEN *et al.*, 1969, 1971; CAROLI *et al.*, 1963; CHUDÁČEK, 1973; DOPPMAN *et al.*, 1963; HEPP *et al.*, 1968; KATZ und MENG, 1970; POSTLETHWAIT *et al.*, 1964; WALLACE, 1972). Wie die arteriosklerotischen und fungiösen Aneurysmen, werden sie an der längerdauernden Kontrastmittelfüllung der Gefäßaussackung erkannt. Größe und Form sind variabel und von Teilthrombosierungen abhängig. Intrahepatische Aneurysmen sollen hauptsächlich durch kleine, penetrierende Traumen entstehen (PREGER, 1967) — also auch nach Biopsien und transhepatischen Cholangiographien — und noch lange nach der Verletzung nachweisbar sein. AAKLUND *et al.* (1971) und BOIJSEN *et al.* (1971) bezeichnen sie geradezu als Spätfolgen.

Traumatische Zwerchfellrupturen mit partiellem oder komplettem Leberprolaps sind selten, werden aber jetzt durch die Zunahme von Verkehrsunfällen häufiger gefunden. Sie sind angiographisch besser und sicherer nachzuweisen als mit Übersichtsaufnahmen und mit dem Pneumoperitoneum. Die arteriographischen Symptome sind: die Lokalisation von Leberarterien oberhalb des durch die A. phrenica inferior markierten Zwerchfells (BÜCHELER, 1974), Streckungen und Bündelungen dieser Arterien im Bereich eines umschriebenen Zwerchfelldefektes oder Kranialverlagerung großer Leberanteile in den Thorax (BÜCHELER, 1974; CHUDÁČEK, 1971, 1973; ENGE und FROYSACKER, 1969; KLING und KLAPP, 1972). Differentialdiagnostisch sind Zwerchfellrelaxationen und Leberverdrängungen (Abb. 6) zu erwägen.

Die Leberarteriographie ist die optimale Methode, Lebertraumen sowohl in der akuten Phase als auch bei Spätkontrollen festzustellen. Die Szintigraphie und Echographie führen lediglich den Nachweis von Raumforderungen (Hämatom, Nekrose etc.). Bezüglich der Deutung und exakten gefäßtopographischen — chirurgisch relevanten — Zuordnung sind sie ebenso eingeschränkt wie zum Nachweis der Gefäßläsionen selbst (Aneurysma, arteriovenöse Fistel, arteriobiliäre Fistel).

Literatur

In dieses Verzeichnis wurden nur bestimmte Arbeiten über die intra- und extrahepatische Leberarterialisation (s. LUNDERQUIST, S. 45) und Pfortaderverteilung (s. BERGSTRAND, Handb. med. Radiol. Bd. X/3 sowie MATEEV und WIRBATZ, S. 215), Lebervenen und Lebervenographie (s. RÖSCH, S. 191), Transumbilikale Portographie (s. MATEEV und WIRBATZ, S. 215) sowie die Gallenwegsdiagnostik (s. SWART, S. 303) aufgenommen, die für den Text notwendig erschienen.

AAKHUS, T., ENGEL, I.: Angiography in rupture of the liver. Acta radiol. **11**, 353 (1971)

ABEATICI, S., CAMPI, L.: Sur les possibilités de l'angiographie hépatique — La visualisation du système portal (Recherches expérimentales), Acta radiol. **36**, 383 (1951)

— MORINO, F.: Il contributo dell' indagine comparate splenoportografica e arteriografica allo studio della patologia epatica. Minerva med. **49**, 1952 (1958)

ABELEV, G.I.: Production of embryonal serum alphaglobulin by hepatomas: review of experimental and clinical data. Cancer Res. **28**, 1344 (1968)

ABELMANN, W.H., CALABRESI, R., KREMER, G., MC NELLY, W.F., GRAVALLESE, M.A.: Arterial unsaturation, venous admixture and porto-pulmonary anastomoses in patients with cirrhosis of the liver. J. clin. Invest. **34**, 919 (1955)

ABLOW, R.C., EFFMAN, E.L.: Hepatic calcifications associated with umbilical vein catheterization in the newborn infant. Amer. J. Roentgenol. **114**, 380 (1972)

ABRAMS, R.M., BERANBAUM, E.R., SANTOS, J.S., LIPSON, J.S.: Angiographic features of cavernous hemangioma of the liver. Radiology **92**, 308 (1969)

— CHIEN HSING MENG: Angiographic demonstration of carcinoma of the gallbladder. Radiology **94**, 277 (1970)

ACKER, J.J., GALAMBOS, J.T., WEENS, H.S.: Selective celiac angiography. Amer. J. Med. **37**, 417 (1964)

ACKMAN, F.D., RHEA, L.J.: Non parasitic cysts of the liver: their clinical and pathological aspects. Brit. J. Surg. **18**, 648 (1931)

ADAMSONS, R.J., KINKHABWALA, M., MOSKOWITZ, H., HIMMELFARB, E., MINKOWITZ, S., LERNER, B.: Portacaval shunt with arterialization of the hepatic portion of the portal vein. Surg. Gynec. Obstetr. **135**, 529 (1972)

ALBRECHT, E.: Hamartome. Verh. Deutsch. Ges. Path. **7**, 153 (1904)

ALFIDI, R.J., RASTOGI, H., BUONOCORE, E., BROWN, C.H.: Hepatic arteriography. Radiology **90**, 1136 (1968)

ALGIRE, G.H., CHALKLEY, H.W.: Vascular reactions of normal and malignant tissues in vivo. J. nat. Cancer Inst. **6**, 73 (1945)

ALIVISATOS, C., BAKALOUDIS, P.: Les altérations pathologiques des voies lymphatiques efférentes du foie dans les cirrhoses ascitiques. J. Chir. **90**, 157 (1965)

ALLAN, R.A., LISA, J.R.: Combined liver cell and bile duct carcinoma. Amer. J. Path. **25**, 647 (1949)

ALLEN, R.W., HOLT, A.H.: Calcification in primary liver carcinoma. Amer. J. Roentgenol. **99**, 150 (1967)

ALMÉN, T.: A steering device for selective angiography and some vascular and enzymatic reactions observed in its clinical application. Acta Radiol. Suppl. **260** (1966)

— NYLANDER, G.: Intrahepatische arteriovenöse Fistel nach Leberbiopsie. Fortschr. Röntgenstr. **111**, 292 (1969)

ALPERT, M.E., SEELER, R.A.: Alpha-fetoprotein in embryonal hepatoblastoma. J. pediatr. **77**, 1058 (1970)

AMPLATZ, K.: Simple Bucky diaphragm for high speed angiography. Invest. Radiol. **2**, 387 (1967)

ANACKER, H.: Die Splenoportographie als röntgenologische Untersuchungsmethode in der Leberdiagnostik. In: Röntgendiagnostik der Leber, Berlin-Göttingen-Heidelberg: Springer 1959a

— Lebercirrhose und portale Hypertension im Splenoportogramm. In: Röntgendiagnostik der Leber. Berlin-Göttingen-Heidelberg: Springer 1959b

— DEVENS, K., LINDEN, G.: Leistungsfähigkeit und Grenzen der perkutanen Splenoportographie. Fortschr. Röntgenstr. **86**, 411 (1957)

ANDERSEN, D.H.: Tumors of infancy and childhood. Cancer **4**, 890 (1951)

ANDERSON, W.A.D.: Pathology. Saint Louis: Mosby 1966

ANGERSTEIN, W., STARGARDT, A.: Grundlagen der direkten (geometrischen) Röntgenvergrößerung und der nachträglichen Vergrößerung von Röntgenbildern. Rad. diagn. **12**, 280 (1971)

ANTOINE, M., TRÉBEUX, A., PRÉVOT, M.J.: La splénoportographie dans les hépatomégalies de l'enfant. J. Radiol. Électrol. **42**, 140 (1961)

— PIERSON, M., KERSANSON, M.C. DE: Diagnostic radiologiques de quelques tumeurs abdominales l'enfant. J. Radiol. Électrol. **42**, 433 (1961)

ARNER, O., FERNSTRÖM, J.: Percutaneous splenic venography under roentgentelevision control. Acta radiol. **2**, 53 (1964)

— — The value of splenoportography in the diagnosis of malignant metastases in the liver and in the assessment of the operability of malignant tumours of the stomach and pancreas. Acta chir. Scand. **129**, 615 (1965)

ARONSEN, K.F., LUNDERQUIST, A., MALMBORG, O.: A case of operated focal nodular cirrhosis of the liver. Scand. J. Gastroenterol. **3**, 58 (1968)

— NYLANDER, G.: Use of direct portography in diagnosis of liver diseases. Radiology **88**, 40 (1967)

— LUNDERQUIST, A., NYLANDER, G.: The comparison of coeliacography and direct portography in the diagnostic evaluation of liver diseases. Radiology **92**, 313 (1969)

ARTIGAS, V., SALA, E.: La arteriografia selectiva en el diagnostico de las affecciones hepaticas y pancreaticas. Rev. int. Hépat. **15**, 359 (1965)

ASPRAY, M.: Calcified hemangioma of liver. Amer. J. Roentgenol. **53**, 446 (1945)

AURIG, G., SÜSSE, H.J., KOTHE, W., SCHOLZ, O.: Zur Kontrastdarstellung des Pfortaderkreislaufes nach perkutaner transperitonealer Milzpunktion. Fortschr. Röntgenstr. **81**, 1 (1954)

AUVERT, J.: Les anastomoses porto-caves spontanées dans l'hypertension portale par obstacle veineux extra-hépatique. Rev. int. Hépat. **5**, 661 (1955a)

— Les cirrhoses de l'enfant avec hypertension portale. Rev. int. Hépat. **5**, 1243 (1955b)

BABICS, A., FÖLDI, M., VAMOS, F.R., ROMHANYI, G.: Das Lymphgefäßsystem der Leber und seine pathologische Bedeutung. Acta med. Hung. **7**, 261 (1955)

BAGGENSTOSS, A.H.: Further studies on the lymphatic vessels at the hilus of the liver of man: their relation to ascites. Proc. Mayo Clin. **32**, 615 (1957)

— La circulation lymphatique du foie dans les cirrhoses. In: Circulation lymphatique et artérielle en pathologie digestive abdominale. Paris: Masson u. Cie. 1967, S. 49

— Pathology of tumors of liver in infancy and childhood. In: Tumors of the liver. Hrsg: G.T. PACK und A.H. ISLAMI, Berlin-Heidelberg-New York: Springer 1970

— STAUFFER, M.H.: Posthepatitic and alcoholic cirrhosis: clinicopathologic study of 43 cases of each. Gastroenterology **22**, 157 (1952)

— WOLLAEGER, E.E.: Portal hypertension due to chronic occlusion of the extrahepatic portion of the portal vein. Amer. J. Med. **21**, 16 (1956)

BAHNSON, H.T., SLOAN, R.D., BLALOCK, A.: Splenic-portal venography. Bull. Johns Hopkins Hosp. **92**, 331 (1953)

BAKER, H.C., PAGET, G.E., DAVSON, J.: Hemangioendothelioma (Kupffer cell sarcoma) of liver. J. Path. Bact. **72**, 173 (1956)

BALLINGER, J.: Hypoglycemia from metastasizing insular carcinoma of aberrant pancreatic tissue in the liver. Arch. Path. **32**, 227 (1941)

BALTAXE, H.A., FLEMING, R.J.: The angiographic appearance of hydatid disease. Radiology **97**, 599 (1970)

BANNER, R.L., BRASFIELD, R.D.: Surgical anatomy of the hepatic veins. Cancer **11**, 22 (1958)

BARGON, G., YU, D.: Diffuse Hämangiomatose der Leber, Niere und Weichteile. Fortschr. Röntgenstr. **109**, 805 (1968)

BARRY, A.: The development of hepatic vascular structures. Ann. N.Y. Acad. Sci. **111**, 105 (1963)

BARTEL, J., IWANOFF, S., MOTSCH, K.: Das Alienie-(Ivemark) Syndrom. Zur Differentialdiagnose angeborener Herzfehler mit Zyanose im Säuglingsalter. Mschr. Kinderheilk. **114**, 318 (1966)

BARTLEY, O., EDLUND, Y., HELANDER, C.G.: Angiography in primary hepatic carcinoma. Acta radiol. **6**, 81 (1967)

— HELANDER, C.-G., ROSENGREN, B., SATTIN, S.: Scintigraphy and angiography in demonstration of hepatic tumours. Acta Radiol. **8**, 161 (1969)

BASU, A.K., CHATTERJEE, C., MITRA, S.: The importance of the hemodynamic changes in cases of cirrhosis of liver before and after porta-systemic shunt anastomosis. Brit. J. Surg. **53**, 695 (1966)

BAUM, S.: Hepatic arteriography. Amer. J. Gastroenterol. **51**, 151 (1969)

— ROY, R., FINKELSTEIN, A.K., BLAKEMORE, W.S.: Clinical application of selective celiac and superior mesenteric arteriography. Radiology **84**, 279 (1965)

— STEIN, G., ROY, R., FINKELSTEIN, A.K.: Arteriography in diagnosis of abdominal disease. Postgrad. Med. **1965**, 547

BAYINDIR, S.: Zur selektiven Angiographie der A. coeliaca und der Mesenterica superior. Fortschr. Röntgenstr. **107**, 189 (1967)

— Angiographie der Leber und des Pankreas. In: Angiographie und ihre Leistungen. Hrsg. K.E. LOOSE, Stuttgart: Thieme 1968, S. 129

— Der Wert der kombinierten perkutanen transhepatischen Cholangiographie und Zöliakographie bei der Diagnostik des tumorbedingten Verschlußikterus. Fortschr. Röntgenstr. **109**, 16 (1968)

— FASSBENDER, C.W.: Die Bedeutung der selektiven Angiographie von A. coeliaca und A. mesenterica sup. für die Diagnostik von chirurgischen Oberbaucherkrankungen. Fortschr. Röntgenstr. **106**, 13 (1967)

— GRAEBNER, H., FASSBENDER, C.W.: Verbesserte Kathetertechnik bei der percutanen Splenoportographie und percutanen transhepatischen Cholangiographie und deren Bedeutung für die Oberbauchchirurgie. Chirurg **37**, 393 (1966)

BECKER, H.M.: Steal-Effekt: natürliches Prinzip der Kollateralisation arterieller Verschlüsse. Med. Klinik **64**, 882 (1969)

BECKER, V., BÜSSCHER, K.: Über das Haemangioendotheliom der Leber. Acta hepato-splenol. **8**, 356 (1961)

BECKMANN, H.: Krankheiten der Leber. In: Handb. der Inneren Medizin, Hrsg. Bergmann, G. v., W. Frey, H. Schwiegk. Bd. III/2, Berlin-Göttingen-Heidelberg: Springer-Verlag 1953

BEDUHN, D., WENZ, W.: Abdominale Gefäßuntersuchung im Kindesalter. Fortschr. Röntgenstr. **113**, 753 (1970)

— KAMPMANN, H., ENCKE, A., MATHIAS, K.: Vergleichende angiographische und szintigraphische Untersuchungen beim experimentellen Parenchym- und Verschlußikterus. Radiologe **13**, 11 (1973)

BEGG, C.F., BERRY, W.H.: Isolated nodules of regenerative hyperplasia of the liver. The problem of their differentiation from neoplasm. Amer. J. clin. Path. **23**, 447 (1953)

BELTZ, L., ESSER, G., GRENZMANN, M.: Zur Lymphdynamik bei der portalen Hypertension. Fortschr. Röntgenstr. **111**, 1 (1969)

BENDA, C.: Venen. In: Handb. Spez. Path. Anat. Histol. Bd. II, Hrsg. Henke-Lubarsch, Berlin: Springer 1924, S. 915
BENGMARK, S.: Palliative Behandlung von metastatischem Leberkrebs und pathophysiologische Bemerkungen. Schweiz. med. Wschr. **99**, 571 (1969)
– ALMERSJÖ, O., DOMELLÖF, L., HAFSTRÖM, L., VOSMIK, I., AKESON, L.A.: Chirurgische Behandlung von traumatischen Leberschäden. Chirurg **40**, 458 (1969)
– – ENGEVIK, L., HAFSTRÖM, L.: Die chirurgische Behandlung von Lebertumoren. Chirurg **39**, 320 (1968)
– BÖRJESSON, B., OLSSON, A., VANG, J.: Indikationen und Technik der Leberresektion. Chirurg **43**, 358 (1972)
– HAFSTRÖM, L.: The natural history of primary and secondary malignant tumors of the liver I. The prognosis for patients with hepatic metastasis from colonic and rectal carcinoma verified by laparatomy. Cancer **23**, 198 (1969a)
– – II. The prognosis for patients with hepatic metastases from gastric carcinoma verified by laparotomy and postmortem examination. Digestion **2**, 179 (1969b)
– ROSENGREN, K.: Angiographic study of collateral circulation to liver after ligation of hepatic artery in man. Amer. J. Surg. **119**, 620 (1970)
BENHAMOU, J.P., MAILLARD, J.N.: La fibrose hépatique congénitale. Actual. hep.-gastro-enterol. **3**, 283 (1967)
– – RUEFF, B., MICHON, H.: Les fausses thromboses portales chez le cirrhotique. Presse méd. **71**, 2358 (1963)
BENKÖ, G., SOLT, I.: Malignes Paragangliom mit Riesenmetastasen in der Leber. Fortschr. Röntgenstr. **113**, 678 (1970)
BENNET, J., BIGOT, R.: L'artériographie dans les tumeurs primitives du foie. Ann. Radiol. **11**, 837 (1968)
– BRIAND, L., CHÉRIGIÉ, E., DOYON, D.: Arteriographie sélective du tronc coeliaque et tumeur splénique. J. Radiol. Electrol. **47**, 823 (1966)
– CHALUT, J., PRAF, A., PROT, D.: L'artériographie hépatique dans le diagnostic des tumeurs du foie. Presse méd. **72**, 877 (1964)
BENNET, J., MUSSY, F.: Le diagnostic artériographique préoperative des aneurysmes de l'artére hèpatique. Ann. Radiol. **13**, 33 (1970)
BENZ, E.J., BAGGENSTOSS, A.H.: Focal cirrhosis of the liver: Its relation to the so-called hamartoma (Adenoma, Benign Hepatoma). Cancer **6**, 743 (1953)
– – WOLLAEGER, E.E.: Atrophy of the left lobe of the liver. Arch. Path. **53**, 315 (1952)
BERÁNEK, I., BELÁN, A., VOSMIK, J.: Arterielle Pharmakoportographie bei Pfortaderhochdruck. Fortschr. Röntgenstr. **120**, 673 (1974)
BERCHTOLD, R.: Über die Kollateralen und die spontanen Anastomosen zwischen Pfortader und Hohlvenen beim Pfortaderhochdruck. Schweiz. med. Wschr. **91**, 533 (1961)
– Das Syndrom des Pfortaderhochdrucks. Bern, Stuttgart, Wien: Huber 1970
BERDON, W.E., BAKER, D.H.: Giant hepatic hemangioma with cardiac failure in the newborn infant. Value of high dosage intervenous urography and umbilical angiography. Radiology **92**, 1523 (1969)
BERGSTRAND, I.: Liver morphology in percutaneous lienoportal venography. Kgl. Fysiogr. Sällsk. Lund Förh. **27**, 105 (1957a)
– Roentgen anatomy of the intrahepatic portal ramification. A study on autopsy material. Kgl. Fysiogr. Sällsk. Lund Förh. **27**, 85 (1957b)
– Die portale Kollateralzirkulation und Ösophagusvarizen. IX. Intern. Röntgenkongr. München. Stuttgart: Thieme 1960
– Splenoportography. In: Angiography, Hrsg. H.L. Abrams, Bd. II. London: Churchill Ltd., 1961 S. 655
– The localization of portal obstruction by splenoportography. Amer. J. Roentgenol. **85**, 1111 (1961)
– Das Pfortadergebiet. In: Handbuch der Med. Radiologie. Band X/3, S. 310. Berlin-Göttingen-Heidelberg-New York: Springer 1964
– EKMAN, C.A.: Percutaneous lieno- portal venography. Acta radiol. **43**, 377 (1955)
– – Portal circulation in portal hypertension. Acta radiol. **47**, 1 (1957a)
– – Lienoportal venography in the study of portal circulation in the dog. Acta radiol. **47**, 257 (1957b)
– – Percutaneous lieno-portal venography. Technique and complications. Acta radiol. **47**, 269 (1957c)
– – KÖHLER, R.: Inferior venocaval obstruction in hepatic cirrhosis. Acta radiol. **2**, 1 (1964)
BERMAN, C.: Primary carcinoma of the liver: a study in incidence, clinical manifestations, pathology and aetiology. London: Lewis 1951
BERMAN, J.K., HULL, J.E.: Circulation in the normal and cirrhotic liver. Ann. Surg. **137**, 424 (1953)
BERTRAND, L., BETOULIERES, L., JAUMES, F.: Diagnostic radiologique de l'hypoplasie du lobe droit du foies. J. Électrol. Radiol. **45**, 171 (1964)
– MARCHAL, G., JAUMES, F.: Diagnostic radiologique de l'absence du lobe gauche du foies. J. Électrol. Radiol. **45**, 175 (1964)
BERNDT, H.: Die praeoperative Suche nach Lebermetastasen. Arch. Geschw.fschg. **35**, 69 (1970)
BERT, J.M., LAMARQUE, J.L., BALMES, J., GINESTIA, J.F.: La place de l'artériographie sélective dans l'identification des tumeurs digestives abdominales. Ann. Radiol. **11**, 788 (1968)
BIERMAN, H.R., BYRON JR., R.L., KELLEY, K.H., GRADY, A.: Studies on the blood supply of tumors in man. III. Vascular patterns of the liver by hepatic arteriography in vivo. J. nat. Cancer Inst. **12**, 107 (1951)
– KELLY, K.H., BYRON, R.L.: Hepatic arteriography. In: Angiography. Hrsg. H.L. ABRAMS, Bd. II. London: Churchill Ltd. 1961, S. 641

– – WHITE, L.P., COBLENTZ, A., FISHER, A.: Transhepatic venous catheterization and venography. J. Amer. med. Ass. **158**, 1331 (1955)
– MILLER, E.R., BYRON, R.L., DOD, K.S., BLACK, D., KELLY, K.H.: Intra-arterial catheterization in man. Bull. Univ. Calif. Med. Center **1**, 84 (1949)
– – – – – – Intraarterial catheterization of viscera in man. Amer. J. Roentgenol. **66**, 555 (1951)
– STEINBACH, H.L., WHITE, L.P., KELLY, K.H.: Portal venipuncture: A percutaneous, trans-hepatic approach. Proc. Soc. exp. Biol. Med. **79**, 550 (1952)
BIGOT, R., MONNIER, J.P., DOYON, D., GOLDLUST, D., CHERIGIÉ, E.: Apport de l'angiographie au diagnostic des hamartomes hépatiques. J. Radiol. Electrol. **52**, 687 (1971)
BILLING, L., LINDGREN, A.G.H.: Die pathologisch-anatomische Unterlage der Geschwulstarteriographie. Acta radiol. **25**, 625 (1944)
BIRKEN, H., BEJCZY, C.I.: Eine neue Generation von Röntgenbildverstärkern – Eigenschaften und Ergebnisse. Röntgenstr. **1972**, 18
BISMUTH, H., HERNANDEZ, C., HEPP, J.: Les hémobilies d'origine vésiculaire. Ann. Chir. **20**, 376 (1966)
BLALOCK, A., MASON, M.F.: Observations on the blood flow and gaseous metabolism of the liver in anesthetized dogs. Amer. J. Physiol. **117**, 328 (1936)
BLEICH, A.R., KIPEN, C.S.: Venous calcification in Banti's syndrome, report of a case. Radiology **60**, 657 (1948)
BOCQUET, M., GIMBERGUES, H., JOSIPOVICI, J.J., BOSCH, A., BATISSE, R., GARRETA, L.: L'intérêt de l'arteriographie dans les contusions de l'abdomen. Ann. Radiol. **15**, 553 (1972)
BOIJSEN, E.: Selective visceral angiography using a percutaneous axillary technique. Brit. J. Radiol. **39**, 414 (1966)
– Selective Angiography of the celiac axis and superior mesenteric artery in cirrhosis of the liver. Rev. Int. Hépat **15**, 323 (1965a)
– Selective hepatic angiography in primary and secondary tumors of the liver. Rev. Int. Hépat. **15**, 385 (1965b)
– Angiographische Untersuchungen über die Wirkung vasoaktiver Substanzen auf die viscerale Zirkulation. In: Angiographie und ihre Leistungen. Hrsg. K.E. Loose, Stuttgart: Thieme 1968, S. 129
– ABRAMS, H.: Roentgenologic diagnosis of primary carcinoma of the liver. Acta radiol. **3**, 257 (1965)
– EKMAN, C.A.: Angiography in portal hypertension. J. cardiovasc. Surg. Suppl. **1966**, 45
– – OLIN, T.: Coeliac and superior mesenteric angiography in portal hypertension. Acta chir. scand. **126**, 315 (1963)
– FUCHS, W.A.: Selective visceral angiography in portal hypertension. In: The Therapy of Portal Hypertension. Stuttgart: Thieme 1968, S. 109
– GÖTHLIN, J., HALLBÖÖK, T., SANDBLOM, P.: Preoperative angiographic diagnosis of bleeding aneurysms of abdominal visceral arteries. Radiology **93**, 781 (1969)
– HOLM, T., KAUDE, J.: Comperative angiographic studies using 70 mm intensifier fluorography and serial film changer. Medicamundi **14**, 120 (1968)
– JUDKINS, M.P., SIMAY, A.: Angiographic diagnosis of hepatic rupture. Radiology **86**, 66 (1966)
– KAUDE, J., TYLÉN, U.: Angiography in hepatic rupture. Acta radiol. **11**, 363 (1971)
– – – Radiologic diagnosis of ileal carcinoid tumours. Acta radiol. **15**, 65 (1974)
– OLIN, T.: Zöliakographie und Angiographie der Arteria mesenterica superior. Ergbn. med. Strahlenfschg. N.F. **1**, 112 (1964)
– REDMAN, H.C.: Effect of bradykinin on celiac and superior mesenteric angiography. Invest. Radiol. **1**, 422 (1966)
– – Effect of epinephrine on celiac and superior mesenteric angiography. Invest. Radiol. **2**, 184 (1967)
– REUTER, S.: Angiographic findings in the two ileal carcinoid tumors. Radiology **87**, 836 (1966)
– – Combined percutaneous transhepatic cholangiography and angiography in the evaluation of obstructive jaundice. Amer. J. Roentgenol. **99**, 153 (1967)
BLOMSTRAND, R., DAHLBÄCK, O., RADNER, S.: Observations on the thoracic duct lymph in patients with cirrhosis of the liver. Acta hepato-splenol. **7**, 1 (1960)
BOLLMAN, J.L.: Liver lymph and intestinal lymph in experimental cirrhosis and ascites. J. Amer. Med. Ass. **145**, 1173 (1951)
BONAKDAPOUR, A.: Echinococcus disease. Amer. J. Roentgenol. **99**, 660 (1967)
BONTE, G., CORDIER, R.: La phlébographie ilio-cave. J. Radiol. Electrol. **38**, 584 (1957)
BOOKSTEIN, J.J.: Vergrößerungstechnik. Experimentelle Untersuchungen. In: Röntgendiagnostik. Hrsg. Fuchs, W.A. und Voegeli, E. Bern-Stuttgart-Wien: Huber 1971
– BOIJSEN, E., OLIN, T., VANG, J.: Angiography after end-to-side portacaval shunt. Clinical, laboratory, and pharmacoangiographic observations. Invest. Radiol. **6**, 101 (1971)
– VOEGELI, W.: A critical analysis of magnification radiography. Radiology **98**, 23 (1971)
BOUCHIER, I.A.D., LESSOF, L.: Primary carcinoma of the liver. Its diagnosis by radiographic techniques. Brit. J. Radiol. **37**, 34 (1967)
BOULARD, C. *et al.*: Hepatorenale polyzystische Erkrankungen mit portaler Hypertonie und spontanem splenocavalem Shunt. Presse méd. **75**, 697 (1967)
BOULVIN, R., CHEVALIER, M., GALLUS, P., NAGEL, M.: La portographie par voie splénique transpariétale (Note préliminaire). Acta chir. belg. **50**, 534 (1951)
– – – – Portographie par voie splénique transpariétale. (Note complémentaire). Acta chir. belg. **51**, 192 (1952)
BOURDET, P., DELAHAY, R.P., ALLAIN, Y.: Hernies et éventrations diaphragmatiques. J. Radiol. Électrol. **44**, 167 (1963)

Bourgeon, R., Coli, R.: La cavographie dans les affections rétropéritonéales et les tumeurs du foie. Afr. franç. chir. **14**, 198 (1956)
– Dumazer, R., Pietri, H., Guntz, M.: Une nouvelle form de l'hépatographie. Son intérêt particulier dans l'études néoformations hépatiques. Mém. Acad. Chir. **80**, 665 (1954)
– Guntz, M.: Intérêt de la splénoportographie transsplénique dans l'échinococcose hépatique. Arch. Mal. Appar. Dig. **43**, 168 (1954)
– – Vedeau, J.: La splénoportographie dans les obstacles extrahépatiques. Sem. Hôp. (Paris) **34**, 1469 (1958)
– – Pantin, J.P.: La phlébographie de la cave inférieure. Exploration des étages rénal, hépatique, diaphragmatique et péricardique. Presse méd. **68**, 128 (1960) Suppl.
– Pietri, A., Dumazer, R., Pantin, J.P., Catalano, D.: Etude de la splenoportographie normale. Technique et aspects normaux. Ann. chir. plast. **11**, 537 (1957)
– – Pantin, J.P., Mesnard, F.: La splénoportographie transpariétale au cours des abscès du foie. Afr. franç. chir. **13**, 229 (1955)
– – Guntz, M.: Intérêt de la splénoportographie transsplénique dans l'échinococcose hépatique. Arch. Mal. Appar. Dig. **43**, 168 (1954)
– – La radio-anatomie normale de la veine porte intra-hépatique. Presse méd. **63**, 465 (1955)
Bourne, M.S., Greville, W.G.E.: Compression of the inferior vena cava by hydatid disease of the liver with associated hepatocellular carcinoma. Gastroenterology **45**, 667 (1963)
Bowers, W.F., Mc Kinnon, W.M., Marino, J.M., Culverwell, J.T.: Cannulation of the thoracic duct: its role in the preshunt management of hemorrhage due to esophageal varices. J. int. Coll. Surg. **42**, 71 (1964)
Bradley, S.E.: The hepatic circulation. In: Handbook of Physiology. Sect. 2, Vol. II. Washington: Amer. Physiol. Soc. 1963, S. 1387
– Ingelfinger, F.J., Bradley, G.P.: Hepatic circulation in cirrhosis of the liver. Circulation **5**, 419 (1952)
Bramwit, D.N., Hummel, W.C.: The superior and inferior mesenteric veins as collateral channels in inferior vena cava obstruction. Radiology **92**, 90 (1969)
Breedis, C., Young, G.: Blood supply of neoplasms in liver. Fed. Proc. **8**, 351 (1949)
– – The blood supply of neoplasms in the liver. Amer. J. Path. **30**, 969 (1954)
Bret, J., Rösch, J.: Arteriographie jater. Čs. Radiol. **19**, 295 (1965)
Bret, P., Duquesnel, C.: Polykystose hepatorénale. Ann. Radiol. **10**, 665 (1964)
Bron, K.M.: Selective visceral and total abdominal arteriography via the left axillary artery in the older age group. Amer. J. Roentgenol. **97**, 432 (1966)
– Fisher, B.: Arterial portography: indications and technique. Surgery **61**, 137 (1967)
– Jackson, F.C., Haller, J. u.a.: The value of selective arteriography in demonstrating portal and splenic vein patency following non visualization by splenoportography. Radiology **85**, 448 (1965)
Brunner, L., Hoffmeister, H.E., Köhn, U., Koncz, J.: Verlaufsbeobachtungen bestimmter Leberfunktionsproben nach Shuntoperationen bei portaler Hypertension. Med. Klin. **61**, 55 (1966)
Bublitz, G., Herzer, R., Riebel, Th.: Zur Problematik des „normalen Leberszintigramms". Fortschr. Röntgenstr. **118**, 578 (1973)
Buchborn, E.: Klinische Bedeutung des zirrhotischen Aszites. In: The therapy of portal hypertension. Stuttgart: Thieme 1968, S. 146
Bucher, H., Fuchs, W.A., Tauber, J., Rösler, H., Preisig, R.: Untersuchungen zur Shunt-Indikation bei Patienten mit portaler Hypertonie. Schweiz. med. Wschr. **99**, 229 (1969)
Buchet, R., Lablanc, J.: Maladie polykystique du foies et des reins. J. Radiol. Électrol. **43**, 12 (1962)
Bücheler, E.: Angiographische Differentialdiagnose rechtsseitiger transdiaphragmaler Zwerchfellbrüche mit Leberprolaps. Fortschr. Röntgenstr. **121**, 296 (1974)
– Boldt, I., Frommhold, H.: Leistungsfähigkeit und Grenzen der Leberarteriographie. Fortschr. Röntgenstr. **119**, 530 (1973)
– Frommhold, H., Schulz, D.: Die angiographische Kontrolle der peripheren splenorenalen Anastomose bei portaler Hypertension. Fortschr. Röntgenstr. **119**, 1 (1973)
– – – Raschke, E.: Die indirekte (arterielle) Spleno- und Portographie in der Diagnostik des Pfortaderhochdrucks. Fortschr. Röntgenstr. **116**, 627 (1972)
– Grenzmann, M., Thurn, P., Paquet, K.J.: Die vasographische Diagnose des Leberechinococcus. Fortschr. Röntgenstr. **114**, 666 (1971)
– Raschke, L., Beltz, L., Thurn, P.: Die arteriographische Diagnostik der primären Lebermalignome. Fortschr. Röntgenstr. **115**, 23 (1971)
– Schultz, D., Düx, A.: Angiographische Darstellung des Pfortadersystems nach Shunt-Operationen. Fortschr. Röntgenstr. **114**, 740 (1971)
– Thelen, M.: Superselektive Angiographie der Äste des Truncus coeliacus. Röntgen-Bl. **24**, 11 (1971)
– – Thurn, P.: Indikationen und Ergebnisse der Zöliakographie. Dtsch. med. Wschr. **96**, 43 (1971)
Bürger, K., Wagner, K., Zimmermann, H.B.: Diagnostik und Therapie des Pfortaderhochdrucks. Berlin: Akademie-Verlag 1975
– Zimmermann, H.B., Hübner, R., Hagemann, I., Münchow, R., Tausch, W.: Zusätzliche Arterialisation der Leber bei portosystemischen Shuntoperationen. Der ilico-portale Saphena-Bypass. Zbl. Chir. **98**, 558 (1973)
Bunnag, T., Surawonge, Kaoparisuthi, S. *et al.*: Percutaneous splenic venography in amebic liver absces. Amer. J. Roentgenol. **80**, 324 (1958)

BURDETTE, W.J.: Primary Hepatoma. Salt Lake City: University Press Utah 1965

BURLUI, D., RATIU, O., MANESCO, G., TÈJU, G.: Arterialisation portale par la veine ombilicale reperméabilisée. Presse méd. **76**, 581 (1968)

BURSTON, J.: Kupffer cell sarcoma. Cancer **11**, 798 (1958)

BURTON-OPITZ, R.: Influence of blood flow upon flow in hepatic artery. J. exp. Physiol. **4**, 93 (1911)

BUSSAT, PH.L., BOPP, P., DUCHOSAL, P.W.: Congenital heart disease with the Ivemark syndrome and absence of the inferior vena cava. Radiology **84**, 657 (1965)

CAIN, J.C., GRINDLAY, J.H., BOLLMAN, J.C., FLOCK, E.V., MANN, F.C.: Lymph from the liver and thoracic duct. Surg. Gynec. Obstetr. **85**, 559 (1947)

CALABRESI, R., ABELMANN, W.H.: Portocaval and porto-pulmonary anastomoses in Laennec's cirrhosis and in heart failure. J. clin. Invest. **36**, 1257 (1957)

CALDAS zit. n. BILLING und LINDGREN 1944.

CALDOS, M.P.: Artériographie des membres de l'aorte abdominale et de ses branches. J. Radiol. Electr. **34**, 28 (1953)

CAMERON, G.R., MAYES, B.T.: Ligation of the hepatic artery. J. Path. Bact. **33**, 799 (1930)

CAMPANA, H.A., PARK, Y.S., GOURGOUTIS, G.D.: Congenital hepatic fibrosis. Two cases simulating hepatic cirrhosis. Amer. J. Dig. Dis. **19**, 325 (1974)

CAMPBELL, M. *et al.*: Absent inferior vena cava, symmetrical liver, splenic agenesis, and situs inversus, and their embryology. Brit. Heart J. **29**, 268 (1967)

CAMPI, L.: La splenoportografia transparietale. Minerva med. **48**, 939 (1957)

CANTLIE, J.: On a new arrangement of the right and left lobes of the liver. Proc. Anat. Soc. Great Brit. Irel. **32**, 4 (1898)

CAPLAN, L.H., SIMON, M.: Non parasitic cysts of the liver. Amer. J. Roentgenol. **96**, 421 (1966)

CAROLI, J., GAROUI, M., HAFFER, M.: Les kystes biliaires simples: 6 observations personelles. Rev. Méd.-Chir. Mal. Foie **36**, 159 (1961)

— PARAF, A., CHEVREL, B.: Les aneurismes des branches intra-hépatiques de l'artère hépatique. Nécessité de l'aortographie pour leur diagnostic. Sem. Hôp. Paris **39**, 1508 (1963)

CATALANO, D.: La epatografia par via splenoportografica nella diagnostica delle cisti da echinococco del fegato. Med. int. (Milano) **63**, 320 (1955)

— Nuove possibilità dell'epatografia venosa: epatografia spleno-portale con contrasto oleoso. Radiol. med. **76**, 1061 (1968)

— GIARDDIELLO, A.: Splenic venography. Amer. J. Roentgenol. **73**, 971 (1955)

— RUGGIERO, A.: Hepatography after percutaneous lienoportal venography. Acta radiol. **43**, 283 (1955)

CATTO, J.V.F.: Multiple liver abscesses in hydatid disease. Brit. J. Radiol. **37**, 859 (1964)

CEN, M., KÄMMERER, K., NEEF, H.: Verschluß der drei unpaaren Eingeweidearterien ohne klinische Symptomatik. Dtsch. med. Wschr. **97**, 197 (1972)

— ROSENBUSCH, G.: Zöliakographie mit Adrenalin. Fortschr. Röntgenstr. **111**, 82 (1969)

— — FRIK, W., KALFF, G.: Pharmakoangiographie des Pankreas mit Sekretin und Adrenalin. Dtsch. med. Wschr. **94**, 1970 (1969); German Med. Monthly **14**, 590 (1969)

ČERNÝ, J.: Probleme der chirurgischen Behandlung der Leberzirrhose. Bratislava: Verlag Slow. Akad. d. Wiss. 1963

CHALNOT, P., GROSDIDIER, J., BITTARD, M.: Un cas de syndrom du Budd-Chiari posttraumatique. Presse méd. **69**, 1143 (1961)

CHARLEUX, H., HERNANDEZ, C., LEGER, L., MORIN, G.: L'exploration des cirrhoses du foie par phlebographie cavosus-hépatique. Presse méd. **70**, 1275 (1962)

CHAVÉZ, C.M., MORA, L.O., FAIN, W.R., CONN, J.H.: False Intraabdominal tumoral images with angiography. Angiology **18**, 248 (1967)

— Aorto-arteriography and splenoportography with a teflon catheter-needle. J. cardiovasc. Surg. **9**, 319 (1968)

CHENDEROVITCH, C.: Micro-angiographie du foie et de la rate. Rev. int. Hépat. **6**, 907 (1956)

— CAROLI, J.: La microangioradiographie du foie et de la rate. Rev. int. Hépat. **6**, 907 (1956)

CHÉRIGIÉ, E.: Die 70-mm-Aufnahme vom Bildverstärker und ihre Zukunftsaussichten. Röntgenblätter **25**, 275 (1972)

— DOYON, D., BIGOT, R., MOYON, S.: Intérêt de la soustraction éléctronique en radiologie vasculaire abdominale. Ann. Radiol. **10**, 537 (1967)

CHIANDUSSI, L., GRECO, F., SARDI, G., VACCARINO, A., FERRARIS, C.M., CURTI, B.: Estimation of hepatic arterial and portal venous blood flow by direct catheterization of the vena porta through the umbilical cord in man. Preliminary results. Acta hepatosplenol. **15**, 166 (1968)

CHILD, C.G.: The portal circulation. New Engl. J. Med. **252**, 837 (1955)

— The liver and portal hypertension. Philadelphia-London: Saunders 1964

— O'SULLIVAN, W.D., PAYNE, M.A., MCCLUVE, R.D.: Portal venography. Radiology **57**, 691 (1951)

CHILAIDITI, D.: Zur Frage der Hepatoptose und Ptose im allgemeinen im Anschluß an drei Fälle von temporärer, partieller Leberverlagerung. Fortschr. Röntgenstr. **16**, 173 (1910)

CHRISTENSEN, K.: Hepatoportal-lienal circulation. A. Embryology. In: Blood vessels and lymphatics. Hrsg. D.I. Abramson. New York-London: Acad. Press 1962

CHRISTIE, J.H., MAC INTYRE, W.J., CRESPO, G.G., KOCH-WESER, D.: Radioisotope scanning in hepatic cirrhosis. Radiology **81**, 455 (1963)

CHRISTOPHERSON, W.M., COLLIER, H.S.: Primary benign liver-cell tumors in infancy and childhood. Cancer **6**, 853 (1953)

CHUDÁČEK, Z.: Möglichkeiten und Grenzen der transparietalen Splenoportographie in der Differentialdiagnostik des Ikterus. Fortschr. Röntgenstr. **103**, 703 (1965)
– Angiographic diagnosis of polyarteriitis nodosa of the liver, kidney and mesentery. Brit. J. Radiol. **40**, 864 (1967)
– Zöliakographie und selektive Arteriographie der A. mesenterica superior bei ikterischen Kranken. Fortschr. Röntgenstr. **108**, 1 (1968)
– Zum angiographischen Bild des traumatischen Leberprolapses in die Brusthöhle. Fortschr. Röntgenstr. **115**, 544 (1971)
– Gleichzeitiges Vorkommen eines primären fibroblastischen Lebersarkoms und eines Gallenblasenkarzinoms. Fortschr. Röntgenstr. **118**, 344 (1973)
– Rentgenologie jater. Prag: Avicenum, Zdravotnické Nakladatelstvi 1973
– SEBOR, J.: Zum Röntgenbild des Haemangioma malignum hepatis. Fortschr. Röntgenstr. **95**, 139 (1961)
CHUNG, E.B.: Multiple bile duct hamartomas. Cancer **26**, 287 (1970)
CHVOJKA, J.: Arterioportaler Kurzschluß als Komplikation eines Lebertumors. Fortschr. Röntgenstr. **116**, 427 (1972)
CHYBA, J., JIRAN, B.: Mixed embryonic tumors of the liver in an adult. Čas. Lék. čes. **101**, 1070 (1962)
CLAIN, D., MC NULTY, J.: A radiological study of the lymphatics of the liver. Brit. J. Radiol. **41**, 662 (1968)
– WARTNABY, K., SHERLOCK, S.: Abdominal arterial murmurs in liver disease. Lancet **2**, 516 (1966)
CLARA, M.: Die arterio-venösen Anastomosen. 2. Aufl., Wien: Springer 1956
CLARK, D., MARKS, C., BERNARD, V.M., BUNTFELDT, F.: Solitary hepatic cysts. Surgery **61**, 687 (1967)
CLARKE, A.M., THOMSON, R.Y., FRANKEL, G.J.: Vascular factors in liver regeneration. Surg. Gynec. Obstet. **12**, 45 (1968)
CLEMENT, J.P., MICHOTEY, G., PASQUIER, J., DEBAENE, M.: Aspect angiographique d'un cas d'hyperplasie nodulaire focale hepatique. J. Radiol. Electrol. **53**, 891 (1972); Lit. Med. **4**, 891 (1971)
CLEVELAND, R.J., JACKSON, B.M., NEWMAN, P.H. u.a.: Traumatic intrahepatic artery-portae vein fistula with associated hemobilia. Ann. Surg. **171**, 451 (1970)
COHEN, M.B.: Cirrhosis and the hepatic photoscan. Radiology **93**, 1139 (1969)
COLAPINTO, R.F.: Arteriography in the diagnosis of liver tumors. Canad. med. Ass. J. **99**, 1185 (1968)
COLMERS, F.: Intrahepatisches Aneurysma und Gallenfistel nach Leberzerreissung. Heilung durch Unterbindung der Arteria hepatica communis. Beitr. klin. Chir. **122**, 324 (1921)
COPHER, G.H., DICK, B.M.: "Stream line" phenomena in the portal vein and the selective distribution of portal blood in the liver. Arch. Surg. **17**, 408 (1928)
COOPER, W.H., MARTIN, J.F.: Hemangioma of liver with thrombocytopenia. Amer. J. Roentgenol. **88**, 751 (1962)
COUINAUD, C.: Etude de la veine porte intra-hépatique. Presse méd. **61**, 1434 (1953)
– Distribution de l'artère hépatique dans le foie. Acta anat. **22**, 49 (1954)
– Le Foie. Paris: Masson Cie. Ed. 1957
– Les tumeurs bénignes du foie. Gaz. méd. franç. **80**, 3391 (1973)
COUTINHO, S.G., SAAD, E.A., RODRIGUES, J.: Segmental hepatic angiography. Amer. J. Dig. Dis. **12**, 685 (1967)
COX, E.F.: Hemobilia following percutaneous needle biopsy of the liver. Arch. Surg. **95**, 198 (1967)
CRAIG, M., MC MULLEN, T., MONTGOMERY, J.L.: Arteriographic findings of focal nodulaire hyperplasia of the liver and review of the literature. Amer. J. Roentgenol. **117**, 381 (1973)
CROCKER, D., CLELAND, R.: Infantile hemangio-endothelioma of the liver. Pediatrics **19**, 596 (1957)
CRONQUIST, ST., RANNIGER, P.: Spontaneous splenorenal shunts. Acta radiol. **3**, 433 (1965)
CRUICKSHANK, A.H.: The pathology of 111 cases of primary hepatic malignancy collected in the Liverpool region. J. clin. Path. **14**, 120 (1961)
CUETO, J., CURRIE, R.A.: Cannulation of the thoracic duct and umbilical vein in patients with portal hypertension. Ann. Surg. **165**, 408 (1967)
– TAJEN, N., CURRIE, R.A.: Thoracic duct cannulation in dogs with ascites and portal hypertension. Arch. Surg. **96**, 9 (1968)
CYWES, S., CREMIN, B.J.: Hemoperitoneum in the newborn. Amer. J. Roentgenol. **106**, 193 (1969)
CZEMBIREK, H., POKIESER, H.: Zum Informationsgehalt des Arterioportogramms. Röntgenpraxis **26**, 3 (1973)
– – UMEK, H.: Extrahepatisch entwickeltes Leberhaemangiom. Fortsch. Röntgenstr. **116**, 429 (1972)
DA SILVA HORTA, J., DA MOTTA, L.C., ABBATT, J.D., RORIZ, M.L.: Malignancy and other late effects following administration of Thorotrast. Lancet **2**, 201 (1965)
DANIEL, P.M., PRICHARD, M.M.L.: Variations in the circulation of the portal venous blood within the liver. J. Physiol. **114**, 521 (1951)
– – REYNELL, P.C.: The portal circulation in experimental cirrhosis of the liver. J. Path. Bact. **64**, 53 (1952)
DARDIK, H., GLOTZER, P., SILVER, C.: Congenital hepatic cyst causing jaundice. Report of a case and analogies with respiratory malformations. Amer. J. Surg. **159**, 585 (1964)
DARGENT, M., BOURGOIN, J.-J., LAMNECHE, B., MAYER, M., PINET, F., AMIEL, M., PIERLUCA. P., CLERMONT, M.: Contribution à l'étude des voies vasculaires des tumeurs hépatiques. Mém. Acad. Chir. **97**, 355 (1971) s. Pinet 1972, Ann. Rad. 437
DAVENPORT, H.W.: Physiologie der Verdauung. Stuttgart-New York: Schattauer 1971; (Physiology of the digestive tract, Chicago: Year Book Publ. 1966)
DAVIS, G.M.: Hemangioendothelioma of the liver with unusual roentgenologic findings: report of a case. Gastroenterology **40**, 253 (1961)

DEBRAY, C., HEPP, J., AUVERT, J., BUCHET, R., FALLOT, P., LEBLANC, J., SÉJOURNÉ, M.: A propos de la maladie polykystique du foies et des reins. Presse méd. **70**, 421 (1962)
– LEYMARIOS, J., MARTIN, E. *et al.*: Fistules artérioveineuses hépatico-portale consécutives à une ponction-biopsie du foie. Découverte artériographique. Presse méd. **76**, 737 (1968)
– LEYMARIOS, J., MORIN, G., HERNANDEZ, C.: La splénoportographie par artériographie sélective coeliaque. Sem. Hôp. **41**, 1347 (1965a)
– MORIN, G., HERNANDEZ, C., LEYMARIOS, J., HARDOUIN, J.-P., PAOLAGGI, J.A.: L'angiographie sélective dans les affections du foie et du pancréas (artériographie selective du tronc coeliaque et de l'artère mésentérique supérieure). Rev. Intern. Hépat. **15**, 373 (1965b)
DE GROOTE, J., DESMET, V.J., GEDIGK, P., KORB, G., POPPER, H., POULSEN, H., SCHEUER, P.J., SCHMID, M., THALER, H., UEHLINGER, E., WEPLER, W.: A classification of chronic hepatitis. Lancet **2**, 626 (1968)
DEHNER, L.P., ISHAK, K.G.: Vascular tumors of the liver in infants and children. A study of 30 cases and review of litterature. Arch. Pathol. **92**, 101 (1971)
DEIMER, E.: Zur Diagnose und Prognose des portalen Kollateralkreislaufs. Fortschr. Röntgenstr. **114**, 490 (1971)
– Die perkutane Hepatographie. Fortschr. Röntgenstr. **114**, 84 (1971)
– Intrahepatische Blockformen bei der portalen Hypertension. Zur röntgendiagnostischen Differenzierung und klinischen Bedeutung. Fortsch. Röntgenstr. **119**, 315 (1973)
– WENZL, M., WOLF, G.: Zur röntgenologischen Erfassung der pathologischen Lymphdynamik der Leber. Fortschr. Röntgenstr. **118**, 245 (1973)
DELARUE, J., CHOMETTE, G., AURIOL, M.: Les cancèrs sécondaires du foie: anatomie pathologique et contribution à l'étude de leur vascularisation. Arch. Mal. Appar. Dig. **52**, 1296 (1963)
DELORIMIER, A.A., SIMPSON, E.B., BAUM, R.S., CARLSON, E.: Hepatic artery ligation for hepatic hemangiomatosis. New Engl. J. Med. **277**, 333 (1967)
DELORME, G., TAVERNIER, M., FAGOLA, M., CAILLE, J., GRELET, P.: Apport en hépatologie de l'artériographie coeliaque et mésentérique. J. Radiol. Electrol. **51**, 457 (1970)
– TAVERNIER, J., GRELET, P., DIARD, F.: L'angiographie dans les traumatismes des visceras abdominaux. Essai de sémiologie radiologique schématique. Ann. Radiol. **15**, 623 (1972)
DENNAY, M.K., LUCAS, C.E., READ, R.C.: Significance of hematochylia in Laennecs cirrhosis. Arch. Surg. **92**, 657 (1966)
DESCHIENS, R.: L'amibiase et l'amibe dysenterique. Paris: Masson 1965
DEUTSCH, V.: Cholecysto-Angiography. Visualization of the gallbladder by selective celiac and mesenteric angiography. Amer. J. Roentgenol. **101**, 608 (1967)
DEVENS, K.: Druck-Stromstärkebeziehungen der hepatalen Blutversorgung. Acta hepato-splen. **16**, 65 (1969)
DIBBELT, W.: Über die Blutgefäße der Tumoren. Arch. Path. Anat. Bakt. **8**, 114 (1912)
DIEMEL, H.: Zur Splenoportographie in 2 Ebenen. Fortschr. Röntgenstr. **105**, 845 (1966)
DIJKEN, B.G., HART, H.C., IMHOF, J.W., SLUITER, J.T.F.: Benign hemangioma of the liver: The significance of selective angiography. Radiol. Clin. **40**, 50 (1971)
DOEHNER, G.A.: The hepatic venous system. Its normal roentgen anatomy. Radiology **90**, 1119 (1968a)
– The hepatic venous system. Its pathologic roentgen anatomy. Radiology **90**, 1124 (1968b)
– RUZICKA, F.F., ROUSSELOT, L.M., HOFFMANN, G.: The portal venous system: On its pathological roentgen anatomy. Radiology **66**, 206 (1956)
DOLECKIJ, S.J., AKOPJAN, V.G.: Portale Hypertension bei Kindern. Pathogenese und Behandlung. Stuttgart: Hippokrates-Verlag 1973
DOMBROWSKI, H.: Zur Kathetertechnik bei der direkten Splenoportographie. Radiologe **8**, 95 (1968)
DOPPMAN, J., SHAPIRO, R., CONTE, M.: Aneurysm of the hepatic artery. The importance of angiographic visualization. Amer. J. Roentgenol. **90**, 578 (1963)
DOS SANTOS, R., LAMAS, A.C., CALDAS, J.P.: L'artériographie des membres, de l'aorte et de ses branches abdominales. Bull. Mém. Soc. Nat. Chir. **55**, 587 (1929)
– – – Artériographie des membres et de l'aorte abdominale. Paris: Masson Cie, 1931
DOUGLASS, B.E., BAGGENSTOSS, A.H., HOLLINSHEAD, W.H.: The anatomy of the portal vein and its tribularies. Surg. Gynec. Obstetr. **91**, 562 (1950)
DOYON, D.: L'embolisation artérielle hépatique dans les tumeurs malignes du foie. Ann. Rad. **17**, 593 (1974)
DREYER, B.: Streamlining in the portal vein. Quart. J. exp. Physiol. **39**, 305 (1954)
– Splenic and portal venography. Quart. J. exp. Physiol. **39**, 93 (1954)
DU BOIS, R., DU BOIS, O., MAILLARD, E., FAYOLLE, P.H., HERBEAU, D.: Fibro-angio-adenomatose hépatique. J. Radiol. Électrol. **51**, 65 (1970)
DÜX, A.: Splenoportographie. In: Lehrbuch der Röntgendiagnostik Bd. I. Stuttgart: Thieme-Verlag 1965, S. 355 (a)
– Die Leber. In: Lehrbuch der Röntgendiagnostik Bd. V. Stuttgart: Thieme 1965b
– Die Röntgendiagnostik der Leber. Dtsch. med. Wschr. **91**, 1669 (1966)
– BÜCHELER, E., THURN, P.: Die indirekte Splenoportographie. Methodik, Indikationen und Ergebnisse. Fortschr. Röntgenstr. **106**, 183 (1967)
– – – Der arterielle Kollateralkreislauf der Leber. Fortschr. Röntgenstr. **105**, 1 (1966)
– ESSER, G., HAVERS, L.: Zur Methodik der perkutanen Seriensplenoportographie. Bruns Beitr. klin. Chir. **206**, 483 (1963)

– THURN, P., SCHREIBER, H.W.: Der Kollateralkreislauf bei intra- und extrahepatischem Block im Serien-Splenoportogramm. Fortschr. Röntgenstr. **97**, 255 (1962)

– – – BROICHER, H.: Die spontane splenorenale Anastomose im Splenoportogramm. Fortschr. Röntgenstr. **97**, 1 (1962)

– WINKLER, C., ESSER, G., BÜCHELER, E.: Vergleichende vasographische und szintigraphische Untersuchungen bei Lebertumoren. Fortschr. Röntgenstr. **106**, 502 (1967)

DUMAZER, R., BOURGEON, R., PIETRI, H., GUNTZ, M.: Le temps hépatographique de la splénoportographie. J. Radiol. Electrol. **36**, 259 (1955)

DUMONT, A.E.: Liver lymph: a critical component of hepatic cirrhosis. In: The liver and portal hypertension. Hrsg. C.G. Child. Philadelphia-London: Saunders Co., 1964, S. 176

– CLAUS, R.H., REED, G.E., TICE, D.A.: Lymph drainage in patients with congestive heart failure. Comparison with findings in hepatic cirrhosis. New Engl. J. Med. **269**, 949 (1963)

– MARTELLI, A.: X-ray opacification of hepatic lymph nodes following intravenous injection of tantalum dust. Lymphology **2**, 91 (1969)

– MULHOLLAND, J.H.: Flow rate and composition of thoracic duct lymph in patients with cirrhosis. New Engl. J. Med. **263**, 471 (1960)

– – Alterations in thoracic duct lymph flow in hepatic cirrhosis. Ann. Surg. **156**, 668 (1962)

– – Hepatic lymph in cirrhosis. In: POPPER, H. und F. SCHAFFNER: Progress in liver diseases. New York-London: Grune and Stratton 1965

– WITTE, M.H.: Significance of excess lymph in the thoracic duct in patients with hepatic cirrhosis. Amer. J. Surg. **112**, 401 (1966)

– – Contrasting patterns of thoracic duct lymph formation in hepatic cirrhosis. Surg. Gynec. Obstetr. **122**, 524 (1966)

– WITTE, C.L., WITTE, M.H.: Studies of lymph in certain disorders of the liver, pancreas, and small intestine. Amer. J. Gastroenterol. **56**, 346 (1971)

DURAND, M., BOURGEON, R., GUNTZ, M., PIETRI, H.: Intérêt de la splénoportographie dans les kystes hydatiques du foie. J. Radiol. Electrol. **42**, 743 (1961)

EDLUND, Y., LEANDOR, L.: Diagnosis of primary cancer in the liver. A Study of 57 Patients. Acta hepatosplenol **13**, 22 (1966)

EDMONDSON, H.A.: Differential diagnosis of tumors and tumor-like lesions of liver in infancy and childhood. Amer. J. Dis. Childh. **91**, 168 (1956)

– Tumors of the liver and intrahepatic bile ducts. In: Atlas of Tumor Pathology, Sect. VII/25 Washington: Armed Forces Inst. Pathol. 1958

– ANDERSON, W.A.D.: Liver. In: Pathology. Hrsg. W.A.D. Anderson. St. Louis: Mosby 1966

EDWARDS, E.A.: Functional anatomy of the portasystemic communications. Arch. Int. Med. **88**, 137 (1951)

– Functional anatomy of the portocaval communications. Anat. Rec. **109**, 29 (1951)

EGGEL, H.: Über das primäre Carcinom der Leber. Beitr. Path. Anat. Allg. Path. **30**, 506 (1901)

EKMAN, C.A.: Angiography in the diagnosis of liver cirrhosis. Scand. J. Clin. Lab. 1966, Suppl. 92

ELIAS, H.: A re-examination of the structure of the mammalian liver: I. Parenchymal architecture. Amer. J. Anat. **84**, 311 (1949)

– A re-examination of structure of the mammalian liver. II. The hepatic lobule and its relation to the vascular and biliary system. Amer. J. Anat. **85**, 379 (1949)

– Segments of the liver. Surgery **36**, 950 (1954)

– Human hepatocarcinoma and the comparative embryology of the vertebrate liver. J. nat. Cancer Inst. **15**, 1451 (1955)

– Zur chirurgischen Anatomie der Leber. Anat. Anzeiger Erg. **113**, 235 (1963/64)

– Nomenclature of intrahepatic blood vessels and ducts and its significance for surgery. Acta hepatosplenol. **11**, 65 (1964)

– Surgical anatomy of the liver. In: G.T. PACK und A.H. ISLAMI, "Tumors of the liver". Berlin-Heidelberg-New York: Springer 1970, S. 116

– PETTY, D.: Gross anatomy of the blood vessels and ducts with in the human liver. Amer. J. Anat. **90**, 59 (1952); Anat. Anzeiger **98**, 123 (1951)

– POPPER, H.: Venous distribution in livers. Arch. Path. **59**, 332 (1955)

– SHERRICK, J.C.: Morphology of the liver. New York: Academic Press 1969

– SELKURT, E.E.: Hepatoportal-lienal system. C. Microscopic and submicroscopic anatomy. In: Blood vessels and lymphatics. Hrsg. D.I. Abramson, New York-London: Academic Press 1962

ELSTER, K.: Chronische Hepatitis. Klassifikation und Definition. Endoscopy **3**, 216 (1971)

EMERY, J.L.: Degenerative changes in the left lobe of the liver in newborn. Arch. Dis. Childh. **27**, 558 (1952)

ENGE, L., KNUTRUD, O., NORMANN, T.: Central rupture of the liver with traumatic hemobilia. A pre- and postoperative angiographic study. Brit. J. Radiol. **41**, 489 (1968)

– FROYSAKER, T.: Rupture of the right hemidiaphragm with herniation of the liver. Radiology **92**, 1273 (1969)

ESSER, G.: Zur Technik der perkutanen hilär gerichteten Milzpunktion bei der Splenoportographie. Fortschr. Röntgenstr. **101**, 495 (1964)

– GÜTGEMANN, A., HÜNERBEIN, H., SCHREIBER, H.W., SCHRIEFERS, K.: Die akute Blutung aus Oesophagusvarizen. Münch. med. Wschr. **108**, 2436 (1966)

EVANS, J.A.: Techniques in the detection and diagnosis of malignant lesions of liver, spleen, and pancreas. Radiol. Clin. N. Amer. **3**, 567 (1965)

FARINAS, P.L.: A new technique for the arteriographic examination of the abdominal aorta and its branches. Amer. J. Roentgenol. **46**, 641 (1941)

FARINAS, P.L.: Retrograde abdominal aortography. Amer. J. Roentgenol. **55**, 448 (1946)

FARREL, R., STEINMAN, A., GREEN, W.H.: Arteriovenous shunting in a regenerating liver simulating hepatoma. Report of a case. Radiology **102**, 279 (1972)

FEDDEMA, J., KÜHL, W.: Neuere Entwicklungen in der Röntgen-Bildverstärkertechnik. Röntgenstrahlen **1971**, 18

FÉKÉTÉ, F., GUILLET, R., GUILI, R., GOYER, B.: Les hémobilies traumatiques. Ann. Chir. **23**, 1199 (1969)

FELIX, R., BÜCHELER, E., VANSELOW, K., SCHULZ, D., BAYERL, W., SCHNEIDER, H.: Cinedensitometrie des Portalkreislaufs. Fortschr. Röntgenstr. **117**, 570 (1972)

FENNER, E.: Elektronenoptischer Röntgenbildverstärker. Kennwerte und Einsatz in der Röntgendiagnostik. Siemens-Z. **41**, 749 (1967)

FERGUSON, D.J., RANNIGER, K.: Portography in portal hypertension. Surg. Clin. N. Amer. **44**, 45 (1964)

FERRIS, E.J., HIPONA, F.A., KAHN, P.C., PHILIPPS, E., SHAPIRO, J.H.: Venography of the inferior vena cava and its branches. Baltimore: Williams and Wilkins Co. 1969

FIGLEY, M.M.: Splenoportography: Some advantages and disadvantages. Amer. J. Roentgenol. **80**, 313 (1958)

FISCHER, A.: Physiologie und experimentelle Pathologie der Leber. Berlin: Akademie-Verlag 1959

FISH, J.C., MC CARY, R.G.: Primary cancer of the liver in childhood. Arch. Surg. **93**, 355 (1966)

FLAGG, R.S., ROBINSON, D.W.: Solitary non parasitic hepatic cysts. Arch. Surg. **95**, 694 (1967)

FLEISCHNER, F.G., SAYEGH, V.: Assessment of the size of the liver. Roentgenologic considerations. New Engl. J. Med. **259**, 271 (1958)

FOMON, J.J., WARREN, W.D.: Hemodynamic studies in portal hypertension. Ann. Rev. Med. **20**, 277 (1969)

FONTAINE, R., KIENY, R.: L'angiographie séléctive dans les afféctions hépatiques et pancréatiques et son valeur diagnostique. Rev. int. Hépat. **16**, 763 (1966)

– PIETRI, J., MASSON, J.CL., LAMPERT, M., TONGIO, J.: L'artériographie sélective du tronc coeliaque et de l'artère mésentérique supérieure dans les kystes hydatiques du foie. J. Radiol. Electrol. **50**, 275 (1969)

FRASER, C.G.: Accessory lobes of the liver. Ann. Surg. **135**, 127 (1952)

FRAUMENI, J.G.F., MILLER, R.W., HILL, J.A.: Primary carcinoma of the liver in childhood: An epidemiologic study. J. Nat. Cancer Inst. **40**, 1087 (1968)

– ROSEN, P.J., HULL, E.W. u.a.: Hepatoblastoma in infant sisters. Cancer **24**, 1086 (1969)

FREDENS, M.: Angiography in primary hepatic tumours in children. Acta radiol. **8**, 193 (1969)

– EGEBLAD, M., HOLST-NIELSEN, F.: The value of angiography in tumors of pancreas and liver. Radiology **93**, 765 (1969)

FREEMAN, L.M.: Combined diagnostic approach of hepatic scanning and celiac angiography in the investigation of liver disease. J. Nucl. Med. **10**, 628 (1969)

FRICK, A.: Chronic splenomegaly with attack of gastrorrhagia due to recurrent thrombosis of the splenic vein. J. Amer. med. Ass. **78**, 424 (1922)

FRIEDMANN, P.J., GREENSPAN, R.H.: Observation on magnification radiography (visualization of small blood vessels and determination of focal spot size). Radiology **92**, 549 (1969)

FRIEDMAN, P.S., SOLIS-COHEN, L., LEVINE, S.: Accessory lobe of the liver and its significance in roentgen diagnosis. Amer. J. Roentgenol. **57**, 601 (1947)

FRIEDRICH, H.: Die Diagnose des infiltrierend wachsenden Echinokokkus (Echinococcus alveolaris), insbesondere seine Röntgendiagnose. Dtsch. Zschr. Chir. **254**, 150 (1941)

– VEIEL, E.: Röntgendiagnose des Echinococcus alveolaris. Fortschr. Röntgenstr. **57**, 366 (1938)

FRITSCH, A., FUNOVISZS, J., KOHN, P., LECHNER, G.: Bemerkungen zur Arterialisierung der Leber nach portosystemischen Anastomosen. 12. Tagg. Österr. Ges. Chir. (Kongreßbericht) Wien: Verlag Wien. Med. Akad. 1971. S. 329

– MACH, K.: Zur Kanülierung des Ductus thoracicus beim Pfortaderhochdruck des Menschen. Langenbecks Arch. Klin. Chir. **321**, 126 (1968)

FRÖHLICH, G.: Zur nuklearmedizinischen Diagnostik des Leberprolaps. Kasuistische Mitteilung. Radiologe **10**, 410 (1970)

FROESCH, E.R., BÜRGI, H., ZIEGLER, W., BALLY, P., LABHART, A.: Zur Pathogenese der tumorbedingten Hypoglykämie ohne Hyperinsulinismus. Schweiz. med. Wschr. **36**, 1250 (1963)

– JAKOB, A., LABHART, A.: Hypoglykämie bei extrapankreatischen Tumoren. 14. Symposion Endokrinol. Heidelberg: Springer 1968

FROMMHOLD, H.: Das indirekte (arterielle) Splenoporto- und Portogramm beim prähepatischen Block. Fortschr. Röntgenstr. **120**, 662 (1974)

– BÜCHELER, E., BOLDT, I.: Das Leberbild bei portaler Hypertension. Fortschr. Röntgenstr. **121**, 728 (1974)

FUCHS, H., HOFMANN, F.W.: Ein Röntgenbildverstärker mit verbesserter Bildqualität – Ergebnisse der praktischen Erprobung mit der 70-mm-Kamera. Electromedia **39**, 94 (1971)

FUCHS, W.A.: Vena cava inferior. In: Handbuch d. med. Radiologie Teil III. Berlin-Göttingen-Heidelberg-New York: Springer 1964, S. 371

– PREISIG, R., VOEGELI, E., BIRCHER, J.: Hepatic arteriography in cirrhosis of the liver and portal hypertension. Invest. Radiol. **7**, 369 (1972)

– VOEGELI, E., BIRCHER, J., PREISIG, R.: Hepatic arteriography in cirrhosis of the liver. Correlation between angiographic and functional data. Congr. Europ. Ass. Radiol., Amsterdam, 1971

– – SCHWEGLER, N., HÜNIG, R., RÖSLER, H.: Angiographie, Szintigraphie und Ultraschalltomographie der Leber. Schweiz. med. Wschr. **101**, 1180 (1971)

GALL, E.A.: Primary and metastatic carcinoma of the liver. Arch. Path. **70**, 226 (1960)
– Tumors of the liver. In: Diseases of the liver. Hrsg. L. Schiff; 2. Aufl. Philadelphia: Lippincott 1963
GARY, B.J., COLIN, R., LEENHARDT, P., POURQUIER, A., PÉLISSIER, M.: La splénoportographie dans la recherche des métastases hépatiques. J. Radiol. Electrol. **36**, 605 (1955)
GEINDRE, M., COULOMB, M.: Aspects artériographiques des cancèrs sécondaires du foie et confrontations anatomiques. Ann. Radiol. **11**, 827 (1968)
– – RACHAIL, M.: Les explorations artériographiques des kystes hydatiques du foie. Ann. Radiol. **12**, 755 (1969)
– VALOIS, J., COULOMB, M.: Aspects de l'étude artériographique de l'étage superieur de l'abdomen. J. Radiol. Électrol. **49**, 67 (1968)
– – RACHAIL, M., COULOMB, M.: Variations des aspects artériographiques dans les cirrhoses hépatiques. Ann. Radiol. **10**, 373 (1967)
GEORGI, M.: Darstellung und Reaktion der Rattenleber nach intraportaler Applikation von Lipiodol Ultra Fluid. Fortschr. Röntgenstr. **107**, 277 (1967)
– Experimentelle Untersuchungen über die Nachweiswahrscheinlichkeit von Lebermetastasen bei der Leberangiographie. Strahlentherapie **140**, 108 (1970)
– WINKEL, K. ZUM, PRPIC, B.: Zöliakographie und Szintigraphie in der radiologischen Diagnostik von Lebermetastasen. Strahlentherapie **127**, 405 (1965)
GEORGI, U., BECKER, J., JAHUS, E.: Untersuchungen über die Kontrastmittelpassagezeit von intraarteriell appliziertem ^{131}J-Urografin bei der Leberarteriographie. Fortschr. Röntgenstr. **108**, 482 (1968)
GERHARD, K., WILLICH, E.: Die primären Lebertumoren im Kindesalter. Z. Kinderchir. Suppl. **6**, 276 (1969)
GESSNER, M., GROB, P.J.: Alpha-Fetoprotein, Hepatom, Teratom. Schweiz. med. Wschr. **102**, 465 (1972)
GILBERT, E.F., NISHIMURA, K., WEDUM, B.C.: Congenital malformations of the heart associated with splenic agenesis. Circulation **17**, 72 (1958)
GILLOT, C., HUREAU, J.: Les anastomoses porto-caves et cavocaves de la loge sous-phrénique gauche. J. Chir. **79**, 578 (1960)
GILSANZ, V., GALLEGO, M., YUSTE, P.C.: Portal circulation in hydatid cyst of the liver. Arch. int. Med. **108**, 540 (1961)
GLAUNER, R.: Das Abdomen als Ganzes. In: Lehrbuch der Röntgendiagnostik V. Stuttgart: Thieme 1965, S. 72
GLAUSER, F.: Studies on intrahepatic arterial circulation. Surgery **33**, 333 (1953)
GLENERT, J.: Primary carcinoma of the liver. A postmortem study of 104 cases. Acta Path. Microbiol. Scand. **53**, 50 (1961)
GLENN, F., EVANS, J.A., HALPERN, M., THORBJARNARSON, E.: Selective celiac and superior mesenteric arteriography. Surg. Gynec. Obstetr. **118**, 93 (1964)
GLICKMAN, M.G., HANDEL, S.F.: Opacification of hepatic veins during celiac and hepatic angiography. Radiology **103**, 565 (1972)
GODART, S.: Experimental approach to the hepatolymphatic system. Bibl. anat. **9**, 369 (1967)
GOLDBERG, S.J., FONKALSRUD, E.: Succesful treatment of hepatic hemangioma with corticosteroid. J. Amer. med. Ass. **208**, 2473 (1969)
GOLDMANN, E.: Anatomische Verbreitungswege bösartiger Geschwülste. Bruns Beitr. Klin. Chir. **18**, (1897)
– Die Beziehungen des Gefäßsystems zu den malignen Neubildungen. Zschr. Krebsfschg. **5**, 39 (1907)
GOLDSTEIN, H.M., NEIMAN, H.L., MENA, E., BOOKSTEIN, J.J., APPELMAN, H.D.: Angiographic findings in benign liver cell tumors. Radiology **110**, 339 (1974)
GRAIVIER, L., JENNINGS, R.L., JONES, W.A., REA, W.J.: Liver angioma in the neonate. Amer. J. Surg. **112**, 777 (1966)
GRANONE, F.G., JULIANI, G.: Portohepatography with an oily contrast medium. Amer. J. Roentgenol. **111**, 547 (1971)
GRASER, F.: Primäre Malignome der Leber bei Kindern. Z. Kinderchir. **6**, 270 (1969)
GRAY, H.K.: Clinical and experimental investigation of the circulation of the liver. Ann. Roy. Coll. Surg. Engl. **8**, 354 (1951)
GREENSPAN, R.H., CAPPS, J.H., WIDMANN, W.D., HALES, M.R.: Transhepatic portal venography. Radiology **78**, 248 (1962)
– SIMON, A.L., RICKERS, H.J., ROJAS, R.H., WARSON, J.C.: In vivo magnification angiography. Invest. Radiol. **2**, 419 (1967)
GRIM, E.: The flow of blood in mesenteric vessels. In: Handbook of Circulation. Hrsg. W.F. Hamilton. Washington: Amer. Physiol. Soc. 1963, II.
GRIM, S.: Die programmierte Aufnahmetechnik bei der direkten Angiographie. Electromedica **41**, 162 (1973)
GRIME, R.T., MOORE, T., NICHOLSON, A., WHITEHEAD, R.: Cystic hamartoma and polycystic disease of the liver. Brit. J. Surg. **47**, 307 (1959)
GRINDLAY, J.H., HERRICK, J.F., MANN, F.C.: Measurement of the blood flow of the liver. Amer. J. Physiol. **132**, 489 (1941)
– MANN, F.C., BOLLMAN, J.L.: Effect of occlusion of the arterial blood supply to the normal liver. Arch. Surg. **62**, 806 (1951)
GROSDIDIER, J., GAUCHER, P., PARIETTI, R.: Echinococcose alvéolaire du foie. Sem. Hôp. Paris **45**, 1226 (1969)
GROSSMANN, H., SEED, W.: Congenital hepatic fibrosis. Radiology **87**, 46 (1966)
Groupe de Travail du Serv. Centr. Radiodiagn. Clin. Saint-Éloi, Montpellier: L'angiotomographie hépatique. Etude radio-anatomique artérielle segmentaire. J. Radiol. Electrol. **54**, 869 (1973a)

Groupe de Travail du Serv. Centr. Radiodiagn. Clin. Saint-Éloi, Montpellier: Radio-anatomie du foie. Hépatographie aux liposolubles. J. Radiol. Electrol. **54**, 891 (1973b)

GUDDEN, F., MARHOFF, P.: Fernsehen in der Röntgendiagnostik. Siemens-Z. **43**, 1 (1969)

GÜNTHER, R., GEORGI, M., BENKEN, U., KIRSCHNER, P.: Echinococcus alveolaris als Ursache ausgedehnter Gallenwegsobstruktion. Fortschr. Röntgenstr. **122**, 242 (1975)

GUERBET, M.: Etude expérimentale d'une solution injectable par voie intravasculaire d'esters éthyliques d'acides gras de l'huile d'oeillette iodés. Thérapie **21**, 1585 (1965)

GUILLEMIN, G., NAUDIN, E., BARRY, P., GILBERTAS, A.: Documents concernant la splénoportographie dans les tumeurs métastatiques du foie. J. Radiol. Electrol. **37**, 454 (1956)

GUIN, CL., HODGKINSON, J., PADORANI, J., LEGRÉ, J.: Variations anatomiques par angiographie sélective du tronc coeliaque et de l'artère mésentérique supérieure. J. Radiol. Électrol. **48**, 203 (1967)

GULATI, P.D.: Amoebic liver abscess and disturbances of portal circulation. Amer. J. Med. **42**, 852 (1967)

GUNDERSEN, A.E., GREEN, R.M.: Traumatic hemobilia: Accurate preoperative diagnosis by hepatic artery injection. Surgery **62**, 862 (1967)

GUNTZ, M.: Une nouvelle technique d'hépatographie. Arch. Fr. Mal. App. Digest. **56**, 851 (1967)

— CARON, J.: Hépatographie par injection intra-splénique de contraste huileux (Lipiodol ultrafluide) son intérêt dans le diagnostic des formations tumorales intra-hépatiques. Ann. Radiol. **11**, 777 (1968)

GUPTA, S., COPE, V.: Hepatic artery aneurysm as a cause of gastrointestinal blood loss. Brit. J. Rad. **45**, 726 (1972)

GUTZMANN, J., SCHRÖDER, H.: Morphologie und Röntgensymptomatik bei Lebermetastasen im postmortalen angiogramm der A. hepatica, 2 Mitteil. Radiol. diagn. **9**, 437 (1968)

GVOZDANOVIĆ, V., HAUPTMANN, E.: Further experience with percutaneous lieno-portal-venography. Acta radiol. **43**, 177 (1955)

— — NAJMAN, E., OBERHOFER, B.: Percutaneous splenic venography. Acta radiol. **40**, 17 (1953)

— IVANČIĆ, R., HAHN, A.: Postoperative venographic control following ligation of the inferior vena cava. Acta radiol. **48**, 81 (1957)

HABERER, H. v.: Experimentelle Unterbindung der Leberarterie. Arch. klin. Chir. **78**, 557 (1905)

HABIGHORST, L.V., WELKER, H., ZEITLER, E.: Vergleichende postmortale Untersuchungen zur Leberangiographie. Fortsch. Röntgenstr. **100**, 681 (1964)

— — — Zur Technik der vergleichenden postmortal-angiographischen Darstellung der Lebergefäßsysteme. Acta hepato-splenol. **11**, 341 (1964)

HADDOW, R.A., KEMP-HARPER, R.A.: Calcification in the liver portal system. Clin. Radiol. **18**, 225 (1967)

HAGBERG, S.: Roentgen stereophotogrammetry in studies of liver volume. Acta chir. Scand. Suppl. **279**, 1961

HAHN, P.F., DONALD, W.D., GRIER, R.C.: The physiological bilaterality of the portal circulation. Amer. J. Physiol. **143**, 105 (1945)

HALES, M.R., ALLAN, J.S., HALL, E.M.: Injection corrosion studies of normal and cirrhotic livers. Amer. J. Path. **35**, 909 (1959)

HALPERN, M., TURNER, A.F., CITRON, B.P.: Hereditary hemorrhagic teleangiectasia. An angiographic study of abdominal visceral angiodysplasias associated with gastrointestinal hemorrhage. Radiology **90**, 1143 (1968)

— — — Angiodysplasias of the abdominal viscera associated with hereditary hemorrhagic teleangiectasia. Amer. J. Roentgenol. **102**, 783 (1968)

HAMILTON, D.W., HUNT, A.H.: Extrahepatic portal obstruction. Med. J. Austr. **57**, 493 (1970)

HAMPERL, H.: The classification of liver tumors. In: Tumors of the liver. Hrsg. G.T. Pack und A.H. Islami, Berlin-Heidelberg-New York: Springer 1970

HANAFEE, W.N., FLETCHER, E.W.L., GASTLAND, J.P., GROLMAN, J.H., LECKY, J.W., RÖSCH, J., STECKEL, R.J.: Selective Angiography. In: Golden's diagnostic radiology. Section 18. Baltimore: Williams and Wilkins Co. 1972

HANSON, K.M., JOHNSON, P.C.: Evidence of local arteriovenous reflux in intestine. J. appl. Physiol. **17**, 509 (1962)

HARASZTI, A., DOLHAY, B.: Blutverteilung der Leber bei experimentellem Verschluß der Pfortader und der Arteria hepatica. Virchows Arch. path. Anat. **335**, 139 (1962)

HARDISTY, N.H., KEARNEY, E.A., BROOKS, F.P.: Report of a case of an anomalous lobe of the liver. Amer. J. Roentgenol. **60**, 487 (1948)

HASELHORST, G.: Zum plazentaren Kreislauf unter der Geburt. Zbl. Gynäk. **95**, 32 (1929)

HASS, H.: Die Architektur der Lymphgefäße der Leberkapsel in ihren Beziehungen zur Bindegewebsstruktur und Flüssigkeitsströmung. Virchows Arch. path. Anat. **297**, 384 (1936)

HASSAN, M., LABRUNE, M., LEFEBVRE, J.: Artériographie et traumatismes hépatiques de l'enfant. J. Radiol. Electrol **51**, 516 (1970)

HAUBRICH, R.: Zwerchfellpathologie im Röntgenbild. Berlin-Göttingen-Heidelberg: Springer 1956

— Klinische Röntgendiagnostik innerer Erkrankungen. Berlin-Göttingen-Heidelberg: Springer 1963

HAVERLING, M., OVENFORS, C.-O.: Translumbar portography. A. preliminary communication concering a new method. Invest. Rad. **3**, 376 (1968)

— — DAHLGREN, S.: Transcaval injection of the portal vein. A preliminary report of a new technique. Acta radiol. **10**, 193 (1970)

HEALEY, J.E.: Clinical anatomic aspects of radical hepatic surgery. J. Internat. Coll. Surgeons **22**, 542 (1954)

HEALEY, J.E.: Vascular patterns in human metastatic liver tumors. Surg. Gynec. Obstet. **120**, 1187 (1965)
– SCHROY, P.C.: Anatomy of the biliary ducts within the human liver. Arch. Surg. **66**, 599 (1953)
– – SORENSON, R.J.: The intrahepatic distribution of the hepatic artery in man. J. int. Coll. Surg. **20**, 133 (1953)
HEGER, N., MUSSMANN, J., SCHIRMER, H.: Angiographischer Nachweis eines hypoglykämisierenden sekundären Lebersarkoms. Fortschr. Röntgenstr. **111**, 809 (1969)
HELBIG, D.: Primäre maligne Lebertumoren im Säuglingsalter. Z. Kinderchir. Suppl. **6**, 262 (1969)
HÉLÉNON, CH., FÉKÉTÉ, F., CARLES, J.F., BOTELLA, R.: Intérêt de l'artériographie sélective en urgence dans les traumatismes graves du foie. J. Radiol. Electrol. **50**, 564 (1969)
HELLWEG, G.: Congenital absence of intrahepatic portal venous system simulating Eck fistula. Arch. Path. **57**, 425 (1954)
HENSON, S.W., GRAY, H.K., DOCKERTY, M.B.: Benign tumors of the liver. III. Solitary cysts. Surg. Gynec. Obstetr. **103**, 607 (1956)
HEPP, J., CAROLI, J., MOREAUX, J., OPOLON, P., BISMUTH, H.: Les hémobilies par lésion traumatique de l'artère hépatique dans les contusions de l'abdomen. Ann. Chir. **20**, 359 (1966)
– HERNANDEZ, C., MOREAUX, J., BISMUTH, H.: L'Artériographie dans les affections chirurgicales du foie, du pancréas et de la rate. Paris: Masson 1968
– MOREAUX, J., BISMUTH, H., HERNANDEZ, C.: L'étude du système porte par artério-portographie. Ann. Chir. **19**, 1026 (1965)
HERMAN, G., ROZIN, R.: Calcification in gastrointestinal carcinomata. Clin. Radiol. **15**, 139 (1964)
HERMANN, R.B., HOERR, S.O.: Aids in the diagnosis of traumatic hemobilia. Surg. Gynec. Obstetr. **125**, 55 (1967)
HERMANN, R.E., A. HAWK: Congenital hepatic fibrosis as a cause of portal hypertension. Surg. **62**, 1095 (1967)
HERMANUTZ, K.D., BÜCHELER, E., KLAIS, E.: Möglichkeiten und Grenzen der Kavographie in der Tumordiagnostik. Fortschr. Röntgenstr. **122**, 230 (1975)
HERNANDEZ, C.: L'angiographie du kyste hydatique. Cah. méd. Lyon **43**, 987 (1967a)
– La radiologie vasculaire des tumeurs du foie. Vie méd. special **48**, 1971 (1967b)
– BELLIN, A., JOUX, R., GRALI, A.: L'arteriographie des adenopathies malignes digestives. J. Rad. Électrol. **50**, 567 (1969)
– BISMUTH, H., BELLIN, A., GRALL, A., JOUVE, R.: Angiographie d'urgence de l'hémobilie. J. Radiol. Electrol. **51**, 633 (1970)
– CACHIN, M.: Méthodes morphologiques d'étude de la circulation hépatique. Artériographie sélective, portographie et cavographie. Rev. int. Hépat. **17**, 719 (1967)
– MORIN, G., BELLIN, A.: Angiographie de la lacune scintigraphique hépatique. Ann. Radiol. **12**, 629 (1969)
– – ECARLAT, B.: L'embol pulsé en artériographie sélective digestive. Presse méd. **73**, 2889 (1965)
HERXHEIMER, G.: Lebergewächse. In: Handbuch der spez. pathol. Anat. und Histol. Bd. V. Hrsg. F. Henke und P. Lubarsch. Berlin: Springer 1930
HERZOG, B., PETITIER, H., MITARD, D., ALBERT, M., RAOELISON, L., GUIMONT, P.: A propos d'une observation d'hémobilie traumatique. J. Radiol. Electrol. **52**, 404 (1971)
HEUCK, F., VANSELOW, K.: Methodik und Möglichkeit einer densitometrischen Kreislaufanalyse. Fortschr. Röntgenstr. **112**, 69 (1970)
HEULLY, F., GROSDIDIER, J., GAUCHER, P., FAYS, J., PENIN, F.: Apport de l'angiographie hépatique dans le diagnostic de l'echinococcose alvéolaire du foie. A propos de 4 observations. Arch. franç. Mal. Appar. Dig. **58**, 457 (1969)
HIDAYAT, M.A., WAHID, H.A.: A study of the vascular changes in bilharzic hepatic fibrosis and their significance. Surg. Gynec. Obstet. **132**, 997 (1971)
HIGGINS, G.K.: The pathologic anatomy of primary hepatic tumors. In: Tumors of the liver. Hrsg. G.T. Pack und A.H. Islami. Berlin-Heidelberg-New York: Springer 1970
HIGGINSON, J.: The geographical pathology of primary liver cancer. Cancer Res. **23**, 1624 (1963)
– The epidemiology of primary carcinoma of the liver. In: Tumors of the liver. Hrsg. G.T. Pack und A.H. Islami. Berlin-Heidelberg-New York: Springer 1970
– STEINER, P.E.: Definition and classification of malignant epithelial neoplasms of the liver. Acta Un. Int. Canc. **17**, 593 (1961)
HILLER, H.G.: Paediatric hepatic arteriography. Austral. Radiol. **11**, 30 (1967)
HIPONA, F.A., GABRIELE, O.: Portal venous system as a major collateral in iliac and inferior vena caval obstruction. Radiology **89**, 1077 (1967)
HIVET, M., THOMAS, M., AUTISIER, P.: Aneurism de l'artére hépatique propre. Presse méd. **77**, 209 (1969)
HJORTSJÖ, C.-H.: The intrahepatic ramification of the portal vein. Acta Univ. Lund. N.S. II **52**, 20 (1956)
– The topography of the intrahepatic duct systems. Acta anatomica **11**, 599 (1951)
HOFFMANN, H.S.: Benign hepatoma: review of literature and report of a case. Ann. int. Med. **17**, 130 (1942)
HOFFMEISTER, H.E.: Klinische und experimentelle Untersuchungen zur Leberdurchblutung bei Pfortaderhochdruck. Stuttgart: Hippokrates 1963
– Die Leberdurchblutung bei Zirrhotikern vor und nach Anastomoseoperation. Acta hepato-splenologica **14**, 358 (1967)
– Klinischer Verlauf und Leberdurchblutung nach Anastomosenoperationen bei Pfortaderhochdruck. Med. Klin. **64**, 2332 (1969)

HOFFMEISTER, H.E., BRUNNER, L., KONCZ, J.: Portokavale oder spleno-renale Anastomose bei Leberzirrhose mit Oesophagusvarizenblutung? Bruns Beitr. Klin. Chir. **217**, 697 (1969)

HOFMANN, F.W.: Röntgenbildverstärker mit verbesserter Bildqualität. Röntgen-Blätter **25**, (1972), H. 5

HOGG, L., PACK, G.T.: Diagnostic accuracy of hepatic metastases at laparatomy. Arch. Surg. **72**, 251 (1956)

HOLLANDER, A.G., DUGAN, D.C.: Herniation of the liver. J. Thorac. Surg. **29**, 357 (1955)

HOLTZ, S., POWERS, W.E.: Inferior vena cavagrams. Radiology **78**, 583 (1962)

HOPE, J.W., BORNS, P.F.: Radiologic diagnosis of primary and metastatic cancer in infants and children. Radiol. Clin. North Amer. **3**, 353 (1965)

HORÁK, J., RÖSCH, J.: Die Leistungsfähigkeit der Milz- und Leberarteriographie. Radiol. diagn. **8**, 587 (1967)

HOVE, W. TEN, POPOVIC, S.B., HOWARD, M.M., LEERY, C.M.: Validity of transhepatic pulp pressure measurements. Amer. J. Dig. Dis. **19**, 15 (1974)

IDEZUKI, Y., SUGIURA, M., HATANO, S., KIMOTO, S.: Hepatography for detection of small tumor masses in liver; experiences with oily contrast medium. Surgery **60**, 566 (1966)

INGALLS, N.W.: A contribution to the embryology of the liver and vascular system in man. Anat. Rec. **2**, 338 (1908)

IIO, M., YAMADA, H., KITANI, K., SASAKI, Y.: Nuclear hepatology. Clinical and physiological aspects of liver disease by radioisotopes. Stuttgart: Thieme 1974

ISHAK, K.G., GLUNZ, P.R.: Hepatoblastoma and hepatocarcinoma in childhood. Cancer **20**, 396 (1967)

IVEMARK, B.I.: Implications of agenesis of the spleen on the pathogenesis of cono-truncus anomalies in childhood: Analysis of the heart malformations in the splenic agenesis syndrome, with fourteen new cases. Acta Pediat. **44** (1955): Suppl. 104

JACOBS, J.B., HAMMOND, W.G., DOPPMAN, J.L.: Arteriographic localization of suprahepatic abscesses. Radiology **93**, 1299 (1969)

JAEDKE, W., BEHRENS, D.: Verkalkende Lebermetastasen eines Magenkarzinoms. Fortschr. Röntgenstr. **98**, 542 (1963)

JAFFE, B.M., DONEGAN, W.L., WATSON, F., SPRATT, J.S.: Factors influencing survival in patients with untreated hepatic metastases. Surg. Gyn. Obstetr. **127**, 1 (1968)

JEFFERSON, N.C., HASSAN, M.I., POPPER, H.C., NECHELES, H.: Formation of effective collateral circulation following excision of hepatic artery. Amer. J. Physiol. **184**, 589 (1956)

JEWEL, K.L.: Primary carcinoma of the liver: clinical and radiological manifestations. Amer. J. Roentgenol. **113**, 84 (1971)

JOHNSON, P.C.: Autoregulation of intestinal blood flow. Amer. J. Physiol. **199**, 311 (1960)

JOHNSON, R.A., MORA, L.O., GLASGOW, J.L.: Intrahepatic hematoma following liver biopsy by the Menghini technique. Amer. J. Gastroenterol. **50**, 131 (1968)

JONES, E., MEMPHIS, C.W.: Primary carcinoma of the liver with associated cirrhosis in infants and children. Arch. Path. **70**, 5 (1960)

JORDAN, P., PATTON, T.B., BENSON, C.D.: Portal hypertension in infants and children. Arch. Surg. **72**, 879 (1956)

JUDKINS, M.P., DOTTER, C.T.: Angiographic diagnosis of intrahepatic rupture secondary to blunt trauma. Northw. Med. **64**, 577 (1965)

KÄHLER, H.J., HEILMEYER, L.: Klinik und Pathophysiologie des Karzinoids und Karzinoidsyndroms unter besonderer Berücksichtigung der Pharmakologie des 5-Hydroxytryptamins. Ergebn. Inn. Med. Kinderh. **16**, 292 (1961)

KAHN, P.C., ALEXANDER, F.K.: Total hepatic angiography and vascular dynamics in liver disease. Am. J. Gastroenterol. **52**, 317 (1969)

– CALLOW, A.D.: Selective vasodilatation as an aid to angiography. Amer. J. Roentgenol. **94**, 213 (1965)

– FRATES, W.J., PAUL, R.E.: The epinephrine effect in angiography of gastrointestinal tract tumors. Radiology **88**, 686 (1967)

– O'HALLORAN, J.F., PAUL, R.E.: Improved portography by delayed postepinephrine celiac and mesenteric arteriography. Radiology **92**, 86 (1969)

KALININ, V.N.: Dermoidzysten der Leber (russ.) Vesth. Rentg. **39**, 62 (1964)

KALK, H.: Zirrhose und Nebenleber. 2. Aufl. Stuttgart: Enke 1957

KAMAN, J.: Zum Problem der Bildung intrahepatischer Kollateralen durch Unterbindung von Pfortaderästen beim Hund. Zschr. ges. exp. Med. **148**, 38 (1968)

KARRAS, B.G., CANNON, A.H., ZANON, B.: Hepatic calcifications. Acta radiol. **57**, 458 (1962)

KASAI, M., WATANABE, I.: Histologic classification of liver-cell carcinoma in infancy and childhood and its clinical evaluation. A study of 70 cases collected in Japan. Cancer **25**, 551 (1970)

KATZ, H.C., MENG, C.H.: Angiographic evaluation of traumatic intrahepatic pseudoaneurysm and hemobilia. Radiology **94**, 95 (1970)

KAUDE, J., DUDGEON, D.L., TALBERT, J.L.: The role of selective angiography in the diagnosis and treatment of hepatoportal ateriovenous fistula. Radiology **92**, 1271 (1969)

– RIAN, R.: Cholangiocarcinoma. Radiology **100**, 573 (1971)

– WIRTANEN, G.W.: Celiac epinephrine enhanced angiography. Amer. J. Roentgenol. **110**, 818 (1970)

KAUFMANN, E.: Die Leber. In: Lehrbuch der Spez. Path. Anat. 9./10. Aufl. Bd. I. Hrsg. E. Kaufmann, Berlin: de Gruyter 1931

KEATS, E., MAURSETH, K., BLANCK, C.: Total anomalous pulmonary venous drainage to the portal system. Acta radiol. **3**, 561 (1965)

KELTY, R.H., BAGGENSTOSS, A.H., BUTT, H.R.: The relation of the regenerated liver nodule to vascular bed in cirrhosis. Gastroenterology **15**, 289 (1950); Proc. Mayo Klin. **25**, 17 (1950)

KERNEC, H., KERNEC-GIQUEL, J., SZTABERT, CH., PERELLE, A. DE LA: Artériographie sélective et lésions expansives bénignes avasculaires du foie. J. Radiol. Electrol. **51**, 749 (1970)

KERR, D.N., HARRISON, C.V., SHERLOCK, SH., WALKER, R.M.: Congenital hepatic fibrosis. Quart. J. Med. **30**, 91 (1961)

KESSLER, R.E., TICE, D.A., ZIMMON, D.S.: Retrograde flow of portal vein blood in patients with cirrhosis. Radiology **92**, 1038 (1969)

KETTLER, L.-H.: Die Leber. In: Lehrbuch der Spez. Pathol. Anat. 11./12. Aufl. Bd. II/2. Hrsg. E. Kaufmann und M. Staemmler. Berlin: de Gruyter 1958, S. 913

KHILNASI, M.T.: Calcified liver metastasis from carcinoma of the colon. Amer. J. Dig. Dis. **6**, 229 (1961)

KIDO, C.: Hepatic angiography of experimental transplantable tumor. Invest. Rad. **5**, 340 (1970)

— SASAKI, T., KANEKO, M.: Hepatic angiography in metastatic cancer of the liver. Rinshô Hôsha **13**, 173 (1968)

— — — Angiography of primary liver cancer. Amer. J. Roentgenol. **113**, 70 (1971)

Kilion, F.N., Rudavsky, A.Z.: False positive liver scans in patients with alcoholic liver disease. Int. Med. **69**, 283 (1968)

KINKHABWALA, M.N., BECKER, J.A., RABINOWITZ, J.G.: Osler-Weber-Rendu syndrome with multiple angiographic findings. Brit. J. Rad. **45**, 534 (1972)

KIRSANOV, J.V.: Deformation der Leber bei umschriebener Relaxation des Zwerchfells (russ.) Vestn. Rentg. Rad. **41/4**, 92 (1966)

KLAUS, M., BRON, M.: Selective visceral and total abdominal arteriography via the left axillary artery in the older age group. Amer. J. Roentgenol. **97**, 433 (1966)

KLEPPING, C., MICHELS, R., MARTIN, F., MABILLE, J.-P., FERRY, C., JUSTRABO, E., VILLAND, J.: Cholangiome bénin du foie. Arch. Fr. Mal. App. Dig. **61**, 671 (1972)

KLING, G., KLAPP, B.: Traumatischer Leberprolaps in die Thoraxhöhle. Fortschr. Röntgenstr. **116**, 823 (1972)

KLUGE, T., SOMMERSCHILD, H., FLATMARK, A.: Sinusoidal portal hypertension. Surgery **68**, 294 (1970)

KNAUER, M.M.: Amebic abscess of the liver. Amer. J. Dig. **14**, 253 (1969)

KOCH, R.L., GORDER, J.L.: Bile-blood flow: a complication of percutaneous transhepatic cholangiography. Radiology **93**, 67 (1969)

KÖHLER, A.: Totalröntgenogramme der Leber. Fortschr. Röntgenstr. **13**, 145 (1909)

KÖHN, K.: Der primäre Leberkrebs. Berlin-Göttingen-Heidelberg: Springer 1955

KOISCHWITZ, D., SCHIRMER, G.: Intraluminale Verkalkung der V. portae. Fortschr. Röntgenstr. **122**, 559 (1975)

KONTOS, H.A., SHAPIRO, W., MAUCK, H.P., PATTERSON, J.L.: General and regional circulatory alterations in cirrhosis of the liver. Amer. J. Med. **37**, 526 (1964)

KOREPANOV, V.I.: Angiographie nach Leberresektion (russ.). Vestn. Rentgen. Rad. **1974/6**, 41

KORNBLUM, K., STEPHENSON, G.W.: Anomalous enlargement of the liver and a dissecting hematoma of the phrenic nerve: Case report. Amer. J. Roentgenol. **24**, 38 (1930)

KOSENOW, W., FEIL, G.: Sexuelle Frühreife durch primäres Lebercarcinom: „Hepatogenitales Syndrom". Mschr. Kinderheilk. **115**, 37 (1967)

KRATOCHVIL, M.: Morphologie und Dynamik der Lebergefäße. Bratislava: Slow. Akad. Wiss. 1965

KREEL, L.: Vascular radiology in liver disease. Postgrad. Med. J. **46**, 19 (1970)

— GITLIN, N., SHERLOCK, S.: Hepatic artery angiography in portal hypertension. Amer. J. Med. **48**, 618 (1970)

— JONES, E.A., TAVILL, A.S.: A. comparative study of arteriography and scintillation scanning in space-occupying lesions of the liver. Brit. J. Radiol. **41**, 401 (1968)

— WILLIAMS, R.: Arteriovenography of the portal system. Brit. Med. J. **2**, 1500 (1964)

KROOK, H.: Circulatory studies in liver cirrhosis. Acta med. scand. Suppl. **318** (1956)

KÜHL, W.: X-ray image intensifier today and tomorrow. Medica mundi **14**, 132 (1969)

KÜMMERLE, F., KLÖSS, J.: Rechtsseitige traumatische Zwerchfellverletzungen mit Leberprolaps. Thoraxchirurgie **5**, 150 (1957)

KÜNZLI, H.F., SCHMIDT, H.E.: Intrahepatisches Aneurysma der rechten Leberarterie mit posttraumatischer Hämobolie. Helv. chir. Acta **37**, 559 (1970)

KUISK, H., SANCHEZ, J.S., MIZUNO, N.S.: Colloidal thorium dioxide (Thorotrast) in radiology with emphasis on hepatic cancerogenesis. Amer. J. Roentgenol. **99**, 463 (1967)

KUTSCHINSKI, G.A., ASEKRITON, J.V.: Die Rolle der Arteriographie bei Tumorbefall der Leber (russ.). Vestnik rentgenologii rad. **45**, 60 (1970)

KUTZNER, J., WAGNER, R.: Verkalkte Lebermetastasen eines Inselzellkarzinoms. Fortschr. Röntgenstr. **118**, 255 (1973)

LACZAY, A., PÁLVÖLGYI, L.: Lipiodol-Ultra-Fluid-Hepatographie. Eine kritische Betrachtung. Fortschr. Röntgenstr. **118**, 399 (1973)

LAGERGREN, C., LINDBOM, A., SÖDERBERG, G.: Hypervascularisation in chronic inflammation demonstrated by angiography. Acta radiol. **49**, 441 (1958)

— — — Vascularization of fibromatous and fibrosarcomatous tumors. Histopathologic, microangiographic and angiographic studies. Acta radiol. **53**, 1 (1960)

LAMARQUE, J.L., GINESTIE, J.F., PRIOTON, J.M., JOYEUX, R., LOPEZ, E.: Le diagnostic artériographique des faux aneurysmes traumatiques du foie. J. Radiol. Electrol. **53**, 374 (1972)

LAPLANE, R., DUCHÉ, D.J., DUGAS, M.: Malformation congénitale de la veine porte. Intérêt de la splénoportographie. Arch. franç. Pédiatr. **12**, 317 (1955)

LAVAL-JEANTET, M., TRISTANT, H., GUERBET, M., LAMARQUE, J.-L., GINESTIE, F., LAVAL-JEANTET, A.-M., SÉNAC, J.: Une nouvelle méthode d'hépatographie lipiodolée par voie intraartérielle. J. Radiol. Electrol. **53**, 29 (1972)

LAWSON, G.: Hepatography with oily contrast agents. Radiology **79**, 316 (1962)

LÉGER, L.: Phlébographie portale par injection splenique intraparenchymateuse. Mém. Acad. Chir. **77**, 712 (1951)

— Spléno-portographie. Paris: Masson 1955

— L'inversion du courant portal. Les fausses images d'obstacle à la circulation sur le tronc porte. Presse méd. **64**, 1189 (1956)

— Splenoportography. Springfield: Ch. Thomas 1966

— ALBOT, G., ARVAY, N.: La phlébographie portale dans l'exploration des affections hépato-spléniques. Presse méd. **59**, 1230 (1951)

— BAEZNER, C.: Les diagnostic des suppurations intra et péri-hépatiques par la splénoportographie. Presse méd. **65**, 311 (1957)

— BRON, R., LEMAIGRE, G., LEURIOIT, J.P.: Image acroangiomateuse portale intrahépatique dans un cas de cirrhose. Presse méd. **76**, 1687 (1968)

— BUCHET, R., BITRY, C., PREMONT, M.: Introduction à l'étude de la lymphographie hépatique. Presse méd. **69**, 1981 (1961)

— GALLY, L., ARVAY, N., QUDOT, J., AUVERT, J.: La portographie. (Technique et indications) J. Radiol. Electrol. **32**, 633 (1951)

— LEMAIGRET, G., RICHARME, J., CHAPIUS, Y.: L'hypertension portale essentielle. Presse méd. **74**, 313 (1966)

— PREMONT, M., DEVISSAQUET, P.: Le drainage du canal thoracique dans les cirrhoses ascitiques. Etude du débit lymphatique. Presse méd. **70**, 1643 (1962)

— PRÉMONT, M., CHAPUIS, Y., LEMAIGRE, G., GUERBET, M.: Hépatographie lipiodolée par voie transsplénique. Etude expérimentale. Premiers résultats cliniques. Presse méd. **76**, 705 (1968)

LEGRE, J., CLEMENT, J.P., GUIEN, CL., PIETRI, H.: L'angiographie sélective du tronc coeliaque et de lartère méséntérique supérieure dans le diagnostic du kyste hydatique du foie et de la rate. J. Radiol. Electrol. **48**, 564 (1967)

LEMAITRE, G., L'HERMINE, C., PARIS, J.C., MAILLARD, J.P.: L'artériographie dans les tumeurs du foie. J. Radiol. Electrol. **53**, 91 (1972)

— JAILLARD, J.: Fausse trombose portale par reflux artérioportal. J. Radiol. Électrol. **49**, 378 (1968)

— RÉMY, J., HERMINÉ, C.L., DOINNET, J.L.: Etude de la vésicule biliaire au cours de l'artériographie hépatique. J. Radiol. Electrol. **50**, 837 (1969)

LEROUX, G.F., DE SCOVILLE, A.: Splénoportographie transpariétale. J. belge Rad. **37**, 89 (1954)

LEVICK, C.B., RUBIE, J.: Hemangio-endothelioma of the liver simulating congenital heart disease. Arch. Dis. Childh. **28**, 49 (1953)

LEVINE, S.: Hemangioma of the liver diagnosed by splenoportography. Amer. J. Roentgenol. **77**, 332 (1957)

LEWIS, W.H.: The vascular patterns of tumors. Bul. Johns Hopkins Hosp. **41**, 156 (1927)

LEWIS, D.H., BERGENTZ, S.E., GELIN, L.E.: Xenon for intraoperative measurement of liver blood flow at the time of surgery for portal hypertension. In: The therapy of portal hypertension. Stuttgart: Thieme 1968

LEWITAN, A., BOGDANOVICS, A.K., LANGSAM, M., GOLDNER, M.G.: Splenic venography and splenic arteriography, their use for visualization of liver and spleen and their implication for the diagnosis of pancreatic lesions. Amer. J. Dig. Dis. **22**, 227 (1955)

LIEBOWITZ, H.R., ROUSSELOT, L.M.: Bleeding esophageal varices—portal hypertension. Springfield: C.C. Thomas 1959

LIND, J.: Changes in the liver circulation at birth. Ann. N.Y. Acad. Sci. **111**, 110 (1963)

LINDGREN, A.G.H.: Vascular supply of tumors with special reference to capillary angioarchitecture. Acta path. microbiol. Scand. **22**, 493 (1945)

LIPCHIK, E.O., SCHWARTZ, S.I.: Angiographic and scintillographic identification of Riedel's lobe of the liver. Radiology **88**, 48 (1967)

LONGMIRE, W.P., MULDER, D.G., MAHONEY, P.S., MELINKOFF, S.W.: Side-to-side portacaval anastomosis for portal hypertension. Ann. Surg. **147**, 881 (1958)

LOOGEN, F., BIRCKS, W., GLEICHMANN, U., LEMBURG, P., MÜNTEFERING, H.: Klinische und hämodynamische Befunde bei totaler Lungenvenentransplantation mit infradiaphragmaler Fehlmündung in die Vena portae. Zschr. Kreislauffschg. **58**, 803 (1969)

LUCAS, D., MÜNSTER, W., PORSTMANN, W.: Der Wert des Adrenalins für die Pankreasarteriographie. Rad. diagn. **13**, 33 (1972)

LUCAS, R.V., NEUFELD, H.N., LESTER, R.G., EDWARDS, J.E.: The symmetrical liver as a roentgen sign of asplenia. Circulation **25**, 973 (1962)

LUDIN, H., FAHRLÄNDER, H.J., RENGGLI, I.: Zur Darstellung von Karzinoid-Lebermetastasen mittels visceraler Arteriographie. Schweiz. med. Wschr. **96**, 1642 (1966)

— KÜNZLI, H.F.: Resolution of angiography in detection of liver metastases. Brit. J. Radiol. **42**, 145 (1969)

LUDWIG, J., LINHART, P., BAGGENSTOSS, A.H.: Hepatic lymph drainage in cirrhosis and congestive heart failure. Arch. Path. **86**, 551 (1968)

LUKL, P., BÁRTOVÁ, A.: Polycystická degenerace jater. Vnitř. Lék. **6**, 891 (1950)

LUND, J.S.: Congenital hemangioendotheliosarcoma of the liver. Acta paediatr. **57**, 354 (1968)

LUNDERQUIST, A.: Arterial segmental supply to the liver. An angiographic study. Acta radiol. **1967**, Suppl. 272
LUNZENAUER, K.: Über das primäre Leberkarzinom. Betrachtung an Hand von 26.515 Sektionen aus den Jahren 1920–1954. Zschr. Krebsfschg. **60**, 630 (1955)
LUTZ, J., BAUEREISEN, E.: Abdominalorgane. In: Physiologie des Kreislaufs. Berlin-Heidelberg-New York: Springer 1971, S. 229
LYON, E.: Die Beziehungen der invasiven Amöbiasis zu der Leber, den Gallenwegen und der Gallenblase. Med. Welt **18**, 1893 (1967)
MABILLE, J.P., WEILLER, M., GAILLARD, P., LABENÈRE, B.: Diagnostic scintigraphique et angiographique des fausses hépatomégalies. Ann. Radiol. **15**, 49 (1972)
MAC DONALD, R.A.: Cirrhosis and primary carcinoma of the liver. New Engl. J. Med. **255**, 1179 (1956)
MAC MAHON, H.E.: Congenital anomalies of the liver. Amer. J. Path. **5**, 499 (1929)
– MURPHY, A.S., BATES, M.F.: Endothelial cell sarcoma of the liver following Thorotrast injection. Amer. J. Path. **23**, 585 (1947)
MACLEOD, J.J.R., PEARCE, R.G.: The outflow of blood from the liver as affected by variations in the condition of the portal vein and hepatic artery. Am. J. Physiol. **35**, 87 (1914)
MAGNENAT, P., DELALOYE, B.: La lymphographie hépatique isotopique. Gastroenterologia **101**, 231 (1964)
MAGOVERN, G.J., MUEHSAM, G.E.: Calcification of the portal and splenic veins. Amer. J. Roentgenol. **71**, 84 (1954)
MAILLARD, J.N.: Disk. bem. in: The therapy of portal hypertension. Stuttgart: Thieme 1968, S. 230
– BENHAMOU, J.P., RUEFF, B.: Arterialization of the liver with portacaval shunt in the treatment of portal hypertension due to intrahepatic block. Surgery **67**, 883 (1970)
MAJOR, R., BLACK, D.R.: A huge hemangioma of the liver associated with hemangiomata of the skull and bilateral cystic adrenals. Amer. J. med. Sci. **156**, 469 (1918)
MALLET-GUY, P., DEVIC, G., FEROLDI, J., GANGOLPHE, M.: Documents expérimentaux pour l'étude physiopathologique des sténoses chroniques de la veine porte et des anastomoses porto-caves. Lyon chir. **46**, 303 (1951)
– KAYABELI, J., FEVOLDIET, J., MALLET-GUY, Y.: Artérialisation expérimentale de la veine porte. (Données histologiques et ultrastructurales). Presse méd. **76**, 1221 (1968)
MANN, B., KRAUS, L., PIKIELNY, S.: Catheterization of the umbilical vein and its use for hepatography. Clin. Radiol. **32**, 350 (1971)
MANN, J.D., WAKIM, K.G., BAGGENSTOSS, A.H.: Alterations in the vasculature of the diseased liver. Gastroenterology **25**, 540 (1953a)
– – – The vasculature of the human liver: A study by the injection-cast method. Proc. Mayo Clin. **28**, 227 (1953b)
MARCIAL-ROJAS, R.A.: Protozoal and helminthic diseases. In: Pathology. Hrsg. Anderson, W.A.D. 5. Aufl. Bd. I Saint Louis: Mosby 1966
MARGOLIS, A.J., ORCUTT, R.E.: Pressures in human umbilical vessels in utero. Amer. J. Obstetr. Gynec. **80**, 573 (1960)
MARGULIS, A.R.: Arteriography of tumors – difficulties in interpretation and the need for magnification. Radiol. Clin. N. Amer. **2**, 543 (1964)
– Some new approaches to the examination of the gastrointestinal tract. Amer. J. Roentgenol. **101**, 265 (1967)
– CARLSSON, E., MC ALISTER, W.H.: Angiography of malignant tumors in mice. Acta Radiol. **56**, 179 (1961)
– NICE, C.S.M., RIGLER, L.G.: The roentgen findings in primary hepatoma in infants and children. Radiology **66**, 809 (1956)
MARKGRAF, W.H.: Traumatic hemobilia associated with a hepatoportal, biliary fistula: a case report. Arch. Surg. **81**, 860 (1960)
MARSHAK, R.H., LINDNER, A.E.: Radiology of the small intestine. Philadelphia: Saunders 1970
MARTINI, G.A.: Erkrankungen der Leber und Gallenwege. In: Lehrbuch der Inneren Medizin, Hrsg. R. Gross *et al.* Stuttgart-New York: Schattauer 1970.
MATEEV, B.: Lit. s. S. 215
MATTEWS, W.A., SKANDALAKIS, J.E., MITCHELL, M.A., WEENS, H.S.: Calcification in gastrointestinal malignancy. Gastroenterology **34**, 959 (1958)
MATTSON, O.: Practical photographic problems in radiography. Acta radiol. Suppl. **120** (1955)
MATZANDER, U.: Leberabszess und Cholangitis. Chir. **43**, 364 (1972)
– Verbesserung der Leberdurchblutung nach portokavalen Anastomosen. Ann. Univ. Saraviensis **12**, 164 (1965)
– Die druckadaptierte Leberarterialisation mit portokavaler Anastomose zur Behandlung des Pfortaderhochdrucks bei Leberzirrhose. Bull. Soc. int. Chir. **5**, 483 (1971)
MAURER, H.J.: Untersuchungen über Kollateralbahnen des lienoportalen Systems. Röntgen-Bl. **17**, 509 (1964)
– KÖRTGE, P., SCHREINER, M.: Angiographische Untersuchungen der Lebergefäße bei chronischen Hepatitiden. Fortschr. Röntgenstr. **118**, 697 (1973)
– SCHREIBER, H.W., KOCH, W.: Splenoportographie und Chirurgie des Pfortaderhochdrucks. Radiol. clin. **33**, 337 (1964)
MAXWELL, J.W.: Splenoportography using a plastic hubbed catheter. Surg. Gynec. Obstet. **124**, 362 (1967)
MAYS, E.T., WHEELER, C.S.: Demonstration of collateral arterial flow after interruption of hepatic arteries in man. New Engl. J. Med. **290**, 993 (1974)
MC AFEE, J.G., AUSE, R.G., WAGNER, H.N.: Diagnostic value of scintillation scanning of the liver. Arch. int. Med. **116**, 95 (1965)

MC AFEE, J.G., DONNER, M.W.: Differential diagnosis of calcifications encountered in abdominal radiographs. Amer. J. med. Sci. **243**, 609 (1962)

— — Differential diagnosis of calcifications encountered in abdominal roentgenograms. Am. J. Med. Sci. **243**, 609 (1962)

MC CALLUM, A.H.: Hepato-phrenic interposition of the fundus of the stomach. Brit. J. Radiol. **39**, 468 (1966)

MC CARTHY, L.J., BAGGENSTOSS, A.H., LOGAN, G.B.: Congenital hepatic fibrosis. Gastroenterology **49**, 27 (1965)

MC DONALD, P.: Hepatic tumors in childhood. Clin. Radiol. **18**, 74 (1967)

— HILLER, H.G.: Angiography in abdominal tumors in childhood with particular reference to neuroblastoma and Wilm's tumor. Clin. Radiol. **19**, 1 (1968)

MC DONALD, R.A.: A study of 356 carcinoids of the gastrointestinal tract. Amer. J. Med. **21**, 867 (1956)

MC DOUGAL, R.A., GATZIMOS, C.D.: Primary carcinoma of the liver in infants and children. Cancer **10**, 678 (1957)

MC INDOE, A.H.: Vascular lesions of portal cirrhosis. Arch. Path. **5**, 23 (1928)

— COUNSELLER, V.S.: The bilateraly of the liver. Arch. Surg. **15**, 589 (1927)

MC LOUGHLIN, M.J.: Angiography in cavernous hemangioma of the liver. Am. J. Roentgenol. **113**, 50 (1971)

— COLAPINTO, R.F., GILDAY, D.L., HOBBS, B.B., KOROBKIN, M.T., MC DONALD, P., PHILLIPS, M.J.: Focal nodular hyperplasia of the liver. Radiology **107**, 257 (1973)

— GILDAY, D.L.: Angiography and colloid scanning of benign mass lesions of the liver. Clin. Radiol. **23**, 377 (1972)

— HOBBS, B.B.: Selective angiography in the diagnosis of hydatic diseases of the liver. Canad. med. Ass. J. **104**, 1147 (1971)

MC NULTY, J.G.: Angiographic manifestations of hydatic diseases of the liver. Amer. J. Roentgenol. **102**, 380 (1968)

— High dose percutaneous transsplenic portal venography. Brit. J. Radiol. **41**, 55 (1968)

MELLIERE, D., HERNANDEZ, C.: Multiplicité des artères hépatiques. Presse méd. **78**, 1103 (1970)

MELNIKOFF, A.: Architektur der intrahepatischen Gefäße und Gallenwege des Menschen. Z. Anat. Entwickl.-Gesch. **70**, 411 (1924)

MERCADIER, M., PHOCAS, E.L.: Adénome solitaire bénin du foie. Rev. méd. Chir. mal. Foie **37**, 219 (1962)

MEYER, W.W., KLIEBSCH, N.: Die Strukturumwandlung der Pfortader nach der Geburt in ihrer Beziehung zur postnatalen Kreislaufumstellung. Z. Path. **73**, 188 (1963)

— LIND, J.: Postnatal changes in the portal circulation. Arch. Dis. Childh. **41**, 606 (1966)

— — The ductus venosus and the mechanism of its closure. Arch. Dis. Childh. **41**, 597 (1966)

MEYERS, H.I., JACOBSON, G.: Displacements of stomach and Duodenum by anomalous lobes of the liver. Amer. J. Roentgenol. **79**, 789 (1958)

MEYERS, M.A., KING, M.C.: Unusual radiologic features of phaeochromocytoma. Clin. Radiol. **20**, 52 (1969)

MICHAEL, J., MCLOUGHLIN, M.B.: Angiography in cavernous hemangioma of the liver. Amer. J. Roentgenol. **113**, 50 (1971)

MICHAILOW, S.S., KAGAN, J.J., ARCHIPOVA, S.E.: Anatomische Untersuchungen über den Segmentaufbau der menschlichen Leber. Anat. Anz. **119**, 317 (1966)

MICHELS, N.A.: Blood supply and anatomy of the upper abdominal organs. Philadelphia: Lippincott u. Co. 1955

— Hepatoportal-lienal circulation. B. Gross anatomy. In: Blood vessels and lymphatics. Hrsg. D.I. Abramson. New York-London: Academic Press 1962

— Newer anatomy of the liver and its variant blood supply and collateral circulation. Amer. J. Surg. **112**, 337 (1966)

— SIDDARTH, P., KORNBLITH, P.L., PARKE, W.W.: Routes of collateral circulation of the gastrointestinal tract as certained in a dissection of 500 bodies. Int. Surg. **1**, 8 (1968)

MICHOU, P., HEULLY, F., DORNIER, R., GROSDIDIER, J., LARCAU, A., PIERSON, B., STREIFF, F.: L'échinococcose alvéolaire. A propos de six observations nouvelles. Rev. int. Hépat. **8**, 337 (1958)

MIELE, A.J., EDMONDS, H.W.: Calcified liver metastases: specific roentgen diagnostic sign. Radiology **80**, 779 (1963)

MIEROP, L.H.S. VAN, GESSNER, I.H., SCHIEBLER, G.L.: Asplenia and polysplenia syndrome. In: Birth defects: Origin. Article Series. Vol. VIII/1, Congenital cardiac defects—recent advances. Baltimore: Williams and Wilkins Co. 1972, S. 74

MIKKELSEN, W.P., EDMONDSON, H.A., PETERS, R.L. u.a.: Extra- and intrahepatic portal hypertension without cirrhosis (hepatoportal sclerosis) Ann. Surg. **162**, 602 (1965)

MILANES, B., MCCOOK, J., HERNANDEZ, A.L.: Arteriography and tumors of the liver. Angiology **4**, 312 (1953)

MILLER, H., COOMARASWAMY, R.P., DEL GUERCIO, L.R.M., ELKIN, M., STATE, D.: Value of biplane splenoportography. Radiology **81**, 953 (1963)

— DEL GUERCIO, L.R.M., COHN, J.D., FEINS, N.R., COOMARASWAMY, R.P.: Transhepatic cholangiography combined with splenoportography in biliary and pancreatic carcinoma. Amer. J. Roentgenol. **96**, 468 (1966)

MINNING, W.: Die Wurmkrankheiten. In: Die Infektionskrankheiten des Menschen. Hrsg. Grumbach, A., Bonin, O. Bd. II. Stuttgart: Thieme 1969

MITARD, D., ALBERT, M., HERZOG, B.: Intérêt des artériographies digestives dans le bilan d'une hypertension partale. J. Radiol. Electrol. **52**, 402 (1971)

MITRA, S.K.: Hepatic vascular changes in human and experimental cirrhosis. J. Path. Bact. **92**, 405 (1966)

MOBERG, G.: Calcified thrombosis in the portal system diagnosed by roentgen examination. Acta radiol. **24**, 374 (1973)

MOBINI, J., KROUSE, T.B., COOPER, D.C.: Intrahepatic pancreatic heterotopia. Review and report of a case presenting as an abdominal mass. Amer. J. Dig. Dis. **19**, 64 (1974)
MOES, C.A.F., BURRINGTON, J.D.: The use of aortography in the diagnosis of abdominal masses in children. Radiology **98**, 59 (1971)
MONACO, A.P., HALLGRIMSSON, J., MC DERMOTT, W.V.: Multiple adenoma (hamartoma) of the liver treated by subtotal (90%) resection; morphological and functional studies of regeneration. Ann. Surg. **159**, 513 (1964)
MONTAGNANI, C.A.: Intrahepatic vascular pattern in the newborn infant. Ann. N.Y. Acad. Sci. **111**, 121 (1963)
MOORE, R., KRAUSE, D., AMPLATZ, K.: A flexible grid-air gap magnification technique. Radiology **104**, 403 (1972)
MORAND, G., JANSER, J.C., ROEGEL, E., WITZ, J.P.: Diagnostic radiologique des ruptures diaphragmatiques droites avec hernie hépatique. J. Radiol. Électrol. **46**, 427 (1965)
MOREAUX, J., BISMUTH, H., LAGNEAU, P.: Les hémobilies postopératoires par lésion arteriélle péciculaire. Ann. Chir. **20**, 368 (1966)
– BLERY, M., DUPUY, P., COULBOIS, J., BISMUTH, V.: Les kystes solitaires non parasitaires du foie (à propos d'une observation). Ann. Radiol. **15**, 543 (1972)
– BLOCH, P.: Les kystes biliaires solitaires du foie. Arch. Mal. Appar. Dig. **60**, 203 (1971)
MORENO, A.H.: Functional hepatography. Radiology **81**, 65 (1963)
– BURCHELL, A.R., ROUSSELOT, L.M., PANKE, W.F., SLAFSKY, S.F., BURKE, J.H.: Portal blood flow in cirrhosis of the liver. J. clin. Invest. **46**, 436 (1967)
– ROUSSELOT, L.M., BURCHELL, A.R., BONO, R.F., BURKE, J.H.: Studies on the outflow tracts of the liver. I. On a method for the functional demonstration of the outflow tracts of the liver and its application to the study of hepatic hemodynamics in normal and cirrhotic rats. Ann. Surg. **155**, 412 (1962)
– – PANKE, W.F.: Studies of portal hypertension correlation between severity of pathologic involvement of the portal system and variations in tension. Surg. Clin. N. Amer. **38**, 421 (1958)
– RUZICKA, F.F., ROUSSELOT, L.M., BURCHELL, A.R., BONO, R.F., SLAFSKY, S.F., BURKE, J.H.: Functional hepatography. A study of the hemodynamics of the outflow tracts of the human liver by intraparenchymal deposition of contrast medium, with attempts at functional evaluation of the outflow block concept of cirrhotic ascites and the accessory outflow role of the portal vein. Radiology **81**, 65 (1963)
MORINO, F.: Splenoportografia et arteriografia epatica selettiva nell'echinococco del fegato. Minerva chir. **11**, 21 (1956)
– Die Arteriographie der Arteria hepatica. In: Röntgendiagnostik der Leber. Berlin-Göttingen-Heidelberg: Springer 1959, S. 57
– TARQUINI, A., OLIVERO, S.: Artériographie abdominale sélective par le cathétérisme de l'artère humérale. Press méd. **64**, 1944 (1956)
– – QUAGLIA, C.: Unsere Erfahrungen mit einer neuen Methode der selektiven abdominellen Arteriographie. Chirurg. **28**, 152 (1957)
– Primäre und metastatische Neoplasmen: diagnostische Möglichkeiten arteriographischer Methoden. Minerva Med. **58**, 819 (1967)
MOSELEY, R.D., HOLM, T., WILLIAMS, H.: Compositive modulation transfer functions of image intensifier-television systems. In: Diagnostic Radiologic Instrumentation, Springfield: C.C. Thomas 1965
– RUST, J.H.: Diagnostic radiologic instrumentation. Modulation transfer function. Springfield: Thomas 1965
MOSKOWITZ, H., CHAIT, A., MARGULIES, M., MELLINS, H.Z.: Prone Splenoportography. Radiology **90**, 1132 (1968)
MOSS, A.A., CLARK, R.E., PALUBINSKAS, A.J. *et al.*: Angiographic, appearance of benign and malignant hepatic tumors in infants and children. Amer. J. Roentgenol. **113**, 61 (1971)
MOUNIER, J.P., BIGOT, R., DOYON, D.: Diagnostic angiographique d'absces hépatiques. J. Radiol. Électrol. **51** (1970)
MUEHLBAUER, M.A., FARBER, M.G.: Hemangioma of the liver: some interesting clinical and radiological observations. Amer. J. Gastroent. **45**, 355 (1966)
MÜNSTER, B.: 1975 (pers. Mitt.)
– Angiografia guzów watroby. Anatomiczne, doświadczalne i diagnostyczne badania nad angiograficzna, możliwościa, uwidocznienia pierwotnych i wtórnych nowotworów. Habil. Schr. Poznań 1976
– Problematyka techniki zdjeć w badaniach naczyniowych. Poln. Radiol. Kongr. Lublin 1974*a*
– Pośmiertne badania angiograficzne prawidlowego i patologicznego obrazu naczyniowego watroby. Poln. Radiol. Kongr. Lublin 1974*b*
MÜNSTER, W.: Befunderweiterung bei portalen Zirkulationsstörungen durch die Coeliaco-Mesentericographie. XI. Kongr. Ges. Med. Rad., Magdeburg 1966
– Angiographische Diagnostik von Leberhaemangiomen. 15. Kongr. Ges. Med. Radiol., Erfurt 1970
– Abdominale Angiographie. Mod. Röntgenfotogr. **1972**, 5
– Abdominale Angiographie. Aussagewert von Arteriographie und Portographie zur Röntgendiagnostik von Organ- und Gefäßerkrankungen des Oberbauches. Berlin: Habil.-Schrift, Humboldt-Univ. 1973
– Arteriographische Diagnostik von Leberhaemangiomen. Rad. diagn. 1976; in Vorber.
– BLAUDOW, K.: Problematik der Deutung beckenphlebographischer Befunde. Radiol. diagn. **7**, 41 (1966)
– MÜLLER, J.A.H.: Angiographische Diagnostik chronischer abdominaler Durchblutungsstörungen. Rad. diagn. **8**, 545 (1967)

MÜNSTER, W., WIERNY, L., DRIESE, H.: Portokavale und kavoportale Kollateralzirkulation. Rad. diagn. **8**, 597 (1967)
— — PORSTMANN, W.: Angiographie der Nebennieren-Tumoren. Fortschr. Röntgenstr. **104**, 367 (1966)
— ZIMMERMANN, H.B., LEYDA, H., TAUSCH, W.: Arteriographische Diagnostik von Lebermetastasen. Rad. diagn. **12**, 559 (1971 **b**)
— — SCHIMMELPFENNIG, W.: Angiographische Befunde bei chronisch degenerativen Lebererkrankungen. Rad. diagn. **12**, 187 (1971 **a**)
MÜRDTER, G., MÜNSTER, W.: Narkoseindikationen für die kardiovaskuläre Diagnostik (Angiographie, Herzkatheterismus, Angiokardiographie). Anaesthesist **16**, 327 (1967)
MUIR, C.S.: Splenic agenesis and multilobulate spleen. Arch. Dis. Childh. **34**, 431 (1959)
— PRATHAP, K.: Co-existent total anomalous pulmonary venous drainage into portal vein, drainage of left-sided inferior vena cava into left atrium, and splenic agenesis. Thorax **20**, 254 (1965)
MURRAY, J.F., DAWSON, A.M., SHERLOCK, S.: Circulatory changes in chronic liver disease. Amer. J. Med. **24**, 358 (1958)
MURRAY, R.K., KHAIRALLAH, L., RAGLAND, W., PITOT, H.C.: Hepatomas. In: Int. rev. of exp. pathol. VI. Hrsg. G.W. Richter und M.A. Epstein. New York-London: Academic Press 1968
NÄGELE, E., BENEKE, G., ROMMEL, K., WALB, D.: Ungewöhnliche Röntgenbefunde bei Mischtumoren der Leber des Erwachsenen. Fortschr. Röntgenstr. **107**, 676 (1967)
NAHUM, H., MAILLARD, J.-N., LEVESQUE, M.: L'artérialisation du bout distal de la veine portal. Étude radiologique. Ann. Radiol. **14**, 567 (1971)
— SICOT, CH., MAILLARD, J.N., SURCIN, M.: Les fausses thromboses splénoportales. J. Radiol. Électrol. **51**, 317 (1970)
NAKAMURA, T., NAKAMURA, S., ARE, S.: Hepatic angiography: Hepatic venography and splenoportography. Vascular Dis. **2**, 14 (1965)
— — Studies an cirrhosis of the liver: VII. Hepatic venography in clinical cases. Tohoku J. exp. Med. **69**, 275 (1959)
NAUDINN, E.P., PINET, A., SPAY, G.: A propos de deux cas d'echinococcose alvéolaire. J. Radiol. Électrol. **46**, 766 (1965)
NAYLOR, L.Z., BRITT, L.G.: Portal and splanchnic venography by selective abdominal angiography. Amer. J. Surg. **32**, 773 (1966)
NEBESAR, R.A., FLEISCHLI, D.J., POLLARD, J.J., GRISCOM, N.T.: Arteriography in infants and children. Amer. J. Roentgenol. **106**, 81 (1969)
— POLLARD, J.J.: Portal venography by selective arterial catheterization. Amer. J. Roentgenol. **97**, 477 (1966)
— — EDMUNDS, L.H., MC KHANN, C.F.: Indications for selective celiac and superior mesenteric angiography: experience with 128 cases. Amer. J. Roentgenol. **92**, 1100 (1964)
— — STONE, D.L.: Angiographic diagnosis of malignant diseases of the liver. Radiology **86**, 284 (1966)
— TREFFT, M., COLODNY, A.H.: Angiography of liver abcess in granulomatous disease of childhood. Amer. J. Roentgenol. **108**, 628 (1970)
— — FILLER, R.M.: Correlation of angiography and isotope scanning. Amer. J. Röntgenol. **109**, 323 (1970)
NEGREIROS, L., L'HUILLIER, B., VIERLING, J.P., FONTAINE, R.: A propos d'un kyste solitaire non parasitaire du foie. Documents angiographiques. Rev. int. Hépat. **19**, 13 (1969)
NEIMAN, N., PIERSON, M., PERNOT, C., GENTIN, G.: Polydystrophie charactérisée par l'association de malformation de la rate avec cardiopathie congénitale et inversion des viscères thoraciques et abdominaux (syndrome d'Ivemark). Pédiatrie **14**, 355 (1959)
NELIUS, D., SCHULZ, J., MÜNSTER, W., WEISS, F., SPRANGER, G.D.: Klinische und angiographische Fehldiagnosen. Kasuistischer Beitrag zur Differentialdiagnose rechtsseitiger Oberbauchtumoren. Dtsch. Ges.wesen **28**, 2395 (1973)
NELSON, J.F.: The roentgenologic evaluation of abdominal trauma. Radiol. Clin. N. Amer. **4**, 415 (1966)
NETTELBLAD, S.C.: Die Lobierung und innere Topographie der Säuglingsleber. Acta anat. **21**, Suppl. 20 (1954)
NETTER, F.H.: Diseases of the liver. In: Ciba collection of med. Illustrations. Vol. 3, Digestive System III: Liver, biliary tract and pancreas. New York: Ciba 1957
NEUMAYR, A.A.: Problems of the hepatic circulation in health and disease. Gastroenterology **47**, 343 (1964)
NEWTON, T.H.: Axillary artery approach to arteriography of aorta and its branches. Amer. J. Roentgenol. **98**, 275 (1963)
NEY, H.R.: Die Kontrastdarstellung der Lebervenen im Röntgenbild. Fortschr. Röntgenstr. **86**, 302 (1957)
— Röntgenologischer Nachweis portovenöser und intervenöser Nebenschlüsse in der Leber. Acta radiol. **49**, 227 (1958)
NGUYEN TRINH CO, SCHMAUSS, A.K., KHE, N. VAN, LANG, T.: Die Bedeutung der Splenoportographie für die Diagnostik und die Kontrolle des Heilverlaufs der Leberabszesse. Fortschr. Röntgenstr. **89**, 13 (1958)
NIKAIDOH, H., BOGGS, J., SWENSON, O.: Liver tumors in infants and children. Clinical and pathological analysis of 22 cases. Arch. Surg. **101**, 245 (1970)
NORDENSTRÖM, B., NORHAGEN, A.: Calibre of the inferior vena cava in cirrhosis of the liver. Acta radiol. **6**, 65 (1967)
NOVOKRESCENOV, L.B.: Splenoportographie zum Nachweis von Lebererkrankungen (russ.) Vestn. Rentg. Rad. **40/4**, 14 (1965)

Nuic, M., Otto, P.: Der Wert der Leberszintigraphie für die Verlaufsbeobachtung chronischer Lebererkrankungen. Dtsch. med. Wschr. **96**, 1297 (1971)

Nyberg, R., Westin, B.: The arterial blood pressure of the newborn infant. Part. I. The blood pressure in the umbilical artery of the mature normal newborn infant. Acta paediat. **47**, 357 (1958)

Ochsner, A., Graves, A.M.: Subphrenic abscess. Analysis of 3372 collected and personal cases. Ann. Surg. **98**, 961 (1933)

O'Connor, G.T., Tatarinov, Y.S., Abelev, G.I. u.a.: A collaborative study for the evaluation of a serologic test for primary liver cancer. Cancer **25**, 1091 (1970)

Ödman, P.: Percutaneous selective angiography of main branches of the aorta (Preliminary report). Acta radiol. **45**, 1 (1956)

– Percutaneous selective angiography of the coeliac artery. Acta radiol. **1958**, Suppl. 159

– Percutaneous selective angiography of the superior mesenteric artery. Acta radiol. **51**, 25 (1959)

Okuda, K., Moriyama, M., Yasumoto, M., Jinnouchi, S., Shimokawa, Y., Nakayama, T., Kanda, Y., Fukyuama, Y., Musha, H., Kuratomii, S., Nakashima, T.: Roentgenologic demonstration of spontaneous reversal of portal blood flow in cirrhosis and primary carcinoma of the liver. Amer. J. Roentgenol. **119**, 419 (1973)

Olsson, O.: Coeliacography. In: Progress in angiography. Springfield, Ill.: Thomas 1964

Orcel, L., Roland, J.: Ètude anatomopathologique des épithéliomas primitifs du foie chez l'homme. Arch. Mal. Appar. Dig. **52**, 1295 (1963)

Orloff, M.J.: The complications of cirrhosis of the liver. Ann. intern. Med. **66**, 165 (1967)

Ozarda, A., Pickren, J. (1962) zit. n. Georgi *et al.* (1965)

Pabst, H.W., Haubold, U.: Kolloidclearance und Szintigraphie der Leber in der Diagnose und Verlaufskontrolle von Lebererkrankungen. Dtsch. Röntgenkongr. Baden-Baden. Stuttgart: Thieme 1967

Pack, G.T., Islami, A.H.: Metastatic cancer to and from the liver. In: Tumors of the liver. Berlin-Heidelberg-New York: Springer 1970, S. 72

Pagès, A., Marty, Ch.: Les tumeurs du foie chez l'enfant. Gaz. med. franç. **80**, 3377 (1973)

Pagnet, K.J., Raschke, E., Schultz, D.: Diagnostische und therapeutische Maßnahmen bei Pfortaderhochdruckkranken. Münch. med. Wschr. **114**, 1973 (1972)

Palmer, E.D.: Cirrhosis of the liver. Fatalities following surgical portal decompression. Amer. J. Med. Sc. **251**, 377 (1966)

Palubinskas, A.J., Baldwin, J., Mc Cormack, K.R.: Liver-cell adenoma. Angiographic findings and report of a case. Radiology **89**, 444 (1967)

Pálvölgyi, L., Laczay, A.: Die translienale Hepatographie mit Lipiodol Ultra Fluid. Radiol. diagn. **11**, 9 (1970)

Pantoja, E.: Angiography in liver hemangioma. Amer. J. Roentgenol. **104**, 874 (1968)

Parets, A.D.: Detection of intrahepatic metastases by the blind needle biopsy. Amer. J. med. Sci. **237**, 335 (1959)

Paris, J., Remy, J., Toison, G., Paris, J.C.: Exploration vasculaire du foie dans un cas de distomatose. Arch. franç. Mal. Appar. Dig. **55**, 1045 (1966)

Parks, A.G., Couch, R.S.: Portal venography via the haemorrhoidal veins. Lancet **1962 I**, 136

Patsiora, M.D.: Unser Standpunkt über einige Probleme der chirurgischen Behandlung des Pfortaderhochdrucks (russ.) Vestn. Khir. Grekov, **107**, 124 (1970)

Patton, R.B.: Primary carcinoma in a cirrhotic liver 17 years after portocaval shunt. Amer. J. Dig. Dis. **10**, 554 (1965)

– Horn, R.G.: Primary liver carcinoma. Cancer **17**, 768 (1964)

Peltokallio, V.: Non parasitic cysts of the liver. Ann. Chir. Gynaec. Fenn. **59**, (1970) Suppl.

Perrotin, J., Hautefeuille, P., Huguier, M., Brou, R., Hernandez, C.: Artériographie sélective du tronc coeliaque et kystes hydatiques. Mém. Acad. Chir. **92**, 40 (1966)

Petersen, O., Tygstrup, N., Winkler, K.: Roentgen examination of the inferior vena cava in chronic hepatic disease. Acta radiol. **55**, 97 (1961)

Pfahler, G.E.: The measurement of the liver by means of roentgen rays based upon a study of 502 subjects. Amer. J. Roentgenol. **16**, 558 (1926)

Phillips, M.J., Langer, B., Stone, R., Fischer, M.M., Ritchie, S.: Benign liver cell tumors. Cancer **32**, 463 (1973)

Pichlmayr, R., Pichlmayr, I., Pabst, H.W., Klemm, J.: Untersuchungen über das Verhalten der Leberdurchblutung während Narkose und Operation. Langenbecks Arch. Klin. Chir. **313**, 932 (1965)

Pietri, H., Guntz, M.: Étude critique de la portographie transsplénique. Arch. Mal. App. Dig. **44**, 857 (1955)

Pinchuk, L., Debray, C., Hernandez, C.: La angiografia total en el diagnóstico y tratamiento del quiste hidatico de higado. Pren. méd. Argent. **54**, 2085 (1967)

Pinet, F., Amiel, M., Bourgoin, J.-J., Clermont, A., Pierluca, P., Dargent, M.: Microangiographie des tumeurs malignes du foie. Ann. Radiol. **15**, 437 (1972)

– Gilly, R., Amiel, M., Farrouz, F.: Apport de la radiologie vasculaire dans le diagnostic de l'atrophie du foie gauche par thrombose néo-natale chez l'enfant. J. Radiol. Électrol. **49**, 445 (1968)

– Marion, P., Rubet, A., Lapeyre, D., Lux, H.: Controle radiologique post-opératoire des interventions de dérivations portales. Ann. Radiol. **15**, 427 (1972)

Pirker, E.: Angiographische Diagnostik der Oberbauchorgane. Radiol. Austr. **12**, 79 (1961)

PLACHTA, A.: Calcified cavernous hemangioma of the liver: Review of the literature and report of 13 cases. Radiology **79**, 783 (1962a)
– Histopathogenesis of calcified hemangioma of the liver. Angiology **13**, 380 (1962b)
– The triad syndrome inherent to calcified cavernous hemangioma of the liver. Angiology **16**, 594 (1965)
PLATZER, W., MAURER, H.: Zur Segmenteinteilung der Leber. Acta anat. **63**, 8 (1966)
PÖSCHL, M., BERCHTHOLD, R.: Zystenleber im Röntgenbild. Fortschr. Röntgenstr. **92**, 710 (1960)
POKIESER, H.: Angiographie der abdominellen Organe. Ergebn. med. Radiol. **4**, (1972)
– CZEMBIREK, H.: Methodische und technische Modifikationen zur Leistungssteigerung der Viszeralarteriographie. Röntgenpraxis **26**, 77 (1973)
POLLARD, J.J., FLEISCHLI, D.J., NEBESAR, R.A.: Angiography of hepatic neoplasms. Radiol. Clin. N. Amer. **8**, 31 (1970)
– NEBESAR, R.A.: Selective catheterization of the splenic artery for portal venography. New Engl. J. Med. **271**, 234 (1964)
– – MATTOSO, L.F.: Angiographic diagnosis of benign diseases of liver. Radiology **86**, 276 (1966)
POLLICE, L.: Primary hepatic tumors in infancy and childhood. Amer. J. Clin. Pathol. **60**, 512 (1973)
PONS, H., CARCY, J.-B., BOUCARD, J.-P., JOFFRE, F.: L'ombilicoportographie lipiodolée. Ann. Radiol. **15**, 77 (1972)
POPPER, H., ELIAS, H., PETTY, D.E.: Vascular pattern of the cirrhotic liver. Amer. J. clin. Path. **22**, 717 (1952)
– ORR, W.: Current concepts in cirrhosis. Scand. J. Gastroenterol. Suppl. **6**, 203 (1970)
– SCHAFFNER, F.: Die Leber. Struktur und Funktion. Stuttgart: Thieme 1961
– – The vocabulary of chronic hepatitis. New Engl. J. Med. **284**, 1154 (1971)
PORCHER, P., CHÉRIGIÉ, E., CHALUT, J., PROT, D., BENNET, J.: Apport de l'artériographie dans le diagnostic des affections hépatiques. Mém. Acad. Chir. **92**, 51 (1966)
PORSTMANN, W.: Angiographische Untersuchungen beim Kind unter besonderer Berücksichtigung des Säuglings- und Kleinkindalters. Ann. Rad. **11**, 411 (1968)
– MÜNSTER, W., LUCAS, D., ROMANIUK, P.A.: Problematik der Pankreasarteriographie. Rad. diagn. **12**, 196 (1971)
– PLATZEK, S.: Obliteration der Vena cava superior et inferior bei einem 19jährigen Patienten. Fortschr. Röntgenstr. **101**, 90 (1964)
– WIERNY, L., ANSARI, M., MÜNSTER, W.: Technik der Arterienkatheterisierung beim Kleinkind und Säugling. Radiol. diagn. **5**, 157 (1964)
– – MÜNSTER, W.: Methodik der Gefäßkatheterisierung beim Kleinkind und Säugling. Fortschr. Röntgenstr. **100**, 646 (1964)
– – – Die selektive Nebennierenangiographie. Fortschr. Röntgenstr. **104**, 150 (1966)
– WITTER, H., SCHÖNFELD, G.: Metastasierendes retroperitoneales Chemodektom (nicht chromaffines Paragangliom) Fortschr. Röntgenstr. **106**, 811 (1967)
PORT, R.B., PETASNICK, J.P., RANNIGER, K.: Angiographic demonstration of hepatoma in association with Fanconi's anemia. Amer. J. Roentgenol. **113**, 82 (1971)
POSTLETHWAIT, R.W., HERNANDEZ, R.R., DILLON, M.L.: Hepatic artery lesions. Ann. Surg. **159**, 895 (1964)
POTTER, J.F.: Cirrhosis and hepatoma in a child. Amer. J. Surg. **111**, 764 (1966)
PRÁŠIL, J., KRÁLIK, J., DOUBRAVSKÝ, J.: Angiografický obraz prehepatické portalni hypertense. Čs. Radiol. **27**, 137 (1973)
PREGER, L.: Hepatic arteriovenous fistula after percutaneous liver biopsy. Amer. J. Roentgenol. **101**, 619 (1967)
PREISIG, R.: Die Messung und Bedeutung der Leberhämodynamik. Schweiz. med. Wschr. **97**, 1289 (1967)
– MORRIS, T.Q., SHAVER, J., CHRISTY, N.P.: Volumetric, hemodynamic, and excretory characteristics of the liver in acromegaly. J. clin. Invest. **45**, 1379 (1966)
PRÉVÔT, R.: Die Oesophagusvarizen als Frühdiagnose der Pfortaderstauung. Röntgenpraxis **12**, 85 (1940)
PRIBILOVSKIJ, S.L., SHEFER, R.J., KRYLOVA, K.P.: Diagnostische und prognostische Symptome bei Alveokokkose der Leber (russ.) Vestn. Rentg. **45/1**, 29 (1970)
PRICE, J.B., VOORHEES, A.B., BRITTON, R.C.: Operative hemodynamic studies in portal hypertension. Arch. Surg. **95**, 843 (1967)
PRINZMETAL, M., ORNITZ, E.M., SIMKIN, B., BERGMAN H.C.: Arteriovenous anastomoses in liver, spleen, and lungs. Amer. J. Physiol. **152**, 48 (1948)
PRYLES, C.V., HEGGESTAD, G.E.: Large cavernous hemangioma of the liver: successful resection in an eighteen-month-old infant. Amer. J. Dis. Child **88**, 759 (1954)
PURRIEL, P., ARCOS-PEREZ, M., MEERHOFF, W.: Altérations vasculaires intrahépatiques dans la cirrhose. Presse méd. **76**, 955 (1968)
PURTILO, D.T., GOTTLIEB, L.S.: Cirrhosis and hepatoma occuring at Boston City Hospital (1917–1968). Cancer **32**, 458 (1973)
– HALLGREN, H., KERSY, J., FOX, K.R., YUNIS, E.J.: Alpha-fetoprotein: Diagnostic and prognostic use in patients with hepatomas. Amer. J. clin. Path. **59**, 295 (1973)
PUTSCHAR, W.G.J., MANION, W.C.: Congenital absence of the spleen and associated anomalies. Amer. J. clin. Path. **26**, 429 (1956)
RABINOVICI, N., VARDI, J.: The intrahepatic portal vein-hepatic artery relationship. Surg. Gynec. Obstetr. **120**, 38 (1965)
RAFFUCCI, F.L., RAMIREZ-SCHON, G.: Management of tumors of the liver. Surg. Gynec. Obstet. **130**, 371 (1970)

RAFII, M.R.: Ein großes, gestieltes Leberzelladenom. Acta hepatosplenol. **18**, 128 (1971)
RAMSAY, G.C., BRITTON, R.C.: Intraparenchymal angiography in the diagnosis of hepatic veno-occlusive diseases. Radiology **90**, 716 (1968)
RANNIGER, K., MENGUY, R., KITTLE, C.F., ABRAMS, E.: Angiographic diagnosis of an intrahepatic aneurysm as a cause of anexplained bleeding. Radiology **90**, 507 (1968)
— ÖDMAN, P.: Angiographischer Nachweis multipler arteriovenöser Anastomosen in der Leber bei einem Patienten mit familiärer Teleangiektasie. Fortschr. Röntgenstr. **108**, 453 (1966)
RAPANT, V., KRÁLIK, J.: Die Bedeutung der Angiographie für die Indikation des chirurgischen Vorgehens und die Prognose beim extrahepatischen Pfortaderhochdruck. Zbl. Chir. **97**, 653 (1972)
RAPPAPORT, A.M.: Anatomic considerations. In: Diseases of the liver. Hrsg. L. Schiff, Philadelphia-Montreal: Lippincott Co. 1956
RAUBER, J., SOMMELET, J., LARGAN, A.: Caverne hépatique géante. Difficultés d'un diagnostic et incidences médico-chirurgicales. Rev. int. Hépat. **6**, 279 (1956)
REDEKER, A.G., GELLER, H.M., REYNOLDS, T.B.: Hepatic wedge pressure, blood flow, vascular resistance, and oxygen consumption in cirrhosis before and after end-to-side portocaval shunt. J. clin. Invest. **37**, 606 (1958)
REDMAN, H.C., REUTER, S.R.: Angiographic demonstration of portocaval and other decompressive liver shunts. Radiology **92**, 788 (1969)
— — BOOKSTEIN, J.J.: Angiography in abdominal trauma. Ann. Surg. **169**, 57 (1969)
— — MILLER, W.J.: Improvement of superior mesenteric and portal vein visualization with Tolazoline. Invest. Radiology **4**, 24 (1969)
REED, G.B., COX, A.J.: The human liver after radiation injury. A form of veno-occlusive disease. Amer. J. Path. **48**, 597 (1966)
REIFFERSCHEID, M.: Chirurgie der Leber. Klinik und Technik. Stuttgart: Thieme 1957
REIN, H.: Arch. ges. Physiologie **246**, 866 (1943); **246**, 880 (1943); Naturwiss. **36**, 233 (1949)
REITEMEIER, R.J., BUTT, H.R., BAGGENSTOSS, A.H.: Riedel's lobe of the liver. Gastroenterology **34**, 1090 (1958)
RETIC, A.B., PERLMUTTER, A.D., HARRISON, J.H.: Communications between lymphatics and veins involving the portal circulation. Amer. J. Surg. **109**, 201 (1965)
REUTER, S.R., REDMAN, H.C.: Gastrointestinal angiography. Philadelphia-London-Toronto: Saunders. 1972
— — BOOKSTEIN, J.J.: Angiography in carcinoma of the biliary tract. Brit. J. Radiol. **44**, 636 (1971)
— — SIDERS, D.B.: Spectrum of angiographic findings in hepatoma. Radiology **94**, 89 (1970)
— BOIJSEN, E.: Angiographic findings in two ileal carcinoid tumors. Radiology **87**, 836 (1966)
REX, H.: Beiträge zur Morphologie der Säugerleber. Morphol. Jb. **14**, 517 (1888)
RICKHAM, P.P. und ARTIGAS, J.L.R.: Tumours of the liver in childhood. Z. Kinderchir. **7**, 447 (1969)
RIDDLER, J.G., MADDING, G.F.: Hemangioma of the liver. Surgery **25**, 744 (1949)
RIENZO, A.J. DI: Langzeithepatographie. Radiologe **10**, 342 (1970)
RIGLER, L.G.: Roentgen examination of the liver. Radiology **65**, 936 (1955)
— OLFELT, P.C.: Abdominal aortography for the roentgen demonstration of the liver and spleen. Amer. J. Roentgenol. **72**, 586 (1954)
— — KRUMBACH, R.W.: Roentgen hepatography by injection of a contrast medium into the aorta. Preliminary report. Radiology **60**, 363 (1953)
RIHTMAN, M.: Diagnostic radiologique de l'abscès hépatique. J. Radiol. Électrol. **46**, 241 (1965)
RIZK, G.K., TAYYARAH, K.A., GHANDUR-MNAYMNEH, L.: The angiographic changes in hydatic cysts of the liver and spleen. Radiology **99**, 303 (1971)
ROBBINS, S.L., ANGELL, M.: Basic Pathology. Philadelphia, London, Toronto: Saunders Co. 1971. S. 453
RÖSCH, J.: Die Rolle der Splenoportographie in der Diagnostik der Epigastriumgeschwülste. Fortschr. Röntgenstr. **90**, 415 (1959a)
— Lebertumoren und Leberabszesse im Splenoportogramm. In: Röntgendiagnostik der Leber. Berlin-Heidelberg-Göttingen: Springer 1959b, S. 33
— Risiko der Splenoportographie. Radiol. clin. **29**, 168 (1960)
— Splenoportographie im Kindesalter. Fortschr. Röntgenstr. **96**, 61 (1962)
— Splenoportographie. In: Ergebnisse der Med. Strahlenforschung NF.I. Stuttgart: Thieme 1964, S. 143
— La phlébographie de la veine cave inférieure dans le diagnostic des affections de l'abdomen. Camera Radiologica **1966**, H. 8, 3
— Röntgenology of the spleen and the pancreas. Springfield: Ch. Thomas 1967
— Diagnostik des Pfortadergebietes. Radiol. diagn. **8**, 573 (1967)
— BRET, J., LIŠKOVÁ, M.: Transparietalni splenoportografie. Praha: Státni Zdravetnicke Nakladatelstvi 1958
— DOTTER, C.T.: Extrahepatic portal obstruction in childhood and its angiographic diagnosis. Amer. J. Roentgenol. **112**, 143 (1971)
— GROLLMAN, J.H.: Superselective arteriography in the diagnosis of abdominal pathology. Radiology **92**, 1008 (1969)
— — STECKEL, R.J.: Arteriography in diagnosis of gallbladder diseases. Radiology **92**, 1485 (1969)
— — Superselective arteriography in the abdominal pathology: technical considerations. Radiology **92**, 1008 (1969)
— HANAFEE, W.N., SNOW, H.: Transjugular portal venography and radiologic portocaval shunt: an experimental study. Radiology **92**, 1112 (1969)

RÖSCH, J., HANAFEE, W.N., SNOW, H., BARENFUS, M., GRAY, R.: Transjugular intrahepatic portacaval shunt. Amer. J. Surg. **121**, 588 (1971)
— HORAK, J.: Our experience with splenoportography in diagnosis of diffuse hepatic diseases. Radiol. diagn. **7**, 179 (1966)
— — Splenoportography in diagnosis of liver tumours and abscesses. Radiol. diagn. **7**, 203 (1966)
— LAKIN, P., ANTONOVIC, R., DOTTER, C.T.: Transjugular liver biopsy and cholangiography. Fortschr. Röntgenstr. **119**, 653 (1973)
ROHNER, H.G. *et al.*: Doppelter kongenitaler rechtsseitiger Zwerchfelldefekt mit partiellem Leberprolaps. Radiologe **14**, 510 (1974)
ROLSHOVEN, E.: Beitrag zur Problematik des Leberkreislaufes. Arch. Kreislauffschg. **33**, 145 (1960)
ROSENBLUM, D., NUSSBAUM, A., SCHWARTZ, S.: Partial obstruction of the inferior vena cava by herniaton of the liver through the foramen of Morgagni. Radiology **68**, 399 (1957)
ROSENBUSCH, G., CEN, M., DIHLMANN, W.: Indirekte Portographie mit Bradykinin bei Zustand nach Splenektomie. Fortschr. Röntgenstr. **111**, 805 (1969)
ROSS, P.: Calcification in liver metastases from neuroblastoma. Radiology **85**, 1074 (1965)
ROSSI, P.: Selective celiac arteriography in hepatic cirrhosis (transfemoral approach). In: Vascular roentgenology. Hrsg. Schobinger, R.A. und F.F. Ruzicka, New York: Macmillan Co. 1964, S. 380
— Arteriography in adrenal tumors. Brit. J. Radiol. **41**, 81 (1968)
— GOULD, H.R.: Angiography and scanning in liver disease. Radiology **96**, 553 (1970)
— RUZICKA, F.F.: Differentiation of intrahepatic and extrahepatic masses by arteriography. Radiology **93**, 771 (1969)
ROSTOCK, P.: Die Verletzungen der Milz, Pankreas, Leber und Gallenwege. In: Handb. ges. Unfallheilk. II. Stuttgart: Enke 1955
ROTH, F.J., ERNST, D.: Erfahrungen mit der elektronischen Bildsubstraktion bei der visceralen Angiographie. Radiologe **12**, 75 (1973)
— HORBASCHEK, H., WENZ, W.: Farbige Röntgenbilder. Fortschr. Röntgenstr. **115**, 705 (1971)
— WENZ, W., KRAMER, H.: Elektronische Verbesserung von Röntgenaufnahmen. Dtsch. med. Wschr. **94**, 1483 (1969)
ROURKE, J.A., BOSNIAK, M.A., FERRIS, E.J.: Hepatic angiography in „alcoholic hepatitis". Radiology **91**, 290 (1968)
ROUSSELOT, L.M., MORENO, A.H., PANKE, W.F.: Studies on portal hypertension. IV. The clinical and physiopathologic significance of self established (non surgical) portal systematic venous shunts. Ann. Surg. **150**, 384 (1959)
— RUZICKA, F.F., DOEHNER, G.A.: Portal venography via the portal and percutaneous splenic routes. Anatomic and clinical studies. Surgery **34**, 557 (1953)
— — — Portography in portal hypertension. Surg. Clin. N. Amer. **36**, 361 (1956)
ROY, P.: Percutaneous catheterization via the axillary artery. A new approach to some technical roadblocks in selective arteriography. Amer. J. Roentgenol. **94**, 1 (1965)
RUBIN, I.C.: Large pedunculated cavernous angioma of the liver reaching down into the pelvis and causing obstetric difficulty. Amer. J. Obstetr. **77**, 273 (1918)
RUBIN, PH.: Microangiography: Facts and artifacts. Rad. Clin. N. Amer. **2**, 499 (1964)
— CASARETT, G.: Microcirculation of tumors. Part I—Anatomy, Function, and Necrosis. Clin. Radiol. **17**, 220 (1966)
— — Microcirculation of tumors. Part II—The supervascularized state of irradiated regressing tumors. Clin. Radiol. **17**, 346 (1966)
RUGGIERI, B.A., BAGGENSTOSS, A.H., LOGAN, G.B.: Juvenile cirrhosis: A clinicopathologic study of twenty-seven cases. Amer. J. Dis. Child. **94**, 64 (1957)
RUSZNIAK, I., FÖLDI, M., SZABÓ, G.: Lymphologie. Physiologie und Pathologie der Lymphgefäße und des Lymphkreislaufs. 2. Auflg. Stuttgart: Fischer 1969
RUZICKA, F.F.: Percutaneous splenoportography. In: Vascular roentgenology, Hrsg. Schobinger, R.A., und F.F. Ruzicka. New York-London: Mc Millan 1964
— Two phase opacification of the liver in cirrhosis. Ann. N.Y. Acad. Sci. **78**, 819 (1959)
— BRADLEY, E.G., ROUSSELOT, M.: The intrahepatic vasculogram and hepatogram in cirrhosis following percutaneous splenic injection. Radiology **71**, 175 (1958)
— CARILLO, F.J., ALESSANDRO, D.D., ROSSI, P.: The hepatic wedge pressure and venogram v.s. the intraparenchymal liver pressure and venogram. Radiology **102**, 253 (1972)
— ROSSI, P.: Arterial portography: Patterns of venous flow. Radiology **92**, 777 (1969)
SABOURIN, CH.: Les communications porto-sus-hépatiques directes dans le foie humain. Rev. méd. **20**, 74 (1900)
SAEGESSER, M.: Die arterio-portale Anastomose bei Leberzirrhose. Langenbecks Arch. Klin. Chir. **279**, 415 (1954a)
— Der Pfortaderhochdruck. Schweiz. med. Wschr. **84**, 359 (1954b)
SAGEBIEL, R.W., MC FARLAND, R.B., TAFT, E.B.: Primary carcinoma of the liver and cirrhosis. Amer. J. Clin. Path. **40**, 516 (1963)
SAGEL, S.S., ABLOW, R.C.: The use of umbilical venography for the diagnosis of congenital righ sided diaphragmatic hernia. Radiology **91**, 797 (1968)
SAKUMA, S., IKEDA, H., AYAKAWA, Y., TANAKA, Y., TAKAHASHI, S.: Angiography with direct four fold magnification. Invest. Radiol. **4**, 310 (1969)

SAMMONS, B.P., NEAL, M.P., ARMSTRONG, R.H., HAGER, H.G.: Ten years experience with celiac and upper abdominal superior mesenteric arteriography. Amer. J. Roentgenol. **101**, 345 (1967)

SANDBLOM, P.: Hemorrhage into biliary tract following trauma, "traumatic hemobilia". Surgery **24**, 571 (1948)

SATO, K.: Angiographic study of the liver cirrhosis. Nippon Acta Radiol. **28**, 1612 (1969)

SATO, K., WATENABE, K., SAITOH, Y. *et al.*: Selective arteriography for gallbladder diseases. Arch. Surg. **99**, 598 (1969)

SAUER, R., FRIDRICH, R., FAHRLÄNDER, H.: Zur Diagnostik chronischer Lebererkrankungen mit Hilfe der Radiokolloid-Szintigraphie. Fortschr. Röntgenstr. **119**, 175 (1973)

SCATTLIF, J.H., SIMARAK, S., CUTLER, L., LARSEN, P.B.: Angiography of the celiac axis. Experimental evaluation of methods. Radiology **78**, 215 (1962)

SCHEUERLEN, H., GEORGI, M.: Zur Radiologie des Phaeochromoblastoms. Fortschr. Röntgenstr. **108**, 536 (1968)

SCHIFF, L.: Diseases of the liver. Philadelphia-Montreal: Lippincott, 1963, S. 573

SCHLEPPER, E.: Zwerchfellruptur mit Prolaps der Leber in die Brusthöhle. Fortschr. Röntgenstr. **94**, 548 (1961)

SCHMAUSS, A.K., NGUYEN TRINH CO: Splenoportographische Befunde bei eitrigen Prozessen der Leber. Radiol. diagn. **1**, 296 (1960)

SCHMID, M.: Die pathologische Anatomie der chronischen Hepatitis. In: Aktuelle Hepatologie (3. Lebersymposion Vulpera 1968) Stuttgart: Thieme 1969, S. 78

– Zum Begriff der lupoiden Hepatitis. Dtsch. med. Wschr. **95**, 783 (1970)

– Einteilung und Klinik der chronischen Hepatitis. Leber, Magen, Darm **1**, 56 (1971)

SCHOENMACKERS, J.: Porto-cavale und porto-pulmonale Anastomosen und ihre Darstellung. Zbl. Path. **90**, 139 (1953)

– VIETEN, H.: Portocavale und portopulmonale Anastomosen im postmortalen Portogramm. Fortschr. Röntgenstr. **79**, 488 (1953)

– – Atlas postmortaler Angiogramme. Stuttgart: Thieme 1954a

– – Porto-cavale Anastomosen. Zbl. Chir. **79**, 1236 (1954b)

– – Postmortale Angiogramme des Pfortadergebietes. In: Handb. d. Med. Radiologie, Bd. X/3. Berlin-Göttingen-Heidelberg-New York: Springer 1964

– – Leber- und Oesophagusgefäße bei Leberveränderungen mit portalem Hochdruck. Arch. Kreisl. Forsch. **25**, 222 (1957)

SCHORN, J., STENDER, H.-S., VOEGT, A.: Untersuchungen über die arterielle Strombahn der Leber. Langenbecks Arch. Klin. Chir. **286**, 189 (1957)

SCHREIBER, H.W., KOCH, W., ACKEREN, H.v., GEORGI, T., SCHILLING, K.: Über die zervikale lymphovenöse Anastomose beim Pfortaderhochdruck der Leberzirrhose. Dtsch. med. Wschr. **93**, 195 (1968)

– – DIEDERICH, K.: Über die Bedeutung der Lymphographie beim Pfortaderhochdruck der Leberzirrhose. Langenbecks Arch. Klin. Chir. **317**, 124 (1967)

– SCHRIEFERS, K.H., DÜX, A., THURN, P.: Die chirurgische Bedeutung der Splenoportographie beim Pfortaderhochdruck. Arch. klin. Chir. **302**, 481 (1963)

SCHREYER, H.: Serienvergrößerungsangiographie mit dem Mimer III und dem ATT 3-Tisch. Electromedica **41**, 113 (1973)

SCHROEDER, H., GUTZMANN, J.: Morphologie und Röntgensymptomatik bei Lebermetastasen im postmortalen Angiogramm der Arteria hepatica (Teil I). Radiol. Diagn. **8**, 605 (1968)

SCHUMACKER, H.B.: Hemangioma of the liver. Surgery **11**, 209 (1942)

SCHWARTZ, S.I.: Surgical diseases of the liver. New York: Mc Graw-Hill 1964, S. 209

SCHWIEGK, H.: Untersuchungen über die Leberdurchblutung und den Pfortaderkreislauf. Naunyn Schmiedebergs Arch. exp. Path. Pharmak. **168**, 693 (1932)

– Normale und pathologische Physiologie des Pfortaderkreislaufs. Verh. dt. Ges. Verdauungs- und Stoffwechselkrankh. 18. Tagg. Stuttgart: Thieme 1955

SCOVILLE, A. DE: Portographie par voie splénique transpariétale. Son intérêt dans l'hypertension portale et l'hépatographie. Rev. méd. Liège **7**, 318 (1952)

SEGALL, H.N.: An experimental anatomical investigation of the blood and bile channels of the liver. Surg., Gynec. Obstetr. **37**, 152 (1923)

SEKKE, A.C., CORNELL, S.H.: Infantile hepatic hemangioendothelioma. Amer. J. Roentgenol. **106**, 200 (1969)

SELDINGER, S.I.: Catheter replacement of needle in percutaneous arteriography. Acta radiol. **39**, 368 (1953)

– A simple method of catheterization of the spleen and liver. Acta radiol. **48**, 93 (1957)

SELKURT, E.E.: Hepatoportal-lienal circulation. D. Physiology. In: Blood vessels and lymphatics. Hrsg. D.I. Abramson. New York-London: Academic Press 1962, S. 372

SEMAT, P., CHAPIRO, E.: Agénésie du lobe gauche du foie et artériographie sélective. J. Radiol. Electrol. **51**, 507 (1970)

SENEVIRATNE, R.D.: Physiological and pathological responses in the blood vessels of the liver. Quart. J. exp. Physiol. **35**, 77 (1949)

SERVELLO, M.: L'angiographie du foie pour la mise en évidence de son système artériel, portal et sushépatique. Ann. Radiol. **3**, 31 (1960)

– LOJACONO, L., BOTTERO, M.: L'aortografia alta per la visualizzione radiografica degli organi irrorati dal tronco celiaco. Chir. patol sper. **4**, 563 (1956)

SHAH, J.P., GOLDSMITH, H.S., HUVOS, A.G.: Hamartomas of the liver. Surg. **68**, 778 (1970)

SHANKS, S.C., KERLEY, P.: A textbook of X-ray diagnosis. 4. Aufl. Bd. 5. London: Lewis and Co. 1970
SHERLOCK, SH.: The portal circulation in cirrhosis. Gastroenterologia **81**, 84 (1954)
– Diseases of the liver and biliary system. (2. Aufl. 1958) 3. Aufl. Springfield: Thomas 1963
– Krankheiten der Leber und der Gallenwege. München: Lehmann 1965
– Causes and effects of acute liver damage. Scand. J. Gastroenterol. Suppl. **6**, 187 (1970)
– FELDMAN, C.A., MORAN, B., SCHEUER, P.J.: Partial nodular transformation of liver with portal hypertension. Amer. J. Med. **40**, 195 (1966)
SHERRICK, D.W., KINCAID, O.W., GAMBILL, E.E.: Calcification in the portal venous system. J. Amer. med. Ass. **187**, 861 (1946)
SHOCKMAN, A.T., WENGER, J.A., KOHN, N.N.: Hemangioma of liver. Gastroenterology **45**, 425 (1963)
SHOEMAKER, C.P.: A study of hepatic hemodynamics in the dog. Circul. Res. **15**, 216 (1964)
SHONFELD, E.M., GUARINO, A.V., BESSOLO, R.J.: Calcified hepatic metastases from carcinoma of the breast. Radiology **106**, 303 (1973)
SHULTZ, E.H., ANDERSON, W.B., ROSEK, J.: Traumatic intrahepatic arterioportal fistula. Brit. J. Radiol. **43**, 729 (1970)
SIEBERNS, H.: Röntgenologischer Beitrag zur Diagnose eines Hamartoblastoms der Leber. Fortschr. Röntgenstr. **102**, 586 (1965)
SIGUIER, F., LEGER, L., BÉTOURNÉ, C., TCHERDAKOFF, PH., ORCEL, L.: Tumeur pancréatique hypoglycémiante metastases au foie. Intérêt de la splénoportographie pré-opératoire. Bull. Soc. méd. Hôp. Paris **72**, 360 (1956)
SIMMONS, M.: Die knotige Hyperplasie und das Adenom der Leber. Dtsch. Arch. klin. Med. **34**, 388 (1884)
SMETANA, H.F.: Cirrhosis of the liver. Principles of classification, histogenesis and pathogenesis. In: Pathology Annual 1972. New York: Sommers Ed. S. 107–144
SMRČKA, J., FRKAL, A., HORÁK, J.: Polycystická choroba jater. Vnitřni Lek. **10**, 1093 (1964)
SMYTHE, C.M., FITZPATRICK, H.F., BLAKEMORE, A.H.: Studies of portal venous oxygen content in unanesthetized man. J. clin. Invest. **30**, 674 (1951)
SOMMERSCHILD, H.C., LANGMARK, F., MAUREETH, K.: Congenital hepatic fibrosis: report of two new cases and review of literature. Surg. **73**, 53 (1973)
SONDERKAMP, H.M., ZUM WINKEL, K.: Radiologische Diagnostik der chirurgischen Lebererkrankungen. Chirurg. **43**, 350 (1972)
SOO, Y.S., PAI, S.T.: Accidental injection of oily contrast into the splenoportal system in a case of tuberculosis of the spleen. Brit. J. Radiol. **45**, 223 (1972)
SORSDAHL, O.A., GAY, B.B.: Roentgenologic features of a primary carcinoma of the liver in infants and children. Amer. J. Roentgenol. **100**, 117 (1967)
SOUSA, A. DE, LOPES, D.: A new technique for splenoportography. Amer. J. Roentgenol. **93**, 978 (1965)
SOVAK, M., SOULEN, R.L., REICHLE, F.A.: Blood flow in the human portal vein. Radiology **99**, 531 (1971)
SPENCER, H.: Tropical pathology. In: Spezielle pathologische Anatomie. Hrsg.: Doerr, W., G. Seifert, E. Uehlinger. Bd. 8. Berlin-Heidelberg-New York: Springer 1973
SPIEGELBERG, H.: Verkalkungen der Wandungen der thrombotischen Pfortader. Virchows Arch. path. Anat. **142**, 547 (1895)
SPIEGLER, P., GROLLMANN, J.H.: Effect on image quality due to focal spot variation in magnification radiography. Invest. Radiol. **6**, 70 (1971)
STATTIN, S.: Percutaneous lieno-portal venography in the demonstration of liver masses. Acta radiol. **52**, 353 (1959)
STAUBER, R.: Ein seltener Fall von Doppelung der Pfortader. Zbl. Chir. **90**, 1896 (1965)
STAUFFER, U.G., RICKHAM, P.P., GINDRAT, A.: Primäre Lebertumoren im Kindesalter. Helv. paediat. Acta **28**, 239 (1973)
STECKENMESSER, R., BAYINDIR, S., HEGER, N.: Zur angiographischen Diagnostik der Echinokokkuserkrankung der Leber. Dtsch. med. Wschr. **95**, 2288 (1970)
– – – RISTIG, W., SCHIRMER, H.: Die Leistungsfähigkeit der selektiven Arteriographie bei raumfordernden Prozessen der Leber. Fortschr. Röntgenstr. **114**, 58 (1971)
STEINBACH, H.L., BIERMAN, H.R., MILLER, E.R., WASS, W.A.: Percutaneous transhepatic portal venography. Radiology **60**, 368 (1953)
STEINER, M.M.: Primary carcinoma of the liver in childhood. Amer. J. Dis. Childh. **55**, 807 (1938)
STEINITZ, H.: Chronische Leberbeteiligung bei intestinaler Amöbiasis (Hepatopathia amoebica). Acta hepato-splenol. **10**, 298 (1963)
– Amöbiasis und chronische Hepatitis. In: Aktuelle Hepatologie. Hrsg. H.A. Kühn und H. Liehr, S. 81. Stuttgart: Thieme 1969
STIEVE, F.E.: Das Aufnahmesystem vom Ausgangsschirm des Bildverstärkers. Klinische Forderungen. Röntgenblätter **25**, 244 (1972)
STOOPEN, M., CASAL, R., ELIZONDO, L., LAUDA, L.: Angiographic alterations in hepatic amebic abscesses. Rev. mex. radiol. **23**, 9 (1969)
STRICKLAND, B.: Localisation using physical devices. Radioisotopes and radiographic methods. IV. The place of arteriography in tumor localisation. Brit. J. Radiol. **34**, 555 (1961)
STULBERG, J.H., BIERMAN, H.R.: Selective hepatic arteriography: Normal anatomy, anatomic variations and pathologic conditions. Radiology **85**, 46 (1965)
SUNDGREN, R.: Selective angiography of the left gastric artery. Acta Radiol. Suppl. **299** (1970)
SUZUKI, T., SARUMARU, S., KAWABE, K., HONJO, I.: Study of vascularity of tumors of the liver. Surg. Gynec. Obstet. **134**, 27 (1972)
SWART, B.: Überlegungen zur Genese typischer Kollateralkreisläufe beim portalen Hochdruck und deren röntgenologisch-klinische Symptomatologie. Radiologe **8**, 73 (1968)

– Mani, M.: Zur verbesserten angiographischen Darstellung der peripheren Nierengefäße mit Hilfe der direkten Röntgenvergrößerung. Radiologe **8**, 6 (1968)

Sweed, A., Weinberg, T.: Hemangioendothelioma of liver in infancy. Amer. J. Dis. Child. **80**, 436 (1950)

Tajiri, Sh.: The terminal distribution of the hepatic artery. Acta Med. Okayama **14**, 215 (1960)

Takahashi, S., Sakuma, S., Kaneko, M., Koga, S.: Angiography at four fold magnification with special reference to the examination of tumours. Acta radiol. **4**, 206 (1966)

Takashima, T.: Transfemoral superselective celiac angiography. Amer. J. Roentgenol. **110**, 817 (1970)

Tan Vinh, R. le, Obaldia, A.G., Coulorbe, P., Lelong, M.: Hémangiome multi-nodulaire du foie exprimé cliniquement par un syndrôme d'insuffisance cardiaque progressive et mortelle. – Démonstration de la fistule artérioveineuse intra-hépatique. Arch. franç. Pédiat. **16**, 808 (1959)

Tate, R.C., Chacko, M.V., Singh, S., Ogden, L.: Parenchymal hamartoma of the liver in infants and children. Amer. J. Surg. **123**, 346 (1972)

Taubert, W.: Ungewöhnliche intrahepatische Pfortaderverteilung als Ursache einer portalen Hypertension. Zbl. allg. Path. **108**, 417 (1966)

Tavernier, J., Diard, F., Delorme, G., Larroude, Ch., Grelet, Ph.: L'angiographie des hémangiomes du foie. J. Radiol. Electrol. **53**, 493 (1972)

– Fagola, M., Delorme, G., Diard, F., Labat, J.P.: Fistules artérioportales intrahépatiques. J. Radiol. Electrol. **53**, 783 (1972)

Taylor, W.J., Jackson, F.C., Jensen, W.N.: Wilson's disease, portal hypertension and intrahepatic vascular obstruction. New Engl. J. Med. **260**, 1160 (1959)

Tentoya, E.: Angiography in liver hemangioma. Amer. J. Roentgenol. **104**, 874 (1968)

Teplick, J.G., Haskin, M.E., Skelley, J., Wohl, G.T., Sanen, F.: Experimental studies with new radiopaque emulsion. Radiology **82**, 478 (1964)

Teschendorf, W.: Lehrbuch der röntgenologischen Differentialdiagnostik. Stuttgart: Thieme 1964

Testut, L.: Traité d'Ánatomie Humaine. 4. Aufl. Bd. 2. Paris: Octave Doin 1900

Thaler, H.: Die Leberzirrhosen. Revision eines vielschichtigen Problems. Dtsch. med. Wschr. **91**, 733 (1966)

– Chronische Hepatitis und kein Ende? Leber, Magen, Darm **1**, 95 (1971)

Thiemann, Kl.J.: Angiographische und szintigraphische Befunde bei einem benignen zystischen Cholangiom der Leber. Fortschr. Röntgenstr. **112**, 831 (1970)

Thomas, R.L., Robinson, A.E., Johnsrude, I.S., Goodrich, J.K., Lester, R.G.: The demonstration of an Insulin and Gastrin producing pancreatic tumor by angiography and pancreatic scanning. Amer. J. Roentgenol. **104**, 646 (1968)

Thomas, S.E.: Hepatolienography ten years later. Radiology **78**, 435 (1962)

Thompson, W.M., Chisholm, D.P., Tank, R.: Plain film roentgenographic findings in alveolar hydatid disease—Echinococcus multilocularis. Amer. J. Roentgenol. **116**, 345 (1972)

Tillander, H.: Selective angiography of abdominal aorta with guided catheter. Acta radiol. **45**, 21 (1956)

Tod, R., Danon, G., Thierrée, R.A.: Le syndrom "Volvolus gastrique" et absence du lobe gauche du foie. J. Radiol. Électrol. **52**, 106 (1971)

Tolot, F., Pinet, F., Lahneche, B.: Maladie polykystose du foie. J. Radiol. Électrol. **49**, 873 (1968)

Tori, G., Scott, W.G.: Improved method for splenoportography using biplane serialized exposures. Amer. J. Roentgenol. **70**, 237 (1953)

Tornvall, G., Nordenström, B.: Roentgendensometric recording of hepatic and portal circulation. Acta radiol. **43**, 276 (1955)

Toyoshima, H.: Topographic anatomical studies on liver structure by injecting acrilic resin. Arch. Jap. Chir. **24**, 84 (1955)

Traissac, F.J., Béraud, G., Bricaud, H., Périssat, J.M., Inquimbert, H.: Les altérations vasculaires des foies cirrhotiques étudiées par la méthode d'injection-corrosion. Presse méd. **72**, 201 (1964)

Tréheux, A., Fays, J., Regént, D.: La soustraction électronique en couleurs en angiographie abdominale. J. Radiol. Electrol. **52**, 823 (1971)

Trinez, G., Lorriaux, A., Rorau, R., Mizon, J.P., Capron, J.P.: Étude angiographique d'une fistule hépatico-portale secondaire a une ponction-biopsie du foie. J. Radiol. Électrol. **50**, 817 (1969)

Trübestein, G.K., Gerlach, F.: Angioplastisches Lebersarkom bei Thorotrastose. Fortschr. Röntgenstr. **116**, 435 (1972)

Ungeheuer, E.: Technik und Wert der Phlebographie für die Diagnostik des portalen Hochdrucks und seiner Therapie. Chirurg **9**, 394 (1953)

Varay, A., Berthelot, J.: Les kystes solitaires non parasitaires du foie. Rein et Foie **5**, 309 (1963)

Veiga-Pires, J.: A case of capillary hemangioma with some observations on angiography and microangiography. Brit. J. Radiol. **33**, 491 (1960)

Viallet, P., Chevrot, L. u.a.: Compression cave inférieur dans les hépatosplénomégalies. J. Radiol. Electrol. **38**, 271 (1957)

– Formand, H.: Apport de la radiologie dans l'hypertension portale. J. Radiol. Electrol. **52**, 613 (1971)

Viamonte, M., Danner, P., Warren, W.D., Fomon, J.: A new technique for the assessment of hyperkinetic portal hypertension. Radiology **96**, 539 (1970)

– Martinez, L., Parks, R.E., Warren, W.D., Fomon, J.: Liver shunts. Amer. J. Roentgenol. **102**, 773 (1968)

– Roen, S., Le Page, J.: Nonspecifity of abnormal vascularity in the angiographic diagnosis of malignant neoplasms. Radiology **106**, 59 (1973)

– Warren, W.D., Fomon, J.J.: Liver panangiography in the assessment of portal hypertension in liver cirrhosis. Radiol. Clin. N. Amer. **8**, 147 (1970)

VIAMONTE, M., DANNER, P., WARREN, W.D., MARTINEZ, O.: Angiographic investigations in portal hypertension. Surg. Gynec. Obstetr. **130**, (1970), 37

VIANA, R.L., MARTINS, J.: Hepatic arteriography, the hemodynamic factor in the study of splenic fibrosis. S. Afr. Med. J. **46**, 96 (1972)

VISHNEVSKY, A.A.: Katheterisation und Kontrastdarstellung der A. coeliaca (russ.). Vestn. Rentgen. Rad. **40**, 14 (1965)

VINOGRADOV, V.V., ROSENSTRAUCH, L.S., SAPOVALJANC, G.G., KRIVENKO, E.V., SKALVIN, P.V.: Transarterielle Splenoportographie (russ.). Vestn. Rentg. Rad. **45/5**, 37 (1970)

– SAPOLJANC, G.G.: Unsere Methode zur Sondierung der Leber- und Milzarterien (russ.). Vestn. Rentg. **43/4**, 37 (1968)

VLACHOS, P., ANOUSSAKIS, CH., LIKAKOS, D.: Successful treatment of multiple cavernous hemangioma of the liver with prednisolone. Helv. paed. Acta **29**, 439 (1974)

VOEGELI, E.: Hypovaskuläre Nierentumoren. Korrelation zwischen Histologie und Angiographie. Fortschr. Röntgenstr. **114**, 373 (1971)

– Die Vergrößerungstechnik; klinische Anwendung. In: Röntgendiagnostik. Hrsg. Fuchs, W.A. und Voegeli, E. Bern-Stuttgart-Wien: Huber 1971

– Die arterielle Durchblutung der Leber bei portaler Hypertonie und Leberzirrhose. Schweiz. med. Wschr. **101**, 767 (1971)

– Die Angiographie bei Dünndarm- und Dickdarmerkrankungen. Stuttgart: Thieme 1974

VOLWILER, W., GRINDLAY, J.H., BOLLMAN, J.L.: The relation of portal vein pressure to the formation of ascites. An experimental study. Gastroenterology **14**, 40 (1950)

WAGNER, F.B., PRICE, A.H., SWENSON, P.C.: Abdominal arteriography; technique and diagnostic application. Amer. J. Roentgenol. **58**, 591 (1947)

WAKIM, K.G., MANN, F.C.: The intrahepatic circulation of blood. Anat. Record **82**, 233 (1942a)

– – Effect of experimental cirrhosis on intrahepatic circulation of blood in intact animal. Arch. Path. **33**, 198 (1942b); Amer. Heart. J. **27**, 289 (1944)

– – The blood supply of the normal liver. Proc. Mayo Clin. **28**, 218 (1953)

WALK, L.: Roentgenologic determination of the liver volume. Acta Radiol. **55**, 46 (1961)

– Roentgenologie determination of liver volume. Simplified method of calculation. Acta Radiol. Diagn. **6**, 369 (1967)

WALKER, R.M.: Die portale Hypertension. Stuttgart: Georg Thieme 1960

WALLACE, S., MEDELLIN, H., NELSON, R.S.: Angiographic changes due to needle biopsy of the liver. Radiology **105**, 13 (1972)

WALLGREN, G., KARLBERG, P., LIND, J.: Studies of the circulatory adaptation immediately after birth. Acta paediat. **49**, 843 (1960)

WALTHER, H.E.: Krebsmetastasen. Basel: Schwabe 1948

WANG, I., WOOD, D.E., CALAPINTO, R.F., LANGER, B.: Scintigraphy and arteriography in diagnosis of diseases of the liver. Canad. med. Ass. J. **104**, 989 (1971)

WANNAGAT, L.: Die laparoskopische Splenoportographie. Klin. Wschr. **33**, 750 (1955a)

– Das laparoskopische Splenoportogramm bei der hepatitischen Zirrhose. Acta hepat. (Hamburg) **3**, 204 (1955b)

– Bedeutet die laparoskopische Splenoportographie einen Fortschritt auf dem Gebiete der medizinischen Röntgendiagnostik? Ein Beitrag zur Frühdiagnose der intrahepatischen Blockbildung. Fortschr. Röntgenstr. **84**, 509 (1956)

– Das intrahepatische Splenoportogramm. Med. Klinik **57**, 853 (1962)

– Die Segmentportographie und die transhepatische Cholangiographie mit laparoskopischer Technik. Verh. 72. Tagg. Dtsch. Ges. Inn. Med. München: Bergmann 1966, S. 678

– Die Splenoportographie. Leber, Magen, Darm **3**, 3 (1973)

WARREN, W.D.: Hepatic circulation and corrective surgery for portal hypertension. Amer. J. Dis. **6**, 247 (1961)

– FOMON, J.J., LEITE, C.A.: Critical assessment of the rationale of thoracic duct drainage in the treatment of portal hypertension. Surgery **63**, 7 (1968)

– – VIAMONTE, M., MARTINEZ, L.O., KALSER, M.: Spontaneous reversal of portal venous blood flow in cirrhosis. Surg. Gynec. Obstetr. **126**, 315 (1968)

– – – ZEPPA, R.: Preoperative assessment of portal hypertension. Ann. Surg. **165**, 999 (1967)

– MULLER, W.H.: A clarification of some hemodynamic changes in cirrhosis and their surgical significance. Ann. Surg. **150**, 413 (1959)

– RESTREPO, J.E., RESPESS, J.C., MULLER, W.H.: The importance of hemodynamic studies in management of portal hypertension. Ann. Surg. **158**, 387 (1963)

– ZEPPA, R., FOMON, J.J.: Selective transsplenic decompression of gastro-esophageal varices by distal splenorenal shunt. Ann. Surg. **166**, 437 (1967)

WARTNABY, K.M., BOUCHIER, J.A.D., POPE, C.E., SHERLOCK, SH.: Hepatic blood flow in patients with tumours of the liver. Gastroenterology **44**, 733 (1963)

WATSON, R.C., BALTAXE, H.A.: The angiographic appearance of primary and secondary tumors of the liver. Radiology **101**, 539 (1971)

WAXMAN, A.D.: Combined contrast and radionuclide angiography of the liver. Radiology **113**, 123 (1974)

WEINBERG, T.: Echinococcus alveolaris infection of the human liver. J. Mt. Sinai Hosp. **13**, 331 (1947)

WEISSLEDER, H., BAUMEISTER, L., FISCHER, P., RENEMANN, H.: Die selektive Darstellung der Arteria coeliaca und mesenterica sup. in der abdominellen Diagnostik. Fortschr. Röntgenstr. **104**, 137 (1966)

WELLAUER, J.: Die Angiographie der Leber. In: Aktuelle Hepatologie. 3. Lebersymposion Vulpera (1968) Hrsg. H.-A. Kühn und H. Liehr. Stuttgart: Thieme 1969
– Neue röntgendiagnostische Untersuchungen der Leber. Schweiz. med. Wschr. **98**, 262 (1968)
WELLS, J.: Calcified liver metastases. New Engl. Med. J. **255**, 639 (1956)
WENDE, S., SCHINDLER, K., MORITZ, G.: Der diagnostische Wert der angiographischen Vergrößerungstechnik mit Feinst-Focus-Röhren in 2 Ebenen. Radiology **11**, 471 (1971)
WENZ, W.: Thorotrasttumoren. Quantitative Untersuchungen über das Dosis-Wirkungs-Problem bei der Thorotrastose. Ergebn. Chir. **46**, 81 (1964)
– Selektive Arteriographie der Oberbauchorgane. Dtsch. Med. Wschr. **90**, 643 (1965)
– Darstellung der Vena portae über die Arteria coeliaca und Arteria mesenterica superior. Fortschr. Röntgenstr. (Beih.) **46**, 70 (1966)
– Arteriographische Darstellung der Gallenblasenarterien. Fortschr. Röntgenstr. **106**, 387 (1967)
– Zur Röntgendiagnostik der Leber: Zöliakographie, Splenoportographie und transhepatische Cholangiographie. Röntgen-Bl. **3**, 129 (1966)
– Abdominale Angiographie. Berlin-Heidelberg-New York: Springer 1972
– KAICK, G. VAN, WEGENER, K.: Kritisches zur angiographischen Tumoranfärbung. Fortschr. Röntgenstr. **115**, 180 (1971)
– OTT, G.: Aktuelle Thorotrastprobleme: Ein Lebersarkom mit intraperitonealer Blutung. Strahlentherapie **127**, 464 (1965)
WEPLER, W.: Die pathologische Anatomie der chronischen Hepatitis. In: Fortschritte der Gastroenterologie. Hrsg. E. Wildhirt. München-Berlin: Urban u. Schwarzenberg 1960
– Zur Morphologie chronischer Leberkrankheiten. Leber, Magen, Darm **1**, 45 (1971)
WHELAN, T.J., BAUGH, J.H., CHANDOR, S.: Focal nodular hyperplasia of liver. Ann. Surg. **177**, 150 (1973)
WILDHIRT, E.: Die Klinik der chronischen Hepatitis und ihre Differentialdiagnose. Dtsch. med. J. **20**, 492 (1969)
WILLIS, R.A.: The spread of tumours in the human body. London: Butterworth 1952 und St. Louis: Mosby 1952
– Pathology of tumours. (2. Aufl.) St. Louis: Mosby 1953; London: Butterworth 1960; Washington: Butterworth 1962.
WILMOT, A.J.: Clinical amoebiasis. Oxford: Blackwell 1962
WILSON, H., TYSON, W.T.: Massive hemangioma of liver. Ann. Surg. **135**, 765 (1952)
WILSON, T.S., MAC GREGOR, J.W.: Focal nodular hyperplasia of liver. The solitary cirrhotic liver nodule. J. Canad. med. Ass. **100**, 567 (1969)
WINTERS, R.W., ROBINSON, S.J., BATES, G.: Hemangioma of the liver with heart failure. A case report. Pediatrics **14**, 117 1954
WIRBATZ, W.: Lit. s. S. 215
WIRTANEN, G.W., KAUDE, J.V.: Inferior phrenic artery collateralization in hepatic artery occlusion. Amer. J. Roentgenol. **117**, 615 (1973)
WISE, L.K., GANSON, J.: Subtraction technic. Video and color method. Radiology **86**, 814 (1966)
WITTE, M.H., DUMONT, A.E., COLE, W.R., WITTE, C.L., KINTNER, K.: Lymph circulation in hepatic cirrhosis: effect of portocaval shunt. Ann. Int. Med. **70**, 303 (1969)
– COLE, W.R.: Failure of lymph flow in man and experimental animals: Reversal by surgically constructed lymphatic venous shunts. In: Progress in Lymphology (Hrsg. Rüttimann) Stuttgart: Thieme 1967
– WITTE, C.L.: Influence of mechanical factors on ascites formation in hepatic cirrhosis. Lymphology **2**, 89 (1969)
WOOD, W.: Compliance of the liver. Surgery **61**, 407 (1967)
WOODINGTON, G.F., WAUGHT, J.M.: Results of resection of metastatic tumors of the liver. Amer. J. Surg. **105**, 24 (1963)
WRIGHT, G.P., SYMMERS, W.S.C.: Systematic Pathology. London: Longmans 1966
YÜ, C.: Primary carcinoma of the liver (hepatoma). Its diagnosis by selective celiac arteriography. Amer. J. Roentgen. **99**, 142 (1967)
ZEID, S.S., FELSON, B., SCHIFF, L.: Percutaneous splenoportal venography, with additional comments on transhepatic venography. Ann. int. Med. **52**, 782 (1960)
ZEITLHOFER, J.: Zur Frage der Häufigkeit und Form der primären Leberkrebse. Krebsarzt **6**, 154 (1951)
ZEPPA, R.N., WOMACK, N.: Humoral control of hepatic lymph flow. Surgery **54**, 35 (1963)
ZIMMERMANN, H.B.: 1972 (pers. Mitt.)
– BÜRGER, K., WAGNER, K., SCHNEIDER, G., SCHIMMELPFENNIG, W., SCHMIDT, P.K.H.: Spätergebnisse nach sogenannter druckadaptierter Leberarterialisation und portokavalem Shunt. Zbl. Chir. **100**, 40 (1975)
– MÜNSTER, W., LEYDA, H., TAUSCH, W.: Ultraschall und Arteriographie zur Diagnostik von Lebermetastasen. Rad. diagn. **12**, 553 (1971)
ZINCHUK, L.I.: Diagnostische Bedeutung von Verkalkungen bei Alveococciosis der Leber (russ.). Vestn. Rentgen. Rad. **6**, 46 (1974)
ZURBRIGGEN, S., FUCHS, W.A., BETTER, M.: Die angiographische Abklärung der portalen Hypertension im Kindesalter. Fortschr. Röntgenstr. **116**, 318 (1972)
– TYLÉN, U.: Angiographische Befunde bei fokaler nodulärer Hyperplasie der Leber. Fortschr. Röntgenstr. **122**, 404 (1975)
ZWIRNER, R., KERN, E.: Die Arterialisation der Leber in Behandlung der portalen Hypertension. Fortschr. Med. **90**, 504 (1972)

D. Hepatic venography

by

Josef Rösch

I. Anatomical notes

The hepatic venous system collects blood brought to the liver by the hepatic artery and portal vein and transmits it to the inferior vena cava. It takes origin at the intralobular veins, which drain blood directly from the sinusoids and are located in the centrum of the lobuli (central veins). The intralobular veins enter the sublobular veins, and by progressive junction form hepatic vein branches and finally the three main hepatic veins: the right, middle and left (Fig. 1). The distribution of these main hepatic veins reflects the segmental anatomy of the liver. They are located in the intersegmental hepatic fissures and drain blood from the neighbouring segments (ELIAS *et al.,* 1969; MICHELS, 1955).

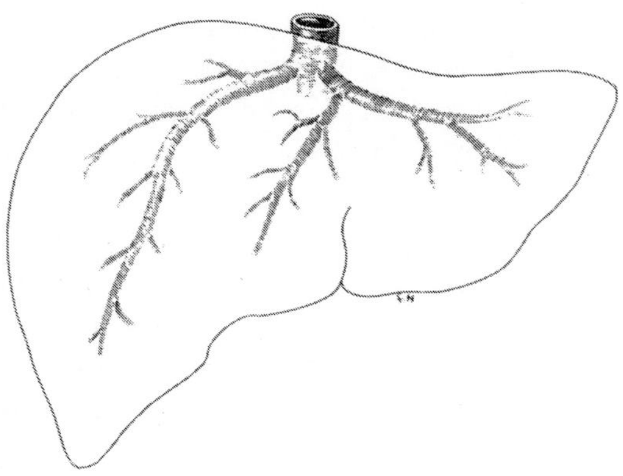

Fig. 1. Schematic anatomy of the hepatic veins

The *right hepatic vein* is located in the right segmental fissure and drains blood from the entire posterior segment and the superior area of the anterior segment of the right lobe. It is the largest of the three main veins with a long trunk and multiple branches. One of its branches, the superior right hepatic vein, is almost constant and runs horizontally in the upper part of the right lobe. The *middle hepatic vein* occupies the main (lobar) fissure and drains by its branches the inferior area of the anterior segment of the right lobe and inferior area of the medial segment. The *left hepatic vein* is located in the upper part of the left segmental fissure and drains the entire lateral segment of the left lobe and the superior area of the medial segment. It has a short trunk and branches early. One of its branches, the superior left hepatic vein, runs horizontally in the upper part of the lateral segment.

The three main hepatic veins converge toward the upper posterior surface of the liver to enter the inferior vena cava as it traverses a groove of hepatic parenchyma—the fossa venae cavae. The right hepatic vein úsually enters the inferior vena cava directly on its right side and slightly anteriorly. The middle and left hepatic veins often unite to form a common trunk (of Rex) before entering the anterolateral side of the inferior vena cava.

In addition to the three main hepatic veins, there are additional small hepatic veins. One or more constant hepatic veins drain the caudate lobe and a variable number of inconstant branches drain part of the posterior segment of the right lobe. They enter the inferior vena cava directly at variable distances below the termination of the main hepatic veins.

The hepatic veins do not have valves; they run direct courses, and are interconnected by multiple anastomoses.

II. Technical notes

Several techniques can be used for visualizing the hepatic venous system: inferior caval venography, reflux hepatic venography, selective hepatic venography, wedged hepatic venography, percutaneous parenchymal hepatography, arterial hepatic venography and capnohepatovenography. Each of these techniques has its value and indication.

1. Inferior caval venography

Inferior caval venography is an important introductory technique for hepatic venography, particularly in patients with Budd-Chiari syndrome and/or major hepatic abnormalities (Fig. 2). By revealing distortion, stenosis or occlusion of the hepatic portion of the inferior vena cava, it helps in the selection of further procedures and in the evaluation of the extent of hepatic abnormalities. Several approaches can be used for inferior caval venography (Ferris *et al.*, 1969; Helander *et al.*, 1959). When an inferior vena cava occlusion is suspected, a percutaneous catheter approach via the femoral vein is preferred. The arm and jugular veins also provide catheter access via the superior vena cava and right atrium. Injection of 40 to 50 cc of 76% contrast medium is usually done in two seconds at the level L 3 to 4 and serial films are taken in anterior-posterior and lateral projections.

2. Reflux hepatic venography

Reflux hepatic venography is a modification and extension of inferior caval venography (Fig. 3). Its objective is to evaluate the whole hepatic venous system and is sometimes done in a search for venous occlusive disease or intrahepatic masses. The injection of contrast medium is delivered high in the inferior vena cava close to the orifices of the hepatic veins after blood flowing toward the right atrium has been slowed or completely arrested by respiratory maneuvers, the erect position, or a balloon catheter in the inferior vena cava. The hepatic veins are then filled retrogradely and usually all three main veins are simultaneously visualized.

A *forced inspiration followed by sudden expiration* (Norhagen, 1963) is a simple but not reliable method for reflux hepatic venography. Fast injection of 40 to 60 cc of 76% contrast medium made during expiration after a forced inspiration leads to variable reflux into the hepatic veins. In normal cases with good patient cooperation, the central parts of the main hepatic veins and their major branches are usually visualized. In pathologic cases, adequate reflux is often not achieved.

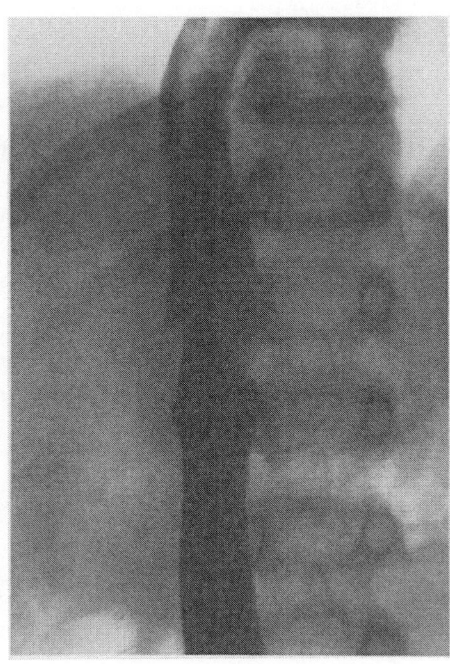

Fig. 2. Normal inferior caval venogram

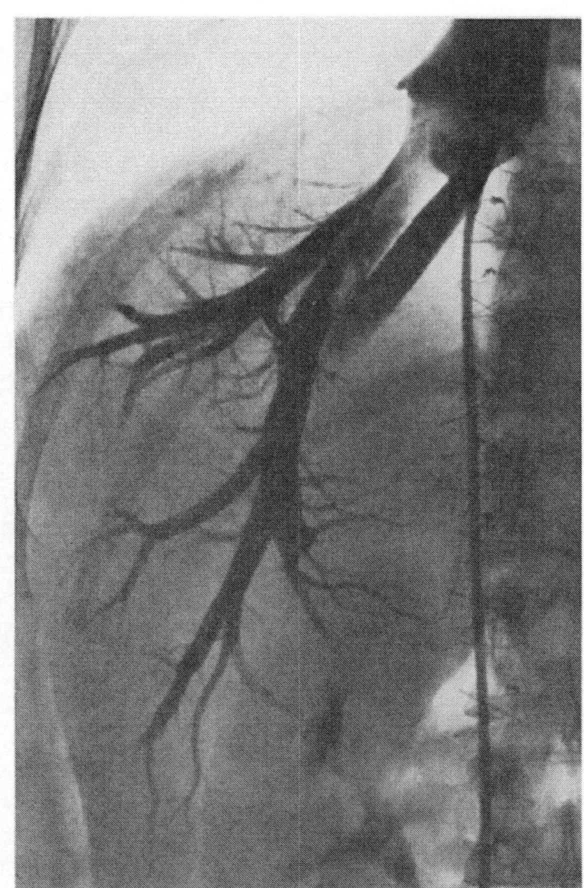

Fig. 3. Reflux hepatic venogram

The *erect position* facilitates reflux hepatic venography (NORHAGEN, 1963). With a large bolus of contrast medium (60 to 100 cc) delivered during expiration at the ostia of hepatic veins, all major and even minor hepatic branches are usually visualized. The erect position presents technical and clinical difficulties which have limited the use of this technique.

Balloon obstruction of inferior vena cava provides excellent means for reflux hepatic venography, but has not been widely used for this purpose. The balloon catheter is introduced from below, via a femoral vein, preferably percutaneously (NORDENSTRÖM, 1962; HAVERLING, 1970). When a double lumen catheter is used, a balloon at its tip is inflated in the right atrium. Pulled back, it obstructs the inferior vena cava, and 50 to 100 cc of 60% contrast medium delivered below the balloon via the other lumen fills the whole hepatic venous system, including its minor branches. There usually is filling of the lower inferior vena cava and often the renal veins. A triple lumen catheter with two balloons, one to obstruct the inferior vena cava above, and the other below the ostia of hepatic veins, with the injection made in between, provides adequate hepatic reflux without loss of contrast medium down the inferior vena cava. At the end of filming, which is done during and shortly after injection, the balloons are deflated to restore normal blood flow. Since flow is interrupted for but 15 or 20 seconds, only a small drop in systemic pressure due to decreased venous return occurs; major circulatory problems do not occur.

3. Selective (regional) "free" hepatic venography

Selective (regional) "free" hepatic venography is the most commonly used technique (Fig. 4). It is done for defining abnormalities localized to some portion of the liver, and particularly for the evaluation of venous changes in diffuse liver diseases. Using a preshaped catheter introduced percutaneously through a femoral, cubital or internal jugular vein, all three main hepatic veins, or even their branches, may be selectively catheterized and one after the other visualized if desired (RAPPAPORT, 1951; TORI, 1953; TORI *et al.*, 1953; NEY, 1957, 1958; CELIS *et al.*, 1955; RAPPAPORT *et al.*, 1964; NORHAGEN, 1963; RÖSCH *et al.*, 1973). During injection, the catheter is positioned with the tip lying free in the upper part of the hepatic vein. Depending on the size of the vein, a dose of 10 to 30 cc of 76% contrast medium is injected in 2 seconds. The whole venous system of the catheterized vein is often visualized by this technique. In negative cases, a double lumen balloon catheter with an endhole may be used to obstruct the origin of hepatic vein and fill all its branches (GALMARINI *et al.*, 1969; RIQUIER *et al.*, 1969).

Selective hepatic venography is often combined with measurement of the free and wedged hepatic pressures and wedged hepatic venography. If the internal jugular approach is used for catheter introduction, it is also possible to do transjugular liver biopsy, liver lymphangiography, transhepatic cholangiography or transhepatic portography (RÖSCH *et al.*, 1976).

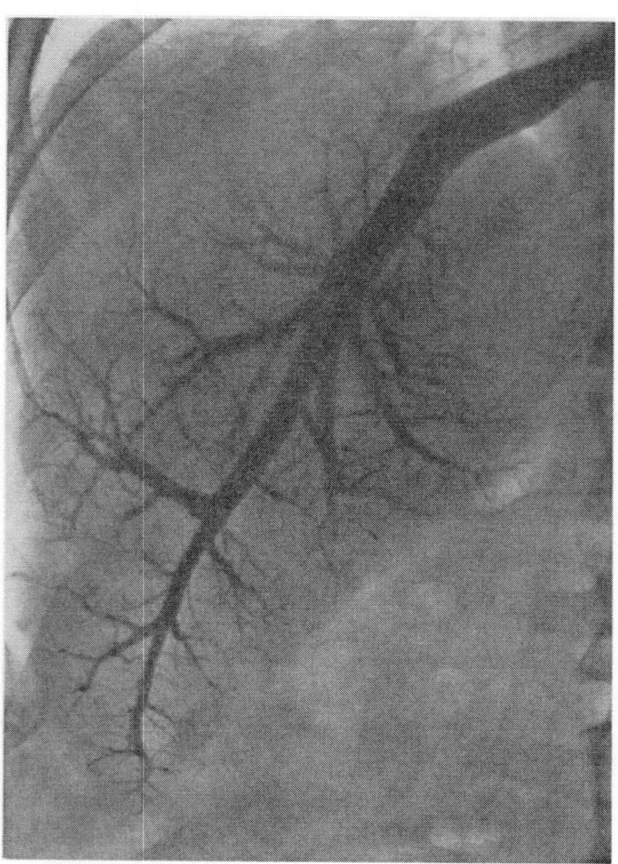

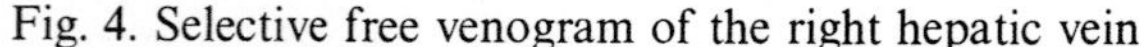

Fig. 4. Selective free venogram of the right hepatic vein

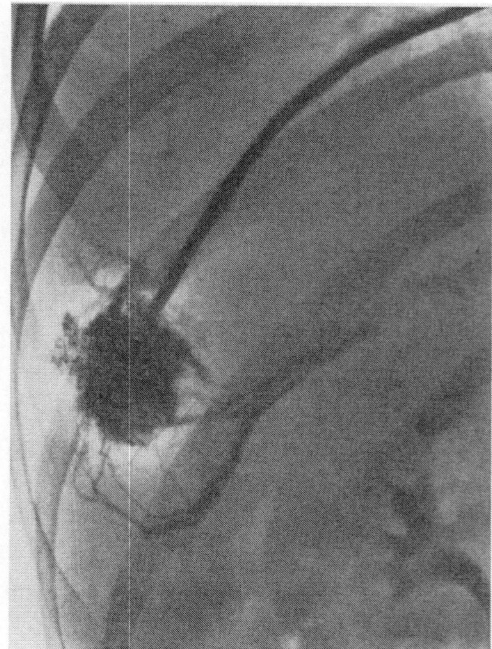

Fig. 5. Normal wedged hepatic venogram

4. Wedged hepatic venography and wedged hepatic manometry

Wedged hepatic venography and wedged hepatic manometry are done to study hepatoportal hemodynamics. Wedged hepatic pressures, reflecting sinusoidal and portal pressures, permit the diagnosis and quantitation of the degree of portal hypertension (SCHLANT *et al.*, 1963; WARREN, 1967; COUTINHO *et al.*, 1967; VIAMONTE, 1970). Wedged hepatic venography, by showing the flow patterns in portal circulation, is of value in the choice of patients for portacaval surgery (WARREN, 1967; VIAMONTE, 1970).

The catheter used for wedged hepatic venography has an open tip and no side holes. After it has been used to record pressure from a "free" position in a hepatic vein, it is then advanced until it wedges into and thereby occludes a small hepatic vein (COUTINHO *et al.*, 1967). This position is easily achieved, particularly from the jugular or cubital approach and is indicated by an increase of the monitored pressure. When the femoral approach is used, an externally controlled guidewire system helps to achieve a wedged position. The free and wedged hepatic pressures are obtained several times in 2 or 3 different hepatic veins and their average value is calculated (VIAMONTE, 1970). By subtracting the free from wedged hepatic pressures, corrected sinusoidal pressures are derived. They represent that part of the sinusoidal and portal pressure which is caused by intrahepatic resistance to blood flow and thus closely reflect hemodynamic consequences of liver disease.

Following pressure determinations, the same catheter is used for wedged hepatic venography (Fig. 5). This is preferably done at a point deep within the liver parenchyma, since subcapsular location can cause discomfort or subcapsular bleeding after the injection. In the proper wedged position, a total dose of 8 to 12 cc of 76% contrast medium is injected in 4 seconds and serial films are made (SCHLANT *et al.*, 1963).

5. Percutaneous parenchymal hepatography—(functional hepatography)

Percutaneous parenchymal hepatography—(functional hepatography) similar to wedged venography is done to study the hemodynamics of the hepatoportal circulation. In this technique the liver is percutaneously punctured, intraparenchymal pressure measured and an injection of contrast medium delivered into the hepatic parenchyma (BIERMAN *et al.*, 1955; MORENO *et al.*, 1963; DEIMER, 1971; RUZICKA *et al.*, 1972). Although the technique is simple to perform, the risk of peritoneal bleeding, particularly in patients with hemocoagulation defects, has limited its use. It is usually performed in circumstances where wedged catheter studies are not possible.

The needle or catheter needle system used for liver puncture is introduced through a lateral (9th intercostal) or anterior (subxyphoid) approach. A puncture of liver 3 to 5 cm deep is made and a small test injection of contrast medium given during fluoroscopy in order to exclude an arterial, portal or ductal position. Intraparenchymal pressure is then measured and 8 to 12 cc of 76% contrast medium is injected in 4 seconds with serial film recordings.

6. Arterial hepatic venography

Arterial hepatic venography visualizes hepatic veins in the late phase of selective hepatic arteriography (Fig. 6). The filling is inconstant, lacks density and usually only the right main vein is seen (GLICKMAN *et al.*, 1972). Hepatic veins, nevertheless, should be always looked for in the late phase of the hepatic arteriography since this may pay off by diagnosis of hepatic vein abnormality.

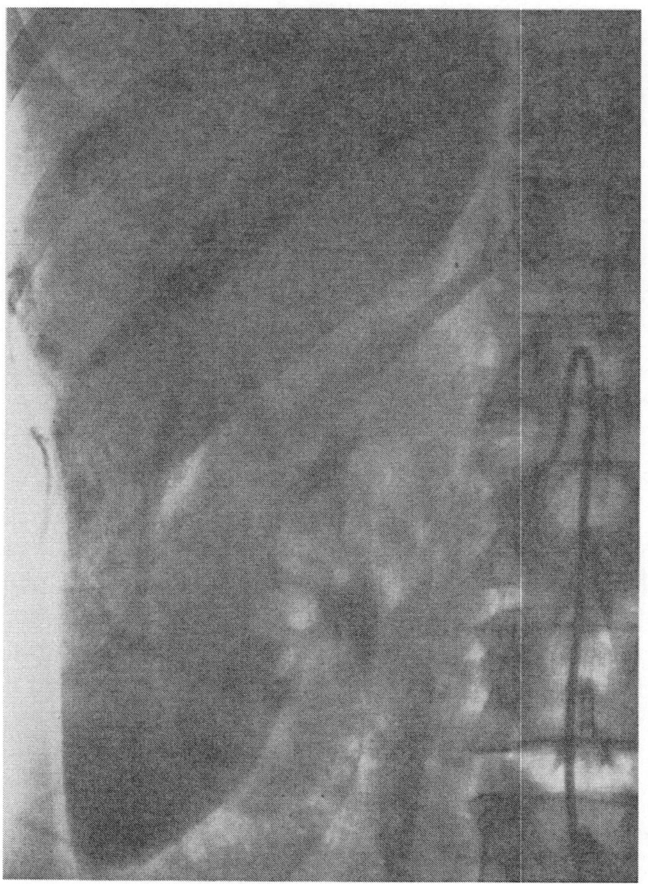

Fig. 6. Arterial hepatic venogram

7. Capnohepatovenography

Capnohepatovenography uses carbon dioxide gas as a contrast agent for gross study of the right atrium, inferior vena cava and hepatic veins of the right liver lobe. It is a simple and safe technique (DOCKRAY *et al.*, 1965; BURKO *et al.*, 1967; COLLINS *et al.*, 1967; HIPONA *et al.*, 1969). However, its low accuracy in evaluating the hepatic veins and in particular the high frequency of apparent non-filling (despite patency) in multiple liver abnormalities have limited its use for this purpose. It is occasionally used in patients where study with the iodine contrast medium cannot be done.

Gravity plays a key role in the selectivity achieved by this study. With the patient lying on his left side, his hips slightly elevated, about 100 cc of carbon dioxide gas is rapidly injected into the femoral vein and serial films of the abdomen are made using a horizontal x-ray beam. After the study, the patient remains on his left side for about five minutes to prevent the sudden passage of gas into the right ventricle.

III. Normal findings

The *inferior vena cava* above the renal veins exhibits a straight course as seen in anteroposterior projection; it swings slightly anteriorly as seen in lateral projection (Fig. 2). Its lumen narrows as it passes through the liver and the caudate lobe may cause a regular impression on its lateral wall. The diameter of the cranial portion of the inferior vena cava changes with respiration, particularly at the level of diaphragm (NORHAGEN, 1963), widening with expiration and narrowing with inspiration. Its outline is smooth and regular, although irregular filling or mixing defects are sometimes seen at the orifices of the hepatic veins due to inflowing nonopaque hepatic venous blood.

The character of the *hepatic veins visualization* depends on the method of study. Nonfilling may be due to technical factors, especially since most methods depend upon retrograde passage of contrast medium against the flow in hepatic veins. The hepatic venograms show a characteristic pattern. Diverging from the inferior vena cava into the liver periphery, the main hepatic veins and their branches (sometimes even to the fifth order) are filled (Fig. 3, 4). The hepatic veins follow straight or slightly curved courses, are smooth in outline and gradually taper to the periphery with regular branching (DOEHNER, 1968; ELIAS *et al.*, 1969; SMITH *et al.*, 1971). Major side branches near the main venous trunks join at acute angles; small and medium sized radicles less so. Sinusoidal filling does not occur with an unwedged catheter tip. Following injection, the contrast medium empties rapidly from the hepatic veins into the inferior vena cava.

The *wedged* and *parenchymal hepatograms* are similar in appearance (Fig. 5). The injected contrast medium penetrates sinusoids and the hepatic parenchyma forming a deposit around the tip of the wedged catheter or percutaneously placed needle. Such deposits usually exhibit a regular shape and are somewhat flocculated in appearance (RAMSAY *et al.*, 1968; MORENO *et al.*, 1963; SCHLANT *et al.*, 1963; CONTINHO *et al.*, 1963). The deposited contrast medium immediately streams into nearby draining hepatic veins, usually filling one or two veins in addition to that in which the catheter is located. The density of this venous filling decreases centrally due to dilution by unopacified blood and as a result the major hepatic trunks are faintly, if at all, visualized. With ordinary injections, there is no filling of intrahepatic portal branches. A larger rapidly delivered bolus may in part reach portal branches but these empty rapidly after the injection is over. The hepatic parenchymal deposit slowly decreases in density and size after injection and is detectable for about ten to fifteen minutes.

Hepatic manometry shows pressures depending on the position of the catheter. Wedged or parenchymatous pressures are in the range of 5 to 10 mm Hg. Normal "free" hepatic pressures range from 3 to 6 mm Hg. Corrected sinusoidal pressures normally range from 3 to 5 mm Hg (VIAMONTE, 1970).

IV. Pathologic findings

The hepatic veins are rarely the site of primary disease; more often they are secondarily affected, particularly in various liver diseases. Since they are quite compliant, the hepatic veins become affected early and show abnormalities dependent on the nature and extent of the primary pathologic process. By revealing those changes, hepatic venography can contribute to the diagnosis of various hepatic diseases.

1. Hepatic vein occlusion (Budd-Chiari syndrome)

Occlusion of the hepatic veins is occasionally caused by primary thrombosis associated with toxic hepatic endophlebitis or hypercoagulopathy in patients with polycytemia vera. More often, however, their occlusion is secondary in nature and can be caused by a hypernephroma or other tumor growing in the inferior vena cava, by primary or secondary tumors of the liver, by major hyperregenerative nodules in cirrhosis or even by a tumor in the right atrium (Feingold *et al.*, 1971). Congenital membrane or web strictures in the hepatic segment of the inferior vena cava, just above the orifice of the right hepatic vein, are rare causes of the Budd-Chiari syndrome (Schaffner *et al.*, 1967). Abdominal trauma can also lead to occlusion of the hepatic veins.

The extent of involvement can range from localized obstruction of a single vein to diffuse occlusion of the entire hepatic venous system. Similarily, the hepatic vein occlusion can range from relatively stable to a rapidly progressive process involving also the inferior vena cava and portal vein. The clinical symptoms of hepatic vein obstruction are dependent upon the basic disease, type of obstruction, rapidity of development, as well as secondary changes in the liver, the portal system and the inferior vena cava (Hales *et al.*, 1966). A slowly developing occlusion of a single, even a major hepatic vein need not cause clinical symptoms, particularly if good collaterals develop. Multiple or diffuse occlusions cause the classic Budd-Chiari syndrome with abdominal pain, marked congestive hepatomegaly, gross ascites and relatively well preserved liver function. With progress of the disease and involvement of the portal circulation and inferior vena cava, jaundice, gastroin-

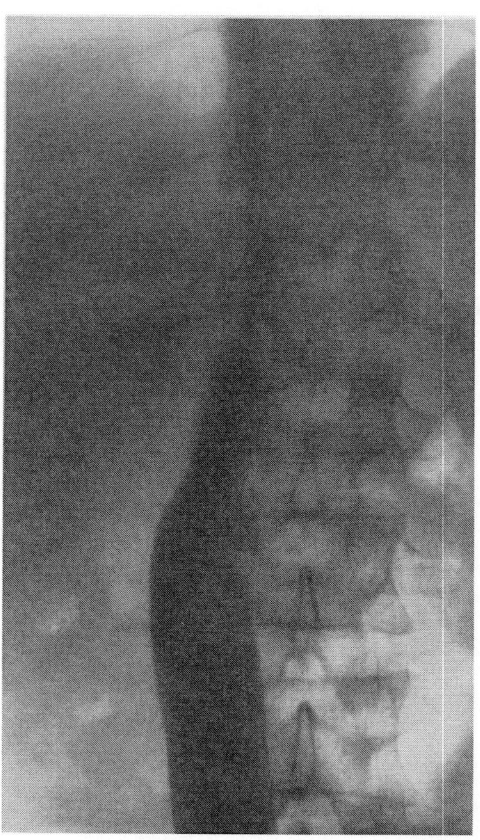

Fig. 7. Budd-Chiari syndrome with occlusion of the hepatic veins in the right lobe. Inferior caval venogram shows displacement, narrowing and irregularity of the upper part of the inferior vena cava

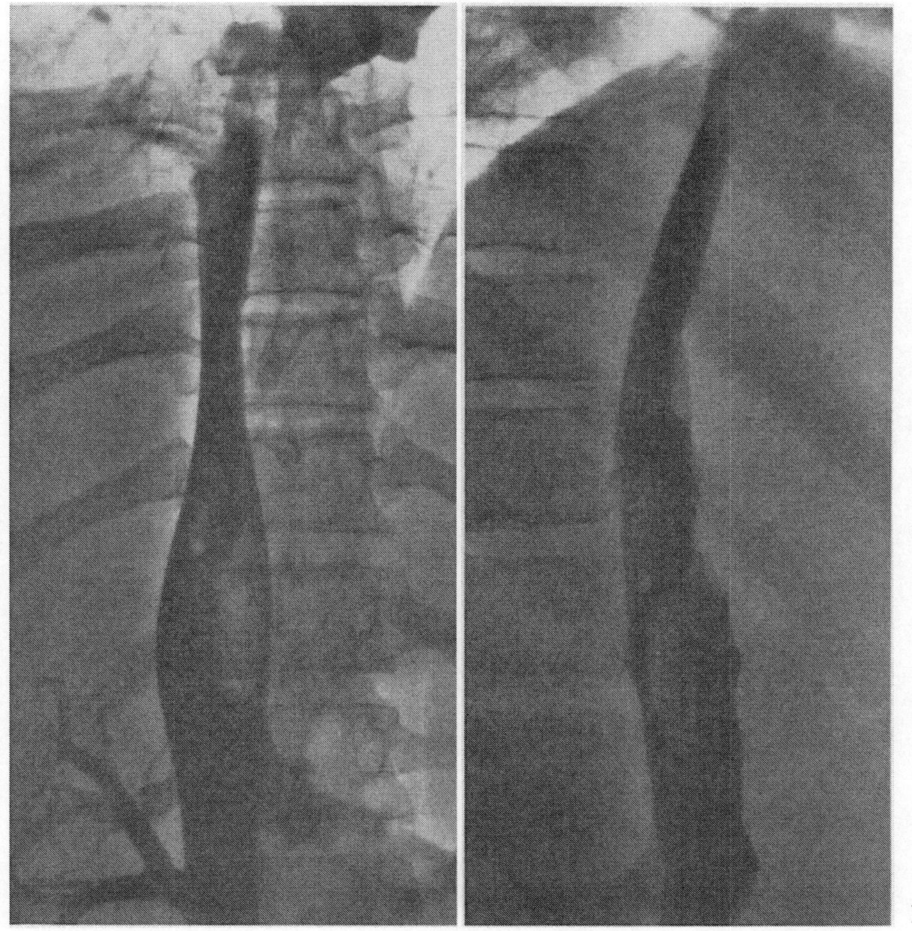

Fig. 8A and B. Budd-Chiari syndrome with occlusion of the hepatic veins in both lobes and extention of thrombosis into the inferior vena cava. Inferior caval venogram [(A) anteroposterior projection, (B) lateral projection] shows tapering of the hepatic part of the inferior vena cava with multiple intraluminal and marginal defects

testinal bleeding, distention of veins in the anterior abdominal wall and peripheral edema develop (CLAIN *et al.*, 1967).

The inferior vena cava, properly examined first if the Budd-Chiari syndrome is suspected, may show changes reflecting the type, site and extent of obstruction. In occlusions confined to the hepatic veins, the hepatic part of the inferior vena cava may be tapered and narrowed due to compression by the enlarged liver (DOEHNER, 1968; KREEL *et al.*, 1967). Such tapering is regular with involvement of both hepatic lobes and is more pronounced in the coronal plane compared to the sagittal. A localized hepatic vein occlusion may cause eccentric, smoothly demarcated narrowing (Fig. 7). When the thrombosis extends into the inferior vena cava, filling defects result. Mural thrombi in the inferior vena cava cause luminal irregularity at the affected site. Midstream or central defects are seen when tumors or thrombi extend intraluminally (Fig. 8). If this process continues, it usually results in complete occlusion of the inferior vena cava extending down to the level of the renal veins (BRINK *et al.*, 1955). Contrast visualization then shows both the caval obstruction and the associated collateral flow via the paravertebral, azygos and hemiazygos systems.

Congenital membranous webs obstruct the inferior vena cava just below its entry into the right atrium and are apparent as a fine, translucent line across the otherwise

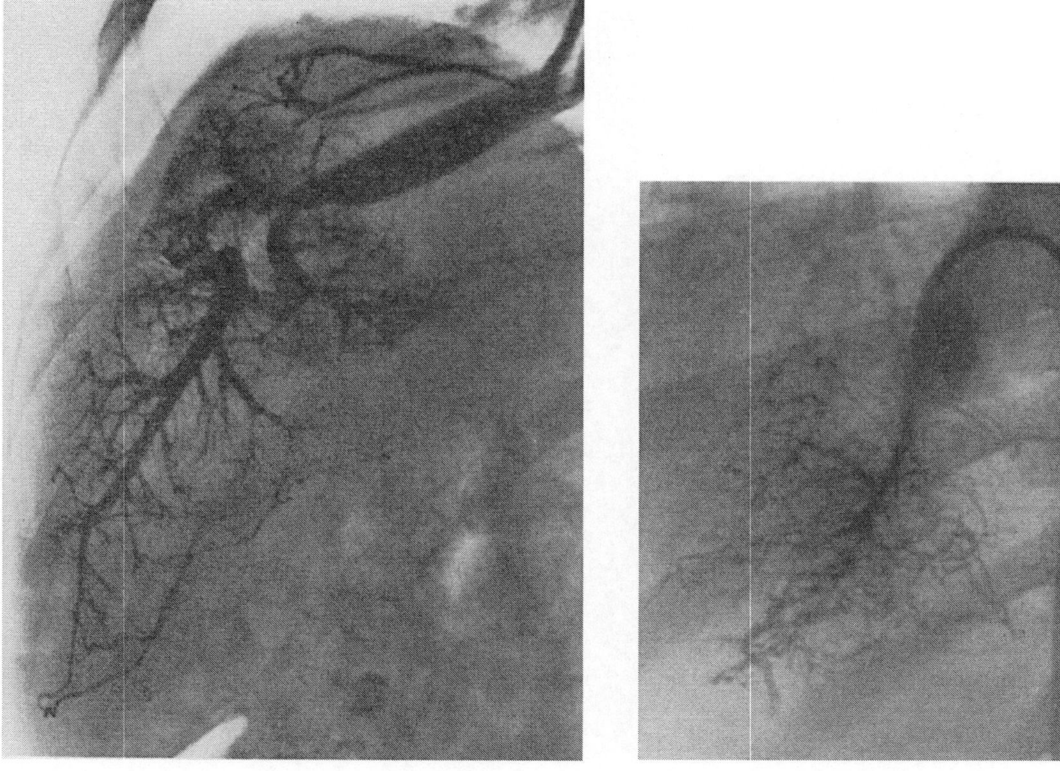

Fig. 9 Fig. 10

Fig. 9. Post-traumatic occlusion of the right hepatic vein with development of good collateral circulation. Selective right hepatic venogram shows occlusion of the middle part of the right main vein with good filling of its peripheral part via collaterals

Fig. 10. Budd-Chiari syndrom with occlusion of most hepatic veins. Wedged hepatic venogram shows typical "spider web" appearance

opacified lumen (Schaffner *et al.*, 1967). Fibrotic bands are thicker and usually cause evident narrowing. Such stenosis may be concentric or excentric predominantly to the right. The hepatic portion of the inferior vena cava below such a stenosis is often tapered by compression from an enlarged liver.

Hepatic veins in the Budd-Chiari syndrome show changes related to the obstruction (Kreel *et al.*, 1967; Brink *et al.*, 1955; Deimer *et al.*, 1972). If it is localized, selective hepatic venography can usually be performed revealing stenosis or occlusion of the affected hepatic vein and bridging collateral veins. These collaterals may lead to the peripheral part of the obstructed vein or to adjacent uninvolved hepatic veins (Fig. 9). Similar findings are also disclosed by parenchymal injection.

With occlusion of many or all hepatic veins, their selective catheterization is usually possible only when fresh thrombosis is the cause. In this case, the catheter may penetrate or slip along side of the thrombus permitting wedged hepatic venography. Most often, however, selective catheterization is not possible, in which case percutaneous transparenchymal hepatography is indicated. Both wedged and parenchymal injections show characteristic findings of the Budd-Chiari syndrome (Ramsay *et al.*, 1968; Deimer *et al.*, 1972; Kreel *et al.*, 1967). Multiple small tortuous collateral veins fill from the injection site forming a network resembling a spider web (Fig. 10). While the sinusoids and hepatic veins are usually not visualized, intrahepatic portal radicles are sometimes shown together with perihepatic collaterals and lymphatic vessels of the liver (CLAIN *et al.*, 1967).

Other angiographic studies may aid in the diagnosis of the Budd-Chiari syndrome. Hepatic arteriography can demonstrate various relevant liver abnormalities, particularly tumors. Transplenic or arterial portography can reveal thrombotic extention on the portal side (POLLARD *et al.*, 1967).

2. Cirrhosis

Cirrhosis of the liver comes as the pathologic end product of various processes affecting the liver and is characterized by increased connective tissues, dislobulation of hepatic structure and secondary regenerative noduli. The hepatic veins are affected early in the disease, the cirrhotic process inexorably causing their gross distortion and obstruction. Depending on the site of the blockage it causes, cirrhosis is classified as sinusoidal, postsinusoidal and presinusoidal (SCHIFF *et al.*, 1963). The most common alcoholic and postnecrotic forms of cirrhosis cause mainly sinusoidal and postsinusoidal obstruction. Schistosomiasis and biliary cirrhosis are associated with a presinusoidal blockage. Whatever its site, the cirrhotic obstruction resists portal blood flow causing portal hypertension and its consequences, including the development of hepatofugal collaterals (SEDGWICK *et al.*, 1967). They connect the portal circulation with the systemic venous circulation so as to drain portal blood into the inferior and superior vena cava. In advanced cirrhosis, collateral veins can shunt all the portal blood flow around the liver.

Hepatic venography and pressure studies are of value in determining the type and stage of cirrhosis and evaluating resultant alterations in hepatic and portal hemodynamics. Such information is essential in selecting surgical candidates and determining the optimal shunt procedure.

a) Alcoholic and postnecrotic cirrhosis

The sublobular and central hepatic veins and sinusoids are the first vascular structures to be affected in alcoholic and postnecrotic cirrhosis. With progression of the disease, the constricting process also involves medium and major hepatic veins as well as intrahepatic portal branches (PIPER, 1961).

Free hepatic venography demonstrates progressive alterations in the venous system (BRITTON *et al.*, 1963; DOEHNER, 1968; KREEL, 1970; SMITH *et al.*, 1971). Rigidity, loss of normal tapering, diffuse narrowing and obstruction of vessels result from connective tissue scarring (Fig. 11 and 12). Gross irregularity, tortuosity, displacement and segmental stenoses result from distortion by hyperregenerative noduli. The vascular changes correlate well with the stage and severity of the cirrhotic process (GALMARINI *et al.*, 1969; RIQUIER *et al.*, 1969). In mild forms, there is moderate loss of peripheral branching, decreased tapering and irregular narrowing of medium sized branches. Occasionally, contrast medium penetrates the sinusoids. Reduction in number and narrowing of residual medium sized branches, as well as rigidity, loss of tapering and narrowing of major branches occur in moderately advanced cirrhosis. While these changes may be diffuse, they are more often unevenly distributed throughout the liver. In postnecrotic cirrhosis, irregular indentations and displacements of major hepatic vein branches are also seen. Advanced cirrhosis with major liver atrophy causes gross alterations of venous architecture with almost complete obliteration of the hepatic venous system (Fig. 13). Only the proximal major trunks and a few remaining branches are visualized and they are diffusely narrowed, deformed and shortened (DOEHNER, 1968).

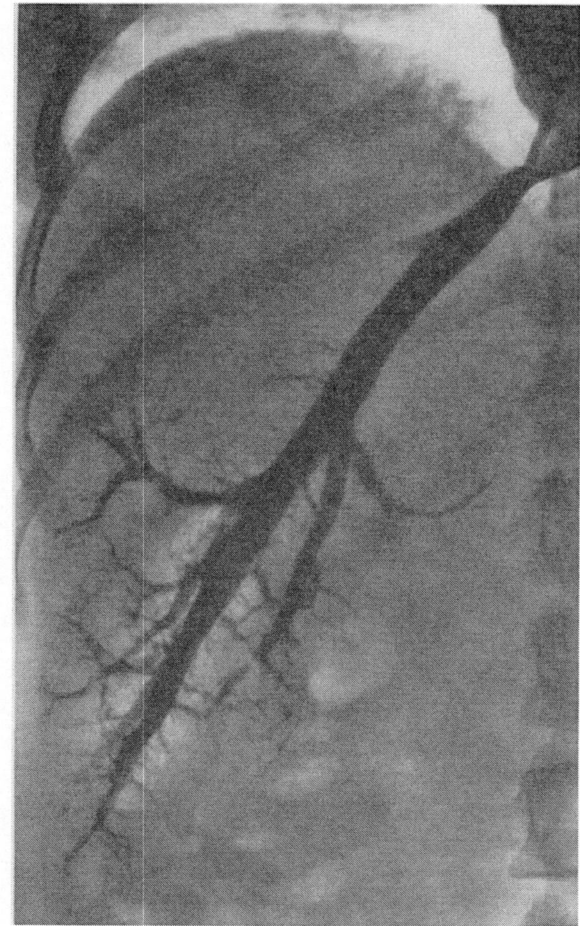

A

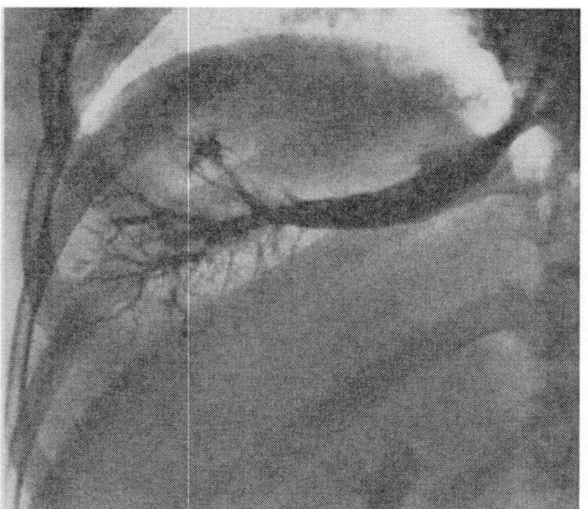

B

Fig. 11 A and B. Moderate micronodular cirrhosis. Selective venograms of (A) the main right hepatic vein and (B) the transverse right hepatic vein show deformity of venous branches by connective tissue formation and multiple small hyperregenerative noduli

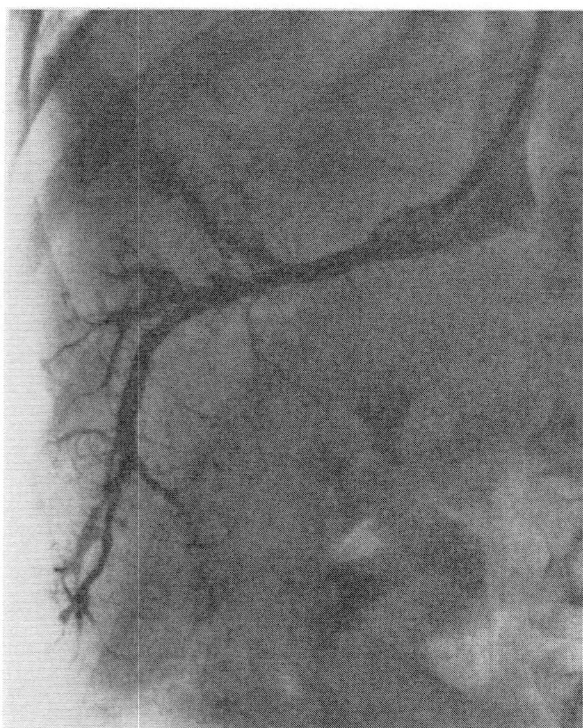

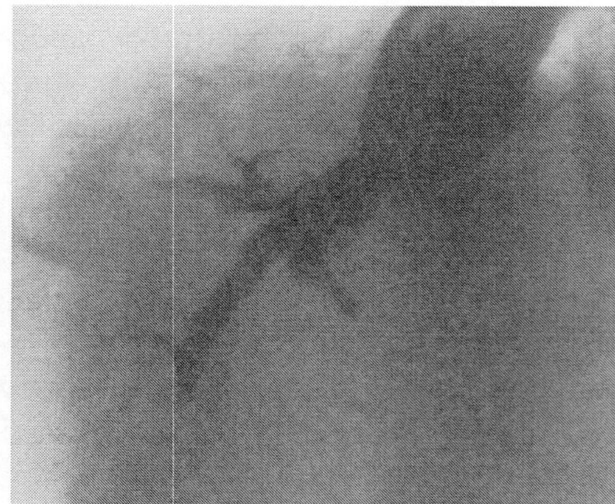

▲
Fig. 13. Advanced cirrhosis with major liver atrophy. Selective right hepatic venogram shows advanced obliteration of the hepatic venous system

◀ Fig. 12. Moderate alcoholic cirrhosis. Selective right hepatic venogram shows deformity predominantly by connective tissue formation

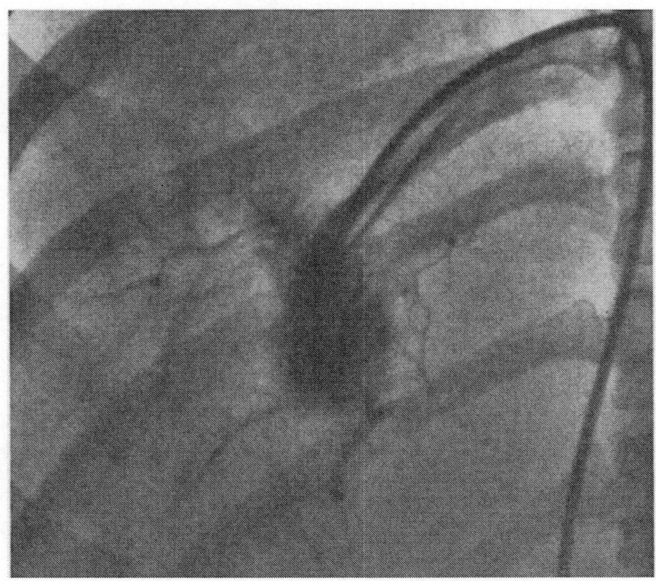

Fig. 14. Mild cirrhosis. Wedged hepatic venogram demonstrates retrograde filing of small portal branches

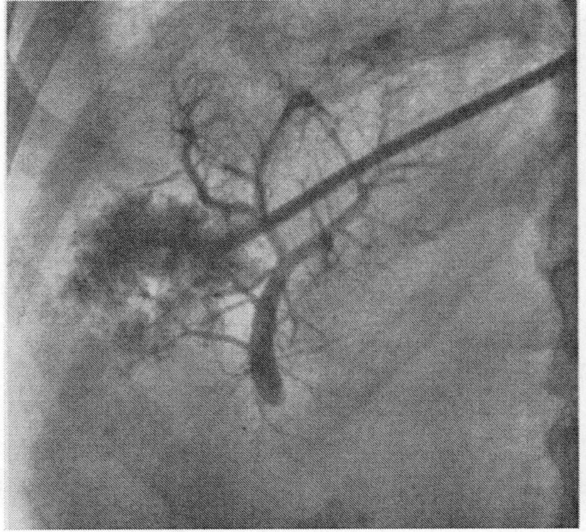

A

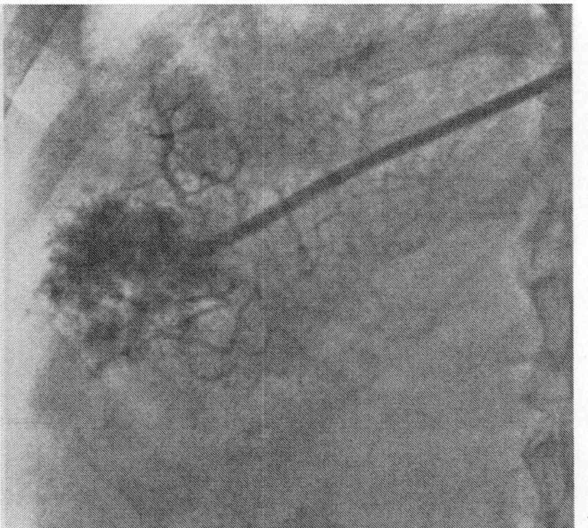

B

Fig. 15A and B. Moderate cirrhosis. Wedged hepatic venogram during injection (A) shows filling of major portal radicles. After injection (B) the flow restores and the filled portal branches wash-out into sinusoids

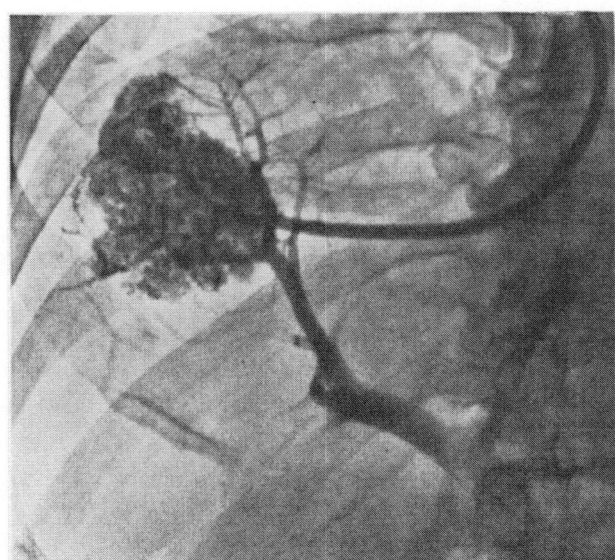

Fig. 16. Advanced micronodular cirrhosis. Wedged hepatic venogram reveals reversal of portal flow with retrograde filling of the portal vein

Wedged or percutaneous parenchymal hepatograms demonstrate changes which closely correlate with the stage of cirrhosis and resulting secondary hemodynamic alterations. The zone of sinusoidal filling around the catheter or needle tip is irregular in shape, has indistinct outlines and a nodular, mottled appearance. Scattered filling defects are due to parenchymal connective tissue deposits (KREEL, 1970; REUTER *et al.*, 1972). Their size and number permit an estimation of the local extent of hepatic fibrosis.

Demonstrated changes in hepatoportal hemodynamics are the most important diagnostic contribution of the wedged hepatograms (VIAMONTE, 1970; REUTER *et al.*, 1972). When the vascular resistance is only moderately elevated, as it is injected, the contrast medium streams retrogradely into nearby intrahepatic portal radicles (Fig. 14). As soon as the injection is over, the filled portal radicles empty antegradely in two or three seconds causing a local, moderately dense, homogenous hepatogram. With progress of the cirrhosis and further elevation of the vascular resistance, retrograde filling of the portal radicles becomes more pronounced with filling of major intrahepatic portal branches (Fig. 15). Occasionally, the liver lymphatics are visualized during injection of contrast medium as irregular, small, tortuous vessels running from the injected area to the porta hepatis and further medially to the spine (MORENO *et al.*, 1963). The washout of the filled portal branches still takes place in antegrade direction filling the sinusoids, but at a substantially decreased rate. The portal branches retain their opacity for several seconds after injection. The ensuing local hepatogram is low in density and shows an inhomogenous pattern with major defects. In advanced cirrhosis, reversal in the direction of the portal flow is often shown, the contrast medium visualizing only a few intrahepatic portal branches near the injected area but rapidly entering the portal vein and hepatofugal collaterals (Fig. 16). The coronary vein and gastroesophageal varices can often be discerned. Portal vein and collateral filling density is low due to dilution of contrast medium by nonopaque blood. The hepatofugal direction of portal flow does not change when the injection is over, all of the injected contrast medium leaving via collaterals (Fig. 17).

The demonstration of alterations in hepatoportal hemodynamics is of value in selecting the best available shunt procedure. When portal flow is all, or in major part, antegrade (hepatopetal), the end to side portacaval shunt is not indicated. Sudden interruption and diversion of all portal flow into the inferior vena cava often leads to acute hepatic ischemia and hepatic coma. Various types of a splenorenal shunt are indicated in this case for decompression of the portal system. An end to side portacaval shunt is indicated only if portal flow has become completely hepatofugal as shown by wedged hepatography (WARREN *et al.*, 1963; WARREN, 1967; VIAMONTE *et al.*, 1970; SMITH *et al.*, 1971).

Hepatic manometry helps to establish and quantitate portal hypertension. Free hepatic vein pressures are not influenced by the cirrhotic process and reveal normal values ranging from 3 to 6 mm Hg. Their occasional elevation is a reflection of the increased systemic venous pressure. Unlike the foregoing, wedged hepatic pressures are regularly elevated in cirrhosis to levels above 15 mm Hg and sometimes to 40 mm Hg or more. The corrected sinusoidal pressures representing the intrahepatic resistance to blood flow reflect the stage of the cirrhosis. Levels between 6 and 14 mm Hg indicate the presence of mild cirrhosis; between 15 and 30 mm Hg, moderate cirrhosis, and above 30 mm Hg, advanced cirrhosis. Shunt surgery is usually done in cirrhotic patients with variceal bleeding when values of the corrected sinusoidal pressure exceed 20 mm Hg (WARREN, 1967).

Inferior vena cava phlebography with manometry is a part of the pre-shunt work-up of patients with cirrhosis. The hepatic portion of the inferior vena cava is often distorted by a cirrhotic liver, particularly when there is major atrophy or large regenerative noduli

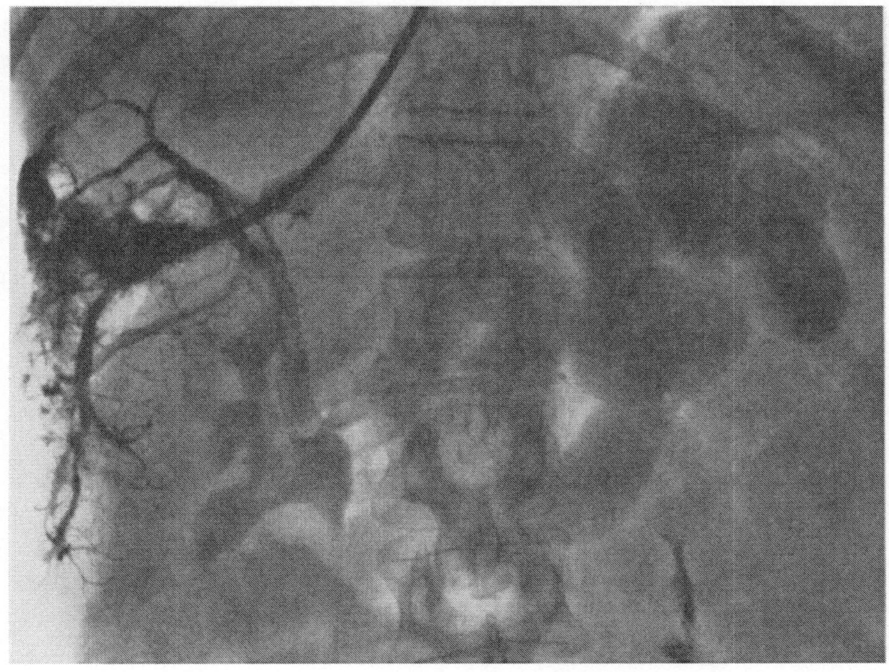

Fig. 17. Cirrhosis with complete reversal of the portal flow. Wedged hepatic venogram shows retrograde filling of the portal vein and huge varices

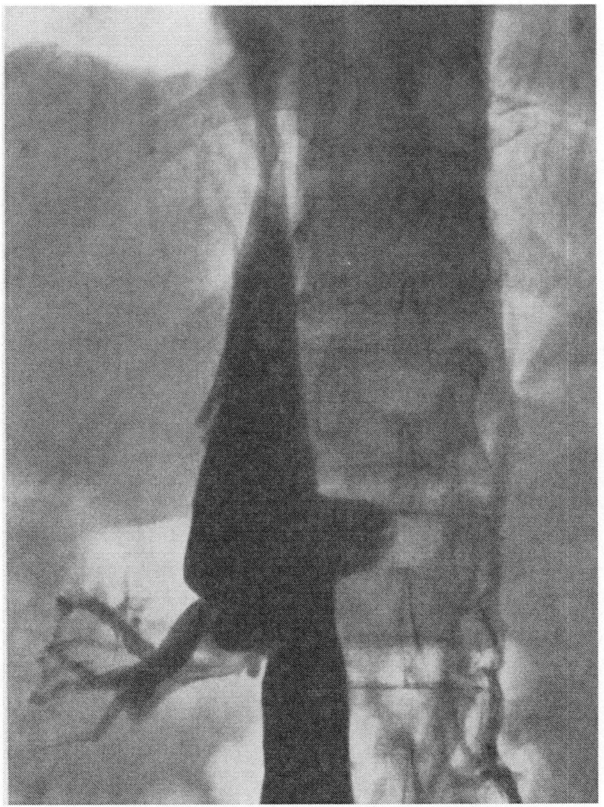

Fig. 18. Advanced atrophic cirrhosis with constriction of the upper part of the inferior vena cava. Inferior caval venogram

(Bergstrand *et al.*, 1964; Nordenström *et al.*, 1967; Petersen *et al.*, 1961; Kreel, 1970; Doehner, 1968). Inferior cavography usually shows diffuse, regular, funnel shaped narrowing of the subdiaphragmatic part of the inferior vena cava (Fig. 18). Regenerative noduli may cause marginal defects. Complete occlusion of the inferior vena cava rarely occurs with uncomplicated cirrhosis. Stenoses of the inferior vena cava have to be studied by comparing pressures below the liver to that in the right atrium. A major pressure gradient between these areas with hypertension in the lower inferior vena cava, is at once an indication of a significant stenosis, and usually a contraindication to shunt surgery. Shunting should be done only in cases with advanced portal hypertension, when there is a sufficient pressure gradient between the portal system and the inferior vena cava to insure good flow.

3. Schistosomiasis

In schistosomiasis (bilharziasis), parasitic ova embolize to the liver where they cause pylephlebitis and periphlebitis with fibrotic tissue formation and eventual obstruction of small intrahepatic vessels. Portal hypertension of presinusoidal type develops. Characteristically, the sinusoidal bed and hepatic veins are unaffected until late in the disease when progressive fibrosis has involved the whole hepatic lobulus.

Hepatic manometry and venography collectively show characteristic findings in all but the advanced stages of schistosomiasis (Hidayat *et al.*, 1971). Both free and wedged pressures remain within normal limits. Free hepatic venography reveals a normal appearing hepatic venous system with rich branching. Wedged hepatic venography demonstrates regular sinusoidal filling without penetration of the contrast medium into the portal branches, even with large volume rapid injections (Coutinho *et al.*, 1967). Washout of the injected contrast medium is delayed with slow drainage from the parenchymal deposit into hepatic veins. In very late stages of schistosomiasis, fibrosis disrupts the lobular liver architecture, giving rise to findings similar to those seen in alcoholic and postnecrotic cirrhosis.

4. Cardiogenic passive congestion of the liver

Cardiac disease with right heart failure causes passive congestion of the liver with dilatation of the hepatic veins and parenchymal changes in the centrum of lobuli. Focal necrosis and hemorrhage occur in acute congestive failure; in chronic congestion, connective tissue encircles the central veins and liver fibrosis develops. True cardiac cirrhosis with distortion of lobular hepatic architecture usually occurs only in constrictive pericarditis or longstanding incompetence of tricuspid valve.

Hepatic manometry and venography in cardiogenic liver fibrosis show findings of a suprahepatic obstruction. Both the free and wedged hepatic pressures are elevated, while the corrected sinusoidal pressure remains normal (slightly increased in advanced hepatic fibrosis). Hepatic veins are enlarged, usually well filled into the periphery, and their washout is slow (Fig. 19) (Galmarini *et al.*, 1969). In the late stages of chronic passive congestion, fibrosis may obstruct small vessels with resulting poor peripheral hepatogram. Wedged hepatogram exhibits an irregular sinusoidal deposit with varying degrees of retrograde portal filling during injection (Fig. 20) (Moreno *et al.*, 1963). After the injection, there is antegrade flow and a substantially delayed washout. In advanced congestion, hepatic lymphatics can even be seen draining contrast medium to the cysterna chyli.

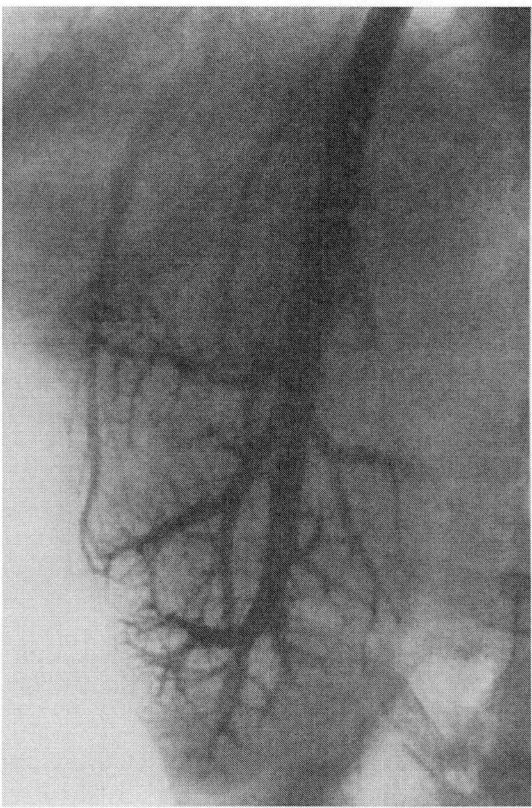

Fig. 19. Mild cardiogenic liver fibrosis. Selective right hepatic venogram shows good filling and slight distention of hepatic veins

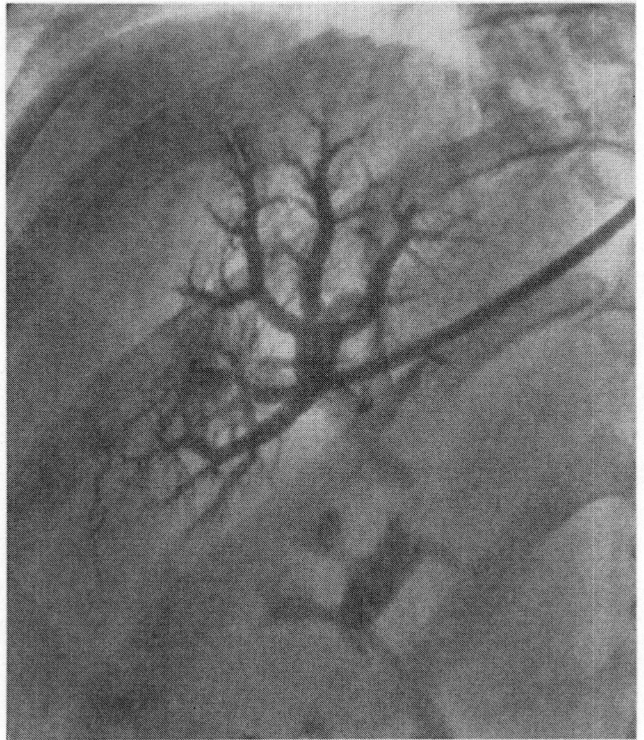

Fig. 20. Cardiogenic liver fibrosis. Wedged hepatic venogram reveals irregular sinusoidal filling and reflux into major portal radicles

5. Extrahepatic portal vein obstruction

Obstruction of the extrahepatic part of the portal vein may have variable causes, including congenital anomalies, pylephlebitis, trauma and primary or metastatic tumors. It is diagnosed by various techniques or portal venography.

Hepatic manometry and venography can be of help in evaluation of extrahepatic portal vein obstruction, particularly of the status of the liver. Both the free and wedged hepatic pressures remain within normal limits in portal vein obstruction without coexisting liver disease. Free hepatic venography is also normal. The wedged hepatogram reveals normal sinusoidal filling but marked reflux into intrahepatic portal radicles during the injection. The speed of the washout depends on the degree of development of hepatopetal collateral circulation. In patients with poorly developed collaterals, it can be substantially delayed with contrast medium persisting in the portal radicles (Viamonte, 1970).

6. Hepatic tumors

Hepatic tumors, depending mainly on their nature, cause various changes of hepatic veins.

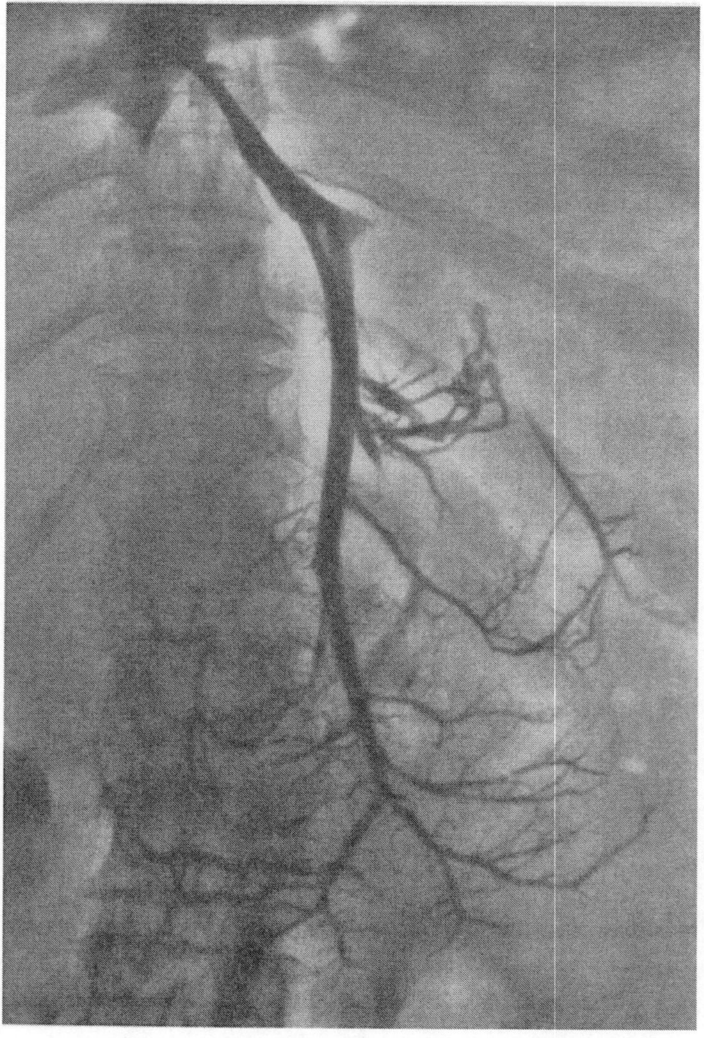

Fig. 21. Multiple small liver metastases of the breast carcinoma. Selective left hepatic venogram shows narrowing of the left main vein, occlusions of medium sized branches and displacement of peripheral branches

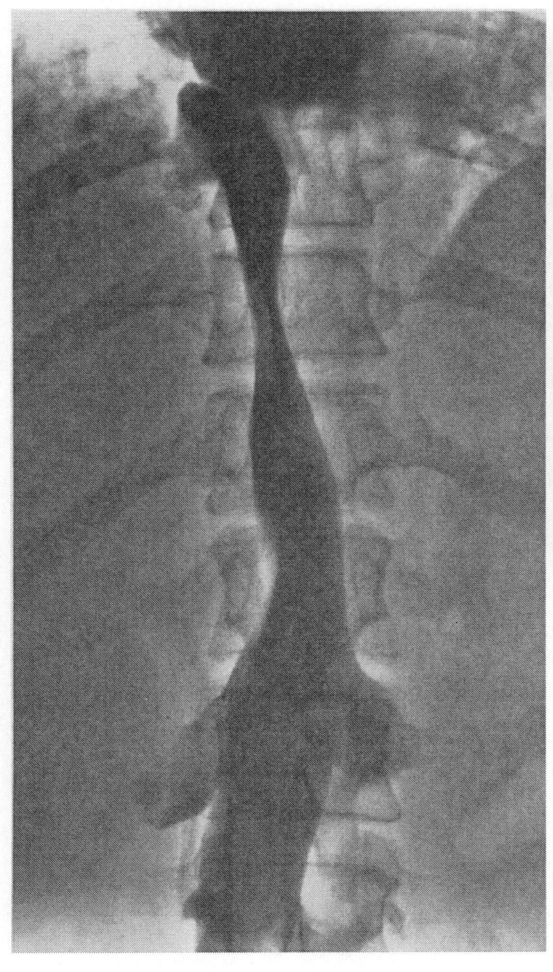

Fig. 22

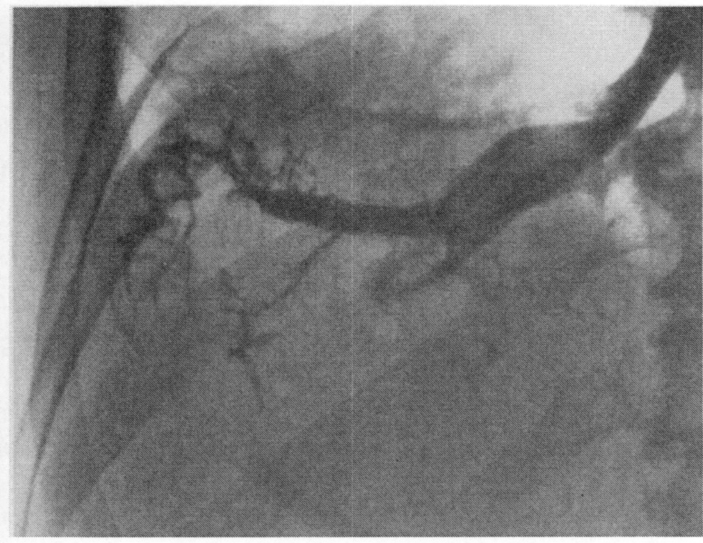

Fig. 24

Fig. 22. Multiple liver metastases from the colon carcinoma. Inferior caval venogram shows deformity and narrowing of the hepatic part of the inferior vena cava

Fig. 23. Hepatoma in the upper part of the left liver lobe. Selective left hepatic venogram shows localized tumor invasion into the left main vein

Fig. 24. Hepatoma in the right liver lobe. Selective right hepatic venogram shows occlusion of the main vein

Fig. 25. Hepatoma in the right liver lobe. Wedged hepatic venogram shows vascular lake and small tumor vessel

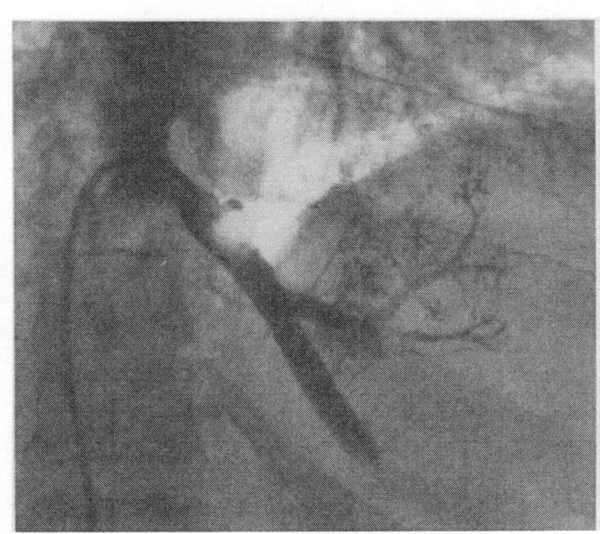

Fig. 23

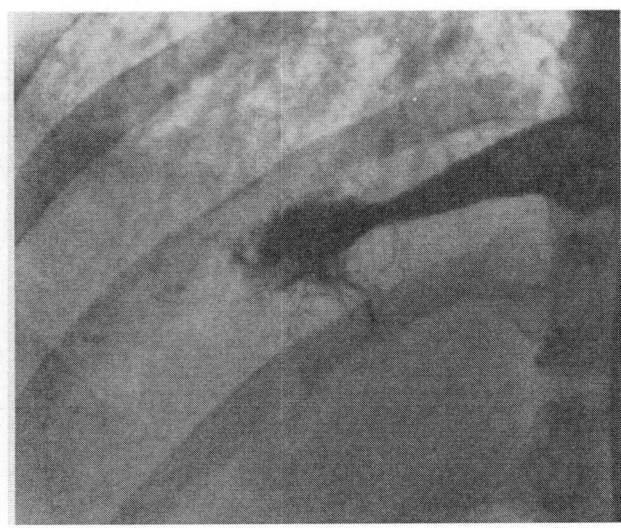

Fig. 25

Benign tumors are demonstrated on the *free hepatic venograms* as avascular areas with smooth compression and regular displacement of the surrounding branches (RIQUIER *et al.*, 1969). Depending on the size and location of the tumor, smaller or larger branches are affected and a large cyst may displace and narrow even the inferior vena cava. In a longstanding major cyst, the displaced branches are often diffusely thinned and crowded together because of atrophy of the liver parenchyma.

Metastatic tumors and particularly multiple metastases reaching 2 cm or more in diameter reveal typical changes on the *free hepatic venograms* (HELANDER *et al.*, 1958; HABIGHORST *et al.*, 1964; NORHAGEN, 1963). They are seen as avascular areas with mass effects on the surrounding branches. The smaller branches exhibit curved displacement, major vessels reveal rounded indentations bulging into their lumen (DOEHNER, 1968). The deformed vessels have often irregular outlines and occlusions of branches occur with their irregular cut-off (Fig. 21). With large metastases multiple veins become obstructed and hepatograms consist only from few deformed major branches. The inferior vena cava is often also deformed and narrowed with multiple large metastases (Fig. 22) (DOEHNER, 1968; HIPPONA *et al.*, 1969; KREEL, 1970).

Hepatomas, with their high tendency of intravascular growth, cause early changes of the compliant hepatic veins (BOUCHIER *et al.*, 1964). *Free hepatic venograms* show irregular narrowing of the surrounding branches due to tumor invasion and often irregular cut off of medium sized or even large branches (Fig. 23). No retrograde filling of the rich vasculature inside the tumor appears because of the high out-flow from the tumor. Vascular occlusions often progress and involve main hepatic veins or inferior vena cava

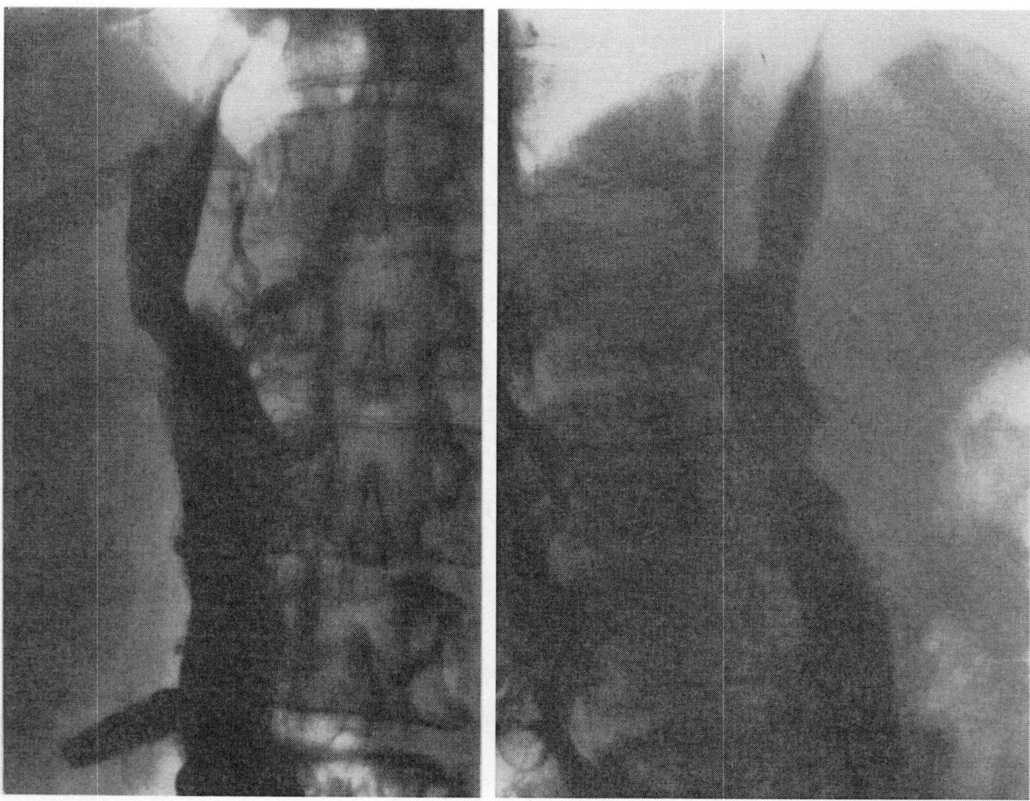

Fig. 26 A and B. Hepatoma with invasion into the inferior vena cava. Inferior caval venograms in anteroposterior (A) and lateral projection (B) show displacement and irregular marginal defects in the upper part of the inferior vena cava

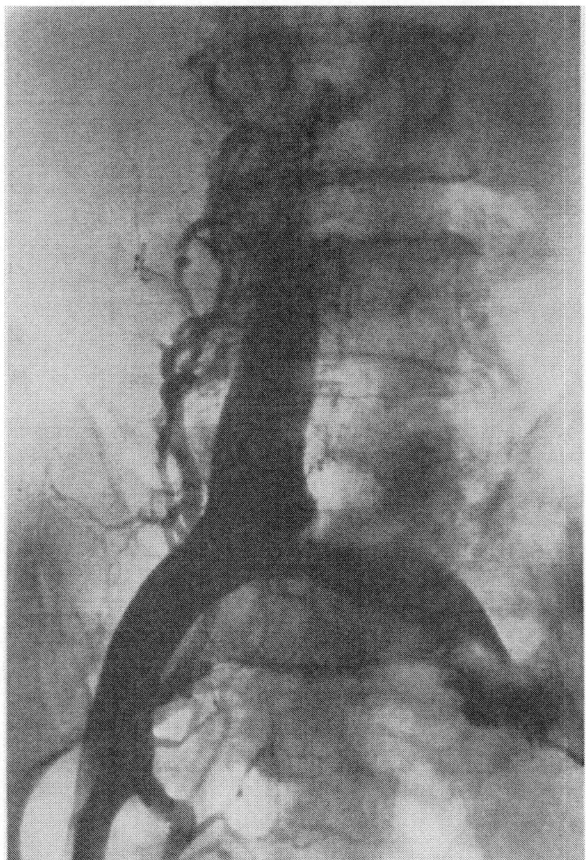

Fig. 27. Hepatoma with extention in the inferior vena cava. Inferior caval venogram shows occlusion of the upper and middle part of the inferior vena cava

(Figs. 24, 26, 27). They may be due to direct intravenous tumor growth or secondary thrombosis. *Wedged hepatic venograms* with injection of contrast medium into the tumor demonstrate bizarre pictures with filling of irregular vascular structures (Fig. 25) (BOUCHIER *et al.*, 1964; SCHLANT *et al.*, 1963; RAMSAY *et al.*, 1968). The injected contrast medium may persist extravasating into the tumor or drain into the patent hepatic veins or in the portal vein in case of the hepatic vein obstruction.

References

BERGSTRAND, I., EKMAN, C.-A., KÖHLER, R.: Inferior Venacaval Obstruction in Hepatic Cirrhosis. Acta Radiol. **2**, 1–8 (1964)

BIERMAN, H.R., KELLY, K.H., WHITE, L.P., COBLENTZ, A., FISHER, A.: Transhepatic Venous Catheterization and Venography. J. amer. med. Ass. **158**, 1331–1334 (1955)

BOUCHIER, I.A.D., LESSOF, L.: Primary Carcinoma of the Liver: Its Diagnosis by Radiographic Techniques. Brit. J. Radiol. **37**, 34–37 (1964)

BRINK, A.J., BOTHA, D.: Budd-Chiari Syndrome: Diagnosis by Hepatic Venography. Brit. J. Radiol., **28**, 330–331 (1955)

BRITTON, R.C., BROWN, C.H., SHIREY, E.K.: Intrahepatic Veno-Occlusive Disease in Cirrhosis with Chronic Ascites: Diagnosis by Hepatic Phlebography and Results of Surgical Treatment. Ann. Surg., **158**, 370–382 (1963)

BURKO, H., KLATTE, E.C.: Renewed Interest in Gases for Contrast Roentgenography. Amer. J. Roentgenol. **99**, 645–659 (1967)

CELIS, A., VILLALOBOS, M.E., DEL CASTILLO, H., ESPINOSA, J.F.: Roentgenographic Opacity of the Hepatic Circulation. Amer. J. Roentgenol. **74**, 1089–1095 (1955)

CLAIN, D., FRESTON, J., KREEL, L., SHERLOCK, S.: Clinical Diagnosis of the Budd-Chiari Syndrome. Amer. J. Med. **43**, 544–553 (1967)

COLLINS, J.R., VIX, V.A.: Hepatic Vein Visualization by Intravenous Carbon Dioxide Injection. Radiology **89**, 864–867 (1967)

COUTINHO, S.G., SAAD, E.A., DA SILVA, J.R.: Segmental Hepatic Angiography. Amer. J. Dig. Dis. **12**, 685–695 (1967)

DEIMER, E.: Die perkutane Hepatographie. Fortschr. Roentgenstr. **114**, 84–102 (1971)

– WENZL, M.: Zur röntgenologischen Analyse des Budd-Chiari-Syndroms. Fortschr. Röntgenstr. **117**, 241–249 (1972)

DOCKRAY, K.T., BURNS, R.R., MOORE, J.: Capnohepatography: Intravenous Retrograde Gas Angiography of Liver Veins with Carbon Dioxide. Radiology **85**, 740–742 (1965)

DOEHNER, G.A.: The Hepatic Venous System. Its Normal Roentgen Anatomy. Radiology **90**, 1119–1123 (1968)

– The Hepatic Venous System. Its Pathologic Roentgen Anatomy. Radiology **90**, 1124–1131 (1968)

ELIAS, H., SHERRICK, J.C.: Morphology of the Liver. New York: Academic Press 1969

FEINGOLD, M.L., LITWAK, R.L., GELLER, S.S., BARON, M.M.: Budd-Chiari Syndrome Caused by a Right Atrial Tumor. Arch. Intern. Med. **127**, 292–295 (1971)

FERRIS, E.J., HIPONA, F.A., KAHN, P.C., PHILLIPS, E., SHAPIRO, J.H.: Venography of the Inferior Vena Cava and Its Branches. Baltimore: Williams & Wilkins 1969

GALMARINI, D., RIQUIER, G., FASSATI, L.R., TRIVELLINI, G., ZANOLI, P.G.: The Value of angiographic Methods in Diagnostic Assessment of Liver Damage in Portal Hypertension. S. Afr. med. J. **43**, 743–746 (1969)

GLICKMAN, M.G., HANDEL, S.F.: Opacification of Hepatic Veins During Celiac and Hepatic Angiography. Radiology **103**, 565–571 (1972)

HABIGHORST, L.V., WELKER, H., ZEITLER, E.: Vergleichende postmortale Untersuchungen zur Leberangiographie. Fortschr. Roentgenstr. **101**, 681–701 (1964)

HALES, M.R., SCATLIFF, J.H.: Thrombosis of the Inferior Vena Cava and Hepatic Veins (Buss-Chiari Syndrome). Ann. Intern. Med. **65**, 768–780 (1966)

HAVERLING, M.: Balloon Catheters and Their Percutaneous Insertion into the Vascular System. Acta. Radiol. **10**, 209–217 (1970)

HELANDER, C.G., LINDBOM, A.: Venography of the Inferior Vena Cava. Acta Radiol. **52**, 257–268 (1959)

– JONSSON, L., LARSSON, L.-G., LINDBOM, A., ÖDMAN, P.: Venographic and Scintillographic Demonstrations of Liver Metastases. Acta Radiol. **50**, 533–542 (1958)

HIDAYAT, M.A., WAHID, H.A.: A Study of the Vascular Changes in Bilharzic Hepatic Fibrosis and their Significance. Surg. Gynec. Obstet. **132**, 997–1004 (1971)

HIPONA, F.A., FERRIS, E.J., PICK, R.: Capnocavography: A New Technic for Examination of the Inferior Vena Cava. Radiology, **92**, 606–609 (1969)

KREEL, L.: Vascular Radiology in Liver Disease. Postgrad. Med. J. **46**, 19–31 (1970)

– FRESTON, J.W., CLAIN, D.: Vascular Radiology in the Budd-Chiari Syndrome. Brit. J. Radiol. **40**, 755–759 (1967)

MICHELS, N.A.: Blood Supply and Anatomy of the Upper Abdominal Organs. Philadelphia: J.B. Lippincott 1955

MORENO, A.H., RUZICKA, F.F., ROUSSELOT, L.M., BURCHELL, A.R., BONO, R.F., SLAFSKY, S.F., BURKE, J.H.: Functional Hepatography. Radiology **81**, 65–79 (1963)

NEY, H.R.: Die Kontrastdarstellung der Lebervenen im Röntgenbild. Fortschr. Röntgenstr. **86**, 302–309 (1957)

– Röntgenologischer Nachweis portovenöser und intervenöser Nebenschlüsse in der Leber. Acta Radiol. **49**, 227–232 (1958)

NORDENSTRÖM, B.: Balloon Catheters for Percutaneous Insertion into the Vascular System. Acta. Radiol. **58**, 411–416 (1962)

– NORHAGEN, A.: Calibre of the Inferior Vena Cava in Cirrhosis of the Liver. Acta. Radiol. **6**, 65–80 (1967)

NORHAGEN, A.: Selective Angiography of the Hepatic Veins. Acta Radiol., Suppl. **221**, Stockholm 1963

PETERSEN, O., TYGSTRUP, N., WINKLER, K.: Roentgen Examination of the Inferior Vena Cava in Chronic Hepatic Disease. Acta Radiol. **55**, 97–102 (1961)

PIPER, D.W.: A Radiographic Study of the Portal and Hepatic Venous System in Cirrhosis of the Liver. Amer. J. Dig. Dis. **6**, 499–510 (1961)

POLLARD, J.J., NEBESAR, R.A.: Altered Hemodynamics in the Budd-Chiari Syndrome Demonstrated by Selective Hepatic and Selective Splenic Angiography. Radiology **89**, 236–243 (1967)

RAMSAY, G.C., BRITTON, R.C.: Intraparenchymal Angiography in the Diagnosis of Hepatic Veno-Occlusive Disease. Radiology **90**, 716–726 (1968)

RAPPAPORT, A.M.: Hepatic Venography. Acta Radiol. **36**, 165–171 (1951)

– HOLMES, R.B., STOLBERG, H.O., MCINTYRE, J.L., BAIRD, R.J.: Hepatic Venography. Gastroenterology **46**, 115–127 (1964)

REUTER, S.R., REDMAN, H.C.: Gastrointestinal Angiography. Philadelphia: W.B. Saunders 1972

RIQUIER, G., GALMARINI, D., ZANOLI, P.G., FASSATI, L.R., TRIVELLINI, G.: Hepatic Phlebography in Liver Aliments. S. Afr. med. J. **43**, 729–733 (1969)

RÖSCH, J., LAKIN, P.C., ANTONOVIC, R., DOTTER, C.T.: Transjugular Approach to Liver Biopsy and Transhepatic Cholangiography. Fortschr. Röntgenstr. **119**, 653–661 (1973)

RÖSCH, J., ANTONOVIC, R., DOTTER, C.T.: Transjugular approach to the liver, billiary system and portal circulation. Amer. J. Roentgenol. **125**, 602–608 (1975)

RUZICKA, F.F., CARILLO, F.J., D'ALESSANDRO, D., ROSSI, P.: The Hepatic Wedge Pressure and Venogram, vs. the Intraparenchymal Liver Pressure and Venogram. Radiology **102**, 253–258 (1972)

SCHAFFNER, F., GADBOYS, H.L., SAFRAN, A.P., BARON, M.G., AUFSES, A.H. JR.: Budd-Chiari Syndrome Caused by a Web in the Inferior Vena Cava. Amer. J. Med. **42**, 838–843 (1967)

SCHIFF, L., WATSON, C.J.: Diseases of the Liver. Second Edition. Philadelphia: J.B. Lippincott 1963

SCHLANT, R.C., GALAMBOS, J.T., SHUFORD, W.H., RAWLS, W.J., WINTER, T.S., EDWARDS, F.K.: The Clinical Usefulness of Wedged Hepatic Venography. Amer. J. Med. **35**, 343–349 (1963)

SEDGWICK, C.E., POULANTZAS, J.K., MCDERMOTT, W.V. JR.: Portal Hypertension. Boston: Little, Brown and Co. 1967

SMITH, G.W., WESTGAARD, T., BJÖRN-HANSEN, R.: Hepatic Venous Angiography in the Evaluation of Cirrhosis of the Liver. Ann. Surg. **173**, 469–480 (1971)

TORI, G.: Hepatic Venography in Man. Acta Radiol. **39**, 89–97 (1953)

– SCOTT, W.G.: Experimental Method for Visualization of the Hepatic Vein—Venous Hepatography. Amer. J. Roentgenol. **70**, 242–246 (1953)

VIAMONTE, M. JR.: Angiographic Investigations in Portal Hypertension. Surg. Gynec. Obstet. **130**, 37–53 (1970)

– WARREN, W.D., FOMON, J.J.: Liver Panangiography in the Assessement of Portal Hypertension in Liver Cirrhosis. Radiol. Clin. N. Amer. **8**, 147–167 (1970)

WARREN, W.: Preoperative Assessment of Portal Hypertension. Ann. Surg. **165**, 999–1012 (1967)

– RESTREPO, J.E., RESPESS, J.C., MULLER, W.H.: The Importance of Hemodynamic Studies in Management of Portal Hypertension. Ann. Surg. **158**, 387–404 (1963)

E. Transumbilikale Portohepatographie

von

B. Mateev und W. Wirbatz*

I. Einleitung

Die transumbilikale Portohepatographie beruht auf einer Freilegung und Bougierung der V. umbilicalis mit nachfolgender Einführung eines Katheters in die V. portae. Von dort erfolgt die Kontrastdarstellung der Leber.

DOVINER (1954) berichtete über die Möglichkeit einer Darstellung des Portalsystems über die V. umbilicalis. Er führte nur postmortal angiographische Untersuchungen durch. GONZÁLES-CARBALHÁES (1959) hat nach Voruntersuchungen an Leichen die transumbilikale Portohepatographie in die klinische Praxis eingeführt.

In den nächsten Jahren folgten eine Reihe von Veröffentlichungen aus verschiedenen Ländern: Vereinigte Staaten (BAYLI u. GONZÁLES-CARBALHÁES, 1964; CHRISTOPHERSEN u. JACKSON, 1967; KESSLER u. ZIMMON, 1966, 1967; PICCONE u. Mitarb., 1967, 1968; POCHACZEVSKY u.Mitarb., 1970; RACHLIN u.Mitarb., 1970), Sowjetunion (NIKOLSKI, 1965; OSTROVERCHOV u. NIKOLSKIJ, 1964; OSTROVERCHOV u. Mitarb., 1964; SUVOROVA u. Mitarb., 1968; VICIN u. Mitarb., 1968), Kanada (DUBUC u. Mitarb., 1965; LAVOIE u. VIALLET, 1965; WHITE u. Mitarb., 1966), deutschsprachige Länder (KÜNZLI, 1967; WIRBATZ u.Mitarb., 1968, 1969; WIRBATZ, 1971; MATEEV u. Mitarb., 1968, 1969, 1969a, 1970, 1970a, 1971; MATEEV, 1972; ZIMMERMANN u. Mitarb., 1969), Italien (ROBERTI u. Mitarb., 1963; STORTI u. Mitarb., 1966; CHIANDUSSI u. Mitarb., 1967; PATRASSI u. Mitarb., 1968; MATTEO u. Mitarb., 1969), Polen (REMIGOLSKI, 1967; JACH u. REMIGOLSKI, 1967), Holland (SPEYER, 1969), Belgien (BOLLAERT u. Mitarb., 1970; LAMBILLIOTTE u. Mitarb., 1970), Griechenland (OECONOMOS u. Mitarb., 1970), Bulgarien (GOSPODINOV u. DIMITROV, 1966), Rumänien (BURLUI u. TEJU, 1966), Israel (MAN u. Mitarb., 1968) und Australien (WATTS u. DOUGLAS, 1971).

Die Darstellung des Portalsystems über die V. umbilicalis hat sich jedoch bisher kaum in der klinischen Praxis eingebürgert. Die meisten der zitierten Autoren beschreiben eine Technik, bei der die Kontrastmittelinjektion nicht in den Hauptstamm der V. portae, sondern in einen ihrer Äste oder in die V. umbilicalis erfolgt. Dies führt bei Patienten mit normalem Portaldruck zu einer partiellen Leberdarstellung. Es stellt sich vorwiegend der Leberabschnitt dar, in dem sich die Katheterspitze befindet. Dadurch kann die Interpretation eines krankhaften Befundes erschwert oder sogar unmöglich sein.

Durch eigene röntgenanatomische Untersuchungen ist es gelungen, eine Methode zu erarbeiten, die es praktisch routinemäßig gestattet, den Stamm der Pfortader mit einem speziell geformten Katheter zu erreichen. Da auf diese Weise auch die prähepatischen Pfortaderverzweigungen erreichbar sind, wurde eine Untersuchungstechnik zur Sondierung dieser Venen entwickelt.

Besonders die Fortschritte der Gefäß- und Leberchirurgie erfordern eine exakte morphologische Diagnostik, bei der diese relativ junge radiologische Untersuchungsmethode angewendet werden kann.

---

* Die Textabschnitte I; II 1, 2, 3; III 1 b, c, 2, 3, 4; IV 1, 2a, b, 3a sind von B. MATEEV und die Textabschnitte II 4; III 1 a, d; IV 3 b, c von W. WIRBATZ.

II. Anatomische Grundlagen der transumbilikalen Katheterisierung der V. portae

Um eine transumbilikale Sondierung der V. portae bei Patienten zu erreichen, mußten die topographischen Beziehungen zwischen der V. umbilicalis, dem linken Hauptast und dem Hauptstamm der V. portae dreidimensional geklärt werden. Nach den ersten Sondierungen der V. portae haben wir erkannt, daß der Katheterweg sehr verschiedenartig verläuft. Das erschwerte die Durchführung der Röntgenuntersuchung. Aus diesem Grunde wurden postmortal über die V. umbilicalis Ausgußpräparate des Portalsystems und gleichzeitig Röntgenaufnahmen in situ angefertigt.

1. Herstellungstechnik der Ausgußpräparate in situ in Kombination mit Röntgenaufnahmen[1]

Es wurden 28 Ausgußpräparate der Leber angefertigt. Bei 7 der 28 Präparate wurden auch die prähepatischen Venen gefüllt. Diese Präparate sollten es ermöglichen, ein dreidimensionales Bild von der V. portae und der zu ihr führenden Venen zu erhalten.

Durch einen Mittellinienschnitt rechts vom Nabel wurde die Bauchhöhle eröffnet. Die V. portae wurde in ihrem mittleren Teil ligiert, dann das Ligamentum falciforme hervorgezogen, die Nabelvene freipräpariert und bougiert. Die Bougierung erfolgte nach den gleichen Prinzipien wie am Lebenden (vgl. III, 1a). Anschließend wurde die V. portae von der V. umbilicalis aus mit Kunststoffmasse gefüllt.

Die Korrosionspräparate wurden aus dem von ARTELT u. MATTHIAS (1961) entwickelten „Piacryl ASM" und später verbesserten „Kallocryl M" (MATTHIAS) hergestellt. „Kallocryl M", ein kaltpolymerisierender Stoff, besteht aus einem Ester der Methakrylsäure mit Alkoholen. Der Monomerester (Flüssigkeit) wurde mit dem Polymer (Pulver) gemischt. Diese Kunststoffmasse ist für die Röntgenstrahlen durchlässig. Um die Röntgenaufnahmen mit den Präparaten vergleichen zu können, wurde dem Polymerpulver Bleidioxyd zugefügt. Nach einer Quellzeit von 25–30 min wurde eine Viskosität erreicht, die nur eine Füllung der größeren Gefäße zuließ. Diese kontrastgebende Kunststoffmasse wurde langsam mit einer Spindeldruckspritze injiziert, gleichzeitig die vollständige Füllung durch Palpation der V. portae und der prall-elastisch gefüllten Leber kontrolliert.

Durch das Ansatzstück der Spritze wurde ein Polyäthylenkatheter in den Ramus ventroflexus eingeführt, der das Abbrechen der V. umbilicalis während der Korrosion verhindert. Das proximale Ende der Nabelvene wurde mit einem Metallklipp markiert und in seiner natürlichen Lage an der Bauchwand fixiert.

Nach Verschluß der Bauchdecke wurden die Röntgenaufnahmen angefertigt. Die Leichen lagen zunächst auf dem Rücken. Die Röntgenröhre wurde bei vertikalem Strahlengang auf die V. portae zentriert. Filmgröße 30/40, Universalfolien, Fokus-Filmabstand 70 cm, Belichtungszeit 5–7 sek bei 70 kV. Es folgte eine zweite Aufnahme in Rechtsseitenlage. Diese Röntgenaufnahmen ermöglichten später die genaue räumliche Einstellung der Präparate, so wie sie sich in situ befunden hatten. Die topographischen Verhältnisse wurden abschließend durch gleichzeitiges Betrachten der Röntgenaufnahmen und der Präparate beurteilt.

2. Ableitung des Katheterweges aus den Ausgußpräparaten

Neuere Erkenntnisse der Leberanatomie bewiesen auch für dieses Organ einen segmentalen Aufbau (BERGSTRAND, 1957; COUINAUD, 1957; ELIAS, 1963, 1970; ELIAS u. PETTY, 1952; GANS, 1955; HEALEY u. SCHROY, 1953; HJORTSJÖ, 1948, 1951, 1956; MCINDOE u. COUNSELLER, 1927; PLATZER u. MAURER, 1966; WIRBATZ u. Mitarb., 1968, 1969). Wir haben die von HJORTSJÖ vorgeschlagene Nomenklatur mit kleinen Änderungen übernommen (Abb. 1).

Von wesentlicher Bedeutung für die Sondierung der V. portae sind genaue Kenntnisse der in Abb. 1 dargestellten topographischen Verhältnisse der V. umbilicalis (12), des

[1] Die Untersuchungen sind am Sektionsmaterial des II. Pathologischen Instituts des Städtischen Klinikum Berlin-Buch, gemeinsam mit dem Leiter des Institutes, Prosektor Dr. G. BAUCKE, unter Mitarbeit des Präparators W. RICHTER durchgeführt worden.

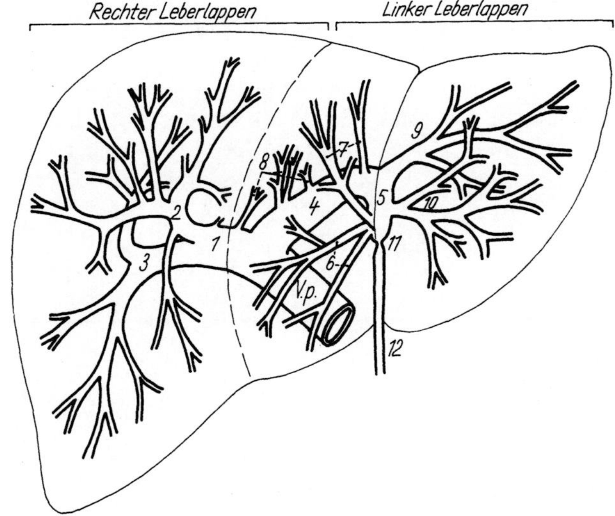

Abb. 1. Abzweigung der V. portae

1	Ramus principalis dexter	rechter Leberlappen
2	Ramus ventrocranialis	
3	Ramus dorsocaudalis	
4	Ramus principalis sinister	linker Leberlappen
5	Ramus ventroflexus	
6	Rami ventrales	
7	Rami centrales	
8	Rami dorsales	
9	Ramus dorsolateralis	
10	Ramus ventrolateralis	
11	Sphinkter	
12	V. umbilicalis	

Ramus ventroflexus (5) und des Ramus principalis sinister (4) zur V. portae. Von Bedeutung sind auch der Ramus dorsolateralis (9) und die Rami centrales (7) des linken Leberlappens. Der Katheter muß zwei ständig vorhandene Krümmungen überwinden. Die erste Krümmung wird vom Ramus ventroflexus (5) und dem Ramus principalis sin. (4), die zweite Krümmung vom Ramus principalis sin. und der V. portae gebildet.

Die Länge des Ramus ventroflexus und des Ramus principalis sin. sowie die Winkel zwischen Ramus ventroflexus, Ramus principalis sin. und V. portae können in breiten Grenzen variieren. Es ließen sich Mittelwerte bestimmen, die in der Mehrzahl der Fälle vorliegen (Mateev, 1972).

Die Mittelwerte wurden aus Tabelle 1 berechnet.

In Tabelle 2 und 3 sind die durchschnittliche maximale und minimale Länge und Stärke des Ramus ventroflexus und des Ramus principalis sin. angegeben. Die Länge des Ramus principalis sin. variiert zwischen 12 und 44 mm bei durchschnittlicher Länge von 31,4 mm und die des Ramus ventroflexus zwischen 1,1 und 50,6 mm bei einer durchschnittlichen Länge von 25 mm.

Die minimalen und maximalen Werte der Winkel zwischen dem Ramus ventroflexus, dem Ramus principalis sin. und dem Ramus principalis dex. sind in Tabelle 4 zusammengestellt.

Eine Vorstellung über die mittleren Werte gibt das Präparat in Abb. 2a und b: Auf der Skizze ist mit einer unterbrochenen Linie der Katheterweg bei der Durchführung einer Portographie gezeigt. Das Präparat ist en face abgebildet, so, wie die Leber in situ liegt (a). Die Winkel zwischen V. umbilicalis, Ramus ventroflexus, Ramus principalis sin. und V. portae muß die Katheterspitze durchlaufen. Die zusätzliche Abweichung zur V. portae ist besser in Seitenansicht erkennbar (b). Das Präparat ist so weit nach rechts gedreht, daß der Ramus principalis sin. orthograd zur Darstellung kommt. Der hepatoproximale Teil der V. umbilicalis, der Ramus ventroflexus und der Ramus principalis sin. liegen etwa in einer Ebene, nicht aber die V. portae. Sie bildet mit dieser „Ebene" einen weiteren Winkel, der nur an Ausgußpräparaten – also dreidimensional – erkennbar ist. Er variiert von 0–95°, bei einem Mittelwert von 48°.

Nur bei einem stumpfen Winkel zwischen Ramus principalis sin. und V. portae sind die Voraussetzungen gegeben, daß ein nicht geformter weicher Polyäthylen-Katheter in die V. portae gelangen kann (Abb. 3). Diese Möglichkeit besteht jedoch lediglich in einem kleinen Prozentsatz der Fälle (in unserem Material bei 5 von 28 Ausgußpräparaten).

Tabelle 1. Zusammenfassung der anatomischen Studien über Form und Verlauf der Portaläste, die bei der transumbilikalen Katheterisierung der V. portae von Bedeutung sind. Ergebnisse von 28 Ausgußpräparaten

Nr.	Name	Alter	Geschlecht	Körpertyp	Länge bzw. Stärke in mm		Winkel in Grad zwischen			
					Ramus princ. sin.	Ramus ventroflexus	Ramus princ. sin. und Ramus princ. dex.	V. portae und Ramus princ. sin.	Ramus princ. sin. und Ramus ventroflexus	V. portae und der „Ebene", in der sich R. v. fl. und R. pr. s. befinden
1	–	–	♀	–	25/7	25/7	135	50	120	30
2	–	–	♀	–	37/8	18/7	150	55	60	40
3	–	–	♂	–	22/7	20/5	145	75	70	90
4	W. O.	61	♀	A.	21/11	32/9	75	110	75	30
5	Sch. A.	67	♂	L.	25/11	26/9	180	30	85	35
6	H. H.	64	♀	A.	38/12	21/12	180	45	80	5
7	Sch. E.	62	♀	P.	32/10	22/10	105	115	85	35
8	N. M.	74	♀	L.	20/18	25/8	150	80	90	40
9	H. E.	69	♀	P.	28/10	20/8	180	65	85	40
10	B. F.	87	♀	L.	25/8	22/9	70	125	80	0
11	S. E.	71	♀	L.	31/12	22/10	105	115	60	35
12	Sch. W.	67	♂	A.	37/11	37/10	75	100	100	60
13	K. E.	61	♂	P.	40/6	20/6	80	100	110	50
14	Sch. O.	82	♂	L.	40/9	18/12	110	110	105	90
15	D. M.	73	♂	L.	25/8	25/7	100	70	70	45
16	R. A.	87	♀	L.	20/10	1/12	135	70	85	10
17	Ph. H.	75	♂	L.	27/7	21/9	110	95	90	65
18	S. R.	78	♂	A.	11/10	46/9	125	125	80	50
19	P. A.	60	♂	L.	20/13	5/10	170	70	130	30
20	Sch. E.	76	♀	A.	22/9	21/5	80	115	75	65
21	W. Cl.	76	♀	P.	37/10	20/9	180	75	60	30
22	N. N.	67	♀	A.	28/8	23/9	115	85	50	40
23	G. A.	54	♀	L.	30/7	27/10	170	75	50	30
24	L. S.	61	♀	L.	35/8	34/5	110	90	40	80
25	Th. E.	87	♀	P.	35/8	6/9	110	90	140	50
26	K. E.	68	♀	L.	20/9	26/10	105	105	65	60
27	P. K.	73	♂	A.	31/8	34/7	130	90	60	80
28	G. A.	69	♂	L.	36/10	20/11	100	50	160	95

A = Astheniker, L = Leptosom, P = Pykniker.

Tabelle 2. Durchschnittliche Länge des Ramus principalis sinister und des Ramus ventroflexus der in Tabelle 1 ausgewerteten Ausgußpräparate. Die 10% Schrumpfung der Kunststoffmasse wird mitberechnet

Gefäß	Durchschnitt	Maximum	Minimum
Ramus principalis sin.	28,5 + 2,9 = 31,4 mm	40 + 4 = 44 mm	11 + 1 = 12 mm
Ramus ventroflexus	22,7 + 2,3 = 25 mm	46 + 4,6 = 50,6 mm	1 + 0,1 = 1,1 mm

Tabelle 3. Durchschnittliche Stärke des Ramus principalis sinister und des Ramus ventroflexus der in Tabelle 1 ausgewerteten Ausgußpräparate (Stärke in der Mitte des Gefäßes gemessen)

Gefäß	Durchschnitt	Maximum	Minimum
Ramus principalis sin.	9,1 + 0,9 = 10 mm	13 + 1,3 = 14,3 mm	6 + 0,6 = 6,6 mm
Ramus ventroflexus	9 + 0,9 = 9,9 mm	12 + 1,2 = 13,2 mm	5 + 0,5 = 5,5 mm

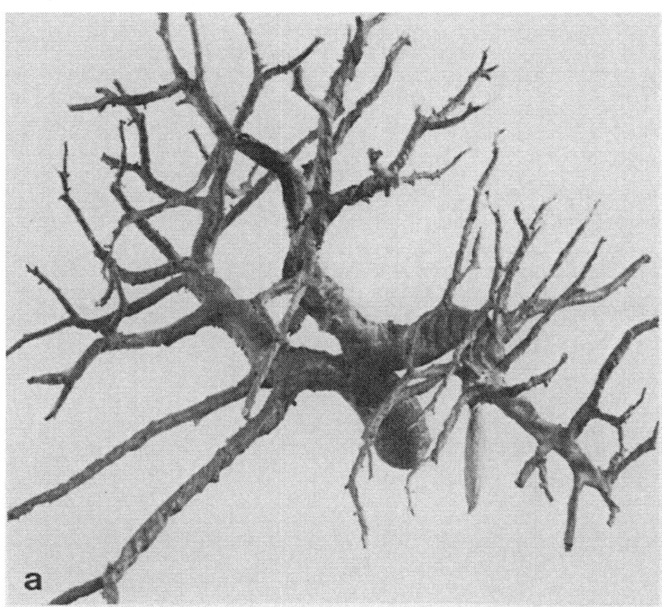

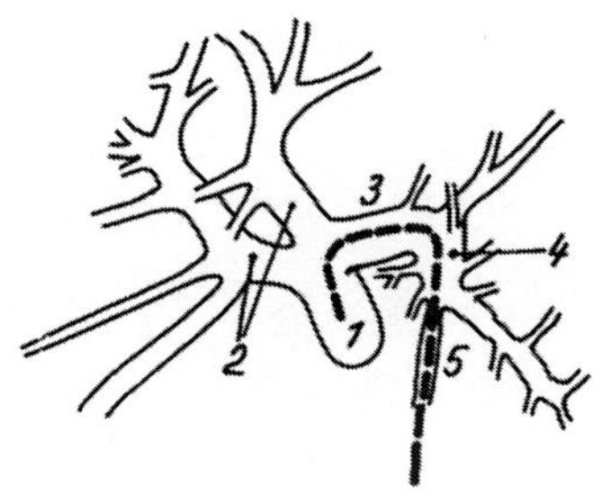

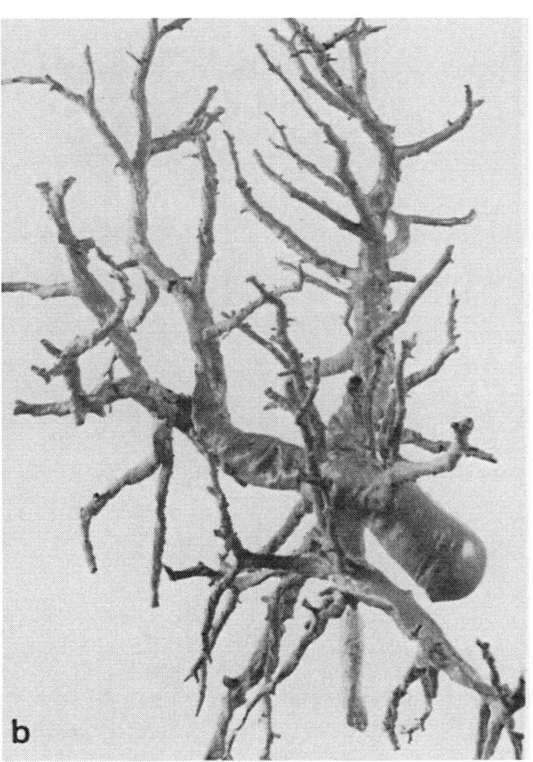

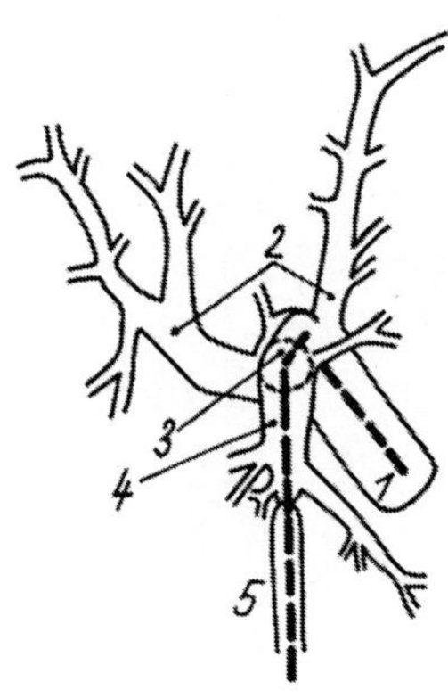

Abb. 2. (a) Ausgußpräparat der V. portae und ihre Verzweigungen – Ansicht von vorn. Die beiden Winkel, die sich zwischen Ram. ventroflexus (*4*), Ram. princ. sin. (*3*) und V. portae (*1*) befinden, entsprechen ungefähr den gefundenen mittleren Werten. Ausnahmsweise gehen anstelle des Ram. princ. dex. die Segmentäste für den rechten Leberlappen direkt von der V. portae ab. Der Katheterweg ist schraffiert gezeigt. *1* V. portae, *2* Segmentäste für den rechten Leberlappen, *3* Ram. princ. sin., *4* Ram. ventroflexus, *5* V. umbilicalis. (b) Das gleiche Präparat von links gesehen. Der Ram. princ. sin. (*3*) kommt orthograd zur Darstellung. Die V. portae (*1*) bildet zu der in einer Ebene verlaufenden V. umbilicalis (*5*), Ram. ventroflexus (*4*) und Ram. princ. sin. (*3*) einen Winkel von etwa 45°. *1* V. portae, *2* Segmentäste für den rechten Leberlappen, *3* Ram. princ. sin., *4* Ram. ventroflexus, *5* V. umbilicalis

Tabelle 4. Durchschnittliche Größe des Winkels zwischen den Gefäßen, die bei der Katheterisierung der Vena portae von Bedeutung sind, von den auf Tabelle 1 ausgewerteten Ausgußpräparaten

Winkel zwischen	Durchschnitt	Maximum	Minimum
Ramus ventroflexus und Ramus principalis sin.	84°	160°	40°
Ramus principalis sin. und Vena portae	87°	130°	40°
Ramus principalis sin. und Ramus principalis dex.	120°	180°	60°
der Vena portae und der Ebene, in der sich Ramus ventroflexus, Ramus princ. sin. und der hepatoproximale Teil der Vena umbilicalis befinden [a]	48°	95°	0°

[a] Eine Erläuterung gibt Abb. 2a und b, Abb. 10d, Abb. 9e.

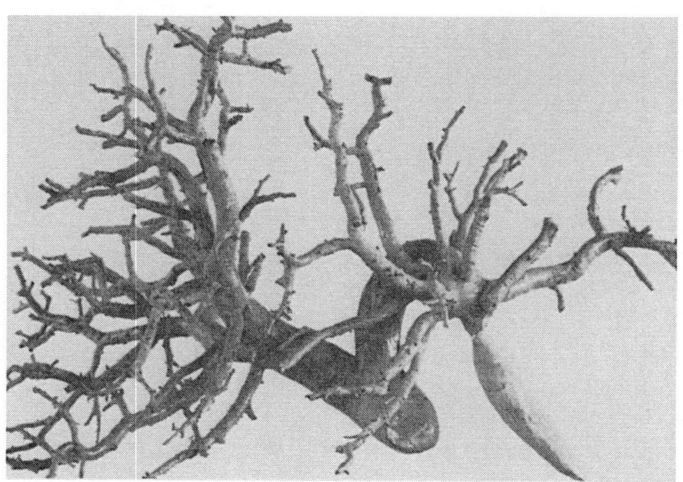

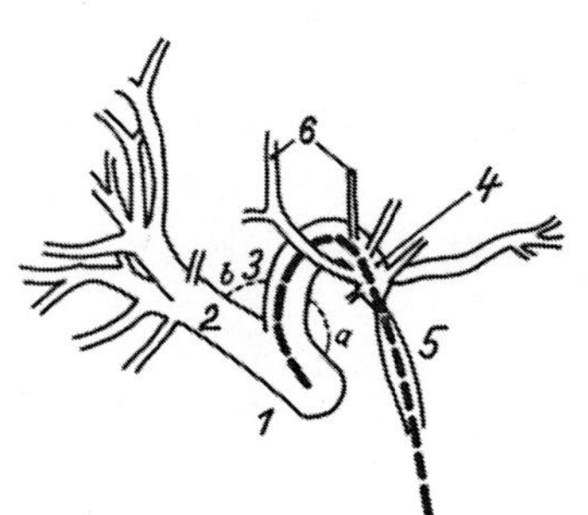

Abb. 3. Ausgußpräparat der V. portae und ihre Verzweigungen. Der Winkel zwischen Ram. princ. sin. (*3*) und V. portae (*1*) ist relativ stumpf (a). Der Winkel zwischen Ram. princ. sin. und Ram. princ. dex. ist spitz (b). In solchen Fällen würde der in den Ram. princ. sin. eingeführte Katheter während einer Portohepatographie von allein in die V. portae gleiten. *1* V. portae, *2* Ram. princ. dex., *3* Ram. princ. sin., *4* Ram. ventroflexus, *5* V. umbilicalis, *6* Rami centrales

Liegt ein spitzer Winkel vor, paßt sich der Katheter den anatomischen Gegebenheiten an und gleitet vom Ramus principalis sin. in den Ramus principalis dex., aber nicht, wie beabsichtigt, in die V. portae (Abb. 4).

Aufgrund der röntgenanatomischen Untersuchungen wurden erstmalig verschiedene Kathetertypen modelliert, die eine routinemäßige Sondierung der V. portae erlauben (Mateev u. Mitarb., 1969; Mateev, 1972). Abb. 5 zeigt diese Katheter. Die Krümmungen des Standard-Katheters (Typ I) entsprechen den mittleren Werten, die bei den anatomischen Untersuchungen gefunden wurden. *Dieser Kathetertyp ist bei 80% der durchgeführten Portohepatographien verwendet worden.* Bei den restlichen Untersuchungen mußten stärker oder schwächer gekrümmte Katheter verwendet werden (Typ II, III, IV und V).

Die Ausgußpräparate, auf denen auch die prähepatischen Venen gefüllt wurden, vermitteln eine Vorstellung vom Verlauf dieser Venen in drei Ebenen vor ihrer Einmündung in die V. portae. Die V. lienalis verläuft in sinistro-kranio-dorsaler Richtung, die V. mesenterica superior in kaudaler Richtung und die V. mesenterica inferior in sinistro-kaudaler Richtung. Diesen Verläufen entsprechend muß bei der selektiven Katheterisierung der Katheter modelliert werden (Abb. 6).

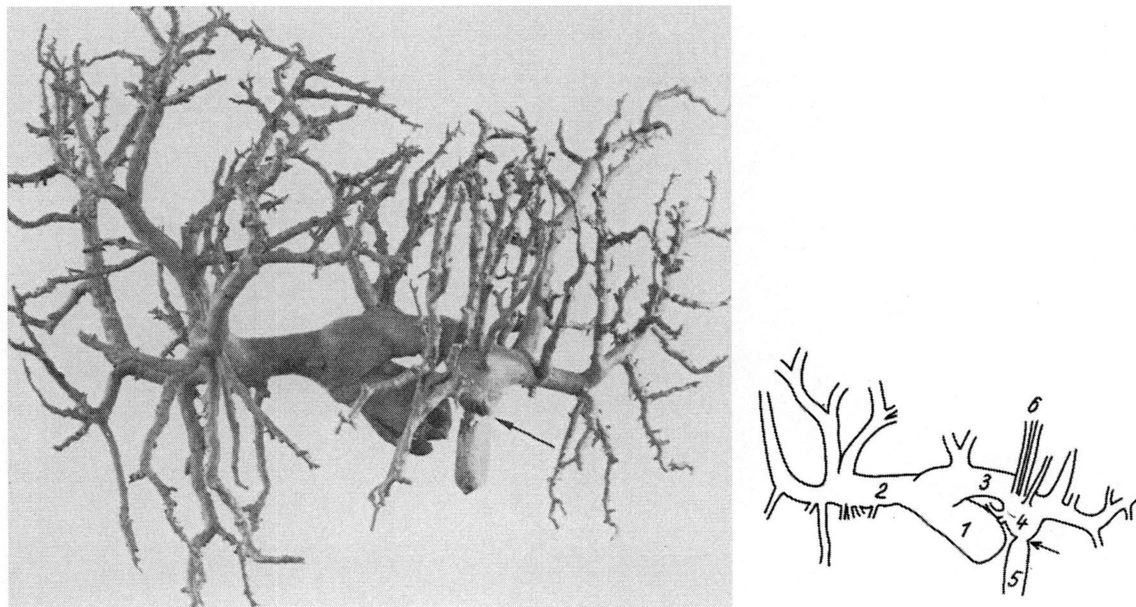

Abb. 4. Ausgußpräparat der Leber. Physiologische Einengung des Lumens am Übergang von der V. umbilicalis (*5*) zum Ram. ventroflexus (*4*). Diese Einengung ist durch den sog. Sphinkter verursacht (→). Beide Gefäße kommunizieren End-zu-End. Der Winkel zwischen Ram. ventroflexus (*4*) und Ram. princ. sin. (*3*) beträgt etwa 90°, zwischen Ram. princ. sin. und Ram. princ. dex. (*2*) etwa 180°. Relativ spitz ist der Winkel zwischen Ram. princ. sin. und V. portae. *1* V. portae, *2* Ram. princ. dex., *3* Ram. princ. sin., *4* Ram. ventroflexus, *5* V. umbilicalis, *6* Rami centrales, deren Lumen 1,5 mm beträgt

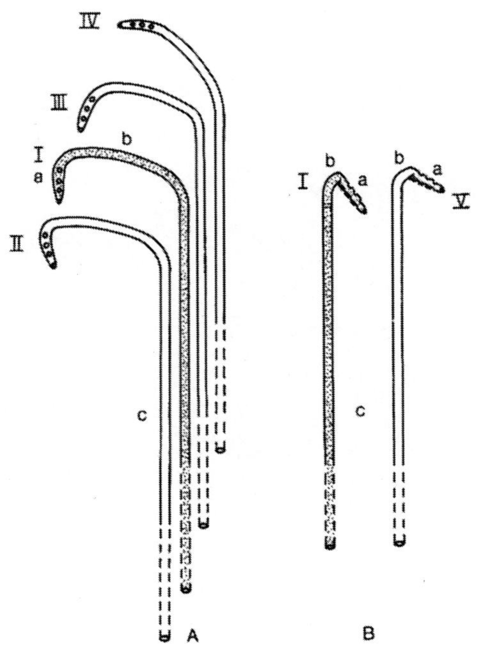

Abb. 5. Verschiedene Kathetertypen zur Sondierung der V. portae. *I:* Standardtyp – wird in über 80% der Fälle verwendet. *II:* Stark gekrümmter Katheter – wird verwendet, wenn der Winkel zwischen V. portae und Ram. princ. sin. sehr spitz ist. *III:* Schwächer gekrümmter Katheter – wird verwendet bei stumpfem Winkel zwischen V. portae und Ram. princ. sin. *IV:* Bogenförmig modellierter Katheter – wird verwendet, wenn der Winkel zwischen Ram. ventroflexus und Ram. princ. sin. größer als 90° ist, sowie bei Lage des Reservoirkatheters in den Rami centrales. *V:* wird verwendet, wenn der Winkel zwischen V. portae und der Ebene, in der sich der proximale Teil der V. umbilicalis, des Ram. ventroflexus und Ram. princ. sin. befinden, größer als 50° ist. *A:* Ansicht von vorn, *B:* seitlich. *a, b, c* die verschiedenen Abschnitte des Katheters. $a = 1{,}2$ cm; $b = 3$ cm; $c = 50$ cm. Außendurchmesser des Katheters 2,8 mm, Innendurchmesser 1,5 mm

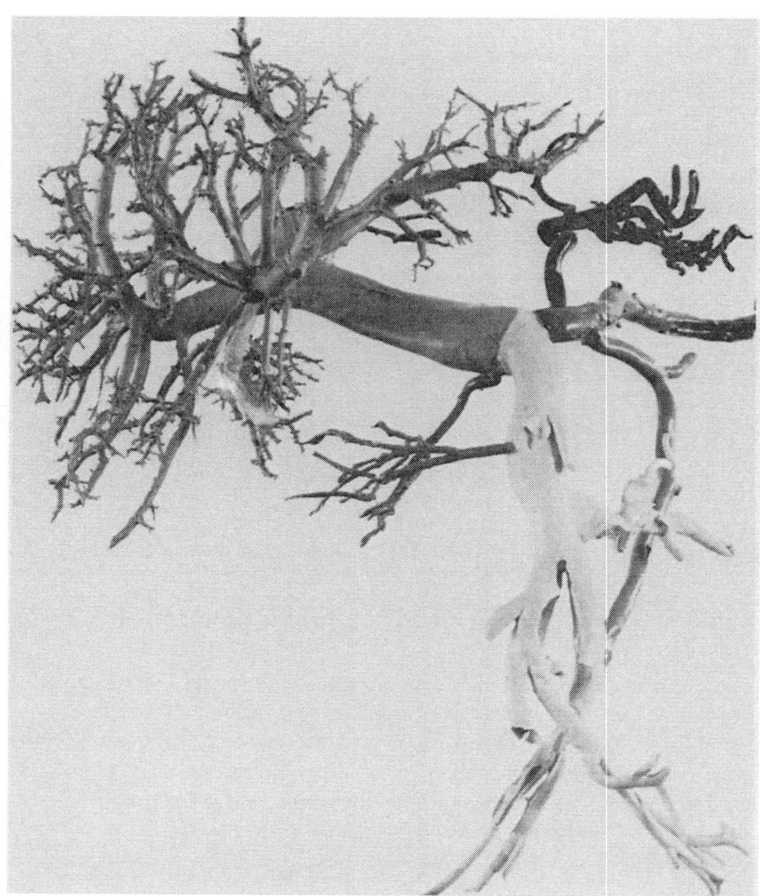

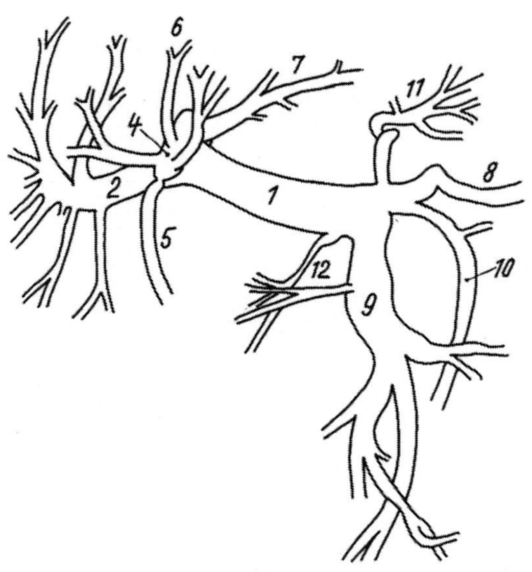

Abb. 6. Ausgußpräparat der V. portae und der zu ihr führenden Venen. V. lienalis (*8*) verläuft in kranio-sinistro-dorsaler Richtung. V. mesenterica sup. (*9*) zweigt nach unten ab und V. mesenterica inf. (*10*) verläuft in sinistro-kaudaler Richtung. Ihr gegenüber zweigt die V. gastrica sin. (*11*) nach oben ab. *1* V. portae, *2* Ram. princ. dex., *4* Ram. ventroflexus, *5* V. umbilicalis, *6* Ram. centralis, *7* Ram. dorsolateralis, *8* V. lienalis, *9* V. mesent. sup., *10* V. mesent. inf., *11* V. gastrica sin., *12* Vv. pancreatico-duodenales

3. Gefäßverläufe von der V. umbilicalis zur V. portae im Röntgenbild und ihre skeletotopischen Korrelationen

Bei der Betrachtung der Röntgenaufnahmen von 25 Ausgußpräparaten im seitlichen Strahlengang kommt nur *eine* Verlaufsform der Gefäße zur Darstellung. Bei anterio-posteriorem Strahlengang fallen dagegen *drei* Verlaufsformen auf (Abb. 7a und b).

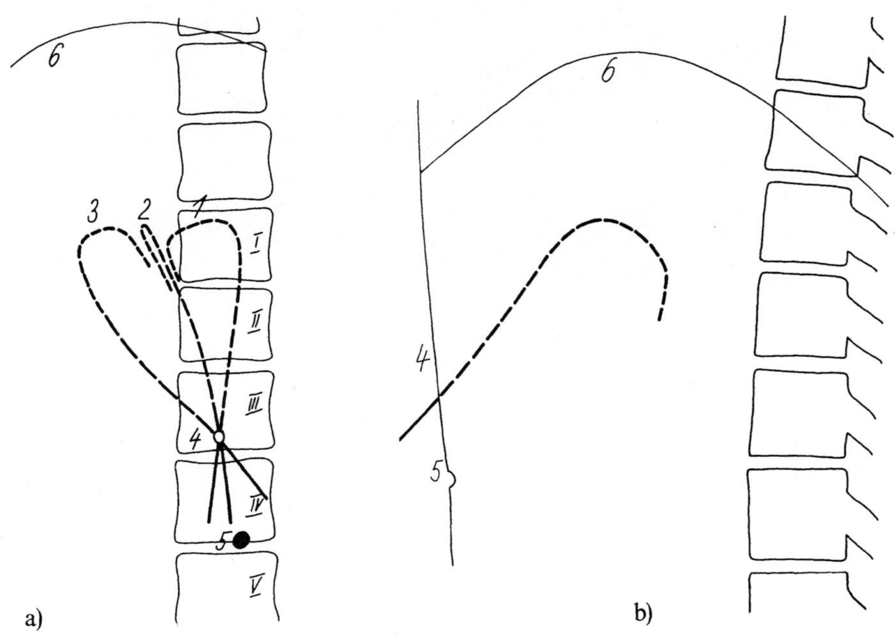

Abb. 7. (a) Im anterio-posterioren Strahlengang werden drei Gefäßverläufe von der V. umbilicalis zur V. portae beobachtet, die dem Katheterweg entsprechen. *1* Verlauf in kranio-dextro-dorso-kaudaler Richtung. *2* Verlauf in kranio-dorso-kaudaler Richtung. *3* Verlauf in kranio-dextro und dann in dorso-sinistro-kaudaler Richtung. *4* Inzisionsstelle der V. umbilicalis. *5* Nabel. *6* Diaphragma. (b) In Seitenlage wird nur ein Verlauf in kranio-dorso-kaudaler Richtung beobachtet

In den folgenden Abb. 8–10 sind die Richtungen mit den Bögen, in denen V. umbilicalis, Ramus ventroflexus, Ramus principalis sin. und V. portae verlaufen, sowie die Lage und die Verzweigungen der V. portae dargestellt.

1. Verlauf in kranio-dextro-dorso-kaudaler Richtung bei 11 der 25 Präparate (Abb. 8a und b).

2. Verlauf in kranio-dorso-kaudaler Richtung bei 10 von 25 Präparaten (Abb. 9a–f).

3. Verlauf in kranio-dextro und dann in dorso-sinistro-kaudaler Richtung bei 4 von 25 Präparaten (Abb. 10a–d).

Die gleichen drei Gefäßvarianten wurden bei den an Patienten durchgeführten Portohepatographien gefunden. Um eventuelle Regeln aufstellen zu können, wurde von 27 Patienten ohne pathologische Leberveränderungen der Katheterverlauf von den Röntgenaufnahmen abkopiert und skeletotopisch in Beziehung zur Wirbelsäule aufgezeichnet. Dabei ergaben sich — annähernd zu gleichen Teilen — die drei verschiedenen Katheterverläufe (Abb. 11–13).

Aufgrund dieser skeletotopischen Aufzeichnungen ist es zu Beginn der Untersuchung möglich, aus der Richtung, in der der Katheter in der V. umbilicalis gleitet, Rückschlüsse über seinen weiteren Verlauf zur V. portae zu ziehen:

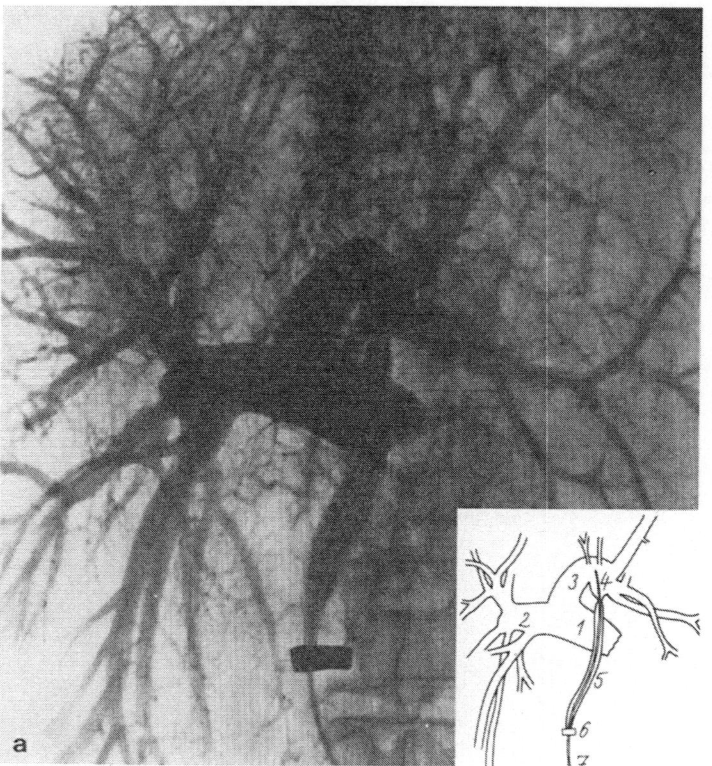

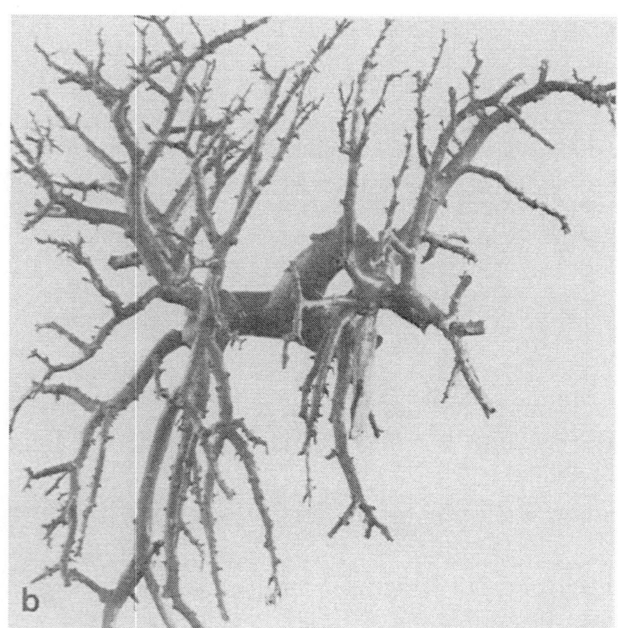

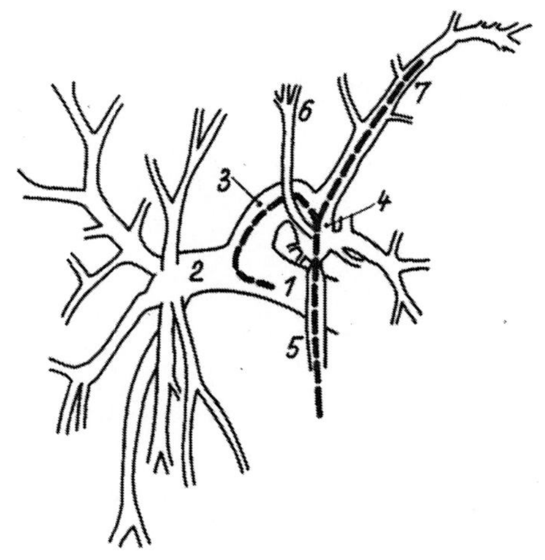

Abb. 8. (a) Postmortale transumbilikale Füllung der V. portae mit Kunststoffmasse. Röntgenaufnahme bei anterio-posteriorem Strahlengang. Mit einem Bleiklipp ist die Inzisionsstelle der V. umbilicalis markiert. Nach der Injektion der Kunststoffmasse ist blind ein Polyäthylenkatheter eingeführt worden, dessen Spitze sich im Ram. ventroflexus befindet. Der Katheter diente als Schiene und sollte das Abbrechen der V. umbilicalis während der Korrosion verhindern. *1* V. portae, *2* Ram. princ. dex., *3* Ram. princ. sin., *4* Ram. ventroflexus, *5* V. umbilicalis, *6* Bleiklipp *7* Polyäthylenkatheter. (b) Frontale Aufnahme des Ausgußpräparates von der gleichen Leiche. V. umbilicalis, Ram. ventroflexus, Ram. princ. sin. und V. portae bilden einen Bogen, der in kranio-dextro-dorsokaudaler Richtung verläuft. Bei der Durchführung einer Portohepatographie rutscht der Bougierungskatheter meist in den Ram. dorsolaterialis (*7*). Durch Verwendung eines gebogenen Sondierungskatheters ist es möglich, die V. portae zu erreichen. *1* V. portae, *2* Ram. princ. dex., *3* Ram. princ. sin., *4* Ram. ventroflexus, *5* V. umbilicalis, *6* Ram. centralis, *7* Ram. dorsolaterialis

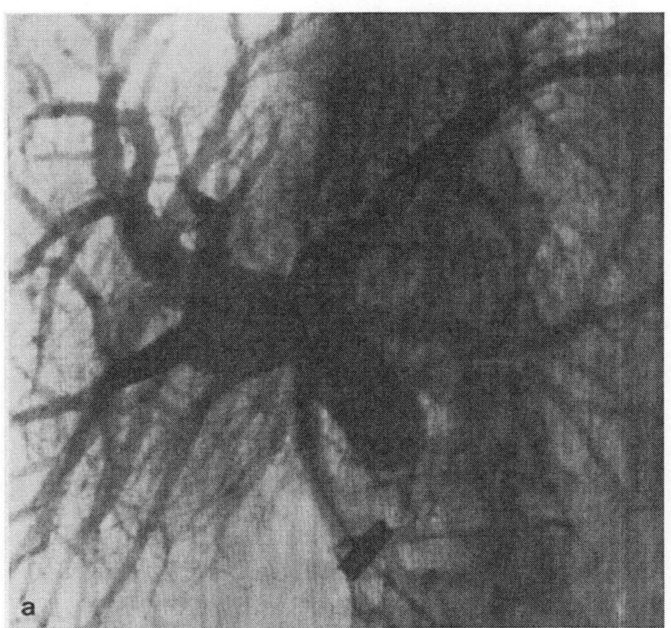

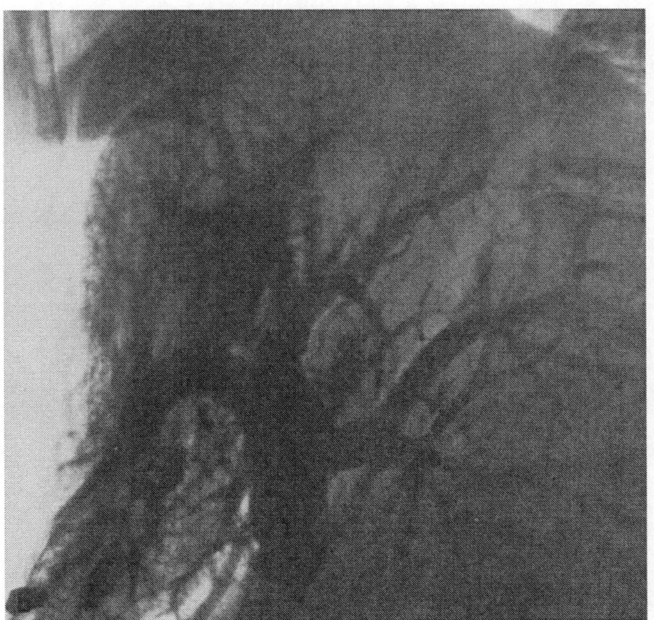

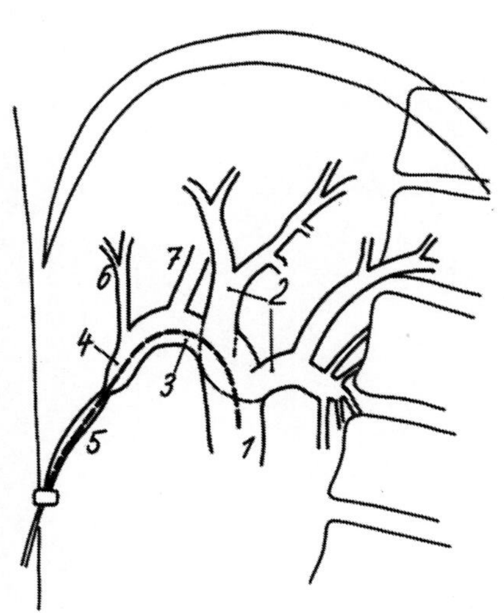

Abb. 9. (a) Postmortale transumbilikale Füllung der V. portae mit Kunststoffmasse. Frontale Röntgenaufnahme. Es entsteht der falsche Eindruck, daß die V. umbilicalis im Bereich der Bifurkation der V. portae mündet. (b) Seitliche Röntgenaufnahme der Leber bei der gleichen Leiche. Der gesuchte Katheterweg während einer Portohepatographie ist durch eine unterbrochene Linie markiert. Die V. umbilicalis mündet in den Ram. ventroflexus (*4*). *1* V. portae, *2* Äste des Ram. princ. dex., *3* Ram. princ. sin., *4* Ram. ventroflexus, *5* V. umbilicalis, *6* Ram. centralis, *7* Ram. dorsolateralis. (c–e) Ausgußpräparat der Leber bei derselben Leiche; Ansicht von vorn. (c) V. umbilicalis, Ram. ventroflexus, Ram. princ. sin. und V. portae bilden einen Bogen, der in kranio-dorso-kaudaler Richtung verläuft. (d) V. umbilicalis, Ram. ventroflexus und Ram. dorsolateralis bilden eine leicht gebogene Linie; deshalb hätte ein gerader Katheter die Tendenz, in den Ram. dorsolateralis zu gleiten. (e) V. umbilicalis, Ram. ventroflexus und orthograd zur Darstellung kommende Ram. princ. sin. liegen in der Sagittalebene. V. portae bildet mit dieser Ebene einen Winkel von 40°. *1* V. portae; *2* Ram. princ. dex. (Ram. princ. sin., der orthograd liegt, kommt nicht zur Darstellung); *4* Ram. ventroflexus; *5* V. umbilicalis; *6* Rami. centrales mit einem Durchmesser von etwa 2 mm; *7* Ram. dorsolateralis. (f) Linksseitliche Aufnahme des gleichen

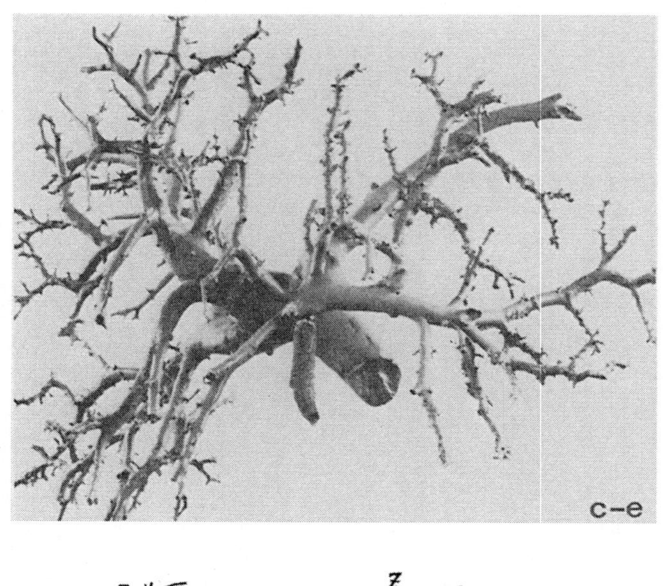

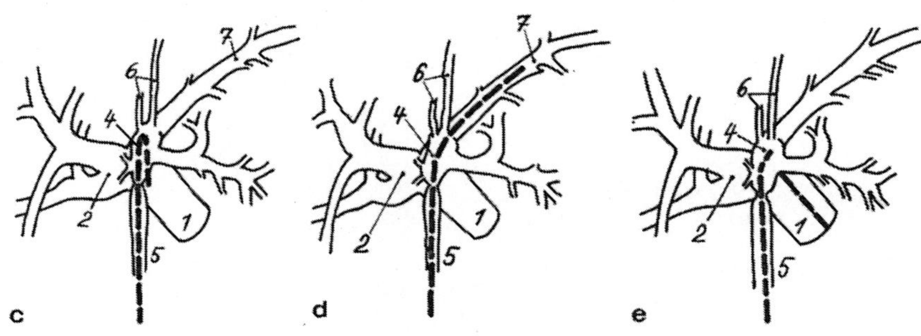

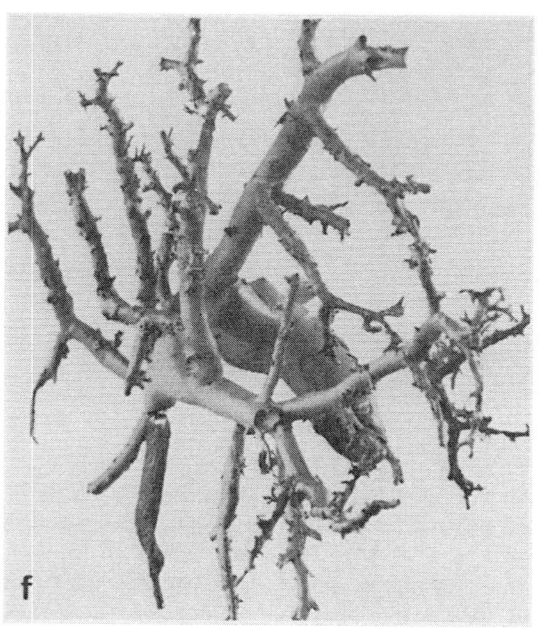

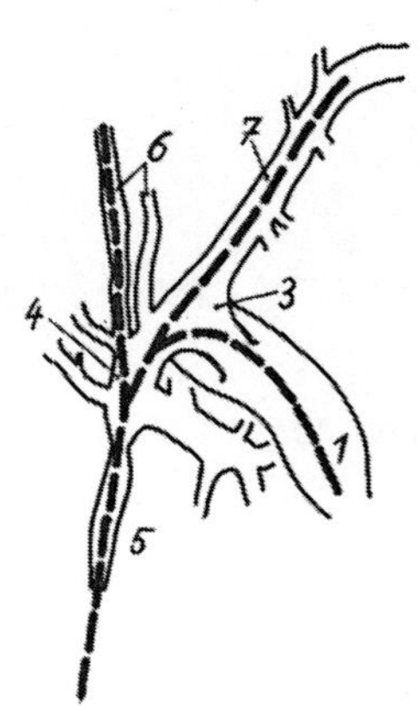

Abb. 9c–f (Erklärender Text teilweise auf Seite 225)

Präparates. Um eine bessere Übersicht zu gewinnen, sind der Ram. princ. dex. und seine Äste abgedeckt. Der gesuchte Katheterweg während einer Portohepatographie verläuft von der V. umbilicalis (*5*) zur V. portae (*1*). In diesem Falle sind die Rami centrales (*6*) eng und der Ram. dorsolateralis (*7*) breit. In solchen Fällen rutscht die Katheterspitze meist in den Ram. dorsolateralis. *1* V. portae, *3* Ram. princ. sin., *4* Ram. ventroflexus, *5* V. umbilicalis, *6* Rami centrales, *7* Ram. dorsolateralis

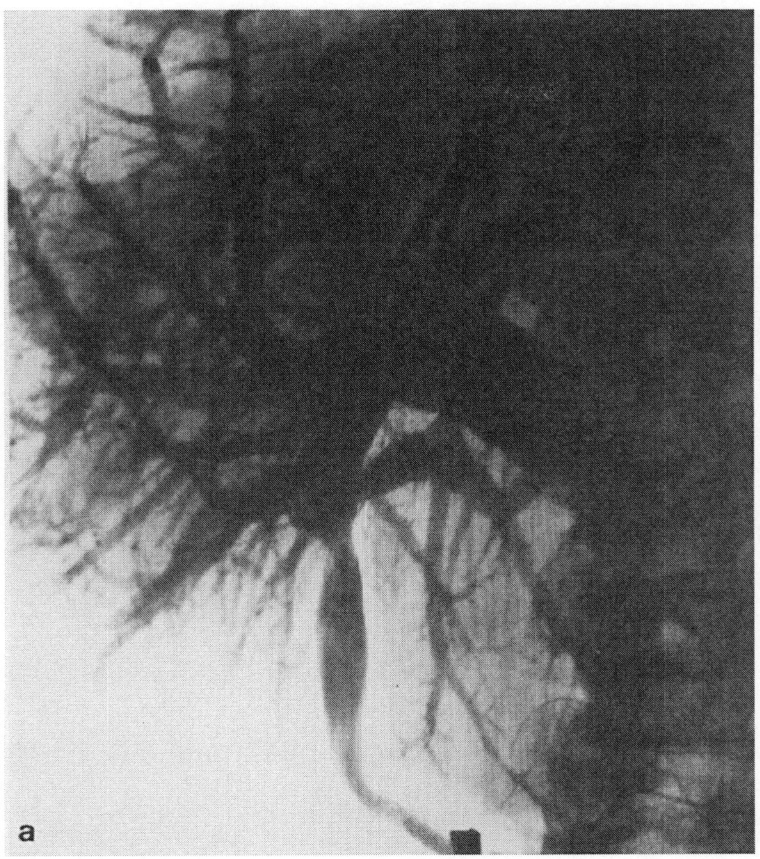

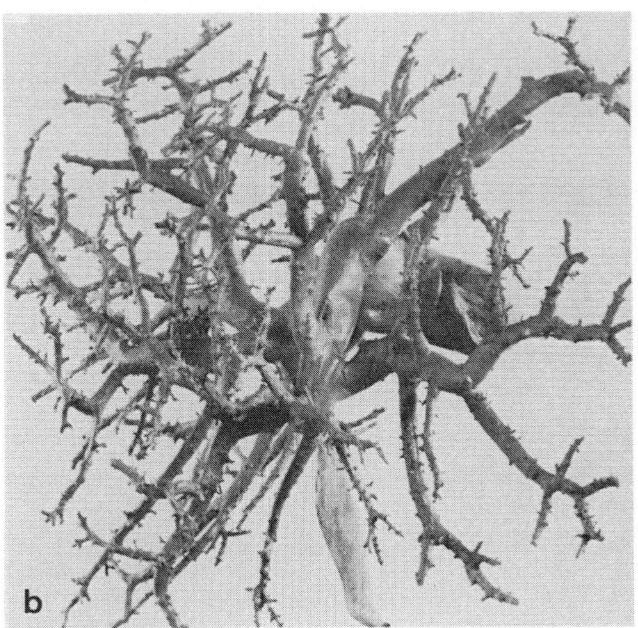

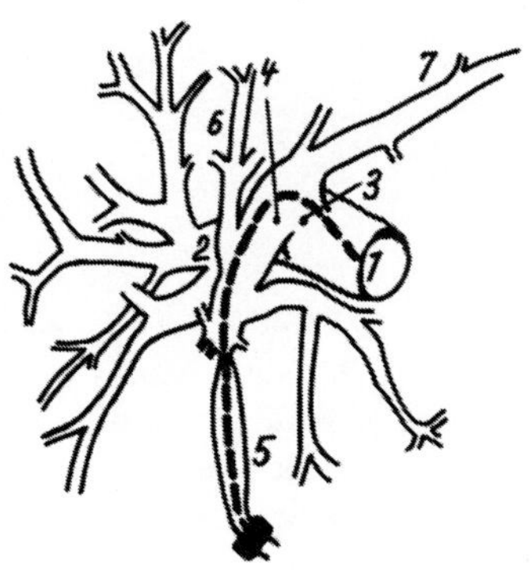

Abb. 10. (a) Postmortale transumbilikale Füllung der V. portae mit Kunststoffmasse. Röntgenaufnahme bei anterioposteriorem Strahlengang. V. umbilicalis (*5*), Ram. ventroflexus (*4*), Ram. princ. sin. (*3*) und V. portae (*1*) bilden einen Bogen, der in kranio-dextro und dann in sinistro-dorso-kaudaler Richtung verläuft. Die Überlagerung erweckt den falschen Eindruck, daß die V. umbilicalis in den Ram. princ. dex. mündet. Bleiklipp im Bereich der Inzisionsstelle der V. umbilicalis. (b) Frontalaufnahme des Ausgußpräparats von der gleichen Leiche. Das Präparat befindet sich in der gleichen Position wie die Leber in situ. Der Katheterweg bei der Sondierung

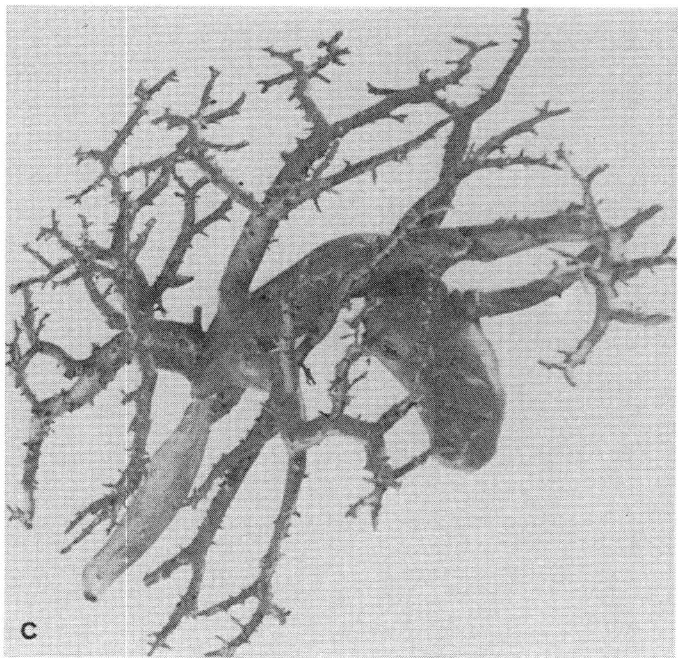

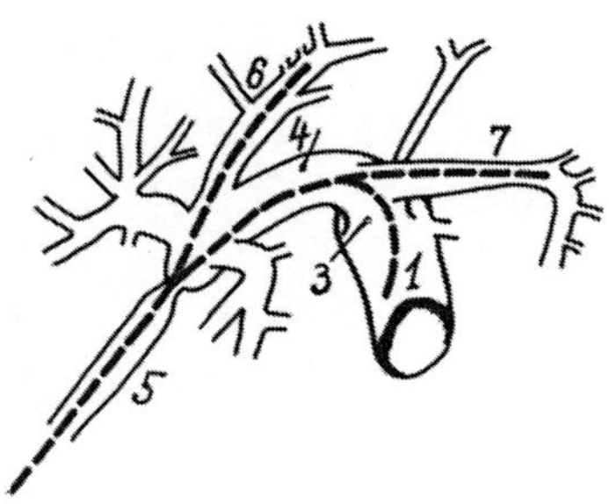

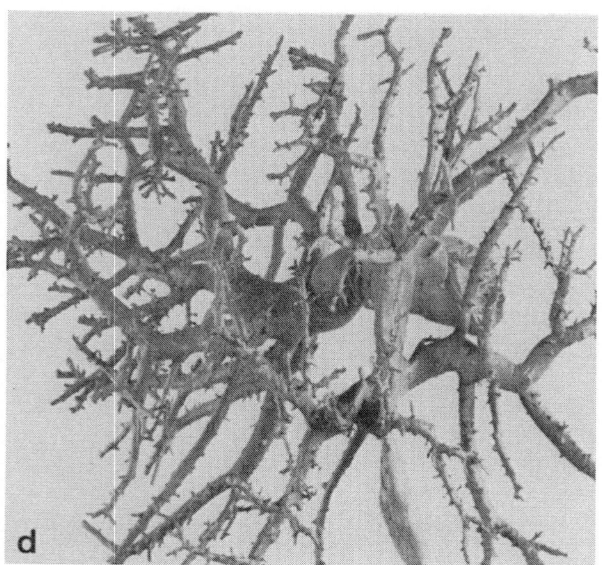

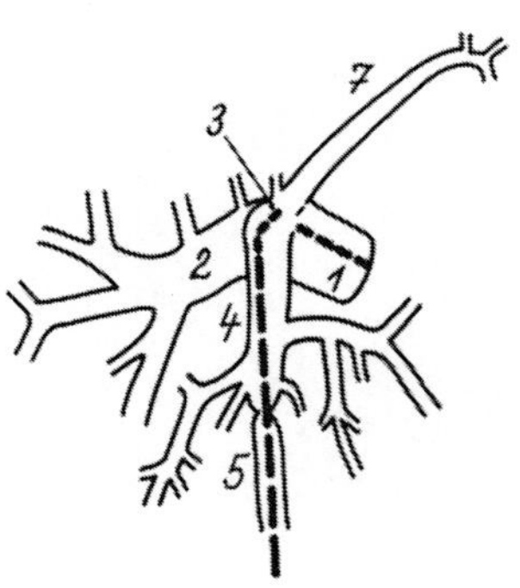

Abb. 10c–d (Erklärender Text teilweise auf Seite 227)

der V. portae während einer Portohepatographie ist schraffiert angegeben. Er verläuft zuerst nach kranial und leicht nach rechts und dann in sinistro-dorso-kaudaler Richtung. *1* V. portae, *2* Ram. princ. dex., *3* Ram. princ. sin., *4* Ram. ventroflexus, *5* V. umbilicalis, *6* Ram. centralis, *7* Ram. dorsolateralis. (c) Linksseitliche Aufnahme des gleichen Präparates. Ram. princ. dex. und seine Äste sind zugedeckt, damit die störende Überlagerung vermieden wird. Anstelle von mehreren Rami centrales gibt es hier nur einen Ram. centralis, der breiter als gewöhnlich ist. In solchen Fällen könnte die Katheterspitze bei der Durchführung einer Portohepatographie in den Ram. centralis rutschen. Dies erschwert die Untersuchung. Es ist aber möglich, bei der Durchleuchtung in seitlicher Lage den falschen Weg des Katheters zu erkennen und zu korrigieren. *1* V. portae; *3* Ram. princ. sin.; *4* Ram. ventroflexus; *5* V. umbilicalis; *6* Ram. centralis, kräftiger als gewöhnlich mit einem Durchmesser von 5 mm; *7* Ram. dorsolateralis. Die möglichen Katheterwege sind schraffiert. (d) Das Präparat ist so eingestellt, daß der Ram. princ. sin. (*3*) genau orthograd zur Darstellung kommt. Die V. portae (*1*) bildet mit der Ebene, in der sich V. umbilicalis (*5*), Ram. ventroflexus (*4*) und der orthograd aufgenommene Ram. princ. sin. (*3*) befinden, einen Winkel von etwa 70° (schraffierte Linie)

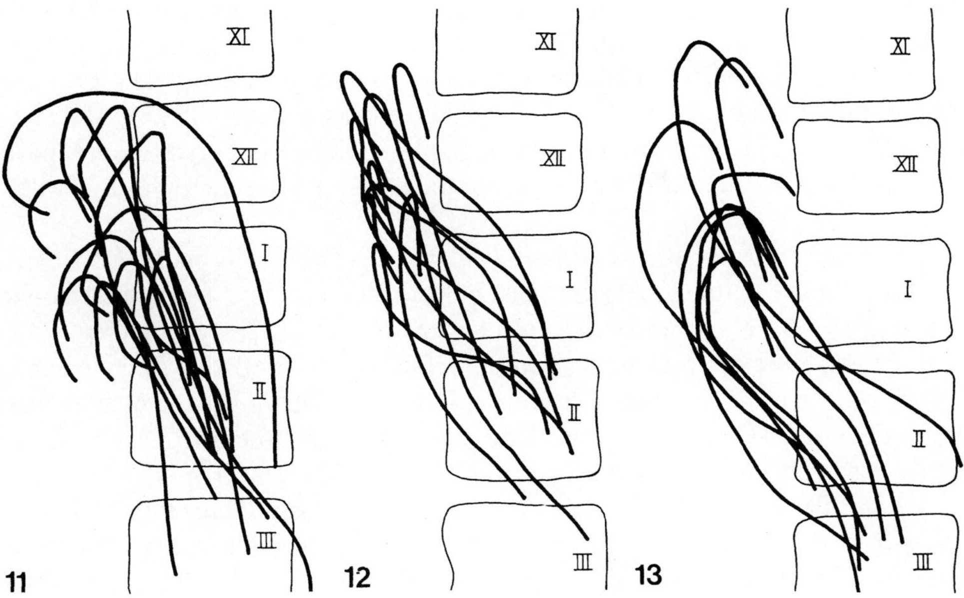

Abb. 11. Verlauf in kranio-dextro-dorso-kaudaler Richtung

Abb. 12. Verlauf in kranio-dorso-kaudaler Richtung

Abb. 13. Verlauf in kranio-dextro- und dann in dorso-sinistro-kaudaler Richtung

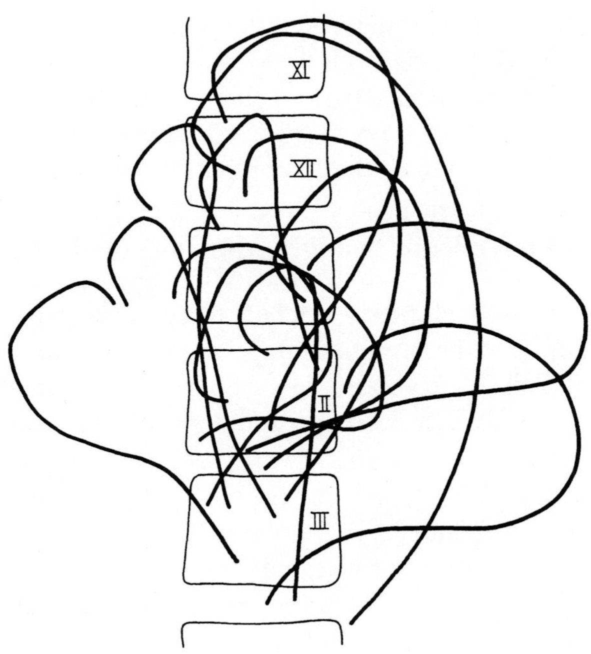

Abb. 14. Katheterweg bei starker Vergrößerung der Leber bzw. bei großen Tumormassen im rechten Leberlappen. Verlagerung der V. umbilicalis nach links, mit Ausnahme eines Falles mit großen Metastasen im linken Leberlappen und Verdrängung der V. umbilicalis nach rechts

1. Projiziert sich der hepatoproximale Teil der V. umbilicalis links paravertebral, über die Wirbelsäule oder unmittelbar rechts paravertebral, ist der Katheterweg überwiegend in kranio-dextro und dann dorso-kaudaler Richtung (Abb. 8a und b, 11). Die Lage der V. umbilicalis entspricht dem Abschnitt c des Katheters (vgl. auch Abb. 5, 31d).

2. Projiziert sich der hepatoproximale Teil der V. umbilicalis 1–2 cm rechts paravertebral, ist der weitere Katheterverlauf meist in kranio-dorso-kaudaler Richtung (Abb. 9a–c, 12, 35b).

3. Projiziert sich der hepatoproximale Teil der V. umbilicalis mehr als 2 cm rechts der Wirbelsäule, ist der Katheterverlauf meist in kranio-dextro und dann in dorso-sinistro-kaudaler Richtung (Abb. 10a und b, 13, 34a und b).

Die Ergebnisse dieser Untersuchungen sprechen dafür, daß die drei verschiedenen Gefäßverläufe, die bei der Katheterisierung gefunden wurden, Varianten der normalen Anatomie sind. Unser Eindruck ist, daß sie von der Lage und Größe der Leber und der Breite der unteren Thoraxapertur bestimmt werden (Mateev, 1972).

Bei normal großer Leber oder auch bei Leberschrumpfung und bei einer breiten unteren Thoraxapertur ist die V. umbilicalis meist einige Zentimeter nach rechts von der Wirbelsäule verlagert. Da die Lage der V. portae relativ konstant bleibt, ist der Gefäßverlauf von der V. umbilicalis über den Ramus ventroflexus und den Ramus principalis sin. zur V. portae in kranio-dextro und dann in dorso-sinistro-kaudaler Richtung (Abb. 34a und b, 49e und f, 51a).

Bei normal breitem oder schmalem Brustkorb und normaler Lebergröße treten gewöhnlich die anderen beiden Varianten auf. Die V. umbilicalis liegt annähernd in der Mittellinie, der Übergang des Ramus principalis sin. zur V. portae liegt rechts paravertebral. Der Gefäßverlauf ist dementsprechend in kranio-dorso-kaudaler oder in kranio-dextro-dorso-kaudaler Richtung (Abb. 35a und b, 31a–d).

In gleicher Weise wurden die Portohepatogramme von 61 Patienten mit pathologischen Veränderungen skeletotopisch aufgezeichnet und ausgewertet:

Bei normal großer oder nur leicht vergrößerter Leber werden die gleichen Verhältnisse gefunden.

Bei starker Lebervergrößerung projiziert sich der hepatoproximale Teil der V. umbilicalis auf die Wirbelsäule oder sogar links von ihr.

Bei Patienten mit großen Tumormassen im rechten Leberlappen war diese Verdrängung der Nabelvene nach links besonders stark ausgeprägt. Umgekehrt war durch einen Tumor im linken Leberlappen die V. umbilicalis nach rechts verdrängt (Abb. 14, 52c und d).

4. Die Vena umbilicalis und ihre Mündung ins Portalsystem

Unter V. umbilicalis ist das Gefäß zu verstehen, das extraperitoneal – im Ligamentum falciforme – vom Nabel bis zur Einmündung ins intrahepatische Portalsystem verläuft. Es handelt sich um den Teil der während des fötalen Lebens angelegten V. umbilicalis sinistra, der mit den Ausläufern der V. omphalo-mesenterica sin. anastomosiert (Abb. 15a–d) (Arey, 1950; Du Bois, 1963; Evans, 1911; Gilfillan, 1950; Mall, 1906; Marks, 1969; Rex, 1888). Die Nabelvene mündete bei unseren Ausgußpräparaten End-zu-End in den Ramus principalis sin. (Abb. 4).

Wegen seiner starken Krümmungen wurde dieses Gefäß zusätzlich unterteilt. Bis zum Abgang des dorso-lateralen Segmentastes spricht man vom eigentlichen Ramus principalis sin. Den folgenden distalen Gefäßteil nannte Rex (1888) „Recessus umbilicalis", Healey (1965) „Pars umbilicalis" und Nettelblad (1954) „Ramus ventroflexus". Die Unterteilung und die Bezeichnung nach Nettelblad ist am einprägsamsten, da sie den Verlauf verdeutlicht.

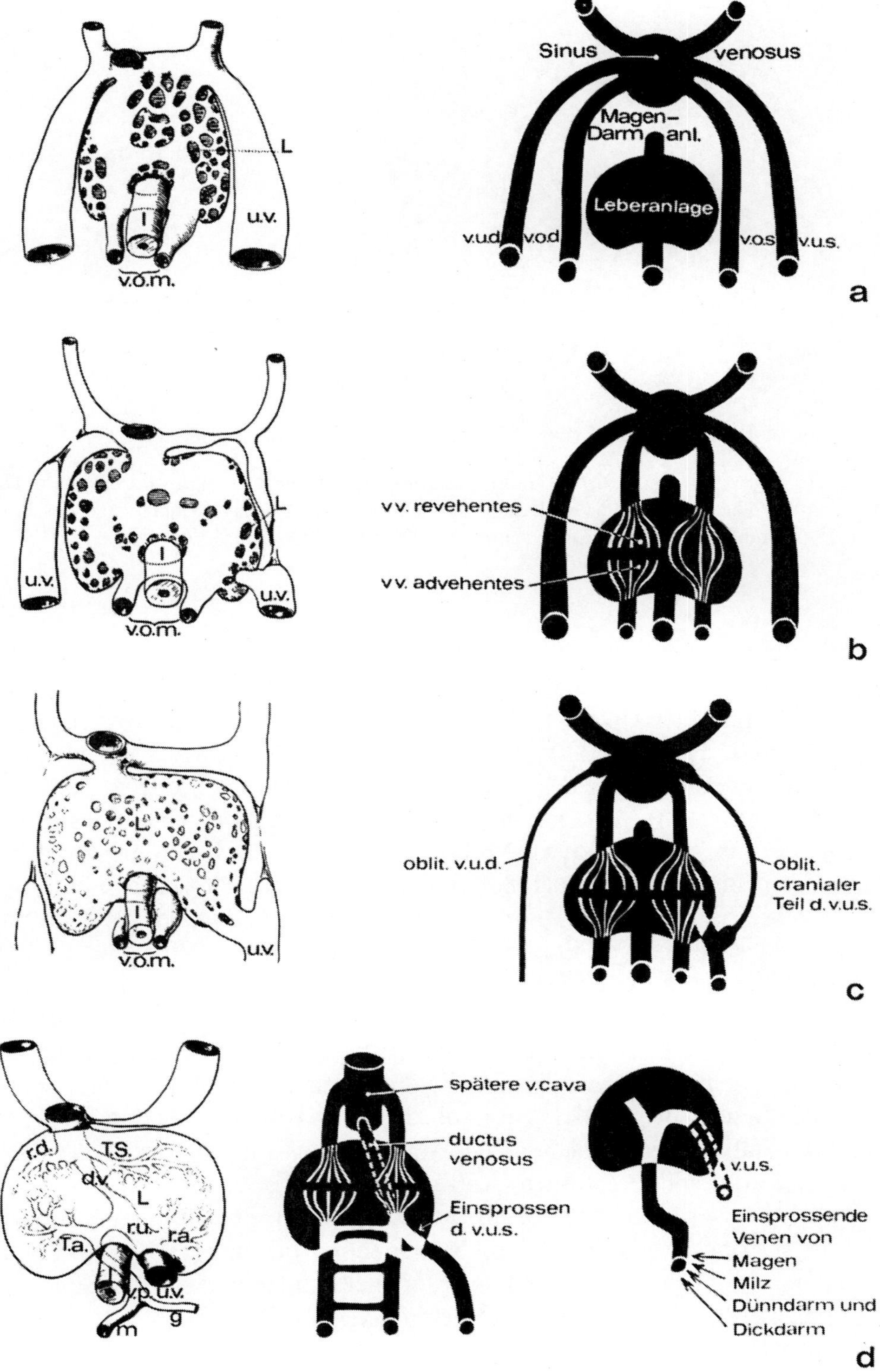

Abb. 15a–d. Entwicklung der Pfortader beim menschlichen Föten in Anlehnung an Abbildungen von MALL. (a und b) Zunächst kommen die Venae omphalo-mesentericae sin. et dex. (*v.o.s.* et *v.o.d.*) mit der Leberanlage in Kontakt. Die Sinusoide entstehen. (c) Dann gewinnt die V. umbilicalis sin. (*v.u.s.*) Anschluß an die Sinusoide. Zusätzlich bildet sich ein direkter Abfluß in die Vena cava inf. aus, der Ductus venosus (ARANTII). Der kraniale Teil der V. umbilicalis sin. und die gesamte V. umbilicalis dex. obliterieren. (d) Die V. portae entsteht aus den Venae omphalo-mesentericae. Zuvor hatten sich zwischen beiden Gefäßen intra- und extrahepatische Anastomosen ausgebildet

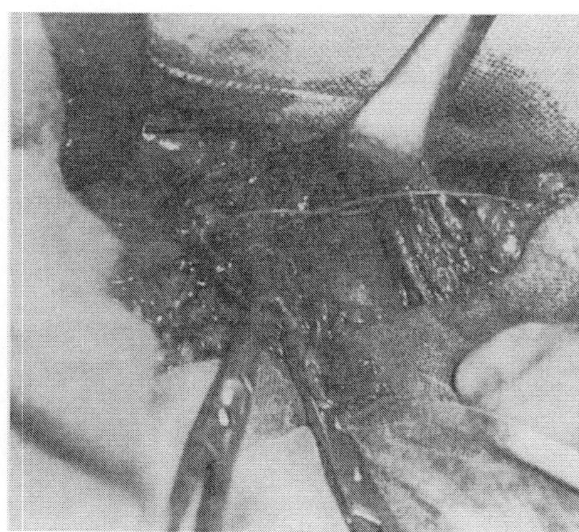

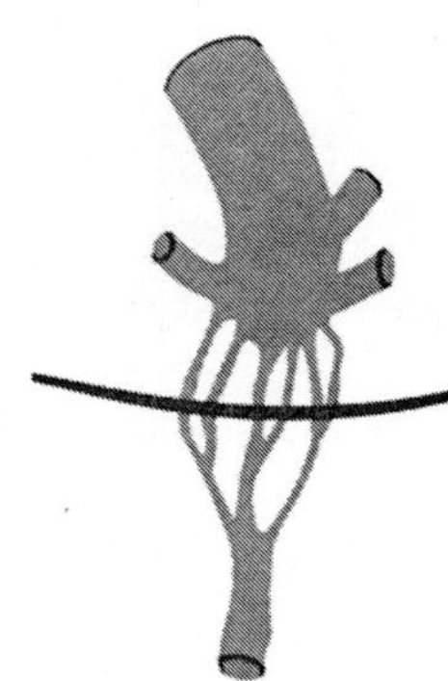

Abb. 16. Deltaförmige Aufzweigung der V. umbilicalis vor ihrer Einmündung in das Portalsystem. Der Sondierungskatheter mußte über das stärkste Gefäß des Deltas eingeführt werden. Die feineren Äste der V. umbilicalis sind angeschlungen. Diese Anomalie läßt sich aus den Abb. 15a–d ableiten

Es wird angenommen, daß die Einmündungsstelle der Nabelvene ins Portalsystem aus mehreren, stärker ausgebildeten elastischen und muskulären Elementen besteht. Sie wirken wie ein Sphinkter (BAYLY, 1964; BRAASTADT u. Mitarb., 1967; KÜNZLI, 1967; ROBERTI u. Mitarb., 1963; WIRBATZ u. Mitarb., 1968, 1969; RAM u. Mitarb., 1973).

Eingehende Untersuchungen des makro- und mikroskopischen Aufbaus der Nabelvene liegen von BUTLER (1954), MALPAS u. SYMONDS (1966), MATJASIN u. Mitarb. (1967), NIKOLSKIJ (1965), OSTROVERCHOV u. Mitarb. (1964) vor. Sie bestätigten und ergänzten Untersuchungen von WERTHEIMER (1886) und BAUMGARTEN (1891), denen bereits bekannt war, daß im lebernahen Teil der V. umbilicalis das Endothel nur verklebt ist und sogar ein „Restkanal" bestehen bleibt. Er kann bei einer Obstruktion der Pfortader als Kollaterale dienen: Cruveillier-Baumgarten-Syndrom. Nur der nabelnahe Teil der V. umbilicalis obliteriert.

Unsere pathologisch-anatomischen Untersuchungen führten zu den gleichen Ergebnissen. Außerdem fanden wir folgende Anomalie: Die Einmündung der Nabelvene ins Portalsystem kann deltaartig ausgebildet sein (Abb. 16). Das läßt sich aus den entwicklungsgeschichtlichen Veränderungen ableiten: Die V. umbilicalis sin. kann beim Einsprossen in die Leberanlage aufgesplittert werden (Abb. 15c).

Die Nabelvene verläuft bogenförmig nach dorsal, zusätzlich kann sie nach rechts oder nach links verlagert werden. Das soll bei der Schnittführung (s. III, 1a) berücksichtigt werden und macht auch verständlich, warum nicht mit einer starren Sonde, sondern mit einem flexiblen Katheter bougiert werden muß (Abb. 52c, d).

Bei portaler Hypertension kann die Nabelvene mit gestauten Paraumbilikalvenen verwechselt werden. Sie anastomosieren zwar auch mit dem Portalsystem, führen aber nicht zum Sphinkter. Außerdem sind sie wegen der geringen Wandstärke leicht verletzbar und nicht zum Sondieren geeignet. Falls sie versehentlich eröffnet werden, genügt eine einfache Ligatur.

III. Die transumbilikale Portohepatographie als röntgenologische Untersuchungsmethode in der Leberdiagnostik

1. Untersuchungstechnik

Optimale Leberdarstellungen werden bei der transumbilikalen Portohepatographie nur dann erzielt, wenn das Kontrastmittel in die V. portae injiziert wird. An dieser Stelle ist eine Hochdruckinjektion ungefährlich und schmerzlos.

Die von den anderen Untersuchern praktizierte Methode einer ungezielten Injektion des Kontrastmittels in einen intrahepatischen Ast der V. portae führt bei normalem portalem Druck nur zu einer partiellen Leberdarstellung (CARBALHÁES, 1959; OSTROVERCHOV, SUVOROVA u. NIKOLSKIJ, 1964; ZAJCEV u. Mitarb., 1966; REMIGOLSKI, 1967; VICIN u. Mitarb., 1968; SPEYER, 1969; GOSPODINOV, 1968; BOLLAERT u. Mitarb., 1970; KÜNZLI u. LUDIN, 1970). Meist wurde von diesen Autoren das Kontrastmittel in den linken Hauptast der V. portae injiziert. Durch erhöhten Injektionsdruck ist es möglich, eine Füllung des rechten Hauptastes zu erreichen. Das Kontrastmittel fließt im Ramus principalis sin. gegen den Blutstrom bis zur Bifurkation der V. portae, dann mit dem Blutstrom in den Ramus principalis dex. Die Darstellung des rechten Leberlappens ist jedoch unzureichend, da sich das Kontrastmittel mit dem aus dem Hauptstamm der V. portae zufließenden Blut vermischt. Dies erschwert die Beurteilung des krankhaften Befundes oder macht sie sogar unmöglich. Bei der Kontrastmittelinjektion in den Ramus ventroflexus kann die Katheterspitze am Abgang eines kleinen Gefäßastes liegen. Der Patient empfindet die Injektion als brennenden Schmerz, der durch die Überdehnung des Gefäßes und die hohe Kontrastmittelkonzentration ausgelöst wird. GONZÁLES-CARBALHÁES (1959) beschreibt diesen Schmerz, der direkt von der Injektionsgeschwindigkeit und der Menge des angewandten Kontrastmittels abhängig ist.

Eine gezielte Sondierung der V. portae in 34 von 50 Fällen erreichten LAVOIE u. Mitarb. Sie benutzten zur Sondierung der V. portae eine rechtwinklig gebogene Metallsonde nach SELDINGER. Über die Führungssonde wird ein Polyäthylenkatheter eingeführt. Diese Methode hat einige Nachteile. Die Führungssonde muß zurückgezogen werden, wenn die Lage des Katheters kontrolliert werden soll. Die Sonde mit ihrem geringen Durchmesser kann sich in einem der vielen Äste der V. portae verhaken.

Es ist vorteilhafter, zur Sondierung der V. portae schattengebendes und dadurch ständig sichtbares Kathetermaterial zu verwenden. Die Lage der Katheterspitze kann außerdem leicht durch eine Probeinjektion kontrolliert werden. Mit den in Abb. 5 dargestellten modellierten Kathetern gelang in 91% der Fälle eine Sondierung der V. portae (MATEEV u.Mitarb. 1968). Die Lage des gebogenen Katheters wird vom Blutstrom nicht beeinflußt, sein größerer Durchmesser verhindert ein Abgleiten in kleine Gefäßäste. Das weite Katheterlumen erlaubt eine Kontrastmittelinjektion mit einem hohen Flow.

Eine gezielte Katheterisierung der V. portae ist die Vorbedingung zur Feststellung kleinerer Tumorbildungen, da sie nur bei einer intensiven Parenchymphase optimal diagnostiziert werden können. Nur bei einer Lage des Katheters in der V. portae kann in kurzer Zeit eine große Kontrastmittelmenge appliziert werden, die zu einer intensiven Parenchymphase führt. Ebenso ist sie Voraussetzung für eine geplante Therapie. Die Spitze des Katheters muß im Hauptstamm der V. portae liegen, damit die Medikamente die ganze Leber erreichen können.

a) Die Freilegung und Bougierung der V. umbilicalis

Es ist zu empfehlen, die Portohepatographie nur bei stationär liegenden Patienten durchzuführen. Die Freilegung und Bougierung der V. umbilicalis erfolgt im Operations-

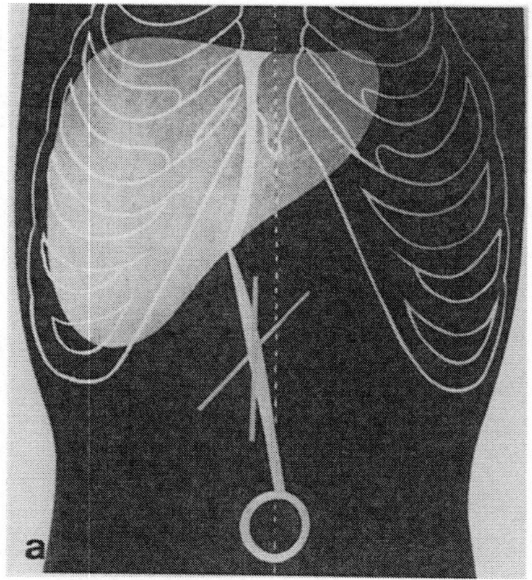

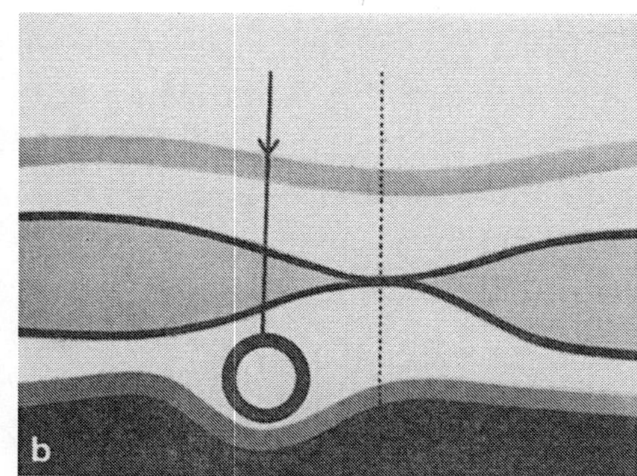

Abb. 17a u. b. Operationsschnitte bei nicht vergrößerter und vergrößerter Leber (a). Querschnitt der vorderen Bauchwand. Die Vena umbilicalis liegt zwischen dem Peritoneum und der inneren Faszie des Musculus rectus abdominis (b)

saal. Die Röntgenuntersuchung kann anschließend oder im Rahmen des Arbeitsprogrammes erst 2–3 Tage nach der Präparation der V. umbilicalis durchgeführt werden. Es wäre optimal, wenn der ganze Untersuchungsgang in der Röntgenabteilung ablaufen könnte. Die Untersuchung kann dann als einzeitiger Eingriff in Lokalanästhesie durchgeführt werden. Voraussetzung dafür ist, daß der Untersuchungsraum auf steriles Arbeiten eingerichtet ist. Die günstigsten Voraussetzungen sind gegeben, wenn Radiologe und Chirurg eng zusammenarbeiten.

Der nüchterne Patient erhält individuell, dem Körpergewicht entsprechend, Atropin und evtl. Pethidin (Dolantin®; Dolcontral®) als Prämedikation. Die V. umbilicalis wird ungefähr 5–7 cm kranial vom Nabel aufgesucht. Die Schnittführung ist abhängig von der Lebergröße (Abb. 17a und b).

Da der Eingriff unter aseptischen Kautelen stattfindet, kann nach Durchtrennung der Bauchdecke ohne Bedenken das Peritoneum für ungefähr 3 cm eröffnet werden. Mit dem in die Bauchhöhle eingeführten Finger läßt sich auf diese Weise viel leichter die Nabelvene innerhalb des Ligamentum falciforme auffinden. Gleichzeitig können ihr Verlauf bis zur Einmündung in die Leber und evtl. im Sphinkterbereich befindliche Lebermetastasen oder Regenerationsknoten getastet werden.

Die V. umbilicalis fühlt man als derben Strang von ungefähr 3 mm Durchmesser am freien Rand des Ligamentums und zieht sie durch die Operationswunde hervor. Jetzt eröffnet man an einer bequem zugänglichen Stelle das Peritoneum gezielt über der Nabelvene, die dann als weißer Strang sichtbar wird. Zunächst wird nur inzidiert, das heißt, die dorsalen Anteile des Gefäßes werden nicht durchtrennt.

Durch Präparieren mit einer Mosquitoklemme (Spreizen und Schließen der Branchen) eröffnet man das verklebte Gefäßlumen und faßt dann die Gefäßwand. Nachdem zwei weitere Mosquitoklemmen auf gleiche Weise angelegt wurden, entsteht eine trichterförmige Öffnung, in die der Bougierungskatheter eingeführt wird (Abb. 18 und 19).

Beim Einführen des Katheters wird mit der anderen Hand die Nabelvene gestreckt. Eintauchen der Katheterspritze in Silikon- oder Paraffinöl erleichtert das Bougieren. Am „Sphinkter" verspürt man einen stärkeren Widerstand, wie beim Aufdehnen der Papilla Vateri. Bei einem rigiden Sphinkter empfiehlt es sich, mehrmals den Bougierungskatheter mit Öl gleitfähig zu machen.

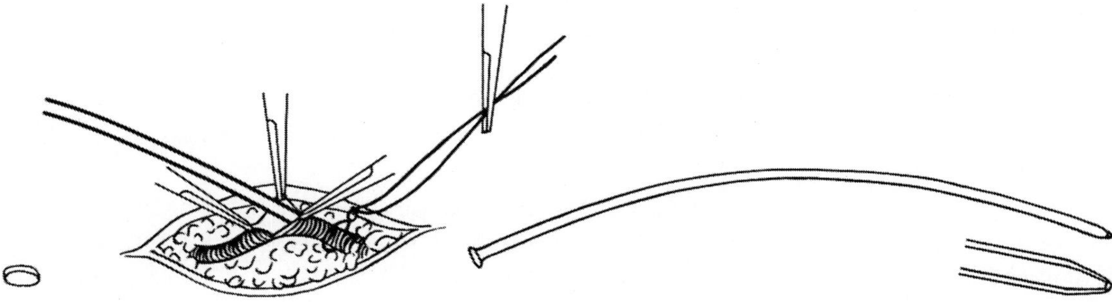

Abb. 18. Nach Querinzision der Vena umbilicalis wird sie mit 3 kleinen Klemmen gefaßt

Abb. 19. Bougierungskatheter mit konischer, sorgfältig abgerundeter Spitze (Außendurchmesser 2,8 mm, Innendurchmesser 1,5 mm)

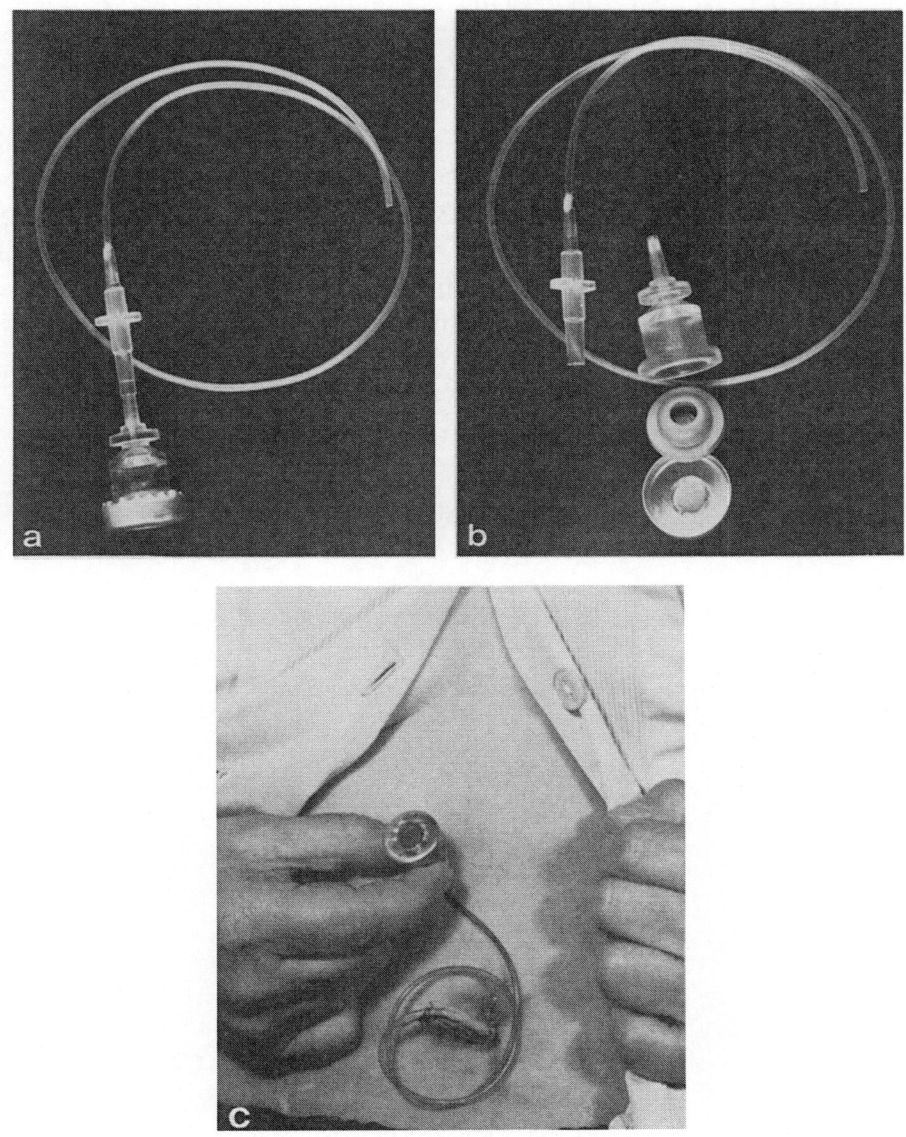

Abb. 20a–c. Reservoirkatheter zum Langzeitkatheterismus. Er besteht aus einer Kunststoffkapillare von 2 mm Durchmesser und einem Reservoirkörper, der 1 ml Heparin fassen kann (a, b). Um den Katheter ist ein Leukoplaststreifen geklebt und der Streifen an die Bauchwand genäht (c)

Ist der Sphinkter überwunden, kann die Lage der Katheterspitze im Portalsystem durch Blutaspiration bewiesen werden. Läßt sich nicht sofort Blut gewinnen, zieht man den Katheter unter Aspiration langsam zurück. Meist war er versehentlich zu weit vorgeschoben worden und hatte einen kleinen intrahepatischen Pfortaderast obturiert. Eine Probeinjektion beweist die korrekte Lage der Katheterspitze im intrahepatischen Portalsystem.

Falls der Entschluß zum Nabelvenenkatheterismus unvorhergesehen bei einer Abdominaloperation gefaßt wurde oder wenn kein Bildwandler zur Verfügung steht, dient die Blutaspiration als einziger Beweis für die Überwindung des Sphinkters. Um bis zur Röntgenuntersuchung Thrombosen zu verhindern, wird anschließend der Bougierungskatheter gegen einen Reservoirkatheter ausgewechselt (Abb. 20).

Beim Verschluß der Operationswunde in den anatomischen Schichten wird zusätzlich die völlig durchtrennte Nabelvene trichterförmig am vorderen Blatt der Faszie des Musculus rectus abdominis fixiert. Das erleichtert spätere Katheterwechsel.

Der erste Teil der Untersuchung (Freilegung und Bougierung der V. umbilicalis) ist damit beendet.

b) Sondierung der V. portae

Der zweite Teil der transumbilikalen Portohepatographie umfaßt die eigentliche Röntgenuntersuchung, nämlich die Sondierung der V. portae und die seriographische Darstellung des intrahepatischen Portalsystems und der Leber. Sie setzt meist einen Katheterwechsel und spezielle Sondierungsmanöver voraus. Dieser Arbeitsgang wird im Angiographieraum durchgeführt. Es wird das gleiche Instrumentarium wie für eine Angiographie verwendet, zusätzlich werden die speziell modellierten Katheter benötigt, auch das Instrumentarium zur Freilegung der V. umbilicalis sollte bereitgehalten werden (Abb. 21). Der Patient wird nüchtern nach entsprechender Prämedikation untersucht. Er liegt auf dem Rücken.

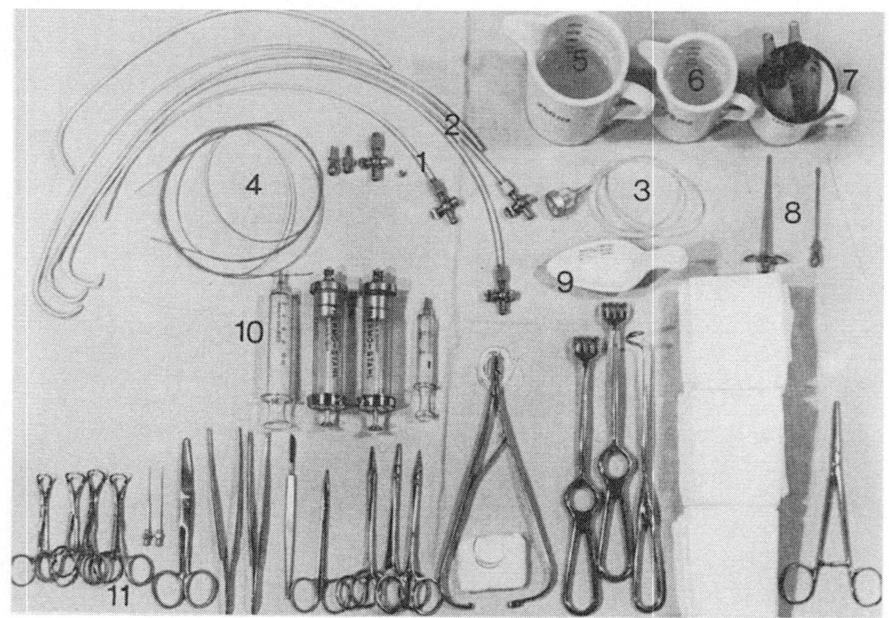

Abb. 21. Instrumentarium zur transumbilikalen Portohepatographie. *1* Bougierungskatheter (vgl. Abb. 19); *2* Sondierungskatheter (vgl. Abb. 5); *3* Reservoirkatheter (vgl. Abb. 20); *4* flexible Metallsonden nach Seldinger; *5* Kochsalz; *6* Anästhetikum; *7* Kontrastmittel; *8* Kanülen zur Aspiration von Kontrastmittel; *9* Silikonöl oder Paraffinöl; *10* Spritzen für Anästhesie, Kochsalz, Kontrastmittel und Heparin; *11* Instrumentarium zur Freilegung der V. umbilicalis

Auch jetzt muß unter sterilen Kautelen gearbeitet werden. Da die Einführungsstelle des Katheters in unmittelbarer Nähe des Durchleuchtungsfeldes liegt, ist es notwendig, die Unterfläche des Bildverstärkers und den Bleischutz mit einem sterilen Tuch abzudecken. Liegt ein Reservoirkatheter, werden Haut und äußeres Ende des Katheters desinfiziert. Anschließend wird die Umgebung der Einführungsstelle des Katheters mit einem Lokalanästhetikum infiltriert und das Reservoir entfernt. Der Patient wird aufgefordert zu pressen, gewöhnlich fließt dann durch den Katheter spontan Blut ab. Der Katheter wird mit 0,9%iger Kochsalzlösung gespült und Heparin (100 E pro kg Körpergewicht) instilliert. Seine Lage wird mit etwas Kontrastmittel kontrolliert und dann unter Durchleuchtungskontrolle eine Seldinger-Sonde eingeführt. Erst jetzt werden die Fäden, die den Katheter an die Bauchwand fixieren, entfernt. Wenn dies vorher geschieht, besteht die Gefahr, daß der Katheter aus der V. umbilicalis herausrutscht. Die Untersuchung wird dadurch wesentlich komplizierter, da der Bauchschnitt wieder eröffnet werden muß. Der Katheter kann bei der Durchleuchtung unbemerkt herausgleiten, weil die Einführungsstelle im Durchleuchtungsfeld liegt und er aus Strahlenschutzgründen nicht mit der Hand gehalten werden kann.

Die Gefäßverläufe von der V. umbilicalis zur V. portae, die dem Katheterweg bei der Sondierung der V. portae entsprechen, sind im anatomischen Teil (II, 3) beschrieben worden.

Man findet die Spitze des Reservoirkatheters (oder des Bougierungskatheters, falls die Freilegung und Bougierung im Angiographieraum erfolgte) bei der Probeinjektion von Kontrastmittel gewöhnlich im Ramus dorsolateralis des Ramus principalis sin. Sie kann auch im Ramus principalis dex., seinen Ästen oder in der V. portae liegen. Seltener befindet sie sich in einem der Rami centrales des Ramus principalis sin. Abhängig von der Lage des Katheters sind folgende *Sondierungsvorgänge* notwendig:

α) Vorgehen bei Lage der Katheterspitze im Ramus dorsolateralis

In mehr als einem Drittel der Fälle projiziert sich der hepatoproximale Teil der V. umbilicalis auf die Wirbelsäule oder unmittelbar rechts paravertebral. In diesen Fällen ist zu erwarten, daß der weitere Verlauf des Katheterweges in kranio-dextro und dann in dorso-kaudaler Richtung erfolgen wird (vgl. Abb. 8a und b, 11, 31a–d). Die Sondierung der V. portae ist in Abb. 22 schematisch dargestellt.

Durch das Lumen des Reservoirkatheters wird eine Seldingersonde so weit eingeführt, daß ihre Spitze den Katheter um einige Zentimeter überragt (a). Unter Durchleuchtungskontrolle wird dann der Katheter zurückgezogen. Die Lage der Sonde sollte dabei nicht verändert werden (b). Über die Sonde wird der speziell geformte Sondierungskatheter eingeführt (c). Danach wird die Sonde entfernt, dabei biegt sich die Katheterspitze von selbst. Der Katheter wird um seine Längsachse gedreht, bis seine Spitze nach rechts zeigt. Gleichzeitig wird er vorgeschoben (d) und gelangt in den Ramus principalis sin. Die erste Krümmung zwischen Ramus ventroflexus und Ramus principalis sin. ist überwunden. Um die zweite Gefäßkrümmung zwischen Ramus principalis sin. und V. portae passieren zu können, wird der Katheter gegensinnig nach links gedreht und gleichzeitig weiter vorgeschoben (e). So gelangt seine Spitze in die V. portae (f).

In einem Drittel der Fälle verläuft der Katheterweg in kranio-dorso-kaudaler Richtung (Abb. 9a–c, 12, 23a–e). Bei einer Ausgangsposition des Sondierungskatheters im Ramus dorsolateralis (a) biegt sich nach Entfernung der Sonde und leichtem Zurückziehen des Katheters seine Spitze (b und d). Zeigt sie nach hinten, gleitet sie von allein in den Ramus principalis sin. Beim Weiterschieben gelangt sie in die V. portae (c und e). Im Röntgenbild (a–p Aufnahmen) projizieren sich die beiden Krümmungen des Katheters übereinander, oder sie stellen sich im spitzen Winkel nebeneinander dar (Abb. 35b).

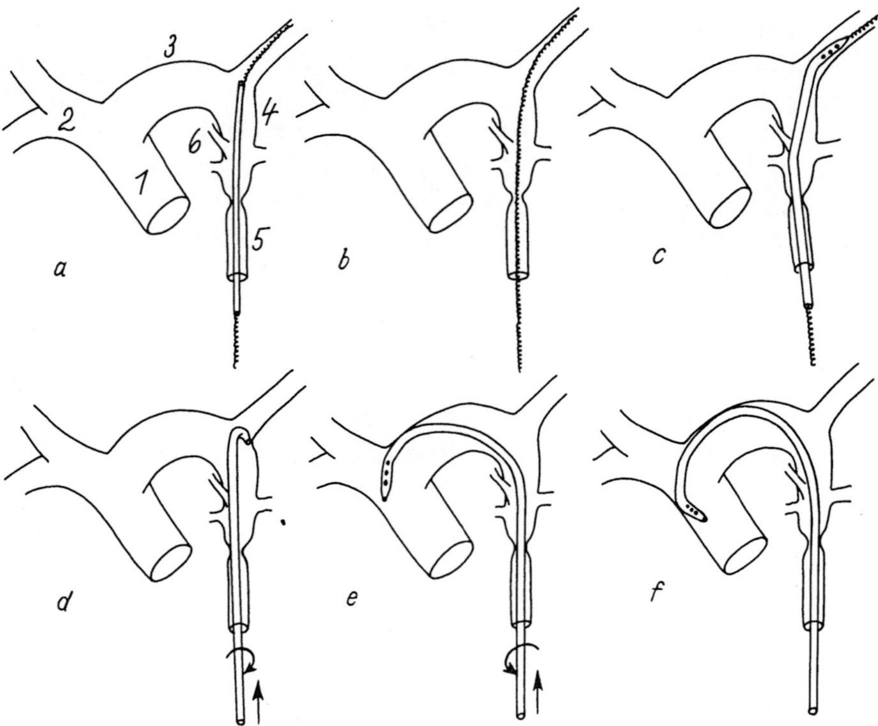

Abb. 22. (a–f) Sondierung der Vena portae. Vorgehen bei Lage des Reservoirkatheters im Ramus ventroflexus oder im Ramus dorsolateralis. Der Katheterweg verläuft in kranio-dextro-dorso-kaudaler Richtung. *1* V. portae, *2* Ramus principalis dex., *3* Ramus principalis sin., *4* Ramus ventroflexus, *5* V. umbilicalis (s. III, 1, b)

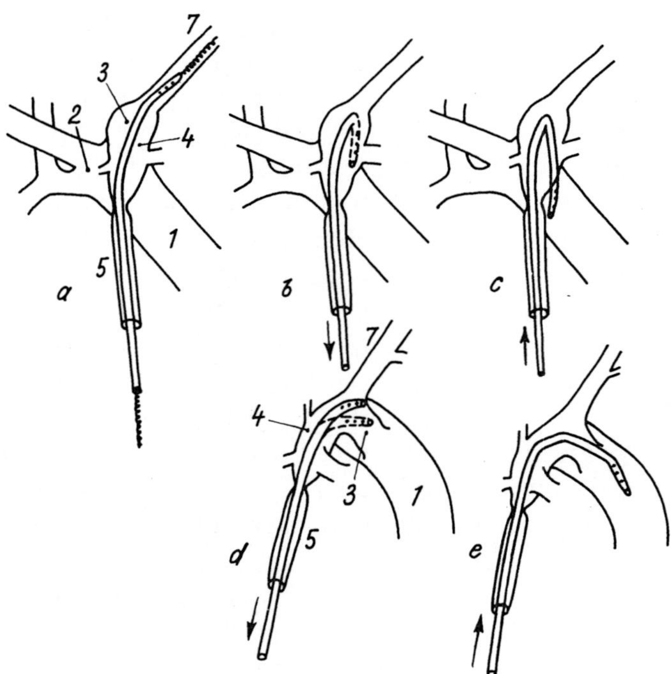

Abb. 23. (a–c) Ansicht von vorn; (d und e) seitlich (Ramus princ. dex. ist nicht abgebildet). Sondierung der Vena portae. Ausgangsposition — Ramus dorsolateralis. Der Katheterweg verläuft, entsprechend den anatomischen Besonderheiten, in kranio-dorso-kaudaler Richtung. *1* V. portae; *2* Ramus principalis dex.; *3* Ramus princ. sin., der orthograd zur Darstellung kommt; *4* Ramus ventroflexus; *5* V. umbilicalis (vgl. Abb. 9a–f)

Im letzten Drittel der Fälle verläuft der Katheterweg erst in kranio-dextro und dann in dorso-sinistro-kaudaler Richtung (Abb. 10a–c, 13, 34a und b). Das Vorgehen ist wie in Abb. 23a–e, nur muß die Katheterspitze nach medial gerichtet sein.

β) Vorgehen bei Lage der Katheterspitze in einem der Rami centrales

Das ist die ungünstigste Position! Sie muß mit Geduld korrigiert werden. Bei den meisten unserer Ausgußpräparate war die Stärke der Rami centrales 1–2 mm (Abb. 4). Wenn nur ein Ramus centralis vorhanden ist, kann seine Stärke bis zu 5 mm Durchmesser betragen (Abb. 10b und c). Die Lokalisation der Katheterspitze in einem der Rami centrales kann leicht festgestellt werden. Bei einer Probeinjektion von etwas Kontrastmittel füllt sich nur ein kleines, rechts paravertebral gelegenes Segment der Leber (Abb. 24a). Das Kontrastmittel fließt, da das Gefäßvolumen weitgehend vom Katheter verschlossen ist, nur langsam ab. Die Untersuchung des Patienten muß in seitlicher Lage fortgesetzt werden. Auf Abb. 24b ist diese Katheterposition schematisch gezeigt. Der Katheter liegt im ventralen Körperdrittel, er verläuft in kranialer Richtung. (Der richtige Katheterweg in dorso-kaudaler Richtung ist mit einer unterbrochenen Linie eingezeichnet.) Der Reservoirkatheter wird gegen einen Bougierungs-Katheter (Abb. 19) oder einen leicht gebogenen Katheter (Abb. 5 Kathetertyp IV) innerhalb der V. umbilicalis umgetauscht. Beim Einführen muß die Katheterspitze nach *dorsal* gerichtet sein, so kann sich der Katheter nicht verhaken, da von der dorsalen Wand des Ramus ventroflexus und von der kaudalen Wand des Ramus princ. sin. meist keine Gefäße abzweigen. Es muß versucht werden, die Katheterspitze vom Ramus centralis in den Ramus ventroflexus zu bringen, indem der Katheter etwas zurückgezogen und dann erst nach kranial weiter vorgeschoben wird. Die anatomischen Verhältnisse sind in Abb. 10c dargestellt. Wenn der Katheter nicht mehr parallel zur Bauchwand liegt, sondern nach kranial und hinten gerichtet ist, hat er die erwünschte Lage im Ramus principalis sin. oder im Ramus dorsolateralis.

Die Verwendung eines stärker gebogenen Katheters ist nicht erforderlich, da der Abstand zwischen dem Abgang des Ramus centralis und dem Sphinkter der V. umbilicalis nur 0,5–1 cm beträgt, so daß die Katheterspitze leicht zurück in die V. umbilicalis rutschen kann. Beim Versuch den Katheter unter höherem Druck vorzuschieben, krümmt er sich vor dem Sphinkter und kann die Wand der V. umbilicalis perforieren (Abb. 29a–f). (Die ausführliche Beschreibung siehe im Kapitel „Komplikationen".)

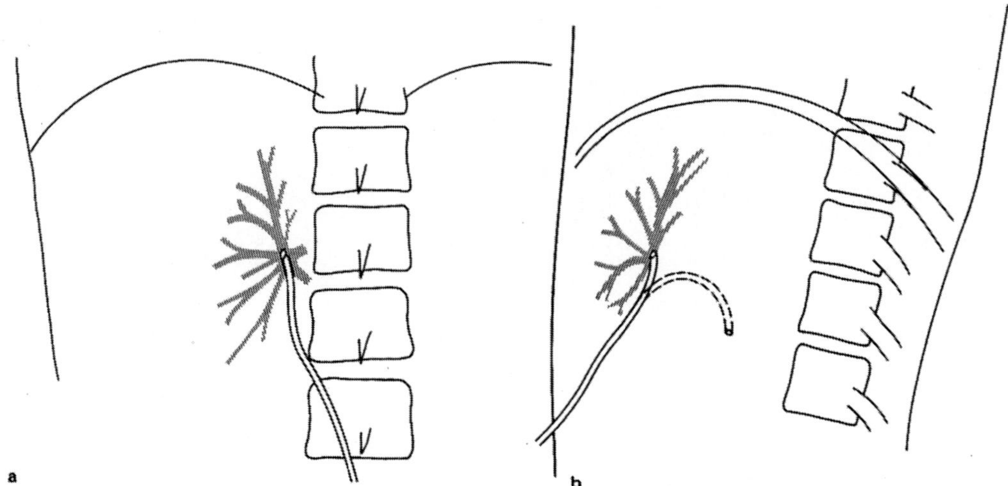

Abb. 24a u. b. Sondierung der Vena portae. Durchleuchtungsbild bei Probeinjektion von Kontrastmittel. Lage der Katheterspitze in einem der Rami centrales. Rückenlage (a) und seitliche Lage (b). Der richtige Katheterweg verläuft in dorso-kaudaler Richtung

γ) Vorgehen bei Lage der Katheterspitze im Ramus principalis dexter oder seinen Verzweigungen

Nach Umtausch des Bougierungs- bzw. Reservoirkatheters gegen einen Sondierungskatheter wird die Sonde zurückgezogen, wobei sich wieder die Katheterspitze von selbst biegt und in die V. portae gelangt. Der Katheter wird noch einige Zentimeter weiter vorgeschoben (Abb. 25).

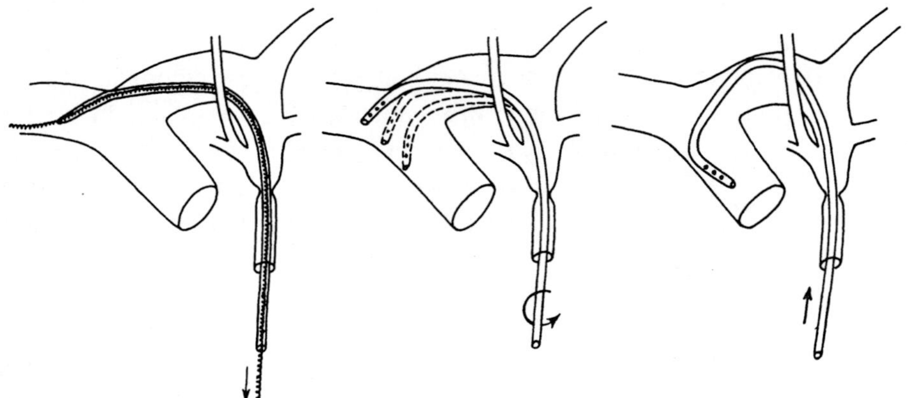

Abb. 25. Vorgehen bei Lage des Katheters im Ramus principalis dexter oder einer seiner Verzweigungen

δ) Seltene Sondierungsschwierigkeiten

Bei 10–15% der Untersuchungen stößt die Katheterspitze in der zweiten Gefäßkrümmung zwischen Ramus principalis sin. und V. portae gegen einen Widerstand und gleitet nicht weiter. Bei einer Probeinjektion von etwas Kontrastmittel ist in solchen Fällen zu sehen, daß die Spitze in der Bifurkation der V. portae liegt. Der Stop des Katheters wird durch einen scharfen Winkel zwischen Ramus principalis sin. und V. portae (Abb. 4) verursacht. Die Katheterspitze stößt auf die kaudale Wand der Pfortader im Abgangsbereich des rechten Hauptastes (Abb. 26a). In diesen Fällen muß der Standardkatheter gegen einen stärker gekrümmten Katheter ausgetauscht werden. Beim Wechseln darf die Führungssonde nicht über die Katheterspitze hinausgeschoben werden, da sonst die Gefäßwand verletzt werden kann. Die Führungssonde wird bis zur Katheterkrümmung eingeführt und der Katheter zurückgezogen. Die richtige Lage der Sonde ist in Abb. 26b gezeigt. Der stärker gekrümmte Katheter gelangt leichter in die V. portae (Abb. 26c).

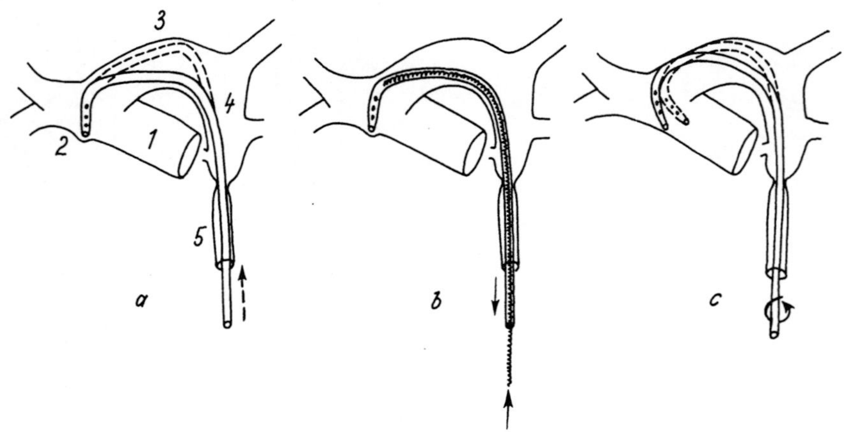

Abb. 26. Sondierung der V. portae. Vorgehen bei einem scharfen Winkel zwischen Ramus princ. sin. und V. portae. Der Standardkatheter wird gegen einen stärker gekrümmten Katheter ausgetauscht (Typ II auf Abb. 5)

Andererseits kann es auch zum Katheterstop kommen, wenn der Winkel zwischen der V. portae und der „Ebene“, in der sich Ramus ventroflexus und Ramus principalis sin, befinden, größer als 45° ist. In Abb. 10d und Abb. 27 beträgt dieser Winkel 70°. Der eingeführte Standardkatheter liegt in Abb. 27 mit seinem Abschnitt c in der V. umbilicalis und dem Ramus ventroflexus (5 und 4). Der Abschnitt b befindet sich im Ramus principalis sin. (3) und Abschnitt a liegt schräg in der V. portae (1), wobei die Katheterspitze an die ventro-kaudale Wand stößt. Bei dem für diese Besonderheit präparierten Katheter ist der Winkel zwischen Abschnitt a und der „Ebene“, in der sich die Abschnitte b und c befinden, größer und den anatomischen Verhältnissen angepaßt (s. Kathetertyp V in Abb. 5).

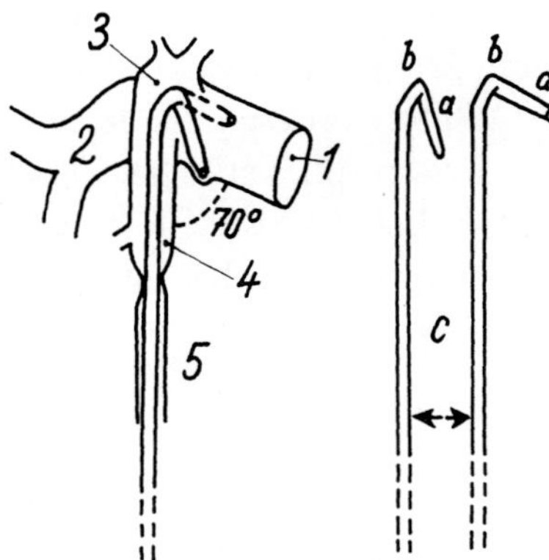

Abb. 27. Sondierungsschwierigkeiten bei einem großen Winkel zwischen der V. portae (*1*) und der Ebene, in der sich V. umbilicalis (*5*), Ram. ventroflexus (*4*) und Ram. princ. sinister (*3*) befinden. Der Ram. princ. sinister kommt genau orthograd zur Darstellung. Daneben, seitlich gesehen, ein Standardkatheter und ein für solche Fälle entsprechend modellierter Katheter. (Vergleich Kathetertyp V in Abb. 5)

c) Kontrastmittelinjektion und röntgenologische Aufnahmetechnik

Wir verwenden bei der Portohepatographie das 76%ige Kontrastmittel Visotrast 370®[2]. Über die Verträglichkeit und die klinische Prüfung des Visotrasts berichten PORSTMANN (1963, 1967), LIESS (1963), BARKE (1970). Für die Aufnahmeserie werden 40–50 ml Kontrastmittel gespritzt, insgesamt, mit den Vorinjektionen zur Bestimmung der Lage des Bougierungs- und Sondierungskatheters, werden etwa 60–70 ml gebraucht. Die Injektion wird mit einem Hochdruckinjektionsapparat durchgeführt bei einem Flow von 15–20 („flow“ = ml Kontrastmittelfluß pro Sekunde). Das Wärmegefühl, das während der Injektion im Oberbauch auftritt, wird von den Patienten als wesentlich geringer angegeben als bei der Aorto- oder Zöliakographie. Die Injektion ist schmerzlos. Nur bei falscher Technik, wenn die Katheterspitze in einem kleinen Ast der V. portae liegt, fühlt der Patient einen brennenden Schmerz, der durch die Überdehnung des Gefäßes und durch die hohe Kontrastmittelkonzentration ausgelöst wird.

Zur Darstellung der prähepatischen Venen werden 40 ml 60%iges oder 76%iges Kontrastmittel injiziert. Für die V. lienalis und die V. mesenterica superior beträgt der Flow 18 bis 20, für die V. mesenterica inferior 15. Nach der Injektion in die V. mesenterica superior fließt das Kontrastmittel langsamer zurück, denn ihr Lumen ist eng und wird teilweise vom Katheter eingenommen. Außer einem leichten Wärmegefühl verursacht die Untersuchung keine Beschwerden. Schmerzen werden bei der Injektion vom Patienten nicht angegeben.

---

[2] Es ist das Methylglukamin-Na-Salz des Diatrizoats in 76%iger Lösung. 1 ml Substanz enthält 370 mg festgebundenen Jods.

Bei einer Untersuchung werden in der Regel 10 Aufnahmen im Abstand von 1 sec angefertigt. Die Aufnahmeserie wird nach der Injektion von 10 ml Kontrastmittel ausgelöst. Wenn eine bessere Gefäßphase der Portographie erzielt werden soll, wird das Aufnahmeprogramm geändert. In der 1. und 2. sec werden je 2 Aufnahmen und in den folgenden 8 sec je 1 Aufnahme geschossen. In diesem Fall werden 12 Aufnahmen angefertigt. Wenn aus ökonomischen Gründen die Zahl der Aufnahmen reduziert werden muß, kann folgendes Programm gewählt werden: In den ersten 3 sec 1 Aufnahme/sec, es folgen 3 sec Pause, danach für die weiteren 3 sec 1 Aufnahme/sec. In den ersten 3 sec wird die Gefäßphase erfaßt, in der 7., der 8. und der 9. sec die Parenchymphase.

Nach Beendigung der Untersuchung wird der Sondierungskatheter entfernt und die kleine Eintrittsstelle des Katheters etwa 5 min komprimiert. Bei Patienten mit portaler Hypertension kann zur Aufhebung der Heparinwirkung Protaminsulfat vor der Entfernung des Katheters injiziert werden. Weitere Sicherheitsmaßnahmen sind nicht erforderlich.

Soll nach der Beendigung der Portographie eine transumbilikale medikamentöse Therapie erfolgen, wird der Sondierungskatheter durch einen Reservoirkatheter ersetzt (Abb. 20). Es muß überprüft werden, ob die Spitze des Katheters im Hauptstamm der V. portae liegt. Ist er nicht tief genug eingeschoben, wird er vom Blutstrom in den rechten Ast der V. portae abgeschwemmt.

d) Komplikationen

Bei jedem Katheterismus stören physikalische und chemische Faktoren das Fließgleichgewicht zwischen Blutgerinnung und Fibrinolyse durch Veränderungen der Gefäßintima, des Blutstromes oder der physiologischen Zusammensetzung des Blutes. Die Komplikationen beginnen entweder an der Kathetereinführungsstelle, im Bereich des intravasalen Katheterverlaufs, besonders aber an der Katheterspitze. Sie können beim Bougieren der Nabelvenen, dem Sondieren der Pfortader, besonders aber beim Langzeitkatheterismus auftreten.

Beim *Bougieren* traten eindeutig weniger Komplikationen auf, wenn statt der in der Literatur empfohlenen Sonden (CHIANDUSSI u. Mitarb., 1968; CHRISTOPHERSEN u. Mitarb., 1967; DUBUC u. Mitarb., 1965; GONZÁLES-CARBALHÁES, 1959; OECONOMOS u. Mitarb., 1967; PICCONE u. Mitarb., 1968; REMIGOLSKI, 1967; ROBERTI u. Mitarb., 1963; WHITE u. Mitarb., 1966) ein flexibler Katheter verwendet wurde (Tabelle 5). Bei 100 konsekutiven Fällen konnte 2mal das Lumen der Nabelvene nicht gefunden werden. Die Versager sind also nicht durch mangelhafte Technik oder unzureichende anatomische Kenntnisse bedingt. In solchen Fällen kann man bei weiteren Versuchen im hepatoproximalen Teil der Nabelvene doch oft ein Lumen finden.

Tabelle 5. Komplikationen und Schwierigkeiten bei der Bougierung der V. umbilicalis

	Zahl der Patienten		
	starre Sonde $n=31$	versteifter Katheter[a] $n=5$	flexibler Katheter[b] $n=100$
Lumen nicht auffindbar	2	0	2
Unüberwindbarer Widerstand	3 (1 m)	0	10 (9 m)
Perforation	7 (3 m)	5 (3 m)	1
Komplikationsrate	17/36 = 47%		13/100

m = Lebermetastasen.

[a] Mit einer Seldinger-Sonde versteift.

[b] Handelsübliches radioopakes Kathetermaterial.

Der Sphinkter wird normalerweise ohne Schwierigkeiten überwunden. 10mal gelang es nicht. In 9 von diesen 10 Fällen waren Metastasen bzw. Regenerationsknoten bei Leberzirrhosen die Ursache, daß der Katheter nicht ins intrahepatische Gefäßsystem gelangte. Nur bei einem Patienten war der Sphinkter aus nicht erkennbarer Ursache nicht zu überwinden. Bei so einem rigiden Sphinkter knicken die flexiblen Katheter ab und lassen sich nicht weiter vorschieben. Es ist dann nicht ratsam, durch eine zusätzliche innere Schienung des Katheters (z.B. Seldinger-Sonde) das Hindernis überwinden zu wollen. Der Katheter bekommt dann die negativen Eigenschaften einer starren Sonde.

Die einzige Perforation beim Bougieren mit dem flexiblen Katheter war durch eine Anomalie bedingt. Die V. umbilicalis war deltaförmig vor dem Sphinkter aufgezweigt (Abb. 16). Der Katheter hatte sich in einem kleineren Gefäß verfangen und es perforiert. Es wurde unterbunden und der Katheter über ein größeres Gefäß eingeführt.

Perforationen sind ungefährlich, wenn sie sich vor dem Sphinkter ereignen. Bei Röntgenkontrollen erkennt man den Abfluß des Kontrastmittels ins Ligamentum falciforme — extraperitoneal — oder in die freie Bauchhöhle (Abb. 28a und b).

Die Nabelvene ließ sich in 5 von 6 Fällen bougieren, obwohl bei einer früheren Operation das Ligamentum falciforme durchtrennt worden war. Ähnliches gilt auch für wiederholte Rekanalisierungen. In 4 von 5 Fällen konnten die Katheter noch einmal eingeführt werden, die sich die Patienten versehentlich selbst gezogen hatten.

Das *Sondieren* des Portalsystems mit dem präformierten Katheter ist ebenfalls ungefährlich. Der Sondierungskatheter kann in die V. umbilicalis nur über eine schon im Portalsystem liegende Führungssonde eingeführt werden. Ohne Sonde kann es zu einer Perforation am Übergang von der V. umbilicalis ins Portalsystem kommen (Abb. 29a–f), falls der Reservoirkatheter in einem der Rami centrales liegt (a), wird er gegen den Sondierungskatheter mittels Führungssonde umgetauscht (b). Nach Entfernung der Sonde wird der Katheter etwas zurückgezogen, um ihn aus dem Ramus centralis herausgleiten zu lassen, danach wird er gedreht, so daß seine Spitze nach dorsal zeigt. Durch Vorschieben nach ventral gleitet seine Spitze in den Ramus principalis sin. (c). Dabei kann es jedoch leicht vorkom-

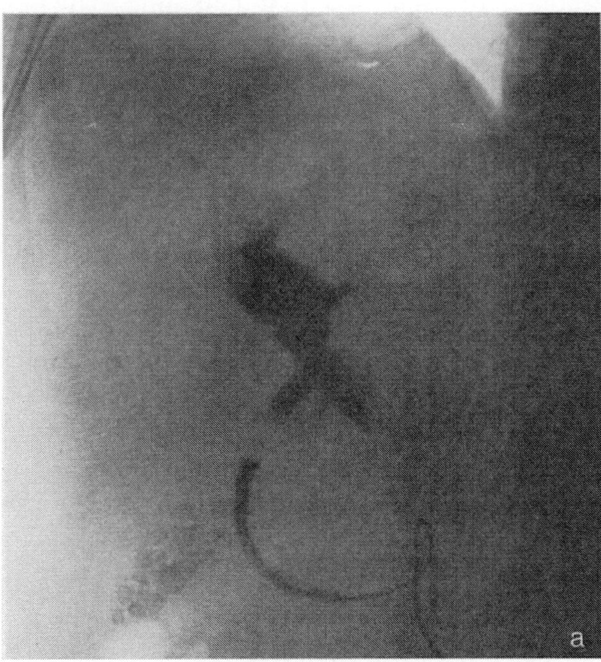

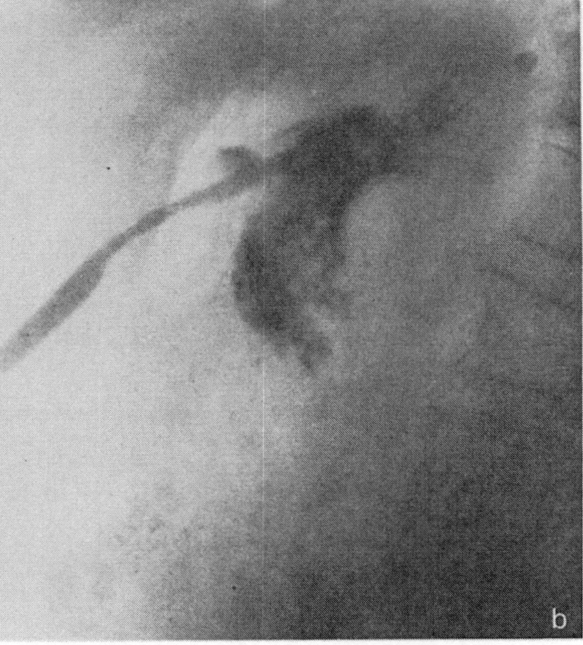

Abb. 28a u. b. Perforation während der Bougierung der V. umbilicalis. (a) Ansicht von vorn. Kontrastmitteldepot im Bereich der Leber; (b) seitliche Aufnahme; Nebenbefund — Gallensteine

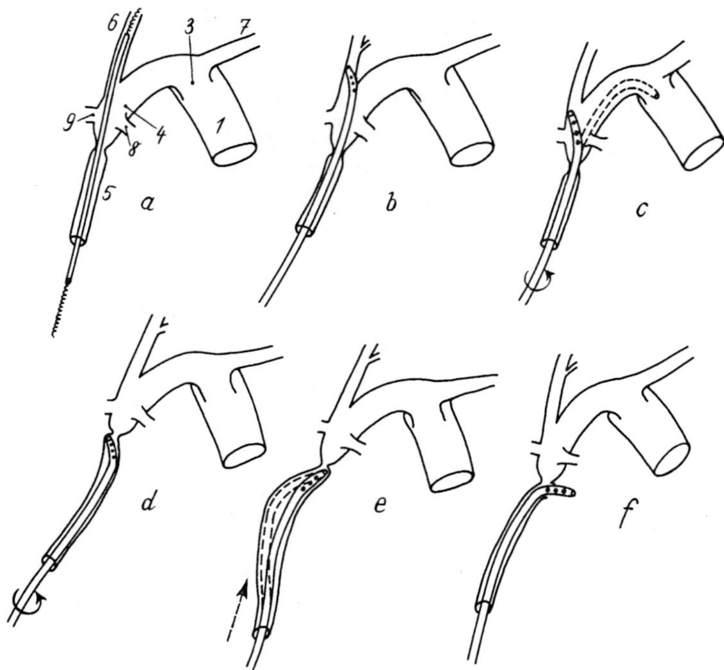

Abb. 29a–f. Schwierigkeiten und Komplikationen bei Ausgangsposition des Katheters im Ram. centralis. Darstellung einer Perforation der V. umbilicalis vor dem Sphinkter durch den Sondierungskatheter (seitlich gesehen). *1* V. portae, *3* Ram. princ. sin. (Ram. princ. dex. ist nicht gezeichnet), *4* Ram. ventroflexus, *5* V. umbilicalis, *6* Ram. centralis, *7* Ram. dorsolateralis, *8* Ram. ventrolat., *9* Ram. ventralis

men, daß die Katheterspitze beim Zurückziehen bis in die V. umbilicalis zurückgleitet, da der Abstand zwischen dem Ramus centralis und dem Sphinkter der V. umbilicalis nur 1 cm beträgt (d). Wird der Katheter dann nach rechts gedreht und nach kranial vorgeschoben, ist ein Widerstand zu fühlen (e). Bei forciertem Vorschieben kommt es zur Perforation vor dem Sphinkter (f). Dies geschah in 6 von unseren Fällen.

Um diese Komplikation vermeiden zu können, muß der Sondierungskatheter innerhalb der V. umbilicalis gegen einen Bougierungskatheter umgetauscht werden. Nach Erreichen des Portalsystems wird die Untersuchung fortgesetzt.

Falls der Sondierungskatheter versehentlich in einen kleinen intrahepatischen Ast gleitet, ist das sogar ohne Röntgenkontrolle erkennbar. Da der Katheter das Gefäßlumen verstopft, kann kein Portalblut nachfließen und somit nicht aspiriert werden. Bei einer Probeinjektion wird eine Perforation vorgetäuscht, da das Kontrastmittel sich staut und verzögert abfließt. Die Patienten geben Schmerzen an, die sofort abklingen, wenn man den Katheter zurückzieht. Das einströmende Blut spült das Kontrastmittel hinweg. Injektionen in größere Portalgefäße sind dagegen immer schmerzlos.

Intrahepatische Perforationen werden nicht durch den Katheter, sondern durch die Führungssonde verursacht. Sie kann wie ein Dorn wirken, wenn sie den Katheter nicht mehrere Zentimeter, sondern nur Millimeter überragt. Der Katheter wirkt wie eine äußere Schienung. Dadurch geht die Flexibilität der Sonden verloren. Wir beobachteten das zweimal. Die Perforationsstellen waren bereits nach einigen Minuten bei Durchleuchtungskontrollen nicht mehr nachweisbar.

Bei über 100 konsekutiven Sondierungen gelang es uns 10mal nicht, die V. portae zu erreichen (Tabelle 6). Ursachen waren: eine Pfortaderthrombose (operativ bestätigt), eine Kompression des Pfortaderstammes durch eine chronische Pankreatitis (10 Jahre zuvor bei einer Laparotomie als inoperabler Pankreaskopftumor gedeutet) und in zwei weiteren Fällen mißglückte die Sondierung wegen intrahepatischer Lebermetastasen (aut-

Tabelle 6. Komplikationen und Schwierigkeiten bei der Sondierung der V. portae

	Zahl der Patienten ($n=100$)
V. portae nicht sondierbar	4
Perforation vor dem Sphinkter	6
Komplikationsrate	10/100

Tabelle 7. Komplikationen beim Langzeitkatheterismus der V. portae

	Zahl der Patienten ($n=100$)
Pylethrombose (partiell)	6
Pylephlebitis (Schüttelfrost)	4
Katheterembolie	1
Sepsis	0
Blutung	0
Komplikationsrate	11/100
Tod infolge der Komplikationen	0

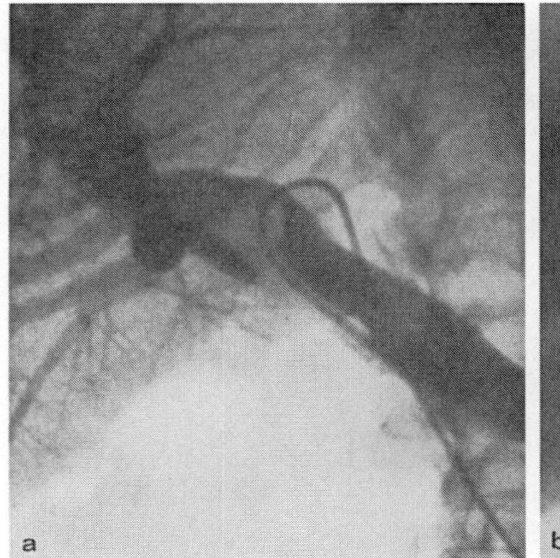

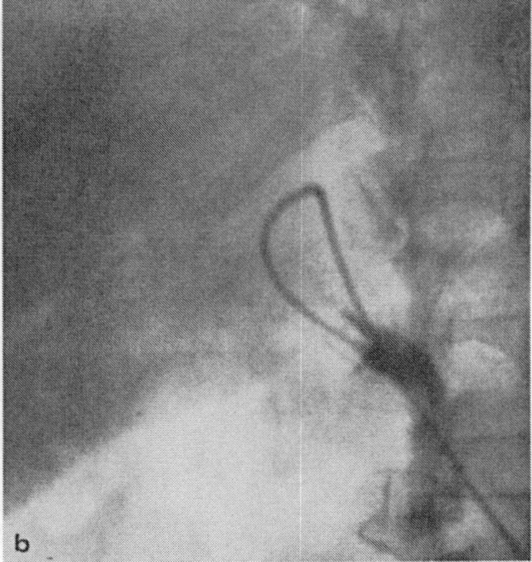

Abb. 30a u. b. Partielle Thrombose der V. portae, sog. Pylethrombose (a). Kontrastmittelreste im Bereich der Haftstelle des Thrombus an der Gefäßwand am Ende der Aufnahmeserie (b)

optisch gesichert). 6mal mußte die Sondierung abgebrochen werden, da versehentlich der Sondierungskatheter vor den Sphinkter zurückgezogen worden war.

Nur beim *Langzeitkatheterismus* der V. portae, nicht aber bei diagnostischen Untersuchungen, beobachteten wir 10 Pylethrombosen oder -phlebitiden (Tabelle 7 und Abb. 30a, b). Unter einem Langzeitkatheterismus verstehen wir nur Fälle, bei denen die Katheter länger als eine Woche lagen. Die Katheter waren bis zu $1^1/_2$ Jahren in Gebrauch. Als Kathetermaterial eignen sich am besten flexible, inerte Kunststoffe. Wir verwenden Polyvinylchloridkapillaren, die innen und außen zusätzlich silikonisiert sind. Als zusätzlicher Schutz vor Thrombosen hat sich der Reservoirkatheter bewährt (s. IV 3c).

Pylephlebitiden beobachteten wir 4mal. Bei allen Patienten lagen gleichzeitig Witzelfisteln vor. Da Anus praeter-Patienten den Katheterismus komplikationslos überstanden, vermuten wir, daß die Infektion lymphogen über das Peritoneum erfolgt. Der Nabelvene und besonders dem Sphinkter scheint eine Schutzfunktion zuzukommen. Sie dichten den Katheter völlig ab. Das merkt man z.B. am Widerstand beim Katheterwechsel oder nach der Katheterentfernung. Der Sphinkter schließt sich, und die Blutung steht innerhalb weniger Minuten. Nur bei Patienten mit portaler Hypertension mußten wir die Nabelvene im Anschluß an die Untersuchung ligieren.

Die niedrigen Komplikationsquoten beim transumbilikalen Katheterismus dürfen aber keinesfalls zu einem unsterilen Arbeiten verleiten. Es gelten die gleichen Prinzipien wie z.B. beim Subklaviakatheterismus.

2. Das normale transumbilikale Portohepatogramm

Bei einer transumbilikalen Portohepatographie werden 45–50 ml 76%iges Kontrastmittel innerhalb von 2,5 sec gegen den Blutstrom injiziert. Es bildet sich ein großes Kontrastmitteldepot, das die V. portae und teilweise auch die prähepatischen Venen füllt. Von dem Blutstrom, dessen Geschwindigkeit in der V. portae etwa 10–20 cm/sec beträgt, wird das Kontrastmittel in den nächsten Sekunden in die Leberperipherie abgeschwemmt. Die Abb. 31 a zeigt die erste Aufnahme eines Serienhepatogramms. Gefüllt sind nur die Haupt-

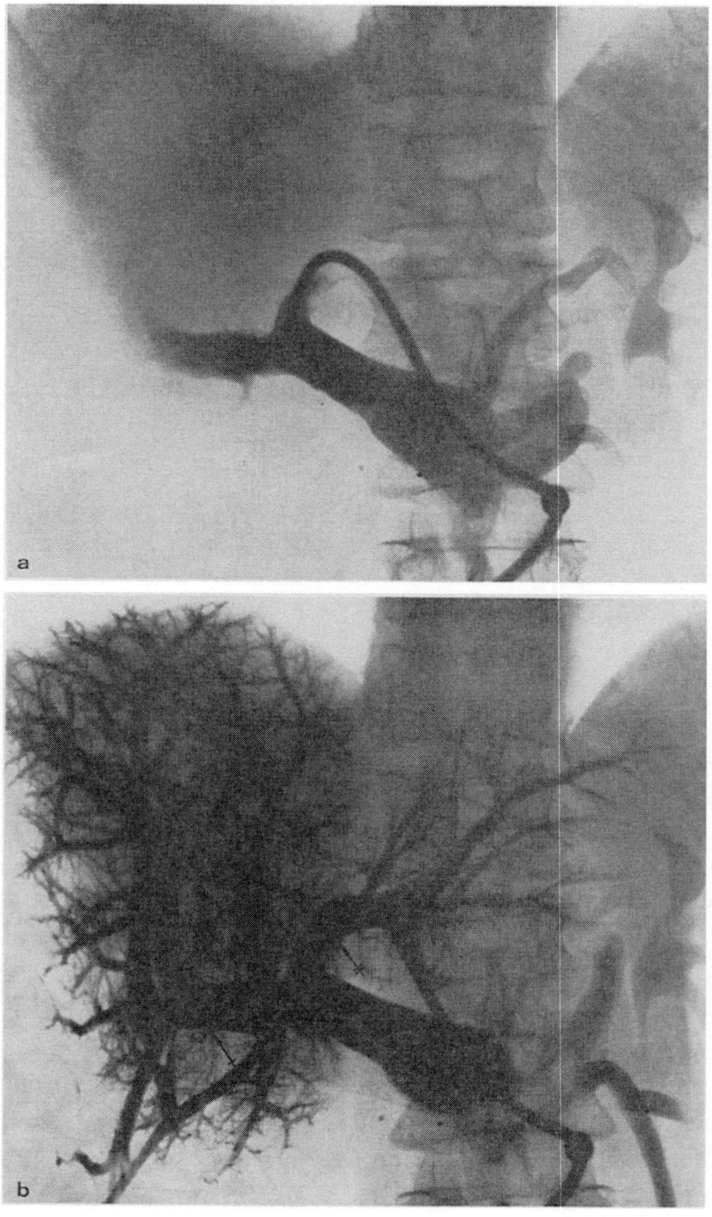

Abb. 31a–d. Normales transumbilikales Portohepatogramm.(a) Beginn der Kontrastmittelinjektion. Auslösung der Aufnahmeserie, nachdem die ersten 10 ml Kontrastmittel gespritzt sind. (b) Ende der Injektion. Kompakte Füllung der V. portae und ihrer Äste. Vom Anfangsteil des Ramus principalis dex. zweigt der Ast für das ventro-kraniale Segment kranial ab (→), etwas lateraler der Ast für das dorso-kaudale Segment (⇸). Der Ramus principalis sin. (durch den der Katheter verläuft) und seine Segmentäste sind schwächer gefüllt (⇻). (c) Übergang

stämme der V. portae, der V. gastrica sin., der V. mesenterica superior und inferior und der V. lienalis. In der 3. Sekunde, nachdem das gesamte Kontrastmittel injiziert wurde, kommt die kompakte Füllung der V. portae und ihre Äste zur Darstellung (Abb. 31b). Am Ende der 4. sec (Abb. 31c) befindet sich die Gesamtmenge des Kontrastmittels in den kleinen Verzweigungen der V. portae, ohne daß es sich stärker mit dem nachfließenden Blut vermischt. Die V. portae selbst ist inzwischen mit dem nachströmenden Blut gefüllt. Die Konturen des Ramus dorso-lateralis sind unscharf. Diese Unschärfe tritt nicht bei jeder Aufnahme der Serie auf, sie ist durch die Pulsation des Herzens bedingt.

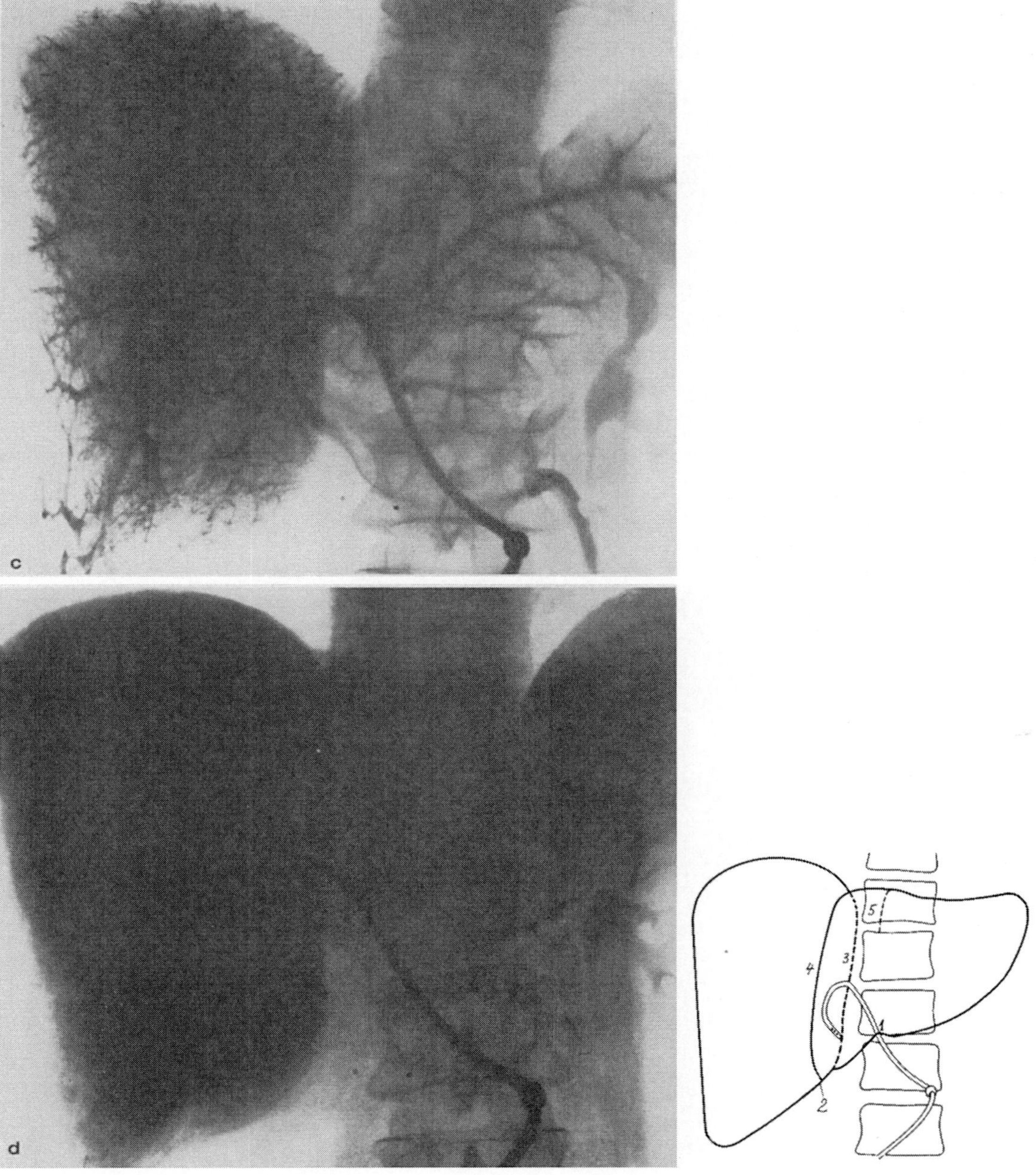

von der Gefäß- in die Parenchymphase. (d) Parenchymphase. *1* Lage des Ligamentum falciforme, die durch den Eintritt des Katheters in die Leber markiert ist. *2* Gallenblasenbett, *3* hintere Begrenzung und *4* vordere Begrenzung zwischen beiden Leberlappen, *5* Fossa venae cavae. Der Katheterweg verläuft in kranio-dextro-dorso-kaudaler Richtung

In Abb. 31 d ist die sog. Parenchym- oder Sinusoidalphase dargestellt. Sie ist 7 sec nach dem Auslösen der Serie geschossen worden. Bei einem Vergleich der Aufnahme von Abb. 31 a und Abb. 31 d ist ersichtlich, daß die Füllung der Lebersinusoide sehr kräftig ist. Die mediale Kontur des rechten Leberlappens ist scharf begrenzt. Es handelt sich dabei um die hintere mediale Kontur, die vordere mediale Kontur liegt etwa 2 cm weiter lateral und kommt nicht zur Darstellung. Ihre Begrenzung entspricht der Katheterkrümmung, die sich im Ramus principalis sinister befindet (vgl. Abb. 1). Der Spalt zwischen beiden Leberlappen liegt nämlich nicht in der Sagittalebene, sondern etwas schräg und bildet mit der Sagittalebene einen spitzen Winkel, der nach vorn geöffnet ist. Daraus ergibt sich, daß die vordere mediale Kontur des rechten Leberlappens etwas lateraler liegt als die hintere. Etwa 15 sec nach dem Beginn der Kontrastmittelinjektion in die V. portae füllen sich die Vv. hepaticae (Abb. 32). Das Kontrastmittel wird durch das zusätzlich in die Lebersinusoide strömende arterielle Blut verdünnt. Die indirekte Darstellung der Vv. hepaticae ist somit möglich, aber nicht intensiv genug. Im Vergleich zu anderen indirekten Methoden – Splenoportographie, Hämorrhoidalvenographie, transarterielle Portographie – bringt die transumbilikale Portographie wegen der hohen Kontrastmittelkonzentration jedoch die beste Darstellung der Vv. hepaticae.

Bei allen transumbilikalen Portohepatographien, die in Rückenlage des Patienten angefertigt wurden, kam in der Parenchymphase der linke Leberlappen schwächer zur Darstellung als der rechte. Es gibt verschiedene Gründe dafür.

1. Die schwächere Darstellung des linken Leberlappens ist in erster Linie durch seinen kleineren ventro-dorsalen Durchmesser verursacht.

2. Das Lumen des Ramus principalis sin. wird von dem 3 mm starken Katheter ausgefüllt, der Strom des Kontrastmittels in die Peripherie ist behindert.

3. Der linke Leberlappen wird von der Wirbelsäule überlagert, seine Beurteilung wird dadurch zusätzlich erschwert.

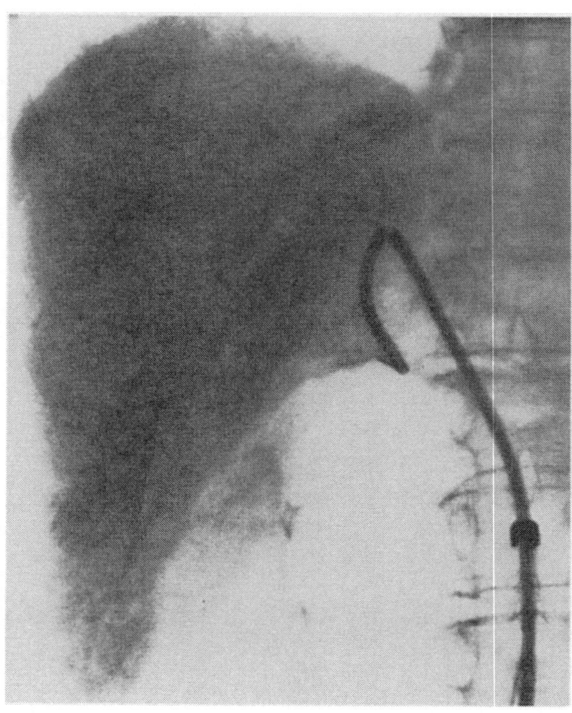

Abb. 32. Indirekte Darstellung der Vv. hepaticae bei einer transumbilikalen Portohepatographie. Aufnahme 15 sec nach Injektion von 50 ml Visotrast 370 in die V. portae

4. Beim Verlauf des Ramus principalis sin. in ventro-kranialer Richtung hat er bei Rückenlage des Patienten fast eine vertikale Lage zum Angiographietisch. Das Kontrastmittel muß von unten nach oben fließen. Der Ramus principalis dex. und seine Verzweigungen liegen jedoch dorsaler und füllen sich gut mit Kontrastmittel.

Wird besonderer Wert auf eine Darstellung des linken Leberlappens gelegt, muß der Patient während der Aufnahmen um 45° nach links gedreht werden. In dieser Position ist auch der Ramus principalis sin. nach links geneigt und füllt sich besser mit Kontrastmittel.

Werden Veränderungen im linken Leberlappen vermutet oder hat dieser sich nicht dargestellt, kann zusätzlich eine Kontrastmittelinjektion in den Ramus principalis sin. durchgeführt werden. Der Katheter wird etwas zurückgezogen, bis seine Spitze im Ramus ventroflexus liegt, und weitere 30 ml Kontrastmittel (Flow 15) gespritzt. Der linke Leberlappen wird jetzt sehr intensiv, der rechte dagegen relativ schwach dargestellt (Abb. 33a–d).

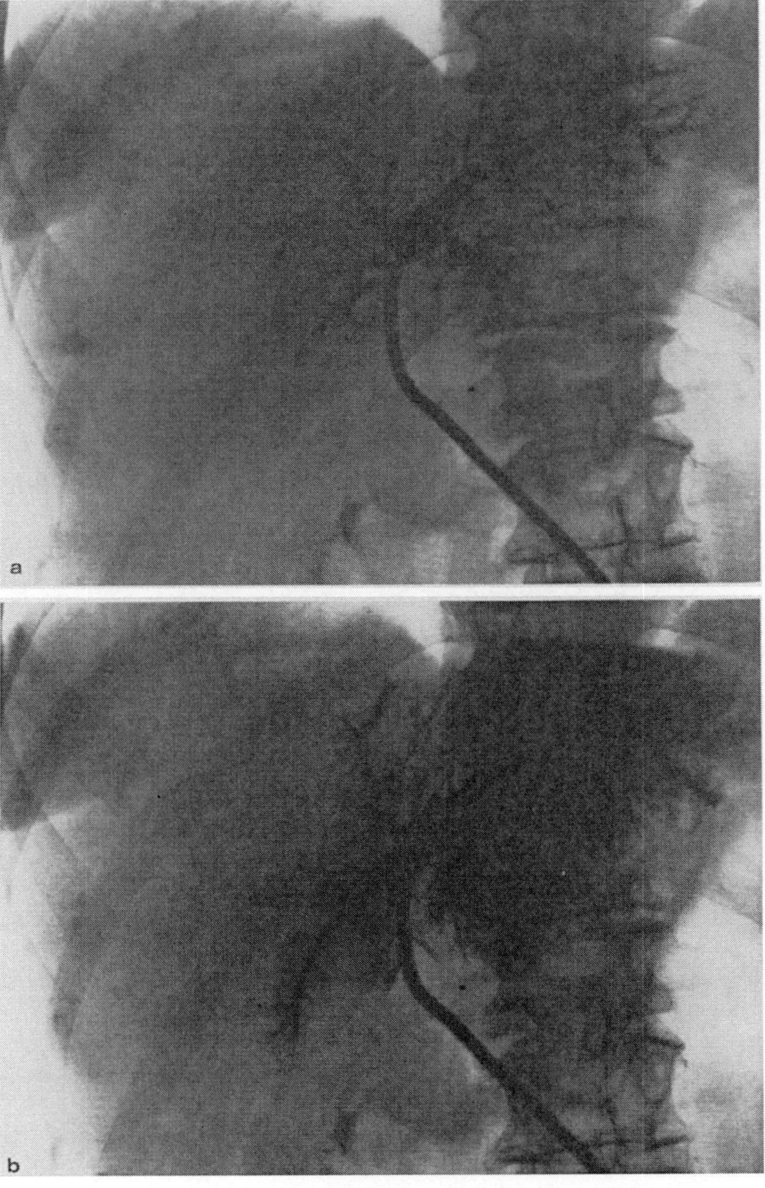

Abb. 33a u. b (erklärender Text auf Seite 250)

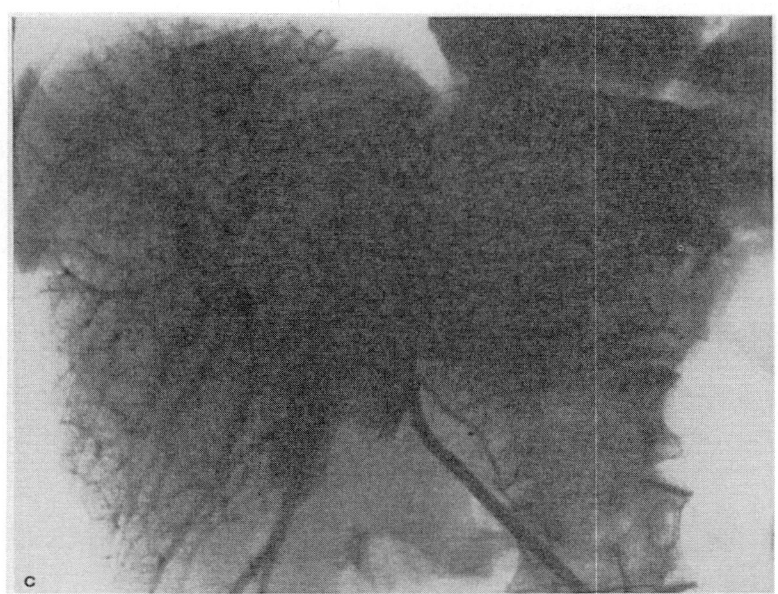

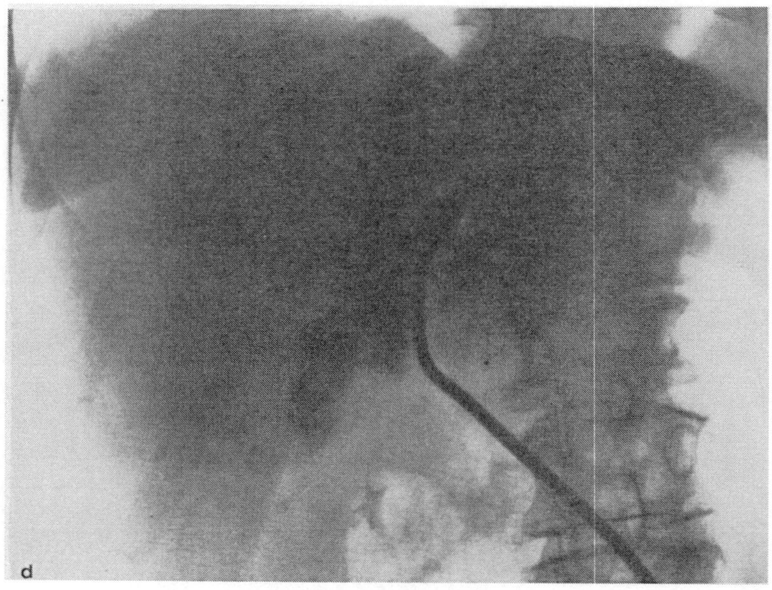

Abb. 33a–d. Transumbilikale Portographie bei Lage der Katheterspitze im Ramus ventroflexus. Injektion von 30 ml Kontrastmittel in 2 sec. (a) Anfang der Injektion. Es hat sich vorwiegend der Ramus dorsolaterialis mit Kontrastmittel gefüllt. (b) Füllung des lateralen und des medialen Segments des linken Leberlappens. (c) 4 sec nach Beginn der Injektion. Das Kontrastmittel fließt im Ramus principalis sin. gegen den Blutstrom bis zur Bifurkation der V. portae. Ein Teil strömt mit dem Blutstrom in den Ramus princ. dex. Seine Füllung ist nicht intensiv, da sich das Kontrastmittel mit Blut aus dem Hauptstamm der V. portae vermischt. (d) Schwache Parenchymphase des rechten, aber anhaltende des linken Leberlappens. Es ist eindeutig zu sehen, daß sich das mediale Segment rechts vom Ligamentum falciforme befindet und somit zum linken Leberlappen gehört. Die Lage des Katheters entspricht dem Ligamentum falciforme

Zum normalen Röntgenbild der transumbilikalen Portohepatographie gehören noch folgende Besonderheiten: Auf einem Teil der Portographien ist deutlich eine flache, ovale Aussparung am medio-kaudalen Rand des rechten Leberlappens sichtbar (in unserem Material in etwa 20% der Portographien). Diese Aussparung ist durch die Impressio renalis hepatis verursacht. In Abb. 34a ist die Gefäßphase der transumbilikalen Portohepatographie dargestellt. Die Leber hat eine dreieckige Form und ist nicht vergrößert. Die Abb. 34b zeigt die Parenchymphase mit einer bogenförmigen Aussparung am unteren mittleren Rand des rechten Leberlappens, die genau mit der lateralen Kontur der Niere übereinstimmt. Das Nierenbeckenkelchsystem ist mit Kontrastmittel von der Probeinjektion gefüllt.

Im Bereich dieser Aussparung können Lebermetastasen übersehen werden, da dort die dargestellte Leberschicht dünner ist. Ein Kontrastmitteldefekt hebt sich in dieser schwach angefärbten Region nicht heraus.

Die Fossa venae cavae stellt sich als daumenbreite Aufhellung am oberen mittleren Rand der Leber dar und projiziert sich auf den rechten Rand der Wirbelsäule (Abb. 31d).

Zur normalen transumbilikalen Portohepatographie gehören ferner einige runde Aufhellungen mit einem Durchmesser von 0,5–1 cm, die in der Parenchymphase zur Darstellung kommen. Diese runden Aufhellungen erwecken den Eindruck, als handele es sich um Metastasen. Tatsächlich sind es orthograd getroffene Gefäße. Die Abb. 35a zeigt den Beginn der Füllung der V. portae und ihrer Äste. Der Ramus principalis sin. ist nur in seinem Anfangsteil gefüllt. Im Bereich des rechten Leberlappens, etwa 2 cm lateral vom Katheter, läßt sich eine runde Verschattung von 1 cm Durchmesser erkennen. Es ist der orthograd getroffene, nach dorsal verlaufende Abschnitt des Ramus dorso-kaudalis. Ähnliche Verschattungen von etwa 0,5 cm Durchmesser lassen sich in den weiter peripheren Bereichen der Leber feststellen; sie sind durch kleinere Gefäße verursacht. Während der Parenchymphase ist die Leber in einer kurzen Zeitspanne von dem in den Sinusoiden

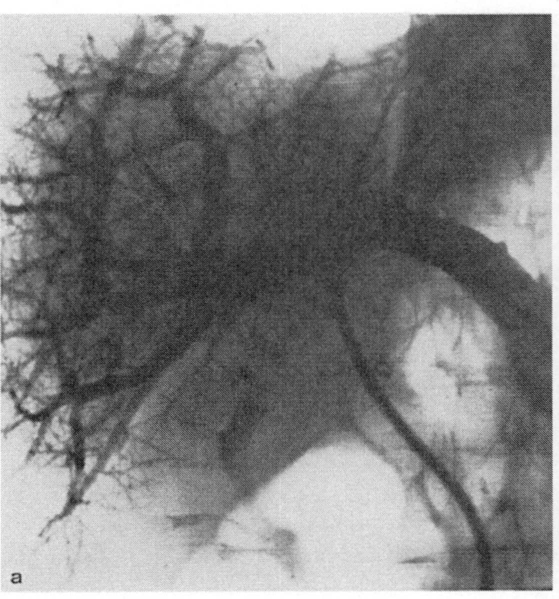

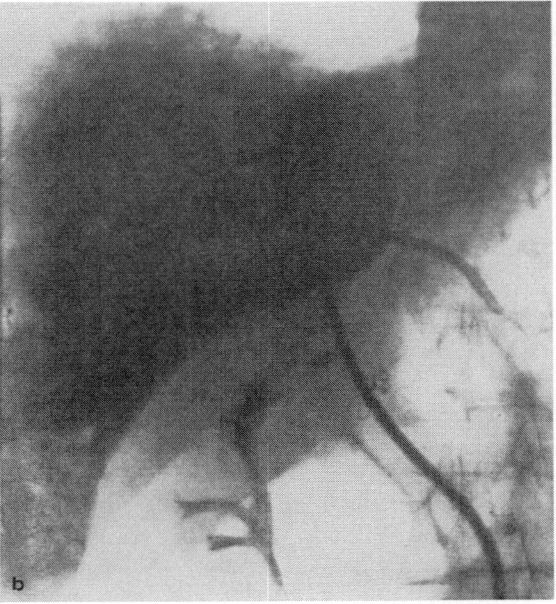

Abb. 34a u. b. Gefäß- und Parenchymphase der transumbilikalen Portohepatographie. (a) Gefäßphase – gefäßarmer Bezirk im Bereich der Impressio renalis hepatis. (b) Bogenförmige Aussparung im unteren medialen Teil des rechten Leberlappens, verursacht durch die rechte Niere. Der Katheterverlauf erfolgt in kranio-dextro und dann in dorso-sinistro-kaudaler Richtung

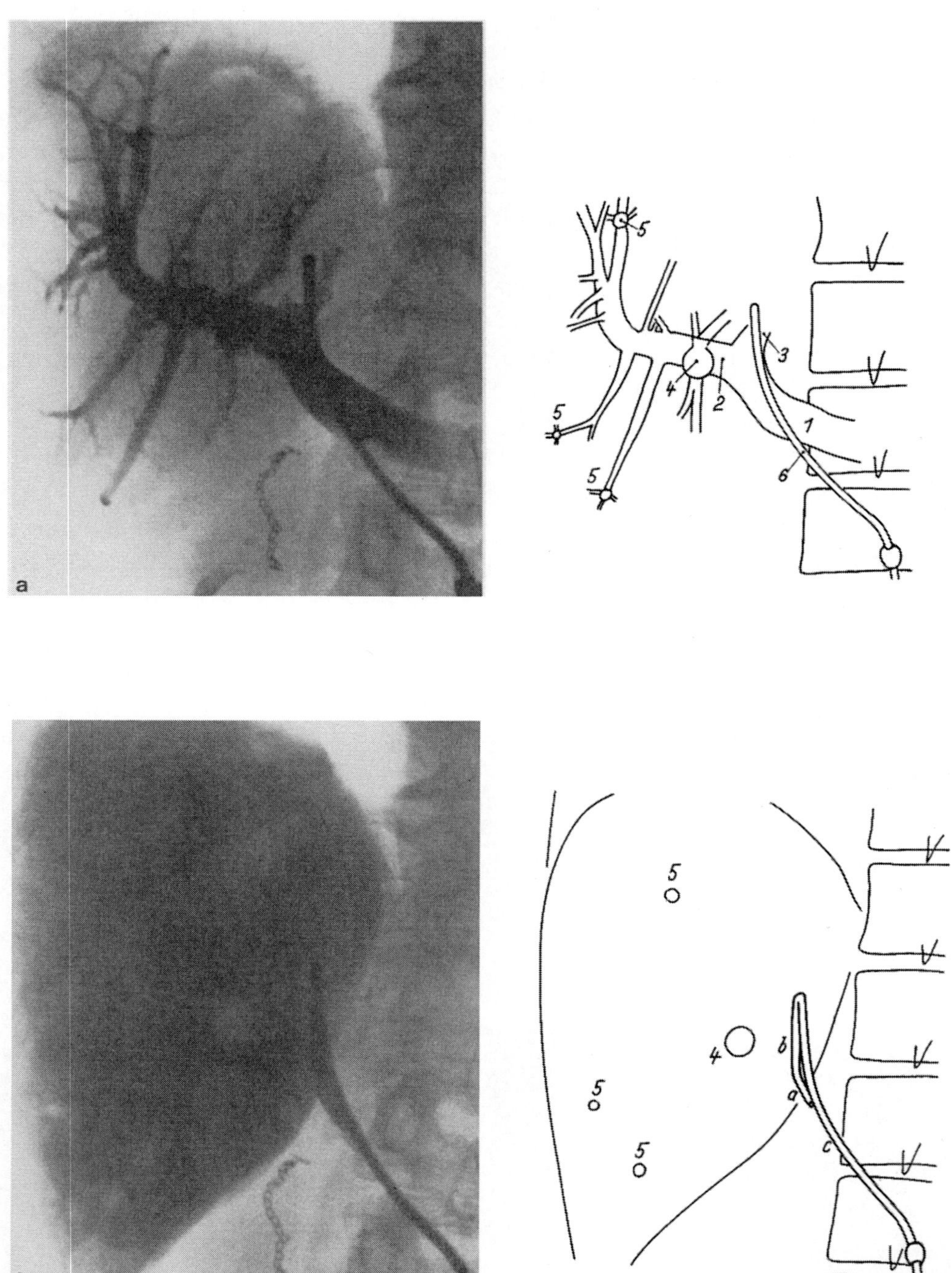

Abb. 35a u. b. Transumbilikale Portohepatographie ohne pathologische Veränderungen der Leber. (a) Anfang der Gefäßphase. Die orthograd getroffenen Äste zeigen sich als runde Verschattungen. *1* V. portae; *2* Ramus princ. dex.; *3* Ramus princ. sin.; *4* der dorsale Ast des Ramus dorsocaudalis ist orthograd getroffen; *5* Kleinere Äste des Ramus principalis dex., die ebenfalls orthograd zur Darstellung kommen; *6* Katheter. (b) Parenchymphase. Die gleichen Gefäße, die jetzt mit Blut gefüllt sind, zeigen sich als Kontrastdefekte auf dem Hintergrund des intensiv angefärbten Leberparenchyms. *4* Der dorsale Ast des Ramus dorsocaudalis ist orthograd getroffen. *5* Kleinere, ebenfalls orthograd getroffene Äste. Der Katheter verläuft in kranio-dorso-kaudaler Richtung. Abschnitt a des Katheters befindet sich in der V. portae, Abschnitt b im Ramus princ. sin. und Abschnitt c im Ramus ventroflexus bzw. in der V. umbilicalis

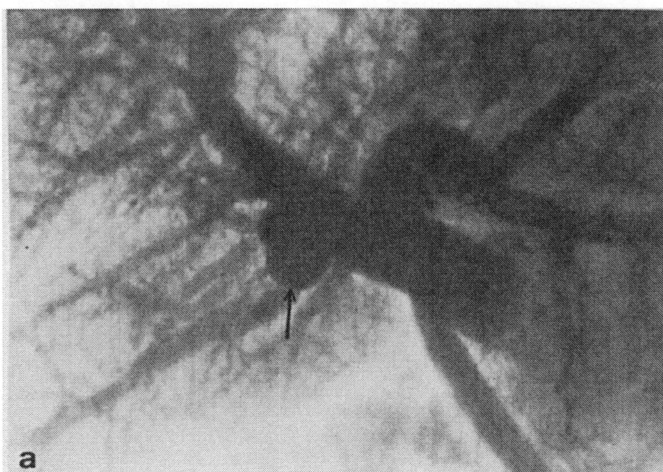

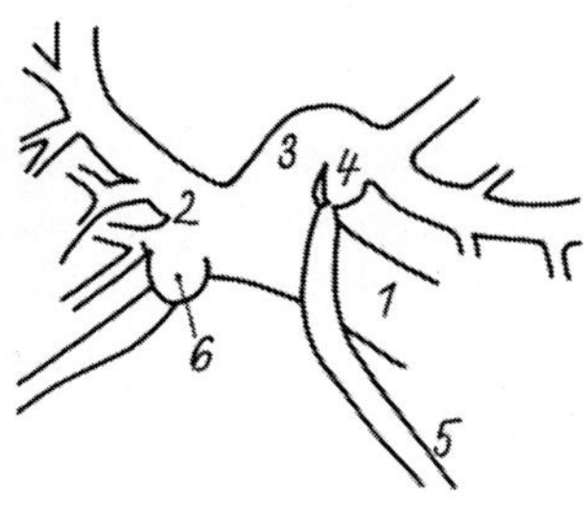

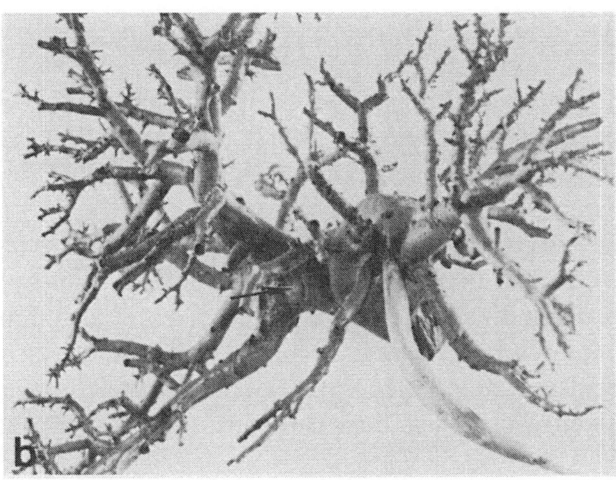

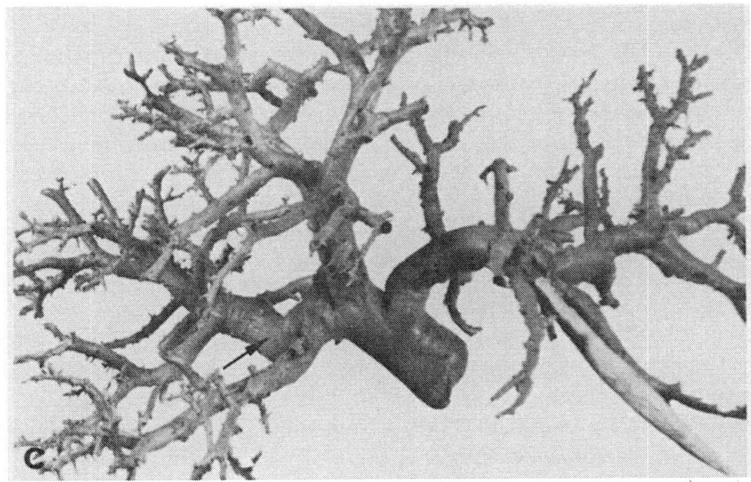

Abb. 36a–c. Postmortale transumbilikale Füllung der V. portae mit Kunststoff. (a) Röntgenaufnahme der Leber bei anterioposteriorem Strahlengang: *1* V. portae, *2* Ramus princ. dex., *3* Ramus princ. sin., *4* Ramus ventroflexus, *5* V. umbilicalis, *6* Ramus dorsalis, der orthograd zur Darstellung kommt. (b) Der gleiche Fall – Ausgußpräparat, Ansicht von ventral. Der Ramus dorsalis (→) kommt orthograd zur Darstellung. (c) Aufnahme des gleichen Präparates von rechts. Der Ramus dorsalis (→) ist jetzt gut zu sehen. Er ist 3 cm lang und macht eine leichte Knickung, die auf Abb. 36a den Eindruck erweckt, daß der Ramus dorsalis relativ breit ist

befindlichen Kontrastmittel ganz intensiv gefärbt. Die größeren Äste der V. portae sind in diesem Moment schon mit dem nachströmenden Blut gefüllt. Die orthograd getroffenen Gefäße zeigen sich auf dem Hintergrund des intensiv gefärbten Parenchyms als runde Kontrastmitteldefekte. Es entsteht das umgekehrte Bild im Vergleich zur Gefäßphase (Abb. 35b). Meist wird dieses Bild von dem dorsalen Ast des Ramus dorsocaudalis hervorgerufen. Er ist einige Zentimeter lang und wird im anterio-posterioren Strahlengang orthograd getroffen. Abb. 36a zeigt die Röntgenaufnahme der Leber nach postmortaler Füllung der V. portae mit Kunststoffmasse. Der Ramus dorsalis (6) ist unterhalb des Ramus principalis dex. (2) als runde Verschattung erkennbar. In Abb. 36b ist das entsprechende Ausgußpräparat im gleichen Blickwinkel photographiert. Der Ramus dorsalis (→) ist nicht sichtbar, weil er nach dorsal verläuft. In Abb. 36c wird die seitliche Aufnahme des gleichen Präparates von rechts gezeigt. Der Ramus dorsalis ist etwa 4 cm lang und leicht geknickt (→).

3. Das pathologische transumbilikale Portohepatogramm

Lebermetastasen. Sie werden hauptsächlich mit arteriellem Blut versorgt (Honjo u. Matsumura, 1965; Nillson u. Zettergren, 1967). Es sind deshalb während der Gefäßphase der transumbilikalen Portohepatographie keine Tumorgefäße im engeren Sinne des Wortes erkennbar.

Die *großknotigen Lebermetastasen* verursachen Verdrängungen, Einengungen und Verschlüsse der in ihrer Nachbarschaft liegenden Pfortaderverzweigungen. Größere Metastasen können zu einem vollständigen Verschluß einer der Hauptäste der V. portae führen. Auch die V. umbilicalis kann verdrängt sein. Die Metastasen stellen sich in der Gefäßphase als gefäßlose Bezirke und in der Parenchymphase als Kontrastdefekte dar. Bei langsam wachsenden Metastasen entwickelt sich eine kompensatorische Vergrößerung des erhaltenen Leberparenchyms.

Die großknotige Metastasierung wird bei folgenden zwei Fällen gezeigt:

Kr.-Bl. Nr. 898/69, ♂, 62 Jahre. Zustand nach Hemikolektomie mit Ileotransversostomie 1964 wegen eines Adenokarzinoms des Zökum.

Bei der Kontrolluntersuchung 1968 wurde aufgrund der Laparoskopie und Leberszintigraphie der Verdacht auf eine Metastasierung im rechten Leberlappen ausgesprochen. Die Abb. 37a und b zeigen die Gefäß- und Parenchymphase der transumbilikalen Portohepatographie, die den Verdacht bestätigt. Die histologische Sicherung (Metastase eines schleimbildenden zylinderzelligen Adenokarzinoms) brachte die Leberpunktion. Es wurde eine transumbilikale Chemotherapie durchgeführt. Eine Kontrollportographie erfolgte ein Jahr später durch den liegenden Therapiekatheter (Abb. 37c und d). 6 Monate danach kam der Patient ad exitum. Bei der Sektion wurde eine riesige, fast den gesamten rechten Leberlappen einnehmende Metastase mit einem Durchmesser von etwa 20 cm und einige bis 3 cm große Metastasen im übrigen Leberparenchym festgestellt (Abb. 37e und f).

Kr.-Bl. Nr. 39/69, ♂, 61 Jahre. Bronchialkarzinom mit Lebermetastasierung.

Die Abb. 38a zeigt die Gefäßphase der transumbilikalen Portohepatographie. Die fehlende Füllung der kleinen Gefäßäste wird durch die komprimierende und obturierende Wirkung der Lebermetastasen verursacht. In der Parenchymphase der Portohepatographie (Abb. 38b) lassen sich die Lebermetastasen als Kontrastdefekte erkennen. Ihr Durchmesser beträgt 1–6 cm. Die Leberszintigraphie (Abb. 38c) zeigt kalte Bezirke im lateralen Teil des rechten Leberlappens und im linken Leberlappen.

Die histologische Untersuchung des Leberpunktats ergab: Lebermetastase eines unreifen, solid wachsenden Karzinoms.

Bei einem Vergleich der Abb. 38b mit Abb. 38c ist ersichtlich, daß die Lebermetastasen im Portohepatogramm besser zur Darstellung kommen. Ihre Größe beträgt im mittleren Teil des rechten Leberlappens 1–3 cm. Im Szintigramm verursachen sie nur eine inhomogene Speicherung, kalte Bezirke sind hier nicht vorhanden.

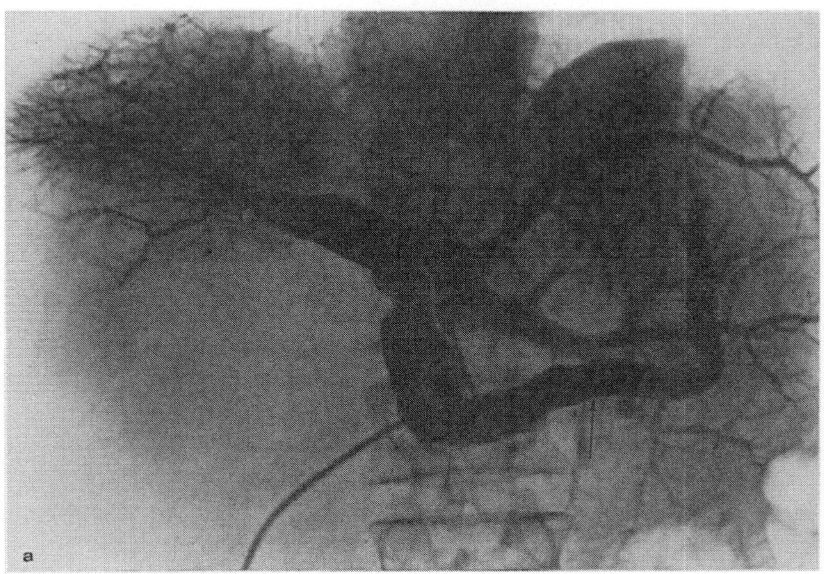

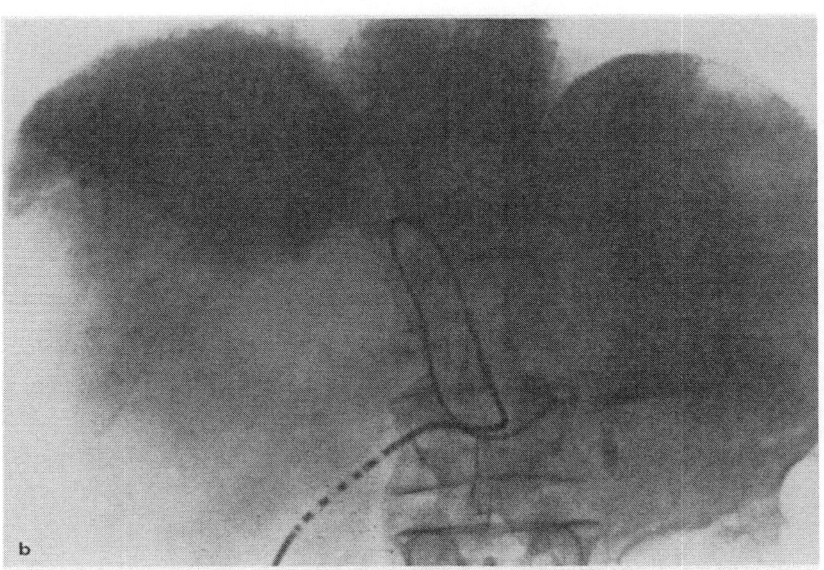

Abb. 37a–f. Kr.-Bl. Nr. 898/69, ♂, 62 Jahre. Primärtumor: Zökumkarzinom. Zustand nach Hemikolektomie. Lebermetastasierung. (a) Gefäßphase der transumbilikalen Portohepatographie. Gefäßloser Bezirk in den unteren $^2/_3$ des rechten Leberlappens. Der Ramus principalis sin. ist kräftiger als normal. Der linke Leberlappen ist stark vergrößert. Der Winkel zwischen beiden Hauptästen der V. portae beträgt 180°. Die V. lienalis ist retrograd gefüllt (→). (b) Parenchymphase. Die unteren $^2/_3$ des rechten Leberlappens, in denen die Tumormasse liegt, zeigen keine Anfärbung. (c) Der gleiche Fall. Transumbilikale Portographie ein Jahr später – Gefäßphase. Völliger Verschluß des Ramus princ. dexter. Weitere kompensatorische Vergrößerung des linken Leberlappens. (d) Parenchymphase der Portographie. Fehlende Anfärbung des rechten Leberlappens. Walnußgroßer Kontrastdefekt im linken Leberlappen, durch eine kleine Metastase hervorgerufen (→) (e–f) Sektionspräparat der Leber vom gleichen Patienten. Ansicht der Leber von oben (e) und der Schnittfläche (f). Riesengroße Metastasen im rechten Leberlappen. Walnußgroße Metastase im linken Leberlappen

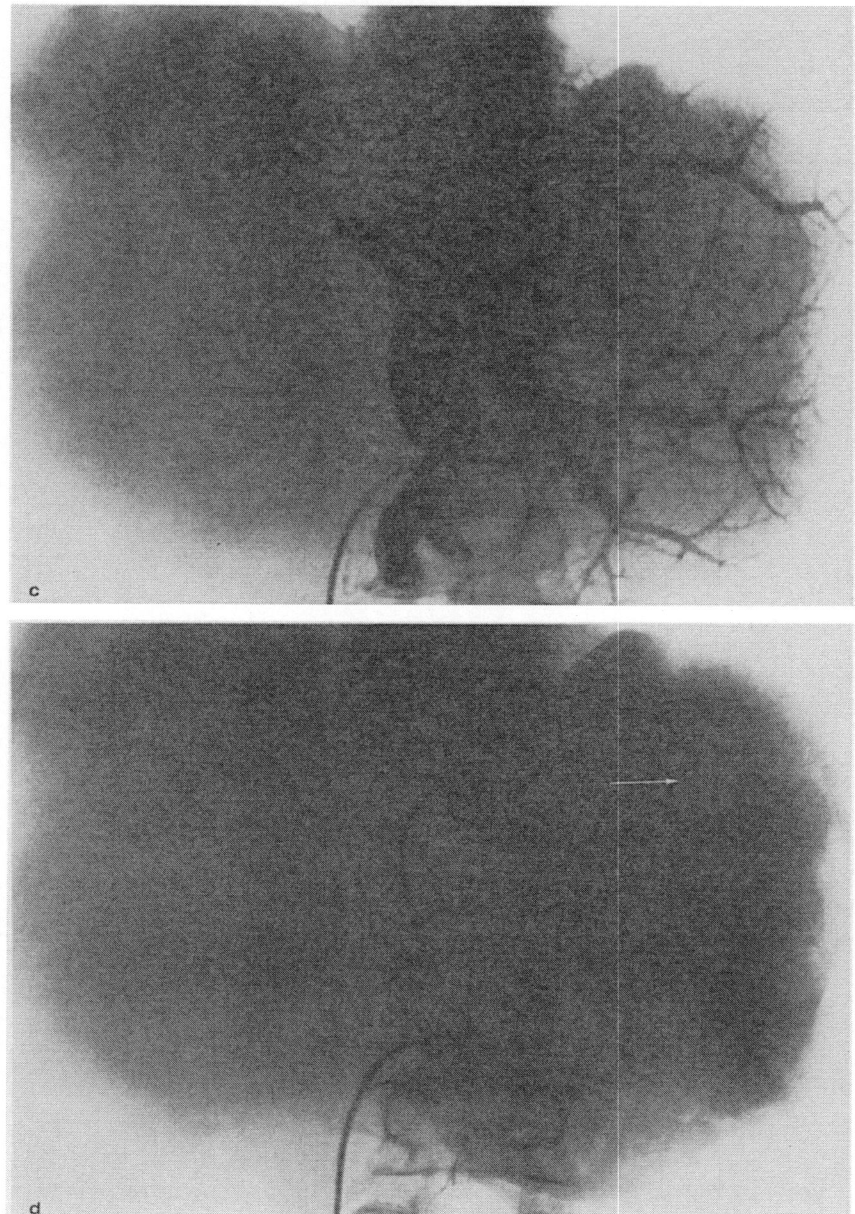

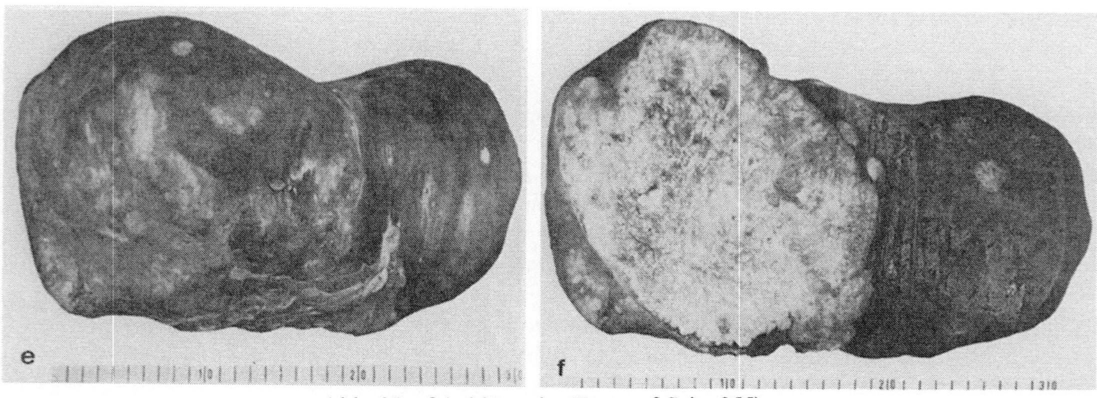

Abb. 37c–f (erklärender Text auf Seite 255)

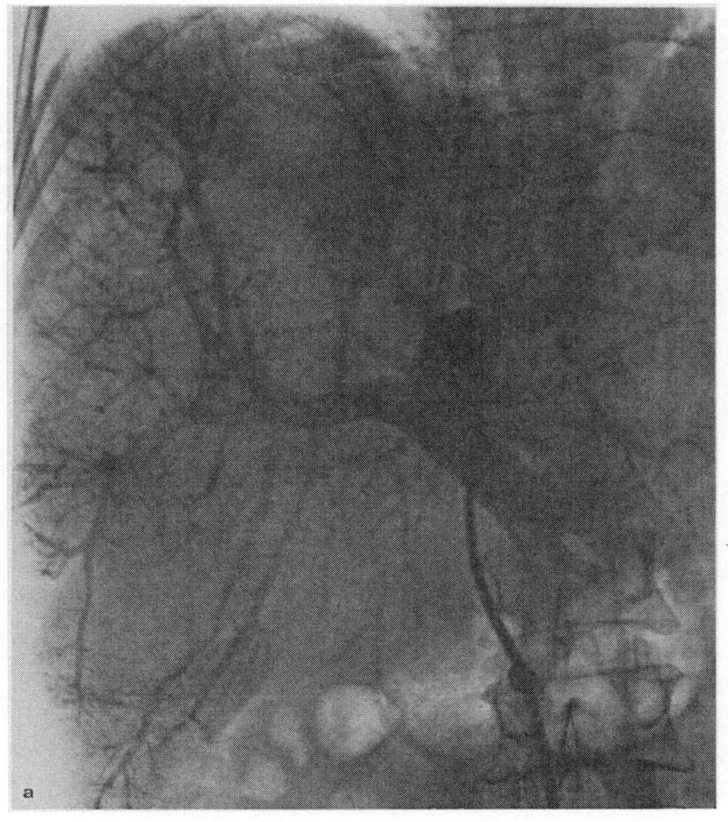

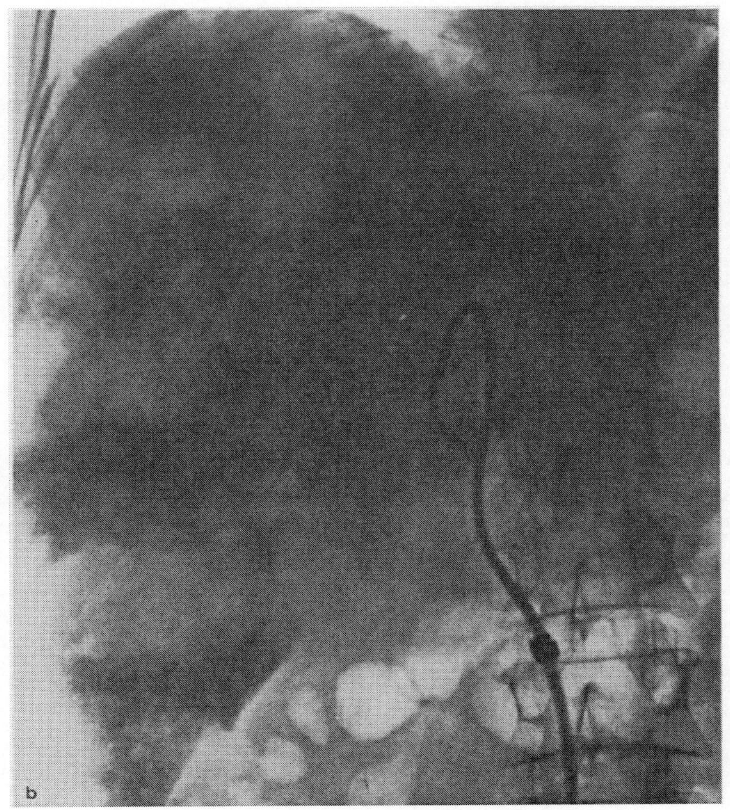

Abb. 38a u. b (erklärender Text auf Seite 258)

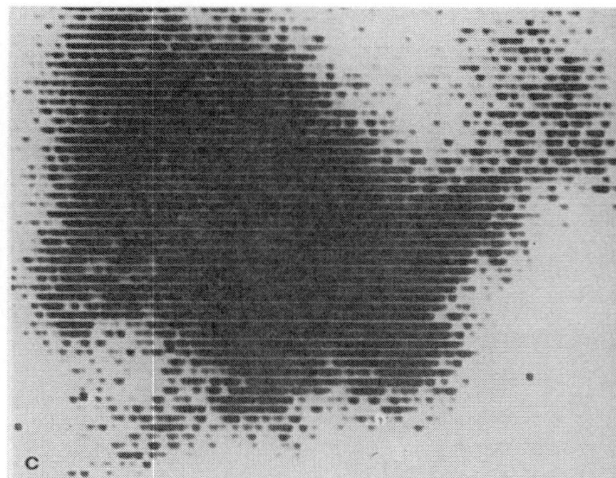

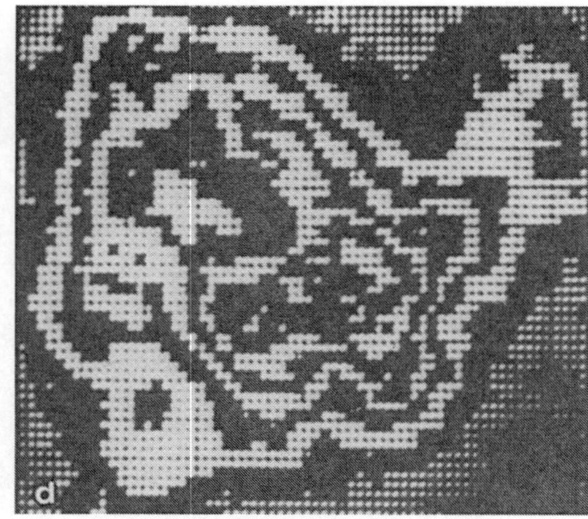

Abb. 38a–d. Kr.-Bl. Nr. 39/69, ♂, 61 Jahre. Primärtumor: Bronchialkarzinom. Lebermetastasierung. (a) Gefäßphase der transumbilikalen Portographie. Gefäßverdrängungen, Abbrüche kleinerer Gefäße und gefäßarmer Bezirke, verursacht durch Lebermetastasen. Die Einführungsstelle des Katheters in die V. umbilicalis ist mit einem kleinen Metallring markiert. (b) Parenchymphase der Portographie. Die Lebermetastasen lassen sich als Kontrastdefekte erkennen. (c) Leberszintigramm nach intravenöser Injektion von 170 μCi ^{198}Au-Kolloid. Nur die Metastasen, deren Durchmesser größer als 3 cm ist, sind erkennbar. Inhomogene Speicherung in den zentralen Partien des rechten Leberlappens. (d) Dasselbe Szintigramm nach statistischer Mittelwertbildung – Ausgabe der Isoimpulsbereiche auf dem Sichtgerät des 4096-Kanalanalysators. Der unregelmäßige Verlauf der Isoimpulsbereiche macht jetzt auch kleinere Metastasen in der gesamten Leber sichtbar

Bei der *kleinknotigen Metastasierung* ist in der Gefäßphase eine Reduzierung der kleinen Verzweigungen der V. portae zu erkennen (Abb. 39a und 40a). Die peripheren Verzweigungen sind abgebrochen und bogenförmig deformiert, da sie von den metastatischen Knoten verdrängt werden. Die mittleren und großen Verzweigungen der V. portae sind erhalten, nur in den Bezirken, die so dicht mit Metastasen durchsetzt sind, daß diese Konglomerate bilden, können auch die größeren Gefäßäste unterbrochen sein (Abb. 40a und c). Infolge der reduzierten Anzahl von Lebersinusoiden ist der Abfluß des Kontrastmittels verlangsamt, dies kann zu einer retrograden Füllung der prähepatischen Venen führen. Ein Kollateralkreislauf fehlt. In der Übergangsphase ist das gesunde Leberparenchym angefärbt, wobei die Verzweigungen der V. portae noch immer mit Kontrastmittel gefüllt sind (Abb. 39b). Die zahlreichen, durch Metastasen verursachten Kontrastdefekte werden sichtbar. Das Bild ist in der Parenchymphase noch eindeutiger. Jeder Defekt entspricht einer Metastase. Konglomerate von Metastasen verursachen polyzyklische Aussparungen der Leberkontur (Abb. 39c und 40b). Diese durch kleinknotige Metastasen hervorgerufenen Veränderungen sind im transumbilikalen Portogramm kontrastreicher als im Splenoporto-

Abb. 39a–e. Kr.-Bl. Nr. 240/63, ♀, 46 Jahre. Zustand nach Mammaradikaloperation vor 6 Jahren. Lebermetastasierung. (a) Gefäßphase der transumbilikalen Portographie. Auffällig ist die Armut der Verzweigung des Gefäßbaumes, vorwiegend im kaudalen medialen Teil des rechten Leberlappens. Eine Ausnahme macht das Subdiaphragmalgebiet. (b) Übergang von der Gefäß- zur Parenchymphase der Portographie. Die unregelmäßige Anfärbung ist schon erkennbar. Die zahlreichen Kontrastdefekte sind durch Metastasen hervorgerufen. Verzögerter Abfluß des Kontrastmittels aus der V. portae. (c) Parenchymphase der Portographie. Der Befund ist demonstrativer. Es sind zahlreiche 0,5 bis 2 cm große Kontrastdefekte sichtbar. Im unteren medialen Teil des rechten Leberlappens liegen die Defekte so nahe nebeneinander, daß sie einen größeren Defekt, der polyzyklisch begrenzt ist, bilden. Der linke Leberlappen ist nicht dargestellt. (d) Leberszintigraphie nach i.v. Injektion von 215 μCi ^{198}Au-Kolloid. Inhomogene Speicherung. Als kalte Bezirke stellen sich die Metastasen im rechten Leberlappen nicht dar. Herabgesetzte Speicherung und kalte Bezirke im linken Leberlappen. (e) Der gleiche Fall. Schnittfläche des Sektionspräparates. Es sind zahlreiche Lebermetastasen mit einem Durchmesser von 0,5–3 cm sichtbar. Der linke Leberlappen ist vollständig von Metastasen durchsetzt

▶

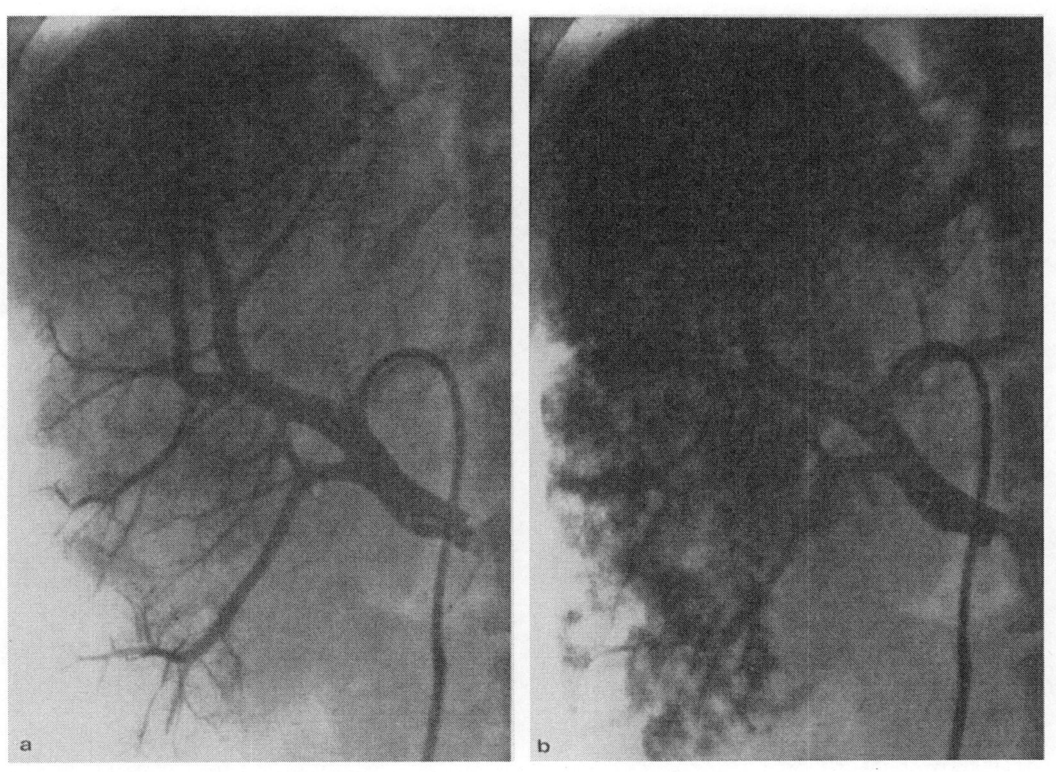

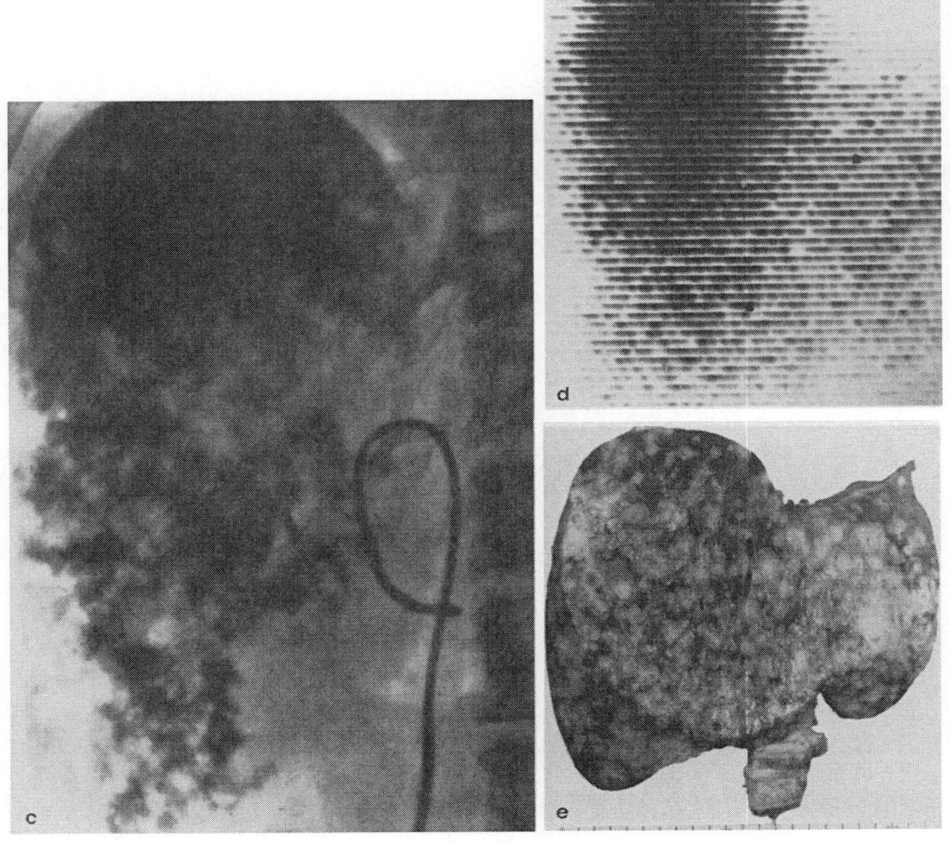

Abb. 39a–e

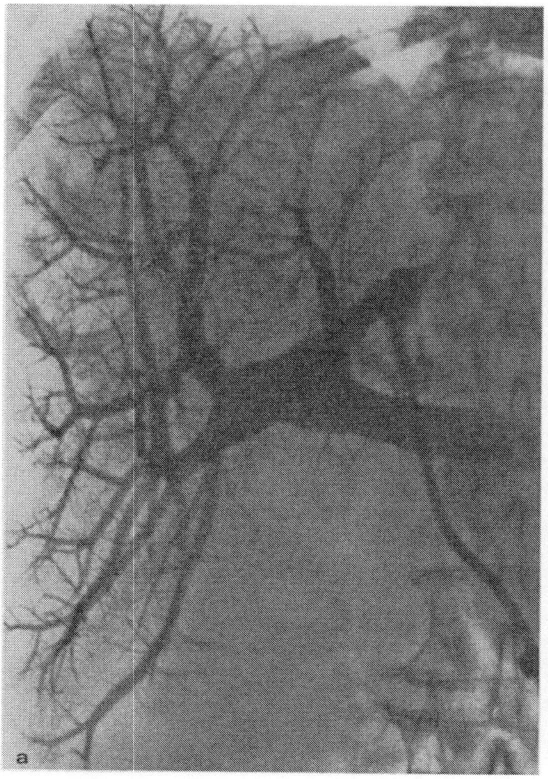

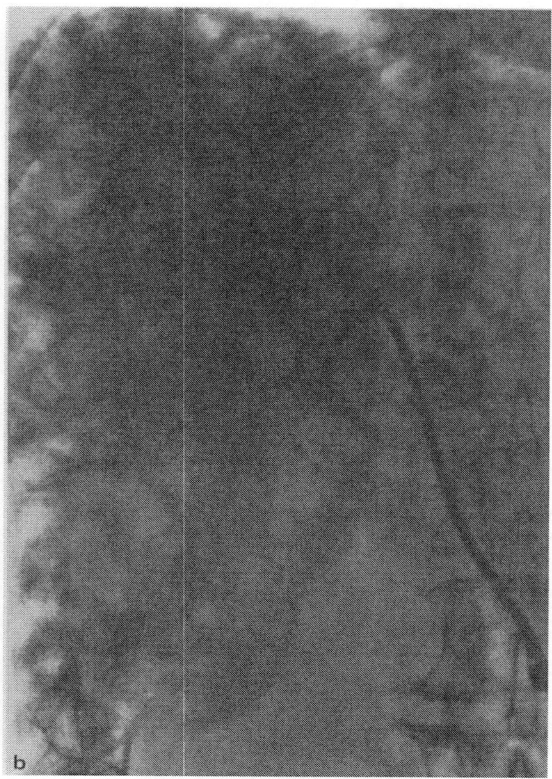

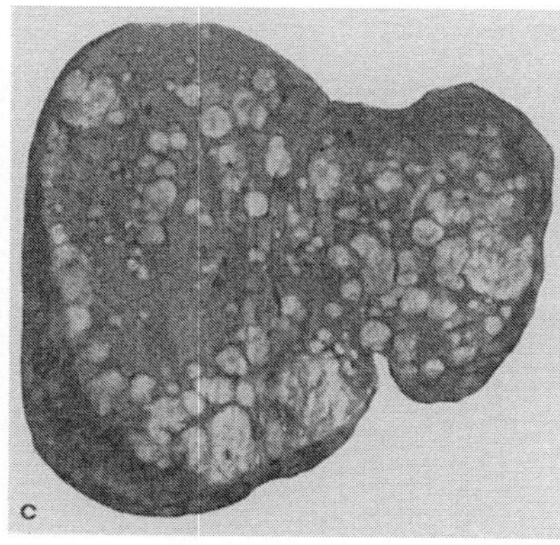

Abb. 40a–c. Kr.-Bl. Nr. 644/68, ♀, 60 Jahre. Mammakarzinom rechts. Lebermetastasierung. (a) Gefäßphase der transumbilikalen Portographie. Reduzierung der Verzweigungen der V. portae im Bereich des unteren Randes des rechten Leberlappens. Das laterale Segment des linken Leberlappens ist nicht dargestellt. (b) Parenchymphase der Portographie. Zahlreiche Kontrastdefekte mit einem Durchmesser von 1–3 cm, die durch Metastasen verursacht sind. (c) Der gleiche Fall. Sektionspräparat der Leber. Schnitt in der Frontalebene. Die Metastasen im linken Leberlappen bilden ein Konglomerat und verursachen eine Kompression der lateralen Segmentäste

gramm, da die erhaltenen Bezirke des gesunden Leberparenchyms bei der transumbilikalen Portographie stärker angefärbt sind. Die Kontrastdefekte kommen deshalb plastischer zur Darstellung.

a) Primäre Lebertumoren und Leberzysten

Die primären Lebertumoren stellen sich im Portogramm als gefäßlose Bezirke dar, da die V. portae keine den Tumor versorgende Gefäße abgibt. Wenn trotzdem Gefäßverzweigungen auf den Tumor projiziert sind, verlaufen sie entweder vor oder hinter ihm. Bei den *benignen Tumoren* lassen sich Gefäßverdrängungen mit bogenförmigem Verlauf und Einengungen bei sonst glatten Gefäßkonturen erkennen. Die kleinen Verzweigungen der V. portae, die sich in unmittelbarer Nähe des Tumors befinden, werden komprimiert und stellen sich nicht dar. Bei parasitären Zysten werden die Portaläste in der Umgebung des pathologischen Befundes ebenfalls bogenförmig verdrängt bei sonst glatten Gefäßkonturen. Das Lumen der verdrängten Gefäße kann entsprechend eingeengt sein. Die Zysten verursachen in der Gefäßphase gefäßlose Bezirke und in der Parenchymphase Kontrastdefekte. Bei den *malignen Tumoren* zeigen sich ein oder mehrere gefäßlose Bezirke; die Deformierung und Einengung der Gefäße ist stärker und kann von Gefäßverschlüssen begleitet sein. In der Parenchymphase der transumbilikalen Portohepatographie stellt sich ein Kontrastmitteldefekt dar, unabhängig davon, ob es sich um einen stark oder schwach vaskularisierten Tumor handelt. Abhängig von der makroskopischen Form des Tumors zeigt der Kontrastdefekt glatte, polyzyklische oder unregelmäßige Konturen. Der nicht befallene Teil der Leber kann hypertrophieren, wenn der Tumor entsprechend langsam wächst.

Die Röntgensymptomatologie wird anhand zweier Fälle demonstriert:

Kr.-Bl. Nr. 1093/71, ♂, 62 Jahre. Primäres hepatozelluläres Karzinom.

Bei einer Zöliakographie (durchgeführt in der Abteilung für kardiovaskuläre Diagnostik der Charité, Leiter: Professor Dr. med. habil. PORSTMANN) wurde ein nodulärer Tumor im rechten Leberlappen festgestellt. Zur weiteren Behandlung wurde der Patient in unsere Klinik überwiesen.

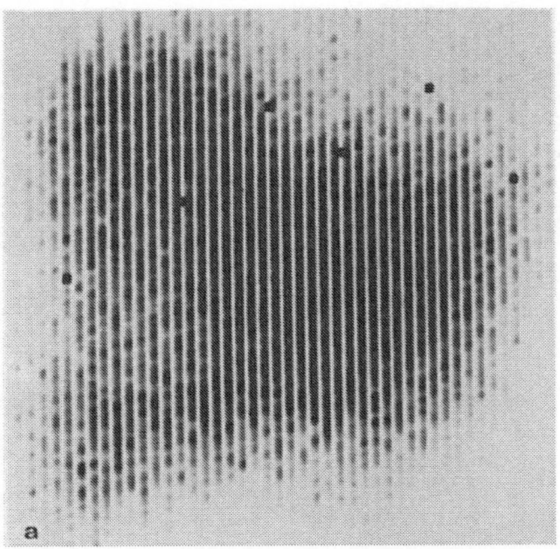

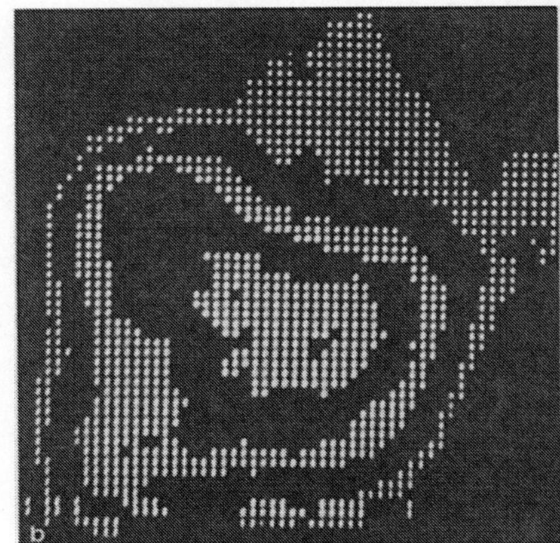

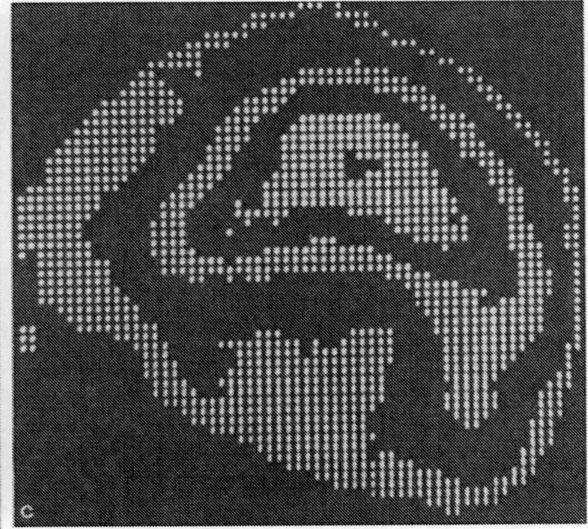

Abb. 41a–g. Kr.-Bl. Nr. 1093/71, ♂, 62 Jahre. Primäres hepatozelluläres Karzinom. (a–c) Leberszintigraphie nach i.v. Injektion von 3,5 µCi ^{113m}In als Hydroxydpartikel. (a) Tiefstehende, vergrößerte Leber mit inhomogener Aktivitätsverteilung und mäßigem Speicherungsdefekt im lateralen Gebiet des rechten Leberlappens, Durchmesser etwa 5 cm. Nach der statistischen Ausgleichsrechnung unregelmäßiger Verlauf der Isoimpulsbereiche. Ansicht von vorn (b) und seitlich (c). (d) Gefäßphase der Zöliakographie. 8 × 10 cm großer, stark vaskularisierter Tumor im rechten Leberlappen. (e) Parenchymphase der Zöliakographie. Die knollige Tumormasse ist wesentlich stärker angefärbt als das normale Leberparenchym. (f) Transumbilikale Portohepatographie – Gefäßphase. Der 8 × 10 cm große Tumor im rechten Leberlappen stellt sich als gefäßarmer Bezirk dar. (g) Parenchymphase der transumbilikalen Portohepatographie. Der Tumor im rechten Leberlappen ist als Kontrastdefekt erkennbar

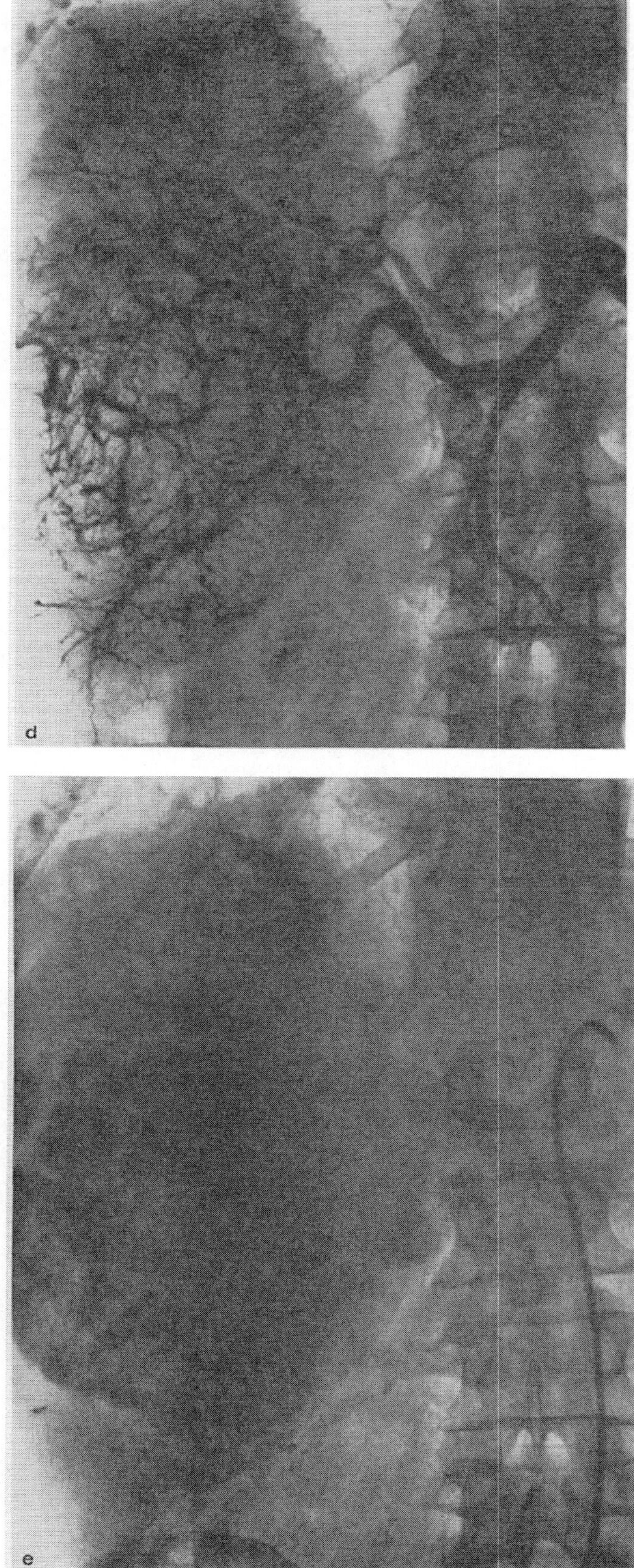

Abb. 41 d u. e (erklärender Text auf Seite 261)

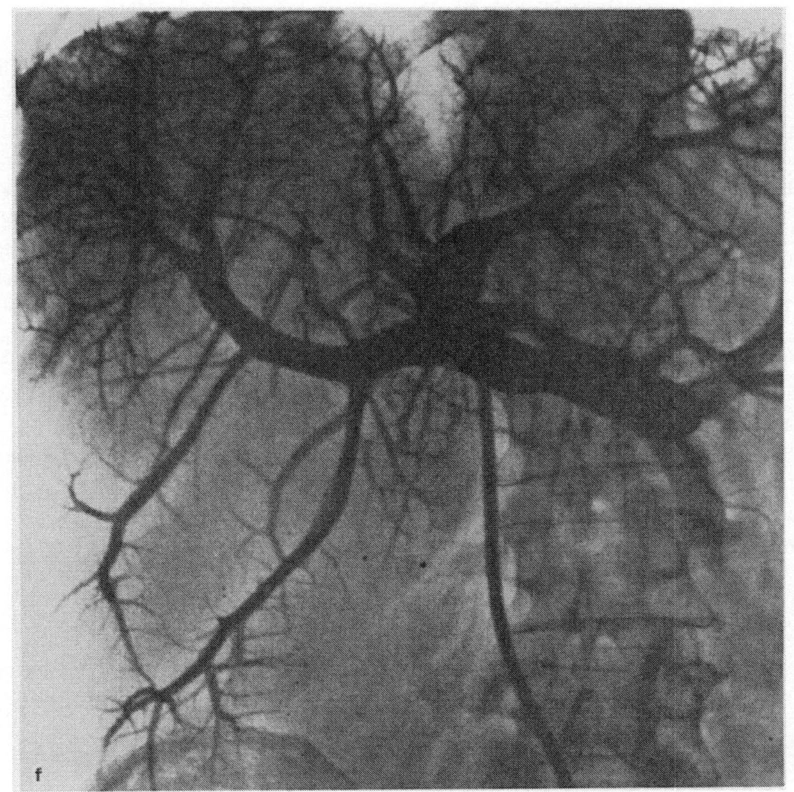

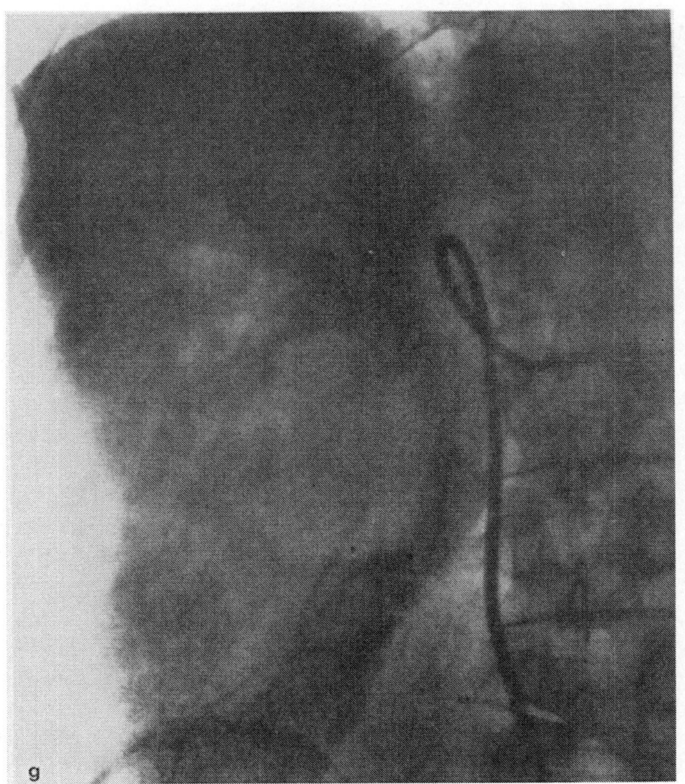

Abb. 41 f u. g (erklärender Text auf Seite 261)

Die Abb. 41a–c zeigen die Leberszintigraphie. Die Leber ist vergrößert, der untere Leberrand befindet sich 12 cm unterhalb des Rippenbogens. Die Aktivitätsspeicherung ist in den lateralen Bezirken des rechten Leberlappens stark herabgesetzt, der nicht speichernde Bezirk hat einen Durchmesser von etwa 5 cm.

Die Abb. 41d zeigt die Gefäßphase der Zöliakographie. Im Bereich des rechten Leberlappens läßt sich ein 8 × 10 cm großer, stark vaskularisierter Tumor erkennen. Die A. hepatica ist kräftiger als normal ausgebildet. Die Gefäße innerhalb des Tumors zeigen eine irreguläre Verteilung, eine abnorme Verzweigung sowie Kaliberschwankungen. In der Parenchymphase der Zöliakographie (Abb. 41e) ist das normale Leberparenchym nur schwach mit Kontrastmittel angefärbt, dagegen ist die knollig gestaltete Tumormasse wesentlich stärker angefärbt. Die obere Hälfte des Tumors besteht aus einzelnen hasel- bis walnußgroßen, ein Konglomerat bildenden Knoten.

Aufgrund des schlechten Allgemeinzustandes des Patienten war eine chirurgische Behandlung des Lebertumors nicht möglich. Zur geplanten Durchführung einer Chemotherapie wurde ein Nabelvenenkatheter gelegt. Die transumbilikale Portohepatographie zeigte folgendes Bild: In der Gefäßphase (Abb. 41f) stellt sich im Bereich des Tumors ein gefäßarmer Bezirk dar. Es fehlen vorwiegend die kleinen Verzweigungen der V. portae. Die Äste mittleren Kalibers sind in der unteren Hälfte des rechten Leberlappens verdrängt und in der oberen Hälfte unterbrochen. Die Verzweigung der V. portae im Bereich des linken Leberlappens ist unverändert, mit Ausnahme eines Astes im medialen Segment. In der Parenchymphase der Portohepatographie ist der knollige Tumor als Kontrastdefekt erkennbar (Abb. 41g). Beim Einlegen des Nabelvenenkatheters wurde der Patient laparotomiert. Es war eine stark vergrößerte Stauungsleber sichtbar. Der Tumor konnte nicht getastet werden.

Der Patient starb ein Jahr später. Bei der Autopsie wurde ein hepatozelluläres Leberkarzinom ohne Metastasen in anderen Organen festgestellt.

Werden von diesem Fall die Gefäßphasen in Abb. 41d und f verglichen, ist ersichtlich, daß die Verhältnisse bei der Portographie entgegengesetzt zur Arteriographie sind. Der stark vaskularisierte Tumor bei der Arteriographie zeigt sich bei der Portographie als gefäßlos. Die Gefäße, die in der Gefäßphase der Portographie im Tumorbereich dargestellt sind, umranden nur den Tumor. Die Parenchymphase bringt bei der Arteriographie eine starke Kontrastmittelakkumulation im Bereich des Tumors, bei der Portographie das umgekehrte Bild, einen Kontrastmitteldefekt (Abb. 41e und g).

Beim Vergleich des szintigraphischen Befundes (Abb. 41a) mit der Arteriographie stellt sich bei der Szintigraphie der Tumor wesentlich kleiner dar. Diese wesentlich kleinere Darstellung kommt durch die Atembewegungen zustande. Bei jedem Atemzug überlagert gesundes Lebergewebe vorübergehend die Randgebiete des Tumors und gibt dort normale Isoimpulse.

Kr.-Bl. Nr. 1339/70, ♀, 28 Jahre. Multizentrisch wachsendes primäres Leberkarzinom.

Im März 1970 traten erstmalig rechtsseitige Oberbauchbeschwerden auf. Im September 1970 wurden bei einer Leberszintigraphie ausgedehnte konfluierende Speicherdefekte der Leber festgestellt.

Die Leberarteriographie (durchgeführt von Herrn Dr. ZIMMERMANN, II. Med. Klin. der Charité) brachte in der Gefäßphase (Abb. 42a) eine starke Vergrößerung der Leber zur Darstellung. Das Lumen der A. hepatica dextra und sinistra ist größer als normal (die Katheterspitze ist bei der Untersuchung bis zum Abgang der nach links verlagerten A. gastroduodenalis eingeführt). Die größeren Äste der A. hepatica sind gestreckt, sonst sind keine typischen Gefäßabbrüche zu sehen. Die sehr kleinen Verzweigungen sind unregelmäßig verteilt. Stark geschlängelte Gefäße projizieren sich rechts paravertebral auf Höhe des 2. und 3. Lendenwirbelkörpers. Die pathologischen Veränderungen sind in der Parenchymphase wesentlich besser erkennbar (Abb. 42b). Die Tumorknoten sind stärker mit Kontrastmittel angefärbt und verursachen das ingesamt fleckig erscheinende Bild der Leber. In der oberen Hälfte des rechten Leberlappens ist ein stärker angefärbter Bezirk von etwa 10 cm Durchmesser angedeutet.

Zur Durchführung einer transumbilikalen Chemotherapie wurde 2 Monate später ein Nabelvenenkatheter gelegt. Vor der Behandlung wurde eine Portohepatographie durchgeführt. Das Kontrastmittel wurde durch den liegenden Reservoirkatheter injiziert. Die Abb. 42c zeigt die Gefäßphase der Portographie. Die V. umbilicalis ist durch die Lebervergrößerung nach links verlagert. Der Ramus principalis sin. ist wesentlich stärker als der Ramus principalis dex. Es stellt sich ein großer gefäßloser Bezirk in der oberen Hälfte des rechten Leberlappens dar, der durch den Primärtumor verursacht ist. Die Portalgefäße, die sich in der Nähe des unteren Tumorpols befinden, sind nach kaudal verdrängt. Gefäßabbrüche zeigen sich im medialen unteren Teil des rechten Leberlappens. Der linke Leberlappen ist kompensatorisch vergrößert. Die Portaläste sind hier wesentlich besser erhalten als rechts, einzelne gefäßarme Bezirke sind aber vorhanden. (Als Nebenbefund nach einer lymphographischen Untersuchung unregelmäßige Speicherung des Kontrastmittels in den Lymphknoten, aber keine Lymphknotenvergrößerung.)

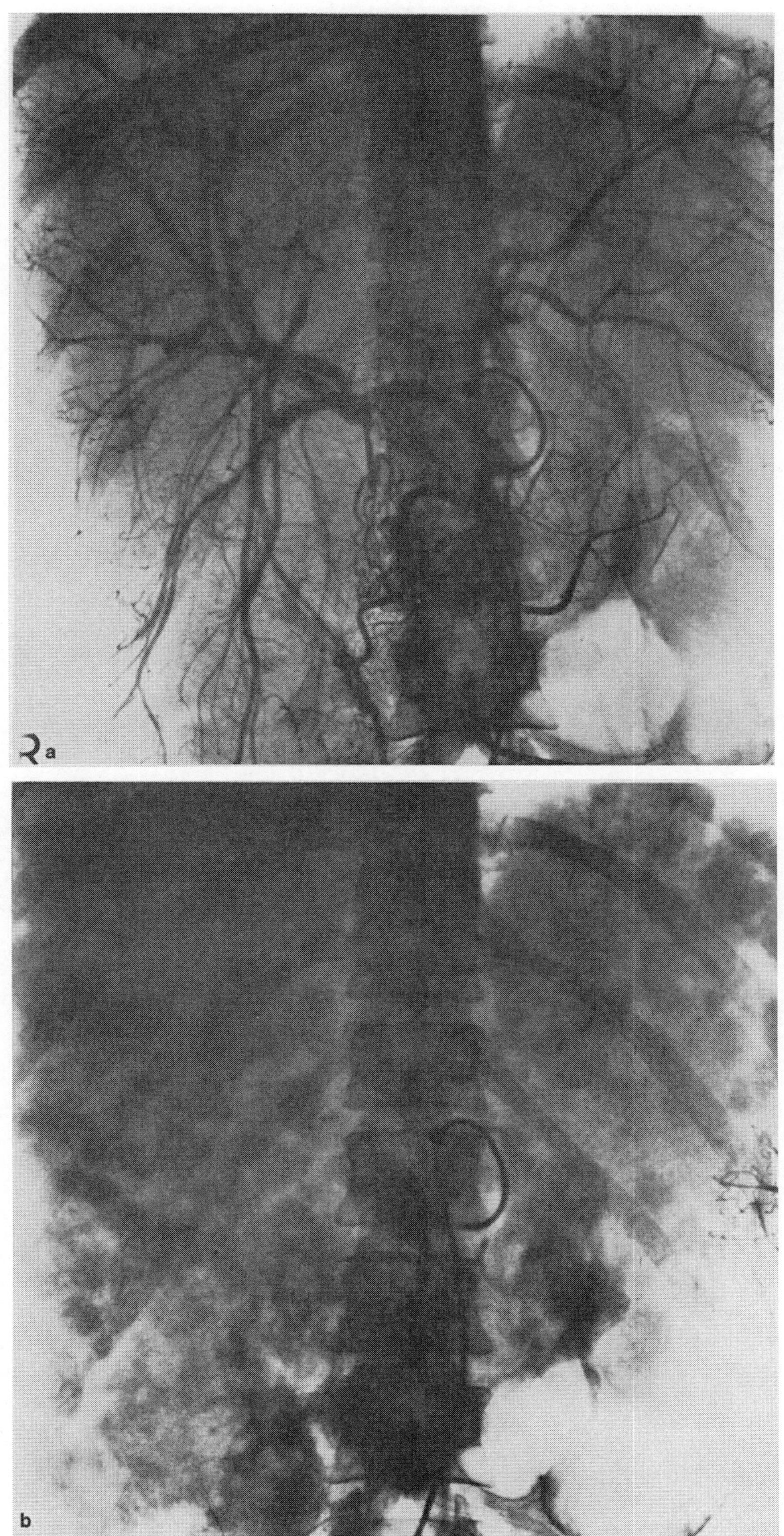

Abb. 42a–d (erklärender Text auf Seite 266)

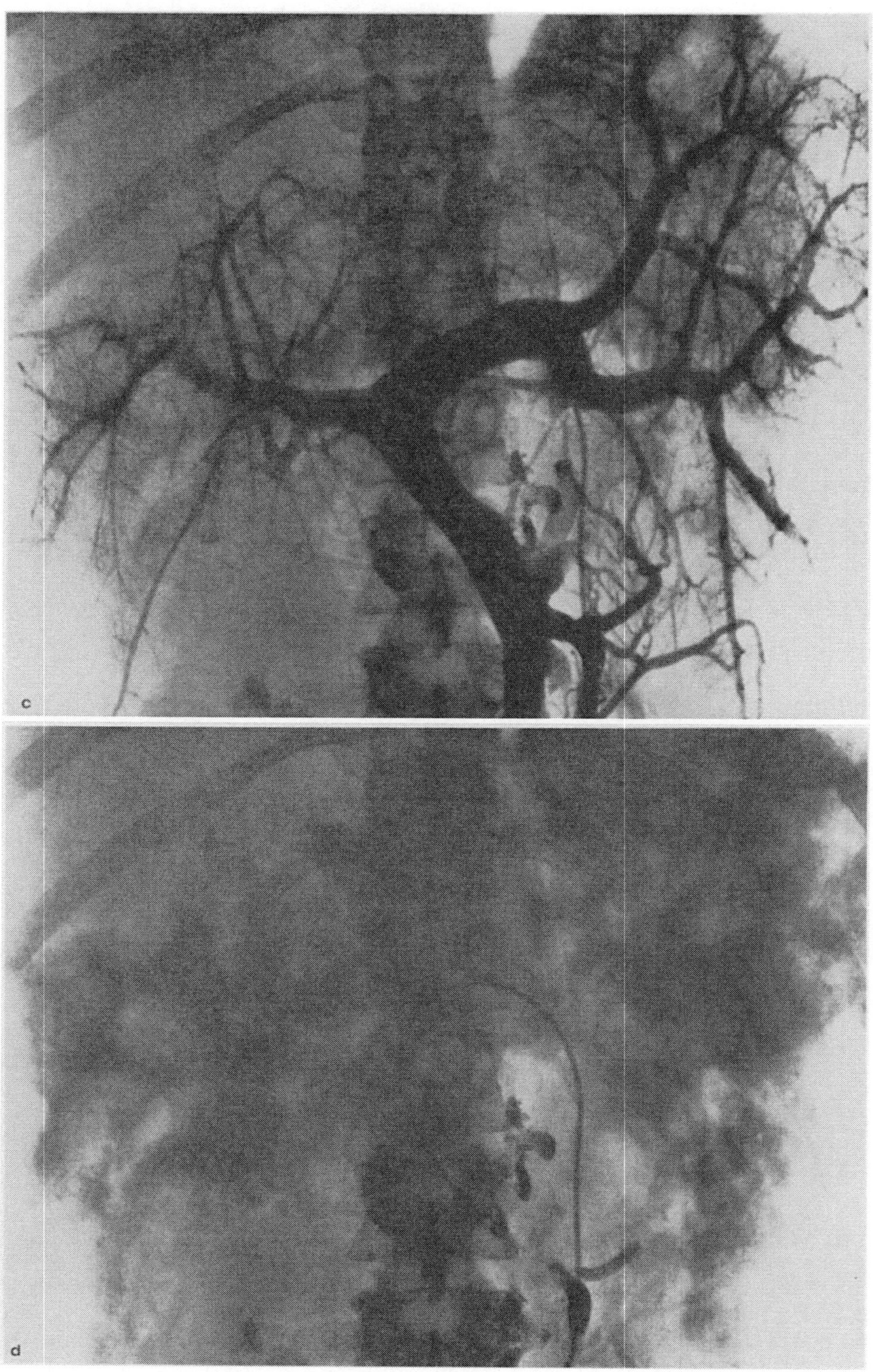

Abb. 42a–d. Kr.-Bl. Nr. 1339/70, ♀, 28 Jahre. Histologisch gesichertes, multizentrisch wachsendes, primäres Leberkarzinom. (a) Gefäßphase der Leberarteriographie. Starke Vergrößerung der Leber. Die größeren Äste der A. hepatica sind gestreckt. Stark geschlängelte Gefäße rechts paravertebral in Höhe des 2. und 3. Lendenwirbelkörpers. (b) Parenchymphase der Arteriographie. Die Tumorknoten sind stärker mit Kontrastmittel angefärbt und verursachen das insgesamt fleckig erscheinende Bild der Leber. In der oberen Hälfte des rechten Leberlappens ist ein mannsfaustgroßer, stärker angefärbter Bezirk angedeutet. (c) Gefäßphase der transumbilikalen Portohepatographie. Großer gefäßloser Bezirk in der oberen Hälfte des rechten Leberlappens, verursacht durch den Primärtumor. Die Portalgefäße, die sich in der Nähe des unteren Tumorpols befinden, sind nach kaudal verdrängt. Kompensatorische Vergrößerung des linken Leberlappens. (d) Parenchymphase der Portohepatographie. Der rechte Leberlappen ist fast völlig von Tumorknoten eingenommen, die Reste von funktionsfähigem Leberparenchym wirken wie ausgestanzt. Zahlreiche Kontrastdefekte im linken Leberlappen

In der Parenchymphase der transumbilikalen Portohepatographie (Abb. 42d) ist der Befund noch demonstrativer. Der rechte Leberlappen ist fast vom Tumor eingenommen, die Reste von funktionsfähigem Leberparenchym wirken wie ausgestanzt. Links sind auch zahlreiche Füllungsdefekte erkennbar. Bei der Anlage des Nabelvenenkatheters wurde der Peritonealraum eröffnet und eine gezielte Leberpunktion durchgeführt. Die histologische Untersuchung ergab ein primäres Leberkarzinom. Die Patientin kam 5 Monate später ad exitum. Bei der Sektion wurde die Diagnose bestätigt.

Es handelt sich bei diesem Fall um ein multizentrisch wachsendes Leberkarzinom, das arteriell mit Blut versorgt wird. Die Tumorknoten zeigen sich bei der Arteriographie in der Gefäßphase als gut vaskularisierte und in der Parenchymphase als stärker angefärbte Bezirke. Bei der Portographie sind entgegengesetzte Verhältnisse vorhanden, weil sich die V. portae nicht an der Blutversorgung der Tumorknoten beteiligt. Die Ausdehnung der Tumormassen kann am besten in der Parenchymphase der transumbilikalen Portohepatographie gesehen werden.

b) Portale Hypertension

Die Röntgensymptomatologie der portalen Hypertension ist aus zahlreichen Publikationen, die sich mit der Splenoportographie beschäftigen, bekannt. Es wird aus diesen Gründen verzichtet, hier näher darauf einzugehen.

Bekanntlich fließt bei der Splenoportographie das Kontrastmittel über die Milzvene in die Pfortader ab. Es fließt gleichzeitig kontrastmittelfreies Blut aus den Vv. mesentericae in die V. portae und bildet dort Stromfäden, die in dem kontrastmittelgefüllten Gefäß als streifenförmige Aufhellungen sichtbar werden (sog. Streamlining-Effekt). Bei der transumbilikalen Portohepatographie tritt dieser Effekt nicht auf. Die 45–50 ml Kontrastmittel werden innerhalb von $2^1/_2$ sec gegen den Blutstrom injiziert. Es fließt durch die Öffnungen des Katheters ab und füllt kompakt den Hauptstamm der V. portae und teilweise auch die prähepatischen Venen. Dieses große Kontrastmitteldepot wird ohne starke Verdünnung durch nachfließendes Blut in die Leberperipherie abgeschwemmt, deshalb sind die Röntgenogramme kontrastreicher.

Beim intrahepatischen Block können die Kollateralverbindungen sehr gut dargestellt werden (Abb. 43a–d, 44).

4. Selektive transumbilikale Sondierung der prähepatischen Venen

Der zur Sondierung der V. portae präparierte Katheter ist für diesen Zweck ungeeignet. Beim Vorschieben biegt sich der gekrümmte Katheter um, und sein vorderer Teil liegt quer in der V. portae, seine Spitze stößt gegen die Venenwand. Ein gerader Katheter gleitet glatt in eine der prähepatischen Venen, aber er kann nicht gesteuert werden. Als günstigster Untersuchungsgang, hat sich ergeben, zuerst eine Übersichtsportographie durchzuführen. Die Kontrastmittelinjektion soll dabei tief in die V. portae erfolgen. Ein Katheter wird nach dem erhaltenen Röntgenbild modelliert und die selektive Katheterisierung durchgeführt. Verwendet wird schattengebendes Kathetermaterial mit einem Außendurchmesser von 3 mm und einem Innendurchmesser von 2 mm. Der Katheterweg verläuft für die V. lienalis in kranio-sinistro-dorsaler Richtung — für die V. mesenterica superior in kaudaler — und für die V. mesenterica inferior in sinistro-kaudaler Richtung. Bei der Darstellung der V. lienalis liegt die Katheterspitze in der Nähe des Milzhilus, bei der Darstellung der V. mesenterica superior und inferior in deren proximalem Drittel, so daß die Füllung retrograd erfolgt.

Bei Verwendung entsprechend geformter Katheter macht die Sondierung der prähepatischen Venen keine Schwierigkeiten (Abb. 45a–e, 46a–c).

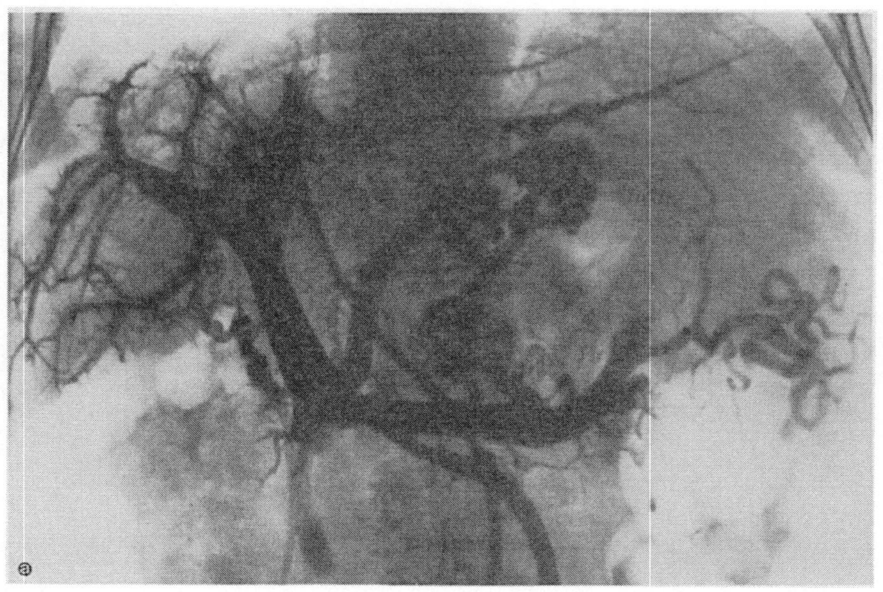

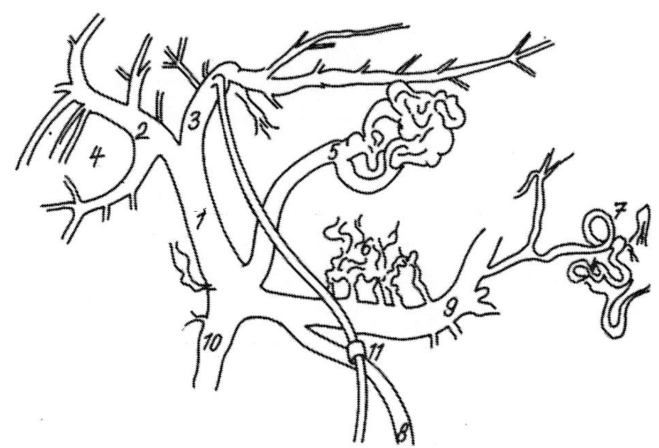

Abb. 43a–d. Kr.-Bl. Nr. 170/69, ♀, 67 Jahre. Leberzirrhose. (a) Gefäßphase der transumbilikalen Portohepatographie. Die V. portae (*1*) verläuft steil. Der Winkel zwischen beiden Rami principales (*2* und *3*) beträgt ungefähr 60°. Die intrahepatischen Portalverzweigungen sind reduziert und deformiert. Die V. gastrica sin. (*5*) ist verbreitert, und ihre Äste sind stark geschlängelt. Ebenso sind die Vv. gastricae breves (*6*) und die Venen der hinteren und lateralen Bauchwand (*7*) verbreitert und geschlängelt. Die V. mesenterica inf. (*8*), die V. lienalis (*9*) und geringgradig die V. mesenterica sup. (*10*) sind retrograd gefüllt. (b) Übergang von der Gefäß- in die Parenchymphase. Ein Teil des Kontrastmittels fließt durch die Ösophagusvarizen nach kranial. Die Katheterspitze liegt in der V. lienalis. (c) Parenchymphase der Portographie. Haselnuß- bis walnußgroße, etwas schwächer angefärbte, rundliche Bezirke, die als Regenerationsknoten anzusehen sind. In der erweiterten V. gastrica sin. befinden sich Kontrastmittelreste. (d) Ösophaguspassage mit Bariumbrei. Die Varizen sind als rundliche und ovale Füllungsdefekte sichtbar

Abb. 44. Kr.-Bl. Nr. 1282/68, ♂, 69 Jahre. Leberzirrhose. Transumbilikale Portohepatographie. Die Leber ist sehr klein und durch den Aszites nach medial verdrängt. Die prähepatischen Venen sind retrograd gefüllt. Parallel zum Katheter verläuft eine stark erweiterte und geschlängelte paraumbilikale Vene, die als Kollateralkreislauf dient ▶

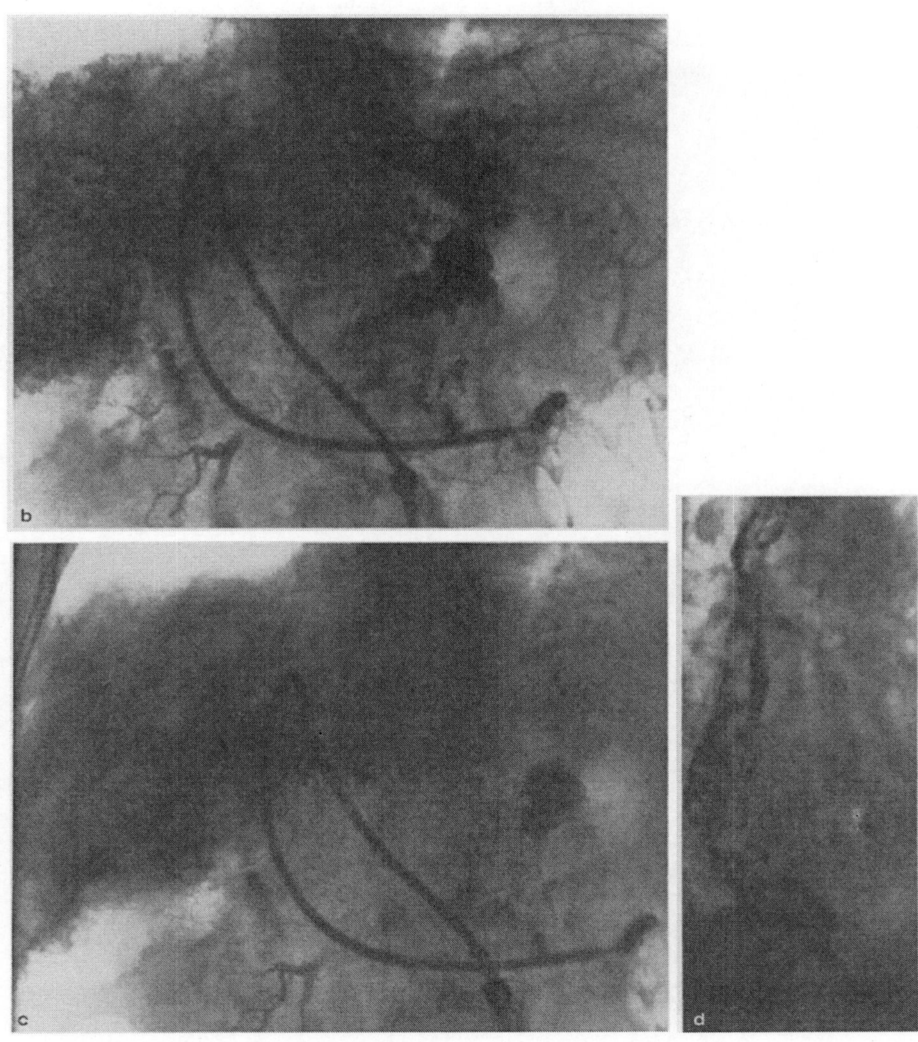

Abb. 43 b–d

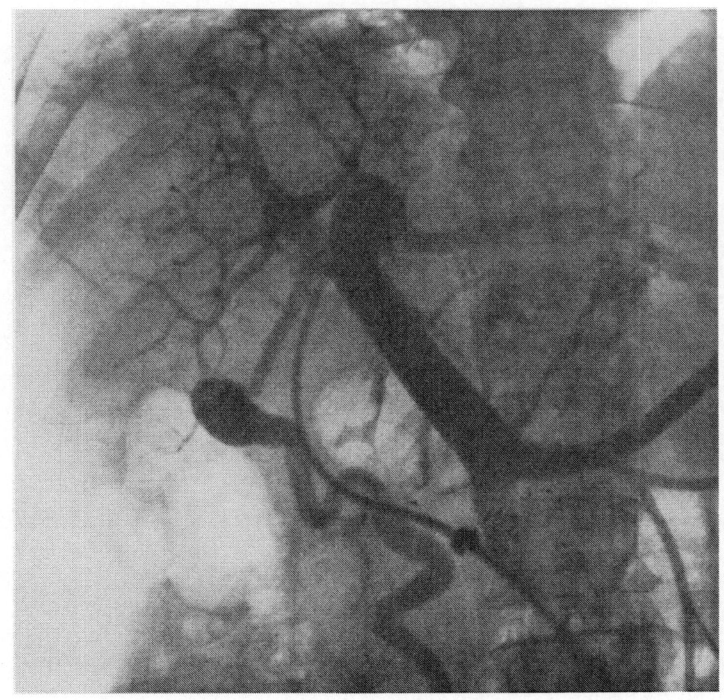

Abb. 44

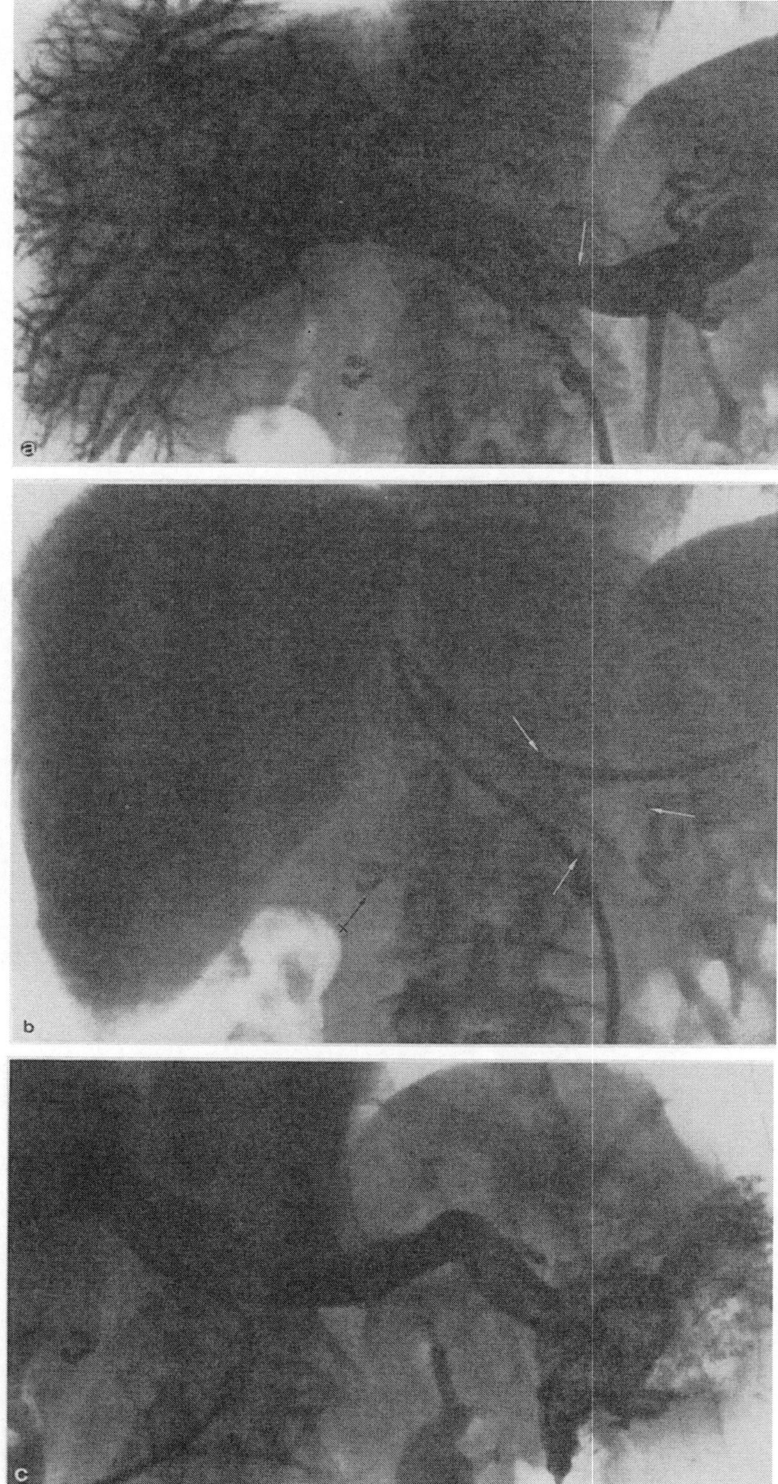

Abb. 45a–f. Transumbilikale Sondierung der V. lienalis und V. mesenterica superior. Es handelt sich um ein Karzinom der hinteren Magenwand mit Übergreifen auf das Pankreas. (a) Gefäßphase der Portographie; leichte Einengung im proximalen Teil der V. lienalis (→). (b) Parenchymphase – normaler Befund. Leicht ausgeprägte Impressio renalis hepatis. Der Resttumor ist nach der palliativen Magenresektion mit Metallklipps markiert (→). Metallnaht im Bereich des Duodenalstumpfes (↔). (c) Einführung der Katheterspitze bis zum Milzhilus und Probeinjektion von Kontrastmittel. (d) Der gleiche Fall. Selektive, retrograde Darstellung der V. mesenterica superior. Tumorbedingte Einengung (→). (e) Letzte Aufnahme der Serie. Die Lage der Katheterspitze, tief in der V. mesenterica superior, ist erkennbar. (f) Katheterform – frontal und seitlich

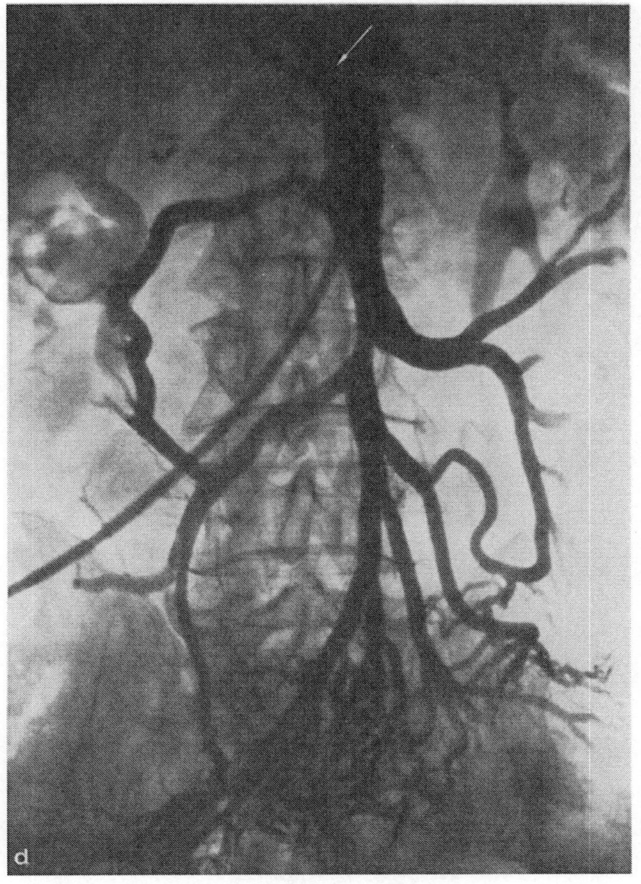
d

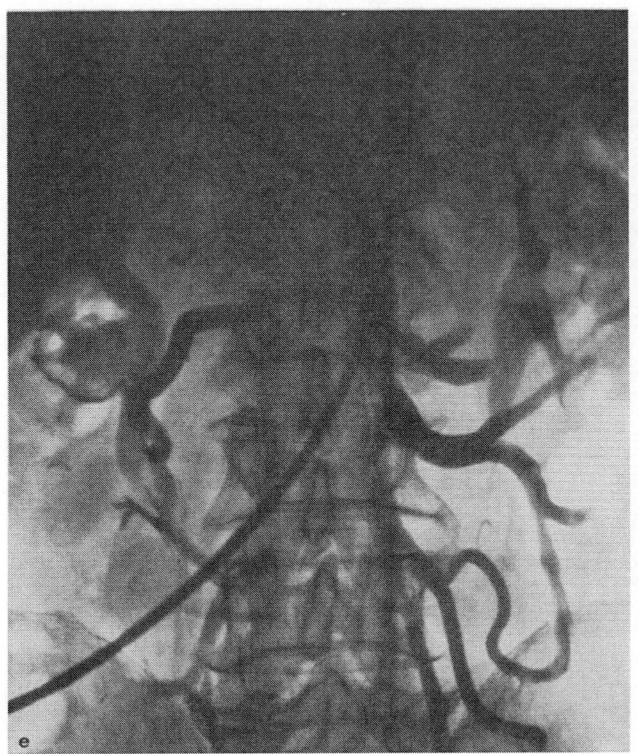
e

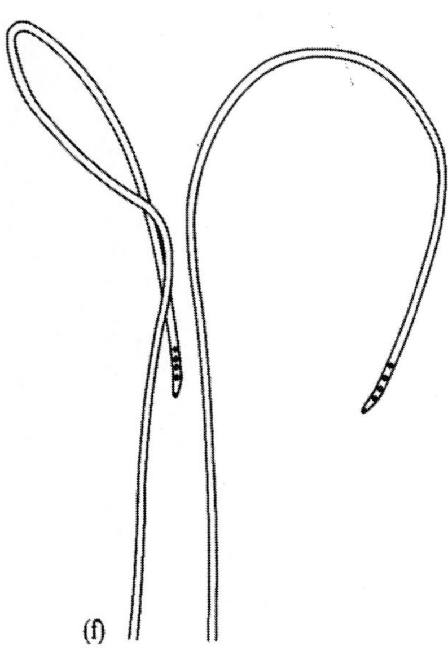
(f)

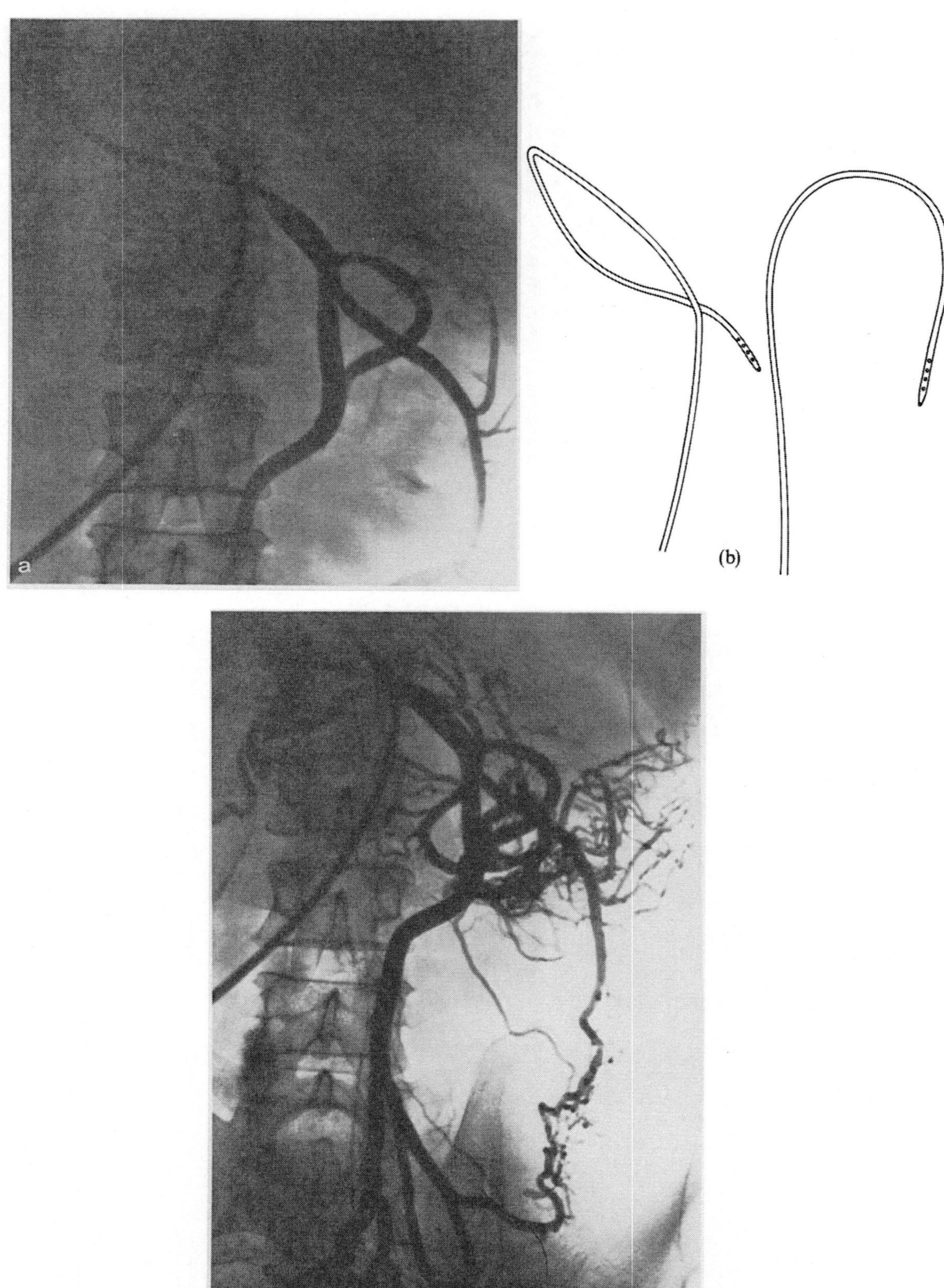

Abb. 46a–c. Transumbilikale Sondierung der V. mesenterica inferior. (a) Die Katheterspitze befindet sich in der V. mesenterica inferior. Beginn der Kontrastmittelinjektion. (b) Der den anatomischen Verhältnissen entsprechend modellierte Katheter zur Sondierung der V. mesenterica inferior. (c) Retrograde Füllung der V. mesenterica inferior 2 sec nach Anfang der Injektion. Normaler Befund

IV. Aussagekraft der transumbilikalen Portohepatographie und Indikationen

1. Treffsicherheit bei Lebermetastasen und primären Lebertumoren

Bei unserem vorwiegend onkologischen Krankengut werden Röntgenuntersuchungen der Leber überwiegend unter Tumorverdacht durchgeführt. Das erklärt, weshalb bei den meisten unserer Patienten die transumbilikale Portohepatographie zum Nachweis bzw. Ausschluß von Lebermetastasen durchgeführt wurde.

79 Patienten wurden durch Autopsien, Operationsbefunde, histologische Befunde oder Verlaufskontrollen erfaßt (Stand 1971): Bei 4 lag ein primärer Lebertumor vor, bei den restlichen 75 Fällen befand sich der Primärtumor in einem anderen Organ. Bei der retrospektiven Analyse dieser 75 Fälle waren bei 43 Lebermetastasen vorhanden.

Tabelle 8. Ergebnisse der Portohepatographie von 47 Patienten mit gesicherten Lebermetastasen oder Primärtumor der Leber. Sicherung der Ergebnisse durch: Sektion in 29 Fällen, Laparotomie mit Probeexzision in 13 Fällen, Leberbio ɟsie in 2 Fällen, zweifelsfreie laparoskopische Befunde in 3 Fällen

Gesamtzahl der Patienten	Transumbilikale Portohepatographie	
	richtig positiv	falsch negativ
47	41	6

Tabelle 9. Ergebnisse der Portohepatographie von 32 Patienten ohne Lebermetastasen. Sicherung der Ergebnisse durch Laparotomie und Verlauf in 27 Fällen und durch Sektion in 5 Fällen

Gesamtzahl der Patienten	Transumbilikale Portohepatographie	
	richtig negativ	falsch positiv
32	30	2

In Tabelle 8 sind die diagnostischen Ergebnisse zusammengestellt. Von insgesamt 47 Fällen mit Tumorbefall der Leber wurde bei der transumbilikalen Portographie der pathologische Befund in 6 Fällen übersehen. Von den gleichen 75 Fällen mit Lokalisation des Primärtumors in anderen Organen wurden bei 32 Fällen entweder durch die Autopsie oder durch eine Laparotomie und nachfolgende Beobachtung von $1^1/_2$ Jahren Lebermetastasen ausgeschlossen[3]. Bei 30 dieser 32 Fälle war der portographische Befund richtig negativ, bei den restlichen 2 Fällen falsch positiv (Tabelle 9). Unter Berücksichtigung der falsch negativen und falsch positiven Befunde beträgt die Fehlerquote 10%. Diese hohe Aussagekraft der transumbilikalen Portographie wird durch die intensive Parenchymphase erreicht.

[3] Zum Problem der Objektivierung soll nicht näher Stellung genommen werden. Es sei nur betont, daß eine Verlaufskontrolle von $1^1/_2$ Jahren Lebermetastasen nicht sicher ausschließen kann. Sie können bereits vorhanden gewesen oder innerhalb dieses Zeitraumes entstanden sein, ohne daß sie klinisch oder röntgenologisch faßbar wurden. „Objektiv" ist nur die Autopsie.

Die diagnostische Treffsicherheit ist weitgehend von der Lokalisation der Metastasen in der Leber abhängig. Metastasen stellen sich im allgemeinen besser in der Leberperipherie dar, da das Organ dort nicht so dick ist. Sind nur im Leberzentrum Kontrastdefekte erkennbar, müssen orthograd getroffene Gefäße ausgeschlossen werden (Abb. 35a, b). Um falsch positive Befunde („Pseudometastasen") zu vermeiden, sollten die Röntgenaufnahmen der Gefäß- und Parenchymphase miteinander verglichen werden. Sind in der Parenchymphase runde Aussparungen sichtbar, die von getroffenen Gefäßen nicht unterschieden werden können, ist es zweckmäßig, folgendermaßen vorzugehen: Auf einem Blatt Transparentpapier werden von der Aufnahme der Gefäßphase die Konturen der Leber, die Wirbelkörperbegrenzung, der Katheter und die orthograd getroffenen Verzweigungen der V. portae abgezeichnet. Die Skizze wird auf die Aufnahme der Parenchymphase gelegt und dann verglichen, wie weit sich die Kontrastdefekte decken. Stimmen sie mit den Ringfiguren der Skizze überein, handelt es sich um orthograd getroffene Gefäße und nicht um Lebermetastasen.

Einzelne Metastasen im rechten Leberlappen mit einem Durchmesser von 1–2 cm können übersehen werden, wenn sie im medialen Anteil des rechten Leberlappens gelegen sind. Hierfür ist die bereits oben beschriebene Dicke des Organs die Ursache. Im Bereich einer stark ausgeprägten Impressio renalis können auch größere Metastasen übersehen werden. Hier ist die Leberparenchymschicht sehr dünn; dadurch kommt es auch in der Parenchymphase zu keiner sehr intensiven Anfärbung. Die Metastase hebt sich nicht eindeutig als Kontrastdefekt ab.

Bei 6 der 47 eigenen Fälle mit primären und sekundären Lebertumoren war der portographische Befund falsch negativ (Tabelle 8). Die Metastasen waren bei vier Fällen im linken Leberlappen lokalisiert. In zwei von diesen vier Fällen hatten die Metastasen einen Durchmesser von 3 cm. Wir haben aus diesem Grunde bei 100 Portographien überprüft, wieweit der linke Leberlappen in der Parenchymphase zur Darstellung kommt und die Anfärbung in drei Kategorien eingeteilt. Es zeigt sich eine gute Anfärbung in 34%, eine mäßige Anfärbung in 49% und eine schwache oder fehlende Anfärbung in 17% der Portographien. Um die Sicherheit der Untersuchungsmethode weiter zu erhöhen, kann bei unvollständiger Darstellung des linken Leberlappens eine zweite Kontrastmittelinjektion erfolgen. Zu diesem Zweck wird der Katheter in den Ramus ventroflexus zurückgezogen und noch einmal 30 ml Kontrastmittel injiziert (Abb. 33a–d).

Es kann jedoch auch — wie von der Splenoportographie bekannt ist — versucht werden, den linken Leberlappen besser darzustellen, indem der Patient um etwa 45° nach links gedreht wird.

Differentialdiagnostisch muß bei Lebermetastasen eine grobknotige Leberzirrhose ausgeschlossen werden. In der Gefäßphase kommt der für die portale Hypertension typische Kollateralkreislauf zur Darstellung und erleichtert die Diagnose. In der Parenchymphase sind die Kontrastdefekte bei der grobknotigen Zirrhose nicht so scharf konturiert (Abb. 43a–d).

Bei 4 Patienten mit primären Lebertumoren (1 Hämangiom und 3 Karzinome) kamen die Tumorbefunde portographisch gut zur Darstellung. Sie zeigen sich in der Gefäßphase als gefäßarme Bezirke und in der Parenchymphase als Kontrastdefekte. Die Sicherung erfolgte durch histologische Untersuchung.

Gutartige Tumoren verursachen, erst wenn sie ziemlich groß sind, Beschwerden und kommen in diesem Stadium zur Untersuchung. Sie führen zu einer bogenförmigen Verdrängung der Portaläste. Das Gefäßlumen kann eingeengt werden, aber die Konturen bleiben glatt. In der Parenchymphase lassen sie sich als Kontrastdefekte erkennen. Die Diagnosestellung bietet keine Schwierigkeiten.

In unserem Krankengut befanden sich keine Patienten mit Echinokokkuszysten. Es ist jedoch zu erwarten, daß unter den radiologischen Untersuchungsmethoden die beste Darstellung kleiner Zysten durch die transumbilikale Portohepatographie erreicht werden kann, da sie die intensivste Parenchymphase bringt. Untersuchungen in dieser Richtung sind bei 20 Kindern von GOSPODINOV (1968) durchgeführt worden, aber nicht mit einer gezielten Katheterisierung der V. portae. Das Kontrastmittel wurde in den linken Ast der V. portae injiziert; deshalb hat sich vorwiegend der linke Leberlappen dargestellt.

2. Vergleich der transumbilikalen Portohepatographie mit anderen radiologischen Methoden

a) Vergleich mit der Leberarteriographie

Um die Vor- und Nachteile der transumbilikalen Portohepatographie und der Leberarteriographie beurteilen zu können, wurden bei 30 Patienten beide Methoden angewendet (4 mit primären Lebertumoren, 16 mit Lebermetastasen, 10 Patienten ohne Tumorbefall der Leber).

Zur Darstellung der Leberarterien benutzten wir die transfemorale Methode. Als Kathetermaterial wurde Ödman-Ledin-rot-Katheter bzw. Sp 7-Katheter[4] mit einem Außendurchmesser von 2,3 mm und einem Innendurchmesser von 1,3 mm verwendet.

Grundsätzlich werden die Patienten heparinisiert (100 E Heparin/kg). Die Heparinwirkung wird nach Beendigung der Untersuchung durch 5%iges Protaminsulfat (1 ml/1000 E Heparin i.v.) aufgehoben.

Die Injektion des Kontrastmittels erfolgte gewöhnlich in die A. coeliaca und nur bei superselektiver Katheterisierung in die A. hepatica. Bei Gefäßvarianten mit Abgang eines Hepatikaastes aus der A. mesenterica superior wurde diese Arterie ebenfalls sondiert, und die Injektion erfolgte simultan in beide Arterien. Als Kontrastmittel wurde Visotrast 370 (R) (40 ml je Arterie, für die A. hepatica allein 35 ml) mit einer Injektionsgeschwindigkeit von 10–15 ml pro Sekunde instilliert.

In Tabelle 10 sind die Ergebnisse der sowohl portographisch als auch arteriographisch untersuchten Patienten zusammengestellt.

Tabelle 10. Aussagekraft der transumbilikalen Portographie im Vergleich zur Leberarteriographie. Objektivierung der endgültigen Diagnose bei den Tumorbefunden der Leber (20 Fälle) durch Laparotomie oder Sektion und bei den negativen Befunden (10 Fälle) durch Laparotomie und Verlauf

Methode	Tatsächlicher Befund				Insgesamt
	20 Fälle *mit* Tumorbefall der Leber		10 Fälle *ohne* Tumorbefall der Leber		
	richtig positiv	falsch negativ	richtig negativ	falsch positiv	
Portographie	18	2	8	2	30
Arteriographie	15	5	7	3	30

Portographisch wurden 18 von 20, arteriographisch 15 von 20 Fällen richtig erkannt.

Von den 10 Patienten ohne Tumorbefall der Leber wurde 8mal portographisch und 7mal arteriographisch die richtige Diagnose gestellt.

Von den 20 Fällen mit Tumorbefall kamen portographisch in 2 Fällen und arteriographisch in 5 Fällen die Befunde nicht zur Darstellung (falsch negativ). Bei 2 von 10 Patienten ohne Tumorbefund der Leber wurden portographisch und bei 3 von 10 Fällen arteriographisch die vorhandenen Veränderungen im Röntgenbild als tumorbedingt angesehen (falsch positive Befunde).

[4] Das Kathetermaterial ist von PORSTMANN (1968), gemeinsam mit dem Institut für Technologie der Plaste der Akademie der Wissenschaften der DDR, entwickelt worden und wird von der Firma Wiesmann in Halberstadt produziert.

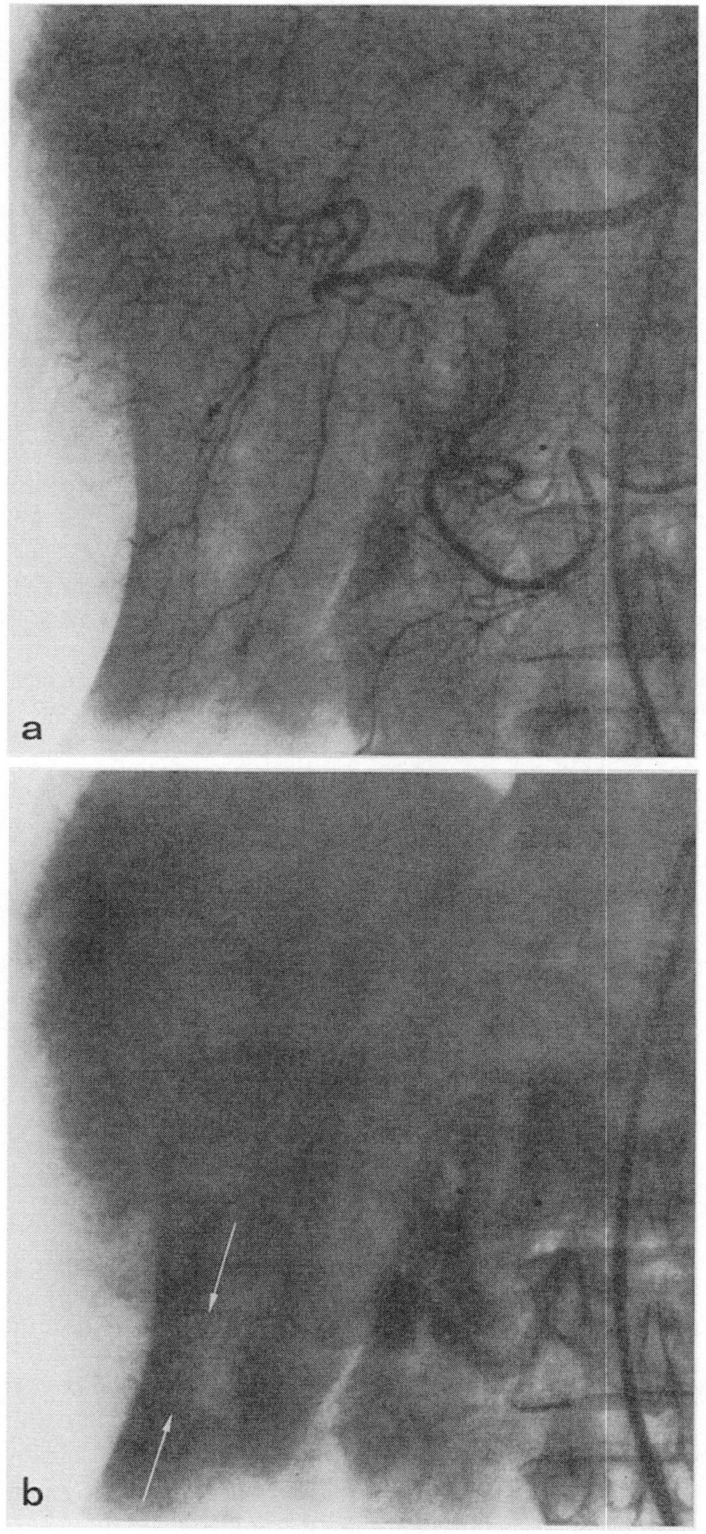

Abb. 47 a u. b

(Erklärender Text für Abb. 47a–g siehe Seite 278)

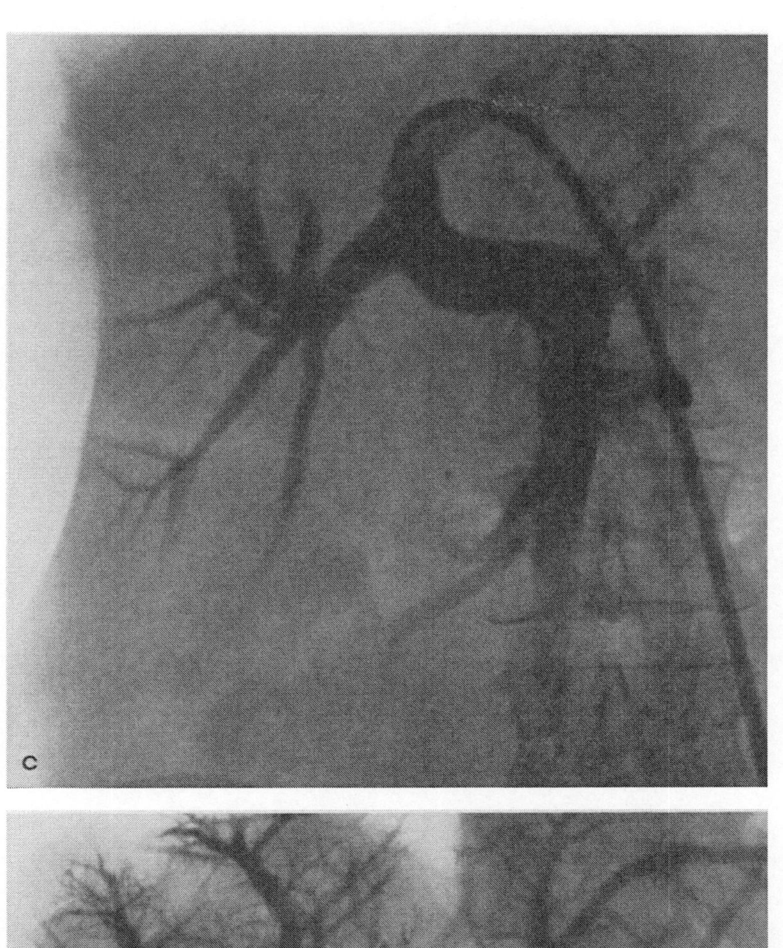

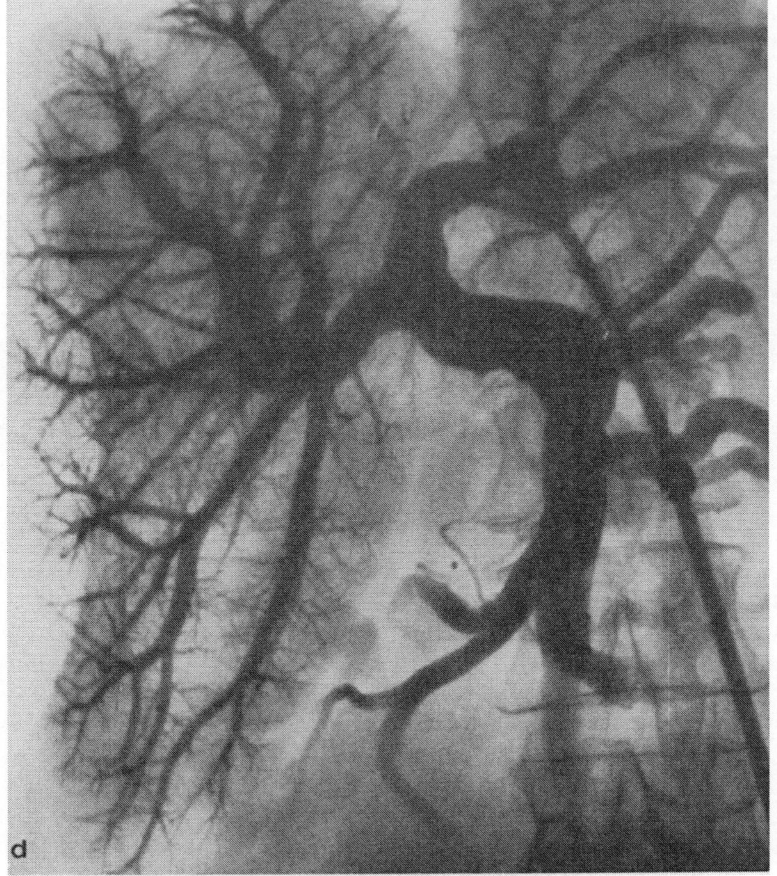

Abb. 47c u. d

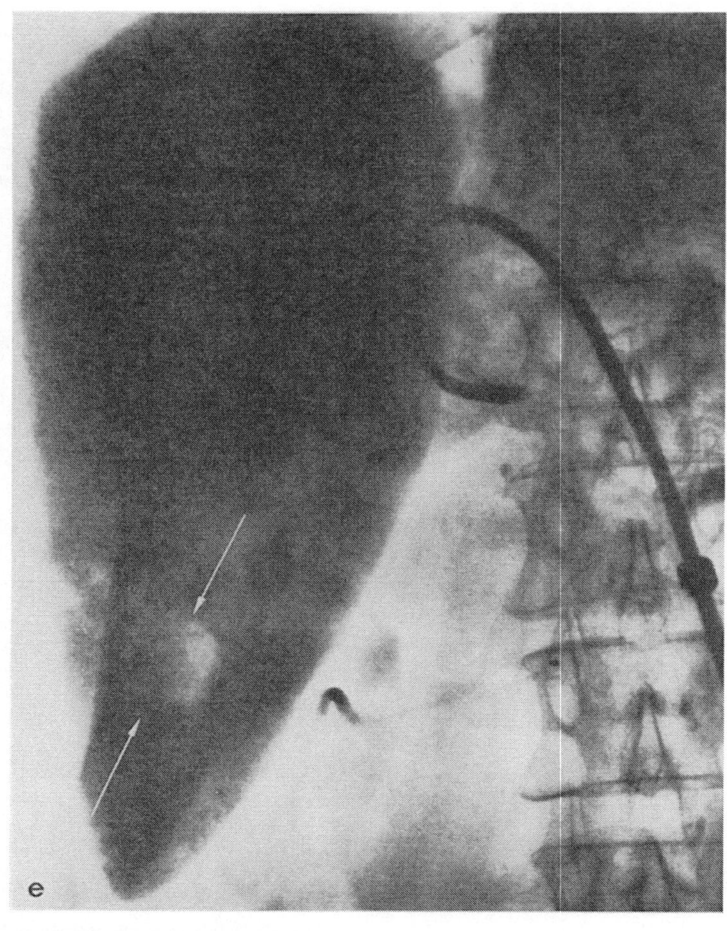

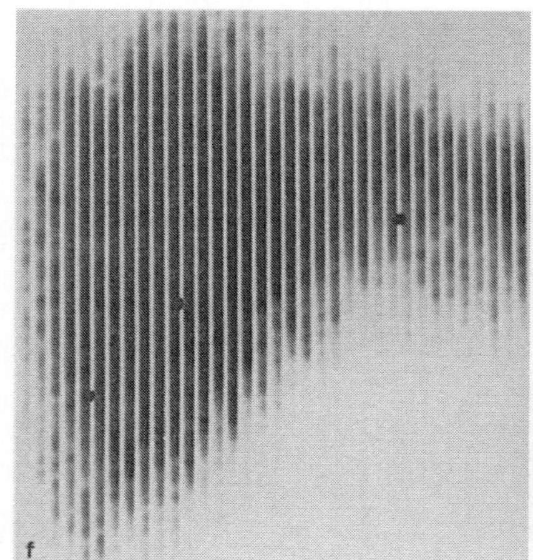

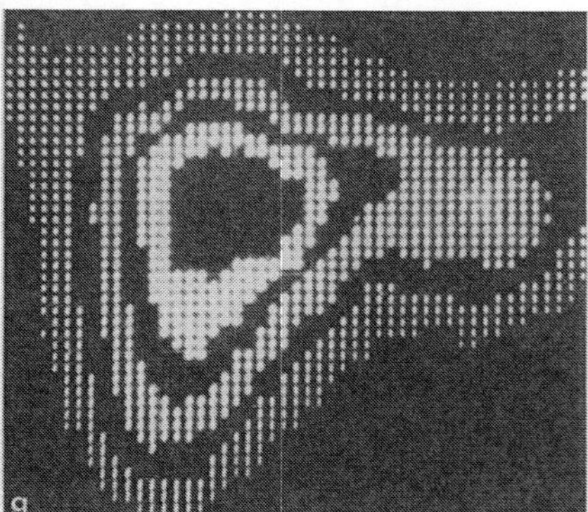

Abb. 47a–g. Kr.-Bl. Nr. 1164/71, ♀, 64 Jahre. Primärtumor: Rektumkarzinom, histologisch gut differenziertes, zylinderzelliges Adenokarzinom. Lebermetastasierung, operativ bestätigt. (a) Gefäßphase der Zöliakographie mit guter Darstellung der Leberarterien. Pathologische Veränderungen sind nicht nachweisbar. (b) In der Parenchymphase ist die Leber relativ schwach angefärbt. Ein fraglicher 2 cm großer Kontrastdefekt ist im unteren Teil des rechten Leberlappens zu erkennen (→). (c) Injektionsbeginn bei der transumbilikalen Portohepatographie. (d) Gefäßphase der Portographie mit normaler Verzweigung der V. portae. Es sind keine Gefäßabbrüche oder gefäßarmen Bezirke vorhanden. Retrograd sind partiell die Mesenterialvenen und die V. lienalis gefüllt. (e) Parenchymphase der Portohepatographie. Kontrastdefekt im unteren Teil des rechten Leberlappens mit einem Durchmesser von 2 cm. Operativ bestätigte Lebermetastase (→). (f und g) Leberszintigraphie nach intravenöser Injektion von 3 µCi ^{113m}In als Hydroxydpartikel, durchgeführt 2 Tage vor der Portographie. Die Leber ist unauffällig, die Aktivitätsspeicherung homogen – wie es der Verlauf und die Anordnung der Isoimpulsbereiche nach der Mittelwertbildung zeigen

Die 4 Patienten mit primären Lebertumoren zeigten bei der Arteriographie und bei der Portohepatographie einen positiven Befund. Es handelte sich um 3 gut vaskularisierte, primäre Leberkarzinome bzw. um ein Hämangiom.

Von den 16 Patienten mit Lebermetastasen waren bei der Arteriographie in 11 und bei der transumbilikalen Portohepatographie in 14 Fällen die Metastasen erkennbar.

Die transumbilikale Portohepatographie ermöglicht es, kleine, gefäßarme Lebertumoren (primäre Lebertumoren, Lebermetastasen und Zysten) besser darzustellen als die Leberarteriographie (Abb. 47a, b, e; 48a, b, d). Dies wird durch die wesentlich intensivere Parenchymphase der Portographie erreicht, da durch die V. portae fünfmal so viel Blut fließt wie durch die A. hepatica. Nach CARTER *et al.* (1961) nehmen die intrahepatischen Portalgefäße und die Vv. hepaticae je 47%, dagegen die Verzweigungen der A. hepatica nur 6% des Gesamtgefäßvolumens der Leber ein.

Arteriographisch stellen sich gefäßarme Metastasen von 1–3 cm Durchmesser nicht dar. Auf Abb. 47a und b ist die 2 cm große Metastase im rechten Leberlappen sowohl in der Gefäßphase als auch in der Parenchymphase der Arteriographie nicht erkennbar. Dies gilt auch für die Gefäßphase der Portographie (Abb. 47c und d). Erst in ihrer Parenchymphase wird die Metastase deutlich sichtbar (Abb. 47e).

In der Parenchymphase der transumbilikalen Portohepatographie ist es sogar möglich, Veränderungen von 1 cm Durchmesser zu erkennen (Abb. 39c, 40b, 48d, 51a).

Gegenüber den oben angeführten diagnostischen Vorteilen besitzt die transumbilikale Portohepatographie im Vergleich zur Arteriographie *zwei Nachteile:* die kompliziertere Untersuchungstechnik und die schlechtere Differenzierungsmöglichkeit zwischen benignen und malignen Prozessen. Dies gilt besonders für Fälle mit primären Tumoren oder einzelnen Metastasen. Bei multiplen Metastasen ist der Befund typisch, eine Verwechslung mit anderen Erkrankungen ist unwahrscheinlich. Allerdings können sich Regenerationsknoten bei der Leberzirrhose auch als multiple Kontrastdefekte zeigen. Ihre Begrenzung ist aber nicht so scharf. Außerdem ist in der Gefäßphase der Portographie das für die Zirrhose typische Bild der gestauten und geschlängelten Kollateralvenen vorhanden (Abb. 43a–c).

Anders ist die Situation bei den gut vaskularisierten Metastasen. Die starke Akkumulation des Kontrastmittels im Bereich des Tumors, die pathologischen Gefäßverläufe und die arteriovenösen Shunts erlauben es, bei der Arteriographie Tumoren mit einem Durchmesser von 1 cm zu erkennen. In diesen Fällen ist die Arteriographie der Portographie überlegen (Abb. 49a–g). Die meisten Lebermetastasen sind jedoch Tochtergeschwülste von Tumoren des Gastrointestinaltraktes und gewöhnlich gefäßarm.

Gefäßarme Lebermetastasen können arteriographisch leicht erkannt werden, wenn eine stärkere Hyperämie in ihrer Umgebung vorhanden ist. Am Ende der Gefäßphase und während der Parenchymphase stellen sie sich als Ringfiguren dar. Die Füllung der erweiterten Sinusoide mit Kontrastmittel und die Verlangsamung des Blutstromes verursachen die Ringschatten in der Umgebung der Metastasen. Dies ist besonders demonstrativ, wenn das Kontrastmittel superselektiv in die A. hepatica injiziert wurde (Abb. 50a–i).

Die superselektive Katheterisierung der A. hepatica (BOIJSEN, 1965; BOIJSEN u. Mitarb., 1965, 1966) bringt grundsätzlich — wie bei der Nebennierenarteriographie und Pankreasarteriographie (PORTSMANN u. Mitarb., 1966, 1971) — aussagekräftigere Röntgenbilder. Der Nachteil besteht darin, daß ein Teil des Organs nicht dargestellt werden kann. Deshalb ist zunächst eine Injektion in die A. coeliaca sinnvoll (MÜNSTER u. Mitarb.).

Bei unklarer Organzugehörigkeit des Tumors ist zuerst eine Übersichtsaortographie und nicht eine selektive Arteriographie indiziert (PORSTMANN). In einem Fall aus unserem Patientengut wurde ein großes, die Leber komprimierendes Nebennierenkarzinom als Lebertumor gedeutet, weil gleich eine Zöliakographie durchgeführt wurde. Die Äste der

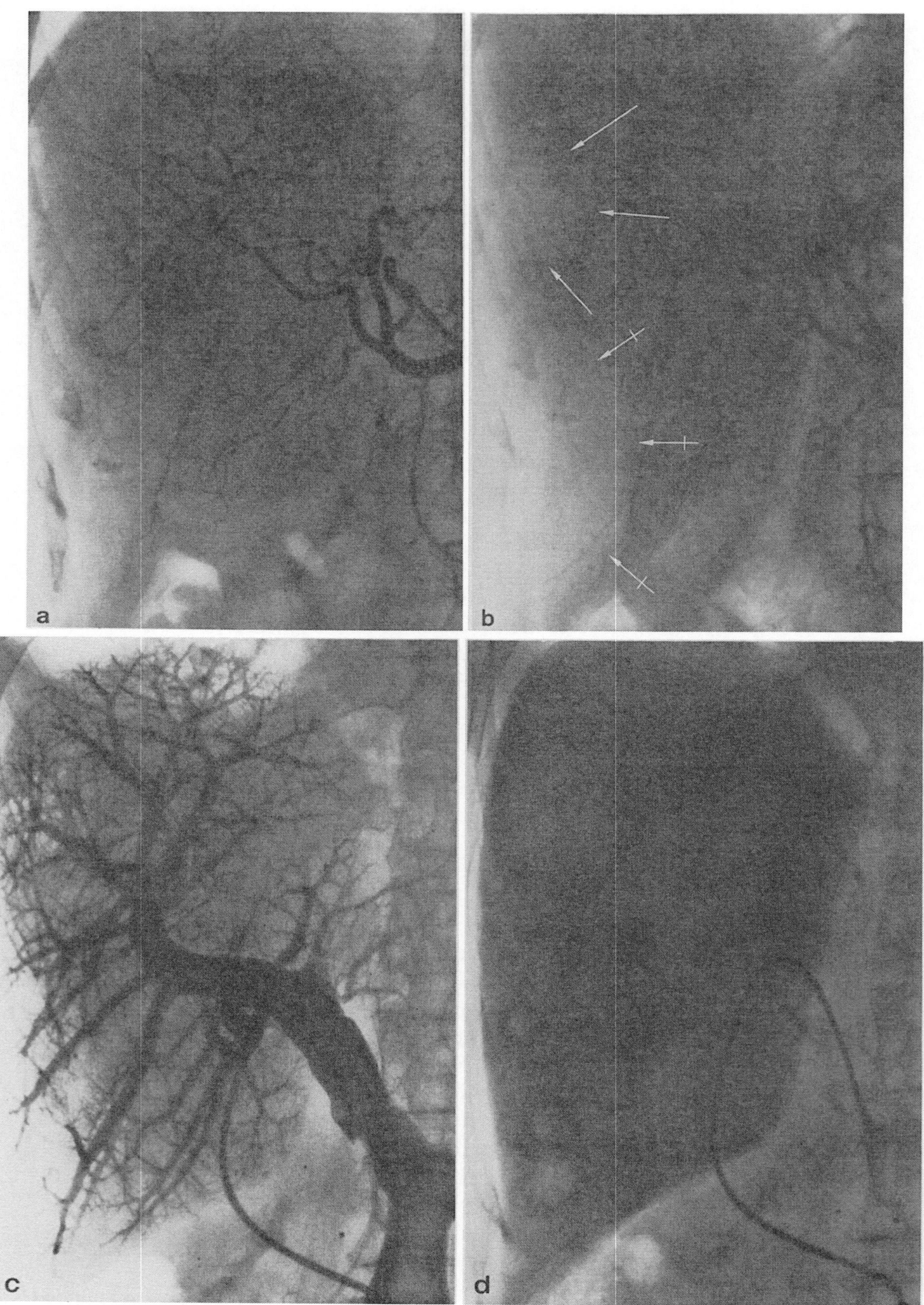

Abb. 48 a–d

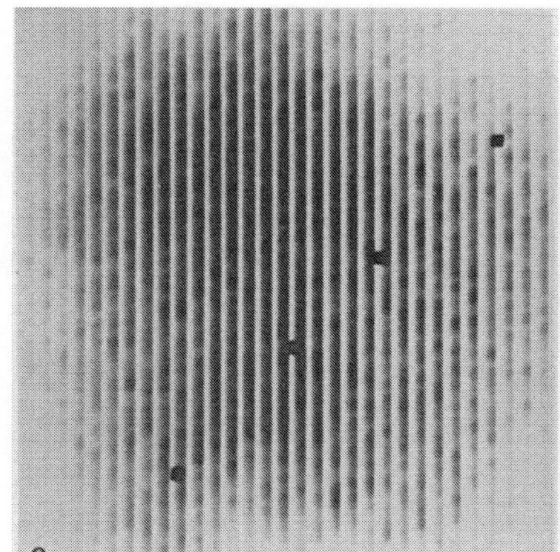

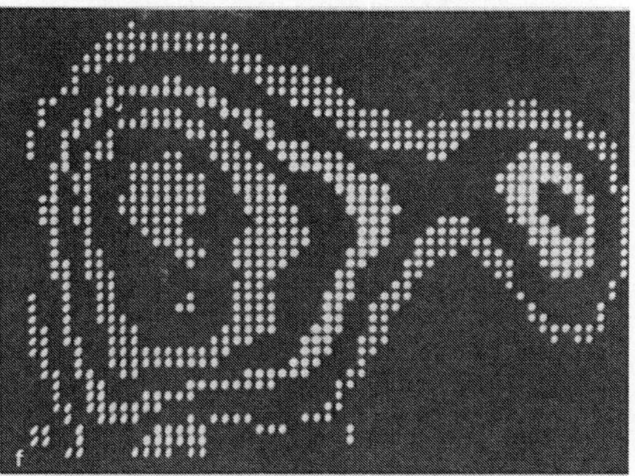

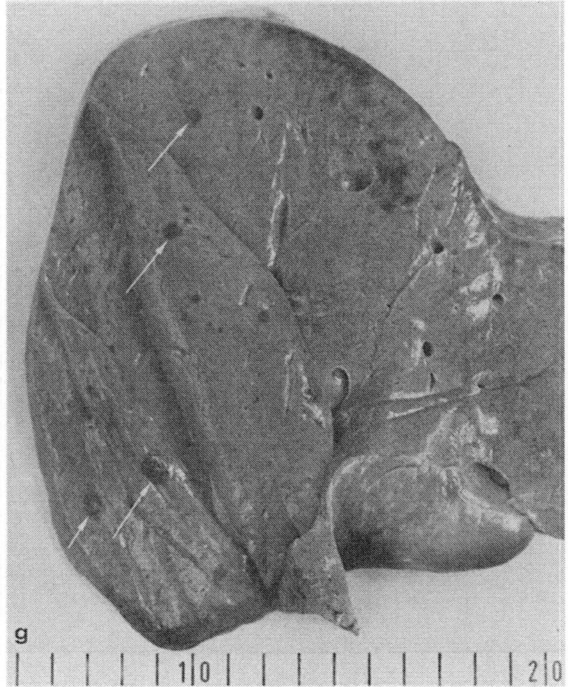

Abb. 48a–g. Kr.-Bl. Nr. 725/71, ♀, 64 Jahre. Primärtumor: Kleinzelliges Bronchialkarzinom. Lebermetastasierung. (a) Gefäßphase der Zöliakographie. Keine Tumorgefäße im Bereich der Leber erkennbar. (b) Späte Gefäßphase mit Füllung der peripheren Äste der A. hepatica. Fragliche gefäßarme Bezirke im lateralen Teil des rechten Leberlappens (→, →). (c) Gefäßphase der transumbilikalen Portohepatographie – normaler Befund. (d) Parenchymphase der Portographie – Kontrastdefekte im latero-kaudalen Teil des rechten Leberlappens mit einem Durchmesser von 0,5–1 cm, bedingt durch Lebermetastasen. (e und f) Leberszintigraphie nach i.v. Injektion von etwa 5 μCi ^{113m}In als Hydroxydpartikel. Keine kalten Bezirke erkennbar (e). Nach der statistischen Ausgleichsrechnung ist eine homogene Aktivitätsverteilung im Leberzentrum zu sehen (f). Lebermetastasen sind nicht nachweisbar. (g) Sektionspräparat der Leber von der gleichen Patientin. Lebermetastasen mit einem Durchmesser von 5–10 mm. Sie sind hämorrhagisch und zeigen sich als schwarze Flecken (→). (Bei der Patientin wurde eine palliative Kobalt-60-Stehfeldtherapie auf die Leber mit insgesamt 3000 RHD durchgeführt)

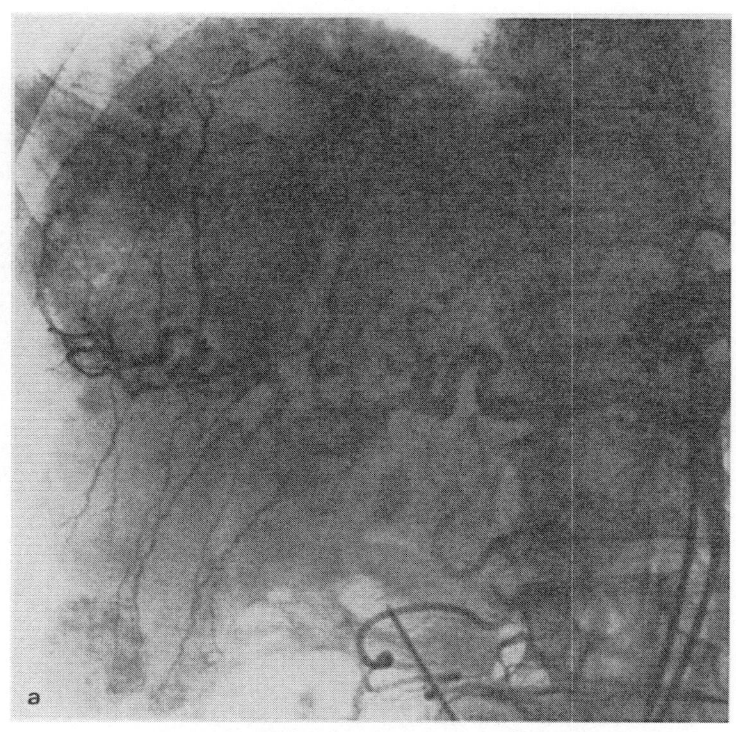

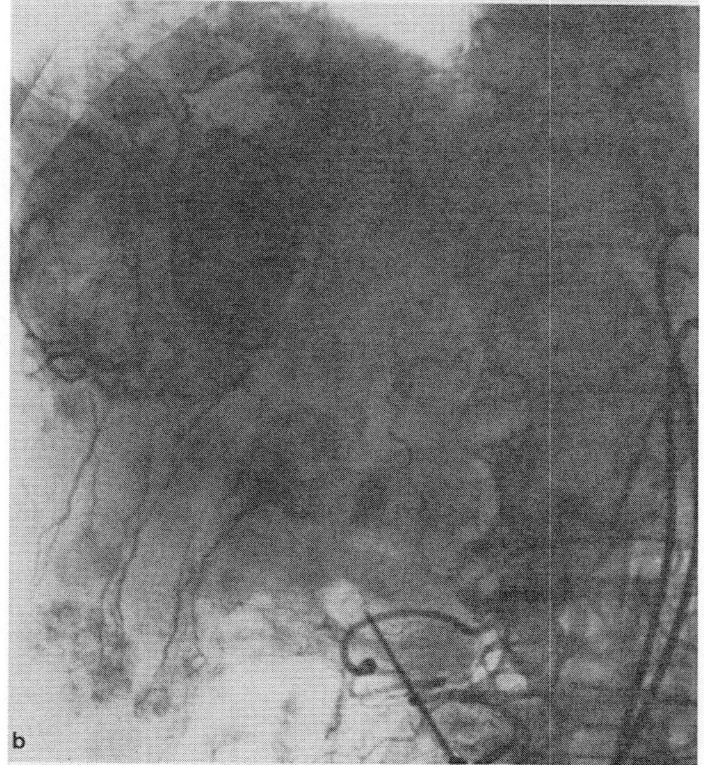

Abb. 49a–g. Kr.-Bl. Nr. 509/69 ♂, 63 Jahre. Primärtumor: Magenkarzinom, histologisch solides Adenokarzinom. Lebermetastasierung. (a) Arterielle Phase der simultanen transfemoralen Darstellung der A. coeliaca und A. mesenterica superior. Die A. hepatica geht von der A. mesenterica superior ab. 6 cm großer, stark angefärbter Bezirk in der oberen Hälfte des rechten Leberlappens, der einer Metastase entspricht. Die Metastase verursacht eine Verdrängung der Äste der A. hepatica. Die normale baumartige Verzweigung der A. hepatica ist nicht mehr vorhanden. Der erhöhte Blutbedarf der Metastasen hat eine Verbreiterung der A. hepatica verursacht. (b) Übergang von der Gefäßphase zur Parenchymphase. Sogar 1 cm große Metastasen kommen zur Darstellung. Ähnliche, stark mit Kontrastmittel angefärbte, 1–3 cm große Metastasen lassen sich auch in den anderen Partien der Leber erkennen

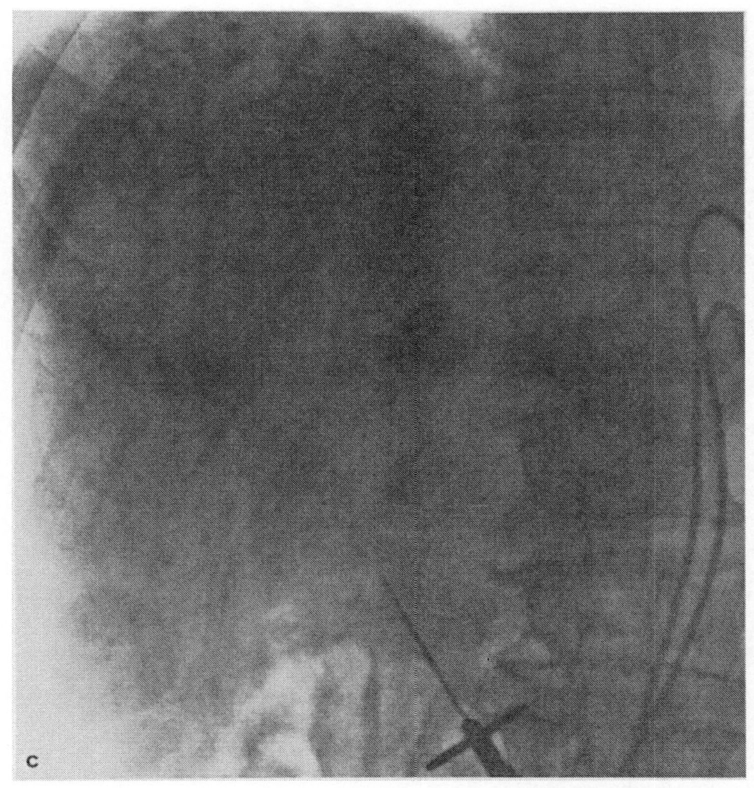

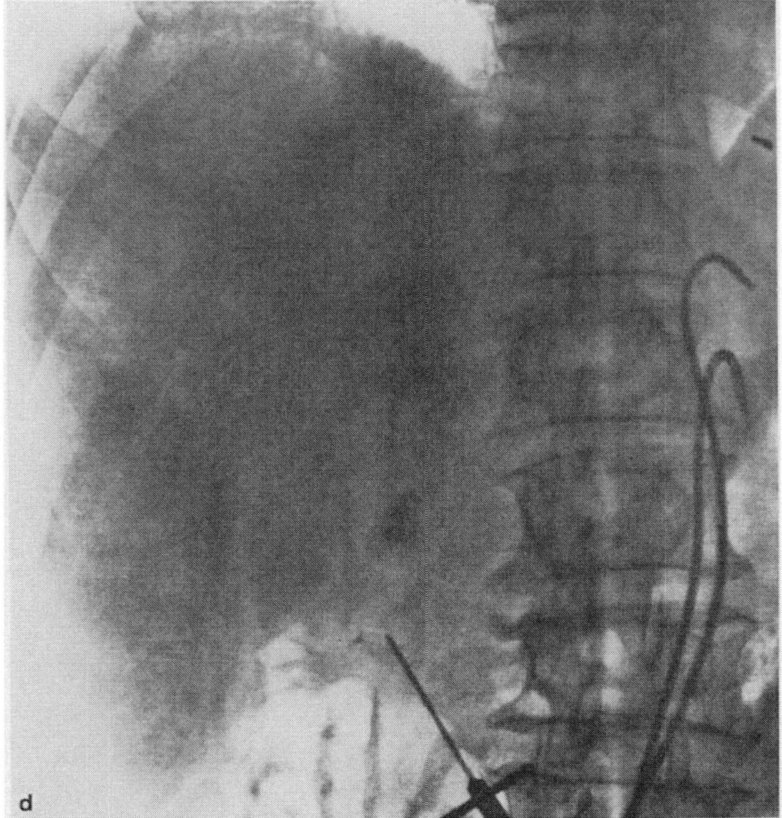

Abb. 49c u. d. Der gleiche Patient. Aufnahme 20 sec p.i. Indirekte Portographie durch den Rückstrom des Kontrastmittels aus der V. lienalis und der V. mesenterica superior. Die Metastasen sind noch immer als stärker angefärbte Bezirke zu erkennen. (d) Der gleiche Patient. Nach weiteren 4 sec erkennt man die zweite Parenchymphase. Sie ist relativ schwach. Es sind nicht eindeutig Metastasen vom normalen Leberparenchym zu unterscheiden

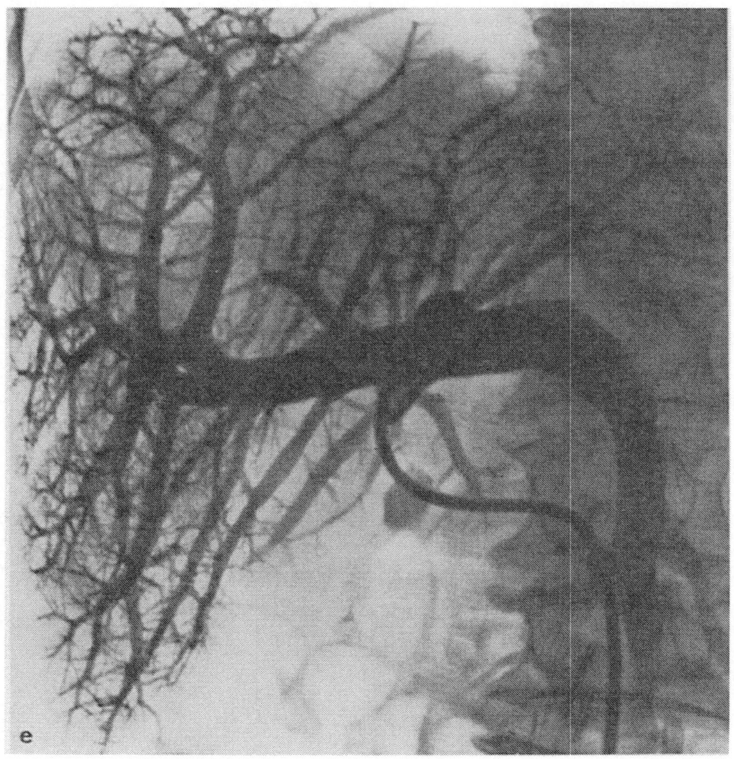

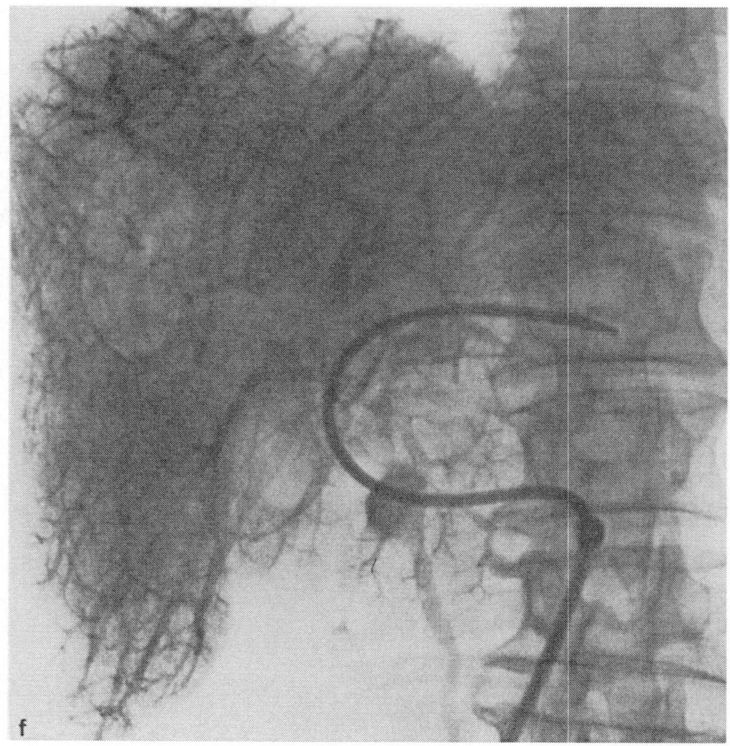

Abb. 49 e u. f. Der gleiche Patient. Transumbilikale Portohepatographie – Gefäßphase. Die bekannte, 6 cm große Metastase verursacht keine erkennbaren Veränderungen im Verlauf der Portalverzweigungen. Dies ist durch die vor und hinter der Metastase verlaufenden Gefäße bedingt. (f) Übergang von der Gefäß- in die Parenchymphase der Portographie. Die Lebermetastasen zeigen sich jetzt etwas besser als gefäßlose Bezirke

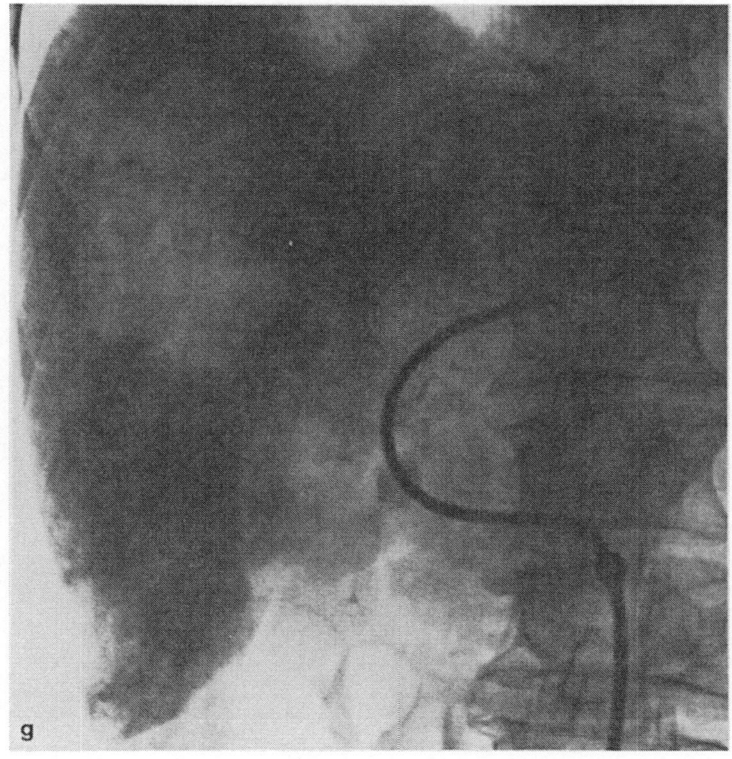

Abb. 49g. Parenchymphase der Portohepatographie. Die Lebermetastasen zeigen sich als Kontrastdefekte. Im kaudalen und lateralen Teil des rechten Leberlappens sind zwei scharf begrenzte Metastasen mit einem Durchmesser von 1 und 3 cm erkennbar

A. hepatica verzweigten sich unregelmäßig und waren etwas geschlängelt, deshalb wurde ein hepatozelluläres Karzinom angenommen.

ARONSON u. Mitarb. (1969) verglichen systematisch die direkte intraoperative Portographie mit der Arteriographie bei 39 Patienten. Dabei wurde ein Polyäthylen-Katheter 160 über eine dünne Mesenterialvene bis in die V. portae eingeführt. Die Zahl der Patienten mit Tumorbefall der Leber betrug 13 (4 mit primärem Leberkarzinom und 9 mit Lebermetastasen). Mit der Zöliakographie wurde in 10 von 13, mit der Portographie in 12 von 13 Fällen die richtige Diagnose gestellt.

GEORGI (1970) führte experimentelle Phantomuntersuchungen durch, um zu überprüfen, wie weit der Nachweis von Lebermetastasen bzw. Kontrastdefekten von der erreichten Kontrastmitteldichte bei den verschiedenen angiographischen Methoden abhängig ist. Die für die Phantomfüllung gewählten Kontrastmittelkonzentrationen basieren auf densitometrisch berechneten Werten. Er schätzt für die Leberarteriographie eine Konzentration von 0,25%, für die Splenoportographie von 0,50% und für die direkte Portographie von 1,0%. Er kam in seiner Versuchsreihe zu folgenden Ergebnissen: Bei einer 0,25%igen Kontrastmittelkonzentration waren 1 cm große Kontrastmitteldefekte nicht nachzuweisen, 2 cm große kamen sehr flau und 3 cm große weniger flau zur Darstellung. Bei einer 0,5%igen Kontrastmittelkonzentration stellten sich 1 cm große Herde nur angedeutet dar, 2 und 3 cm große waren bereits besser sichtbar. Bei einer 1%igen Kontrastmittelkonzentration kamen alle Kontrastdefekte von 1 cm ab einwandfrei zur Darstellung. Sie waren auch in dichteren Schichten sichtbar.

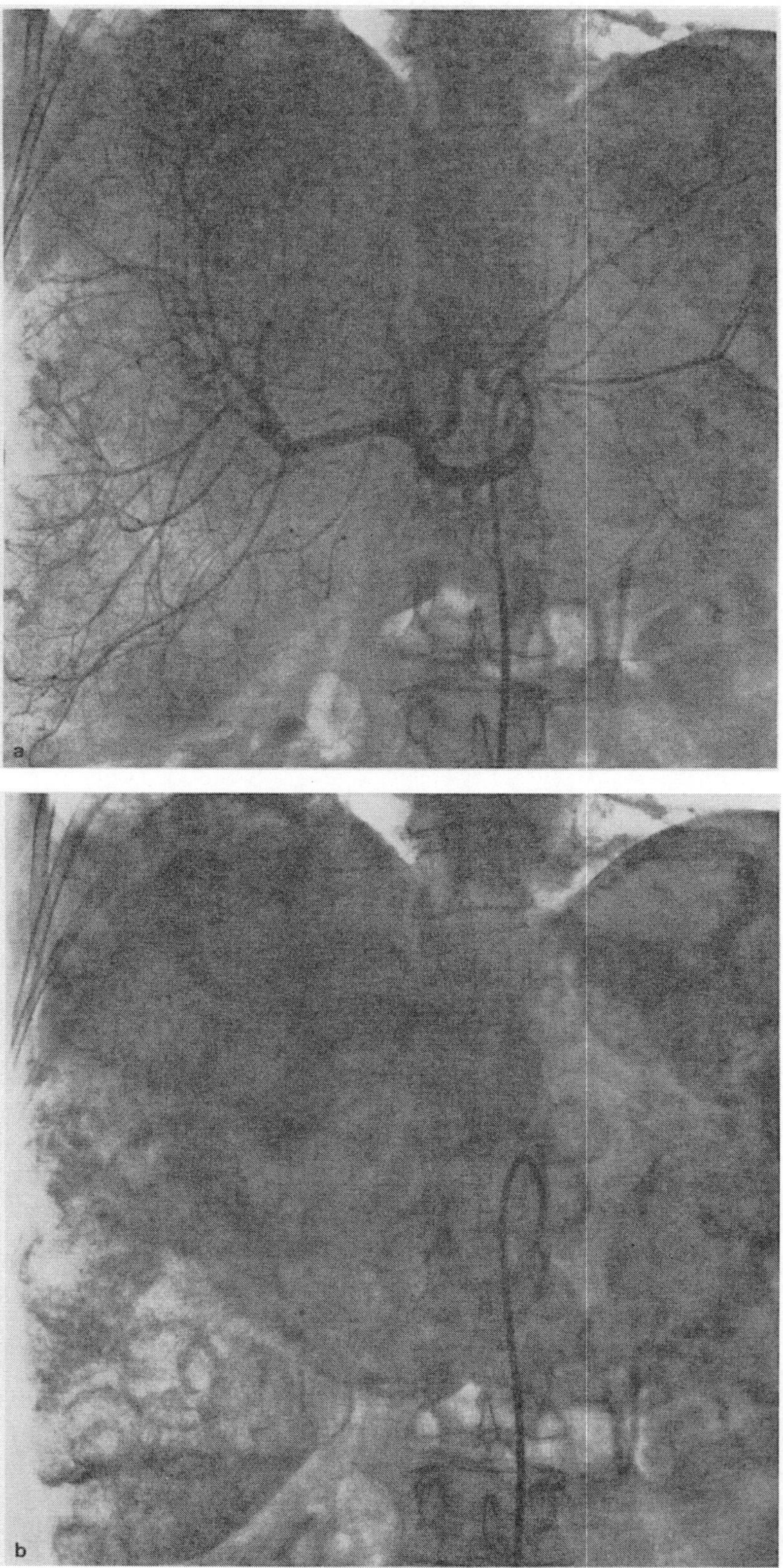

Abb. 50a–i. Kr.-Bl. Nr. 1041/71, ♀, 62 Jahre. Primärtumor: Adenokarzinom des Magens. Lebermetastasierung. (a) Leberarteriographie – Gefäßphase. Die peripheren arteriellen Äste sind bogenförmig verdrängt und unregelmäßig verzweigt. Erbsgroße, lateral gelegene Kontrastmitteldepots bedingt durch arteriovenöse Shunts. (b) Parenchymphase der Leberarteriographie. Zahlreiche 1 bis 4 cm große Ringfiguren erkennbar. Die Lebermetastasen sind gefäßarm. Die Hyperämie im noch erhaltenen Lebergewebe, das sich in der Umgebung der Lebermetastasen befindet, verursacht die Ringfiguren (vgl. Abb. 50h und i)

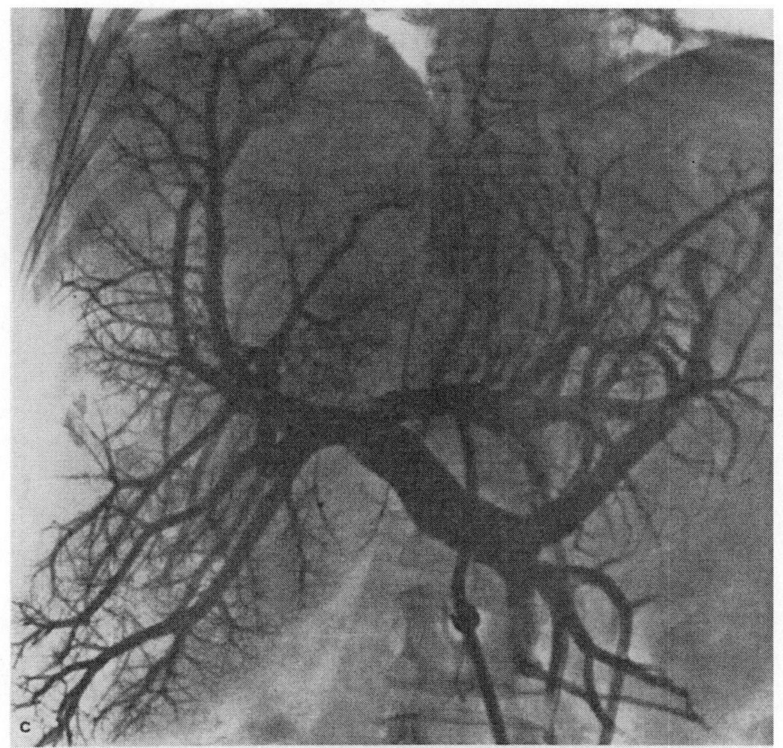

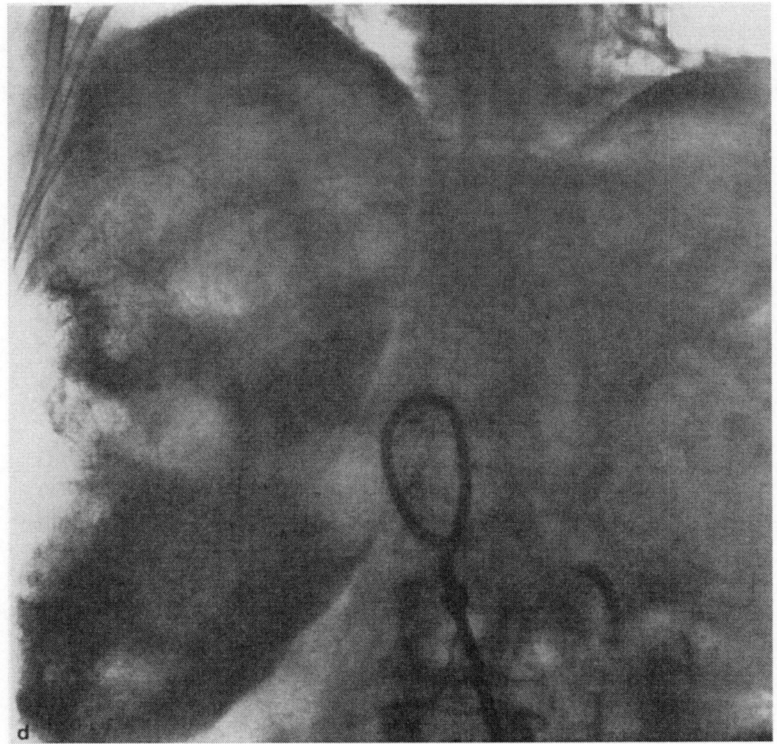

Abb. 50c u. d. Gefäßphase der transumbilikalen Portographie. Die gefäßarmen Bezirke im rechten Leberlappen sind durch das Tumorwachstum und nachfolgende Obturation kleinerer Gefäßäste bedingt. (d) Parenchymphase der Portographie. Die Lebermetastasen zeigen sich als Kontrastdefekte. Sie haben einen Durchmesser von 1–5 cm. Im lateralen Teil des rechten Leberlappens konfluieren sie und bilden eine größere Kontrastmittelaussparung

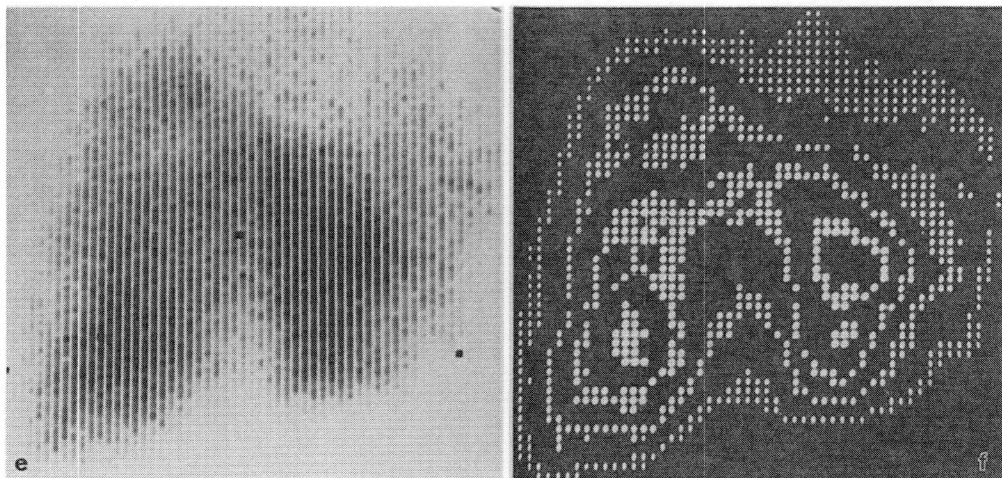

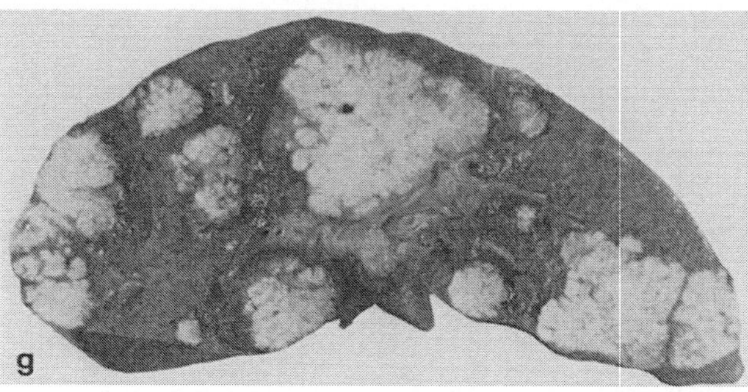

Abb. 50e–f. Leberszintigraphie nach intravenöser Injektion von 2,5 μCi ^{113}In als Hydroxydpartikel. Die Aktivitätsspeicherung ist stark inhomogen. Einige unterschiedlich große kalte Bezirke sind nachweisbar (e). Der unregelmäßige Verlauf der Isoimpulsbereiche kann als Ausdruck einer knotigen Metastasierung interpretiert werden (f). (g) Der gleiche Fall. Leberschnittfläche des Sektionspräparats mit zahlreichen Metastasen

Der Autor kommt zu der Schlußfolgerung, daß die transumbilikale Portographie mit ihrer intensiven Parenchymphase – im Hinblick auf den Nachweis von Lebermetastasen – die Methode der Wahl ist. Diese Phantomuntersuchungen von GEORGI bestätigen die Erfahrungen, die wir an unserem Patientengut gewonnen haben.

b) Vergleich mit der Leberszintigraphie [5]

Technik der Leberszintigraphie: 30–60 min p.i. von 1,5 mCi $^{113\,m}$In als Hydroxidpartikel wurden Kernspeicherszintigramme mit dem Scanner Phodot der Firma Nuklear Chicago (3″ NaJ-Kristall, 19-Loch-Kollimator) und dem Kernspeicher der Fa. Intertechnique mit 4096 Speicherplätzen angefertigt. Von diesen Szintigrammen wurden nach Mittelwertbildung Isoimpulsbereiche mit einer Schwellenbreite von 10% der maximalen Impulszahl dargestellt.

Bei früheren Untersuchungen – etwa $^1/_3$ der Patienten – wurde als radioaktives Nuklid ^{198}Au-Kolloid (200 μCi) bzw. $^{99\,m}$Tc als Schwefelkolloid (2 mCi) verwendet. Die Szintigraphie erfolgte mit dem Scanner Phodot. Die Auswertung ist durch Beurteilung des Photoszintigramms vorgenommen worden.

Bei 60 Patienten wurden beide Methoden verglichen. Durch Sektion, Laparotomie und Leberbiopsie wurden bei 34 Patienten Lebermetastasen und bei 3 Patienten primäre Lebertumoren festgestellt. Bei den restlichen 23 Patienten lagen keine pathologischen

---

[5] Die vergleichenden portographischen und szintigraphischen Untersuchungen wurden gemeinsam mit Herrn Dr. med. habil. ALTENBRUNN, Leiter der Nuklearmedizinischen Abteilung des Zentralinstituts für Krebsforschung, Berlin-Buch, durchgeführt.

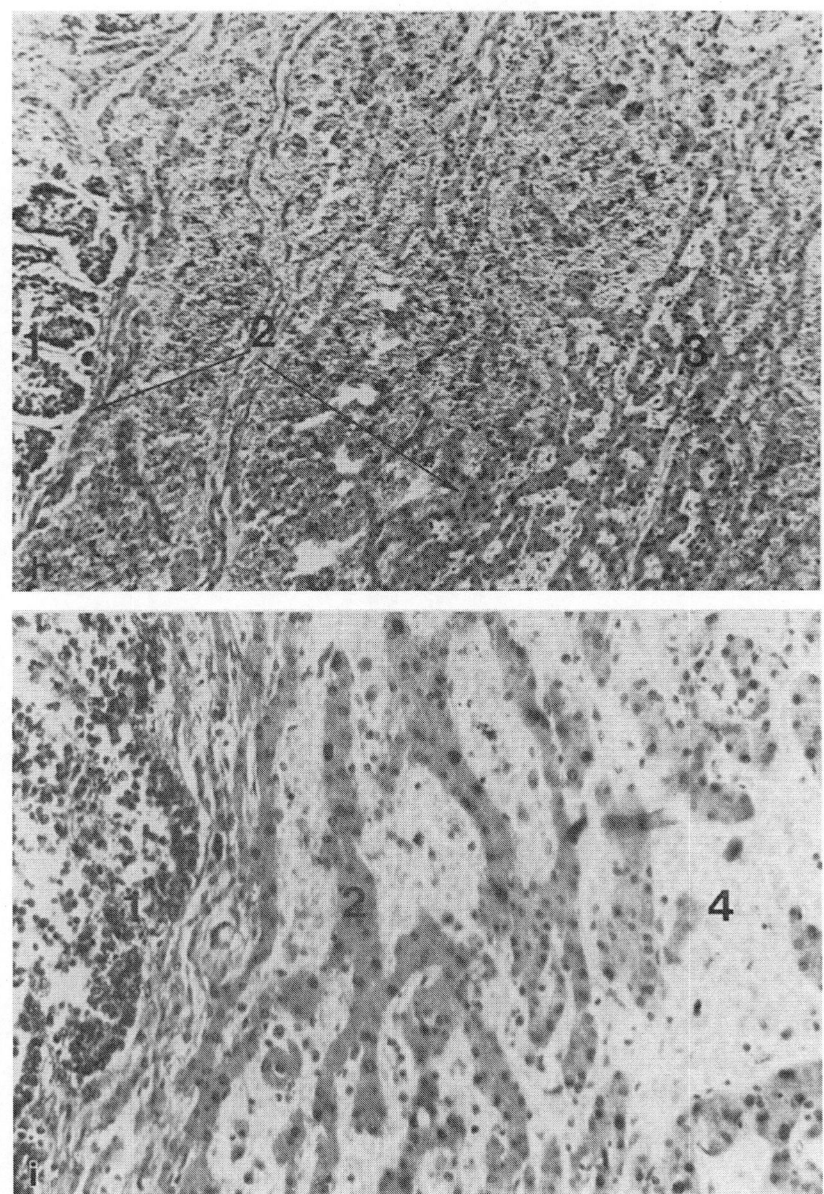

Abb. 50h u. i. Das mikroskopische Bild (Prosektor Dr. G. BAUCKE und Dr. J. GUTZMANN, II. Pathologisches Institut des Klinikums Berlin-Buch) am Übergang von einer Lebermetastase zum normalen Lebergewebe. In der Übersichtsaufnahme (schwächere Vergrößerung) sieht man am Rande des Bildes die dunkelkernigeren Tumorzellnester (*1*). Daran schließt sich ein sehr breiter Streifen an, in welchem die Leberepithelien zugrunde gegangen sind oder weitgehend atrophisch erscheinen (*2*). Man sieht hier die Hohlräume durch Erythrozyten vollgestopft. Auf der dem Tumorgewebe gegenüberliegenden Seite sind einzelne, besser erhaltene Leberzellbalken zu sehen (*3*). Die Sinusoide sind dazwischen allerdings auch erweitert. (i) In der Ausschnittsvergrößerung (Mikroskopvergrößerung 400×) sind am Rande die Tumorzellverbände mit ihren dunkleren und kleineren Kernen sowie mit der größeren Kerndichte zu sehen (*1*). Daran anschließend ist das umgebene Lebergewebe dargestellt. Die Leberzellbalken sind hier erheblich verschmälert und die Sinusoide sind entsprechend erweitert (*2*). Stellenweise ist es zu einer Konfluenz der Sinusoide gekommen (*4*). Überall liegen hier reichlich Erythrozyten, z.T. unter Ausbildung von Blutseen

Veränderungen der Leber vor. Die Kontrollen erfolgten durch Laparotomie oder durch 1–$2^1/_2$jährige Beobachtung.

In Tabelle 11 sind die Ergebnisse der durchgeführten transumbilikalen Portohepatographien und Szintigraphien bei 37 Patienten mit nachgewiesenen Lebertumoren zusammenge-

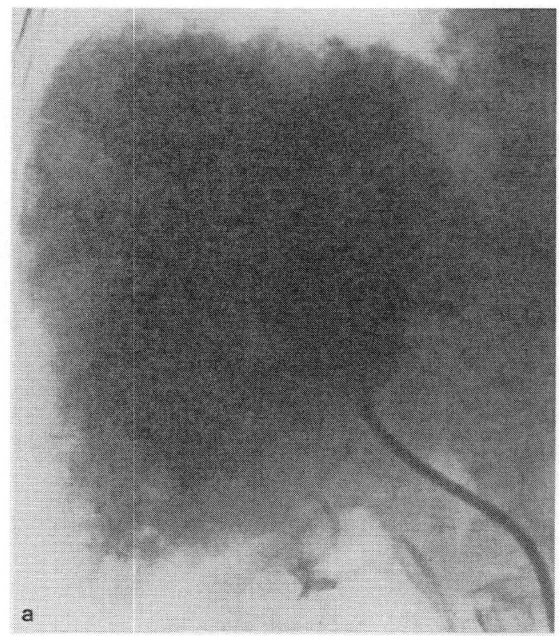

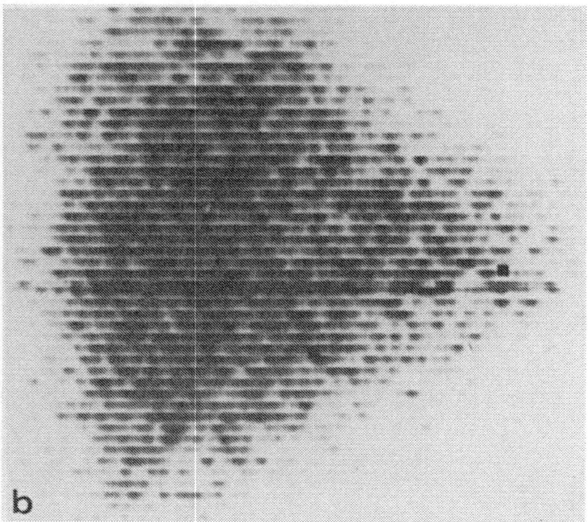

Abb. 51a u. b. Kr.-Bl. Nr. 287/68, ♂, 76 Jahre. Primärtumor: kleinzelliges Bronchialkarzinom. Lebermetastasierung. (a) Parenchymphase der transumbilikalen Portohepatographie mit mehreren Kontrastdefekten, deren Durchmesser 1 cm und mehr beträgt. Die Leber ist nicht vergrößert. (b) Leberszintigramm nach i.v. Injektion von 220 μCi ^{198}Au-Kolloid. Nicht völlig homogene Aktivitätsspeicherung. Lebermetastasen lassen sich jedoch nicht abgrenzen

Tabelle 11. Ergebnisse der bei 37 Patienten *mit* nachgewiesenen Lebermetastasen oder primären Lebertumoren durchgeführten transumbilikalen Portographie und Leberszintigraphie. Sicherung der Diagnose bei 23 Fällen durch Sektion, bei 9 Fällen durch Laparotomie und Probeexzision, bei 2 Fällen durch Leberpunktion und bei 3 Fällen durch zweifelsfreien laparoskopischen Befund

Untersuchungsmethode		Positiver Befund		Negativer Befund		Zahl der Patienten
Portographie			33		4	37
Szintigraphie	homogene Speicherung	—	27	10	10	37
	inhomogene Speicherung	9		—		
	kalte Bezirke	18		—		

stellt. Von den 37 Patienten mit nachgewiesenen Lebertumoren war der portographische Befund bei 33 Fällen positiv und bei 4 negativ. Von den gleichen 37 Patienten war der szintigraphische Befund bei 27 Patienten positiv. Kalte Bezirke wurden bei 18 Patienten und bei den restlichen 9 nur eine inhomogene Speicherung gefunden. Obwohl wir diese 27 Patienten in die Gruppe der richtig positiven Befunde eingeordnet haben, stimmte die Beschreibung des szintigraphischen Befundes bei 4 Fällen in bezug auf die Größenordnung nicht mit dem nachgewiesen pathologischen Befund überein. Szintigraphisch wurden nur kalte Bezirke mit einem Durchmesser von mehr als 3 cm festgestellt, während kleinere Metastasen höchstens eine inhomogene Speicherung ergaben (Abb. 39d, 47f und g, 51b). Allerdings handelte es sich dabei vorwiegend um Patienten, bei denen nur das Photoszintigramm betrachtet wurde. Durch die Kernspeicherszintigraphie wurden nach Ausgabe der Isoimpulsbereiche bessere Ergebnisse erzielt (Abb. 38c und d).

Die 23 Fälle ohne primäre und sekundäre Lebertumoren (Tabelle 12) wurden in folgender Weise interpretiert: Bei der transumbilikalen Portohepatographie war bei 21 von

Tabelle 12. Ergebnisse der transumbilikalen Portohepatographie und Leberszintigraphie bei 23 Patienten *ohne* Tumorbefall der Leber. Sicherung der Ergebnisse durch Laparotomie und Verlauf in 19 Fällen und durch Sektion in 4 Fällen

Untersuchungsmethode			Keine Lebermetastasen nachweisbar		Lebermetastasen oder Verdacht auf Lebermetastasen	Zahl der Patienten
Portographie			21		2	23
Szintigraphie	homogene Speicherung	9	9	–	14	23
	inhomogene Speicherung	–		10		
	kalte Bezirke	–		4		

23 Patienten die Diagnose richtig, bei 2 Patienten falsch positiv gestellt. Bei der Leberszintigraphie waren die Diskrepanzen größer. Von den 23 Fällen war bei 9 Fällen eine homogene und bei 14 eine inhomogene Speicherung vorhanden. Bei den Patienten mit inhomogener Speicherung lag 3mal eine chronische Hepatitis, einmal eine Leberschädigung nach Chemotherapie und einmal ein extrahepatischer Tumor vor. Da keine histologische Untersuchung des Lebergewebes erfolgte, kann zur Ursache der inhomogenen Speicherung des Radionuklids in der Leber bei den übrigen Fällen nicht Stellung genommen werden. Es ist anzunehmen, daß es sich in diesen Fällen nicht um tumoröse Veränderungen in der Leber handelte, da sie bei der Inspektion und Palpation während der Laparotomie nicht erfaßt wurden.

Die Leberszintigraphie hat ihre Grenzen, die durch die verhältnismäßig geringe Auflösung gegeben sind. GEORGI u.Mitarb. (1969) führten auch einen Vergleich der Ergebnisse der Leberszintigraphie mit späteren autoptischen Befunden durch. Sie konnten feststellen, daß der Nachweis von Lebermetastasen nur in $^2/_3$ aller Fälle gelingt.

Vergleichende Untersuchungen bei Verwendung der Leberszintigraphie und Leberarteriographie sind von mehreren Autoren veröffentlicht worden (GEORGI u. Mitarb., 1965; BARTHLEY u. Mitarb., 1969; ROSSI und GOULD, 1970; ROZENSTRAUCH u. Mitarb., 1971; FUCHS u. Mitarb., 1971).

In der uns zur Verfügung stehenden Literatur konnten wir keine Publikation über einen Vergleich der Szintigraphie mit der transumbilikalen Portohepatographie finden.

Wie aus Tabelle 11 und 12 hervorgeht, ist bei unseren vergleichenden Untersuchungen die transumbilikale Portographie der Leberszintigraphie überlegen.

Bei der Szintigraphie stellt sich die Leber zwar intensiv dar, die Leberkonturen sind aber verwaschen, da die Registrierung der Impulse eine halbe Stunde dauert. Innerhalb dieser Zeit verändert die Leber infolge der Atembewegungen etwa 500mal ihre Lage. Dabei bewegt sie sich hauptsächlich 1–2 cm in vertikaler Richtung. Lebermetastasen bis zu 2 cm Durchmesser projizieren sich auf dem Scan an verschiedenen Stellen. Sie sind – wie die Leberkontur – nicht scharf abgebildet. Durch die Atembewegungen überlagern sich speichernde mit nicht speichernden Partien. Das Szintigramm wird inhomogen.

Im Gegensatz dazu ist bei der transumbilikalen Portohepatographie das Bild der Leber immer scharf konturiert. Die Aufnahmen werden in Apnoe bei einer Belichtungszeit von 0,06–0,1 sec angefertigt. Es können bereits, besonders in den peripheren Partien der Leber, Veränderungen mit einem Durchmesser von 1 cm zur Darstellung kommen (Abb. 39c, 40b, 48d, 51a).

Geschwülste im kaudalen Teil des rechten Leberlappens können im Szintigramm zu diagnostischen Irrtümern führen. Wenn die Form des speichernden Gewebes annähernd die Konfiguration einer normalen Leber hat, wird der Tumor nicht wahrgenommen

(Abb. 52a–e). In der Gefäßphase der transumbilikalen Portographie fehlen die entsprechenden Verzweigungen der V. portae, oder die Gefäße sind verdrängt. Die tumorbedingten Aussparungen sind aber in der Parenchymphase scharf konturiert. Andererseits kann im Szintigramm ein Lebertumor vorgetäuscht werden, wenn ein extrahepatisch gelegener Prozeß das Organ komprimiert. Das gleiche gilt teilweise für die transumbilikale Portographie.

In den zentralen Partien des rechten Leberlappens ist das Auflösungsvermögen beider Methoden niedriger. Der ventrodorsale Durchmesser des Organs ist hier am größten (Abb. 38b und c, 49g, 50d–g). Dieser Nachteil kann bei der Portographie durch ein Überbelichten der Röntgenfilme ausgeglichen werden.

Ein Nachteil der transumbilikalen Portohepatographie ist die schwächere Darstellung des linken Leberlappens und seine erschwerte Beurteilung durch Überlagerung mit der Wirbelsäule. Wie schon erwähnt, besteht jedoch die Möglichkeit, den linken Leberlappen durch Zusatzaufnahmen gezielt darzustellen, wenn dort der Verdacht auf einen pathologischen Prozeß besteht (Abb. 33a–d). Zusammenfassend kann gesagt werden, daß die Leberszintigraphie ihre Bedeutung als Vorfelduntersuchung hat, weil sie den Patienten wenig belastet und mit keinem Risiko verbunden ist. Ihre Anwendung wird deshalb durch die transumbilikale Portohepatographie nicht eingeschränkt.

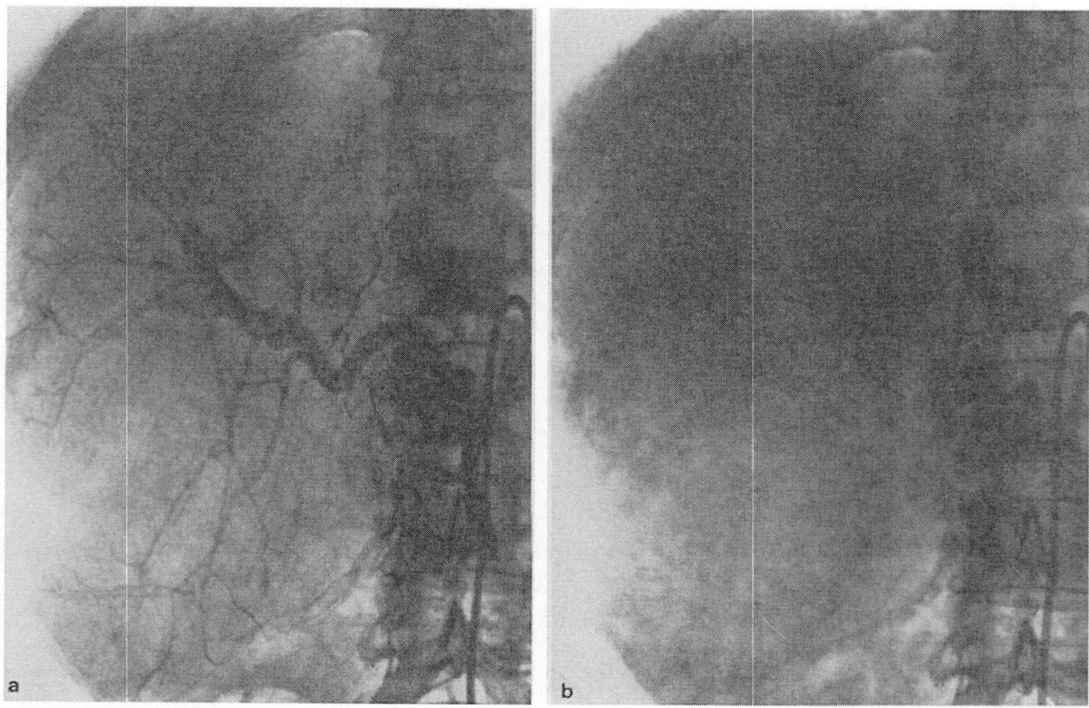

Abb. 52a–e. Kr.-Bl. Nr. 938/68, ♀, 47 Jahre. Primärtumor: Kollumkarzinom. Lebermetastasierung. (a) Leberarteriographie (durchgeführt von Dr. ZIMMERMANN, II. Med. Klinik der Charité, Berlin). Gefäßarmer Bezirk im unteren lateralen Teil des rechten Leberlappens. (b) Parenchymphase der Arteriographie. Der gefäßarme Bezirk zeigt sich jetzt als mannsfaustgroßer Kontrastdefekt. Es handelt sich um eine große Lebermetastase

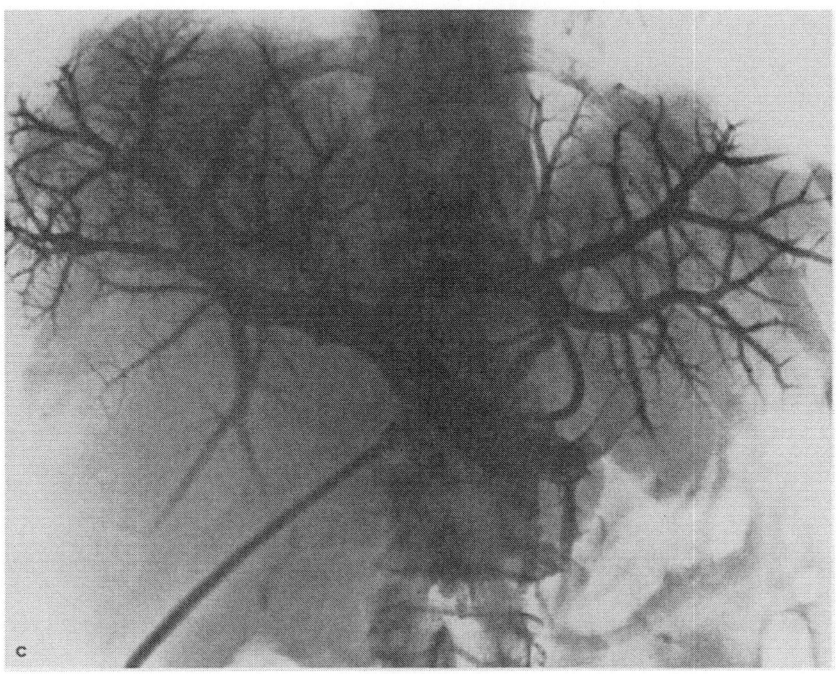

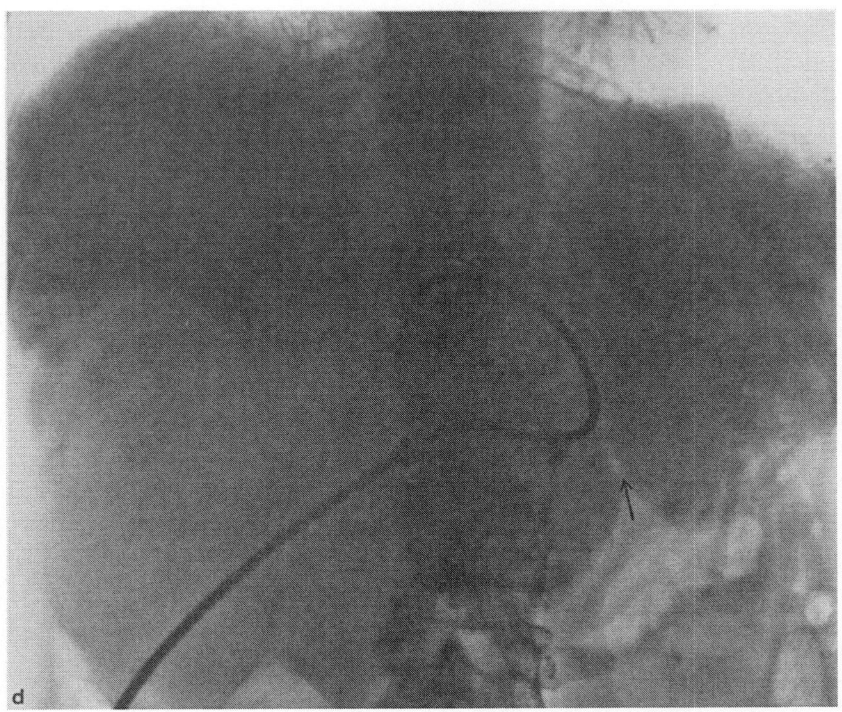

Abb. 52c u. d. Der gleiche Fall. Transumbilikale Portographie — Gefäßphase. Gefäßarmer Bezirk im unteren Teil des rechten Leberlappens. Wegen der Tumorkompression sind die Gefäße hier nur teilweise mit Kontrastmittel gefüllt. Der linke Leberlappen ist vergrößert. (d) Parenchymphase der Portohepatographie. Mannsfaustgroßer Kontrastdefekt im gleichen Bezirk. Die Einführungsstelle des Katheters in die V. umbilicalis ist mit einem kleinen Metallring markiert. Der nach links und kranial verlaufende Katheter läßt die atypische Lage der V. umbilicalis erkennen, sie ist erheblich nach links verlagert. Der Pfeil zeigt die Lage der Incisura hepatis

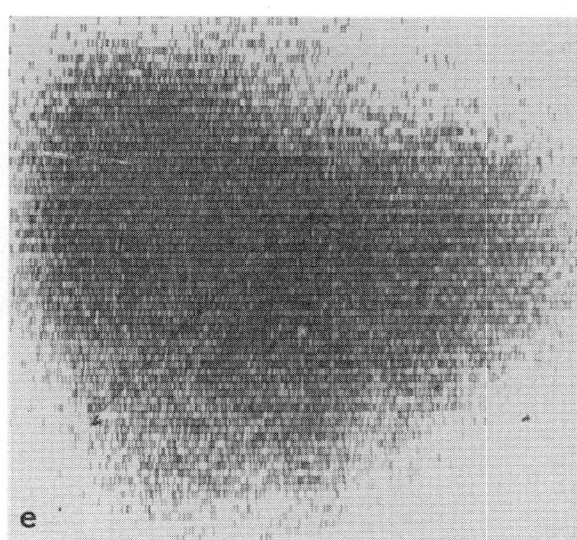

Abb. 52e. Leberszintigraphie bei dem gleichen Fall. Die mannsfaustgroße Lebermetastase rechts unten läßt sich nicht so gut wie bei den angiographischen Untersuchungen erkennen. Dies ist durch die Speicherung des erhaltenen Leberparenchyms vor und hinter der Metastase sowie durch die Atemexkursionen der Leber bedingt

3. Indikationen zur transumbilikalen Darstellung der V. portae und der Leber

a) Diagnostik der Lebertumoren und Zysten

Lebermetastasen kommen 60–100mal häufiger vor als primäre Leberkarzinome (REIFFERSCHEID, 1957). Bei 30% aller Patienten, die an einer Geschwulstkrankheit ad exitum kamen, wurden bei der Obduktion Lebermetastasen gefunden (ABRAMS u. Mitarb., 1950; KETTLER, 1958; WALTER, 1948).

Zur Suche nach Lebermetastasen werden verschiedene Methoden verwendet: Serumenzymbestimmungen (AMELUNG, 1964; BADEN u. Mitarb., 1960; KÄRCHER, 1968; LÜHRS u.Mitarb., 1955), Laparoskopie (BERNDT, 1962, 1965, 1970; WOLF und BERNDT, 1965), Leberbiopsie (BATTAGLIA u.Mitarb., 1960; WOLF und BERNDT, 1965), Leberszintigraphie (ALTENBRUNN u.Mitarb., 1970; ANDRYSEK und BERNDT, 1965; ERNST und BERNDT, 1964; ZUBOVSKY, 1966), Ultraschalldiagnostik (BLAUENSTEIN und MÜLLER, 1968; SCHENTKE u.Mitarb., 1967; SCHENTKE und RENGER, 1966; ZIMMERMANN u.Mitarb., 1971) und die angiographischen Verfahren (NEBESAR u.Mitarb., 1966; LUDIN und KÜNZLI, 1969; MÜNSTER u.Mitarb., 1971).

Welche Methode verwandt wird, ist abhängig von ihrer Empfindlichkeit und Spezifität, von der Belästigung oder Gefährdung des Kranken, vom ökonomischen Aufwand und von der Möglichkeit der ambulanten Durchführung der Untersuchung.

Die Leistungsfähigkeit von Screeningverfahren wird zweckmäßig nach ihrer Empfindlichkeit und Spezifität beurteilt. Dabei ist nach BERNDT

$$\text{Empfindlichkeit (\%)} = \frac{\text{Anzahl der Kranken mit positivem Test}}{\text{Anzahl aller untersuchten Kranken}} \times 100$$

$$\text{Spezifität (\%)} = \frac{\text{Nicht Erkrankte mit negativem Test}}{\text{Anzahl aller nicht erkrankten Untersuchten}} \times 100$$

Die transumbilikale Portohepatographie ist ein aufwendiges Untersuchungsverfahren und als Screeningtest zur Suche nach Lebermetastasen nicht geeignet. Die Ursachen dafür sind: Die Untersuchung dauert 1–$1^1/_2$ Std und ist mit Verbrauch von Filmmaterial und Kontrastmittel verbunden; außerdem wird eine angiographische Apparatur benötigt, die relativ teuer ist und nicht überall zur Verfügung steht.

Die Entwicklung der Leberchirurgie hat in den letzten 15 Jahren Leberresektionen möglich gemacht, bei denen 20–80% der Leber entfernt werden können (BENGMARK u. Mitarb.). In einer Reihe Publikationen wird von erfolgreichen Lobektomien wegen Lebermetastasen oder primärer Leberkarzinome mit 5-Jahres-Überlebenszeiten, berichtet (Sammelstatistik bei PETINARI, 1960; BENGMARK u. Mitarb., 1968; FLANAGAN u. FOSTER, 1967).

Nach unserer Meinung ist die transumbilikale Portohepatographie zur Zeit in folgenden Fällen mit Lebertumoren indiziert:

1. bei klinischem Verdacht auf Lebermetastasen (Lebervergrößerung oder erhöhte alkalische Phosphatase) und negativem laparoskopischem Befund;
2. bei positivem szintigraphischem und negativem laparoskopischem Befund;
3. wenn einzelne Lebermetastasen nachgewiesen wurden (bei der Laparoskopie oder bei der Laparotomie) und eine Leberresektion in Erwägung gezogen wird, sollte eine transumbilikale Portographie durchgeführt werden, um weitere nicht sichtbare und nicht tastbare Metastasen auszuschließen;
4. bei den primären Lebertumoren zur präoperativen Bestimmung der Lokalisation und Ausdehnung des Tumors.

Die transumbilikale Portographie könnte mit Erfolg bei der präoperativen Diagnostik des Leberechinokokkus verwendet werden. Die Krankheit ist im gesamten Mittelmeerraum, in Südamerika und in Australien endemisch (SHERLOCK, 1965). Die älteren Operationsmethoden, wie Marsupialisation oder Eröffnung der Zystenkapsel mit Abtragung der Zyste und Naht, sind mit Auftreten von Infektionen und sekundärer Cholorrhagie verbunden. Die Abtragung der Zyste mit der Zystenkapsel läßt eine blutende, unregelmäßige Wundfläche zurück, deshalb wird zunehmend die Leberresektion empfohlen (BOURGEON, PETINARI), weil bei ihr die Rezidive und diese postoperativen Komplikationen verhindert werden können.

Zur genauen Bestimmung der Zahl der Zysten und ihrer Größe kann die transumbilikale Portohepatographie mit ihrer sehr intensiven Parenchymphase mit allen anderen klinischen und radiologischen Methoden konkurrieren. Diese diagnostischen Angaben können von wesentlicher Bedeutung bei der Planung und Durchführung einer Leberresektion sein.

b) Anwendung bei portaler Hypertension

Bei chronischen Leberentzündungen verändern sich die prä- und intrahepatischen Portalgefäße. Zusätzlich bilden sich Kollateralen zum systemischen Kreislauf aus. Hierdurch kann es nicht nur zu Druck- sondern auch zu Strömungsveränderungen im Pfortaderbereich kommen. Die Röntgenuntersuchung soll diese Verhältnisse klären, um z.B. für eine Shuntoperation die geeigneten Gefäße auswählen zu können.

Für die Diagnostik der portalen Hypertension bleibt die Splenoportographie die Methode der Wahl. Bei Patienten mit einer Milzvenenthrombose oder bei Zustand nach einer Splenektomie kann sie durch die transumbilikale Portographie ersetzt werden, da sie kontrastreichere Bilder liefert als die indirekte Portographie nach Injektion des Kontrastmittels in die Mesenterialarterien. Bei schweren Leberzirrhosen können im Splenoportogramm die sog. „Pseudoverschlüsse“ der V. portae beobachtet werden. Das in die Milz injizierte Kontrastmittel fließt bei extremem intrahepatischen Strömungswiderstand durch die weiten Kollateralen ab und vermag nicht gegen die retrograde Blutströmung innerhalb der V. portae aufzusteigen (KESSLER u. Mitarb.; MÜNSTER, 1971; WARREN u. Mitarb.,

1968). So entsteht der falsche Eindruck, daß ein Verschluß der V. portae vorliegt. In solchen Fällen kann die transumbilikale Portohepatographie den wahren Befund klären. Ferner läßt sich postoperativ die Funktion eines Shunts überprüfen, da der Katheter gegen den Blutstrom eingeführt wird. Im Fall einer Thrombose kann geklärt werden, wie weit sie sich prähepatisch ausgedehnt hat.

Bei der Behandlung der portalen Hypertension wurde die V. umbilicalis als Shuntgefäß benutzt, bzw. mit ihrer Hilfe ein extrakorporaler Notshunt angelegt (CHRISTOPHERSEN u.Mitarb., 1967; PICCONE und LEVEEN, 1967; ZITTEL, 1970).

c) Anwendungsmöglichkeiten des transumbilikalen Katheterismus

Der transumbilikale Katheterismus erlaubt es, verschiedene andere diagnostische und therapeutische Verfahren anzuwenden. Es ist möglich, Portalblut wiederholt und in beliebiger Menge zu entnehmen. Die direkte, verlustlose Instillation von Pharmaka oder markierten Substanzen ins Portalsystem gestattet nicht nur Flow- oder Druckmessungen, sondern ermöglicht es auch — bei gleichzeitigem Katheterismus der V. cava —, den Abbau von Stoffwechselprodukten, Blutbestandteilen oder Pharmaka vor bzw. nach der Leberpassage zu verfolgen. Das ist z.B. für die Ferment- oder Hormonforschung von Bedeutung. Aber auch Physiologen und Pharmakologen werden sicherlich diese Untersuchungsmethode aufgreifen, denn Nahrungsstoffe oder Pharmaka lassen sich jetzt daraufhin untersuchen, welche Veränderungen sie bei der Passage durch die Darmwand erfahren (CUETO und CURRIE, 1967; KIESSLING u.Mitarb., 1972; RIECHE u.Mitarb., 1971; WAGNER u.Mitarb., 1970; CHIANDUSSI u.Mitarb.; KESSLER u.Mitarb.).

Der Sondierungskatheter (Abb. 5) ist für den Langzeitkatheterismus wegen seiner Rigidität und seines Bleigehalts nicht geeignet. Ferner besitzt er Seitenlöcher, in denen es zu Wirbelbildungen kommt, die zu Thrombosen führen können.

Bewährt hat sich der sog. Katheter mit Steckreservoir® (Abb. 20). Er besteht aus einer Kunststoffkapillare von ungefähr 2 mm Innendurchmesser und einem Reservoirkörper. Beide Teile können durch eine Steckverbindung (Normkonus) vereinigt werden. Der Reservoirkörper faßt annähernd 1 ml Heparin (5000 IE). Er ist mit einem Gummistopfen verschlossen und zusätzlich mit einer Metallkappe gesichert (Kapsolutverschluß). Infusionen oder Blutentnahmen erfolgen über den Normkonus des Katheters. Nach der Untersuchung wird der Reservoirkörper wieder aufgesteckt und durch den Kapsolutverschluß ungefähr 0,5 ml (2500 IE) Heparin injiziert, damit auch die Kunststoffkapillare gefüllt ist (WIRBATZ und KAUFMANN, 1969). Die große Heparinmenge im Reservoirkörper wirkt wie ein Depot. Das Diffusionsgefälle reicht aus, um eine Blutgerinnung im Bereich der Katheterspitze zu verhindern. Die Patienten können sogar monatelang ambulant behandelt werden. Dieser Katheter kann nicht nur bei der portalen Hypertension als Notshunt benutzt werden, es lassen sich sogar Dialysen durchführen (KALLAS u.Mitarb., 1968).

Weitere Anwendungsmöglichkeiten für den transumbilikalen Katheterismus bestehen beim Leberkoma oder parasitären Erkrankungen des Portalsystems. Eine Antibiotikatherapie bei multiplen Leberabszessen oder aszendierten Cholangitiden wurde bereits erfolgreich durchgeführt (AVDALBEKJAN u. Mitarb., 1971; CUCHISVILI u.Mitarb., 1971; PICCONE u.Mitarb.; BOROVKOV u.Mitarb., 1967; VOLOBUEV u.Mitarb., 1968).

Der transumbilikale Katheterismus der V. portae eröffnet auch neue Wege für den Onkologen. Die Leber ist das am häufigsten von Metastasen befallene Organ! Jeder noch so kleine Fortschritt bei der Diagnostik oder Therapie bedeutet einen Lichtblick. Durch die intraportale Gabe von Zytostatika lassen sich zwar noch keine Heilungen, aber immerhin Lebensverlängerungen bei Patienten mit Lebermetastasen erzielen (STORER

u. Akin, 1966; Gasparjan und Moroz, 1967). Die Leber toleriert auf diesem Wege wesentlich höhere Zytostatikadosen als bisher vermutet wurde, ohne daß es zu toxischen Schäden an den gesunden Leberzellen kommt. Sinnvoll erscheint besonders eine prophylaktische intraportale Chemotherapie im Anschluß an radikale Operationen von Geschwülsten des Magen-Darmtraktes (Wirbatz). Diese Zytostatikagaben sollen den Tumorzellschauer erfassen und das Angehen bzw. Auswachsen von Lebermetastasen verhindern.

Literatur

Abrams, H.I., Spiro, R., Goldstein, N.: Metastases in carcinoma, analyse of 1 000 autopsied cases. Cancer **3**, 74–85 (1950)

Altenbrunn, H.J., Markwardt, J., Holldorf, M., Schwartz, K.-D.: Tumordiagnostik im Oberbauch mit nuklearmedizinischen Methoden. 15. Kongreß der Ges. f. Med.-Radiol. d. DDR, 8.–11.9.1970

Amelung, D.: Fermentdiagnostik innerer Erkrankungen. Stuttgart: G. Thieme 1964

Andrysek, O., Berndt, H.: Gastroenterologische Isotopendiagnostik. Berlin: Volk und Gesundheit 1965

Arey, L.B.: Developmental anatomy. Philadelphia-London: W.B. Saunders 1950

Aronsen, K.F., Lunderquist, A., Nylander, G.: The comparison of celiacography and direct portography in the diagnostic evaluation of liver diseases. Radiology **92**, 313–322 (1969)

– Nylander, G.: Use of direct portography in diagnosis of liver diseases. Radiology **88**, 40–47 (1967)

Artelt, F., Mathias, R.: Darstellung des Hohlraumsystems menschlicher Organe mit Piacryl ASM. Zschr. med. Labortechnik **2**, 255–262 (1961)

Avdalbekjan, S.Ch., Saruchanjan, O.V., Minasjan, M.M., Akopova, V.A.: Transumbilikalnaja infusija pri chirurgičeskich zabolevanijach. Chirurgija (Moskau) **47**, 109–116 (1971)

Baden, H., Engberg, H., Iversen, K., Jage, T.: Value of serum glutamic oxalacetic transaminase in detecting subclinical liver metastases. Arch. Surg. **81**, 608–615 (1960)

Barke, R.: Röntgenkontrastmittel. Chemie-Physiologie-Klinik. Leipzig: G. Thieme 1970

Bartley, O., Helander, C.G., Rosengren, B., Statin, S.: Scintigraphy and angiography in demonstration of hepatic tumours. Acta radiol. Diagn. (Stockh.) **8**, 161–167 (1969)

Battaglia, P.S., McCormack, L.J., Brown, Ch.H.: Needle biopsy of the liver in malignant hepatic disease. Amer. J. Gastroenterol. **34**, 397–401 (1960)

Baumgarten, P.: Über die Nabelvene des Menschen und ihre Bedeutung für die Zirkulationsstörung bei Leberzirrhose. Arb. Anat. Inst. **1**, 1–43 (1891)

Bayly, J.H.: Use of the umbilical vein in the diagnosis of upper gastro-intestinal bleeding. Amer. J. Gastroenterol. **41**, 235–245 (1964)

– Gonzales Carbalháes, O.: The umbilical vein in the adult: diagnosis, treatment and research. Amer. J. Surg. **30**, 56–60 (1964)

Bengmark, S.: Liver surgery. Progr. Surg. **6**, 1–59 (1968)

– Almersjö, O., Engevik, L., Hafström, L.: Die chirurgische Behandlung von Lebermetastasen. Chirurg **39**, 320–325 (1968)

– – Hafström, L., Rosengren, C.: The reliability of celiac angiography in diagnosing liver tumours. Bull. Soc. int. Chir. **29**, 135–155 (1970)

Bergstrand, I.: Roentgen anatomy of the intrahepatic portal ramification. Kungl. Fysiograf. Säll. Lund Förhandl. **27**, 85–103 und 105–144 (1957)

Berndt, H.: Die Erkennung von Lebermetastasen. Dtsch. Zschr. Verdauungs- und Stoffwechselkr. **30**, 139–144 (1970)

– Die Laparoskopie in der Krebsdiagnostik. Dtsch. Ges.wesen **17**, 1472–1478 (1962)

– Die präoperative Suche nach Lebermetastasen. Arch. Geschwulstforsch. **35**, 69–81 (1970)

– Gütz, H.J.: Laparoskopie bei Magenkrebs. Z. Gastroenterol. **3**, 317–320 (1965)

Blauenstein, U.W., Müller, H.R.: Beitrag zur Differentialdiagnose tumoröser Leberprozesse mittels Ultraschall. Schweiz. med. Wschr. **98**, 1716–1720 (1968)

Boijsen, E.: Selektive hepatic angiography in primary and secondary tumors of liver. Rev. Int. Hepat. **15**, 385–394 (1965)

– Viszerale Angiographie. In: Angiographie. Methoden, Indikation, Ergebnisse. Herausg. von K.E. Loose, Stuttgart, Thieme Verlag (1966)

– Abrams, H.L.: Roentgenologic diagnosis of primary carcinoma of liver. Acta Radiol. Diagn. **3**, 257–277 (1965)

Bollaert, A., Lambilliotte, J.P., Dagnelie, J., Pector, J.C.: L'hepatographie transombilicale. J. Belg. Radiol. **53**, 266–285 (1970)

Borovkov, S.A., Ostroverchov, G.E., Nikolskij, A.D.: Eine neue Methode zur Behandlung eitriger Erkrankungen der Leber und Gallenwege. Chirurgija (Moskau) **43**, 1; 57–61 (1967)

Bourgeon, R.: Traitement chirurgical actuel du kyste hydratique du foie. Paris, 1961

Braastadt, F.W., Candon, R.E., Gyorkey, F.: The umbilical vein. Arch. Surg. **95**, 948–955 (1967)

Burlui, D., Teju, G.: La reperméabilisation de la veine ombilicale voie d'exploration et de traitment per- et postopératoire. Presse méd. **74**, 179–180 (1966)

Butler, H.: Post natal changes in the intra-abdominal umbilical vein. Arch. Dis. Child. **29**, 427–435 (1954)

CARTER, J.H., WELCH, C.S., BARRON, R.E.: Changes in the hepatic blood vessels in cirrhosis of the liver. Surg. Gynec. Obstetr. **113**, 133–137 (1961)

CHIANDUSSI, L., GRECO, F., SARDI, G., VACCARINO, A., FERRARIS, C.M., CURTI, B.: Estimation of hepatic arterial and portal venous blood flow by direct catheterization of the vena portae through the umbilical cord in man. Acta hepat.-splenol. **15**, 166–171 (1968)

– JULIANI, G., GRECO, F., CRAVERO, D., SARDI, G., TOSCANO, G.: Hepatic portography by direct catheterization of the portal vein through the round ligament of the liver (ligamentum teres). Amer. J. Roentgenol. **99**, 625–628 (1967)

CHRISTOPHERSEN, E.R., BALCERZAK, S.P., EVANS, J.M., PEREZ, R., JACKSON, F.C.: Extracorporal portal systemic venous shunt. Surg. Forum **18**, 396–398 (1967)

– JACKSON, F.C.: A technique of transumbilical portal vein catheterization in adults. Arch. Surg. **95**, 960–963 (1967)

COUINAUD, C.: Le foie. Paris: Masson et Cie 1957

CUCHISVILLI, N.A., GALPERIN, E.J., PODOLSKIJ, A.E.: Ispolzovanie pupocnoj veny v lećenii nekotoryćh zabolvanij peceni i zelcnych putej. Chirurgija (Moskau) **47**, Kn. 7, 102 (1971)

CUETO, J., CURRIE, R.A.: Canulation of the thoracic duct and umbilical vein in patients with portal hypertension. Ann. Surg. **165**, 408–414 (1967)

DOVINER, D.G.: Topografoanatomičeskoe obosnovanie vozmožnosti angiografii pečeni čeres nezarostoju čast pupočnoj veny. Tez. dokl. na naučn. sesii Donesk. i Rostovsk. med. institutov. Donesk, 1954; V „Sb. rabot po chirurgii Doneskovo med. instituta im. Gorkavo“ 49–52, 1958

DU BOIS, A.M.: The embryonic liver. Aus: The liver. Editor: Ch. Rouiller. New York-London: Academic Press 1963

DUBUC, F., VIALLET, A., LAVOIE, P., CHARBONNEAU, P.E.: La veine ombilicale comme acces á la veine porte. Union méd. Canada **94**, 1194–1196 (1965)

ELIAS, H.: Anatomy of the liver. Aus.: The liver. Herausgeber: Rouiller, New York-London: Academic Press 1963

– Surgical anatomy of the liver. In: Recent results in Cancer Research, Pack, G.R., Islami, A.H.: Tumors of the liver. Berlin-Heidelberg-New York: Springer 1970

– PETTY, D.: Gross anatomy of blood vessels and ducts within the human liver. Amer. J. Anat. **90**, 59–111 (1952)

ERNST, H., BERNDT, H.: The detection of liver metastases using radioactive colloidal gold. Acta Union internat. Cancer **20**, 1818–1820 (1964)

EVANS, H.M.: Die Entwicklung des Blutgefäßsystems. In: Handbuch der Entwicklungsgeschichte, Herausgeber: Keibel und Mall. Leipzig: Hirzel 1911

FLANAGAN, L., FOSTER, J.H.: Hepatic resection for metastatic cancer. Amer. J. Surg. **113**, 551–557 (1967)

FUCHS, W.A., VOEGELI, W., SCHWEGLER, N., HÜNIG, R., RÖSLER, H.: Angiographie, Szintigraphie und Ultraschalltomographie der Leber. Schweiz. med. Wschr., **101**, 1180–1186 (1971)

GANS, H.: Introduction to hepatic surgery. Amsterdam, Houston, London, New York: Elsevier 1955

– The intrahepatic anatomy and its repercussions on surgery. Arch. chir. Neederl. **7**, 131–142 (1955)

GASPARJAN, S.A., MOROZ, L.V.: Die Zweckmäßigkeit der portalen Infusion von Antitumorpräparaten bei primären und metastatischen Lebertumoren. Chirurgija (Moskau) **43**, 1; 62–65 (1967)

GEORGI, M.: Experimentelle Untersuchungen über die Nachweiswahrscheinlichkeit von Lebermetastasen bei der Leberangiographie. Strahlentherapie **140**, 108–112 (1970)

– MISRE, H., SONDERKAMP, H., KEMPMANN, G.: Zur Treffsicherheit der szintigraphischen Diagnostik von Lebermetastasen. Ein Vergleich mit autoptischen Befunden. Strahlentherapie **138**, 157–161 (1969)

– WINKEL, K., PRPIC, B.: Zöliakographie und Szintigraphie in der radiologischen Diagnostik von Lebermetastasen. Strahlentherapie **127**, 405–417 (1965)

GILFILLAN, R.S.: Anatomic study of the portal vein and its main branches. Arch. Surg. **61**, 449–461 (1950)

GONZÁLES-CARBALHÁES, O.: Hepatoportografia por via umbilical. Rev. Sanid. Milit. (Mexiko) **42**, 42–47 (1959)

– Portography: A preliminary report of a new technique via the umbilical vein. Clin. Proc. Child. Hosp. **15**, 120–122 (1959)

GOSPODINOV, G.: Rentgenovi metodi za izsledvane na černija drob i portalnata sistema. Disert. Kand. med. nauki, Sofia (1968)

– DIMITROV, A.: Transumbilikalnata hepatographia v detskata vazrast. III. Chirurg. Kongr. Sofia, Kongreßband 173–175 (1966)

HEALEY, J.E.: Vascular patterns in human metastatic liver tumors. Surg. Gynec. Obstetr. **120**, 1187–1193 (1965)

– SCHROY, P.C.: Anatomy of the bilary ducts within the human liver. Arch. Surg. **66**, 599–616 (1953)

HJORTSJÖ, C.H.: Die Anatomie der intrahepatischen Gallengänge beim Menschen mittels Röntgen- und Injektionstechnik studiert. Lunds Univers. Årsskr. N.F. Ser. II **44**, 3 (1948)

– The intrahepatic ramifikation of the portal vein. Lunds Univers. Årsskr. Ser. II **52**, 20 (1956)

– The topographi of the intrahepatic duct systems. Acta anat. **11**, 599–615 (1951)

HONJO, I., MATSUMURA, H.: Vascular distribution of hepatic tumors; experimental study. Rev. internat. hepatol. **15**, 681–687 (1965)

JACH, S., ROMIGOLSKI, S.: Trials of direct contrast shadowing of the portal vein. Polski Rev. Radiol. Nuclear Med. **31**, 266–278 (1967)

KÄRCHER, K.H.: Fermentdiagnostik von Lebertumoren und -metastasen während einer Strahlenbehandlung. Münch. med. Wschr. **110**, 2617–2621 (1968)

KALLAS, W., WIRBATZ, W., KIESSLING, J., MÜLLER, P., MATEEV, B., WOLNIK, L.: Erste Erfahrungen über die reguläre Hämodialyse durch die Pfortader mit Reservoirkatheter. Dtsch. Ges.wesen **52**, 638–641 (1968)

KESSLER, R.E.: The umbilical vein in diseases of the liver. Bull. N.Y. Acad. Med. **43**, 977–984 (1967)

– RAMOS-YORDAN, F.: Evaluation of anticancer drugs by umbilical vein hepatography. Cancer **20**, 319–322 (1967)

– SANTONI, E., TICE, D.A., ZIMMON, D.S.: Thoracic duct lymph drainage for bleeding esophageal varices using continuous portal vein monitoring. Surg. Forum **18**, 398–400 (1967)

– TICE, D.A., ZIMMON, D.S.: Retrograde flow of portal vein blood in patients with cirrhosis. Radiology **92**, 1038–1042 (1969)

– ZIMMON, D.S.: Umbilical vein angiography. Radiology **87**, 841–844 (1966)

– – Umbilical vein catheterization in man. Surg. Gynec. Obstetr. **124**, 594–597 (1967)

KETTLER, L.H.: Die Leber. In: Kaufmann, E., M. Staemmler: Lehrbuch der speziellen pathologischen Anatomie Bd. II/2 (1958)

KIESSLING, J., RIECHE, K., WIRBATZ, W., MATEEV, B., ZIEGENBEIN, R.: Transumbilicale Blutuntersuchungen am Menschen aus der Vena portae. Acta Hepato-Gastroent. **19**, 148–156 (1972)

KÜNZLI, H.F.: Die Kanülierung der Vena umbilicalis beim Erwachsenen. Helvet. chir. Acta **34**, 527–534 (1967)

– LUDIN, H.: Zur Lokalisation und Beurteilung herdförmiger Lebererkrankungen mittels Hepatographie durch die wiedereröffnete Nabelvene. Schweiz. med. Wschr. **100**, 280–283 (1970)

– SCHMIDT, H.E.: Intrahepatisches Aneurysma der rechten Leberarterie mit posttraumatischer Hämobilie. Helvet. chir. Acta **37**, 559–565 (1970)

LAMBILLIOTTE, J.P., PECTOR, J.C., BOLLAERT, A.: Exploration hépatique par omphaloportographie. Acta gastro-enterol. (Belg.) **33**, 207–221 (1970)

LAVOIE, P., FERREIRA, V., LÉGARÉ, A., VIALLET, A.: Phlébographie sélective splénique, mésentérique ou portale par voie ombilicale. Presse méd. **74**, 2607–2608 (1966)

– JACOB, M., LEDUC, J., LÉGARÉ, A., VIALLET, A.: The umbilicoportal approach for the study of splanchnic circulation: technical, radiological and hemodynamic considerations. Canad. J. Surg. **9**, 338–343 (1966)

– LÉGARÉ, A., VIALLET, A.: Portal catheterization via the round ligament of the liver. Amer. J. Surg. **114**, 822–830 (1967)

– VIALLET, A.: Uni voie nouvelle d'acces a la veine porte: la veine ombilicale. Canad. J. Surg. **8**, 428–434 (1965)

LIESS, G.: Klinische Prüfung von Visotrast, einem neuen trijodierten Röntgenkontrastmittel vom Amidotrizoate-Typ. Dtsch. Ges.wesen **18**, 1347–1351 (1963)

LUDIN, H., KÜNZLI, H.F.: Resolution of angiography in detecting liver metastases. Brit. J. Radiol. **42**, 145–151 (1969)

LÜHRS, W., GUMMEL, H., KINDERMANN, J.: Alkalische Serumphosphatase und Lebermetastasierung, Zschr. inn. Med. **10**, 713–719 (1955)

MALL, F.P.: A study of the structural unit of the liver. Amer. J. Anat. **5**, 227–308 (1906)

MALPAS, P., SYMONDS, E.M.: Observatione on the structure of the human umbilical cord. Surg. Gynec. Obstetr. **123**, 746–750 (1966)

MAN, B., KRAUS, L., PIKIELNY, S.: Use of the umbilical vein for radiography and therapy. Harefuah (J. Israel med. Ass.) **75**, 271–272 (1968)

MARKS, C.: Developmental basis of the portal venous system. Amer. J. Surg. **117**, 671–681 (1969)

MATEEV, B.: Transumbilicale Portohepatographie zur Tumordiagnostik der Leber. Röntgenanatomische Untersuchungen zur Verbesserung der Methode. Aussagewert der Portohepatographie im Vergleich mit der Leberszintigraphie und der Leberarteriographie. Promotionsschrift zur Erlangung des akademischen Grades Doktor der medizinischen Wissenschaften (Dr. sc. med.) Berlin, Oktober 1972

– EICHHORN, H.J., WIRBATZ, W., ZIMMERMANN, W.: Vergleich der transumbilikalen Portohepatographie und der Coeliacographie bei der Röntgendiagnostik der primären und sekundären Lebertumoren. Kurzreferate des XVI. Kongresses der Ges. f. Med. Radiologie der DDR vom 22.–25.9.1971 in Gera

– WIRBATZ, W., ALTENBRUNN, H.J., KIESSLING, J.: Vergleich der Portohepatographie und der Szintigraphie bei Karzinommetastasen der Leber. Kurzref. des XV. Kongresses der Ges. f. Med. Radiologie der DDR vom 8.–11.9.1970 in Erfurt

– – KIESSLING, J., ALTENBRUNN, H.J.: Transumbilikalna portohepatografija. Precenka na diagnostičnata i stojnost črez sapostavjane na rentgenovite nachodki s scintigrafičnite, operativnite i sekcionni nachodki. Onkologija **10**, 201–207 (1970)a

– – – EICHHORN, H.J.: Kateterisirane na V. portae prez V. umbilicalis. I Nacionalen Kongreß po onkologia 22.–24. Sept. 1969, Sofia Onkologia (Sofia) **10**, 201–207 (1970)

– – – – WITTBRODT, S.: Metod za kateterisirane na vena portae prez vena umbilicalis (transumbilikalna portohepatografija) Virusen hepatit i sledhepatitni sastojanija. III. Mezdunaroden simposium Oktober 1968 Balgarska Akademija na naukite Sofia 487–498 (1970)

– – – – – Über die Technik der Katheterisierung der V. portae über die V. umbilicalis (transumbilicale Portohepatographie). Radiol. diagn. **10**, 301–309 (1969)

– – – WITTBRODT, S., EICHHORN, H.J.: Die Katheterisierung der V. portae über die V. umbilicalis (transumbilicale Portohepatographie). Fortschr. Röntgenstr. **110**, 178–191 (1969)a

MATJASIN, J.M., DOVINER, D.G., GNILICKAJA, L.J., BALTAJTIS, J.V., KOROBOW, V.N.: Klinisch-morphologische Aspekte bei der Injektion von Kontrastmitteln und Medikamenten in die Leber durch die Umbilicalvene. Zbl. Chir. Sonderband 1872–1876 (1967)

MATTEO, G.DI, CAMPANA, F.P., BARILLÁ, M., ZAMBIANCHI, C., PICARDI, N.: La portoepatografia directa. Tecnia ad indicazioni. Ann. ital. Chir. **44**, 877–889 (1969)

MATTHIAS, R.: Die Verwendung von Methakrylaten (Kallocryl M) zur Herstellung von Makro- und Mikrokorrosionspräparaten zum Studium der Gefäßarchitektur. Zschr. med. Labortechn. **10**, 45–49 (1969)

MCINDOE, A.H., COUNSELLER, V.S.: The bilaterality of the liver. Arch. Surg. **15**, 589–612 (1927)

MÜNSTER, W.: Abdominale Angiographie. Aussagewert der Arteriographie und Portographie für die Röntgendiagnostik von Gefäß- und Organerkrankungen des Oberbauches. Inauguraldissertation zur Prom. B. Humboldt-Universität Berlin (1971)

MÜNSTER, W., ZIMMERMANN, H.B., LEYDA, H., TAUSCH, W.: Arteriographische Diagnostik von Lebermetastasen. Radiol. diagn. **12**, 559–565 (1971)

– – SCHIMMELPFENNIG, W.: Aussagefähigkeit der Angiographie bei chronischen diffusen Lebererkrankungen. Radiol. diagn. **12**, 187–195 (1971)

NEBESAR, R.A., POLARD, J.J., STONE, D.L.: Angiographic diagnosis of malignant diseases of the liver. Radiology **86**, 284–291 (1966)

NETTELBLAD, S.C.: Die Lobierung und innere Topographie der Säugerleber. Acta anat. **21**, Suppl. 20 (1954)

NIKOLSKIJ, A.D.: Prjamaja vnebrusinnaja Portohepatografija i Manometria čeres pupočnuju venu. Akademia Medicinskich Nauk (Moskau) 1965, Kand. disert.

NILSSON, L.A.V., ZETTERGREN, L.: Blood supply and vascular pattern of induced primary hepatic carcinoma in rats. Acta path. microbiol. Scand. **71**, 179–186 (1967)

– – Effect of hepatic artery ligation on induced primary liver carcinoma in rats. Acta. path. microbiol. Scand. **71**, 187–193 (1967)

OECONOMOS, N., MILINAKIS, B., CHOURDAKIS, K., KAMILARIS, D., MANTOUDIS, S.: Perfusion veineuses ombilicales. J. Chir. **94**, 75–84 (1967)

OSTROVERCHOV, G.E., NIKOLSKIJ, A.D.: O technike portografii. Vestnik chirurgii imeni Grekova **92**, 36–41 (1964)

– SUVOROVA, T.A., NIKOLSKI, A.D.: Prjamaja vnebrjusinnaja porto-hepatografia i manometrija čerez pupočnuju venu, Chirurgija (Moskva) **5**, 84–91 (1964)

PATRASSI, G., ROBERTI, G., MATTEUCCI, M.: Zur klinischen Bedeutung des omphaloportalen Katheterismus. Schweiz. med. Wschr. **98**, 280–283 (1968)

PETINARI, V.: Leberresektionen. Wien-Innsbruck: Urban & Schwarzenberg 1960

PICCONE, V.A., BONANNO, P., LEVEEN, H.H.: Clinical und research uses of the reopened adult umbilical vein. Surgery **63**, 29–36 (1968)

– FERRANTE, J., LEVEEN, H.H.: Anigal residue hepatography versus direct transumbilical hepatography. Amer. J. Surg. **115**, 17–21 (1968)

– LEVEEN, H.H.: Transumbilical portal decompression. Surg. Gynec. Obstetr. **125**, 66–72 (1967)

– – WHITE, J.J., SKINNER, G.B., MCLEAN, L.D.: Transumbilical portal hepatography, a significant adjunct in the investigation of liver disease. Surgery, **61**, 333–346 (1967)

PLATZER, W., MAURER, H.: Zur Segmenteinteilung der Leber. Acta anat. **63**, 8–31 (1966)

POCHACZEVSKY, R., CALEM, W.S., RICHTER, R.M.: Umbilical vein portography; its value in the diagnosis of extrahepatic portal vein obstruction and in other applications. Radiology, **89**, 868–873 (1967)

PORSTMANN, W.: Persönliche Mitteilung.

– Schattengebende Katheter zur Herz- und Gefäßdiagnostik aus eigener Produktion. Med. Versorgung **4**, 217–218 (1968)

– Zur Toxizität moderner Kontrastmittel, Radiol. diagn. **4**, 395 (1963)

– Zur Verträglichkeit des Visotrast. Radiol. diagn. **8**, 459–463 (1967)

– MÜNSTER, W., LUCAS, D., ROMANIUK, P.A.: Problematik der Pankreasarteriographie. Radiol. diagn. **12**, 196–212 (1971)

– WIERNY, L., MÜNSTER, W.: Die selektive Nebennierenangiographie. Fortschr. Röntgenstr. **104**, 150–157 (1966)

RACHLIN, L., HANSEN, R.H., CAROLAN, J.J.: Umbilical vein catheterisation and cirrhosis. Surg. Gynec. Obstetr. **130**, 272–274 (1970)

RAM, M.D., DIDOLKAR, M.S.: Clinical anatomy of the obliterated umbilical vein. Amer. J. Surg. **125**, 195–199 (1973)

REIFFERSCHEID, M.: Chirurgie der Leber, Klinik und Technik. Stuttgart: G. Thieme 1957

REMIGOLSKI, S.: Wykorzystanie dostepu do zyly wrotnej przez zylepepkowa. Polski przecl. chir. **39**, 1006–1010 (1967)

REX, H.: Beiträge zur Morphologie der Säugerleber. Morph. Jahrbuch **14**, 517–617 (1888)

RIECHE, K., WIRBATZ, W., BERNDT, H., ZIEGENBEIN, R., MATEEV, B.: Laborchemische Untersuchungen im Portalblut. Zschr. exp. Chir. **4**, 190–192 (1971)

ROBERTI, G., ANGELO, D.B., SERVELLO, M., BOTTERO, M., MATTEUCCI, M.: L'onfaloportografia: un nuovo mezzo di indagine del sistema portale. Chir. Pat. Sper. **11**, 1237–1244 (1963)

ROSSI, P., GOULD, H.H.: Angiography and scanning in liver disease. Radiology **96**, 553–562 (1970)

ROZENSTRAUCH, L.S., ZUBOVSKI, G.A., KRIBENKO, E.V., GALCENKO, L.I.: Vergleichende Untersuchungen mit der Zöliakographie und der Szintigraphie. Radiol. diagn. **12**, 535–543 (1971)

SCHENTKE, K.U., HENKERT, K., RENGER, F.: Nachweis von Lebermetastasen durch Ultraschalluntersuchung. Dtsch. Ges.wesen **21**, 1013–1018 (1967)

— RENGER, F.: Über die diagnostische Verwertbarkeit des Ultraschallhepatogramms. Tagungsbericht Sektion Inn. Med. 1964, S. 239–240. Zschr. ges. inn. Med. **21**, 1–4 (1966)

SELDINGER, S.I.: Catheter replacement of the needle in percutaneous arteriography: new technique. Acta radiol. **39**, 368–376 (1953)

SHERLOCK, SH.: Krankheiten der Leber und der Gallenwege. München: J.F. Lehmanns 1965

SPEYER, B.: Portography via the umbilical vein. Radiol. clin. Biol. **38**, 345–353 (1969)

STORER, E.H., AKIN, T.J.: Chemotherapy of hepatic neoplasma via the umbilical vein. Amer. J. Surg. **111**, 56–58 (1966)

STORTI, E., LUSVARGHI, E., LENZI, M., GIBERTINI, G., TORRICELLI, A., ZAMBARDA, E., PRATI, P.L., FONTANA, G., RIVI, A., MONTANARI, C.: Le cathéterisme portal. Presse méd. **74**, 207–212 (1966)

SUVOROVA, T.A., PACIORA, M.D,, KOSAČENKO, P.A.: Portohepatografija čeres pupočnuju venu v kompleksnoj angiografičeskoj diagnostike portalnoj hipertenzii. Chirurgija (Moskva) **6**, 115–121 (1968)

VICIN, B.A., NIKIFOROVA, N.A., STASENKO, I.A.V.: K voprosu vnebrjusinnoj transumbilikalnej portohepatografii, Klin. chirurgija **12**, 1–6 (1968)

VOLUBUEV, N.N., NAZAREVSKIJ, N.G., SIDERENKO, V.D.: Transumbilikale Gabe von Trasylol bei der Komplexbehandlung der akuten destruktiven Pankreatitis. Sovjet. Med. **68**, 30–32 (1968)

WAGNER, K., WIRBATZ, W., ZIMMERMANN, H.B., SCHIMMELPFENNIG, W.: Die Resorption von Amoniumchlorid aus dem Darm unter den Bedingungen der portalen Hypertension. Zschr. inn. Med. **25**, 556–558 (1970)

WALTER, H.E.: Krebsmetastasen. Basel: Benno Schwabe 1948

WARREN, W.D., FOMON, J.J., VIAMONTE, M., MARTINEZ, L.O., KALSER, M.: Spontaneous reversal of portal venous blood flow in cirrhosis. Surg. Gynec. Obstetr. **126**, 315–232 (1968)

WATTS, J., DOUGLAS, M.C.: Clinical applications and complications of umbilical vein cannulation. Brit. J. Surg. **58**, 61–65 (1971)

WERTHEIMER, E.: Recherches sur la veine ombilicale. J. Anat. **22**, 1–17 (1886)

WHITE, J., SKINNER, G.B., MCLEAN, I.D.: Hepatoportography via the umbilical vein: a superior approach to diagnosis in liver disease. Canad. med. Ass. J. **95**, 997–1003 (1966)

WIRBATZ, W.: Der transumbilikale Katheterismus der Vena portae und seine Bedeutung für die Onkologie. Promotionsschrift zur Erlangung des Doktors der Wissenschaften, Berlin, 1971

— KAUFMANN, G.: Reservoirkatheter für den Langzeitkatheterismus. Zbl. Chir. **94**, 675–684 (1969)

— KIESSLING, J., BAUKE, G., MATEEV, B., RICHTER, W.: Neuere Erkenntnisse der Leberanatomie. Dtsch. Ges.wesen **23**, 2449–2454 (1968)

— — — — WITTBRODT, S.: Langzeitkatheterismus der Vena portae. Bruns' Beitr. klin. Chir. **217**, 330–336 (1969)

— MATEEV, B., BAUKE, G., KIESSLING, J., GEORGI, P., ALTENBRUNN, H.J., RICHTER, W.: Die röntgenologische und szintigraphische Darstellung des Portalkreislaufes von der Vena umbilicalis aus. Arch. Geschwulstforsch. **32**, 126–136 (1968)

— — — — — — — Die röntgenologische und scintigraphische Darstellung des Portalkreislaufes von der Vena umbilicalis aus. Dtsch. Zschr. Verdauungskrkh. **28**, 214–216 (1968)

WOLFF, G., BERNDT, H.: Beitrag der Laparoskopie und Leberbiopsie zur Beurteilung der Operationsindikation von Karzinom-Patienten. Gastroenterologia (Budapest), 882–885 (1965)

ZAJCEV, G.P., KUSMIN, E.A., NIKOLSKIJ, A.D.: Transumbilikalnaja portohepatografija v diagnostike metastasov raka zeludka v pečen. Vopr. onkol. **12**, 2, 8–12 (1966)

ZIMMERMANN, H.B., MÜNSTER, W., LEYDA, H., TAUSCH, W.: Ultraschall und Arteriographie zur Diagnostik von Lebermetastasen. Radiol. diagn. **12**, 553–558 (1971)

— OTTO, H.H., MARX, F.: Katheterisierung und röntgenologische Darstellung der Pfortader über die Nabelvene. Dtsch. Ges.wesen **24**, 73–75 (1969)

ZITTEL, R.X.: Umbilico (omphalo-) cavale Anastomose bei Pfortaderhypertonie. Chirurg **41**, 180–181 (1970)

ZUBOVSKY, G.A.: Radio isotope scanning for diagnosis of liver tumours. Vopr. onkol. (Moskau) **12**, 12–19 (1966)

Teil 2

Die Röntgendiagnostik der Gallenblase und Gallenwege

Die Röntgendiagnostik der Gallenblase und Gallenwege

Von

B. Swart, G. Meyer und **F.J. Herrmann**
unter Mitarbeit von **P. Blaszkiewicz**

A. Anatomie und Topographie der Gallenblase und der Gallenwege

Gallenblase, Zystikus und Choledochus entwickeln sich aus dem unteren Divertikel der Leberbucht, die im ventralen Teil des Vordarms in Höhe des zukünftigen Duodenums gelegen ist. Dieser Teil der Leberbucht wandert in der 5. Entwicklungswoche auf die dorsale Fläche des Duodenums infolge der Rotation des Duodenums nach rechts. Durch Epithelproliferation verschwindet das Lumen allmählich. Anstelle der Gallenblase und des Choledochus findet sich in diesem Stadium ein solider Epithelstrang im Septum transversum unmittelbar unter der Leber. Im proximalen Teil dieses Stranges bilden sich Hohlräume, durch deren Vereinigung das Lumen des Choledochus und Zystikus entsteht. Im distalen Teil des Stranges entwickeln sich ebenfalls Hohlräume, die am Anfang des 3. Embryonalmonats durch Vergrößerung des Lumens die Gallenblase ausbilden. Die Gallensekretion beginnt Anfang des 4. Monats. Die Gallenblase enthält von diesem Zeitpunkt an immer Galle, die ständig in den Darm entleert wird (TAKITA u. IWANAMI, 1973).

Aus dem kranialen Teil der divertikelartigen Leberbucht entwickeln sich in der 4.–5. Woche die Leberläppchen. Äste der V. portae und der Vv. hepaticae umgeben die Läppchen und stehen durch Sinusoide miteinander in Verbindung.

Die Gallenkanälchen und die interlobären Gallengänge erscheinen in der 5.–9. Entwicklungswoche. Diese Kanälchen werden vom Rand der Leberläppchen her entwickelt und bilden durch Anastomosierung ein Netz von Gallengängen, die sich zu größeren, periportal gelegenen Gängen vereinigen. Schließlich anastomosieren sie mit den extrahepatischen Gallenwegen, die sich aus dem unteren, divertikelartigen Teil der Leberbucht entwickelt haben (s.o.).

Die Bildung der kleinen Gallengänge wird in allen Stadien der Embryonalenentwicklung und sogar noch in der Kindheit beobachtet (TAKITA u. IWANAMI, 1973). Störungen in der Embryogenese führen zu typischen Anomalien, die später aufgeführt sind (s. S. 441).

Die Gallenblase liegt an der Leberfläche in einer Grube, dem Gallenblasenbett. Diese trennt den rechten Leberlappen vom Lobus quadratus. Lage, Form und anatomische Unterteilung der extrahepatischen Gallenwege sind in Abb. 1 dargestellt.

Die Größe der Gallenblase variiert beträchtlich. Nach NUBOER ist sie 4–13,5 cm lang und 1,8–5 cm breit. Sie hat eine mittlere Kapazität von etwa 40 cm^3, die sich bis 200 cm^3 steigern kann (HESS, 1961).

Der *Fundus* ist allseits von Serosa überzogen und berührt bei schlanken Personen in Höhe des 9. Rippenknorpels die vordere Bauchwand. Er hat engen Kontakt zur rechten Kolonflexur.

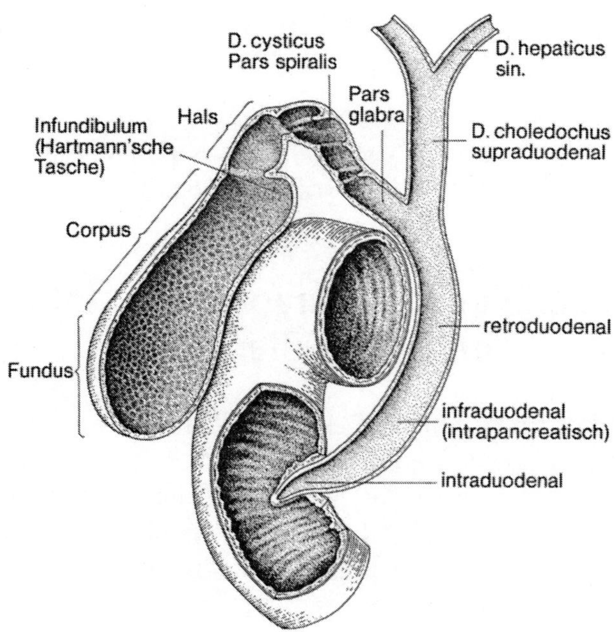

Abb. 1. Topographische Anatomie der Gallenwege (F.H. NETTER: The Ciba Collection, 2. Aufl. Bd. 3, 1964)

Das *Korpus* ist an der Vorderfläche fest mit dem Leberparenchym verwachsen. Die von Serosa überzogene Hinterwand des Korpus liegt dem Duodenum bei D_1 und D_2 eng an. Als *Infundibulum* bezeichnet man die nach medial hinten gehende taschenförmige Aussackung zwischen Korpus und Gallenblasenhals (Hartmannsche Tasche). Sie liegt dem freien Rand des Omentum minus (Lig. hepatoduodenale) gegenüber und bildet mit ihm einen Winkel, der beim Aufsuchen des Zystikus und Choledochus als Orientierungspunkt benutzt wird.

Der *Gallenblasenhals* (Kollum) liegt zwischen Korpus und Zystikus. Er ist nie mit der Leber verwachsen und deshalb frei beweglich (TOENDURY, 1965). Der *Zystikus* setzt sich bogenförmig aus dem Gallenblasenhals fort.

Die *Gallenblasenwand* ist 2–3 mm dick und besteht aus 4 Schichten:

1. der Schleimhaut, die durch stärkere Faltenbildung die resorptive Oberfläche beträchtlich vergrößert. Die starke Fältelung der durch Reizmahlzeit kontrahierten Gallenblase verursacht eine Konturunschärfe im Röntgenbild. Die Schleimhaut besteht aus einem einreihigen Zylinderepithel und einer darunter liegenden Schicht lockeren Bindegewebes. Sie enthält keine Muskulatur;

2. der Muskelschicht, die aus locker gefügten, von Bindegewebe durchsetzten glatten Muskelfasern besteht, die aus sich kreuzenden Fasern ein Gitter bilden. Innere Längsfasern, die vom Fundus hochsteigen, biegen in die äußeren Schraubenzüge ein. Im Halsteil durchmischen sich elastische Fasern mit den glatten Muskelfasern, wahrscheinlich im Sinne von Muskel und Sehne (BENNINGHOFF-GOERTTLER, 1960).

3. Subserosa bzw. Adventitia;

4. Serosa.

Schleimdrüsen werden nur im Halsbereich gefunden.

Taschenähnliche Einstülpungen des Oberflächenepithels sind normal und tragen zur Faltenbildung bei. Sie können sich als *Pseudodivertikel* (ROKITANSKY-ASCHOFF) in oder durch die Muskelschicht ausdehnen (Abb. 2). Aberrierende, verkümmerte Gallengänge der Leber (Luschkasche Gänge), die nicht mit dem Gallenblasenlumen verbunden sind, können bis in die Adventitia reichen und im Bereich des Gallenblasenbettes dann als Infektionsweg von der Leber in das Gallenblasenbett dienen.

Ein anderer enger Kontakt zwischen Leber und Gallenblase ist dadurch gegeben, daß das über die A. cystica herangeführte Blut z.T. venös über das Blut der Gallenblase in das Kapillarsystem der Leber abfließt und dort zum zweiten Mal kapillarisiert wird. Eine Verdickung der Wand auf das 3–4fache findet man bei steinhaltigen Gallenblasen infolge muskulärer Hypertrophie (SELBERG, 1970).

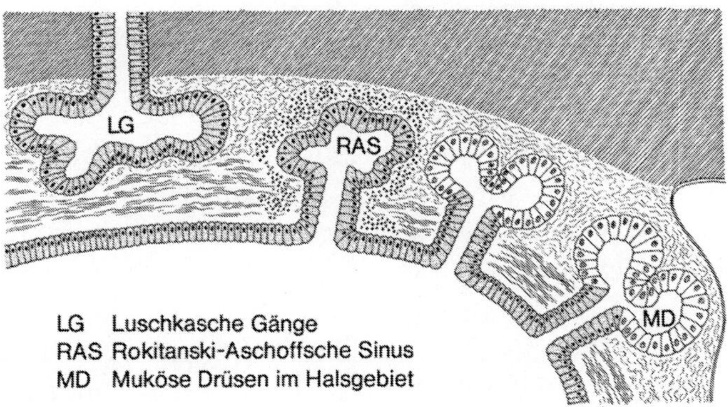

Abb. 2. Gangtypen in der Gallenblasenwand. *LG* Luschkasche Gänge (aberrierende Gallengänge), *RAS* Rokitanski-Aschoffsche Sinus (entzündliche Pseudodivertikel), *MD* muköse Drüsen im Halsgebiet. (F.H. NETTER: The Ciba Collection 2. Aufl. Bd. 3, 1964)

Der Übergang vom Infundibulum zum Zystikus ist durch zahlreiche nebeneinander liegende Schleimhautfalten gekennzeichnet. Große Schleimhautfalten (Heistersche Klappen) finden sich in der Pars spiralis des Zystikus, unter denen vorwiegend zirkuläre Muskellagen angeordnet sind.

Der Zystikus mißt gewöhnlich 3–4 cm, variiert aber längenmäßig sehr stark. Der Anfangsteil ist eng infolge der Spiralklappen, die mit der terminalen Falte zwischen Gallenblasenhals und Zystikus beginnen, so daß das Lumen ein korkenzieherartiges Aussehen erhält und sich schlecht sondieren läßt. Die choledochusnahe Zystikushälfte ist relativ weit und hat eine fast glatte Schleimhautoberfläche. Die Mündung des Zystikus in den Choledochus variiert stark. Der kurze Zystikus mündet meist hoch, der lange gewöhnlich tief.

Die physiologisch nachweisbare Druckdifferenz zwischen Gallenblase und Hepatocholedochus bei Regulierung des Gallenflusses in zwei Richtungen wird durch das Zusammenwirken von Muskulatur, Spiralklappen und wahrscheinlich auch durch Änderungen des Knickungswinkels zwischen Gallenblasenhals und Zystikus erreicht. Die Existenz eines anatomischen Sphinkters am Zystikus wird von LÜTKENS (1926) abgelehnt.

Der Inhalt der Gallenkapillaren sammelt sich in kleinen Zwischenstücken an, die als Heringsche Kanäle bezeichnet werden. Diese Bereiche haben nicht nur die Funktion einer Rohrleitung sondern auch sekretorische und resorptive Eigenschaften. An den Läppchenkanten tritt das Sekret in interlobäre Gallengänge über, die mit den Pfortaderästen zusammen jeweils im einzelnen Subsegment sich sammeln und dann in den Ast des rechten oder linken Hepatikus einmünden.

Die Hepatikusäste vereinigen sich zu dem Hepaticus communis, der nach Vereinigung mit dem Zystikus den Choledochus bildet. Da man röntgenologisch Hepatikus und Choledochus häufig nicht trennen kann, spricht man zweckmäßigerweise von Hepatocholedochus, womit man den ganzen im Bild erkennbaren Gallengang meint.

Entsprechend der wechselnden Zystikusmündung haben Hepatikus und Choledochus eine stark variierende Länge. Die Gesamtlänge schwankt zwischen 7,5 und 15 cm, wobei die Länge des Hepaticus comm. im Durchschnitt bei 3,3 cm (0–5,8 cm) liegt (NUBOER, 1931).

Der Hepatocholedochus besitzt ein hochzylindrisches Epithel. Das subepitheliale Bindegewebe enthält reichlich elastische Fasern, aber nur wenig und irregulär angeordnete Muskelfasern. Lange Gänge verbinden die schleimproduzierenden Drüsen mit dem Lumen, die pro Tag zusammen mit den Drüsen des Gallenblasenhalses 20 cm^3 Schleim absondern, der der Galle beigemischt wird.

Im *supraduodenalen* Abschnitt verläuft der Choledochus unter dem freien Rand des Lig. hepatoduodenale, lateral der A. hepatica und ventral der V. portae. *Retroduodenal* trennen sich Choledochus und Gefäße. Letztere ziehen nach links medial hinter den Pankreaskörper. *Infraduodenal* verläuft der Choledochus in einem intrapankreatischen Kanal (90%) oder in einer Gewebsrinne (10%) gewöhnlich zur Hinterwand des Duodenums. *Intramural* tritt der Choledochus schräg durch die Duodenalwand, wenn die Papille im mittleren Duodenalbereich bei D_2 liegt. Mündet der Choledochus hoch bei D1/2 oder tief bei D_3, durchsetzt der Choledochus die Duodenalwand senkrecht. Nach HESS (1961) resultiert daraus eine Störung der Verschlußfunktion mit Auftreten eines duodenobiliären Refluxes. Nach unseren Erfahrungen findet man bei Gesunden diesen duodenobiliären Reflux röntgenologisch nicht. Bei pathologischen Prozessen im Papillenbereich, etwa beim Papillen- oder Pankreaskopf-Ca, wird er in einigen Fällen nachweisbar.

Die *Papille* hat einen Durchmesser von 1–2 cm (POPPEL, 1951). Ihre Lage im Duodenum variiert stärker: 18% obere, 74% mittlere und 8% untere Einmündungen.

Für die Anatomie der Papille ist die Form des terminalen Endstückes des Choledochus im Zusammenhang mit der Einmündung des Pankreatikus von größerer Bedeutung. Nach HOLLE (1973) haben in 77% der Fälle die beiden Gänge eine gemeinsame Ampulle. Diese Ampulle ist in einem Drittel der Fälle kürzer als 3 mm, während in etwa 50% der Fälle eine längere Ampulle vorliegt. Die getrennte Mündung beider Gänge kommt in etwa 20% vor. Im Einzelfall haben diese Zahlen keine Bedeutung; in Abb. 3 sind deshalb nur die verschiedenen Typen der Gangmündungen dargestellt.

Während der Hepatocholedochus in seinem Verlauf unter dem hochprismatischen Epithel nur vereinzelte Muskelfasern innerhalb einer breiten Schicht elastischer Fasern aufweist, finden sich im intramuralen Abschnitt zirkulär angeordnete Muskelbündel im Wechsel mit longitudinalen, die in die Duodenalmuskulatur einstrahlen.

Das komplexe Muskelsystem im Sphinkter besteht aus einzelnen Muskelbündeln, die unterschiedlich ausgeprägt sind:

1. Der Sphinkter des Choledochus ist 8–15 mm lang. Einzelne Fasern strahlen in die gemeinsame, die Ampulle umgebende Muskelschlinge ein. Der obere Teil umgibt nur den Choledochus.
2. Der Sphinkter des Pankreatikus besteht aus dünnen Muskelfasern.
3. Der Sphinkter der Ampulle, der mit zirkulären und Längsfasern zur Öffnung und Schließung des Gangsystems beiträgt.

Der Choledochus hat in seinem Endteil einen sehr faltenreichen Aufbau, ähnlich der weiblichen Tube (SELBERG, 1970), wodurch eine beträchtliche Oberflächenvergrößerung erreicht wird.

Die Lymphe der Gallenblase zieht, gemeinsam mit der Lymphe der Leber, zu den Lymphknoten des Lig. hepatoduodenale auf beiden Seiten des supraduodenalen Choledochus. Die eine Lymphknotenkette setzt sich kontinuierlich zu den Lymphknoten im Bereich der A. coeliaca, die andere nach unten zu den Lymphknoten der Pankreasloge fort (Abb. 4a und b).

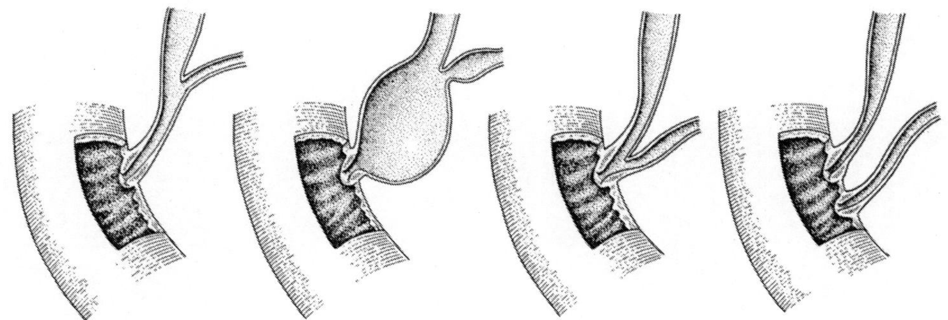

Abb. 3. Grobschematische Darstellung der Mündungstypen des bilio-pankreatischen Gangsystems (nach MILLBOURN, 1941)

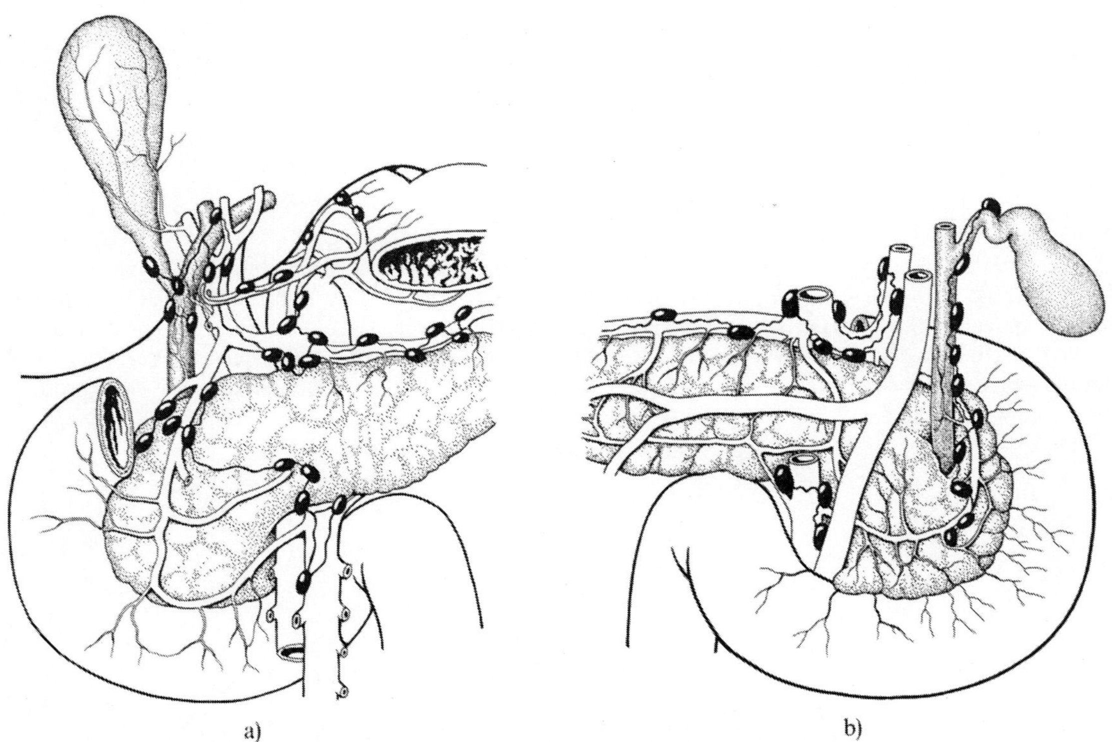

Abb. 4. Lymphsystem der Gallenwege: (a) Ventral-, (b) Dorsalansicht (F.H. NETTER: The Ciba Collection, 2. Aufl. Bd. 3, 1964)

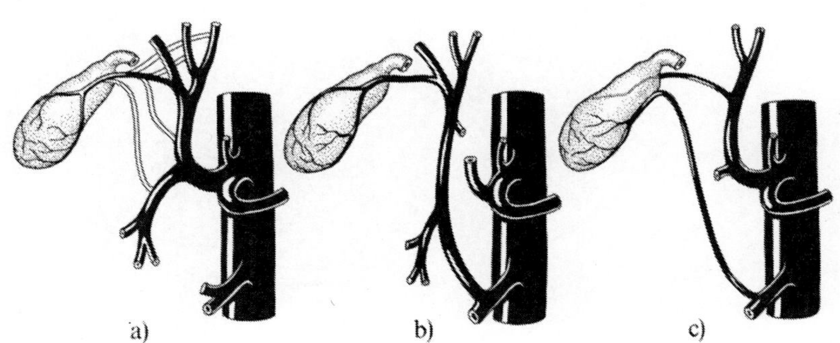

Abb. 5. Die verschiedenen Formen der arteriellen Gefäßversorgung der Gallenblase [F.F. RUZICKA und P. ROSSI: Rad. Clin. N. Amer. **8**, 3–29 (1970)]

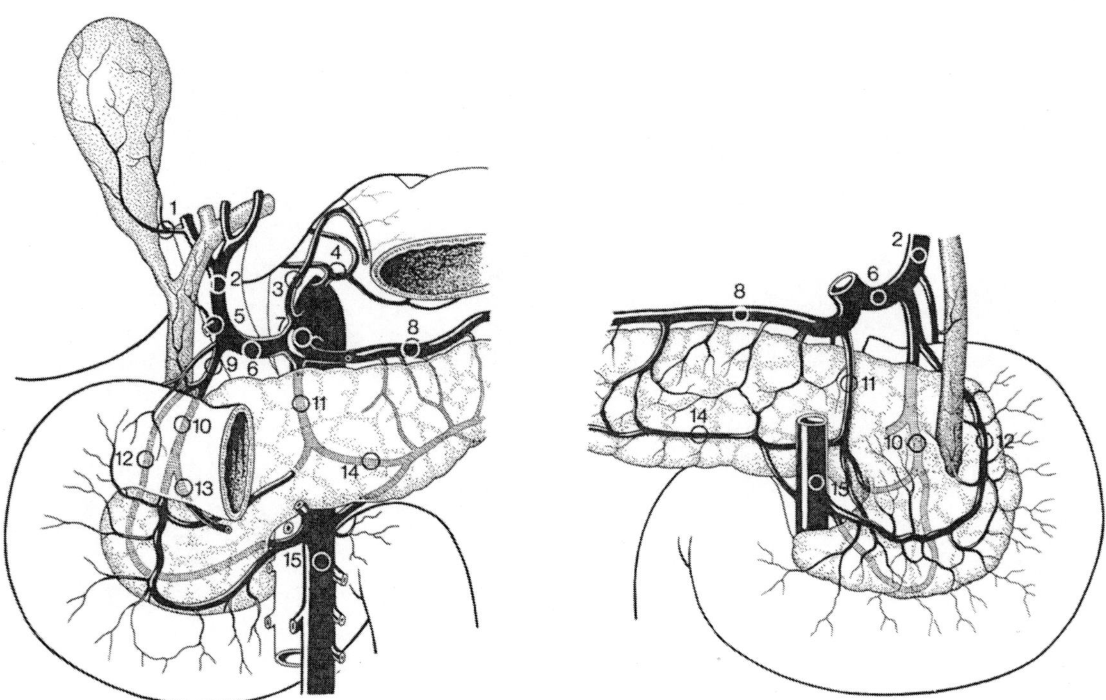

Abb. 6. Arterielle Gefäßversorgung des extrahepatischen Gallengangsystems in Ventral- und Dorsalansicht (F.H. NETTER: The Ciba Collection, 2. Aufl. Bd. 3, 1964). *1* A. cystica, *2* A. hepatica propria, *3* A. gastrica sin., *4* A. phrenica inf., *5* A. gastrica dext., *6* A. hepatica comm., *7* A. coeliaca, *8* A. lienalis, *9* A. gastroduodenalis, *10* Vordere Arkadenarterie (A. pancreatico-duodenalis ant. sup+ant. inf.), *11* A. pancreatica dorsalis, *12* Hintere Arkadenarterie (A. pancreatico-duodenalis post. sup.+post. inf.), *13* A. gastroepiploica, *14* A. pancreatica transversalis, *15* A. mesenterica sup.

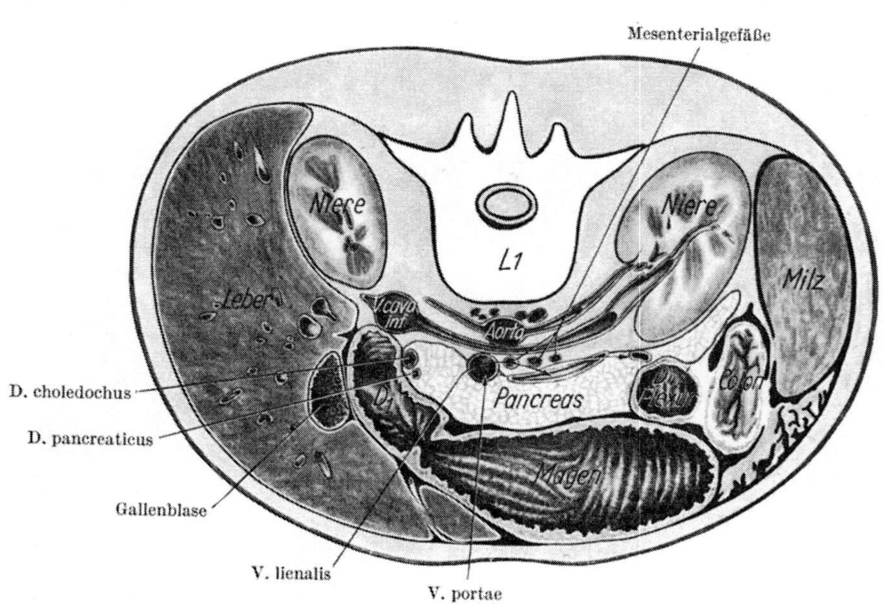

Abb. 7. Lage der Gallenblase in der Leber und ihre Beziehung zum Duodenum im Querschnitt (nach PERNKOPF, 1952)

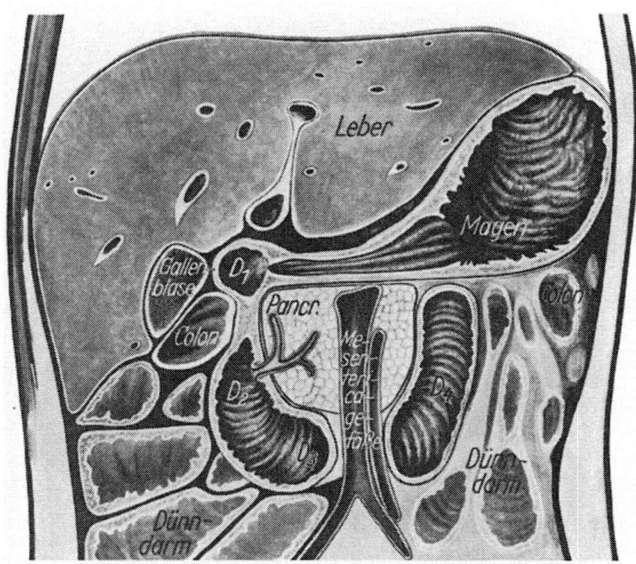

Abb. 8. Lage der Gallenblase in der Leber und ihre Beziehung zur Nachbarschaft im Vertikalschnitt (nach PERNKOPF, 1952)

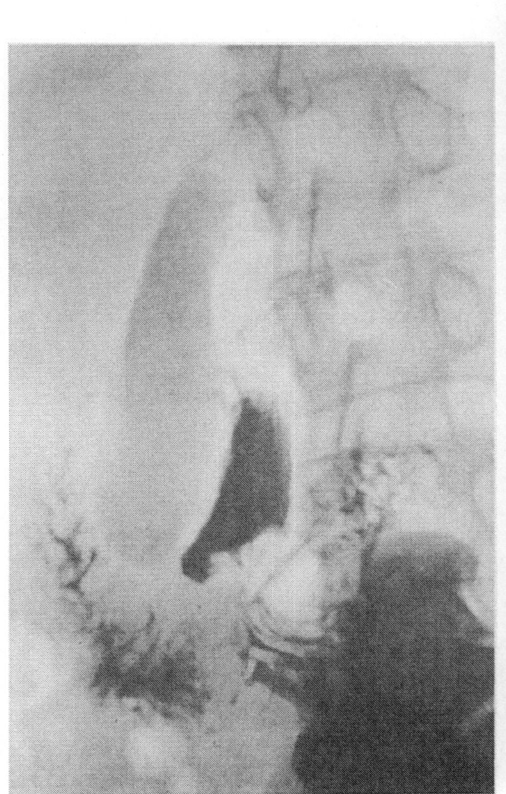

Abb. 9. Typische Beziehung der Gallenblase zum Duodenum bei D1/2

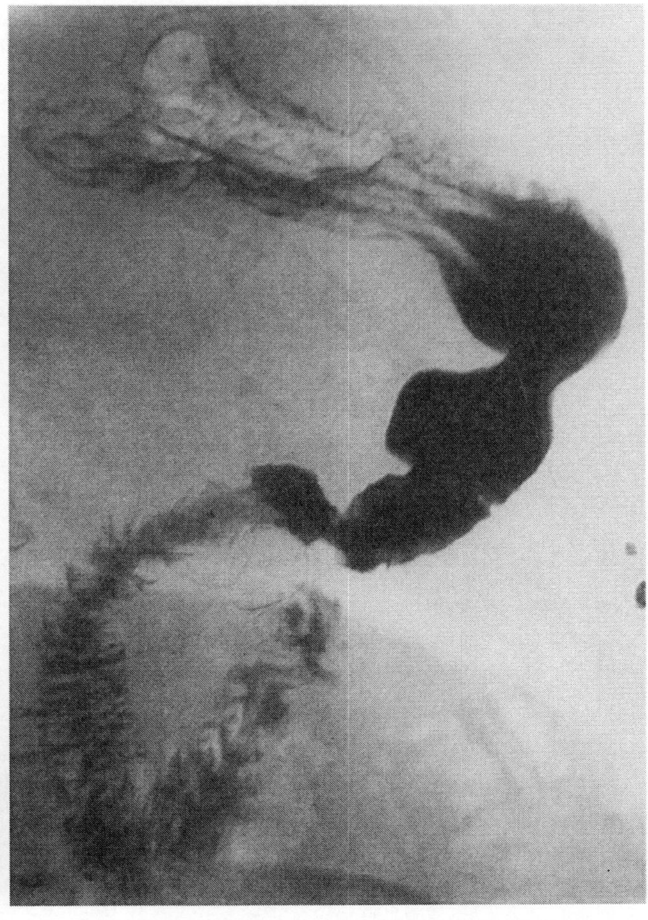

Abb. 10. Kompression des Bulbus durch Steingallenblase (daher typische biliäre Fistelbildung zum Bulbus hin bei Steinperforation)

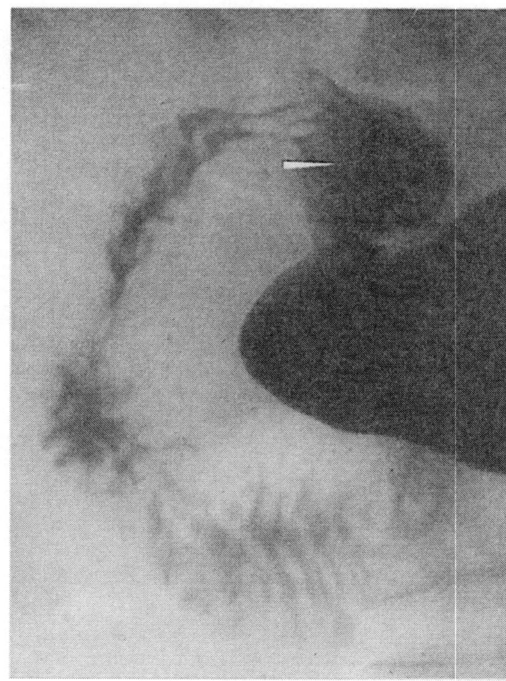

Abb. 11

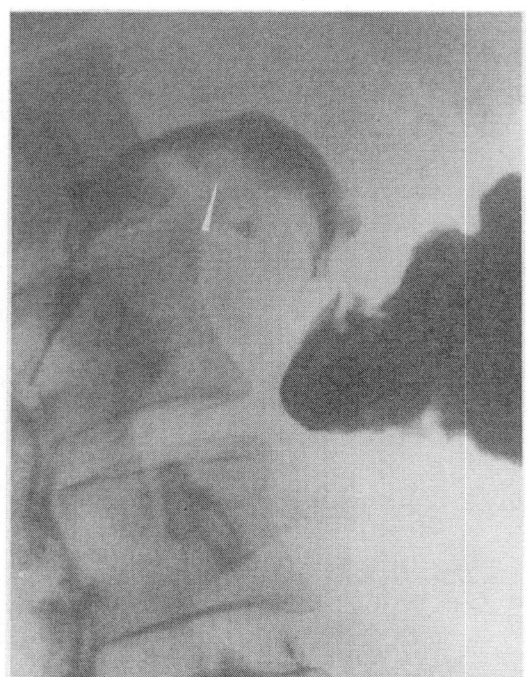

Abb. 12

Abb. 11. Gallenblasenimpression am Bulbus von lateral

Abb. 12. Gleicher Patient in halbrechter Bauchlage: Impression des Bulbus von kaudal, wie bei Pankreaskopfprozeß

Die *Nervenversorgung* erfolgt sympathisch durch die Nn. splanchnici, parasympathisch durch den rechten Vagusast. Beide haben ein enges intramurales Netz von Nervenendigungen. Auf die neuralen Wirkungen wird bei der „Gallenblasenfunktion" eingegangen.

Die *arterielle* Versorgung der Gallenblase, des Hepatikus und Zystikus erfolgt durch die A. cystica, einen Seitenast der A. hepatica propria (Abb. 5a–c). Äste für den Choledochus kommen aus der A. pancreatico-duodenalis sup. (Abb. 6). Allerdings variiert die Gefäßversorgung sehr stark.

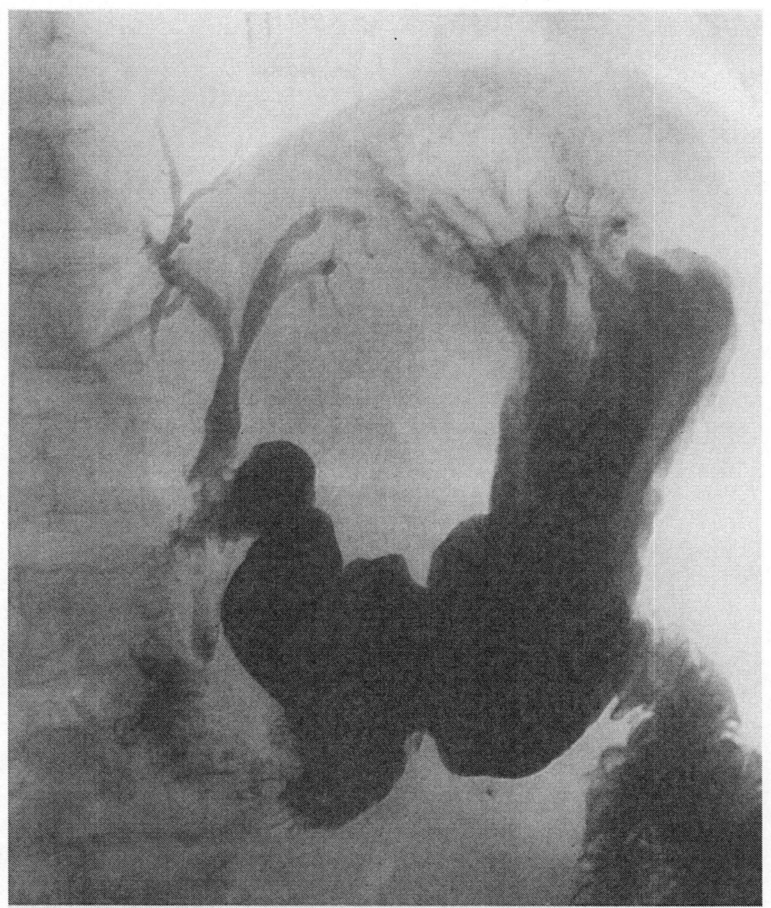

Abb. 13. Typische Beziehung des D. hepatocholedochus zum Bulbus und zum Papillenbereich hin (Zustand nach Choledochoduodenostomie)

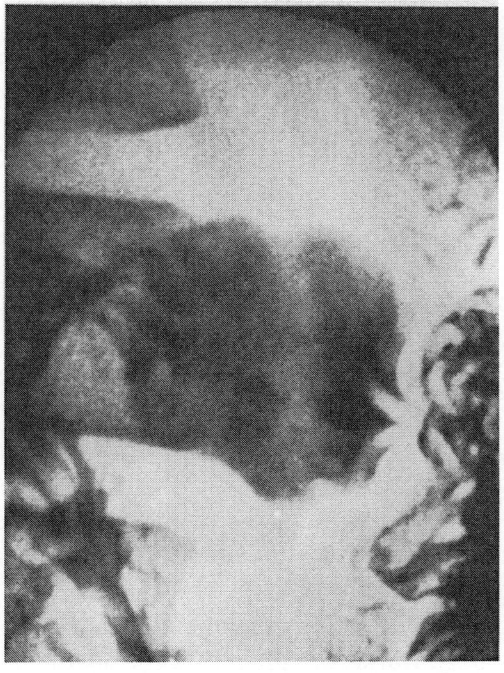

Abb. 14. Choledochusimpression am Bulbus duodeni

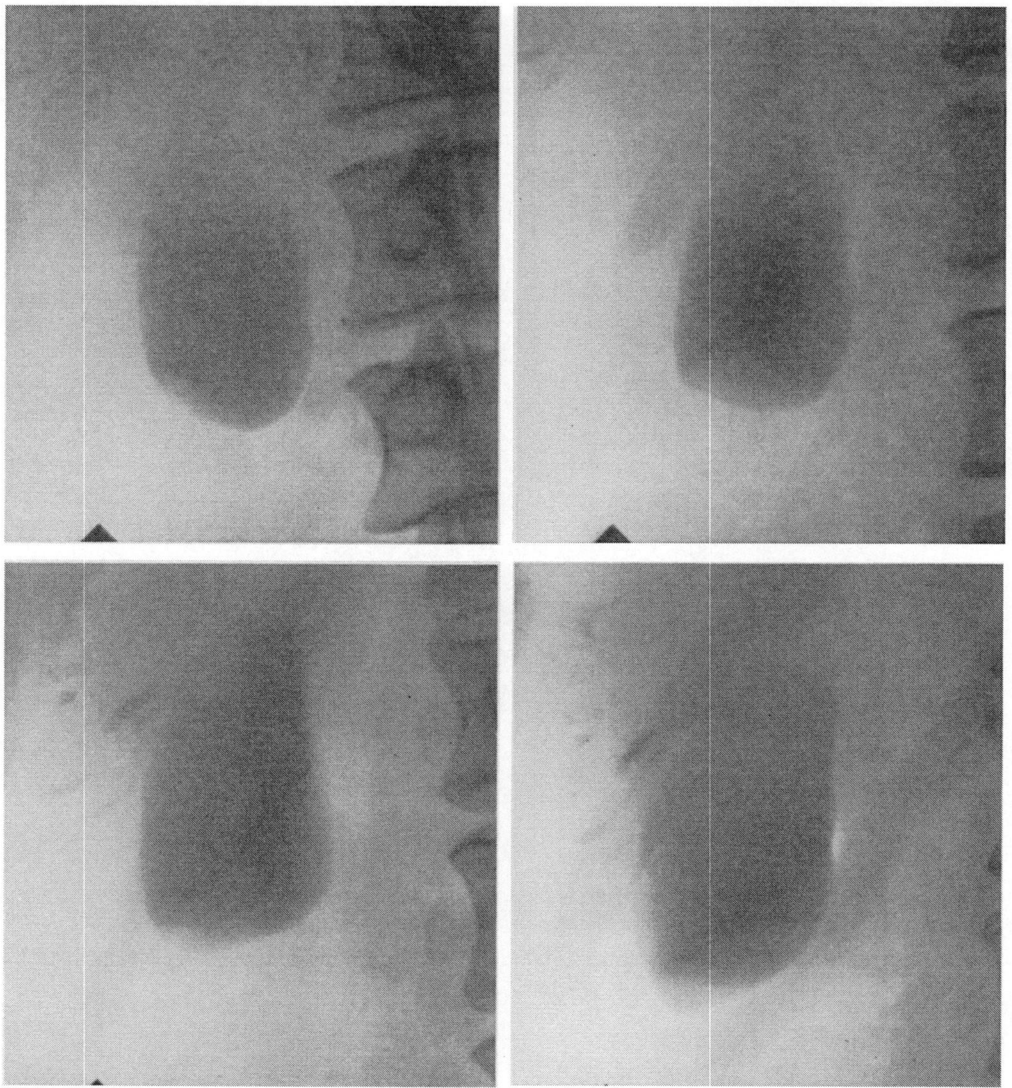

Abb. 15. Impression am Gallenblasenfundus durch re. Kolonflexur, deren Lokalisation, je nach Stellung des Patienten und Druck von außen, wechselt

Die allgemein-topographische Beziehung der Gallenblase zur Umgebung ist in den Abb. 7–9 dargestellt. Impressionen der Gallenblase am Bulbus duodeni (Abb. 10–12), bei D1/2 und D_2 sind häufig und typisch. Dabei wirkt sich die Gallenblasenpelotte, je nach Druck von außen, einmal mehr von lateral her (Abb. 11), einmal mehr von kaudal her aus (Abb. 12, gleicher Patient wie Abb. 11). Die Lage des D. hepatocholedochus zum Duodenum ergibt sich aus Abb. 13. Unter günstigen Voraussetzungen kann man den Choledochus als schmales vertikales Aufhellungsband bei D 1/2 sehen (Abb. 14). Bei stauungsbedingter Erweiterung des Choledochus tritt er bei Kompression deutlich hervor (s. Riegelsymptom von STRNAD, 1940).

Umgekehrt findet man gelegentlich Impressionen am Gallenblasenfundus durch Nachbarorgane, wie etwa in Abb. 15 durch die rechte Kolonflexur.

B. Physiologie und Pathophysiologie der Leber

Erklärte Absicht des Röntgenologen ist die Darstellung der Gallenwege und ihrer Erkrankungen. Es gibt aber für ihn eine ganze Anzahl von Gründen, sich zumindest allgemein über die Leberfunktion und ihre Pathophysiologie zu orientieren wegen

1. der Interpretationsmöglichkeiten bei negativer oraler Cholezystographie und intravenöser Cholangiographie,
2. der Indikationsstellung für die verschiedenen Untersuchungstechniken an den Gallenwegen aufgrund der klinischen Situation bzw. der laborchemischen Ergebnisse,
3. des Verständnisses der Vorgänge bei leichten und schweren KM-Zwischenfällen und ihrer Therapie.

In Abb. 16 sind Umsatz und Ausscheidung von Substanzen durch die Leber dargestellt, wie sie prinzipiell für die Gallen-KM auch gelten.

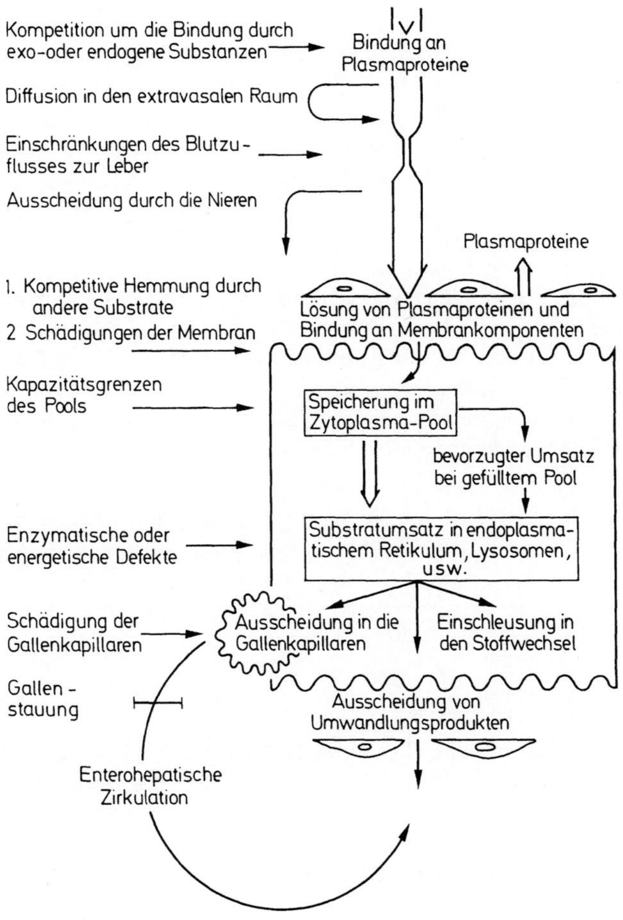

Abb. 16. Schematische Darstellung von Umsatz und Ausscheidung von Substanzen durch die Leber [E. und F.W. SCHMIDT: Klin. Gastroenterologie **2**, 552 (1973)]

I. Verteilungsmuster der leberzelleigenen Enzyme im Blut

Die Leber, deren Leistung in der Fötalzeit auf die Blutbildung und Proteinproduktion beschränkt ist, produziert und scheidet Galle aus, steuert den Kohlenhydrat-, Eiweiß- sowie Fett- und Lipoidstoffwechsel und ist an der Harnstoffsynthese sowie am Wasserstoffwechsel beteiligt.

Zellstruktur und Funktion der Leber stehen in engster Wechselwirkung. Schädigungen der Zellen führen rasch zu Permeabilitätsveränderungen. Diese bestehen aus Molekülaustritten aus dem Zytoplasma mit Einstrom von Ionen und Wasser, Zerstörung der Zellmembran und Ausschwemmung ganzer Zellstrukturen in den extrazellulären Raum, wenn die Schädigung nicht durch Zellreaktionen kompensiert oder lokalisiert wird.

Da keine Basalmembran die Verbindung zwischen dem Blutstrom in den Sinusoiden und den Leberzellen stört, treten bei Funktionsstörungen an Leber und Gallenwegen die aus den geschädigten Zellen stammenden Enzyme direkt in die Blutwege, Gallenkapillaren oder Lymphspalten über (SCHMIDT u. SCHMIDT, 1973).

Die Änderung des Verteilungsmusters der leberzelleigenen, löslichen Enzyme im Blutserum gibt Hinweise auf den Typ der Leberzellschädigung. Tabelle 1 gibt eine Übersicht über die unmittelbaren (s.o.) und mittelbaren Folgen des Leberschadens.

Tabelle 1. Prinzipien der Leberfunktionsdiagnostik [E. und F.W. SCHMIDT: Klin. Gastroenterol., Bd. **2**, 548 (1973)]

1. *Unmittelbare Indikatoren der Zellschädigung*
   Austritt zellständiger Substanzen in den extrazellulären Raum. Beispiele: Anstieg von Zellenzymen, Eisen, Zink, Wolfram, Vit. B_{12} u.a.m. im Plasma
2. *Mittelbare Indikatoren der Zellschädigung: Einschränkungen der Funktionsleistung des Organs*
   Einschränkungen der Eliminations- und Metabolisierungsquoten bei *Belastung*
   a) Belastung mit „cholephilen" Substanzen. Beispiele: Belastung mit Bromsulphalein, Indozyaningrün, Bengalrosa, Bilirubin
   b) Belastung mit abzubauenden oder nach Umbau in den Urin auszuscheidenden Substanzen. Beispiele: Belastung mit Galaktose, Benzoesäure (Hippursäureprobe, p-Oxyphenylbrenztraubensäure) (Testazidprobe), Ammoniumsalzen
   Einschränkungen des Umsatzes oder der Ausscheidung von Stoffwechselprodukten. Beispiele: Beeinträchtigungen des Bilirubin- und Gallensäurestoffwechsels
   Verminderung der Syntheseleistung. Beispiele: Einschränkung der Bildung von Albumin, Gerinnungsfaktoren und Cholinesterase, von Cholesterin und Lipoprotein, verzögerter Auf- und Abbau von Glykogen
3. *Indikatoren der reaktiven Veränderungen der Leber.* Beispiele: Anstieg der Aktivitäten der Gallengangsphosphatase, der Leuzinaminopeptidase und der γ-Glutamyltranspeptidase im Serum (??)
4. *Indikatoren der reaktiven Veränderungen anderer Organe (Immunreaktion).* Beispiele: Auftreten zirkulierender Antikörper im Serum und Veränderungen der Immunglobuline

Für den Kliniker sind die unmittelbaren Zeichen der Leberzellschädigung für Diagnostik und Verlauf der Erkrankung von Bedeutung.

Für den Röntgenologen wichtiger sind die Aussagen über die Einschränkungen der Funktionsleistung der Leber als mittelbarem Indikator der Zellschädigung. Die Fragen des Transports der Gallenkontrastmittel im Blut, der Aufnahme in die Leber und der Sekretion in die Gallenwege sind auf verschiedenen Ebenen damit ebenso verknüpft, wie die Kontraktion der Gallenblase nach Gabe von Cholezystokinin und das Auftreten von leichteren und schwereren Zwischenfällen nach Gabe von Gallenkontrastmitteln.

II. Störung der Eliminierungsfunktion

1. Bilirubin

Die Passage des Bilirubins durch die Leber kann als Schema für die Ausscheidung der oralen KM dienen (s. Pharmakokinetik). Es wird im Serum an Albumin gebunden. Bei Absinken des Albuminspiegels oder durch kompetitive Verdrängung des Bilirubins aus der Albuminbindung durch Salizylate, Sulfonamide u.a. diffundiert es langsam in alle Körpergewebe. Das eiweißgebundene Bilirubin jedoch wird am Gefäßufer der

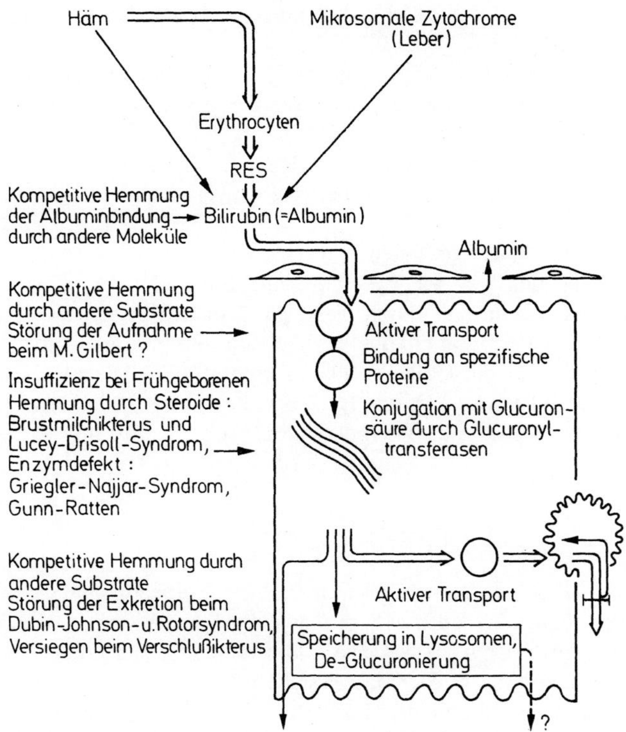

Abb. 17. Schema des Bilirubinstoffwechsels [E. und F.W. SCHMIDT: Klin. Gastroenterologie **2**, 557 (1973)]

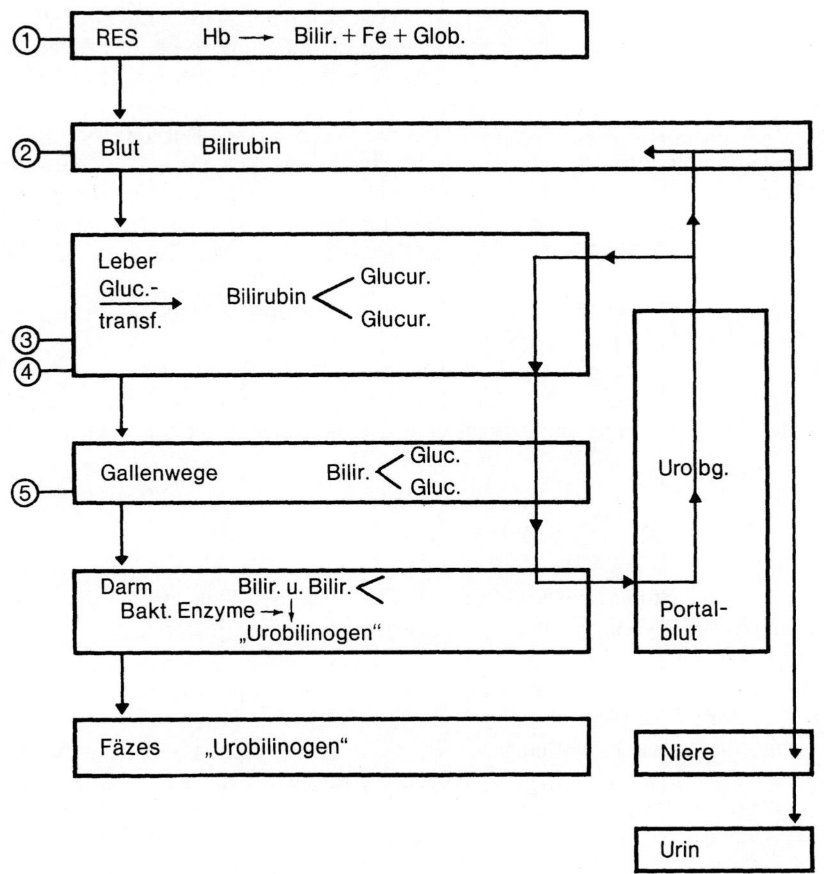

Abb. 18. Schema des Bilirubinstoffwechsels und der Ikterusentstehung in den einzelnen Stoffwechselstufen. Stufe 1: Produktionsikterus. 2 Retentionsikterus, 3 hepatozellulärer Ikterus, 4 hepatokanalikulärer Ikterus, 5 posthepatischer Ikterus [nach ZIMMERMANN, Med. Clin. N. Amer., **52**, 1417 (1968)]

Leber nach Abtrennung des Albumins, das im Blut zurückbleibt, in die Leberzelle überführt und vorübergehend an spezifische Proteine (Y–Z) gebunden (Abb. 17).

Im weiteren wird es mit Hilfe von Glukuronyltransferasen mit Glukuronsäure konjugiert und so wasserlöslich und ausscheidungsfähig gemacht. Die Exkretion in die Gallenkapillaren erfolgt aktiv gegen ein Konzentrationsgefälle.

Das in die Gallenwege ausgeschiedene Bilirubin gelangt in den Darm und unterliegt nach bakterieller oder enzymatischer Dekonjugation z.T. dem entero-hepatischen Kreislauf wie die Gallensäuren und die oralen Röntgen-Kontrastmittel.

Der Ikterus bei diffuser entzündlicher Parenchymerkrankung ist im wesentlichen auf eine Störung der Bilirubinaufnahme in die Zelle und die gestörte Exkretion in die Gallenkapillaren bedingt mit der Folge des Rückflutens des konjugierten Bilirubins durch die Zelle in die Sinusoide des venösen Lebersystems. Das vermehrte Auftreten von konjugiertem und unkonjugiertem Bilirubin im Blut ist so zu erklären.

Die Exkretion von Bilirubin in die Gallenkapillaren kommt zum Erliegen, wenn bei extrahepatischem Verschluß der Druck in den Gallenwegen 35 cm H_2O übersteigt. Die Möglichkeiten der Ikterusentstehung in den verschiedenen Stufen des Bilirubinstoffwechsels sind in Abb. 18 aufgeführt.

2. Gallensäuren

In der Leber werden täglich 300–1 000 mg Gallensäuren aus Cholesterin gebildet, die zum Pool der ständig im enterohepatischen Kreislauf zirkulierenden Menge von 4–6 g hinzukommen. Aktiviert in der Mikrosomenfraktion der Zelle mit Hilfe von ATP u.a., werden sie in den Lysosomen durch eine Gallensäuretransferase mit Taurin und Glyzin zu 80% konjugiert. Der Rest besteht aus freier Desoxycholsäure.

Die Syntheserate wird gesteuert durch den Spiegel der aus dem Darm rückresorbierten Gallensäuren im Pfortaderblut. Mehrmals täglich zirkuliert die Hauptmenge der Gallensäuren durch den ausgeprägten enterohepatischen Kreislauf. Nimmt die Gallensäuresekretion in die Gallenkapillaren ab, gelangen die Gallensäuren, ähnlich dem Bilirubin, in das venöse Blutsystem. Bei entzündlichen und toxischen Leberprozessen, insbesondere bei Verschlußikterus, kommt es zu beträchtlichen Anstiegen der Gallensäuren im Blut, die — an Albumin gebunden — von dort in die Gewebe gelangen und am Ende durch die Niere ausgeschieden werden. Die nicht resorbierten Reste werden durch die Bakterienflora im unteren Ileum und Kolon hydrolysiert und weiter umgesetzt in sekundäre Gallensäuren.

Auf den Dickdarm üben diese sekundären Gallensäuren eine laxierende Wirkung aus, die bei verminderter Rückresorption infolge Resektion der terminalen Ileumabschnitte pathologische Formen annehmen können.

Wichtig sind vor allem die täglichen Verluste an Gallensäuren, die normalerweise durch die in der Leber täglich gebildeten Säuren ausgeglichen werden. Unter pathologischen Bedingungen kommt es gewöhnlich zu einer stärkeren Verkleinerung des Gallensäurepools und somit auch zur Verminderung der Gallensäuremenge in der Gallenblase.

Bei Patienten mit Ileumteilresektion treten wahrscheinlich aus diesem Grunde Steinleiden dreimal so häufig auf wie bei der übrigen Bevölkerung (s. Cholelithiasis).

Die Gallensäureverluste treten, außer bei äußeren Gallenfisteln, bei Zustand nach B-II-Resektion mit dem Syndrom der zuführenden Schlinge auf. Es kommt zu einer pathologischen Keimbesiedlung des Duodenums mit vorzeitiger bakterieller Dekonjugierung der Gallensäuren und somit zur gestörten Gallensäure-Rückresorption.

3. Bengalrosa ^{131}Jod-Funktionstest

Bengalrosa (BR) ist, wie Bromsulphalein (BSP), ein Phthalein und wird, ähnlich wie BSP und Bilirubin, aus dem Körper eliminiert. Der einzige Unterschied gegenüber BSP liegt darin, daß BR in der Leberzelle nicht umgebaut wird.

Es wird im Plasma an Albumin und zu 30% an Globulin und 1-Lipoprotein gebunden (s. Pharmakokinetik der KM). Es kann kompetitiv aus dieser Bindung durch höhere Konzentrationen von Bilirubin, Gallensäuren und Fettsäuren sowie Medikamente verdrängt werden. Diese Beziehungen gelten auch für die KM, so daß sie bei negativer Cholangio-Cholezystographie als mögliche Ursache in Betracht zu ziehen sind.

Mit Hilfe des etikettierten Bengalrosa kann man bei einer Strahlenbelastung von 0,36 mrad für den Gesamtkörper und 2,0 mrad für die Leber relativ gut die Ausscheidungsfunktion der Leber untersuchen (SCHMIDT u. SCHMIDT, 1973).

Der Normwert für die Halbwertszeit der Blut-Clearance beträgt 7,5 min, die Halbwertszeit der Leberexkretion 284 min (SCHMIDT u. SCHMIDT, 1973).

Ein entero-hepatischer Kreislauf besteht nicht. Die Ausscheidung über die Niere liegt unterhalb 5%.

4. Verminderung der Synthesefunktion der Leber: Cholinesterasen

Im Blut finden sich die in der Leber gebildeten und hauptsächlich in den Erythrozyten und Thrombozyten gespeicherten Azetylcholinesterasen und die Cholinesterasen des Plasmas.

Die Syntheserate der Cholinesterasen (CHE) korreliert grob mit der Albuminbildung (SCHMIDT u. SCHMIDT, 1973).

Der stärkere Abfall der Cholinesterasen im Blut zeigt bei unkomplizierter Hepatitis einen schweren Parenchymschaden an. Herabgesetzte Werte zu Beginn der Erkrankung sprechen für eine Vorschädigung der Leber.

Von der chronischen Hepatitis bis zur Leberzirrhose sinken die Werte langsam ab. Bei Gallenwegserkrankungen sind die CHE-Werte normal, solange keine Parenchymzellschädigung vorliegt.

Von größerem Interesse als diese klinischen Kriterien ist für den Röntgenologen die Tatsache, daß die Gallenkontrastmittel je nach chemischer Konstitution die Azetylcholinesterasen inhibieren können.

Das orale KM Telepaque (Jopan-Säure) inhibiert z.B. in einer Molarität von 0,0006 50% der Azetylcholinesterasen der roten Blutkörperchen. Das intravenöse Cholegrafin (Jodipamid) braucht eine 16fach größere Menge, um den gleichen Inhibitionseffekt zu erreichen (LASSER, 1966). Es scheint eine grobe Korrelation zwischen den LD_{50}-Werten eines KM und seines Potentials an Azetylcholinesterase-Inhibition zu bestehen. Dies könnte die verschiedene Größe der Gallenblase im Röntgenbild erklären, indem durch die Anreicherung verschieden stark inhibierender KM die Cholinesterase im Muskel der Gallenblasenwand gehemmt wird. Die öfter beschriebene Hypermotilität oder Hypertonie der Gallenblase bei oraler Cholezystographie mit Telepaque wurde mit der cholinergischen Aktivität des Azetylcholins in der Gallenblasenwand erklärt (LASSER, 1966, 1973). Die Kontraktionsreaktion der Gallenblase durch Reizmahlzeit (Cholezystokinin) müßte sich demnach bei den chemisch verschiedenen KM different verhalten.

Die Wirkung der Inhibition der CHE im Blut durch das injizierte KM könnte in einer Weitstellung der peripheren Gefäße mit der Folge des Kreislaufkollapses infolge fehlenden Abbaus des Azetylcholins durch die CHE liegen (s. Komplikationen). Nach VIELHAUER u.Mitarb. (1975) sind die unter klinischen Bedingungen üblichen KM-Dosen jedoch zu niedrig, um durch Hemmung der Cholin-Esterasen einen Kollaps auszulösen. Eine Ausnahme könnte der seltene Fall eines angeborenen Cholin-Esterasemangels sein.

5. Immunreaktionen des Körpers bei Leberschäden

Das Interesse der Röntgendiagnostik an den Abbauraten oder Umsetzungen der Immunglobuline ist gering, soweit es die Diagnostik von Lebererkrankungen betrifft.

Von hohem Interesse ist aber die Tatsache, daß intravenöse Gallen-KM das Immunglobulin M in Form einer antikörperähnlichen Reaktion präzipitieren können (BAUER *et al.*, 1974).

Diese bei einer Immunglobulin-M-Paraproteinose tödliche Reaktion weist uns auf ein bei den Gallen-KM neues Problem hin (s. KM-Zwischenfälle). Da man nicht weiß, bei welcher Größenordnung die Menge des Immunglobulins M eine Gallenuntersuchung gefährdet, sollte man über die allgemeinen Beziehungen der Immunoglobuline orientiert sein.

Bei Schädigung der Leberzellen kommt es zum Austritt von Zellbestandteilen in den extrazellulären Raum, etwa in Form von Mitochondrien, Mikrosomen, Kernteilen, Hyaloplasma, Gallengangskapillaren usw. Gegen diese als Antigene wirkenden Zelltrümmer bilden sich meist unspezifische Antikörper, die verschiedenen Immunglobulinklassen angehören: Immunglobulin (Ig) A, G und M (Tabelle 2).

Tabelle 2. Normalwerte von Immunglobulinen im Serum [E. u. F.W. SCHMIDT: Klin. Gastroenterol., Bd. **2**, 564 (1973)]

	IgG (mg/ml)	IgA (mg/ml)	IgM (mg/ml)
GLEICHMANN u. DEICHER (Klin. Wschr. **46**, 171 (1968))	11,8±2,3	2,4±0,9	1,5±0,7
FATEH-MOGHADAM u.Mitarb. (Klin. Wschr. **47**, 129 (1969))	12,7±1,7	1,9±0,5	1,5±0,4

Eine Vermehrung des IgM wird gefunden bei frischer akuter Hepatitis und anderen akuten Infektionskrankheiten, chronisch persistierender Hepatitis, primärer biliärer Zirrhose und Verschlußikterus. Bei chronisch aggressiver Hepatitis ist das IgG stark erhöht, während bei der toxischen, alkoholischen Zirrhose alle Immunglobuline vermehrt sind, am stärksten IgA.

6. Alkalische Phosphatase

Die alkalischen Phosphatasen werden wahrscheinlich nicht durch die Leber aus dem Plasma eliminiert und in die Galle sezerniert.

Während beim Kind die aus den Osteoblasten stammende Knochenphosphatase überwiegt, kommt beim Erwachsenen ein Isoenzym AP aus der Leber. Diese Leberphosphatase soll von den sinusoidalen Grenzflächen der Parenchymzellen stammen. Sie macht beim Gesunden den Hauptanteil der AP aus, vor der alkalischen Phosphatase der Darmmukosa. Bei Schwangerschaft entwickelt sich die plazentare AP.

Bei intra- oder extrahepatischer Abflußstörung der Galle tritt ein weiteres Isoenzym in Erscheinung, das der Gallenphosphatase entspricht (HILL und SAMMONDS, 1967) und der α-Globulinfraktion angehört. Der gemeinsame Anstieg der Leberphosphatase mit den Transaminasen spricht dafür, daß der pathogenetische Mechanismus für den Austritt der Enzyme aus der Leberzelle der gleiche ist. Der Anstieg der Gallenphosphatase bei Cholestase hat seine Ursache im Übertreten der AP in die Sinusoide. Wahrscheinlich staut sich die AP nicht nur bis zum Übertritt in das sinusoidale Blutsystem zurück, sondern wird bei Sistieren des Gallenflusses vermehrt sezerniert.

Die AP der Darmmukosa steigt bei portaler Hypertension an. Eine erhöhte alkalische Phosphatase wird bei Tumorpatienten gelegentlich gefunden. Offenbar produziert der Tumor ein Isoenzym (Regan-Enzym; FISHMAN, 1968), das sich biochemisch nicht von der alkalischen Phosphatase der Leber, des Dünndarms usw. unterscheiden läßt (GIERMANN *et al.*, 1975).

Es findet sich bei 5–7% aller Karzinompatienten und läßt sich wie die AP der Plazenta und der Nieren mit Gallensalzen hemmen.

Neben der Erhöhung der alkalischen Phosphatase finden sich bei Nierenkarzinomen die Zeichen einer „reversiblen hepatischen Dysfunktion" (Stauffer-Syndrom) mit folgenden Symptomen: Erhöhung der alkalischen Phosphatase; vermehrte Bromsulphaleinretention; Hypalbuminämie bei Vermehrung der α_2-Globuline; Verlängerung der Prothrombinzeit (Quickwert-Erniedrigung); nicht-metastatische Hepatomegalie ohne Nachweis von typischen Leberveränderungen. Nach Nephrektomie bilden sich die Veränderungen spontan zurück.

7. Die Leuzinaminopeptidase (LAP)

wird in der Leber und den Gallenepithelien nachgewiesen. Ihr Verhalten bei Leber-Gallenwegsaffektionen ähnelt dem der alkalischen Phosphatase (WEBER, 1969).

III. Gallensekretion in der Leber

Lebergalle hat die gleiche Wasserstoffionenkonzentration wie Blutplasma. Es liegt bei einem Wassergehalt der Galle von 80–95% eine Isotonie von Leber, Galle und Plasma vor.

Die wichtigsten Bestandteile der Galle sind die Gallensäuren in freier und gebundener Form, die auch die Gallenausscheidung in Gang setzen, weiterhin die Gallenfarbstoffe (Bilirubin und Cholesterin). Mengenmäßig sind Proteine, Steroidhormone, Elektrolyte und alkalische Phosphate von geringerer Bedeutung.

Die Galle ist ein lyophobes Sol, in dem die schwer löslichen Elemente, wie Cholesterin, Bilirubin und Kalziumkarbonat sowie Kalziumphosphat, eine starke Tendenz zur Ausfällung haben. Die Lebergalle ist keine gesättigte Lösung. In der Blasengalle wird die Grenze der Löslichkeit der einzelnen Bestandteile erreicht, z.T. bereits deutlich überschritten.

Die Galle wird nicht gleichmäßig sezerniert. Es besteht ein Sekretionsrhythmus mit einem Maximum am Nachmittag. Sekretionsgröße und Sekretionsgeschwindigkeit sind stimulierbar und werden von verschiedenen Faktoren beeinflußt:

1. Arterielle und venöse (portale) Minderversorgung bedingen eine deutliche Reduktion der Gallensekretion bis zum Versiegen des Gallenflusses (HORSTERS, 1932). Erhöhung des arteriellen Druckes steigert vorübergehend die Gallensekretion, Erhöhung des venösen Druckes hat eine Verminderung der Sekretion zur Folge bis zur Acholerese.

2. Vagusreizung steigert die Gallensekretion, Sympathikusreizung mindert sie. Ob der Angriffspunkt der nervösen Regelung an der Leberzelle selbst liegt oder über die oben erwähnte Änderung der Leberdurchblutung geht, ist noch offen.

3. Sekretin, das in der Darmmukosa freigesetzt wird, kann eine Steigerung der Gallensekretion in der Leber, ohne Zunahme der Gallensäureproduktion, aufgrund einer Volumenvergrößerung durch Flüssigkeitsaufnahme bis zu 80% herbeiführen (Hydrocholerese).

4. Konzentrationszunahme an Gallensäuren im Blut provoziert eine Steigerung der Gallensekretion.
5. Unterbrechung des enterohepatischen Kreislaufs mit Ableitung der Galle nach außen führt zur Einschränkung der Gallensäureausscheidung durch die Leber und damit zu einer verminderten Cholerese.

Bei kontinuierlicher Ausscheidung beträgt die durchschnittliche Menge an Lebergalle 800–1200 ml täglich, bei einem spezifischen Gewicht von 1008–1016.

Der durch die Cholerese erzeugte Sekretionsdruck der Leberzelle (22–35 cm Wassersäule je nach Meßort) nimmt zum Duodenum hin ab und beträgt im D. choledochus nur noch etwa die Hälfte (15 cm Wassersäule).

Der Druckgradient ist abhängig
1. vom Sekretionsdruck der Leberzelle;
2. vom Tonus der glatten Muskulatur des Gallenganges;
3. vom Ausmaß der Wasserrückresorption des Gallenblasenepithels;
4. von der Gallenblasenausschüttung;
5. vom Durchflußwiderstand des Sphinkter Oddi;
6. vom intraabdominellen Druck.

IV. Füllung und Entleerung der Gallenblase

Die Gallenblase wird in der interdigestiven Phase, in der der Sphinkter Oddi überwiegend oder dauernd geschlossen ist, infolge des Druckanstiegs im D. hepatocholedochus (über 14 cm Wassersäule) und nach Überwinden des Öffnungsdruckes der Spiralklappen im Kollum-Zystikusgebiet aufgefüllt. Umgekehrt wird der Öffnungsdruck des Sphinkter Oddi durch Kontraktion der Gallenblase bei etwa 30 cm Wassersäule erreicht.

Neben dieser Speicherfunktion in Form eines Überlaufgefäßes (Kalk, 1928, 1930; Kalk und Schöndube, 1924, 1926) hat die Gallenblase noch die Funktion der Eindickung der einströmenden Lebergalle und damit der Produktion einer hochkonzentrierten Galle als Verdauungssekret.

Die Angaben über die Konzentrationsfähigkeit der Gallenblase sind bei fast allen Autoren mit einer geringen Schwankungsbreite gleich (Westphal *et al.*, 1931; Horster, 1932; Rothmann, 1965; Geigy-Tabellen).

Die Resorption vermag die Galle auf das Fünf- bis Zehnfache zu konzentrieren, und zwar konzentriert die leere, gesunde Gallenblase nach Rous und McMaster (1971) in 22,5 Std das Volumen von 49,8 auf 4,6 cm^3, also auf $^1/_{10}$ der Ausgangsmenge. Diese Konzentration betrifft mengenmäßig zwar überwiegend die Wasserresorption, die jedoch nur sekundär der Resorption der wasserlöslichen Elektrolyte zu folgen scheint. Es bestehen allerdings Variationen in der Resorptionsrate der einzelnen Substanzen innerhalb des Tages.

Durch die Absorption von Wasser, Natrium, Chlorid, Bikarbonat und in geringerem Umfang von Kalzium und Kalium kommt es zu einem Absinken des pH in der konzentrierten Galle mit einem Gefälle von der Blasenmitte zur Mukosa. Bei Stauung verschiebt sich der pH zum alkalischen Milieu hin.

Die Gallensäuren werden nur zu einem geringen Teil resorbiert. Lediglich bei Stase und Entzündung kommt es zu einer schnellen Absorption (Rothmann, 1965). Bilirubin wird normalerweise stark (bis zum 17–24fachen) in der Blase konzentriert, d.h. es kommt zu keiner Absorption in der Blasenwand. In der entzündeten Gallenblase kommt es dagegen zu einem Absinken der Konzentration.

Cholesterin liegt in freier Form als Hydrosol vor, so daß die Absorption durch die Mukosa äußerst gering ist.

Dieser resorptiven Leistung der Gallenblasenwand steht eine Sekretion gegenüber, die vor allem Muzin, ein Nukleoprotein, betrifft. Unter normalen Bedingungen enthält das Sekret Chloride und Karbonate, jedoch keine Gallensalze oder Cholesterin.

Durch die Auffang- und Resorptionsleistung der Gallenblase kommt es im Experiment bei Verschluß des distalen Choledochus und intakter Gallenblase zu einem um 36–48 Std verzögerten Eintritt eines mechanischen Ikterus, während bei verschlossener oder fehlender Gallenblase der Ikterus bereits 6 Std nach Verschluß zu erwarten ist.

Bei Verschluß des D. cysticus kann bei einigen Patienten Kalkmilchgalle, also eine Galle mit vermehrtem Kalziumgehalt, ohne wesentlich erhöhten Cholesterinspiegel gefunden werden. Kommt es tatsächlich zu einer Infektion, steigt der Cholesteringehalt von etwa 5 bis auf 130 mg% (Rothmann, 1965). Die Vermehrung des Cholesterins über den Sättigungspunkt hinaus bei Verminderung des Gallensäuregehalts führt zu einer Instabilität der Gallenflüssigkeit und zur Ausfällung von Cholesterin oder Bilirubin. Letzteres fällt bei Kalziumvermehrung als unlösliches Bilirubin-Kalzium aus (Westphal *et al.*, 1931). Diese Autoren berichten auch von ihren Untersuchungen mit Vagusreizung, die zu einer Steigerung der Resorption sowie zur Steigerung der Motilität oder des Tonus führte. Im Extremfall kam es zu einer Stauung der Gallenwege durch Hypertonie im Sphinkter Oddi bei gleichzeitiger Hyperresorption in der Gallenblase mit übermäßiger Eindickung. Von da ist es nur noch ein Schritt bis zur Ausfällung des Bilirubins.

V. Füllung und Entleerung der extrahepatischen Gallenwege

Es ist eine Reihe von Gründen für die aktive Mitarbeit des D. hepatocholedochus für den Gallentransport geltend gemacht worden. Da Ringmuskulatur fehlt, kann eine Gangperistaltik nicht auftreten, wie auch experimentell bewiesen wurde (BENEVENTANO et al., 1967; SCHEIN et al., 1961; SCHEIN und BENEVENTANO, 1968). Es bestehen aber Tonuswechsel in der vorhandenen Längsmuskulatur im D. hepatocholedochus mit meßbaren Druckänderungen. Insofern ist der D. hepatocholedochus nicht völlig passives Transportorgan. Im Vordergrund steht aber der Druckabfall von der Leber zum Duodenum hin von 20 auf 15 cm H_2O bei rhythmischer Periodizität der Öffnungs- und Schließungsphase des Sphinkter Oddi, deren Länge nach CAROLI (1950) den Durchfluß regelt.

Das Hormon Cholezystokinin wirkt auf die ableitenden Gallenwege ein über die
1. Steigerung der Cholerese in der Leber;
2. Kontraktion der glatten Muskulatur des ganzen extrahepatischen Gallengangssystems mitsamt der Gallenblase;
3. Aktivitätssteigerung des Sphinkter Oddi im Sinn eines erhöhten Gallendurchflusses in das Duodenum;
4. Steigerung der Peristaltik in Duodenum und Dünndarm.

Die Gallenblase wird in der interdigestiven Phase, in der der Sphinkter Oddi dauernd oder überwiegend verschlossen ist, bei Erhöhung des Innendrucks im D. hepatocholedochus mit Lebergalle gefüllt. Die Gallenblase hat infolge der kontinuierlichen Eindickung der einströmenden Lebergalle einen negativen Druckgradienten zum D. hepatocholedochus hin von 1:8 bis 1:10 (ROTTER und MANN, 1926).

Ein weiterer Faktor für die Druckdifferenz ist die Erschlaffung der Blasenmuskulatur in der interdigestiven Periode. Es kommt während der Füllung zu einem gerichteten Strom durch die Valvula spiralis in die Gallenblase bis zum Druckausgleich bei prall gefüllter Gallenblase. Auch in der Ruhepause kommt es zu gelegentlichen Gallenentleerungen in das Duodenum (HESS, 1961).

Während früher die nervale Steuerung der Gallenblasenmuskulatur zur Austreibung der Galle in den D. hepatocholedochus als wichtigster Faktor angesehen wurde, nimmt man heute an, daß die nervale Funktion nur in der Tonusregulierung besteht. Die Entleerung der Gallenblase dagegen ist nach IVY (1928) zentrale Funktion des Cholezystokinins. Dieses im Duodenum nach Reiz durch Fett oder Eigelb sezernierte Gewebshormon löst auf dem Blutweg die Kontraktion der Gallenblasenmuskulatur aus. Die Latenzperiode zwischen Einbringung ins Duodenum und der Kontraktionswelle beträgt ca. 3–5 min. Auch die Injektion von Hypophysin kann eine Kontraktion der Gallenblase hervorrufen. Durch diese kommt es zu einer Druckerhöhung in der Blase bis zu 10–24 cm H_2O (MARTH, 1966) bzw. 20–30 cm H_2O (HIGGINS und MANN, 1920), die den Widerstand der Valvula spiralis, der in Richtung auf den Choledochus höher ist als in Richtung auf die Gallenblase, überwindet.

Trotz Tonuserhöhung wird die Gallenblase erst nach einer Latenzzeit entleert. Da die Gallenblasenentleerung in eine Phase gesteigerter Lebersekretion fällt (GRILL et al., 1963; NUBOER, 1931), ist anzunehmen, daß neben der Cholekinese nicht nur nebenbei eine Hydrocholerese (Lebergallenproduktion) stattfindet, sondern daß eine Drucksteigerung im Hauptgallengang durch die Volumensekretion der Leber (und auch eventuell des Pankreas) für die Entleerung der Gallenblase notwendig ist (MARTH, 1966).

Diese theoretische Vorstellung scheint praktisch dadurch bestätigt zu werden, daß nach Durchtrennung des Sphinkter Oddi sich die Gallenblase infolge der niedrigen intraduktalen Druckwerte kaum noch ausreichend entleert, weshalb eine Sphinkterotomie stets mit einer Cholezystektomie verbunden werden sollte (HESS, 1955, 1961).

Die kinematographische Untersuchung der Gallenblasendynamik ergab, daß bei einem Teil der Versuchspersonen die optimale Konzentration nach 5–10 min erfolgt, während bei einer anderen Gruppe sich die Kontraktion der Gallenblase bis zu einer Stunde hinzieht (DÜX und THURN, 1960). Der größte Teil der Cholezystogramme ist nach Gabe einer Reizmahlzeit mit einer intensiven Darstellung des D. choledochus allein kombiniert. Ein kleinerer Teil weist, wie oben erwähnt, eine deutliche retrograde Füllung des D. hepaticus auf (Abb. 19). Diese retrograde Auffüllung ist gelegentlich sehr ausgeprägt, ohne daß man dafür einen besonderen Grund erkennen kann. Eine Korrelation der einzelnen Gruppen zu bestimmten Krankheiten bestand nicht. DÜX und THURN (1960) fanden ebenfalls, daß Größe und Form der Gallenblase beim gleichen Individuum unterschiedlich sein können und zur Zeit der Untersuchung vom augenblicklichen Muskeltonus abhängen. Eine Verkleinerung der Gallenblase nach Cholezystokinininjektion kann bei der ersten Untersuchung fehlen und bei einer Zweituntersuchung deutlich vorhanden sein.

LINDENBRATEN und KRUGLJAKOW (1964), die das Verhalten der Gallenblase nach oraler und intravenöser Cholezystographie in zeitlicher Beziehung zur Mahlzeit untersuchten, fanden bei einem Teil ihrer Patienten nach Speiseaufnahme eine anfängliche Volumenvermehrung der Gallenblase, die sie als Anfangsauffüllung in der Latenzperiode deuteten, ein bereits von BOYDEN (1928) beobachtetes Phänomen. Nach ihren Untersuchun-

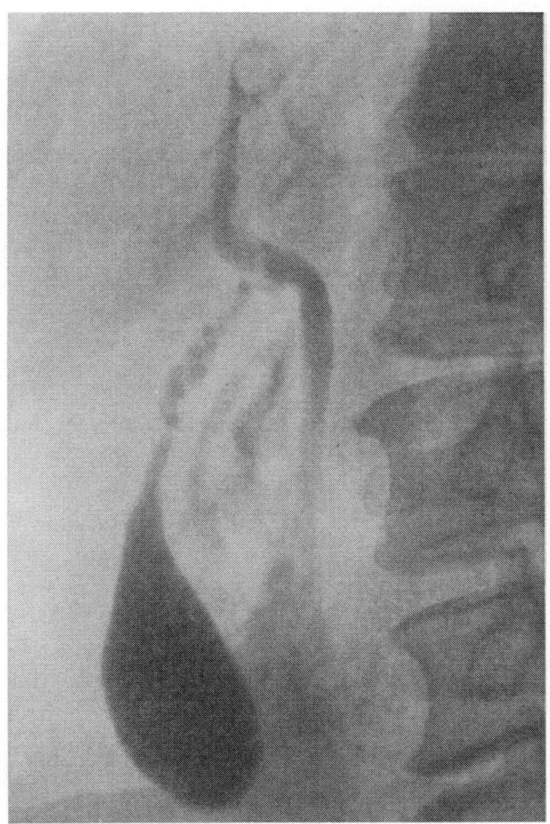

Abb. 19. Retrograde Füllung des D. hepaticus und seiner Äste nach Reizmahlzeit bei oraler Galle (Aufn. Dr. R.V. DRIESSCHE, St. Niklaas/Belgien)

gen findet man in der Entleerungsperiode zwei zeitlich deutlich gegeneinander abgesetzte Kontraktionsphasen, denen eine Auffüllungsperiode mit Erschlaffung der Gallenblase folgt.

Im Mittelpunkt aller Betrachtungen über die Entleerung der Gallenwege steht jedoch die Funktion des Sphinkter Oddi. Die Ergebnisse der neurophysiologischen Untersuchungen ergaben zusammengefaßt folgende Befunde (WESTPHAL *et al.*, 1931):

1. Leichte Vagusreizung bewirkt, neben der Gallenblasenkontraktion, eine Erweiterung und Auslösung deutlicher Peristaltik im Gesamtgebiet des Sphinkter Oddi.

2. Sympatikusreizung bewirkt einen Tonusnachlaß im gesamten Gallenwegsbereich bei Erweiterung des duodenalen Choledochusabschnitts bei isoliertem Verschluß des Sphinkters in der Papille.

3. Atropin bewirkt, infolge Vaguslähmung, ein ähnliches Bild wie die Sympathikusreizung, nämlich die Erweiterung des vorher verengten Sphinkterbereichs. Manchmal tritt offenbar eine Abflußhemmung durch Sphinkterschluß auf, der aber nicht einem Spasmus des Sphinkterrings entspricht.

4. Nervendurchtrennung des Vagus macht keine erhebliche Motilitätsstörung; es besteht nur eine deutlich verstärkte Erregbarkeit bei peripherer Vagusreizung.

Bei präganglionärer Splanchnikusdurchschneidung erfolgt gesteigerte Peristaltik. Durchtrennung von Vagus und Splanchnikus bringt keine abnormen Bewegungsabläufe. Die Schlußfähigkeit des Sphinktergebiets bleibt voll erhalten.

Pharmakologisch bestehen folgende Beziehungen:

1. Vagusreizung durch Auftropfen von Pilocarpin (WESTPHAL *et al.*, 1931) führt zum Spasmus der Papille. Durch Morphin läßt sich bei Auftropfen von Äther der gleiche Effekt erzielen (HESS, 1961).

2. Allergische Faktoren können Spasmen im Papillengebiet hervorrufen. Nahrungsmittelallergien müssen demnach bei der Entstehung von Gallenkrisen in Betracht gezogen werden (GUTTMANN, 1929). Das Gewebshormon Cholezystokinin (Cecekin) enthält zusätzlich geringe Spuren von Pankreozymin und Sekretin. Es hat folgende Wirkung bei der Prüfung an Mensch und Tier (GRILL *et al.*, 1963):

1. Verkürzung der Phasendauer von Öffnung und Schließung des Sphinkter Oddi von ca. 10 auf 5 sek.

2. Erhöhung der Motilität des Duodenums sowie der ganzen Dünndarmpassage.

3. Erhöhung von Passagedruck und Residualdruck im Choledochus von 11 auf 14,5 cm H_2O, d.h. Ansteigen der intrakanalikulären Druckwerte um etwa 30%.

4. Ausgeprägte Kontraktion der Gallenblase.

Der Gesamtvorgang der Cholekinese wird von MARTH (1966) folgendermaßen zusammengefaßt:

Die Entleerung einer mit Salzsäure, Fett und Eiweißspaltprodukten durchmischten Portion des Mageninhalts in das Duodenum führt zur Tonisierung der gesamten glatten Muskulatur der Gallenwege. Die Gallenblase richtet sich auf. Der Papillentonus steigt an. Die initiale bikarbonatreiche Pankreasvolumensekretion blockiert den Gallenabfluß. Die Hydrocholerese (Absonderung eines größeren Volumens dünner Lebergalle) erzeugt nach einer individuell verschiedenen Latenzzeit einen ausreichenden Druck im Hauptgallengang, durch den schließlich der Ductus cysticus geöffnet wird. Nun entleert sich die „vorgespannte" Blasengalle über den D. choledochus in das Duodenum, solange von der Hydrocholerese der erforderliche Druck am Hauptgallengang aufrecht erhalten wird. Fällt dieser Druck ab, schließt sich der Zystikus, und die Gallensäule im Hauptgallengang bleibt stehen.

Es erscheint im distalen Bereich des Choledochus das Amputationsphänomen als Folge der Kontraktion des Sphinkters am distalen Choledochus, wobei die Pankreassekretion erneut in Gang gesetzt wird.

Inzwischen sind im Duodenum alle Faktoren, die das cholekinetische Prinzip stimulieren, durch die Galle sowie die fett- und eiweißspaltenden Fermente in ihrer Wirkung aufgehoben worden. Die Gallenwegsmuskulatur erschlafft; nunmehr könnte es zu einer Zwischenfüllung der Gallenblase kommen, wenn nicht erneut eine Portion des Mageninhalts in das Duodenum transportiert wird und den bisher dargestellten Funktionsablauf wiederum in Gang setzt.

C. Chemie und Pharmakologie der Gallenkontrastmittel

I. Chemie der Gallenkontrastmittel

Von P. BLASZKIEWICZ

Alle heute gebräuchlichen Röntgenkontrastmittel sind (von wenigen anorganischen Präparaten und den jodierten Ölen abgesehen) Derivate des dreifach jodierten Benzols. Das chemisch sehr stabile Benzol hat sich bis jetzt als die beste organische „Trägersubstanz" für das Element Jod erwiesen, weil es dieses biologisch stabil bindet, viel Jod aufnehmen kann (nämlich drei Atome Jod pro Benzolmolekül) und relativ ungiftige Verbindungen ergibt.

Die folgende Darstellung beschreibt, aus der Sicht des Chemikers, zunächst die allgemeinen Struktur-Wirkungs-Beziehungen für alle diese trijodierten Benzolderivate und wird dann auf die gallengängigen Kontrastmittel ausführlicher eingehen. Die im Folgenden beschriebenen Zusammenhänge sollten nicht sämtlich als gesicherte Lehrsätze verstanden, sondern als Arbeitshypothesen angesehen werden, die viele Tatbestände sicher richtig interpretieren, zu anderen aber scheinbar oder tatsächlich im Widerspruch stehen können.

Das Trijodbenzol-Derivat, das als Röntgenkontrastmittel dienen soll, muß dem Organismus in wasserlöslicher Form zugeführt werden oder im Organismus in eine solche überführbar sein. Die Wasserlöslichkeit der Kontrastmittel wird nahezu ausnahmslos durch Salzbildung herbeigeführt. Zu diesem Zweck enthält das Trijodbenzol-Derivat eine organische Säuregruppe, die Karboxylgruppe $-C{\lessgtr}^{O}_{OH}$. Sie bildet mit einer organischen oder anorganischen Base (z.B. Methylglukamin oder Natriumhydroxid) ein wasserlösliches Salz.

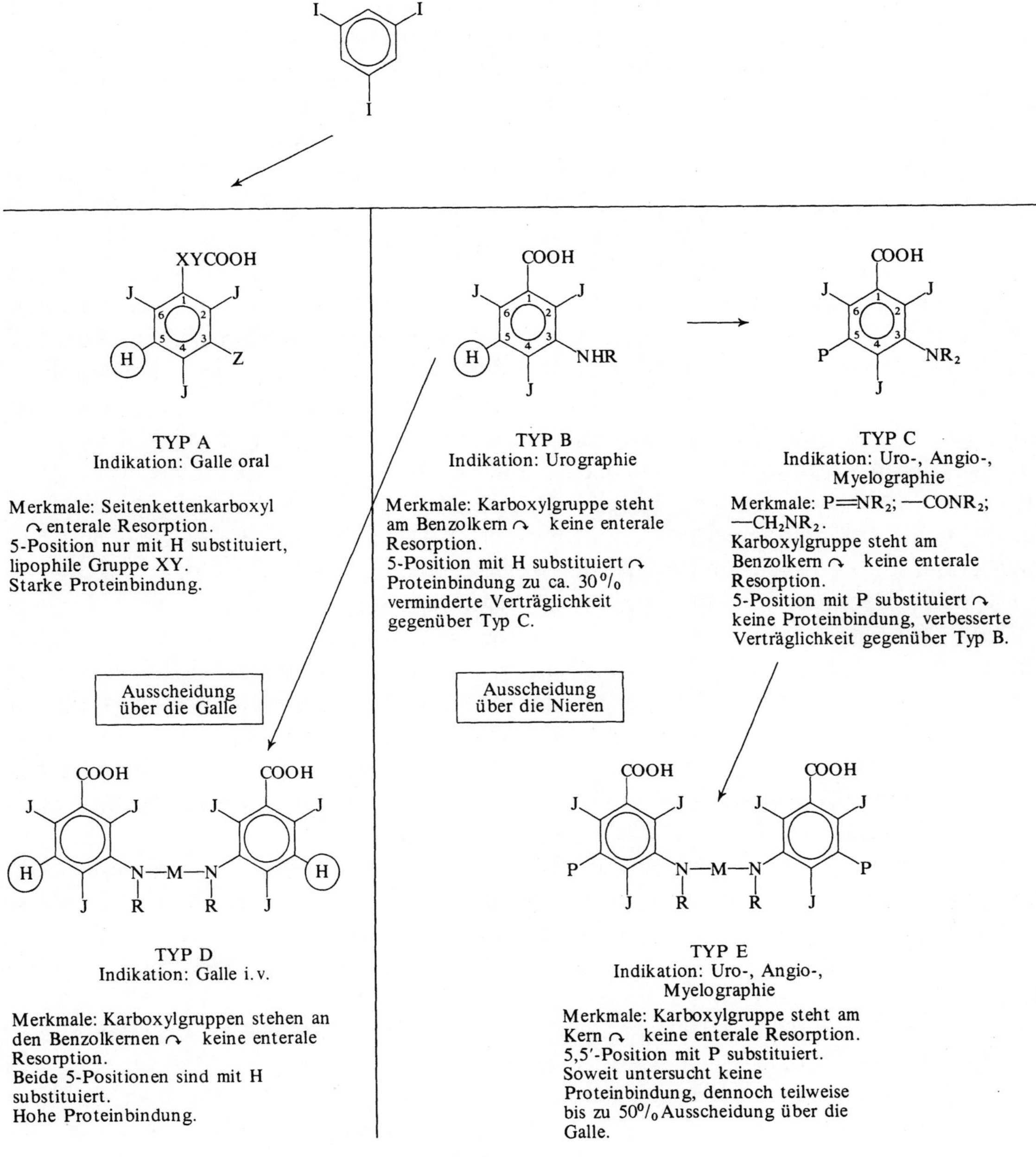

Abb. 20. Die Strukturschemata der heute gebräuchlichen trijodierten Kontrastmittel

Ist die organische Säuregruppe unmittelbar am Benzolring gebunden, so wird das Kontrastmittel enteral *nicht* resorbiert. Steht zwischen der Karboxylgruppe und dem Benzolring eine geeignete Zwischengruppe XY (s. Abb. 20 und 21), so ist das Kontrastmittel enteral resorbierbar.

Ob nun ein enteral oder parenteral appliziertes Kontrastmittel über die Galle oder über die Nieren ausgeschieden wird, bestimmen in erster Linie drei Faktoren: die Lipophilie bzw. Hydrophilie der Substanz, der Grad ihrer Bindung an Eiweiß und die Molekülgröße. Die Eiweißbindung steht sehr wahrscheinlich im Zusammenhang mit einem wichtigen Strukturmerkmal aller gallengängigen Kontrastmittel: Eine „Ecke" am Benzolring dieser Moleküle darf nach bisherigem Wissen nur mit Wasserstoff besetzt sein (s. Abb. 20, das mit einem Kreis versehene Wasserstoffatom). Die Molekülgröße kann im Organismus durch Konjugation mit Glukuronsäure erhöht werden, so daß ein Kontrastmittelmolekül auf diese Weise erst die für die Gallenausscheidung erforderliche Molekülgröße gewinnt. Glukuronidierung wird nur bei solchen Verbindungen beobachtet, deren Karboxylgruppe durch eine Zwischengruppe XY vom Benzolkern distanziert ist.

Lipophile, ausreichend an Eiweiß gebundene und (oder) glukuronidierbare Trijodbenzol-Derivate werden bevorzugt über die Leber ausgeschieden. Diese Voraussetzungen erfüllen zwei Verbindungstypen, die in Abb. 20 als Typ A und Typ D bezeichnet sind.

Der Typ A weist die nur mit Wasserstoff besetzte Position 5 (Abb. 20 gibt die hier verbindliche Zählweise der C-Atome im Benzolring an) am Benzolring auf und besitzt die lipophile Zwischengruppe XY, die Karboxylgruppe und aromatischen Kern voneinander trennt. Hier sind also die Bedingungen für enterale Resorption und biliäre Ausscheidung miteinander gekoppelt. Der Typ A ist das Baumuster für alle oralen Cholegraphika.

Der zweite Typ gallengängiger Verbindungen, der Typ D, leitet sich vom nierengängigen Typ B ab und soll hier im Vergleich mit diesem charakterisiert werden. Der Typ B ist ebenfalls in Position 5 am Benzolkern nur mit Wasserstoff substituiert und darum zu einem erheblichen Grad an Eiweiß gebunden (zu ca. 35%). Das Molekül ist aber für die Leberausscheidung wahrscheinlich nicht groß genug und eine Molekülvergrößerung durch Glukuronidierung wegen der Kernkarboxylgruppe nicht möglich. Daher ist der Typ B weder enteral resorbierbar noch lebergängig, sondern ein intravenöses Urographikum. Verdoppelt man aber den Typ B über eine Zwischenkette M, so enthält der neugewonnene Typ D gleich zwei nur mit Wasserstoff substituierte 5-Positionen pro Molekül, und die Verbindung hat eine erhebliche Molekülgröße. Diese beiden Faktoren gehören sicher mit zu den wichtigsten Ursachen, weshalb Präparate des Typ D über die Galle ausgeschieden werden. Der Kernkarboxylgruppen wegen müssen diese Verbindungen parenteral appliziert werden. Der Typ D ist also das Baumuster für die intravenösen Gallenkontrastmittel.

Der Typ C steht für die große Zahl der Uro- und Angiographika, die wegen ihrer Kernkarboxylgruppe intravenös appliziert werden müssen und wegen ihrer hydrophilen Substituenten sowie ausbleibender Glukuronidierung renal ausgeschieden werden. Die Einführung des Substituenten P verbessert die Verträglichkeit gegenüber dem Typ B erheblich.

Verdoppelt man Moleküle vom Typ C in analoger Weise, wie es bei dem Schritt von Typ B zum Typ D geschieht, so tritt, trotz der mit P besetzten 5-Positionen, bei dem Typ E neben der renalen auch biliäre Ausscheidung auf. Diese Erscheinung stützt die Hypothese von einem Schwellenwert für die Molekülgröße, oberhalb dessen die Gallenausscheidung einsetzt, auch wenn andere Voraussetzungen, wie Proteinbindung und Lipophilie, nicht oder nur unvollständig erfüllt sind. Je hydrophiler bei den Dimeren des Typs E der Substituent P und die Zwischengruppe M sind, um so mehr wird der Anteil der Gallenausscheidung zurückgedrängt.

Mit den in Abb. 20 aufgeführten Typen sind praktisch alle zur Zeit gebräuchlichen Kontrastmittel erfaßt. Der Text unter den allgemeinen Formeln nennt noch einmal in Stichworten die wichtigsten Merkmale einer jeden Verbindungsgruppe, einschließlich ihrer Indikation.

Wie Abb. 20 zeigt, gibt es zur Zeit nur zwei Typen von gallengängigen Kontrastmitteln. Gemeinsam haben die oralen und die intravenösen Cholegraphika den trijodierten Benzolkern, die nur mit Wasserstoff besetzte „Ecke“ an diesem und die Gallenausscheidung. Unterschiedlich sind sie durch die Art, wie die Karboxylgruppe am Benzol gebunden ist und die daraus resultierende verschiedene Resorbierbarkeit, durch die Zahl der Jodatome pro Molekül und durch ihre Verträglichkeit. Die oralen Gallenkontrastmittel haben den Vorteil der einfacheren Applikation und den Nachteil der geringeren diagnostischen Qualität. Die intravenösen Cholegraphika haben den Vorteil der besseren diagnostischen Qualität und den Nachteil der komplizierteren Applikation.

1. Die oralen Cholegraphika

Ihre allgemeine Strukturformel, wie sie in Abb. 20 mit dem Typ A angegeben ist, kann man grundsätzlich so betrachten, daß der Kohlenwasserstoffanteil Y der Gruppierung YX, zusammen mit der Karboxylgruppe, eine Fettsäure Y-COOH bildet, die über das Verbindungsglied X mit dem trijodierten Benzolring verbunden ist. Vereinfachend gesagt, sind also die oralen Gallenkontrastmittel Fettsäuren, die über ein geeignetes Verbindungsglied (X) mit dem kontrastgebenden trijodierten Benzolring verbunden sind.

Die Fettsäureseitenkette schafft die Voraussetzung für die enterale Resorption und bewirkt, zusammen mit der unbesetzten Position 5 am Benzolring, die Ausscheidung über die Galle.

Der Substituent Z ist oft chemisch-synthetisch erforderlich und dient außerdem zur Beeinflussung der Hydrophilie bzw. Lipophilie, Toxizität und Proteinbindung des Moleküls.

Nach der Art, wie die Fettsäure über das Verbindungsglied X mit dem Benzolring gekoppelt ist, kann man fünf Verbindungstypen definieren:

- die Phenylfettsäuren: Bei ihnen fehlt das Zwischenglied X, die aliphatische Kette Y der Fettsäure steht unmittelbar am Kern;
- die Phenoxyfettsäuren: X ist hier ein Sauerstoffatom, das aus der Hydroxylgruppe -OH des zugrundeliegenden Phenols stammt;
- die Phenylaminofettsäure: X ist hier ein Stickstoffatom, das aus der Amino-Gruppe $-NH_2$ des zugrundeliegenden Anilins (bzw. meta-Phenylendiamins) stammt. Die aliphatische Kette der Fettsäure ist unmittelbar mit dem Stickstoffatom verbunden;
- die Fettsäureanilide: X ist hier, ebenso wie bei den Phenylaminofettsäuren, das Stickstoffatom des ursprünglichen Anilins (oder meta-Phenylendiamins), die aliphatische Kette der Fettsäure steht aber nicht unmittelbar an diesem Stickstoffatom, sondern ist mit ihm in der Form eines Säureamids verknüpft (s. Abb. 21);
- die Benzoylaminofettsäuren: X ist hier die Säureamidgruppe $-C\genfrac{}{}{0pt}{}{\diagup O}{\diagdown NR-}$ der zugrundeliegenden 3-Amino-benzoesäure. Das Stickstoffatom dieser Gruppe wird von einer Aminofettsäure $H_2N-Y-COOH$ eingebracht.

In Abb. 21 soll die vorangegangene Beschreibung der fünf Verbindungstypen mit Formelbildern veranschaulicht werden. Sie gibt die einfachen Benzolderivate an, von denen sie sich ableiten, und ordnet ferner die wichtigsten Handels- und Prüfpräparate diesen Verbindungstypen zu.

Bei der „Konstruktion“ eines Moleküls dieser Verbindungstypen müssen stets die „Bauteile“ X, Y und Z so aufeinander abgestimmt werden, daß man optimale Werte für die Resorption, für den Anteil und die Geschwindigkeit der Gallenausscheidung sowie für die Toxizität erhält.

Ganz allgemein verschiebt die Erhöhung der Lipophilität durch Vergrößerung des Alkylanteils die Ausscheidung zur Galle hin und steigert gleichzeitig die Toxizität. Die Vermehrung des hydrophilen Anteils im Molekül ($-NH_2$; -OH; -NHCOAlkyl, -Alkyl-O-Alkyl-) verschiebt die Ausscheidung zur Niere hin und vermindert die Toxizität. Es gilt also, einen Kompromiß mit diesen beiden divergierenden Tendenzen zu finden.

Welche Möglichkeiten dafür zur Verfügung stehen, soll im Folgenden für jeden der fünf Verbindungstypen kurz erörtert werden.

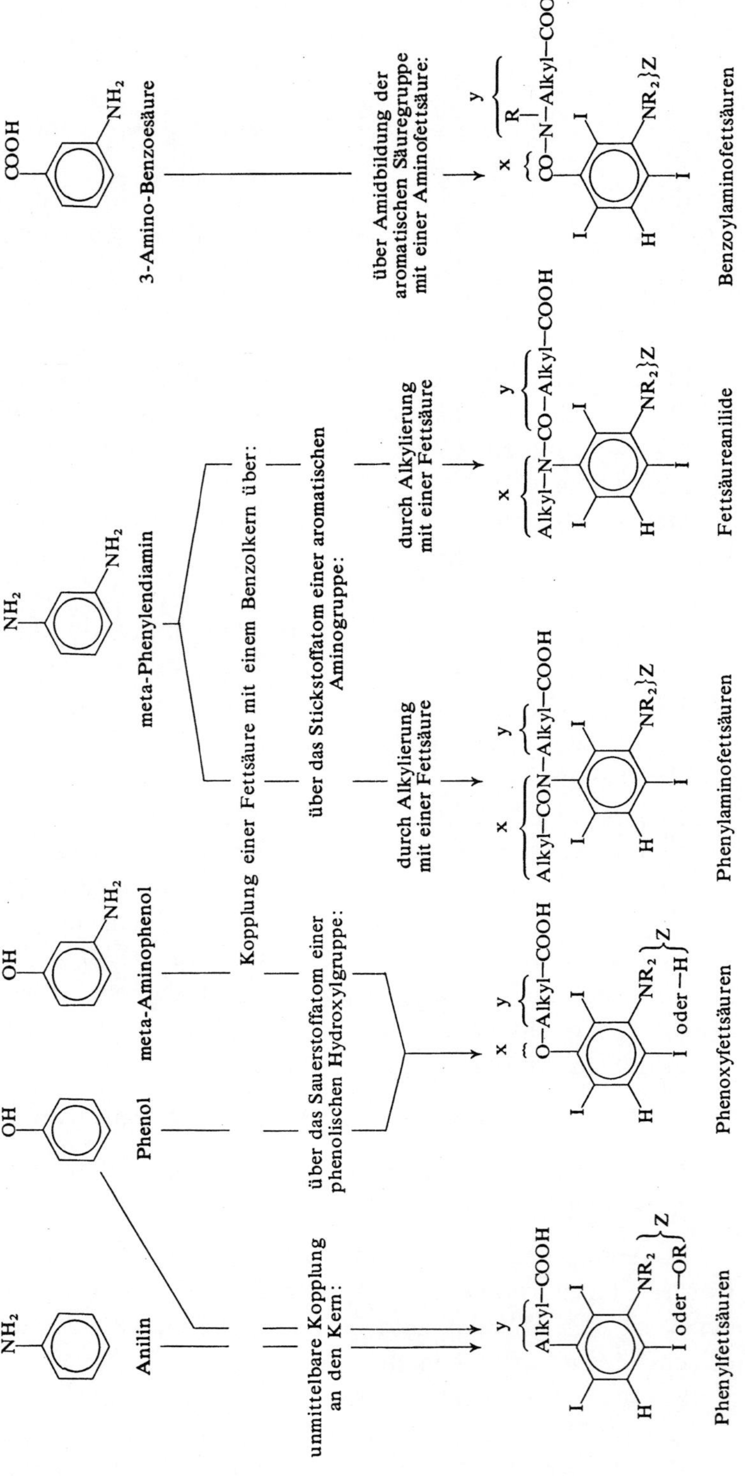
Anilin
Phenol
meta-Aminophenol
meta-Phenylendiamin
3-Amino-Benzoesäure
NH₂
OH
COOH
Kopplung einer Fettsäure mit einem Benzolkern über:
unmittelbare Kopplung an den Kern:
über das Sauerstoffatom einer phenolischen Hydroxylgruppe:
über das Stickstoffatom einer aromatischen Aminogruppe:
durch Alkylierung mit einer Fettsäure
durch Alkylierung mit einer Fettsäure
über Amidbildung der aromatischen Säuregruppe mit einer Aminofettsäure:
Alkyl—COOH
NR₂ I oder —OR Z
O—Alkyl—COOH
NR₂ oder —H Z
Alkyl—CON—Alkyl—COOH
Alkyl—N—CO—Alkyl—COOH
CO—N—Alkyl—COOH
R
NR₂}Z
x
y
I
H
Phenylfettsäuren
Phenoxyfettsäuren
Phenylaminofettsäuren
Fettsäureanilide
Benzoylaminofettsäuren

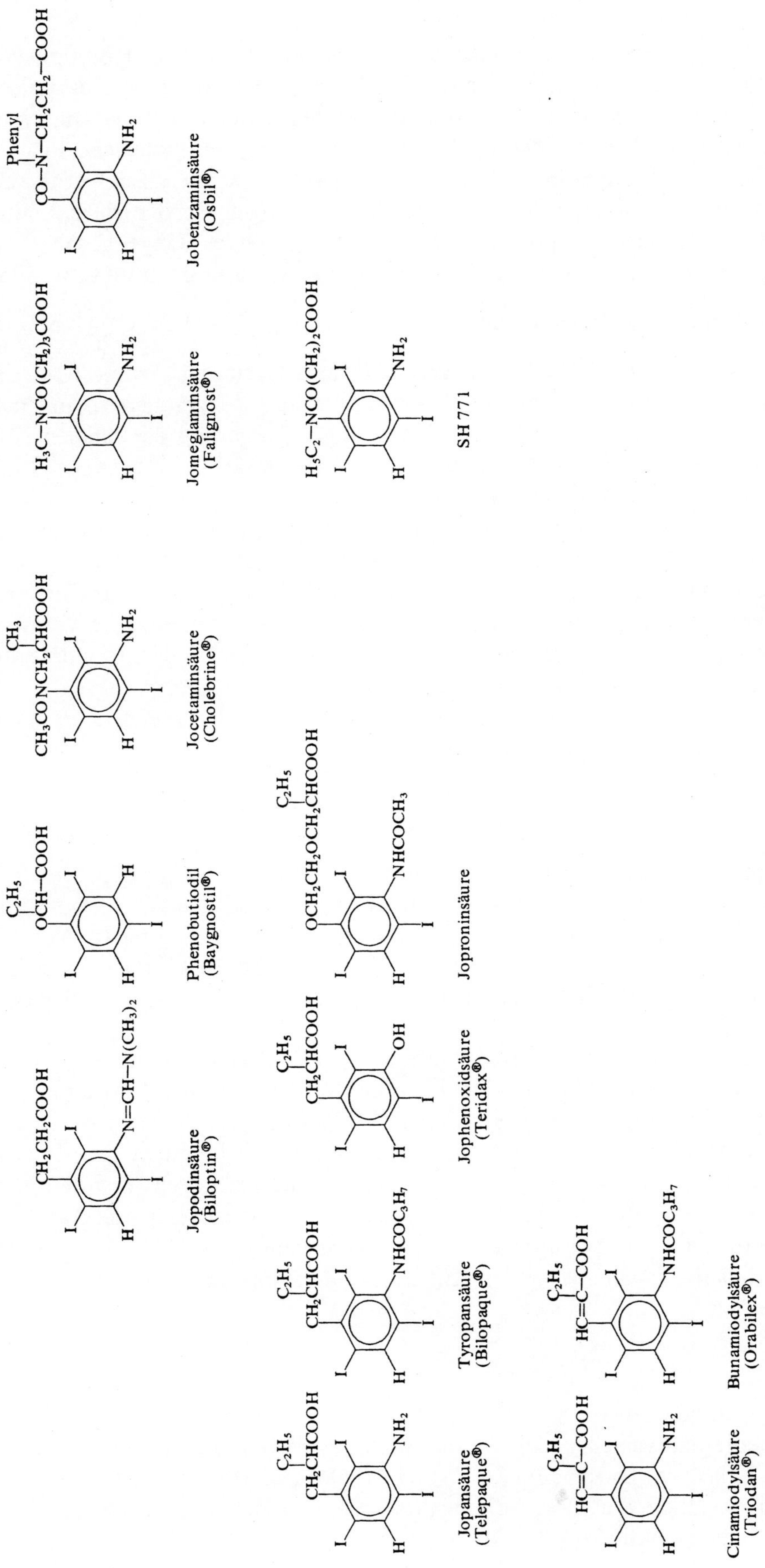

CH_2CH_2COOH — $N{=}CH{-}N(CH_3)_2$

Jopodinsäure (Biloptin®)

C_2H_5 / $OCH{-}COOH$

Phenobutiodil (Baygnostil®)

CH_3 / $CH_3CONCH_2CHCOOH$ — NH_2

Jocetaminsäure (Cholebrine®)

$H_3C{-}NCO(CH_2)_3COOH$ — NH_2

Jomeglaminsäure (Falignost®)

Phenyl / $CO{-}N{-}CH_2CH_2{-}COOH$ — NH_2

Jobenzaminsäure (Osbil®)

C_2H_5 / $CH_2CHCOOH$ — NH_2

Jopansäure (Telepaque®)

C_2H_5 / $CH_2CHCOOH$ — $NHCOC_3H_7$

Tyropansäure (Bilopaque®)

C_2H_5 / $CH_2CHCOOH$ — OH

Jophenoxidsäure (Teridax®)

C_2H_5 / $OCH_2CH_2OCH_2CHCOOH$ — $NHCOCH_3$

Jopronìnsäure

$H_5C_2{-}NCO(CH_2)_2COOH$ — NH_2

SH 771

C_2H_5 / $HC{=}C{-}COOH$ — NH_2

Cinamiodylsäure (Triodan®)

C_2H_5 / $HC{=}C{-}COOH$ — $NHCOC_3H_7$

Bunamiodylsäure (Orabilex®)

Abb. 21. Synopsis der oralen Cholegraphika

Phenylfettsäuren

Da dieser Verbindungstyp kein X besitzt, bleiben als variationsfähige Komponenten nur Y und Z. Ohne den Substituenten Z werden Trijodphenyl-Fettsäuren enteral schlecht resorbiert. Die Hydroxylgruppe wird hier, wie auch bei den anderen Verbindungstypen, nicht mehr als Substituent Z in das Molekül eingeführt, weil sie eine spezielle Proteinbindung und dadurch eine ungewöhnlich lange biologische Halbwertszeit verursacht. Aus diesem Grund wurde die Jophensäure aus dem Handel gezogen. Bei der freien Aminogruppe $—NH_2$ als hydrophiler Komponente Z hat sich als lipophiles „Gegengewicht" am besten die Gruppierung $—CH_2—$CHÄthyl— bewährt (s. Jopansäure (SHEHADI, 1952) in Abb. 21). Die Überführung dieser Aminogruppe in ein Amid $—NH—C{\scriptsize\begin{matrix}\nearrow O\\ \searrow R\end{matrix}}$ bewirkt meistens eine geringere Toxizität und gesteigerte Harnausscheidung. Wählt man den Alkylrest R der Säure, mit welcher man dieses Amid erzeugt, groß genug, so kann man im günstigsten Fall eine verminderte Toxizität bei geringer Steigerung der renalen Ausscheidung erzielen. Das ist bei der Darstellung der Tyropansäure (BURHENNE, 1963; STERLING, 1953) aus der Jopansäure gelungen (s. Abb. 21).

Besteht Y nicht, wie bei der Jopan- und Tyropansäure, aus vier, sondern nur aus zwei Kohlenstoffatomen, so reicht die Aminogruppe als Substituent Z nicht aus, eine günstige biliäre Ausscheidung zu bewirken. Auch eine Amidbildung analog zur Tyropansäure ist ungeeignet. Hier hat eine etwas komplizierter erscheinende chemische Veränderung der Aminogruppe zu einem sehr gut gallengängigen Präparat, der Jopodinsäure (HARWART *et al.*, 1959; Schering AG, 1959), geführt (s. Abb. 21).

Von den in Abb. 21 bei den Phenylfettsäuren aufgeführten Beispielen sind heute nur die Jopodin-, Jopan- und Tyropansäure im Handel.

Phenoxyfettsäuren

Auch hier kann man, wie bei den Phenylfettsäuren, nur Y und Z variieren, weil der Sauerstoff zwischen Benzolkern und Y keinen weiteren Substituenten binden kann. Das Phenobutiodyl (Chimic et atomistique US Pat. 2.796.432, 1953; Cilag AG US Pat. 2.711.424, 1950) (s. Abb. 21), ein Präparat, das nicht mehr im Handel ist, zeigte ohne den Substituenten Z bereits eine ausreichende, wenn auch etwas langsame Gallenausscheidung.

Das einzige zur Zeit klinisch im größeren Umfang geprüfte Präparat in dieser Gruppe ist die Joproninsäure (BRACCO, 1972) (s. Abb. 21). Zur Verbesserung der Verträglichkeit enthält Y in dieser Verbindung eine Äthergruppe Alkyl-O-Alkyl (zusätzlich zum Äthersauerstoff X). Diese Möglichkeit, weniger toxische Substanzen zu erhalten, wurde zum ersten Mal beim intravenösen Cholegraphikum Joglykaminsäure entdeckt. Seitdem gibt es eine beträchtliche Anzahl Versuchspräparate intravenöser und oraler Cholegraphika, die eine oder mehrere solche Oxa-Gruppen enthalten. Sie beeinflussen, wie schon gesagt, die Verträglichkeit positiv, erhöhen aber den Anteil der Nierenausscheidung und vermindern die Proteinbindung.

Phenylamino-Fettsäuren

Zusätzlich zur Veränderung von Y und Z besteht hier die Möglichkeit, X noch mit einem Substituenten zu versehen. Die einzige wichtige Verbindung in dieser Gruppe ist bisher die Jocetaminsäure (DAGRA, 1965; KORVER, 1968). Der Herstellungsweg solcher Präparate ist wahrscheinlich die Ursache für die noch verhältnismäßig geringe Zahl von Varianten analoger Struktur.

Fettsäureanilide

Hiermit sind Monoanilide aliphatischer Dikarbonsäuren gemeint. Auch hier können, wie bei den Phenylamino-Fettsäuren, Y und Z variiert sowie X mit unterschiedlichen Alkylsubstituenten versehen werden. Wird der Stickstoff, der hier als X fungiert, nicht mit einem Alkylrest besetzt, so sind die Verbindungen nicht ausreichend gallengängig. Meistens ist der Alkylrest an diesem Stickstoffatom eine Methyl- oder Äthyl-Gruppe. Als aliphatische Dikarbonsäuren sind bisher die Bernstein- und die Glutarsäure am besten untersucht. Das Handelsprodukt Jomeglaminsäure (VEB Fahlberg-List, DDR 67.209, 1967) enthält die Glutarsäure, das Prüfpräparat SH 771 (Schering AG, frz. Pat. 1.381.643, 1964; SCHIRMEISEN, 1965) die Bernsteinsäure. Die Akylierung der 3-Aminogruppe bewirkt auch hier wieder eine verminderte Toxizität und erhöhte Nierenausscheidung. Die Alkylierung dieser Funktion hat den gegenteiligen Effekt. Gleichzeitige Alkylierung und Akylierung der 3-Aminogruppe hat bisher keine brauchbaren Ergebnisse gebracht.

Benzoylaminofettsäuren

Die meisten Verbindungen dieses Bautyps sind überwiegend nierengängig. Die Jobenzaminsäure (LINDNER *et al.*, 1961; österr. Stickstoffwerke, US Pat. 3.051.7.45, 1959) stellt in dieser Reihe eher eine Ausnahme dar. Die Variationsmöglichkeiten dieses Baumusters sind bereits weitgehend genutzt worden. Neue Entwicklungen in dieser Stoffgruppe sind nicht sehr wahrscheinlich.

2. Die intravenösen Cholegraphika

Ihre Entdeckung vor etwas mehr als zwei Jahrzehnten war ein entscheidender Schritt zu einer verbesserten radiologischen Gallendiagnostik (LANGECKER *et al.*, 1953; Schering AG, DBP 936.928, 1952). Die bald nach der Entdeckung eingeführten Präparate Adipiodon und Joglykaminsäure sind auch heute noch die einzigen Handelspräparate für diese Indikation. Erst in neuerer Zeit sind zwei weitere Verbindungen, die Jotroxin- und die Jodoxaminsäure, in die breite klinische Prüfung gelangt (s. Abb. 22). Das Baumuster der intravenösen Cholegraphika, wie es in Abb. 20 mit dem Typ D angegeben ist, erlaubt nur eine Variation des Verbindungsgliedes M zwischen den beiden Ringen und die Einführung verschiedener Alkylreste an den Stickstoffatomen, mit denen die Kette M verbunden ist. Alkylreste haben sich dort aber nicht bewährt; alle vorteilhaften Präparate sind an den Stickstoffatomen und mit Wasserstoff substituiert.

M ist eine aliphatische Dikarbonsäure, die mit den Aminogruppen zweier Moleküle 3-Amino-2,4,6-trijod-benzoesäure durch Amidbildung verknüpft ist. Die Variation von M konzentriert sich seit der Entwicklung der Joglykaminsäure (CORMAN *et al.*, 1967; Schering AG, DBP 962.698, 1952), die eine Äthergruppe enthält, auf die Einführung weiterer Äthergruppen in die Kette der Dikarbonsäure M. Auf diese Weise wird hauptsächlich die Verträglichkeit der Präparate verbessert. Allerdings scheint sich diese Tendenz nicht zwangsläufig fortzusetzen. Die Jodoxaminsäure (BRACCO, 1969; FELDER *et al.*, 1973) nämlich, die vier Äthergruppen enthält, ist im Tierexperiment (Toxizität i.v. bei der Ratte) etwas weniger verträglich als die Jotroxinsäure (Schering AG, DBP 962.698, 1957), die drei Äthergruppen enthält. Die Proteinbindung nimmt mit der Anzahl der Äthergruppen stetig ab, das Verhältnis von Gallenausscheidung zu Nierenausscheidung wird dadurch aber nicht beeinflußt. Ein anderes Baumuster für intravenöse Cholegraphika konnte bisher nicht gefunden werden.

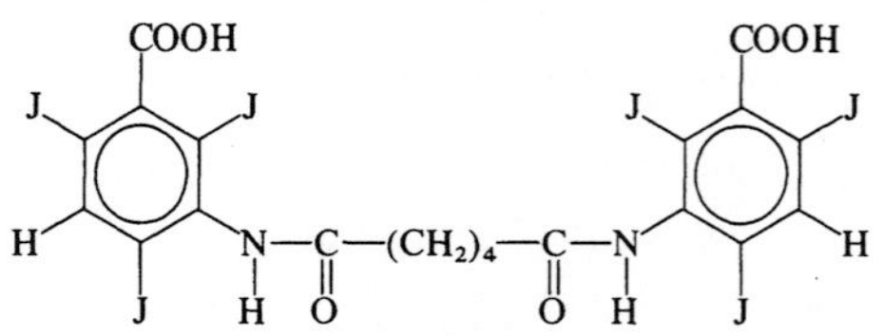

Adipiodon (Biligrafin®)
(Jodipamid)

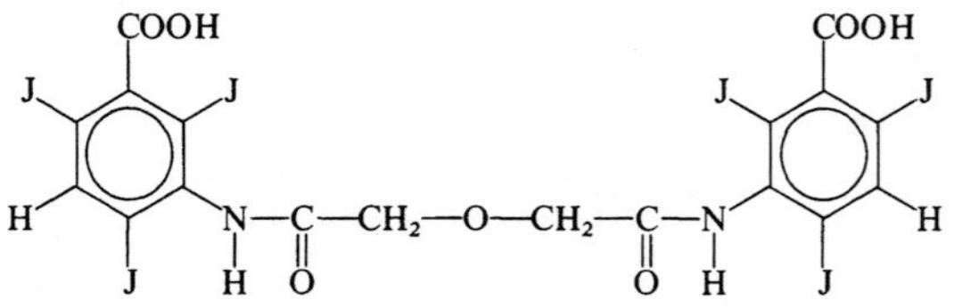

Joglycaminsäure (Bilivistan®)

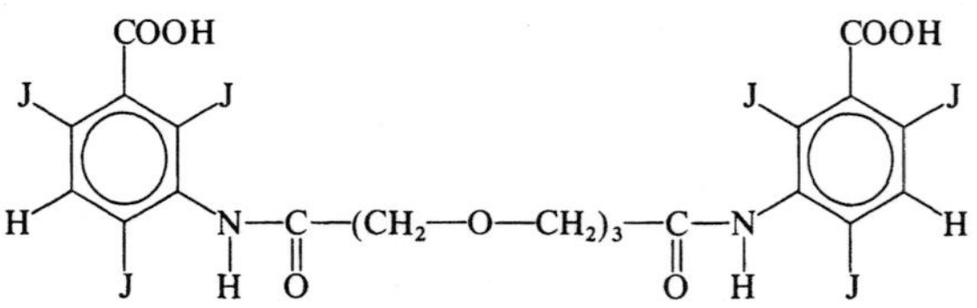

Jotroxinsäure

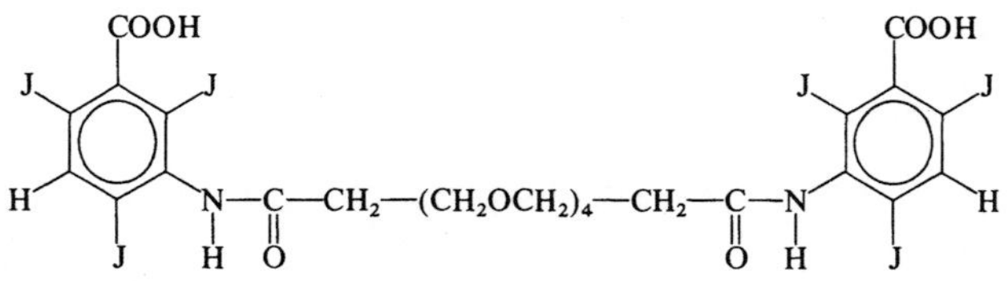

Jodoxaminsäure

Abb. 22. Strukturformeln der intravenösen Cholegraphika

II. Geschichte und zukünftige Perspektiven der Chemie der Gallenkontrastmittel

1909 entdeckten ABEL und ROWNTREE, daß Tetrachlorphenolphthalein selektiv über die Leber in die Galle ausgeschieden wird. Das Hauptaugenmerk galt dabei der laxierenden Wirkung der Phthaleine. Später wurde Tetrachlorphenolphthalein auch zur Funktionsuntersuchung der Leber eingesetzt. ROUS und MCMASTER konnten 1921 nachweisen, daß die Gallenblase die Galle 8–10fach konzentriert. Erst GRAHAM zog aus den erwähnten Fakten die entscheidende Schlußfolgerung, daß bromierte und jodierte Derivate des Phenolphthaleins infolge selektiver Ausscheidung in die Galle und anschließender Konzentrierung zur Darstellung der Gallenblase geeignet sein könnten. 1924 berichteten GRAHAM, COLE und COPHER in einer vorläufigen Mitteilung über die Möglichkeit, mit i. v. injiziertem Tetrabromphenolphthalein eine Röntgenuntersuchung der Gallenblase durchzuführen. Die Ergebnisse der Cholezystographie konnten kurz darauf durch Anwendung des Natriumtetrajodphenolphthaleins erheblich verbessert werden (GRAHAM *et al.*, 1926). Dieses Kontrastmittel blieb über viele Jahre das am meisten benutzte orale Cholezystographikum. Allerdings war dieses KM, verglichen mit den heutigen Präparaten, noch mit wesentlichen Mängeln behaftet. Nebenwirkungen, wie Übelkeit, Erbrechen oder Durchfälle, traten relativ häufig auf. Nicht selten blieb die Kontrastierung infolge zu langsamer Resorption aus. Trotz relativ intensiver, gezielter Forschung wurde erst 1940 mit der Entwicklung des verträglicheren Biliselektans (Jodoalphionsäure) durch DOHRN und DIEDRICH ein Fortschritt erzielt.

Ein Markstein in der Geschichte der KM stellt die Synthese des Azetrizoats (Typ B der Abb. 20) durch WALLINGFORD im Jahre 1950 dar. Mit dieser Substanz, die überwiegend nierengängig ist, wurde die Epoche der trijodierten nephrotropen und hepatotropen KM eingeleitet.

ARCHER und HOPPE gelang 1951 die Synthese der Jopansäure (Telepaque), des ersten trijodierten Cholezystographikums moderner Bauart. In den folgenden Jahrzehnten erschienen in rascher Folge eine Anzahl weiterer oraler Cholegraphika (s. Abb. 21).

Eine weitere entscheidende Verbesserung und Erweiterung erfuhr die Röntgendiagnostik der Gallenwege durch die Entwicklung des Adipiodons (Biligrafin) im Jahre 1953 durch LANGECKER, HARWART und JUNKMANN, des *ersten* intravenös injizierbaren Cholegraphikums, sieht man von den Versuchen mit halogenierten Phthaleinen ab. Chemisch-synthetisch handelt es sich um die Koppelung von zwei 2,4,6-Trijod-3-aminobenzoesäuren (Typ B in Abb. 20). Die Koppelung erfolgt über die Stickstoffatome der Aminogruppen durch Azylierung mit einer aliphatischen Dikarbonsäure. Dieses Bauprinzip (Typ D in Abb. 20) liegt auch der kurz darauf synthetisierten Joglykaminsäure, dem z.Z. einzigen weiteren im Handel befindlichen i.v. Cholegraphikum, und den heute bekannten Prüfpräparaten zugrunde.

Die großen Erfolge der letzten 25 Jahre auf dem Gebiet der Cholegraphie sind auf die Benutzung des trijodierten Benzolkerns als Basisstruktur und auf die Dimerisation trijodierter Aminobenzoesäuren zurückzuführen. Es ist daher konsequent zu fragen, ob diese Phase durch eine Aera höher jodierter oder tri- bzw. polymerisierter KM abgelöst wird.

Wie schon vor längerer Zeit erkannt wurde, nimmt die Toxizität der Kontrastmittel mit wachsendem Einbau von Jod zu (BECKER, CASSEBAUM, 1963; KNOEFEL, HUANG, 1956). Dieser negative Effekt läßt sich durch Einbau detoxifizierender Substituenten ausgleichen, jedoch nur bei mono- bis trijodierten Kontrastmitteln. Bei Einführung von mehr als drei Jodatomen ist eine ausreichende Detoxifikation nicht mehr zu erzielen (BARKE, 1964). Außerdem ist die Resorbierbarkeit der höher jodierten KM geringer (BECKER, CASSEBAUM, 1963). Und schließlich ist die Synthese tetra- und pentajodierter Benzolderivate umständlich, da sie nur auf indirektem Wege über eine Diazotierung gelingt (BARKE, 1964).

Die Erfolgsaussichten tri- und polymerisierter KM auf dem Gebiet der Cholegraphie sind noch nicht abschließend zu beurteilen. Erste Untersuchungen in dieser Richtung wurden bereits unternommen (MALLINCKROTH, 1972; Pharmazia AG, US Pat. 3.632.738, 1972). Die Löslichkeit der Tri- und Polymeren und die Viskosität ihrer Lösungen scheinen das Hauptproblem zu sein.

Eine neue Aera der KM-Chemie ist demnach noch nicht in Sicht. Gegenwärtig scheint sich die Forschung vorwiegend auf Variationen im Bereich der Seitenketten bei den oralen bzw. des Koppelungsgliedes bei den i.v. Cholegraphika zu konzentrieren, wobei das Bauprinzip erhalten bleibt. Daneben laufen pharmakokinetische Untersuchungen, die die Entwicklung einer oralen Cholangiographie zum Ziel haben. Dieses Ziel ist offenbar nicht allein durch Veränderungen der chemischen Struktur der KM zu erreichen, sondern nur durch zusätzlichen Gebrauch geeigneter Adjuvantien, die die Magenpassage und die intestinale Resorption der KM beschleunigen (s. Pharmakokinetik).

III. Pharmakokinetik der Gallenkontrastmittel

1. Intestinale Resorption der oralen Gallenkontrastmittel

Die Resorption der oralen Kontrastmittel (KM) besteht nach heutiger Vorstellung (SPERBER, SPERBER, 1971) aus zwei konsekutiven Vorgängen:

1. Überführung der KM in einen gelösten und damit diffusionsfähigen Zustand.
2. Transmuköse Diffusion bzw. transmuköser Transport des KMs in die Blutbahn (Pfortadersystem).

Die Resorption der KM-Säuren erfolgt wahrscheinlich wie die Resorption der meisten lipoidlöslichen Substanzen durch passive Diffusion der nicht ionisierten Form durch die bimolekulare Lipoidmembran des intestinalen Schleimhautepithels (HOGBEN *et al.*, 1959; SCHANKER, 1964). Es ist jedoch nicht erwiesen, daß die transmuköse Passage der KM ausschließlich oder überwiegend auf der passiven Diffusion der unionisierten Moleküle beruht. Es könnte auch ein aktiver bzw. gerichteter transepithelialer Transport in ionisierter Form eine Rolle spielen (TURNER *et al.*, 1970). In diesem Sinne könnte auch die Entdeckung LEVIS (1969) interpretiert werden, daß das Dünndarmepithel Z-Proteine enthält, die in der Leber eine Funktion bei der Aufnahme und dem intrazellulären Transport organischer Anionen haben. Aber wie auch immer die transmuköse Passage erfolgt, passiv oder aktiv, in unionisierter oder ionisierter Form, Voraussetzung ist, daß die verschiedenen Applikationsformen der KM als Säuren und Salze in einen diffusions- bzw. transportfähigen Zustand überführt werden, in dem die KM-Säuren im Darminhalt gelöst sind. Die Auflösung des KM geht in Abhängigkeit von mehreren Faktoren in sehr unterschiedlicher Geschwindigkeit vor sich, während die anschließende transmuköse Diffusion immer rasch erfolgt (GOLDBERGER *et al.*, 1974; TAKETA *et al.*, 1972). Der limitierende Faktor der Resorption ist daher in jedem Fall die Auflösung der KM-Substanzen im Darminhalt. Ursachen einer verminderten KM-Resorption sind deshalb bei diesem Vorgang zu suchen.

Folgende Faktoren beeinflussen die Lösung des KMs im Darminhalt:

1. der physikalische Zustand der KM-Säure,
2. die Präsenz von Gallensalzen bei Applikation des KMs in Form der Säure,
3. der pH des Magen-Darm-Inhalts,
4. die mechanische Durchmischung des KMs mit dem Darminhalt,
5. die Partikel- oder Kristallgröße der KM-Präparation.

Bei den modernen oralen KM handelt es sich um schwache trijodierte aromatische Fettsäuren oder ihre Natrium- bzw. Kalzium-Salze. Die physikalischen und chemischen Eigenschaften der einzelnen KM sind in sehr unterschiedlichem Ausmaß erforscht worden. Aufgrund der bisher bekannten Daten und des gleichen Bauprinzips der KM kann man jedoch davon ausgehen, daß die Pharmakokinetik der oralen KM weitgehend übereinstimmt (SPERBER, SPERBER, 1971). Die Verhältnisse bei der Jopansäure und dem Natriumsalz der Jopansäure, die am gründlichsten untersucht wurden, sollen daher stellvertretend für die anderen oralen KM beschrieben werden.

Die oralen KM können prinzipiell in Form der mehr oder weniger wasserunlöslichen Säure oder des leicht wasserlöslichen Natrium- bzw. schwerer löslichen Kalziumsalzes appliziert werden. Wie in vitro- und Tierversuche (GOLDBERGER *et al.*, 1974; HOGBEN *et al.*, 1959; NELSON *et al.*, 1973; TAKETA *et al.*, 1972) gezeigt haben, wird die Jopansäure nach Applikation des wasserlöslichen Natriumsalzes unter dem Einfluß der Magensäure ausgefällt. Die frisch präzipitierte Säure zeichnet sich durch einen besonderen physikalischen Zustand aus, in dem die Säure eine vergleichsweise optimale Löslichkeit aufweist, die die handelsübliche Applikationsform vermissen läßt (GOLDBERGER *et al.*, 1974; HOGBEN *et al.*, 1959; HOLMDAHL, LODIN, 1959; PETERHOFF, 1956). Das frische Präzipitat wurde auch als amorphe Form, im Gegensatz zur kristallinen Handelsform, gekennzeichnet (GOLDBERGER *et al.*, 1974). Es handelt sich jedoch wahrscheinlich bei den beiden Formen um Polymorphe mit unterschiedlichen physikalischen Eigenschaften (GOLDBERGER *et al.*, 1974). Das leicht wasserlösliche Präzipitat geht in vitro nach 2–6 Std wieder in eine stabile, wenig wasserlösliche Form über (GOLDBERGER *et al.*,

1974). In vivo spielt diese Abnahme der Löslichkeit im Normalfall keine Rolle, da der Auflösungs- und Resorptionsvorgang bis dahin abgeschlossen ist. Die Resorption der frisch präzipitierten KM-Säure, die bei oraler Applikation des gelösten Salzes entsteht, wird durch den Zusatz von Gallensäuren nicht weiter gesteigert oder beschleunigt (GOLDBERGER *et al.*, 1974). Dagegen erfolgt nach Applikation der stabilen, wenig löslichen Handelsform der Jopansäure nur dann eine vergleichbare Resorption und entsprechende biliäre Sekretion, wenn diese unionisierte lipoidlösliche Substanz im Darm durch die Einwirkung von Gallensäuren in eine resorptionsfähige, gelöste Form überführt wird. Wasserunlösliche Substanzen werden in wäßrigem Milieu durch die detergierende Wirkung der Gallensalze aufgrund der Bildung von Mizellen in Lösung gebracht (BATES *et al.*, 1966a, b; HOFMAN, SMALL, 1967). Die Mizellen sind molekulare Aggregate, die sich durch eine besondere physikalische Ausrichtung der Gallensalzmoleküle auszeichnen (HOFMAN, SMALL, 1953, 1967). Dabei sind die hydrophoben Pole der Gallensalzmoleküle gegeneinander gerichtet, während die hydrophilen Pole in das wäßrige Lösungsmittel zeigen. Die Mizellen bilden auf diese Weise abgeschlossene Bereiche von Kohlenwasserstoffcharakter, in denen sich fettlösliche Substanzen lösen können, während die Mizellen als Ganzes wasserlöslich bleiben. Durch diesen Mechanismus können wasserunlösliche Substanzen in Lösung gebracht und im wäßrigen Milieu des Dünndarms transportiert werden.

Auch ein nur momentaner Gallensalzmangel zum Zeitpunkt des KM-Übertritts in das Duodenum führt daher zu einer mangelhaften Resorption des KMs und damit zum flauen oder negativen Cholezystogramm. Als Zeichen der gestörten Resorption sind dann KM-Residuen im Kolon nachweisbar (BURHENNE, 1963; FINK *et al.*, 1964; GEIDEL, 1962; SCHAAF, WILHELM, 1957; SEEDORF, POWELL, 1955; WRIGHT, 1965). Mit einer erneuten Applikation des KMs erzielt man ein normales positives Cholezystogramm.

Es bleibt festzuhalten, daß bei Verwendung der Jopansäure 15% aller Untersuchungen wegen eines negativen Cholezystogramms wiederholt werden müssen, und daß bei der Wiederholung bei einem Drittel der Fälle eine normale positive Cholezystographie zustande kommt (BERK, 1970; ROSENBAUM, 1959). Man kann daher unterstellen, daß die Ursache negativer oraler Cholezystographien nach Applikation der Jopansäure in mindestens einem Drittel der Fälle nicht auf einer Erkrankung der Leber oder der Gallenwege, sondern auf einem momentanen Gallensalzmangel beruht.

Will man negative Cholezystogramme aufgrund einer Resorptionsstörung und damit Irrtumsmöglichkeiten und Wiederholungsuntersuchungen vermeiden, empfiehlt sich grundsätzlich die Verordnung derjenigen KM, die als Natrium- oder Kalziumsalze im Handel sind, wie z.B. das Natrium- und Kalzium-Jopodat und das Natrium-Tyropanoat, während auf die Applikation von KM-Säuren verzichtet werden sollte (BENISEK, GUNN, 1962; BURHENNE, 1963; GOLDBERGER *et al.*, 1974; JUHL *et al.*, 1963; WHITE, FISCHER, 1962), sofern sie nicht besser auflösbar sind als die z.Z. im Handel erhältlichen KM-Säuren.

Die Lösungsrate und die Löslichkeit der KM-Säuren hängt, wenn keine Gallensalze einwirken, vom pK der KM-Säuren und vom pH des gastrointestinalen Darminhalts ab (GOLDBERGER *et al.*, 1974; NELSON *et al.*, 1973; TAKETA *et al.*, 1972). Bei einem Anstieg des pH nimmt die Resorptionsrate der Jopansäure entsprechend zu, bei einer Senkung des pH entsprechend ab (TAKETA *et al.*, 1972).

Die maximal mögliche Konzentration der resorbierbaren, unionisierten Form, die sich proportional der Gesamtkonzentration der gelösten KM-Säure bildet, ist gleich ihrer Löslichkeit. Die Löslichkeit der unionisierten Form ist jedoch relativ gering und pH-unabhängig. Diese theoretische Einschränkung der pH-Abhängigkeit ist jedoch ohne Belang, da eine Sättigung in vivo nicht zustande kommt, weil die transmuköse Diffusion der unionisierten Form sehr rasch erfolgt im Vergleich zur relativ langsamen Auflösung der KM-Säure im Darminhalt. Diese Feststellung ist eine weitere Bestätigung der Hypothese, daß die Resorptionsrate durch die Lösungsrate, nicht jedoch durch die Diffusionsrate der KM limitiert ist (TAKETA *et al.*, 1972).

Die Jopansäure z.B. hat eine Dissoziationskonstante (pK) von 5,9 (MCCHESNEY, HOPPE, 1956). Bei einem pH von 9,5 kann Jopansäure ohne suspendierende Substanzen bis zu Konzentrationen von 5–10 mg/ml in klarer wäßriger Lösung gehalten werden. Bei diesem pH beträgt das Verhältnis der ionisierten zu den unionisierten KM-Molekülen etwa 4000:1. Die Senkung des pH unter diesen Wert verursacht eine Trübung der Lösung und die Präzipitation von KM (NELSON *et al.*, 1973).

Bei intraduodenaler Instillation einer alkalischen Lösung der Jopansäure, die einen pH von 9,5 hat, ist die intestinale Absorptions- und die hepatische Exkretionsrate 10mal höher als bei entsprechender Applikation einer neutralen Suspension mit einem pH von 7,4 (NELSON *et al.*, 1973). Diese Versuchsergebnisse an Hunden bestätigen frühere klinische Studien (BAUMANN *et al.*, 1960, 1961; GUNNARSSON, 1959; HOLMDAHL, LODIN, 1959; PETERHOFF, 1956; SALTZMAN, 1959), die zeigten, daß die oralen KM sehr rasch resorbiert werden, wenn sie in gelöster Form zugeführt werden und gewährleistet ist, daß keine Ausfällung durch die Magensäure erfolgt. Bei intraduodenaler Applikation (GUNNARSSON, 1959) oder oraler Verabreichung des KMs an Magenresizierte (SALTZMAN, 1959) kommt es schon nach 20 min zur Darstellung der Gallengänge. In Tierversuchen (am Hund!) wurden schon 60 min nach intestinaler oder rektaler Applikation alkalischer Lösungen der Jopansäure biliäre Jodkonzentrationen von 3% nachgewiesen (NELSON *et al.*, 1973). Mit einer biliären Jodkonzentration von 1–2% erzielt man aber bereits ein positives Hepatocholedochogramm (FISCHER *et al.*). Der erzielbare Kontrast und die Untersuchungsdauer vom Zeitpunkt der Applikation ab sind vergleichbar mit denen der intravenösen Cholangiographien (NELSON *et al.*, 1973).

Die starke Zunahme der Resorption der oralen KM bei Alkalisierung ist eine weitere Bestätigung der Hypothese, daß die Resorptionsrate durch die Lösungsrate, nicht jedoch durch die Diffusionsrate bzw. transepitheliale Transportrate limitiert ist.

Neben den ausführlicher diskutierten Faktoren spielt auch der Grad der mechanischen bzw. peristaltischen Durchmischung des KMs mit dem Darminhalt eine Rolle bei der Auflösung des KMs. Dieser Punkt bedarf keiner weiteren Erläuterung.

Auch die Partikelgröße einer KM-Präparation kann sich lösungs- und damit resorptionshemmend auswirken. Mit zunehmender Partikelgröße wird das Verhältnis zwischen Oberfläche und Volumen bzw. Gewicht ungünstiger. Abgesehen von der Jopansäure scheint Phenobutiodyl das einzige weitere orale KM zu sein, das in einem hohen Prozentsatz der Fälle KM-Residuen im Dickdarm hinterläßt. Die Häufigkeit von KM-Residuen nach oraler Applikation von Phenobutiodyl soll sich jedoch durch Verkleinerung der Partikelgröße der Präparation reduzieren lassen (GEIDEL, 1962).

Einmal in Lösung, hängt die Resorptionsgeschwindigkeit vom Diffusionsvermögen der KM-Säure und der effektiven Resorptionsfläche des Darms ab. Faktoren, die die Fähigkeit beeinflussen, biologische Membranen zu durchdringen, sind:

1. das Molekulargewicht,
2. der Ionisationsgrad (abhängig vom pK der KM-Säure und dem pH des Milieus),
3. die Lipoidlöslichkeit der unionisierten Form,
4. die effektive Resorptionsfläche.

Mit zunehmendem Molekulargewicht nimmt das Diffusionsvermögen ab. Dieser Gesichtspunkt soll hier nicht weiter diskutiert werden, da sich das Molekulargewicht der oralen KM nur geringfügig unterscheidet und kein Diffusionshindernis darstellt. Die Diffusionsrate hängt von der intestinalen Konzentration und Lipoidlöslichkeit des unionisierten Anteils der gelösten KM-Säure ab. Die Konzentration der unionisierten KM-Säure ist durch den Ionisationsgrad gegeben, der seinerseits vom pH des Milieus und dem pK der KM-Säure abhängt. Die Diffusion des gelösten KMs erfolgt in jedem Fall rasch im Vergleich zur Lösung des KMs im Darminhalt. Diese Tatsache ist auch experimentell untermauert (s. oben).

Die effektive Resorptionsfläche ist ein weiterer Faktor, der die Diffusionsrate beeinflußt, nicht jedoch den Gesamtvorgang der Resorption. Entsprechend ist die Tatsache zu interpretieren, daß der Dünndarm zwar aufgrund seiner besonderen Schleimhautarchitektur über eine wesentlich größere effektive Resorptionsfläche verfügt, daß aber bei rektaler, anstelle der intestinalen Applikation eine fast adäquate Resorption der KM nachweisbar ist (NELSON *et al.*, 1973; SARGENT *et al.*, 1967). Dagegen findet im Magen aufgrund des sauren Milieus keine nennenswerte KM-Resorption statt.

Nach den vorausgegangenen Erläuterungen besteht die Gefahr einer Resorptionsstörung in besonderem Maße, wenn das KM in Form der Säure appliziert wird. In diesem Fall besteht eine besondere Abhängigkeit vom intestinalen pH und der intestinalen Präsenz von Gallensalzen.

Eine gastrointestinale Hyperazidität, eine verzögerte Magenentleerung, eine fett- und eiweißarme Ernährungsweise mit entsprechendem intestinalen Gallensalz-Defizit könnte dann etwa die Ursache einer Resorptionsstörung sein. In diesen Fällen könnte eine Wiederholung der Untersuchung in modifizierter Form zum Erfolg führen. Die Magen-

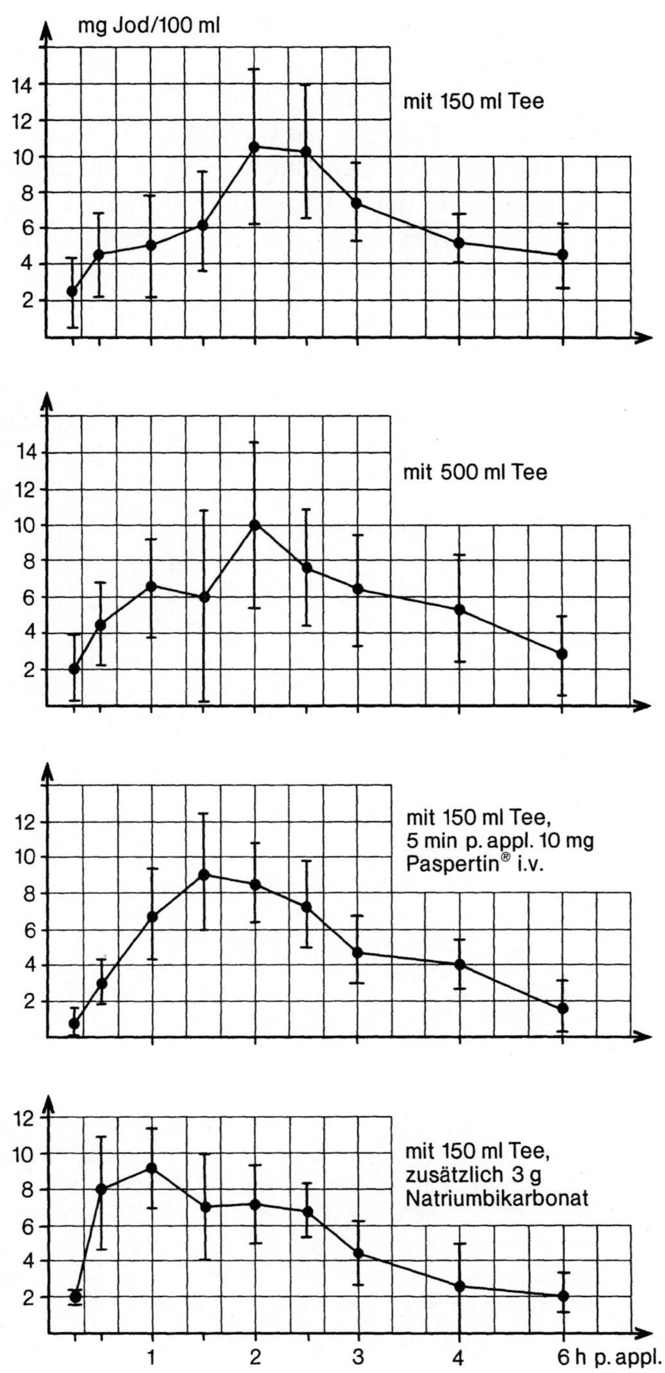

Abb. 23. Jodkonzentration im Blut von je 5 Patienten nach Applikation von 3 g Josumetsäure als Mikrokristallsuspension. Mittelwerte ± Standardabweichung (U. SPECK, Forschungslab., Schering AG)

entleerung könnte z.B. mit Paspertin beschleunigt werden (WICHMANN, KLEIN, 1970a). Eine Hyperazidität könnte für den Zeitraum der Untersuchung durch gleichzeitige Applikation eines Antazidums, so des Natrium-Bikarbonats, beseitigt werden (TAKETA *et al.*, 1972). Durch gleichzeitige Verabreichung einer Reizmahlzeit mit dem KM könnte eine Kontraktion der Gallenblase und damit eine Ausschüttung von Gallensäuren erzwungen werden. Alternativ wäre auch an die rektale Applikation des KMs in alkalischer Lösung zu denken (NELSON *et al.*, 1973).

Es ist aber heute allgemein üblich, bei negativem oralen Cholezystogramm auf zeitraubende Wiederholungen der oralen Cholezystographie in eventuell modifizierter Form zu verzichten und sofort eine i.v. Cholegraphie anzuschließen.

Eine erhebliche Verbesserung der oralen Cholegraphie scheint jedoch durch die Entwicklung neuer Präparate möglich, die sich durch eine beschleunigte Resorption der KM-Säuren mit entsprechend frühzeitig erreichbarem Konzentrationsmaximum im Blut und in der Galle auszeichnen. Das Ziel dieser Untersuchungen ist die Entwicklung einer oralen Cholangiocholezystographie, die der i.v.-Methode adäquat ist, was Zeitaufwand und diagnostische Qualität betrifft.

Wie schon aufgrund zurückliegender Untersuchungen (BAUMANN *et al.*, 1960, 1961; GUNNARSSON, 1959; HOLMDAHL, LODIN, 1959; PETERHOFF, 1956; SALTZMAN, 1959) bekannt ist, werden die oralen KM bei direkter intestinaler Applikation sehr rasch resorbiert, während bei oraler Verabreichung demgegenüber eine Verzögerung um mehrere Stunden eintritt. Ursache dieser Verzögerungen sind die geringe Löslichkeit und „Verklebungstendenz" der KM-Kristalle im sauren Magenmilieu und die relativ langsame Entleerung des KMs aus dem Magen. Dieser negative Effekt ist nicht oder nicht allein durch die Synthese neuer KM, sondern eher durch geeignete Adjuvantien (Detergentien, Antazida) kompensierbar. Während z.B. nach oraler Verabreichung der Josumetsäure als Mikrokristallsuspension (3 g) die maximale Jodkonzentration im Blut erst 2–3 Std nach der oralen Verabreichung erreicht wird, erzielt man durch Natriumkarbonat als Adjuvans bereits 1 Std p. appl. den höchsten Jodspiegel im Blut (Abb. 23). Es ist aber im Hinblick auf die höhere Toxizität der oralen KM zu fragen, ob es zweckmäßig ist, ihre Resorption so zu beschleunigen, daß KM- oder Jodspiegel im Blut resultieren, die der i.v. Cholegraphie adäquat sind.

2. Plasmaproteinbindung der gallengängigen Kontrastmittel

Die Plasmaproteinbindung der aromatischen Kontrastmittel (KM) erfolgt fast selektiv an die Albuminfraktion. Es handelt sich um eine rasch reversible, lockere Gleichgewichtsreaktion.

Der bei der Komplexbildung stattfindende Energieaustausch liegt, errechnet nach den Assoziationskonstanten der KM, bei etwa 4,9 kcal/mol. Dieser Wert ist erwartungsgemäß zu niedrig für eine kovalente Bindung, andererseits zu hoch für eine Wasserstoffbindung in wäßriger Lösung (KNOEFEL, 1971).

Der Zusammenhang zwischen dem chemischen Aufbau und der resultierenden Proteinbindungsfähigkeit der KM wurde schon unter dem Kapitel über die Chemie der KM erwähnt. Der Grad der Affinität zum Protein scheint von der Präsenz und Länge einer hydrophoben Gruppe, von der Zahl der substituierten Jodatome und von der unvollständigen Substitution des Benzolrings (unsubstituiertes C5-Atom) abzuhängen.

Gallengängige KM zeichnen sich durch eine hochgradige, nierengängige durch eine geringe Adsorption an die Plasmaproteine aus. Der proteingebundene Anteil der meisten oralen KM beträgt bei den erzielbaren, relativ niedrigen Plasmaspiegeln etwa 99%, z.B. bei Jopodat-Säure (HARWART *et al.*, 1957), Jobenzam-Säure (LINDNER *et al.*, 1961) und Jopan-Säure (LANG, LASSER, 1967). Dagegen ist das Ausmaß der Plasmaproteinbindung der i.v. Cholegraphika stark konzentrationsabhängig, wie Abb. 24 zeigt. Die proteingebundene Fraktion des Jodipamids beträgt im diagnostisch interessierenden Dosisbereich über 95%, die des Joglykamids zwischen 80 und 95%. Die Plasmaeiweißaffinität der noch nicht im Handel befindlichen i.v. Cholegraphika, Jotroxin- und Jodoxamin-Säure ist noch etwas geringer als die der Joglykaminsäure (Abb. 24). Die Uro-Angiographika sind dagegen nur zu 10% und weniger an Plasmaproteine gebunden (Abb. 25).

Wie erwähnt, sind die KM fast selektiv an die Albuminfraktion gebunden. Geringe Mengen haften an anderen Eiweißkörpern und Erythrozyten. Die Transportkapazität

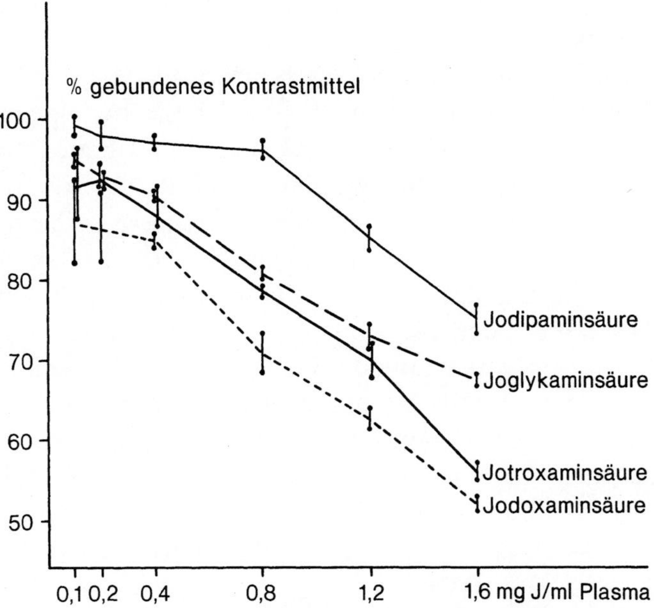

Abb. 24. Bindung von intravenös applizierbaren Röntgenkontrastmitteln an Plasmaproteine des Menschen (in vitro) (U. SPECK, Forschungslab., Schering AG)

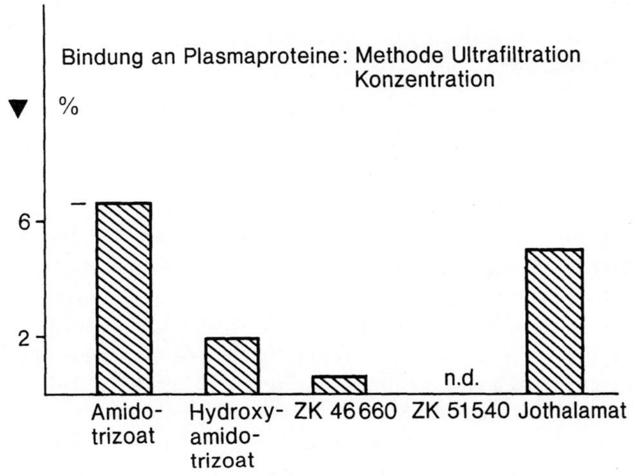

Abb. 25. Plasmaproteinbindung moderner Uro-Angiographika (U. SPECK, Forschungslab., Schering AG)

des Blutplasmas für KM (KM-Menge pro ml Serum) ist kein konstanter Faktor, sondern abhängig von der Albuminkonzentration im Blut und von der Verfügbarkeit der Bindungsstellen des Albumins (KÖLLING, SCHOEN, 1970). Eine verminderte Bindungskapazität für hepatotrope KM liegt vor, wenn die Albuminkonzentration im Blut erniedrigt ist (Hypalbuminämie) oder wenn die Bindungsstellen der Trägerproteine durch Pharmaka, z.B. Barbiturate, Salizylsäure oder Sulfonamide oder auch durch körpereigene Substanzen, wie z.B. Bilirubin und Fettsäuren, abgesättigt sind. Konkurrierende Substanzen reduzieren die Bindungskapazität des Serums für KM um so mehr, je niedriger die Albuminkonzentration ist. Patienten mit flauem i.v. Cholezysto-Cholangiogramm, die nachweislich keine Leber- oder Nierenerkrankung haben, haben durchschnittlich eine signifikant niedrigere Albuminkonzentration und einen um 28% niedrigeren Bindungskoeffizienten (Verhältnis des gebundenen zum freien KM-Anteil) als Patienten mit normaler KM-Ausscheidung (KÖLLING, SCHOEN, 1970).

Das röntgenologische Phänomen der heterotopen KM-Ausscheidung (s. S. 385) gallengängiger KM in die harnableitenden Wege oder nierengängiger KM in die galleabführenden Wege ist entweder auf eine Ausscheidungsinsuffizienz des Erfolgsorganes, d.h. der Leber oder der Nieren, oder auf eine Veränderung des Bindungskoeffizienten des KMs im Blutplasma zurückzuführen. Eine Verlängerung der Plasmahalbwertszeit der KM bei Niereninsuffizienz oder auch nur einseitigem renalen Ausfall, z.B. durch Steinobstruktion des Ureters, durch ein Nierenkarzinom u.a., die Injektion zu großer überschüssiger KM-Mengen oder die Zunahme der Proteinbindung bei der Urämie, können z.B. zur heterotopen Darstellung der Gallenblase nach Verabreichung nierengängiger KM führen. Umgekehrt erhält man ein positives Urogramm bei der Ausscheidungsinsuffizienz der Leber oder eines verminderten Bindungskoeffizienten unterschiedlicher Ursache, wie er nach Injektion zu großer KM-Mengen, nach zu schneller oder stoßweiser KM-Injektion, bei der Hypalbuminämie und der kompetitiven Besetzung der Albuminbindungsstellen durch exo- und endogene Substanzen nachweisbar ist.

Auf den wahrscheinlichen Zusammenhang zwischen Plasmaproteinbindung und biliärer Ausscheidung des Jodolphthaleins machten erstmals BANG und GEORG (1948) aufmerksam. BENNHOLD u.Mitarb. (1950) bestätigten kurz danach diesen Zusammenhang. Von den 5 KM und 8 Farbstoffen, die sie untersuchten, wurden alle Verbindungen, die sich durch eine stärkere Plasmaproteinbindung auszeichneten, biliär ausgeschieden. Eine berechenbare Korrelation zwischen Plasmaeiweißbindung und Ausscheidungsmodus besteht jedoch nicht, wie sich durch Nachweis zahlreicher Ausnahmen und Abweichungen in der Folge ergeben hat (KNOEFEL, 1971). Weitere Faktoren, insbesondere die Affinität zur Zellmembran und zu den leberspezifischen Trägerproteinen des Hepatozyten, scheinen für die Hepatotropie einer Substanz entscheidend zu sein (CORNELIUS *et al.*, 1967; LEVI *et al.*, 1969; SOKOLOFF *et al.*, 1973).

Die Bedeutung der Albuminbindung im Plasma für den Ausscheidungsweg beschränkt sich wahrscheinlich auf folgende Punkte:

1. Die Albuminbindung verhindert die glomeruläre Filtration und behindert die tubuläre Sekretion der Niere (SPERBER, SPERBER, 1971). Die Folge ist ein erhöhtes und verlängertes KM-Angebot an die Leber.
2. Die Albuminbindung verhindert nicht den Austritt der gebundenen KM-Moleküle aus den Lebersinusoiden. Die Lebersinusoide zeichnen sich, im Gegensatz zu anderen Kapillarsystemen, durch eine besondere Permeabilität für Proteine aus, die auf ultramikroskopisch nachweisbaren Öffnungen des Endothels der Sinusoide beruht (BRAUER, 1955; KARNOVSKY, 1968). Die Länge und Weite der Sinusoide, der langsame Blutstrom und die hochgradige Permeabilität der Sinusoide für Makromoleküle erlauben eine fast gleichmäßige Verteilung zwischen Gefäßlumen und Disseschem Raum und den direkten Kontakt des albumingebundenen KMs mit den Hepatozyten.
3. Die chemisch-physikalischen Eigenschaften der KM, die für die Albuminbindung verantwortlich sind, könnten bis zu einem gewissen Grade identisch sein mit jenen, auf denen die Adsorption an die Trägerproteine des Hepatozyten beruht. Nach SOKOLOFF u.Mitarb. (1973) besteht eine Korrelation zwischen der Affinität zum Serumalbumin und zu den zytoplasmatischen Y-Z-Proteinen der Leber.

Die Bedeutung der Albuminbindung für den Ausscheidungsweg wird dagegen u.a. durch folgende Fakten eingeschränkt:

1. Einige Substanzen, wie z.B. Evan's Blue, sind fest an Plasmaalbumin gebunden, werden jedoch nicht in irgendeinem größeren Ausmaß biliär ausgeschieden (MOSS *et al.*, 1972).
2. Umgekehrt gibt es schwach gebundene Substanzen, wie z.B. Paraaminohippursäure, die biliär ausgeschieden werden (COOK *et al.*, 1952).
3. Substanzen, wie z.B. Bromsulphalein, werden, wenn sie bei Perfusionsexperimenten der Leber vergleichsweise frei und gebunden zugeführt werden, in proteingebundenem Zustand vermindert ausgeschieden (BRAUER, PESSOTTI, 1949).
4. Die maximale biliäre Ausscheidungsrate und die Plasmaeiweißaffinität der i.v. KM haben keine enge Korrelation, wie ein tierexperimenteller Vergleich von Jodipamid, Joglykamid und eines als B 9720 kodierten KMs zeigt (ROSATI, SCHIANTARELLI, 1970). Die Prüfpräparate Jotroxinsäure und Jodoxaminsäure zeichnen sich gegenüber der Jodipaminsäure und der Joglykaminsäure durch eine geringere Plasmaproteinbindung, dagegen durch eine größere Hepatotropie, ein höheres biliäres Transportmaximum und eine höhere biliäre Konzentration aus (SPECK, 1975).

5. KM mit relativ starker Plasmaeiweißbindung, wie z.B. Jodipamid und Joglykamid, werden nicht mehr effektiv ausgeschieden, wenn der Plasmaspiegel unter einen bestimmten Wert sinkt, bei dem offenbar alle KM-Moleküle fest gebunden sind. Umgekehrt erreichen relativ locker und gering gebundene KM, wie z.B. ein als B 9720 kodiertes Präparat der Fa. Bracco, gerade bei relativ niedrigem Plasmaspiegel eine hohe biliäre Clearance (ROSATI, SCHIANTARELLI, 1970). Demnach sollte die Eiweißbindung nur gerade so groß sein, daß das KM nicht glomerulär über die Nieren ausgeschieden wird, aber die biliäre Ausscheidung noch nicht wesentlich eingeschränkt ist.

3. Biotransformation der Cholegraphika

Es sollen in diesem Abschnitt nur die quantitativ oder qualitativ wichtigen metabolischen Umformungen diskutiert werden. Es handelt sich dabei um die Konjugation der oralen KM mit Glukuronsäure, die hydrolytische Spaltung der Ätherbindung der i.v. Cholegraphika und die Dejodierung der Cholegraphika im Organismus.

a) Konjugation der oralen KM mit Glukuronsäure

Die oralen KM sind in der Galle vorwiegend in Form wasserlöslicher Metaboliten existent, deren Molekülgewicht größer als das der originären KM ist. Für Jopansäure (McCHESNEY, HOPPE, 1954; McCHESNEY, BANKS, 1965), Tyropansäure (McCHESNEY, BANKS, 1965), Bunamiodyl (McCHESNEY, BANKS, 1965) und Josumetsäure (MUDGE, 1970) konnte nachgewiesen werden, daß es sich bei der jodhaltigen Fraktion der Galle zu mehr als 90% um Glukuronide handelt. Es wurden Äther- und Esterbildungen mit Glukuronsäure beschrieben. Die Metaboliten der anderen oralen KM, z.B. der Jopodatsäure und Jobenzamsäure, sind noch nicht sicher identifiziert, jedoch nimmt man heute allgemein an, daß es sich dabei auch überwiegend um Glukuronide handelt. Unverändertes KM findet sich dagegen bei allen oralen KM nur in einem kleinen Bruchteil in der Galle wieder. Glukuronidiert werden, im Gegensatz zu den trijodierten Benzoaten, nur KM-Säuren, deren Karboxylgruppe durch ein aliphatisches Zwischenglied vom Benzolkern distanziert ist, ein Strukturcharakteristikum, durch das sich alle oralen Cholegraphika auszeichnen.

In diesem Zusammenhang interessiert die Beziehung zwischen der Größe des Molekülgewichts oder auch der Molekülgröße organischer Anionen und ihrem bevorzugten Ausscheidungsweg. Die schon etwas ältere Theorie, daß die Hepatotropie einer Substanz vom Molekulargewicht abhängt, scheint sich durch kürzlich publizierte Untersuchungsergebnisse zu bestätigen (HIROM *et al.*, 1972) und zwar in dem Sinn, daß eine Substanz nur dann hepatobiliär ausgeschieden wird, wenn sie sich entweder primär durch eine bestimmte Mindestgröße des Molekulargewichts auszeichnet oder diese sekundär durch metabolische Umformungen in der Leber, meistens durch Konjugation mit Glukuronsäure, bekommt.

Während in den Arbeiten von MILLBURN, SCHMITZ und WILLIAMS (1967) der Zusammenhang zwischen Molekulargewicht und Ausscheidungsweg organischer Anionen in der oben beschriebenen Art betont wird, erlauben u.E. die besonderen Verhältnisse bei den Kontrastmitteln die Hypothese, daß nicht das Molekulargewicht, sondern die Molekülgröße der entscheidende Faktor sein könnte. Denn wie für die organischen Anionen vergleichbarer Molekülgröße, aber geringeren bzw. „unterschwelligen" Gewichts scheint die Glukuronidierung Voraussetzung für die hepatobiliäre Ausscheidung trijodierter KM zu sein, obgleich sie gewichtsmäßig oberhalb der „Schwelle" liegen, die nach HIROM u.Mitarb. (1972) etwa bei einem Molekulargewicht von 500 zu erwarten wäre.

In diesem Sinn müssen die oralen KM konjugiert werden, um hepatobiliär ausgeschieden zu werden. Umgekehrt stellt die Zunahme der Molekülgröße kein Hindernis für die renale Ausscheidung dar, wie der relativ hohe Anteil der Glukuronide an der Harnfraktion zeigt.

Neben den Glukuroniden spielen andere Metaboliten der oralen KM nur eine quantitativ und qualitativ untergeordnete Rolle, so daß auf ihre Aufzählung, so weit sie überhaupt identifiziert sind, verzichtet werden soll.

b) Hydrolytische Spaltung der Ätherbindung der i.v. Cholegraphika

Der Organismus ist grundsätzlich in der Lage, die i.v. Cholegraphika, die eine Ätherbindung haben, durch Hydrolyse in kleinere Bruchstücke aufzuspalten. Dabei entstehen als Spaltprodukte des dimeren Moleküls harnpflichtige Trijod-Benzoesäureverbindungen vom Typ der Uro-Angiographika, die ungiftig sind. Als Harnmetabolit der Jodoxaminsäure wurde 3-(Hydroxyäthoxy)-propionamido-2,4,6-trijodbenzoesäure (PITRE, FELDER, 1974), als Harnmetabolit der Joglykamin- und Jotroxinsäure 3-Hydroxyazetylamino-2,4,6-trijodbenzoesäure (MÜTZEL *et al.*) identifiziert (s. Abb. 26). Während die Harnfraktion des Jodipamids, das keine Ätherbindung aufweist, vollständig aus unveränderten KM besteht, liegt sie bei den anderen i.v. Cholegraphika, d.h. der Joglykaminsäure, Jotroxinsäure und Jodoxaminsäure, bis zu etwa 50% in Form von Metaboliten (MÜTZEL *et al.*). Da der Anteil der Dosis, der über die Nieren ausgeschieden wird, bei den modernen i.v. Cholegraphika im Normalfall bei etwa 10–20% liegt, kann man annehmen, daß bei Lebergesunden 5–10% der applizierten Dosis in Form harnpflichtiger Metaboliten ausgeschieden wird, und daß dieser Prozentsatz bei einer Ausscheidungsinsuffizienz der Leber entsprechend der Harnfraktion ansteigt.

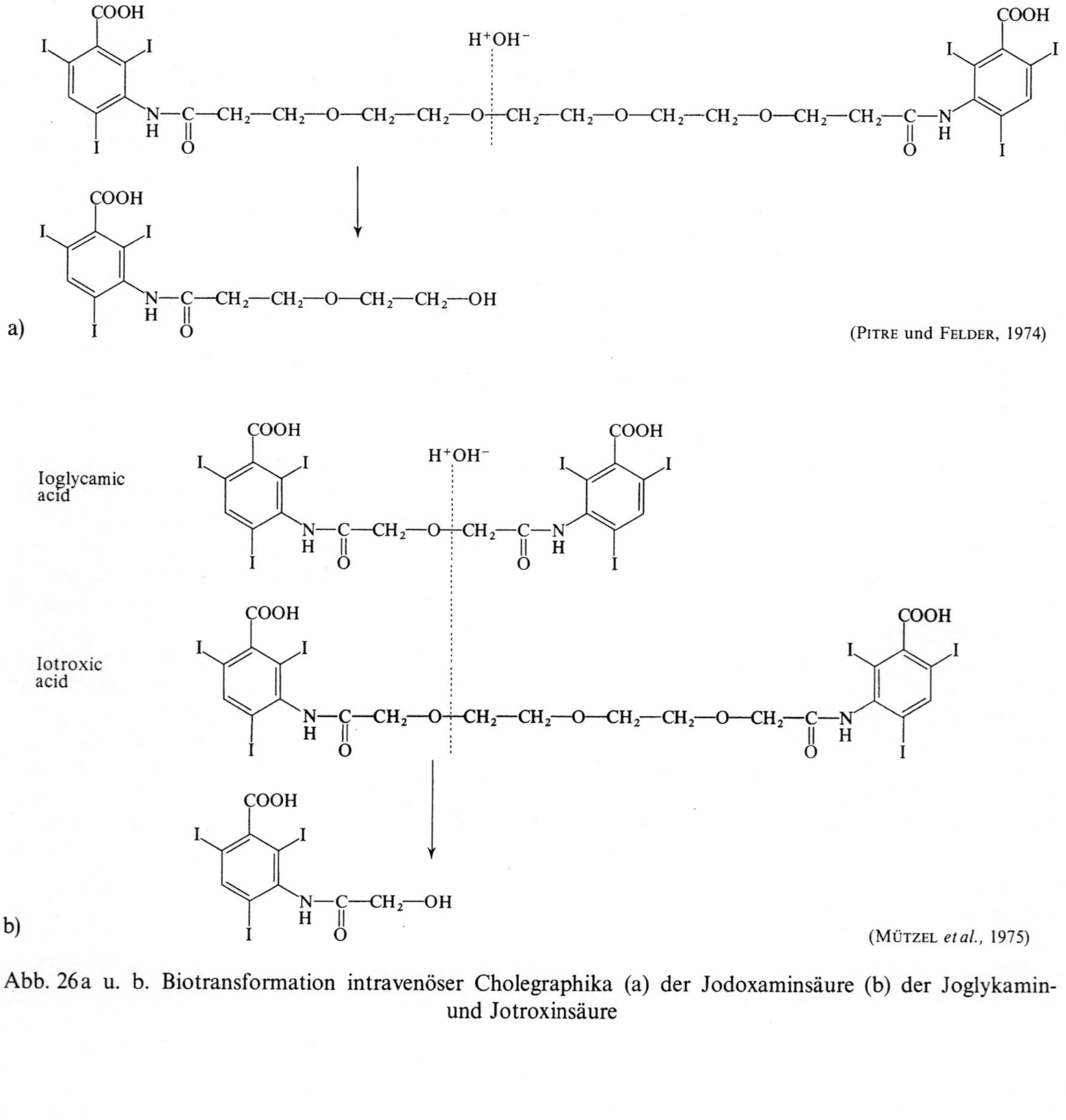

a) (PITRE und FELDER, 1974)

Ioglycamic acid

Iotroxic acid

b) (MÜTZEL *et al.*, 1975)

Abb. 26a u. b. Biotransformation intravenöser Cholegraphika (a) der Jodoxaminsäure (b) der Joglykamin- und Jotroxinsäure

c) Jodabspaltung aus dem Molekül der Cholegraphika im Organismus

Es ist bekannt, daß nach Untersuchungen mit modernen Uro-Angiographika eine tage- bis wochenlange, mit Cholegraphika eine mononatelange Radio-Jod-Blockade der Schilddrüse nachweisbar wird (CHING TSENG TENG u. KARAMOURTJOUNIS, 1960; CLARK, SHIPLEY, 1957; NEWMAN, CUPP, 1957; OGDEN, SHELINE, 1970; SCHÜSSLER, 1958; SLINGERLAND, 1957). Zur Radiojod-Blockade der Schilddrüse genügen Jodidspuren in der Größenordnung von 1–2 mg. Diese winzigen Jodidmengen könnten bereits mit dem Präparat zugeführt werden oder im Organismus durch geringere partielle Dejodierung des KMs entstehen.

Eine Verunreinigung der KM-Präparate mit Spuren von Jodid konnte durch verschiedene Autoren festgestellt werden (MAGNUSSON, 1972; SCHÜSSLER, 1962, 1963). Nach heutiger Norm darf der Jodidgehalt eines KMs 40 µg/ml nicht überschreiten. Man kann daher ausschließen, daß z.B. mit einer Injektion von 30 ml KM mehr als 1,2 mg Jodid zugeführt werden, umgekehrt muß man aber etwa mit einem Jodidgehalt von 1 mg/30 ml KM rechnen. Wie MÜTZEL *et al.* (1975) beweisen konnten, liegt die hypothetische Jodabspaltung im Organismus pro ml KM bei den modernen trijodierten Uro-Angiographika in einer Größenordnung, die unter dem zulässigen Jodidgehalt von 40 µg/ml KM liegt.

Die Cholegraphika zeichnen sich aber gegenüber den Uro-Angiographika durch eine ausgeprägtere und länger anhaltende Jodblockade der Schilddrüse aus. Nimmt man einen den Uro-Angiographika entsprechenden Jodidgehalt der Präparate an, muß man den stärkeren und länger anhaltenden Blockadeeffekt der Cholegraphika auf die Schilddrüse auf eine potentielle Dejodierung der KM im Organismus zurückführen. Die Dejodierung der Cholegraphika dürfte, im Vergleich zu den Uro-Angiographika, durch die längere Verweildauer im Organismus und die stärkere Affinität zu den Plasma- und Zellproteinen begünstigt sein. Nach heutiger Auffassung liegt die Ursache der Radio-Jodblockade der Schilddrüse sowohl in einer Verunreinigung der KM-Lösungen mit Spuren von anorganischem Jod als auch in einer quantitativ geringen enzymatischen Abspaltung von Jod aus dem KM-Molekül (BARKE, 1964; BARON, 1964; ENGSTRÖM *et al.*, 1961; KLEIN, 1960; LORENZ, 1963; MÜTZEL *et al.*, 1975; SCHÜSSLER, 1958; TAENZER, KOEPPE, 1965).

4. Hepatobiliäre Ausscheidung der Kontrastmittel

a) Physiologie der Gallenbildung

Nach heutiger Vorstellung erfolgt die Gallenbildung durch die aktive Sekretion verschiedener Substanzen, die einen osmotischen Druckgradienten und damit einen hepatobiliären Wassertransport erzeugen. Grundsätzlich ist die kanalikuläre und die duktuläre Flüssigkeitsproduktion zu unterscheiden (WHEELER, 1968). Bei der kanalikulären Gallenbildung spielt wahrscheinlich nur eine begrenzte Anzahl unterscheidbarer aktiver Transportmechanismen eine Rolle. So wurden spezielle Transportmechanismen für organische Anionen (SCHANKER, 1965; SCHANKER, SOLOMON, 1963), organische Kationen (BRAUER, 1959; SPERBER, SPERBER, 1971) und Herzglykoside (KUPFERBERG, SCHANKER, 1968) nachgewiesen. Der vorherrschende und andauernde Stimulus für die Bildung der kanalikulären Galle ist jedoch die aktive Sekretion von Gallensalzen. Daneben existiert auch ein zweiter gallensalzunabhängiger kanalikulärer Wassertransport, der wahrscheinlich auf der aktiven Sekretion von Natrium basiert (WHEELER, 1972). Die duktuläre bzw. distale Flüssigkeitsproduktion (WHEELER, 1968) beschränkt sich auf die Ausscheidung von Wasser und anorganischen Elektrolyten. Sie ist stimulierbar durch Sekretin, Cholezystokinin, Gastrin, Histamin, vagale Effekte und cholinergische Substanzen. Ein Effekt dieser Substanzen auf die Ausscheidung organischer Anionen, insbesonders der KM, wurde nicht nachgewiesen. Die Stimulation der distalen Cholerese führt jedoch bei gleichzeitiger Cholangiographie zu einer Verdünnung des KMs und damit zu einer Verschlechterung des Kontrastes.

Neben den beschriebenen Faktoren spielt die Reabsorption von Wasser und gelösten Substanzen bei der Bildung der Lebergalle eine Rolle.

Die meisten organischen Anionen nehmen wahrscheinlich an einem aktiven kanalikulären Sekretionsmechanismus teil. Zu diesen Substanzen gehören u.a. Bilirubin-Glukuronid, Bromsulphalein, Bengal-Rosa, Indozyanin-Grün, Phenol-Rot, Fluoreszein, Penicillin, Paraaminohippursäure, Porphyrine, Glukuronide und Schwefelsäureester verschiedener Substanzen. Es ist sehr wahrscheinlich, daß die KM auf gleiche Weise transportiert werden.

Als Beweis für einen aktiven Transportmechanismus gilt der Nachweis hoher Konzentrations-Gradienten zwischen Blut und kanalikulärer Galle sowie der Nachweis von Sättigungsphänomenen und Kompetition. Ein bekanntes Beispiel ist Bromsulphalein. Die hepatobiliäre Ausscheidung von Bromsulphalein ist durch ein Transportmaximum limitiert, das definitionsgemäß durch Änderung der Dosis nicht erhöht werden kann. Wenn aber Substanzen, die mit demselben Mechanismus ausgeschieden werden, gleichzeitig appliziert werden, tritt eine Transport-Kompetition ein. Das Transportmaximum ist in diesem Fall geringer.

Eine besondere Rolle unter den organischen Anionen spielen bestimmte Gallensäuren. Taurocholat z.B. hat einerseits Eigenschaften mit anderen organischen Anionen gemeinsam. Es unterliegt einer aktiven kanalikulären Sekretion, hat ein reproduzierbares Transportmaximum, senkt bei ausreichend hoher Dosierung die Ausscheidungsrate anderer organischer Anionen und hat eine choleretische Wirkung wie andere wasserlösliche organische Verbindungen (O'MAILLE et al., 1966; WHEELER et al., 1960). Andererseits zeichnet sich Taurocholat, im Gegensatz zu anderen Anionen, durch eine fast 100%ige Extraktion, eine hohe Transportrate und — als Mizellbildner auch im Gegensatz zu anderen Gallensalzen — eine mehrfach höhere maximale biliäre Konzentration aus (PORTMAN, SHAH, 1962; O'MAILLE et al., 1967). Über diese quantitativen Unterschiede hinaus sind die Gallensalze die einzigen Anionen, die bei mittlerem Blutspiegel bei gleichzeitiger hepatobiliärer Ausscheidung das Transportmaximum anderer organischer Anionen erhöhen, wie das für Bromsulphalein (BARNHART et al., 1973; BOYER et al., 1970; FORKER, GIBSON, 1973; O'MAILLE et al., 1966; WARE et al., 1973), Jopansäure (BERK et al., 1974; DUNN, BERK, 1972; MOSS et al., 1972) und in gewissem Umfang auch für Jodipamid (SPERBER, SPERBER, 1971) nachgewiesen wurde. Zur Erklärung dieses Effekts der Gallensalze wird eine allosterische Wechselwirkung zwischen Gallensalzen und einem Carrier für Bromsulphalein (BARNHART et al., 1973; FORKER, GIBSON, 1973; WARE et al., 1973) bzw. Jopansäure (BERK et al., 1974) in der kanalikulären Zellmembran der Hepatozyten postuliert, die die Sekretion erleichtert. Dieser hypothetische Angriffspunkt ist von besonderer Bedeutung, da die Ausscheidung am Gallenpol des Hepatozyten als limitierender Vorgang des Transfers gilt.

Während der Effekt der Gallensalze auf die Ausscheidung von Bromsulphalein und Jopansäure signifikant ist, wird er für Jodipamid durch eine neuere Arbeit in Frage gestellt. Danach führt die Unterbrechung des enterohepatischen Kreislaufs zwar zur Reduktion des Gallevolumens und der Gallensekretion, nicht jedoch der Jodipamidausscheidung. Aus der gleichbleibenden Jodipamidausscheidung bei reduzierter Gallensekretion resultiert dann sogar eine erhöhte KM-Konzentration (WHITNEY, CAMPBELL, 1972).

Die Gallensalze erhöhen die Transportrate der aufgeführten Anionen, nicht aber ihre biliäre Konzentration. Die biliäre Konzentration bleibt gleich, wie bei Bromsulphalein (FORKER, GIBSON, 1973) und Jodipamid (SPERBER, SPERBER, 1971), oder sinkt etwas ab, wie bei Jopansäure (BERK et al., 1974). Ursache ist der gleichzeitige choleretische Effekt der Gallensalze. Es sind jedoch die Gallensalze selbst, die die Ausscheidung dieser Anionen erleichtern und nicht die gleichzeitig stimulierte Cholerese. Eine nicht gallensalzinduzierte kanalikuläre Cholerese beeinflußt die Ausscheidungsrate organischer Anionen nicht (BARNHART et al., 1973; BERK et al., 1974). Die biliäre Ausscheidung des Bromsulphaleins (FORKER, GIBSON, 1973) und der Jopansäure (BERK et al., 1974) ließ sich sowohl durch Taurocholat als auch Dehydrocholat signifikant steigern. Mizell-Bildung, nur ein Charakteristikum des Taurocholats, scheint demnach für diese Funktion ohne Bedeutung zu sein (BERK et al., 1974).

Der Ausscheidungsmechanismus der Gallensalze unterscheidet sich, zumindestens teilweise, von dem anderer organischer Anionen. Bei Corriedale-Schafen wurden mutationsbedingte Ausscheidungsstörungen für Bromsulphalein und Bilirubinglukuronid bei normaler Transportkapazität für Taurocholat beobachtet (JAVITT, ARIAS, 1967), was für einen eigenen Ausscheidungsmechanismus spricht. Analog wurde auch ein eigener intestinaler Absorptionsmechanismus für Taurocholat nachgewiesen (WEINER, LACK, 1962).

BENNHOLD u.Mitarb. (1950) korrelierten eine starke Proteinbindung mit biliärer Ausscheidung und eine schwache Proteinbindung mit renaler Ausscheidung. Wie im vorausgegangenen Kapitel ausgeführt wurde, gibt es zahlreiche Ausnahmen, so daß diese Theorie bis in die jüngste Zeit umstritten war.

Es ist zwar einleuchtend, daß die Albuminbindung eines Moleküls die glomeruläre Filtration verhindert und die tubuläre Sekretion erschwert und dadurch das Angebot an die Leber protrahiert. Perfusionsuntersuchungen haben aber gezeigt, daß auch die Leber Substanzen im ungebundenen Zustand effizienter ausscheidet als im proteingebundenen Zustand (BRAUER, PESSOTTI, 1949).

Andererseits gibt es keinen Zweifel, daß die Leber proteingebundene Substanzen viel effizienter aufnehmen und ausscheiden kann als die Niere. Das Endothel der Sinusoide der Leber weist, im Gegensatz zu dem anderer Kapillarsysteme, große Öffnungen auf, die den Plasmaproteinen praktisch freien Verkehr mit den Disseschen Räumen erlauben, in denen sie direkten Kontakt mit der Zellmembran der Hepatozyten haben

(BRAUER, 1955; KARNOVSKY, 1968). Der Stoffaustausch wird noch zusätzlich durch die Länge der Sinusoide und dem langsamen Blutstrom begünstigt. Man kann daraus folgern, daß die hepatobiliäre Ausscheidung durch die Albuminbindung weniger behindert ist als die tubuläre Sekretion.

Die Affinität zum Plasmaalbumin bestimmt jedoch nicht als einziger und entscheidender Faktor den Ausscheidungsweg der KM, wie zahlreiche Ausnahmen von der Regel beweisen. Diese Beobachtungen, auf die im vorausgegangenen Kapitel eingegangen wurde, veranlaßten zu verschiedenen Spekulationen über den möglichen hepatobiliären Ausscheidungsmechanismus. KNOEFEL (1961) hatte vermutet, daß es einen hepatischen Akzeptor geben müsse, der eine größere Affinität zu biliären Kontrastmitteln hat als Plasmaalbumin. Später haben u.a. LASSER (1966) und CATTELL (1970) spekuliert, daß der Transport der biliären KM durch Proteine in Serie vermittelt wird. 1969 entdeckten LEVI u.Mitarb. zwei leberspezifische zytoplasmatische Proteine, bei denen es sich wahrscheinlich um die gesuchten intrazellulären Akzeptoren für organische Anionen handelt. Sie wurden als Y-Z-Fraktionen der intrazellulären Proteine bezeichnet. Das Z-Protein ist, außer in der Leber, noch im Dünndarmepithel nachweisbar (LEVI *et al.*, 1969).

Nach LEVI u.Mitarb. (1969) werden Bromsulphalein, Bilirubin und verschiedene andere organische Anionen qualitativ gleich an die Y-Z-Proteine des Hepatozyten adsorbiert. Flavaspidic acid, Bunamiodyl und Jodipamid konkurrieren mit Bilirubin und Bromsulphalein um die Bindungszellen des Z-Proteins. Da diese Verbindungen, wie bereits bekannt, auch um die Aufnahme in die Leber konkurrieren, darf man vermuten, daß die Z-Proteine nicht nur intrazelluläre Transportfunktionen haben, sondern auch eine Rolle beim Transfer organischer Anionen vom Blutplasma in den Hepatozyten spielen. SOKOLOFF u.Mitarb. (1973) haben diese Ergebnisse kürzlich durch entsprechende Untersuchungen einiger KM ergänzt. Sie fanden eine qualitativ gleiche Bindung von Bromsulphalein und den biliären KM, Jopansäure und Jodipamid, an die Y-Z-Proteine der Leberzelle. Im Gegensatz dazu ließ das nierengängige KM Jothalamate jegliche Bindung an die zytoplasmatischen Proteine der Leber vermissen.

Beim Transfer vom Blutplasma in die Leberzelle könnte auch die Affinität lebergängiger organischer Anionen zu den Zellmembranen der Leber, wie sie u.a. von CORNELIUS (1967) nachgewiesen wurde, eine Rolle spielen. Diese Hypothese beruht auch darauf, daß in vitro solche Substanzen mit Bromsulphalein um die Bindungsstellen der Zellmembranen konkurrieren, die sich in vivo durch eine Uptake-Kompetition auszeichnen.

Damit ergeben sich 3 Faktoren, die die Hepatotropie eines KMs nach heutiger Auffassung bestimmen könnten:

1. die Affinität zum Plasma-Albumin;
2. die Affinität zu den Zellmembranen der Leberzellen;
3. die Affinität zu den Y-Z-Proteinen der Leber.

Es ist zu erwarten, daß die Kenntnis der leberspezifischen Akzeptoren die Suche nach KM mit noch größerer Organspezifität und geringerer Toxizität erleichtert.

Den Transfer des Cholegraphikums vom Plasma in die Leberzelle kann man sich aufgrund der beschriebenen Forschungsergebnisse wie folgt vorstellen (SOKOLOFF *et al.*, 1973):

1. Lösung des KMs vom Albumin und gleichzeitige Adsorption an die Zellmembran des Hepatozyten;
2. Diffusion des KMs durch die Zellmembran;
3. Adsorption des KMs an die zytoplasmatischen Y-Z-Proteine der Leberzelle.

Neben der Eiweißaffinität spielen für den Ausscheidungsweg organischer Anionen, speziell der KM, folgende weitere Faktoren eine entscheidende Rolle:

1. das Molekulargewicht bzw. die Molekulargröße;
2. die Lipophilie bzw. Hydrophilie der KM.

Primär wasserlösliche organische Anionen und damit auch die trijodierten Benzoesäurederivate (Uroangiographika, i.v. Cholegraphika) werden nur dann effektiv biliär ausgeschieden, wenn ihr Molekulargewicht einen bestimmten Schwellenwert überschreitet (HIROM *et al.*, 1972; MILLBURN *et al.*, 1967). Trijodierte Benzoate (Uroangiographika) sind offenbar „unterschwellig“ und werden renal ausgeschieden, während gekoppelte Substanzen bzw. Di- und Polymere aufgrund des höheren Molekulargewichts in effektivem Ausmaß über die Leber ausgeschieden werden. Daneben besteht aber, wie schon erläutert, eine starke Abhängigkeit von der Eiweißaffinität, die ihrerseits wahrscheinlich mit einem Strukturmerkmal aller Cholegraphika, der unsubstituierten C5-Position des Benzolkerns, zusammenhängt.

Die intravenösen Cholegraphika zeichnen sich gegenüber den oralen KM durch das etwa doppelt so große Molekül bzw. Molekulargewicht und die primär vorhandene Wasserlöslichkeit aus. Sie sind primär lebergängig und passieren die Leberzelle größtenteils in unveränderter Form (CLERC, 1955; BILLING *et al.*, 1963; CORMAN *et al.*, 1967; LANGECKER *et al.*, 1953, 1964). In der Galle existiert nur nach Gabe von Jotroxinsäure ein Metabolit in geringer Menge neben der unveränderten Substanz, während nach Applikation der anderen i.v. Cholegraphika nur die unveränderten Substanzen nachweisbar sind (MÜTZEL *et al.*). Von der hydrolytischen Spaltung der Ätherbindung verschiedener i.v. Cholegraphika soll hier nicht die Rede sein (s. unter Biotransformation der Cholegraphika), da die dabei entstehenden Metaboliten harnpflichtig sind und keine Bedeutung für die hepatobiliäre Ausscheidung haben.

Lipophile Substanzen, zu denen auch die oralen KM zählen, sind nur ausscheidungsfähig, wenn sie im Organismus in wasserlösliche Metaboliten überführbar sind. Bei einer Ausscheidung in unveränderter Form würden sie wahrscheinlich rasch reabsorbiert. Als wasserlösliche Metaboliten müssen sie eine bestimmte Mindestgröße des Moleküls bzw. des Molekulargewichts aufweisen, um — neben der renalen Exkretion — in nennenswertem Ausmaß biliär ausgeschieden zu werden. In Entsprechung dieser Hypothese sind die oralen KM in der Galle vorwiegend in Form wasserlöslicher Metaboliten existent, deren Molekulargewicht größer als das der Ausgangssubstanzen ist. Für Jopansäure (MCCHESNEY, BANKS, 1965; MCCHESNEY, HOPPE, 1956), Tyropansäure (MCCHESNEY, BANKS, 1965), Bunamiodyl (MCCHESNEY, BANKS, 1965) und Josumetsäure (MÜTZEL *et al.*) konnte nachgewiesen werden, daß es sich bei der jodhaltigen Fraktion der Galle zu mehr als 90% um Glukuronide handelt. Man nimmt heute an, daß auch die anderen oralen KM, deren Metaboliten im einzelnen noch nicht identifiziert sind, vorwiegend als Glukuronide ausgeschieden werden.

Die metabolische Umformung in wasserlösliche Konjugate mit einem gegenüber den Ausgangssubstanzen vergrößerten Molekulargewicht scheint demnach geradezu eine Voraussetzung für die hepatobiliäre Ausscheidung der oralen KM zu sein. Glukuroniert werden, im Gegensatz zu den Benzoaten, nur die trijodierten Benzolderivate, die sich, wie die oralen KM, durch eine Distanzierung der Karboxylgruppe vom Benzolkern auszeichnen.

Aufgrund der bisher vorliegenden Untersuchungsergebnisse darf man daher annehmen, daß die oralen KM am endoplasmatischen Retikulum der Leberzellen von ihren intrazellulären Trägerproteinen abgekoppelt und in wasserlösliche Metaboliten überführt werden, wobei die Konjugation mit Glukuronsäure bevorzugt wird. Der weitere Weg der wasserlöslichen KM-Metaboliten zur kanalikulären Membran ist vermutlich wieder identisch mit dem der primär wasserlöslichen KM.

Bei der Ausscheidung in die Gallenkapillaren spielt wahrscheinlich, zumindest für einige KM, die Wechselwirkung mit Gallensalzen eine Rolle (s.o.).

b) Orale Gallenkontrastmittel

Die oralen KM sind fettlösliche trijodierte aromatische Karbonsäuren oder ihre wasserlöslichen Natriumsalze. Sie werden wahrscheinlich vorwiegend, auch bei Applikation als Salz, in Form der unionisierten Säure resorbiert. Die Resorption findet erst im alkalischen Milieu des Dünndarms statt, nachdem das KM den Magen passiert hat. Schon der normale Magen verzögert, wie der Vergleich mit der direkten intestinalen Applikation zeigt, die Resorption erheblich, da die KM-Säuren im sauren Milieu des Magens unlöslich und daher unresorbierbar sind. Hyperazidität und die verlangsamte Magenentleerung können diesen negativen Effekt erheblich verstärken. Er ist kompensierbar durch geeignete Adjuvantien, wie z.B. Natriumbikarbonat, oder durch eine medikamentöse Beschleunigung der Magenentleerung, z.B. mit Paspertin. Die intestinale Resorptionsrate ist, in Abhängigkeit von den pharmakologischen Eigenschaften, der Präparation des KMs und dem individuellen gastro-intestinalen Milieu (pH, Präsenz von Gallensäuren), sehr unterschiedlich, was sich auch in der Blut- bzw. Plasmakonzentration des KMs widerspiegelt. Der gelöste Anteil des KMs diffundiert, im Vergleich zum Lösungsvorgang, rasch auf direktem Wege durch die Dünndarmschleimhaut in die Blutbahn (Pfortadersystem).

Die maximalen Blut- und Serumspiegel von KM, die im Anschluß an eine orale Applikation gemessen werden, bewegen sich nach einer Zusammenstellung von SPERBER (1971) zwischen 0,01–1,00 mMol/l. Die Werte variieren um den Faktor 100. Inwieweit es sich bei diesen Angaben um die Konzentration der KM selbst oder ihrer Metaboliten handelt, ist nicht zu entscheiden, da die Werte auf der Messung von Jodkonzentrationen beruhen.

Die oralen KM werden im Blut aufgrund ihrer Affinität zu den Albuminen in proteingebundener Form transportiert. Wahrscheinlich werden sie infolge einer noch größeren Affinität zu den Leberzellmembranen (ABEL, ROWNTREE, 1909) und den Y-Z-Proteinen der Leber (LEVI *et al.*, 1969) in die Hepatozyten aufgenommen (SOKOLOFF *et al.*, 1973).

Der intrazelluläre Transport wird durch Y-Z-Proteine vermittelt. Am endoplasmatischen Retikulum findet eine Entkoppelung von den intrazellulären Proteinen und eine Umwandlung der oralen KM in wasserlösliche Metaboliten statt. Es handelt sich dabei u.a. um die Konjugation mit Glukuronsäure, wie für Jopansäure (McChesney, Banks, 1965; McChesney, Hoppe, 1954), Iodalphionic acid (Langecker, Ertel, 1957; Slingerland, 1957), Bunamiodyl (McChesney, Banks, 1965) und Tyropanoat (McChesney, Banks, 1965) sowie Jophenoxate (McChesney, 1971) nachgewiesen werden konnte.

Die wasserlöslichen Metaboliten der oralen KM werden nur z.T. direkt in die Galle sezerniert, zu einem anderen Teil diffundieren sie ins Blut zurück und werden renal oder erneut biliär ausgeschieden.

Im Fall einer Ausscheidung oraler KM in ihrer unveränderten lipophilen Form ist mit einer Reabsorption im Bereich der Gallenwege oder — analog — des Tubulusapparats der Niere zu rechnen.

Die oralen KM werden in der Leber geringfügig akkumuliert (Sperber, Sperber, 1971). Der Ausscheidungsmechanismus der KM ist wahrscheinlich identisch mit der aktiven biliären Sekretion anderer organischer Anionen und der intravenösen gallengängigen KM. Es gibt Anhaltspunkte für eine biliäre Ausscheidungskompetition zwischen Jopansäure (Billing *et al.*, 1965; Schoenfield, Foulk, 1964), Jobenzamsäure (Meyers *et al.*, 1965) oder Bunamiodyl (Billing *et al.*, 1963; Bolt *et al.*, 1961; Burhenne, 1963; Hargreaves, Lathe, 1963; Maggiore *et al.*, 1963; Shotton *et al.*, 1961) und Bilirubin oder Bromsulphalein. Wahrscheinlich gibt es auch entsprechende Reaktionen der anderen oralen KM.

Über die maximalen biliären Ausscheidungsraten der oralen KM gibt es keine verläßlichen Angaben. Es fehlen Versuche, die die Abhängigkeit der biliären Ausscheidungsrate von der Plasmakonzentration der oralen KM exakt aufzeigen. Die Angaben über die Verhältnisse beim Menschen sind besonders spärlich, so daß man auf Schätzungen zurückgreifen muß.

Die für ein positives Cholezystogramm erforderliche Jodkonzentration wird auf 30 mMol/l geschätzt (Lindner *et al.*, 1961). Bei Annahme eines Volumens von 30–35 ml muß demnach die Gallenblase etwa 0,9 mMol Jod bzw. 0,6 mMol eines dijodierten oder 0,4 mMol eines trijodierten KMs enthalten, wenn ein normales positives Cholezystogramm resultieren soll. Da bei den verschiedenen oralen KM ca. 2–5 Std nach oraler Applikation mit einem positiven Cholezystogramm gerechnet werden kann, ergibt sich eine mittlere biliäre Ausscheidungsrate von 0,1–0,2 mMol/Std bzw. 0,003 mMol/kg/Std. Diese Schätzwerte liegen unter den Meßwerten des Jodipamids und Joglykamids.

Mit besonders rasch resorbierbaren oralen KM können z.T. primäre Cholangiogramme erzielt werden. Vergleichsuntersuchungen an 83 Patienten zwischen Jopodat, das sich durch eine rasche und vollständige Resorption auszeichnet, und Jodipamid (Ludin, 1961) ergaben jedoch, daß mit Jopodat nur ein Kontrast des Gallengangsystems gegenüber der Umgebung zu erzielen ist, der etwa halb so groß ist wie der nach intravenöser Applikation von Jodipamin. Entsprechend dürften die mit oralen KM erzielbaren Jodkonzentrationen in der Lebergalle niedriger sein als die bei intravenösen Cholangiographien.

Nach den Ergebnissen von Tierversuchen (Guerbet, 1958) kann nicht ausgeschlossen werden, daß die Konzentration der oralen KM in der Lebergalle durch choleretische Effekte der KM vermindert oder — umgekehrt — durch Reabsorption von Wasser im Gallengangsystem erhöht wird.

Eine choleretische Wirkung (bei der Ratte!) wurde für Azetyl- und Propionylcimiodyl, Bunamiodyl und Iophenoxic acid nachgewiesen, nicht dagegen für Cinamiodyl, Caproyl Cinamiodyl, Iodoalphionic acid, Iopanoic acid und Phenobutiodyl (Guerbet, 1958) sowie Jopodat (Harwart *et al.*, 1959).

Die Ausscheidungsrate einiger KM ist abhängig von der gleichzeitigen Exkretion von Gallensalzen und damit vom Gallensalzspiegel im Blutplasma. Bis vor kurzem war umstritten, ob es sich dabei um eine Direktwirkung der Gallensalze oder um eine Folge der gallensalzinduzierten Cholerese handelt. Nach neueren Untersuchungen des Ausscheidungsmechanismus der Jopansäure scheint die Direktwirkung der Gallensalze bewiesen. Es wird angenommen, daß es sich dabei um eine allosterische Wechselwirkung mit einem Carrier für Jopansäure handelt, die die Ausscheidung erleichtert (BERK et al., 1974). Dabei scheint es ohne Bedeutung zu sein, ob das betreffende Gallensalz Mizellen bildet oder nicht, da Hydrocholat und Taurocholat gleichermaßen die Sekretion der Jopansäure steigern (BERK et al., 1974).

c) Intravenöse Gallenkontrastmittel

α) Jodipamid

Jodipamid ist eine relativ starke dibasische Säure mit 6 Jodatomen pro Molekül bzw. 6 Jodatomen pro 3 Ionen. Jodipamid liegt bei den pH-Werten der Körperflüssigkeiten fast ausschließlich in ionisierter Form vor. Die Fettlöslichkeit ist niedrig, das passive Diffusionsvermögen und damit die Resorptionsfähigkeit entsprechend gering.

Jodipamid ist im Blut fast ausschließlich auf den Plasmaraum beschränkt und dort fast vollständig an Proteine, vorzugsweise Albumin, gebunden. Nach intravenöser Injektion diagnostischer Dosen fällt die Plasmakonzentration initial rasch, später langsamer ab. Nach den bisher verfügbaren Daten (BILLION et al., 1955; EDHOLM, JACOBSON, 1959; LANGECKER et al., 1964; LEUPOLD, HEUCK, 1957; OTT et al., 1961; WITZGALL, TREBBIN, 1955) beträgt die Halbwertszeit der Initialphase 5–15 min, die Halbwertszeit der anschließenden, langsameren Konzentrationsabnahme ungefähr 2 Std (SPERBER, SPERBER, 1971).

Der initiale Konzentrationssturz auf etwa 25% (EDHOLM, JACOBSON, 1959) geht hauptsächlich auf eine rasche Verteilung des Kontrastmittels (KM) über annähernd den gesamten extrazellulären Raum zurück, während die renale und hepato-biliäre Ausscheidung und der Uptake der Leber dabei eine untergeordnete Rolle spielen. Wie Tierversuche (LANGECKER et al., 1953) zeigten, ändert sich die Initialphase nach beidseitiger Nephrektomie und Ligation des Hepatocholedochus nicht wesentlich. Für eine stärkere Konzentrierung des Jodipamids in der Leber gibt es bisher keinen Anhalt (FISCHER, 1965; KIMBEL et al., 1956; LEUPOLD, HEUCK, 1955).

Die weitere langsamere Abnahme der Plasmakonzentration im Anschluß an die initiale Verteilungsphase ist dagegen hauptsächlich die Folge der biliären Ausscheidung. Aber auch die fortgesetzte renale Ausscheidung und die Ausweitung des Verteilungsvolumens sind beteiligt.

Das Verteilungsvolumen des Jodipamids nach i.v. Injektion entspricht anfangs annähernd dem extrazellulären Raum (EDHOLM, JACOBSON, 1959). Es beträgt nach 20 min 12,9%, nach 2 Std 17,6% des Körpergewichts (LANGECKER et al., 1963). Der Verteilungsraum von Jodipamid nimmt danach langsamer, aber kontinuierlich zu (BILLION, 1954).

Die biliäre Ausscheidungsrate hängt von der Plasmakonzentration des Jodipamids ab. Bei kontinuierlich ansteigendem Plasmaspiegel erhöht sich die Ausscheidungsrate bis zu einem Maximum, das bei mittlerer Plasmakonzentration von 0,4–0,8 mMol/l erreicht wird (FISCHER, 1965; SPERBER, SPERBER, 1971). Die maximale biliäre Ausscheidungsrate von Jodipamid beträgt etwa 10 μMol/min (BILLION, 1955; EDHOLM, JACOBSON, 1959; OESER, FROMMHOLD, 1955). Bei weiterer Erhöhung des KM-Angebots nimmt die Ausscheidungsrate wieder ab. Mit einer diagnostisch erwünschten maximalen biliären Ausscheidung ist demnach nur bei optimaler Dosierung zu rechnen, die nach FISCHER (1965) bei Verwendung des Megluminsalzes bei 0,6 ml der 52%igen KM-Lösung bzw. 0,3 g des KM pro kg Körpergewicht liegt. Dieser in Versuchen am Hund ermittelte Wert gilt auch für Untersuchungen am Menschen.

Die biliäre Clearence des Jodipamids zeigt eine ähnliche Abhängigkeit von der Plasmakonzentration wie die Ausscheidungsrate. Sie hat ebenfalls ein Maximum bei mittleren

Plasmaspiegeln von 0,3–0,5 mMol/l und nimmt bei geringeren oder größeren Plasmakonzentrationen ab (FISCHER, 1965; SPERBER, SPERBER, 1971). Die maximale biliäre Jodipamidclearance des Plasmas beträgt beim Menschen etwa 20 ml/min (BILLION *et al.*, 1955; EDHOLM, JACOBSON, 1959; OESER, FROMMHOLD, 1955). Die Abnahme der Clearance bei niedrigen Plasmakonzentrationen ist nicht ohne weiteres verständlich. Möglicherweise ist die stärkere Proteinbindung bei niedriger Plasmakonzentration die Ursache (ROSATI, SCHIANTARELLI, 1970; SPERBER, SPERBER, 1971).

Jodipamid hat einen starken choleretischen Effekt. Es besteht eine lineare Beziehung zwischen der biliären Ausscheidungsrate und dem Gallenfluß des Jodipamids (FISCHER, 1965). Entsprechend der Ausscheidungsrate muß demnach auch die durch Jodipamid induzierte Cholerese ein Maximum bei mittleren Plasmakonzentrationen haben.

Auch zwischen biliärer Konzentration und Plasmakonzentration besteht eine Beziehung, die sich durch ein Maximum der biliären KM-Konzentration bei mittlerem Plasmaspiegel auszeichnet (FISCHER, 1965). Eine Über- und Unterdosierung des KMs hat daher gleichermaßen eine verminderte biliäre Konzentration und damit eine reduzierte Kontrastierung der Gallengänge zur Folge; die maximale biliäre Konzentration des Jodipamids scheint beim Menschen bei etwa 17 mMol/l bzw. 19 mg/ml zu liegen (EDHOLM, JACOBSON, 1959; RUSSELL, 1968).

Das diagnostisch erwünschte Maximum biliärer Exkretion und Konzentration des KMs wird nach den vorausgegangenen Ausführungen bei einem bestimmten Plasmaspiegel des KMs in mittlerer Höhe erzielt. Aufrechterhaltung eines optimalen Plasmaspiegels über längere Zeit bzw. eines „optimalen KM-Angebots“ (MEYER-BURG, 1969) ist denn auch das Ziel verlängerter Injektionszeiten und kontinuierlicher Infusionen (ALLEN, 1969; COOPERMAN *et al.*, 1968; DARNBOROUGH, GEFFEN, 1966; DJIAN, ANNONIER, 1964; FELDMAN, KEOHANE, 1966; FELDT-RASMUSSEN, 1967; FOY, 1968; FRANK, ZINNER, 1967; MCNULTY, 1968; MEIISEL, 1974; MEYER-BURG, 1969; OTTOLENGHI, 1968; PAYNE, 1968; WAX, CRUMMY, 1966; WILHELM, 1967; WILHELM, RICHTER, 1967; WITT *et al.*, 1969).

Die biliäre KM-Konzentration hängt jedoch von weiteren Faktoren ab. Die kanalikuläre und duktuläre Flüssigkeitsproduktion kann, unabhängig vom KM-Transport, durch verschiedene stimulierende Substanzen endogener und exogener Herkunft erhöht sein, so daß eine Abnahme der Kontrastdichte resultiert. Umgekehrt wirkt sich die Reabsorption von Wasser aus; die Reabsorption von Wasser ist nicht auf die Gallenblase beschränkt, sondern findet in geringerem Ausmaß auch im Gallengangsystem statt (SPERBER, SPERBER, 1971).

Zwischen Jodipamid und mehreren anderen Substanzen, die offenbar demselben Transport- und Ausscheidungsmechanismus unterworfen sind, spielen sich kompetitive Vorgänge ab, die sich in einer verminderten biliären Exkretion und Konzentration äußern. Die Besetzung der Transportalbumine mit Fremdsubstanzen größerer Bindungskraft, z.B. mit Sulfonamiden oder Salizylsäure u.a., wurde schon im vorausgegangenen Abschnitt erwähnt. Entsprechend kann es zu einer Verdrängung aus der Bindung mit den intrazellulären Transportproteinen der Hepatozyten kommen. C17-alkylierte Steroide können zu einer Ausscheidungshemmung am Galleufer des Hepatozyten führen. Unter anderem können folgende körpereigene und körperfremde Substanzen die hepatobiliäre Ausscheidung von Jodipamid durch Kompetition hemmen: Bromsulphalein (BILLING *et al.*, 1963), Bilirubin (BILLING *et al.*, 1963), Methyltestosteron (PETERA *et al.*, 1961), Ca-Jopodat (FINBY, BLASBERG, 1964), Bunamiodyl (FISCHER, 1965), Probenecid (FISCHER, 1965).

Nach SPERBER und SPERBER (1971) ist Taurocholat die einzige Substanz, die mit Sicherheit die biliäre Ausscheidungsrate von Jodipamid erhöht. Taurocholat induziert gleichzeitig eine entsprechende Cholerese, so daß die biliäre KM-Konzentration sich nicht signifikant ändert. Nach neueren Untersuchungen (WHITNEY,

CAMPBELL, 1972) ist der Einfluß der Gallensalze auf die Jodipamidsekretion wieder zweifelhaft geworden. Danach führt die Unterbrechung des enterohepatischen Kreislaufs, zu einer Reduktion der Gallensalzsekretion und Cholerese, ohne daß die Ausscheidungsrate des Jodipamids geringer wird.

Jodipamid gehört, wie Bromsuphalein, Bilirubin und verschiedene organische Anionen, zu den Substanzen, die sich nach Untersuchungen von LEVI u.Mitarb. (1969) durch eine im Vergleich zu den nierengängigen KM hohe Affinität zu der Plasmamembran und den intrazellulären Transportproteinen (Y- und Z-Fraktionen) der Hepatozyten auszeichnen. Diese Proteinfraktionen dienen wahrscheinlich nicht ausschließlich dem intrazellulären Transport, sondern haben wahrscheinlich auch eine Funktion bei dem Transfer vom Plasma in die Leberzelle und bei der Ausscheidung in die Gallenkapillaren (MEIISEL, 1974).

Auf der Basis dieser neuen Forschungsergebnisse wird auch der Begriff des „Transportmaximums" der Hepatozyten verständlicher, der ausdrückt, daß die Sekretionsleistung der Hepatozyten auf einen bestimmten Wert begrenzt ist, der durch ein höheres KM-Angebot nicht gesteigert werden kann (BENNESS, RAINE, 1971; MILLER et al., 1969; ROSATI, SCHIANTARELLI, 1970). Der Transport scheint jedoch nicht durch die Aufnahmekapazität der Y-Z-Proteine, sondern durch die Sekretionsfähigkeit der Leberzelle limitiert zu sein.

Der Begriff des Transportmaximums wird allerdings dadurch relativiert, daß zwar eine Steigerung des KM-Angebots über einen bestimmten Wert die Ausscheidungsrate nicht weiter erhöht oder sogar verringert, daß aber die Anhebung des Taurocholatspiegels (im Tierversuch!) durchaus die Sekretionsleistung der Hepatozyten über das „Transportmaximum" hinaus steigert (SPERBER, SPERBER, 1971). Wie neuere Untersuchungen gezeigt haben, wird die Exkretionsrate von Bromsulphalein (BARNHART et al., 1973; BOYER et al., 1970; FORKER, GIBSON, 1973; O'MAILLE et al., 1966; WARE et al., 1973) und Jopansäure (BERK et al., 1974; DUNN, BERK, 1972; MOSS et al., 1972) durch die Höhe des Gallensalzspiegels bestimmt (O'MAILLE et al., 1966; BERK et al., 1974). Für diese Substanzen wird eine allosterische Wechselwirkung zwischen Gallensalzen und einem Carrier für Bromsulphalein und Jopansäure in der kanalikulären Membran der Leberzellen angenommen, die die Ausscheidung erleichtert (BARNHART et al., 1973; BERK et al., 1974; FORKER, GIBSON, 1973; WARE et al., 1973). Einen analogen Vorgang darf man für die Wechselwirkung zwischen Jodipamid und Taurocholat vermuten.

Wie die Untersuchungen mit Bromsulphalein, Jodipamid und Jopansäure gezeigt haben, kommt es unter dem Einfluß der Gallensalze zu einer vermehrten Ausscheidung, nicht jedoch zu einer Erhöhung der biliären Konzentration der Substanz. Demnach scheint nicht das „Transportmaximum", sondern die maximale biliäre bzw. kanalikuläre Konzentration des KMs ein Limit darzustellen.

β) Joglykamid

Der Molekülaufbau und die Pharmakokinetik des Joglykamids und des Jodipamids ähneln sich. Die pharmakologischen Unterschiede sind mehr quantitativer als qualitativer Natur. Aus diesem Grund ist eine vergleichende Betrachtung der beiden Kontrastmittel aufschlußreicher als die detaillierte Beschreibung des Joglykamids ohne Bezugnahme auf das Jodipamid.

Die Verteilung des Joglykamids über den extrazellulären Raum und der damit verbundene initiale Konzentrationsabfall im Blutplasma erfolgen, ähnlich wie bei Jodipamid, rasch. Nach 15–23 min ist bereits ein Verteilungsraum von 8 Litern erreicht (CORMAN et al., 1967). Die Plasmahalbwertszeit der anschließenden Phase der nächsten 6–8 Std beträgt ungefähr 1,47 Std (CORMAN et al., 1967).

ROSATI und SCHIANTARELLI (1970) haben in Tierversuchen Jodipamid, Joglykamid und ein als B 9720 kodiertes Präparat verglichen. Die Präparate wurden an Kollektiven von je 4 Hunden unter exakt gleichen Bedingungen untersucht. Danach beträgt das Transportmaximum der Leber (T_m) für Joglykamid 0,74 µmol/kg/min. Der Wert übertrifft das Transportmaximum des Jodipamids von 0,48 µmol/kg/min und des B 9720 von 0,34 µmol/kg/min beträchtlich. Joglykamid ist entsprechend das KM, mit dem unter normalen Umständen die bessere Kontrastierung der Gallengänge erzielt wird. Letztlich sind es zwei Komponenten, die die Opazität der Gallenwege bestimmen, die biliäre Jodkonzentration und die Schichtdicke des durchstrahlten Gallevolumens. Joglykamid „produziert" wesentlich größere Gallenvolumina mit etwas niedrigerer Jodkonzentration als Jodipamid und B 9720.

Das Transportmaximum für ein KM-Gemisch ist nicht höher als für das einzelne, was für einen identischen aktiven Ausscheidungsmechanismus für alle KM spricht.

Bei niedriger Plasmakonzentration unter 0,16 µmol/ml sistiert die Ausscheidung des Joglykamids fast vollständig. Dieser Schwellenwert, nach dessen Überschreiten erst eine signifikante Ausscheidung nachweisbar wird, liegt bei Jodipamid bei 0,06 µmol/ml. B 9720 wird dagegen gerade bei niedrigem Plasmaspiegel besonders effektiv ausgeschieden. Das unterschiedliche Verhalten der drei KM bei niedrigem Plasmaspiegel beruht auf einer unterschiedlichen Affinität zum Plasmaprotein. Eine starke Eiweißaffinität, wie sie bei Joglykamid vorliegt, führt wahrscheinlich bei niedrigem Plasmaspiegel zu einer vollständigen und starken Bindung aller KM-Moleküle, die nicht nur die renale sondern auch die biliäre Ausscheidung stark vermindert. Bei einer schwachen Eiweißaffinität, wie sie bei B 9720 vorliegt, könnte dagegen bei niedrigem Plasmaspiegel gerade ein Grad an Eiweißbindung erreicht werden, der die renale Ausscheidung erschwert, aber die hepatobiliäre Ausscheidung nicht behindert. Diese Befunde sprechen gegen eine strenge Korrelation zwischen Plasmaeiweißbindung und biliärem Ausscheidungsweg und stützen die These (FISCHER, 1965; KNOEFEL, 1965), daß die Plasmaeiweißbindung nur sekundäre Bedeutung für den hepatobiliären Ausscheidungsmechanismus hat.

Das Verhältnis zwischen biliärer und renaler Ausscheidung des KMs ist abhängig von der Plasmakonzentration und damit von der Dosierung. Mit ansteigendem Plasmaspiegel nimmt der Anteil der renalen Ausscheidung des Joglykamids und Jodipamids langsam zu und übertrifft die biliäre Ausscheidung, wenn die Plasmakonzentration nach Erreichen des Transportmaximums weiter erhöht wird. Bei B 9720 überwiegt schon bei relativ niedrigem Plasmaspiegel die renale Ausscheidung.

Der renale Anteil an der Gesamtausscheidung ist beim Joglykamid höher als beim Jodipamid. Beim Menschen beträgt er bei üblicher Dosierung durchschnittlich 23% für Joglykamid (TAENZER, KOEPPE, 1965), 11% für Jodipamid (BILLION *et al.*, 1955; HAASTERT, 1964; OTT *et al.*, 1961; TAENZER, KOEPPE, 1965). Diese Werte können sich durch eine zu schnelle Applikation oder eine zu hohe Dosierung beträchtlich erhöhen (HOPPE, 1964a, b). Joglykamid zeichnet sich gegenüber Jodipamid durch eine höhere Rate heterotoper KM-Ausscheidungen bei völlig normaler Leberfunktion aus. Diese Befunde entsprechen den Ergebnissen, die im Tierversuch (am Hund!) ermittelt wurden (ROSATI, SCHIANTARELLI, 1970).

Die Pharmakokinetik des Joglykamids ist am deutlichsten an der Form der Abhängigkeit der biliären und renalen Clearance vom Blutspiegel zu erkennen. Joglykamid und Jodipamid haben, wie schon oben erwähnt, einen Schwellenwert, unter dem sowohl die biliäre als auch renale Ausscheidung sistiert. Aber sobald dieser Wert überschritten wird, steigt die biliäre Clearance rasch an bis zu einem Maximum zwischen 1,4 und 1,3 ml/kg/min. Im Gegensatz dazu steigt die renale Clearance gleichmäßig bis zu einem Maximum bei 1,4 ml/kg/min (Joglykamid) bzw. 1 mg/kg/min (Jodipamid) an.

Im Gegensatz zu Joglykamid und Jodipamid ist bei einem Blutspiegel unter 0,06 mol/ml die biliäre Clearance des B 9720 mit 5 ml/kg und die renale Clearance mit 1 ml/kg sehr hoch. Bei weiterem Anstieg des Blutspiegels geht die biliäre Clearance rasch auf einen Wert von 1 ml/kg und dann langsamer auf niedrigere Werte zurück, während die renale Clearance gleichmäßig ansteigt bis zu einem Maximalwert von 1,7 ml/kg/min.

γ) Neuentwickelte intravenöse Cholegraphika

Bisher standen zur routinemäßigen Anwendung in der Röntgendiagnostik nur zwei intravenöse Cholegraphika zur Verfügung: das 1953 entwickelte Jodipamid oder Adipiodon (Biligrafin, Biligrafin forte) und das etwas später synthetisierte Joglykamid (Bilivistan, Biligram, Biligram zur Infusion). In den letzten Jahren wurden zwei weitere intravenöse Kontrastmittel entwickelt. Es handelt sich dabei um das soeben im Handel erschienene Jodoxamat (Endomirabil, Endomirabil zur Infusion) und das noch in klinischer Prüfung befindliche Jotroxamid (vorgesehener Handelsname: Chologram).

Diese neueren Substanzen zeichnen sich, wie Tierexperimente ergaben, durch eine geringere Plasmaproteinbindung und größere Hepatotropie aus. Das biliäre Transportmaximum und die maximale biliäre Konzentration des Jodipamids und Joglykamids werden durch sie deutlich übertroffen (SPECK; TAENZER *et al.*, 1975). Die vorklinischen Untersuchungen ergaben außerdem, daß die akute Toxizität dieser Kontrastmittel vergleichsweise gering ist. Sie entwickeln wesentlich geringere pharmakodynamische Wirkungen wie die bisherigen Kontrastmittel. Im einzelnen wurden geringere Rückwirkungen jodäquivalenter Kontrastmittelmengen auf den arteriellen Blutdruck, das Elektrokardiogramm, die Nierenfunktion, die Erythrozytenform sowie die Blut-Hirnschranke festgestellt.

Erste klinische Untersuchungen haben gezeigt, daß die neuen Kontrastmittel, die nach den tierexperimentellen Ergebnissen gehegten Erwartungen erfüllen. Die Verträglichkeit ist relativ gut, die Nebenwirkungsquote bei vorschriftsmäßiger Injektion bzw. Infusion niedrig. Die damit im Gallenwegsystem erzielbare Kontrastdichte ist eindeutig größer als bei den bisherigen Kontrastmitteln.

Strukturell unterscheiden sich die neueren von den älteren Kontrastmitteln bei sonst unverändertem Bauprinzip nur durch die größere Länge der Verbindungskette zwischen den beiden jodtragenden aromatischen Kernen und das Vorhandensein mehrerer Äthergruppen $(CH_2—O—CH_2)_x$ in dieser Verbindungskette. Aus der Vergrößerung der Molekulargewichte soll die beschleunigte und erhöhte biliäre Ausscheidung, aus der Einführung mehrerer Äthergruppen die verbesserte Verträglichkeit resultieren.

d) Enterohepatischer Kreislauf und Reabsorption der Kontrastmittel

Bei der Resorption der Kontrastmittel (KM) nach oraler Applikation ist die Auflösung im Darminhalt der limitierende Vorgang, während die transmuköse Diffusion bei entsprechenden physiko-chemischen Eigenschaften rasch erfolgt. Da die biliären Ausscheidungsprodukte in gelöster Form vorliegen, spielt die Auflösung im Darminhalt für die Reabsorption keine Rolle. Entscheidend ist dagegen die Diffusionsfähigkeit der KM, die vom Ionisationsgrad und der Lipoidlöslichkeit des unionisierten Anteils abhängt (s.u. Resorption).

Die intravenösen gallengängigen KM liegen nach ihrer Ausscheidung in die Gallenwege und den Darm in wasserlöslicher ionisierter Form vor und sind daher nicht resorbierbar. Sie unterliegen daher auch keinem enterohepatischen Kreislauf. Dasselbe gilt für heterotop ausgeschiedene nierengängige KM. Die oralen gallengängigen KM liegen nach ihrer biliären Ausscheidung ebenfalls in konjugierter, wasserlöslicher Form vor und sind daher ebenfalls nicht resorbierbar.

Von vielen Autoren wird das Vorliegen eines enterohepatischen Kreislaufs der oralen KM zur Grundlage weitreichender Spekulationen gemacht. Aus einer zusammenfassenden Betrachtung von SPERBER (1971) geht jedoch hervor, daß Untersuchungen dieser Problematik spärlich und vorwiegend auf Tierversuche beschränkt sind. Die bisher bekannten Daten sprechen für eine nur geringe Reabsorption der trijodierten KM. Daher ist der Rückschluß erlaubt, daß eine nennenswerte Dekonjugation der oralen KM nicht stattfindet. Eine Ausnahme scheint die Iodoalphionic acid zu sein, die beim Menschen fast vollständig reabsorbiert wird (SPERBER, SPERBER, 1971).

IV. Reaktion der Leber auf gallengängige Kontrastmittel

Der Gesichtspunkt der Lebertoxizität der KM spielte in den Anfangstagen der Cholegraphie eine große Rolle. Allerdings war damals die Trennung der spezifischen Folgen der Leberschädigung von anderen Störungen schwierig.

Der Versuch, eine Korrelation zwischen den Ergebnissen des Zweifarbstofftests und der KM-Ausscheidung sowie der Leberhistologie herzustellen und die Cholangiographie als Leberfunktionstest auszubauen (COENDERS, 1958; WITZGALL, TREBBIN, 1955), mißlang: Bei schwerer Eliminationsstörung der Leber für Bromthalein fanden sich normale Cholangiogramme, und eine verzögerte oder verminderte KM-Ausscheidung bestand bei nur geringfügiger Störung der Bromthaleineliminierung (BARGON, 1966). Es scheint danach, daß KM-Ausscheidung und Bromthaleineliminierung verschiedene Partialfunktionen der Leber betreffen. Auch die Transaminasenwerte zeigen keine zuverlässige Korrelation mit der Höhe der KM-Ausscheidung (HERMS *et al.*, 1969). Die enzymbiologischen Methoden erlauben dagegen schon früh, d.h. vor Auftreten faßbarer morphologischer Veränderungen, eine gestörte Leberzellbiologie zu erfassen.

Bei einer normalen intravenösen Cholangiographie mit 20 cm^3 Bilivistan treten keine Veränderungen der Serumtransaminasen, SGOT, SGPT, LDH und der alkalischen Phosphatase auf, nicht einmal Verschiebungen innerhalb des Normalbereiches (FROMMHOLD, GUTSCHE, 1968). Die im Versuch an Hunden gefundene Standarddosis, die auch für den Menschen zutrifft, beträgt 0,6 ml KM/kg Körpergewicht einer 52%igen Lösung. Sie entspricht dem Arbeitsmaximum der Leber (FISCHER, 1965), bewirkt also keine Veränderungen im Bereich der Leberzellfunktionen.

Steigert man die Dosis auf die doppelte Menge von 40 cm^3 KM (Bilivistan), kommt es in 77% der Fälle zu einem signifikanten Anstieg der Transaminasen und der LDH, die sich aber nach wenigen Tagen wieder normalisieren, sofern die Werte vorher auch im Normbereich lagen (GOMBERT, HÖTZL, 1966; FROMMHOLD, GUTSCHE, 1968; ACKERMANN *et al.*, 1968; GRENZMANN *et al.*, 1970; MEYER-BURG, 1969; MEYER-BURG, WILHELMI, 1965). Wurde statt des Bilivistans das reine Methylglukaminsalz (Biligram) infundiert, ließ sich keine signifikante Erhöhung der leberspezifischen Enzyme nachweisen (LÖHR *et al.*, 1971; MEIISEL). LÖHR u.Mitarb. (1971) fanden als einzige einen vorübergehenden Anstieg des Bilirubinspiegels im Serum. Dieser passagere Anstieg der leberspezifischen Enzyme im Blut wird als vorübergehende Störung an der Zellmembran der Leberzelle verstanden, die den Austritt von Aminasen gestattet.

Bei Kranken mit Leberschaden kommt es nach Bilivistan-Infusion zu einem Anstieg der alkalischen Phosphatase (FROMMHOLD, GUTSCHE, 1968). Als Erklärung dafür wird eine kompetitive Hemmung, d.h. eine bevorzugte Eliminierung des KMs aus dem Blut durch die Leberzelle vor der alkalischen Phosphatase diskutiert (GRENZMANN *et al.*, 1970).

Beim heutigen Stand des Wissens kann man aus den bisher vorliegenden Untersuchungen schließen, daß bei Gesunden vorübergehende Störungen an der Leberzellmembran in Abhängigkeit von der applizierten KM-Menge auftreten. Selbst bei vorbestehender Lebererkrankung scheint die Erhöhung der KM-Dosis auf das Doppelte bei der Infusions-Cholangiographie keine toxische Wirkung auf die Leberzellen zu haben. Eine unbeantwortete Frage ist, ob nicht bei einem bestimmten Grad von Leberschädigung eine zusätzliche KM-Schädigung eine akute Nekrobiose der Leberzellen auslösen könnte.

Als unbestrittene Kontraindikation gelten deshalb eine gleichzeitig bestehende Leberparenchymschädigung und eine tubuläre Niereninsuffizienz. Auch die Kombination eines Verschlusses der Gallenwege mit einer Niereninsuffizienz bedeutet eine klare Kontraindikation, da dann keine Ausscheidungsmöglichkeit für das Gallenkontrastmittel mehr besteht.

V. Nebenwirkungen, Komplikationen und ihre Therapie

1. Orale KM-Gabe

Nebenerscheinungen treten bei den modernen KM nur selten auf. Empfindliche Patienten klagen gelegentlich über leichtes Magendrücken oder Übelkeit. Durchfälle gehören zu den Ausnahmen, ebenso Erbrechen. Vereinzelt wurden urtikarielle Hautreaktionen beobachtet. Erwähnenswerte Einflüsse auf den Kreislauf und das respiratorische System sind nicht mitgeteilt worden.
Erwähnt sei eine sehr seltene Nebenwirkung, die prinzipielle Bedeutung für die Möglichkeiten toxischer KM-Wirkungen hat, auch wenn das KM heute nicht mehr benutzt wird: Nach oraler Gabe von Orabilix kam es unter dem Bild der Oligurie und Anurie infolge diffuser Tubulusnekrosen zum Tod durch Nierenversagen bei Patienten mit gleichzeitigem Leber- und Nierenschaden.

Folgende Möglichkeiten für die Entstehung des Nierenschadens werden diskutiert (SANEN, 1962; SANEN et al., 1964).

1. Spasmus der Nierengefäße mit Hypoxiefolge;

2. potentielle Nephrotoxität der KM, die zum Tragen kommt, wenn die renale Ausscheidungsrate wegen einer Lebererkrankung ungewöhnlich hoch wird;

3. Affektion des Tubulusapparats durch osmotische Kräfte oder Interferenz mit Enzymsystemen der Tubulusepithelien;

4. toxische Nephritis infolge Kristallisation des KMs im Nierengewebe: Das cholezystographische KM fällt als unveränderter Komplex aus, wenn der pH des Urins über pH 5 hinausgeht (MCCHESNEY und BANKS, 1954). MUDGE (1970) hält es für möglich, daß die Toxizität der KM dadurch bedingt ist, daß es bei Verminderung des sauren Charakters des Urins und gleichzeitigem Gipfel der Harnsäureausscheidung zur Präzipitation von Harnsäure kommt, da alle Gallen-KM eine ziemlich starke Affinität zur Harnsäure haben.

Es scheint, daß der Angriffspunkt der Schädigung an den Rindengefäßen liegt und die Tubuli sekundär betroffen sind, oder daß die Tubuli primär angegriffen werden. Dies entweder als Folge einer irgendwie gearteten chemotoxischen Reaktion oder infolge echter Kristallisation von unlöslichem KM (GUFT, 1963; TEPLICK, MYERSON und SANEN, 1965; WENNBERG, OKUN, HINMAN, 1963).

Bei den experimentellen Nachprüfungen wurde festgestellt, daß die tubuläre Exkretion jodierter Röntgenkontrastmittel zu einer kompetitiven Hemmung der tubulären Exkretion von Paraaminohippursäure (PAH) führt.

Wegen einer möglichen Nierenschädigung durch eine zu große KM-Menge und einer dadurch bedingten Überschreitung des Transportmaximums der Niere werden Vorbehalte gegen die routinemäßige, unmittelbar nach einer oralen Cholezystographie durchgeführten Cholangiographie gemacht. Tatsächlich wird letztere wegen der größeren diagnostischen Ausbeute von zahlreichen Autoren aber gerade empfohlen (LASSER, 1973; POGONOWSKA und COLLINS, 1969, u.a.), und auch wir haben nie nachteilige Folgen für den Patienten gesehen.

Als Kontraindikation für die orale Cholezystographie ist die bestehende oder drohende Thyreotoxikose anzusehen.

2. Intravenöse KM-Gabe

Die subjektiv belastenden, objektiv aber schwer einzuschätzenden Nebenwirkungen werden mit 10–33% angegeben (HORNYKIEWYTSCH, 1956; HORNYKIEWYTSCH, STENDER, 1953). Sie bestehen in Wärme- bis Hitzegefühl, Herzklopfen, Übelkeit, Brechreiz, Erbrechen, Niesreiz, Urtikaria und konjunktivaler Injektion. Werden auch einfache Nebenwirkungen, wie bitterer Geschmack auf der Zunge und leichte Übelkeit, in die Statistik einbezogen, erhöht sich die Zahl der Nebenwirkungen noch (HAASTERT, 1964). Diese Erscheinungen dauern meist nur 5 min, selten länger als 6–10 min. Mit zunehmendem Alter scheinen Zahl und Stärke der Nebenwirkungen abzunehmen (BRISMAR *et al.*, 1971). Diese objektiv geringen, subjektiv aber belastenden Reaktionen können in einen Kreislaufkollaps übergehen, der schwere Grade annehmen und bis zum Tode führen kann. ANSELL (1970, 1973) gibt folgende Relationen für KM-Zwischenfälle an: leichte Reaktionen 1:2000 Untersuchungen, schwere Reaktionen 1:14000 Untersuchungen, Tod 1:40000 Untersuchungen.

Der Anteil der tödlichen Reaktionen wird von anderen Autoren wesentlich niedriger angegeben. Er liegt bei 1:1 Mill. Untersuchungen (FROMMHOLD und BRABAND, 1960; HERMS *et al.*, 1969).

Nach TAENZER und RÜHL (1971) läßt sich ohne Informationsverlust die heute als Standarddosis angesehene KM-Menge um ein Drittel vermindern. Die Zahl der Zwischenfälle soll sich dadurch beträchtlich senken lassen, die der schweren Zwischenfälle sogar um den Faktor 10.

Die Verträglichkeit der chemisch differenten Galle-KM Jodipamid (Biligrafin) und Joglykamid (Bilivistan, Biligram) wird verschieden beurteilt: Die bessere Verträglichkeit von Joglykamid soll auf den geringeren Jodgehalt pro ml, die geringere, dem Blutplasma angepaßte Viskosität und die geringere Toxizität zurückzuführen sein.

Merkwürdigerweise ist die Zahl der tödlichen Zwischenfälle pro 1 Million Untersuchungen in Deutschland bei Joglykamid (Bilivistan, Biligram) doppelt so hoch wie die von Jodipamid (Biligrafin und Biligrafin forte), während das Verhältnis in den nicht deutschen Ländern umgekehrt ist.

Die Zahl der schweren, aber nicht tödlichen Zwischenfälle steigt von Jodipamid (Biligrafin) von 10,3:1 Million auf 43,1:1 Million bei Biligrafin forte und 90,7 bei Joglykamid (Bilivistan). Biligram liegt mit 73,3 zwischen Biligrafin forte und Bilivistan (Schering AG, 1974).

Bei den Todesfällen wie bei den schweren, nicht tödlichen Zwischenfällen findet sich weder eine Beziehung zum Alter noch zum Geschlecht. Auch zwischen der Jodmenge und der Zwischenfallsrate fand sich bis 5 g Jod kein Unterschied zwischen Jodipamid und Joglykamid, jedoch steigt die Zwischenfallsrate oberhalb 5 g bei Joglykamid steil an. Da man bei der Infusion etwa 8 g, das Doppelte wie bei der i.v. Injektion gibt, trotzdem aber weniger Nebenwirkungen hat als bei der i.v. Cholegraphie, kann der Jodgehalt nicht der ausschlaggebende Faktor sein. Vielmehr spielen neben der Dosis offenbar die Volumenverteilung im Körper pro Zeiteinheit und der Dosisverlust durch die Nieren eine Rolle.

Es findet sich auch keine Relation zwischen Injektionszeit und Zwischenfallsrate. Allerdings geht die allgemeine und auch die eigene Erfahrung dahin, daß die Zahl der Nebenwirkungen mit Verkürzung der Injektionszeit auf Zeiten unter 5 min zunimmt. Ohne Zeitkontrolle wird aber die Injektionszeit vom Arzt so gut wie immer weit überschätzt, d.h. die Angaben zur Injektionszeit sind nach allgemeiner Meinung unbrauchbar, sofern sie nicht strikt mit der Uhr kontrolliert werden.

Bei der Aufschlüsselung der Todesfälle (Schering AG, 1974) fällt auf, daß Herzversagen mit 75% die bei weitem häufigste Todesursache ist, während sich die übrigen 25% auf eine Anzahl von Grundkrankheiten verteilen, die untereinander keine Gemeinsamkeit haben. Reines Links-Herzversagen kommt in etwa 20% der Fälle vor, reines Rechts-Herzversagen und allgemeine Herzinsuffizienz jeweils in 40% der Fälle.

Als Erklärung für die leichten und schweren Reaktionen wurde schon früh die *Allergie* diskutiert (SANDSTRÖM, 1955). Da sich eine Antigen-Antikörper-Reaktion aber ausschließen ließ (ALMÉN, 1971), nahm man als Ursache für die allergieähnlichen Symptome eine direkte, durch das KM-Molekül bedingte Histamin-Freisetzung an (CHAPLIN, CARLSSON, 1961).

Von Bedeutung für die Nebenwirkungen scheint die Bindungskapazität des Proteins für das KM zu sein, die bei den einzelnen Substanzen verschieden groß ist. Die letale Toxizität verschiedener Substanzen korreliert direkt mit der Stärke ihrer Proteinbindung an das Albumin (LASSER *et al.*, 1962). Es ist anzunehmen, daß sich durch die Proteinbindung folgende Störungen entwickeln (LASSER, LANG, 1966):

1. Änderung der Transporteigenschaft der Albumine,
2. Änderung der Permeabilität der Membranen und
3. Alteration der Kontrollmechanismen über eine Enzyminhibition.

Die für eine 50%ige Hemmung der Enzyme Glukuronidase, Lysozym, Glukose-6-Phosphatase und der Azetylcholinesterase notwendige molare Konzentration korreliert linear mit der Protein-Bindungskapazität und der LD_{50} (KORMANO, HÄRKÖNEN, 1973; LASSER, LANG, 1966, 1970). COËL und LASSER (1971) sind der Meinung, daß Übelkeit, Erbrechen usw. auf einen vasomotorischen Kollaps zurückzuführen sind, wie er beim Hund durch eine schnelle KM-Injektion ausgelöst werden kann, ähnlich dem Kollaps nach schneller Injektion von Azetylcholin. Sie nehmen an, daß der Kreislaufkollaps Folge eines beträchtlichen parasympathikomimetischen Effektes der KM ist. Die KM inhibieren, je nach chemischer Konstitution, die Cholinesterase der roten Blutkörperchen und Thrombozyten und provozieren reaktiv eine cholinergische Aktivität. Sie sehen eine mögliche Ursache für das seltene Auftreten eines Kreislaufkollapses bei der Infusion darin, daß das KM in niedrigeren Konzentrationen in den Blutstrom gelangt und deshalb fester an das Serumalbumin gebunden wird.

Im Gegensatz dazu soll bei der schnellen Injektion die Bindungskapazität der Serumalbumine und anderer Serumproteine überschritten werden. Mit der Gesamtmenge an frei verfügbaren, nicht eiweißgebundenen KM wächst die Gefahr toxischer Reaktionen.

VIELHAUER u.Mitarb. (1975) untersuchten diese Zusammenhänge für Biligrafin forte und Conray 60 und 80 in in-vitro- und in-vivo-Versuchen. Die statistisch gesicherten Ergebnisse bestätigten grundsätzlich die enge Korrelation zwischen Albuminbindung der KM und deren Toxizität sowie der stärkeren Hemmung der Azetylcholinesterase durch die KM mit stärkerer Albuminbindung. Nach ihren Untersuchungen hängt unter klinischen Bedingungen die KM-Unverträglichkeit nicht mit einer Azetylcholinesterasehemmung zusammen, da eine relativ lange Zeit bis zum Eintritt der maximalen Hemmung erforderlich ist und eine rasche Reversibilität der Esterasehemmung erfolgt. Lediglich unter den pathologischen Bedingungen eines angeborenen Azetylcholinesterasemangels oder -defekts könnte eine klinisch relevante Hemmung durch KM zustande kommen.

Der nachgewiesene Zusammenhang der Stärke der Proteinbindung der KM mit der Blockierung von Enzymen (Gerinnungshemmung; Änderung der Erythrozytenmembran s. VIELHAUER *et al.*, 1975) sei nicht weiter diskutiert, da der Zusammenhang mit KM-Reaktionen der oben erwähnten Art nicht evident oder nicht bewiesen ist. Sicher scheint nur zu sein, daß viele pathogenetische Faktoren eine Rolle spielen, die bei den einzelnen KM durchaus verschieden sein können. So verschieden die auslösenden Faktoren auch sein mögen, scheint der eigentliche Zwischenfall ganz oder überwiegend in einem Kreislaufversagen zu bestehen, der unter Atemnot und Herzversagen, eventuell Lungenödem in den nächsten Stunden zum Tode führen kann.

Die Gründe, die zu schweren KM-Zwischenfällen führen können, wurden von BAUER, TRAGL u.Mitarb. (1974) tabellarisch zusammengestellt und diskutiert:

1. Unspezifische Reaktionen, ohne erkennbaren Zusammenhang mit einer eventuell bestehenden Grundkrankheit.

a) Toxische Schäden: bei einer LD_{50} von 9,4 g/kg Körpergewicht ist diese Komplikation wenig wahrscheinlich. Ein Zusammenhang der Zwischenfallrate mit der insgesamt zugeführten Jodmenge besteht, wie oben ausgeführt, nicht. Die toxische Wirkung der Gallen-KM auf die Leberzellmembran und ihre inhibitorische Wirkung auf eine Anzahl von Enzymen (LANG u. LASSER, 1967) spielen in diesem Rahmen offensichtlich keine Rolle.

b) Empfindlichkeit gegen Jod oder das Trägermolekül: Da Jod, trotz seiner Aggressivität, nur langsam aus seiner Bindung frei wird, kommt es für akute oder gar perakute Reaktionen nicht in Frage.

c) Echte Allergie mit im Blut vorhandenen Antikörpern: Sie ist bei vorausgegangener Sensibilisierung mit dem gleichen oder chemisch ähnlichen KM durchaus möglich.

d) Anaphylaktoide Reaktion mit dosisabhängiger Histaminfreisetzung: Sie könnte wegen ihrer Kreislaufwirkung gefäßgeschädigte Patienten stark gefährden (WIENERS, 1965).

e) Salzwirkung der KM: Die Störung des Membranpotentials durch höher dissoziierte Salze der KM (hoher osmotischer Druck; LASSER) wird ebenso diskutiert wie der Salzbildnereffekt des KMs mit Kalzium. Nach MAURER (1960) soll es durch Änderung der lokalen Ca^{++}-Ionenkonzentration infolge bevorzugter Bindung von Ca^{++}-Ionen an das KM bei verlangsamter Strömung in den Koronararterien zum Herzstillstand kommen können.

f) Aggregation von Erythrozyten in kleinen Gefäßen, in denen Mikroembolien entstehen, die vago-vagale Reflexe, insbesondere im pulmonalen System, auslösen können (BERNSTEIN, 1965; STOLZE, 1965).

2. Spezifische Reaktionen, deren kausaler Zusammenhang mit Paraproteinämien gesichert erscheint.

a) Anurie durch Präzipitation von Eiweiß in den Nierentubuli: Ausfällung von Bence-Jones-Eiweißkörpern in den Nierentubuli durch Nieren-KM. Diese Reaktion war in einigen Fällen in vitro bei pH 4,5–5,5 reproduzierbar (BERDON *et al.*, 1969; CWYNARSKI, SAXTON, 1969; GROSS *et al.*, 1974).

Die Bildung von Eiweißzylindern in den Nierentubuli wird durch die übliche Dehydrierung des Patienten vor der Urographie und durch die Erhöhung des intraabdominellen Druckes (Kompression der Ureteren) noch erleichtert bzw. beschleunigt. Eine Korrelation zwischen dem Typ des Bence-Jones-Proteins oder seiner Konzentration und der Präzipitierbarkeit wurde nicht gefunden. Für Gallen-KM spielt die Zwischenfallsart keine Rolle.

b) Präzipitation von Tamm-Horsefall-Proteinen: Dieses Mukoprotein wird im proximalen Tubulus gebildet und kann bei starker Änderung der Salzkonzentration, etwa durch Dehydrierung des Patienten und Anreicherung des KMs in der Niere, in den Tubuli präzipitieren (BERDON, 1969).

c) Bilaterale Thrombose der Nierenvenen (SNAPPER und KAHN, 1971).

d) Intravasale Denaturierung von Immunglobulin-M-Paraprotein mit perakuter Reaktion, während es sich bei den Reaktionen unter a–c um langsam sich entwickelnde

Reaktionen handelt. Bei diesem Reaktionstyp ist für die Präzipitation des hochgereinigten IgM-Paraproteins nur noch der Zusatz von Joglykamid nötig. Da eine Sensibilisierung fehlt und eine echte Antigen-Antikörperreaktion wegen des geringen Molekulargewichtes unmöglich ist, entfällt die Möglichkeit einer allergischen Reaktion. Auch die anaphylaktoide Reaktion läßt sich ausschließen, da die Präzipitation auch im in-vitro-Test auftritt.

Die Anwendung einer Testampulle hilft also nicht, stellt im Gegenteil eine Gefahr dar, da 1 Volumen KM mindestens 1000 Volumina Blut denaturieren kann. Der Vorgang entspricht möglicherweise einer Präzipitinreaktion, wo das KM als Antigen an das Paraprotein als Antikörper im Sinn einer Antigen-Antikörper-Reaktion ausfällt: Der Solzustand des Plasmas ist nicht mehr aufrecht zu erhalten, und es kommt zur Koagulation des gesamten Bluts im Bereich wirksamer Konzentration. Es scheint vorerst noch keine Möglichkeit zu geben, einen Zwischenfall vorauszusehen und den betreffenden Patienten von einer KM-Untersuchung vorsorglich auszuschließen. Auch die Vortestung bringt keine Vorteile, wie in großen Serien von Urographien überzeugend nachgewiesen wurde (PENDERGRASS *et al.*, 1958; OCHSNER *et al.*, 1965; WITTEN *et al.*, 1973).

Anläßlich des ersten Kongresses der Europäischen Gesellschaft für Radiologie in Barcelona 1967 wurde eine Resolution gefaßt, die im Kern zu dem oben genannten Problem sich folgendermaßen äußert: „Bis zum jetzigen Zeitpunkt liegen keinerlei klinischen oder experimentellen Möglichkeiten (Tests) vor, welche schwere Zwischenfälle, insbesondere tödliche Zwischenfälle, voraussagen ließen. Noch weniger lassen sich auf dieser Basis genaue Gegenindikationen gegen diese Untersuchungsmethoden formulieren. Keine der sog. Präventivmethoden, die bis zum jetzigen Zeitpunkt zur Anwendung gelangt sind, wie Vorbehandlung mit Antiallergika, Kontrolle von Geschwindigkeit oder Dauer der Injektion usw., waren imstande, tödliche Zwischenfälle zu verhindern."

Ein Faktor, der verständlicherweise, wenn auch nie erwähnt, bei KM-Reaktionen große Bedeutung haben kann, ist die *Angst*. Sie richtet sich gegen die Untersuchung ebenso wie gegen das Untersuchungsergebnis. Sie manifestiert sich eindeutig nachweisbar in einem pathologischen EKG (bei der Urographie, BERG *et al.*, 1973), und plötzliche Todesfälle bei psychologischem Streß sind bekannt (ENGEL, 1971).

Weitere Hinweise auf die Bedeutung der psychogenen Reaktionen finden sich darin, daß es in Vollnarkose keine Reaktion auf das i.v. injizierte KM gibt (LASSER, ELIZONDO-MARTEL und GRANKE, 1964; ZIPERMAN *et al.*, 1950), und daß Personen mit herabgesetzter psychischer Ausdrucksfähigkeit (Kinder, Kranke in höherem Alter) weniger Reaktionen haben als reife, bewußte Menschen der mittleren Lebensalter. LALLI konnte 1974 in Vergleichsreihen signifikant nachweisen, daß die Zahl der KM-Reaktionen, wie Übelkeit und Erbrechen, die in den Kontrollreihen bei 5,85% lag, nach Gabe von Atropin, Belladonna, Valium oder Placebos (Tee, physiologische Kochsalzlösung i.v.) auf 12,3% anstieg und nach suggestiver Beruhigung („Hypnose") auf 1,46% absank. Er vermutet, daß der positive Effekt von vorinjizierten Antihistaminika auf die KM-Reaktion mehr auf ihre sedierende Komponente als eine Antihistaminwirkung zurückgeht. Auch die Vorinjektion von Kortikosteroiden zur Verhütung von KM-Reaktionen hält er für unsinnig, da sie keine Wirkung auf anaphylaktische Reaktionen oder Histaminschock haben. Ihre Wirksamkeit liegt bei der Behandlung von Patienten mit tiefem Schock nach Injektion von KM (EVANS, RACKELMANN, 1952).

Er schlägt deshalb vor, daß man dem Patienten frühere KM-Reaktionen nicht durch Fragen wieder bewußt machen, bzw. durch Aufklärung über mögliche Reaktionen diese geradezu provozieren sollte. Im Mittelpunkt der Prophylaxe gegen KM-Reaktionen sollte die Beruhigung des Patienten und die psychologische Beherrschung der Untersuchungssituation durch den Arzt stehen.

Unsere eigenen Erfahrungen bestätigen die Vorstellungen von LALLI (1974) in jeder Weise. Die Bereitstellung eines kompletten Narkoseinstrumentariums mit Zwischenfallbesteck neben dem Buckytisch des gefährdeten

Patienten bei betont demonstrierter Ruhe und Beherrschung der Situation wirkt optisch und psychisch so beruhigend, daß es bei Patienten mit KM-Zwischenfällen in der Vorgeschichte nie zu einer Zwischenfallsituation gekommen ist.

I. Absolute Kontraindikationen gegen die Cholangiographie sind:
1. Gleichzeitige schwere Nieren- und Leberaffektion.
2. Akute Leberdystrophie und schwerer Leberparenchymschaden.
3. IgM-Paraproteinose. Bei dringlicher Cholangiographie ist eine in-vitro-Prüfung der Verträglichkeit des KM mit dem Patientenplasma bei pH 4,5–5,5 vorzunehmen. (Eine Kontrastuntersuchung der Nieren bei IgM-, IgG- und IgA-Paraproteinose soll nur als Infusion mit größeren Flüssigkeitsmengen durchgeführt werden!)

II. Relative Kontraindikationen sind:
1. Bestehende Kreislaufdekompensation, insbesondere ausgeprägte Myokardschädigung mit Rhythmusstörungen und akutes Cor pulmonale.
2. Sichere KM-Allergie für Galle-KM.
3. Akute Cholangitis.
4. Schilddrüsenüberfunktion, da die starke Eiweißbindung des KMs sich zwar nicht akut, für die Folgezeit jedoch negativ auf die Schilddrüse auswirken kann.
5. Manifeste Tetanie.

3. Richtlinien für die Durchführung der Cholangiographie und für die Behandlung von Zwischenfällen

Bei der intravenösen Cholangiographie sollte man folgende Richtlinien beachten:
- Reiche Flüssigkeitszufuhr vor der Untersuchung (nach Wise 3 Tassen Tee).
- Der Patient soll innerlich ruhig oder beruhigt während der Injektion sein, da ein Teil der Nebenwirkungen lediglich auf den Vorgang der Injektion zurückzuführen ist. Die Injektion sollte immer am liegenden Patienten durchgeführt werden.
- Die Injektionszeit für 1 Ampulle KM sollte nicht weniger als 5 min betragen, da die Nebenreaktionen sonst deutlich ansteigen (Schirmeisen, 1965). Außerdem tritt sonst eine besonders intensive Frühfüllung des Beckenkelchsystems der Nieren auf (Lajos, 1956; Heuck, 1960).
- Es sollte nach Injektionen von 1–2 cm^3 KM eine kurze Pause eingelegt werden, um eine dosisabhängige Reaktion frühzeitig zu erkennen und bei liegender Injektionskanüle therapieren zu können.
- Die meisten kleinen Unverträglichkeiten lassen sich durch eine Verzögerung der Injektion, Frischluftzufuhr oder Sauerstoffbeatmung beheben oder bessern.
- Ist dem Patienten eine stärkere Reaktion von einer früheren KM-Untersuchung der Gallenwege bekannt, ist die Vorinjektion von 1–2 Amp. eines Kortikoids und/oder eines Antihistaminikums intravenös zu empfehlen.

Richtlinien zur Behandlung von Zwischenfällen bei Erwachsenen (Ansell, 1970, 1973)
- Bei Angabe einer Allergie oder Überempfindlichkeit gegenüber dem KM oder einem Medikament bei einer früheren Injektion ist in 30% der Fälle mit einer Wiederholung der Reaktion zu rechnen.
- Schnelle Injektion, große Dosen oder hohe Konzentration der Na-Salzlösung können schwere Armschmerzen verursachen.
- Bei Bronchialasthma ist das Risiko eines Bronchospasmus wahrscheinlich erhöht bei Methylglukamin-Salzlösungen.
- Vor der Cholangiographie sollte reichlich getrunken werden. Eine Dehydratation ist gefährlich bei Kindern, bei Nierenversagen und bei Diabetes mit Nierenerkrankung (Beachte: Diuretika und Erbrechen provozieren eine Dehydrierung!)
- Spritze langsam 1 cm^3 und warte Reaktion ab!

- Die wenigsten Nebenerscheinungen hat man bei der Infusionscholangiographie.
- Injiziere nicht das in die Spritze aufgesogene Blut zurück in das Blutgefäß (Denaturierung der Blutkörperchen)!

Bei Zwischenfällen wird die Prognose allein von der Schnelligkeit und Effizienz der eingeleiteten Therapie bestimmt. Wichtigste Voraussetzung dafür ist ein wirksames Alarmsystem und das Vorhandensein aller notwendigen Medikamente und Geräte am Ort des möglichen Zwischenfalls.

a) Therapeutische Vorschläge für die Therapie leichter Nebenerscheinungen

Bei schmerzhaften *Paravasaten* Umspritzen mit Lokalanästhetikum. Zur Resorptionsbeschleunigung 150 I.E. Hyaluronidase/1 cm^3 in 5–10 cm^3 physiologischer Kochsalzlösung in den betreffenden Gewebsbezirk injizieren. Kalte Kompressen auf den Paravasatbereich.

Bei *Erbrechen* O_2-Gabe und Beruhigung des Patienten. Bei Fortbestehen oder schwerem Erbrechen Gabe von 10 mg Metoclopramid 2 cm^3 i.m. oder i.v. (Paspertin).

Bei *Abdominalkolik* Injektion eines Spasmolytikums, z.B. Buscopan 1 cm^3/i.m., eventuell mehrmals, oder 0,6 mg Atropin i.m. oder langsam i.v.

Bei *Urtikaria* Gabe von 10 mg/1 cm^3 eines Antihistaminikums (z.B. Tavegil) oral oder i.v., eventuell Adrenalin 0,5 cm^3 subkutan. Gabe von 100–200 mg Steroiden (z.B. Fortecortin).

Bei *Ödembildung* Kalziumgabe, neben Steroiden und Antihistaminika. *Cave:* Kalziumgabe bei Therapie mit Herzglykosiden.

Bei sehr *aufgeregten Patienten* Valium 10–20 mg i.v. Ärztliche Beobachtung für 20 min.

b) Therapie schwerer Zwischenfälle

Bei allen schweren Zwischenfällen, gleichgültig wie ihre Symptomatologie ist, Gabe von O_2 und Injektion von Steroiden i.v. (z.B. 2 cm^3 Fortecortin), Anlegen einer Infusion.

Allergische oder anaphylaktoide Reaktion

Bei Kreislaufkollaps O_2-Gabe im Liegen bei Schocklagerung (Anheben von Armen und Beinen), Volumensubstitution und Injektion von peripheren Kreislaufmitteln.

Bei diffuser *Urtikaria* oder diffuser *Erythrodermie* (mit starken Kopfschmerzen) Injektion von Antihistaminika i.v. (z.B. Tagegil 2 cm^3) und Kalzium i.v. neben den obligaten Kortikoiden. *Cave:* Kalzium bei Therapie mit Herzglykosiden. Bei *Glottisödem* Gabe von Adrenalin (Suprarenin 0,5 cm^3 subkutan, eventuell i.m. und Injektion eines Antihistaminikums langsam i.v. (Atosil 50 mg/1 cm^3). Bei *Verlegung der Luftwege* kann Tracheotomie erforderlich werden. Bei Auftreten eines *Asthmaanfalls* Injektion eines Theophyllinpräparats (z.B. Euphyllin 0,24 g/10 cm^3, 1–2 Amp.) sehr langsam i.v. Im Notfall Alupent 0,5 g/1 cm^3 sehr langsam i.v. Im *Schock* i.v. Injektion von 1 cm^3 1/1000 Epinephrin in 10 cm^3 Kochsalzlösung langsam in 2–5 min injizieren oder 5–10 mg auf 500 cm^3 NaCl bei einer Tropfenzahl von 10–20 pro Minute.

Kreislaufinsuffizienz und Schock

Sofort Kopftieflagerung, Beine und Arme hochheben (Schocklagerung).

Langsame intravenöse Injektion von peripher wirkendem Kreislaufmittel (z.B. Novodral 10 mg/1 cm^3, verdünnt mit physiologischer Kochsalzlösung).

Volumensubstitution mit Blutersatzmitteln (z.B. Rheomacrodex).

Bleibt der Blutdruckanstieg aus, Infusion von Noradrenalin (z.B. Arterenol 5 mg in 500 cm^3 Flüssigkeit, z.B. physiologische Kochsalzlösung), 10–20 Tropfen/min.

Cave: Adrenalin und zentral wirkende Kreislaufmittel (Analeptika).

Lungenödem

Patient in sitzende Position bringen. Unblutiger Aderlaß mittels Blutdruckmanschetten, eventuell blutiger Aderlaß. O_2-Gabe. Injektion von 10 mg Morphinsulfat i.v.

Schnellwirkendes Diuretikum (z.B. Lasix) sowie Infusion von 100 cm^3 40% Traubenzuckerlösung zur Osmodiurese.

Falls Patient noch nicht digitalisiert ist, Schnellsättigung mit einem geeigneten Herzglykosid, z.B. $^1/_8$–$^1/_4$ mg Strophantin. *Cave:* Mitralstenose.

Vago-vagaler Reflex

Bei Bradykardie Gabe von 0,4–1 mg Atropin. Hochheben von Armen und Beinen.

Herzstillstand

Asystolie

Schlag auf Sternummitte über dem Herzen. Wenn danach kein Erfolg, extrathorakale Herzmassage: Eindrücken des Sternums um 3–4 cm, 60 × in der Minute.

Mund-zu-Mund-Beatmung, besser künstliche Beatmung mit O_2-Überdruck in Intubation.

Injektion von 0,5 mg/1 cm^3 Orciprenalinsulfat (Alupent) intrakardial oder Epinephrin 1/1000 in 10 cm^3 NaCl, 5 cm^3 schnell injizieren. Wiederholen nach 1–2 min.

Herzschrittmacher.

Nach Wiederkehr spontaner, aber schwacher Herzpulsation Gabe von Kalzium-Glukonat 0,1–1,0 (5–10 cm^3 der 10%igen Lösung i.v.).

Kammerflimmern

Sofort extrathorakale Herzmassage (Herunterdrücken des Sternums um 3–4 cm 60mal in der Minute) Beatmung von Mund zu Mund, besser Sauerstoffüberdruckbeatmung in Intubation.

Defibrillierung durch externen Elektroschock (350 Watt/sek) und sofort wiederholen, wenn der erste Versuch erfolglos war.

Injektion von Procainamid intrakardial (z.B. Novocamid 0,5 g).

Injektion von 50–100 mg Xylocain intraarteriell oder i.v. über 1 min. Zugleich Gabe von 44,5 mEqu Bikarbonat i.v. über 15 min (50 cm^3 einer 8,5%igen Lösung von 1 mval/cm^3 alle 5–10 min). Kontrolle des Blut-pH. Fortfahren mit der Herz-Lungentherapie, Gabe von 1 Amp. Bikarbonat (44,5 mEqu alle 15 min. Xylocain i.v. kann bis zu insgesamt 3 mg/kg über 1 Std gesteigert werden).

Ventrikuläre Tachykardie

Wenn keine akute Notsituation besteht, Gabe von 100 mg Xylocain 1% über 1–2 min.

Bei schneller Verschlechterung des Befindens des Kranken Behandlung wie bei Kammerflimmern mit Defibrillierung (350 Watt/sek).

Vorhofflimmern

Bei sonst gutem Befinden keine Therapie. Bei schnellem Übergang in Schock oder Lungenödem Defibrillierung mit etwa 100 Watt/sek.

Wenn damit kein Erfolg erzielt wird, Steigerung der Energie. Bei Verfall des Patienten, *ohne* Schock und Lungenödem, Frage der Quabain-Therapie.

Vorhofflattern

Behandlung wie Vorhofflimmern, jedoch nur mit 50 Watt/sek.

Vorhoftachykardie

Vagusstimulierung durch Massage des re. Karotissinus. Sonst Defibrillierung mit 50 Watt/sek.

Bradykardie

Bei fehlender oder geringer Beeinträchtigung des Patienten Atropin 0,4–1 mg i.v. Ändert sich die Pulsfrequenz nicht, Gabe von Isuprel (1 Mikrogramm/min: 1 mg-Ampulle in 500 cm^3 Rheomacrodex und 0,5 cm^3/min). Steigerung der Dosis, wenn nötig.

Zerebrale Symptome

Bei Unruhe Gabe eines Tranquilizers (z.B. Valium 10 mg i.m. oder langsam i.v.).

Bei schweren Erregungsstörungen Gabe von Neuroleptika (z.B. Truxal 50 mg intraglutäal, eventuell kombiniert mit Atosil 50 mg intraglutäal).

Bei hirnorganischen Anfällen Gabe von Luminal 0,2–0,4 g i.m.

Bei schweren Krampfzuständen Injektion eines intravenösen Kurznarkotikums (bei Erwachsenen Trapanal).

Bei zerebralem Ödem Injektion von Mannitol-Lösung 20%ig.

D. Röntgenuntersuchung der Gallenblase und der Gallenwege

I. Vorbereitung des Patienten

Als erste Vorbereitung auf die Gallenblasenfüllung wird gelegentlich die Entleerung der viskösen hochkonzentrierten Blasengalle mittels Fettmahlzeit vor Gabe der oralen KM empfohlen. Die dünnflüssige, kontrasthaltige Lebergalle soll in die bereits entleerte Gallenblase einfließen und so optimale Voraussetzungen für die Konzentration und Kontrastgebung finden.

Die praktischen Erfahrungen sprechen gegen die Bedeutung dieser Vorbereitung. Schon aus Sorge, der Patient könnte irrtümlich die Fettmahlzeit *nach* dem KM einnehmen, verzichtet man auf die Fettmahlzeit. Bei negativer Cholezystographie wird man bei der Diskussion der Ursachen immerhin die theoretische Möglichkeit bedenken müssen, daß die dünnflüssige, kontrasthaltige Lebergalle nicht in die visköse, kontrastlose Blasengalle einfließen konnte.

Nach oraler Einnahme der KM sollen alle Speisen gemieden werden, die zu einer Gallenblasenkontraktion führen können. Es besteht ein unbedingtes Verbot von Abführmitteln, um die Resorption des KMs im Dünndarm nicht zu gefährden.

Die Gasüberlagerung von Gallenblase und Gallenwegen durch Bulbus duodeni und rechte Kolonflexur stören die Bildbeurteilung sehr.

Die Luftfüllung des Bulbus läßt sich nicht verhindern. Die Eliminierung von Kolongas wäre aber eine große diagnostische Hilfe. Leider läßt sich bei stationären Patienten die Kolonreinigung im Rahmen der zahlreichen stationär durchzuführenden Untersuchungen nicht erzwingen. Ganz allgemein bedarf es einer tagelangen, konsequenten Vorbereitung, die sich weder bei ambulanten noch bei stationären Patienten ohne Störungen vornehmen läßt. Wir haben uns nie von der konstanten und ausreichenden Wirkung speziell dafür angepriesener Abführmittel überzeugen können.

Wir forcieren deshalb die Darmreinigung nicht und geben lediglich am Abend eine am Dickdarm angreifende Abführtablette und am frühen Morgen ein Abführzäpfchen (Dulcolax).

Im übrigen beschränkt sich die Vorbereitung auf die folgenden, allgemein gebräuchlichen Vorschriften:

- Am Abend vor der Untersuchung leichtes Abendessen, ohne blähende Speisen. Erlaubt sind Toast oder Brot mit Marmelade, magerem Fleisch, Fruchtsäfte, Kaffee oder Tee, einfache, fetthaltige Lebensmittel, einschließlich Milch, Sahne, Butter und Eier. Zu *vermeiden* sind gekochte fettreiche Lebensmittel. Unbedingt zu vermeiden sind gebratene Lebensmittel.
- Nach dem Abendessen nüchtern bleiben bis nach der Untersuchung am nächsten Tag. Trinken von Wasser ist bis zum Schlafengehen gestattet. Rauchen sowie die Einnahme von Medikamenten ist zu unterlassen.
- Etwa 2 Std nach dem Abendessen Einnahmen des KMs.
- *Striktes Verbot* von Dünndarmabführmitteln.

Die durch die gashaltige Kolonflexur auftretenden Probleme suchen wir durch breite Anwendung der Zono-Tomographie und durch gezielte Aufnahmen unter Durchleuchtung zu beherrschen.

Die Radio-Jod-Untersuchung der Schilddrüse stellt keine Gegenindikation mehr dar, nachdem der Zweiphasentest mit Radio-Jod und Szintigraphie ersetzt werden kann durch die Technetiumszintigraphie und Funktionsuntersuchungen mit Hilfe von in-vitro-Tests.

Die anamnestische Angabe von Reaktionen bei früheren KM-Untersuchungen schränkt die Durchführung der Cholegraphie nicht ein. Nach Vorinjektion von 2 cm^3 Fortecortin zur Schocktherapie und/oder von Antihistaminika wird das Galle-KM als Infusion instilliert unter Einfügen eines Stops nach einigen cm^3 = KM, um sich anbahnende Komplikationen sofort zu erkennen. Antihistaminika, Kreislaufmittel und Sauerstoffbeatmung müssen stets in Reichweite sein. Für schwere Zwischenfälle empfiehlt sich die ständige Stationierung einer Narkoseeinrichtung mit Zusatzgerät für die intratracheale Intubation im Strahleninstitut (s. Zwischenfälle und ihre Therapie).

II. Röntgentechnik

1. Strahlenqualität und Kontrast

Der Kontrast ist eine Funktion zahlreicher biologischer und technischer Parameter. Geht man davon aus, daß ein Drittel aller falsch negativ beurteilten Gallenblasen eine schlechte Aufnahmetechnik als Ursache hatten (BAKER u. HODGSON, 1958, 1960), wird man der Untersuchungstechnik größere Aufmerksamkeit zuwenden.

Die Beurteilung in positive, flaue oder negative Cholezysto-Cholangiographie ist eine relativ willkürliche Einteilung. Bei dickem Weichteilmantel des Abdomens ist eine Gallenblase noch negativ oder flau, die bei einem schlankeren Patienten flau oder positiv wäre. Bei gleichen technischen Bedingungen wird der Kontrast positiv und negativ beeinflußt durch den Streukörper der umgebenden Weichteile, die Kontrastmittelkonzentration in der Lebergalle sowie durch den Durchmesser des D. choledochus und der Gallenblase.

Unter Simulierung normaler Aufnahmebedingungen wurde von OESER und RACH (1964) untersucht, welche Konzentrationen von KM, bezogen auf die Kontrastdichte der umgebenden Weichteile (Leberschwärzung ≙ 100%), nötig sind, um im Röntgenbild erkennbar zu werden.

Ihre Untersuchungen ergaben, daß ein sicherer positiver Nachweis der Gallenblase im Röntgenbild erst bei einer KM-Konzentration von ≙0,2% Biligrafin oder Biloptin gelingt, wenn der Schwärzungsunterschied gegenüber dem Untergrund des Weichteilmantels des Abdomens etwa 10% beträgt. Unter optimalen Bedingungen kann man sogar Schwärzungsunterschiede von 0,1% visuell unterscheiden (Abb. 27–29).

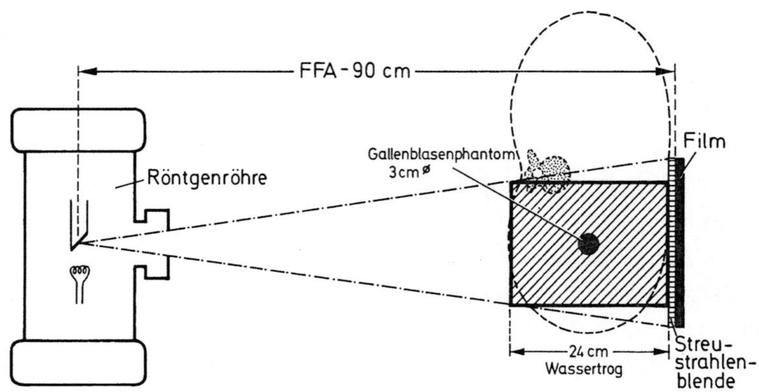

Abb. 27. Phantom und Aufbau für Versuchsbedingungen [OESER, RACH: Fortschr. Röntgenstr. **99**, 612 (1964)]

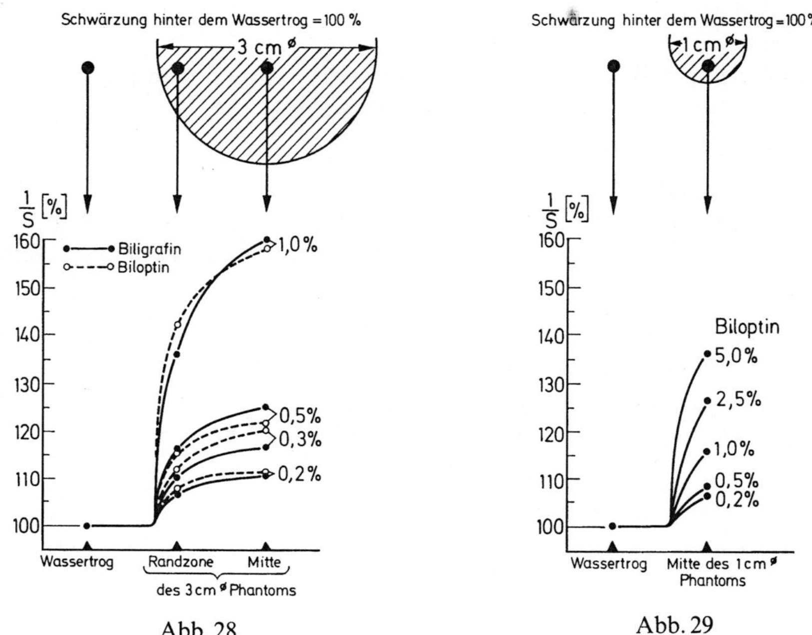

Abb. 28. Meßergebnisse in Form reziproker Werte der gemessenen Schwärzung über dem Querschnitt des Gallenblasenzylinders bei verschiedenen KM-Konzentrationen im Vergleich zum Wassermantel (OESER u. RACH)

Abb. 29. Meßergebnisse über dem Querschnitt des Choledochus bei verschiedenen KM-Konzentrationen im Vergleich zum Wassermantel (OESER u. RACH)

Bei der Differentialdiagnostik der negativen Cholezystographie ist neben der KM-Konzentration in den Gallenwegen und der Gallenblase der störende Einfluß des Weichteilmantels und die Größe der dadurch bedingten Streustrahlung zu berücksichtigen. Letztere kann die Kontrastdifferenzen der schwach gefüllten Gallenblase ebenso unterdrücken wie den Kalkgehalt der Gallensteine (s. Cholelithiasis).

Da die Bemühungen um die Vergrößerung der KM-Konzentration in den Gallenwegen bisher ohne Erfolg geblieben sind, bleibt die Erreichung des optimalen Kontrastes vorerst eine Frage der Aufnahmetechnik.

Die Phantomversuche von OESER u. RACH (1964) zeigen, daß die Aufnahmespannung der Röhre von entscheidender Bedeutung ist: Der Schwärzungsunterschied zwischen den Spannungen 100 kV, 75 kV und 50 kV ist beträchtlich, wie Abb. 30 zeigt. Die kleinsten Konkremente in der Gallenblase sind beim Menschen bei Spannungen von 50–60 kV nachgewiesen worden.

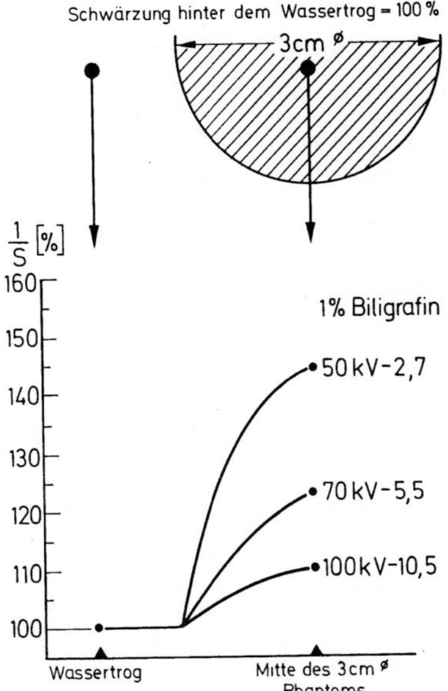

Abb. 30. Einfluß der Röhrenaufnahmespannung auf die Meßergebnisse, die als reziproke Werte der Schwärzung über dem Querschnitt der Gallenblase bei den Spannungen 50 — 75 — 100 KV angegeben sind (OESER u. RACH), Filterwerte 2,7 — 5,5 — 10,5 zur Erzielung einer sog. Normalstrahlung (WACHSMANN)

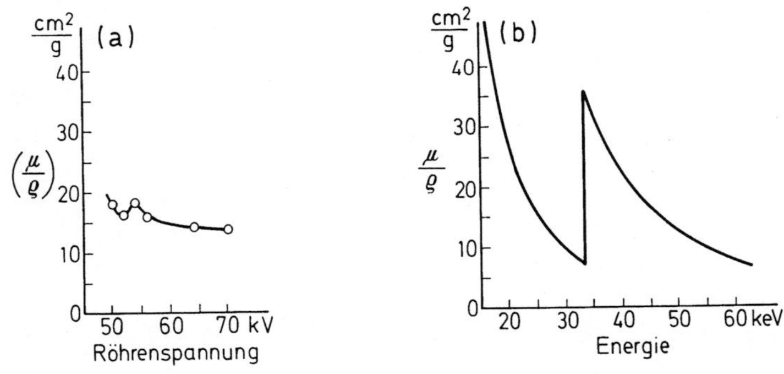

Abb. 31a u. b. Massenabsorptionskoeffizient in der Umgebung der K-Absorptionskante bei (a) Urografin, in Abhängigkeit von der benutzten Röhrenspannung, (b) Jod, in Abhängigkeit von der Energie [MOTZKUS: Fortschr. Röntgenstr. **104**, 553 (1969)]

Die Verbesserung des Kontrastes durch Benutzung effektiver Raster (12:1 statt 8:1) hat ihre Grenzen in der Belichtungsverlängerung und der daraus sich ergebenden Bewegungsunschärfe. Durch die Entwicklung von Hochleistungsröhren und hochverstärkenden Folien nähern wir uns aber in kleinen Schritten den Idealwerten.

Der oft angeführte, sprungartige Kontrastverlust an der K-Absorptionskante des Jods durch Steigerung der Spannung spielt zwar bei monoenergetischer Strahlung eine entscheidende Rolle. Bei der von uns gebrauchten polyenergetischen Strahlung ist der Kontrastverlust aber zu vernachlässigen (MOTZKUS, 1969), wie in Abb. 31 dargestellt ist.

Für die intra- oder postoperative Untersuchung der Gallenwege mit direkter Instillation von KM empfiehlt sich die Benutzung höherer Spannungen bis 100 kV. Neben der gerade bei leistungsschwächeren Geräten im OP notwendigen Verkürzung der Belichtungszeiten ist es die Erhöhung der Strahlentransparenz des KMs, die den Nachweis von Steinen noch erlaubt, wenn diese bei niedrigen Spannungen in der Dichte des KM untergehen (COCCHI, 1954; WEGELIUS, 1954; STELZIG *et al.*, 1971).

Wollte man von Fall zu Fall eine Verdünnung des KMs vornehmen (HESS, 1955; SHAPIRO, SPIRA, 1964, u.a.), um den gleichen Effekt der Strahlentransparenz zu erreichen, müßte man ständig mit wechselnden und nicht kalkulierbaren Kontrastverhältnissen arbeiten, zumal ja auch der Zufluß von dünner Lebergalle variiert.

Bei „akuter Galle“ (s. akutes Abdomen) wird eine Aufnahme in Rückenlage mit vertikalem Strahlengang in Weichstrahltechnik angefertigt. Die zweite Aufnahme wird in linker Seitenlage mit horizontalem Strahlengang in Hartstrahltechnik gemacht, da es nur um den Nachweis von Flüssigkeitsspiegeln geht und kürzeste Belichtungszeit bei den gewöhnlich großen Bauchdurchmessern notwendig ist.

2. Zonographie/Tomographie

Die Überlagerung der Gallenwege durch die gasgeblähte rechte Kolonflexur oder das KM-gefüllte Becken-Kelchsystem der rechten Niere führte schon bald zum Einsatz der Tomographie (SCHMIDT, 1954; ORLOFF, 1954; CABANIS, 1957). Der Vorteil der klaren Gallengangsdarstellung wiegt mehr als der mit der Tomographie einhergehende Kontrastverlust.

Die heute unbestritten beste Technik der Gallenwegsdarstellung ist die obligate Kombination der intravenösen (besser Infusions-)Cholangiographie mit der Tomographie oder Zonographie (MARTINEZ, 1971).

Die Benutzung der effektiven mehrdimensionalen Tomographie (KIKKAWA, LITTLETON und TY, 1968) erscheint mir nicht zweckmäßig: der einzelne Schnitt erfaßt jeweils nur ein Stück des Hepatocholedochus, und der Kontrastverlust ist relativ hoch.

Die lineare Tomographie hat dem gegenüber den Vorteil des geringeren Kontrastverlustes. Ein anderer, wichtigerer Vorteil liegt darin, daß der bogig in der Längsrichtung verlaufende D. hepatocholedochus in der Röhrenverlaufsrichtung liegt. Die Wahrscheinlichkeit, den D. hepatocholedochus in toto darzustellen, ist wegen des Hereinwischens der außerhalb der Schichtebene gelegenen Ganganteile in die Filmebene bei richtiger Schichthöhe sehr groß.

Die mehrdimensionale Zonographie (ZIEDSES DES PLANTES, 1931; WESTRA, 1962, 1966; BARTELINK, 1932, 1933 u.a.). verbindet die Vorteile der Standardaufnahme (größtmöglicher Kontrast und Detailschärfe) mit den Vorteilen der Tomographie (Eliminierung von überlagernden Störschatten). Die im Vergleich zur Tomographie dicke Schicht bei Schichtwinkeln $<5°$ reicht zur Störschattenverwischung aus: Die kalkdichten Rippen liegen weit genug von der Schichtebene entfernt und werden ausreichend verwischt; die nahegelegenen gashaltigen Strukturen der Kolonflexur oder der schwache Kontrast des Becken-Kelchsystems der rechten Niere sind leicht zu verwischen.

Die lineare Zonographie (SWART, 1966) hat sich inzwischen als die für die Praxis beste Technik erwiesen. Die dicke Schicht erlaubt das schnelle Auffinden des D. hepatocholedochus in typischen Tiefen (s. Tabelle 3). Die lineare Röhrenbewegung bringt neben den Vorteilen des relativ großen Kontrastes, der relativ guten Schärfe und der relativ guten Störschattenverwischung den Vorteil des Hereinwischens des in der Körperlängsachse verlaufenden Choledochus.

Tabelle 3. Schichttiefen in Relation zum Körperdurchmesser bei Gallenwegzonographie (halblinke Bauchlage 45°). Belichtungsdaten bei 1,15 m FFA, Schichtwinkel 8° in 10 cm Höhe, Universalfolie

Körper-durchmesser (cm)	Schichttiefen (cm)	kV	mAs	sec
15–16	6,5 + 8	70–77	80	0,4
17–19	7 + 8,5	81–85	80–100	0,4
20–21	8 + 9,5	81–85	120	0,4
22–23	8,5 + 10	81–85	160	0,4
24–25	9 + 10,5	85–90	160	0,4
26–27	9,5 + 11	90–95	160	0,4
28–29	10 + 11,5	95–102	160–200	0,4
30–31		109		

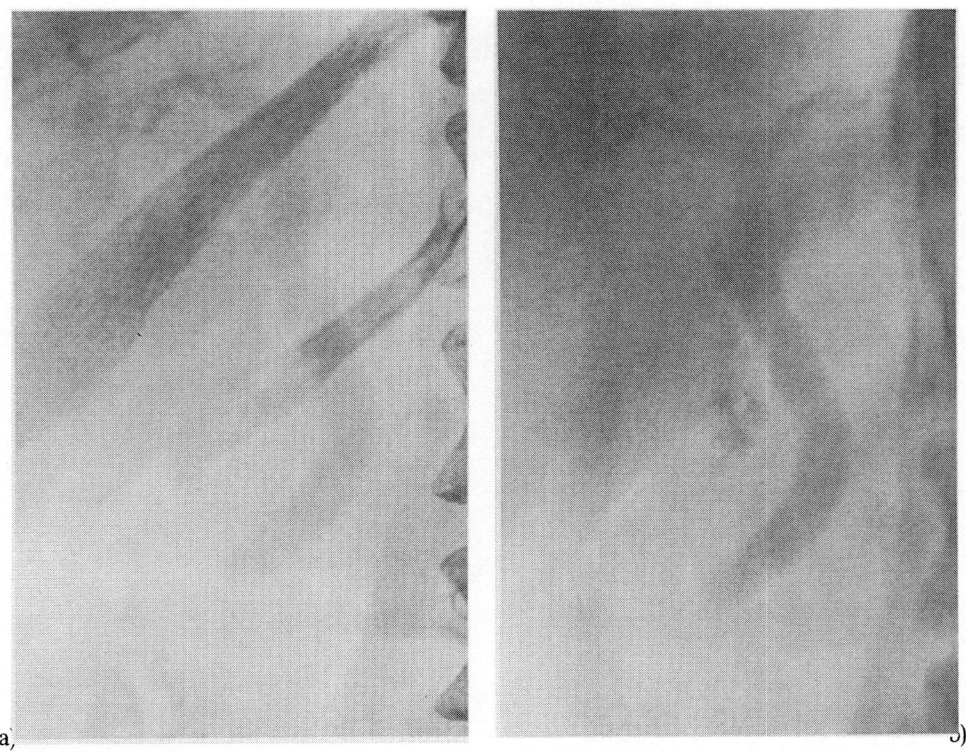

Abb. 32a u. b. Klarheit der Darstellung der Gallenwege bei Zustand nach Cholezystektomie. (a) Standardaufnahme, (b) lineare Zonographie 8°

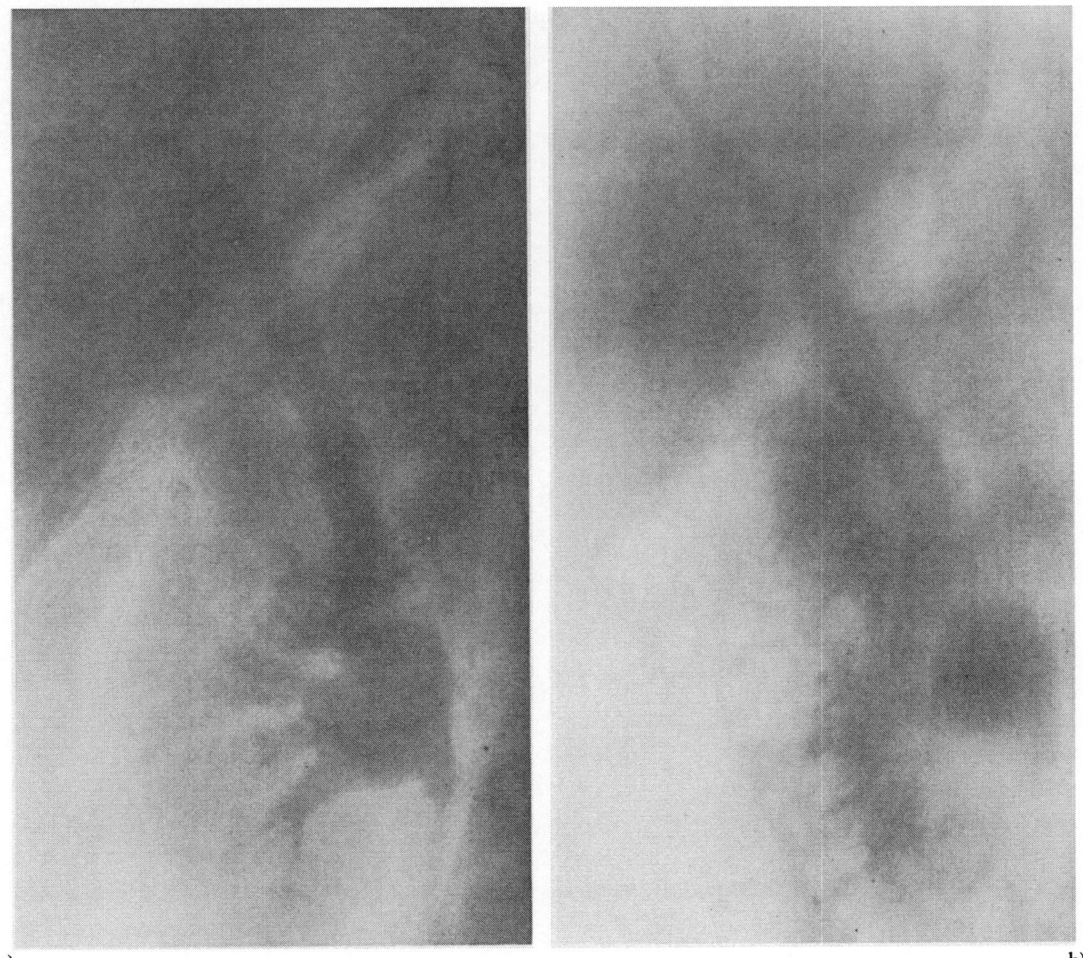

Abb. 33a u. b. Eliminierung des KM-dichten Störschattens des Nierenhohlsystems bei starker heterotoper Ausscheidung. (a) Standardaufnahme, (b) lineare Zonographie 8°

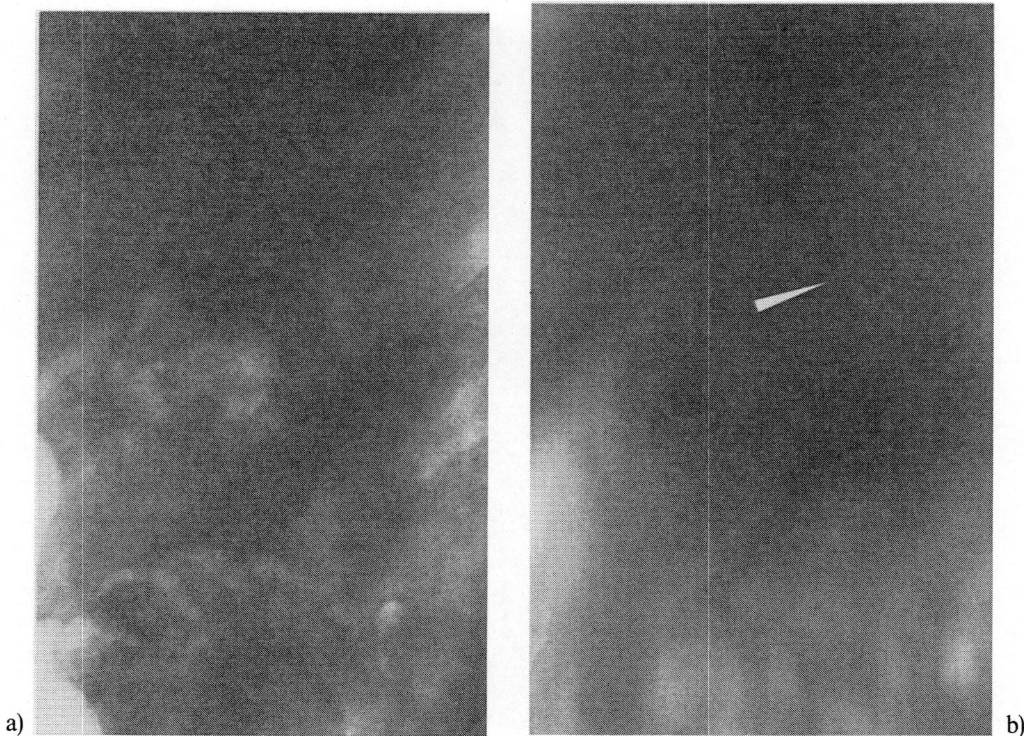

Abb. 34a u. b. Informationsgewinn durch Zonographie: Mirizzi-Syndrom am D. hepaticus durch chron.-verschwielende Cholezystitis. (a) Standardaufnahme, (b) lineare Zonographie 8°

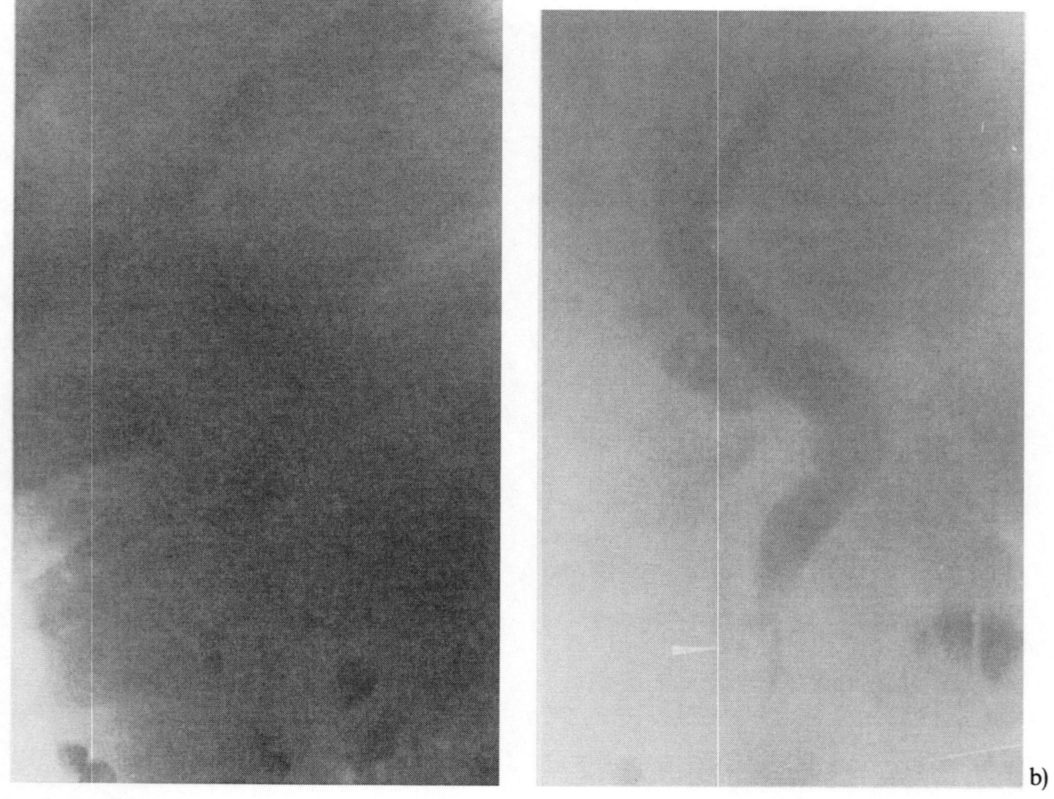

Abb. 35a u. b. Informationsgewinn durch Zonographie. (a) Standardaufnahme. Positive Cholezystographie? (b) Stein im abgeschnürten, supravaterischen Choledochus. Zystikusverschluß mit negat. Cholezystographie

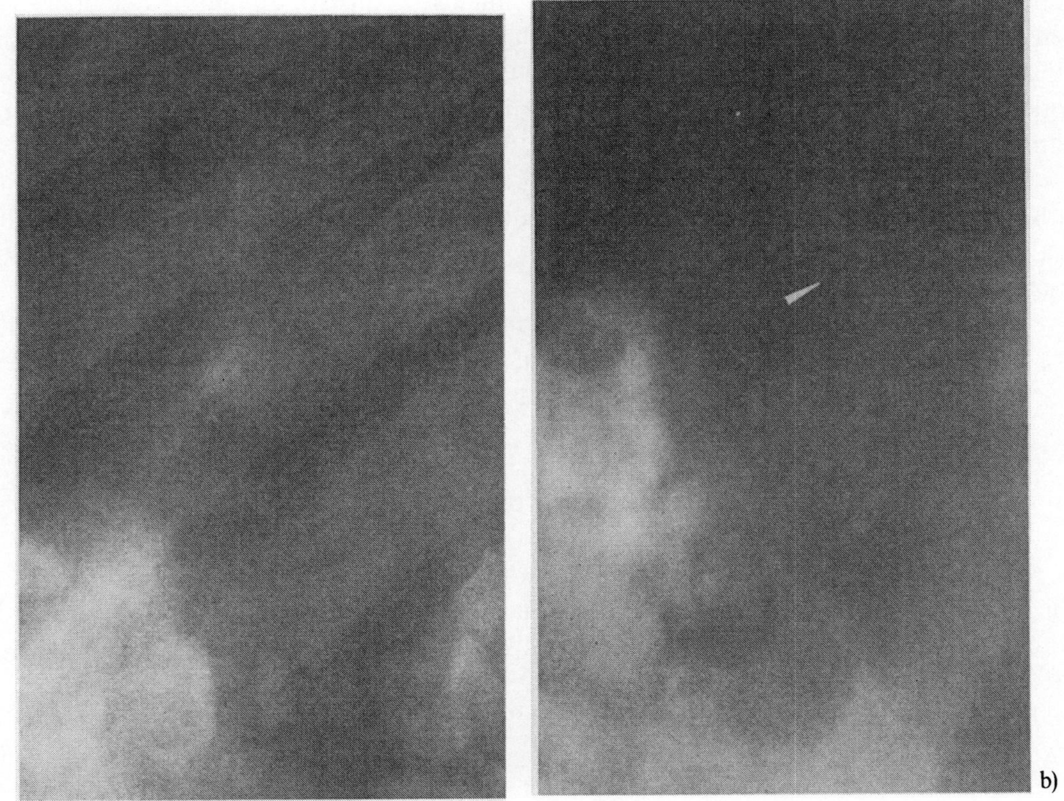

Abb. 36a u. b. Nachweis von Gas in den Gallenwegen. (a) Standardaufnahme: Gas neg. oder fraglich, (b) lineare Zonographie: eindeutiger Gasnachweis

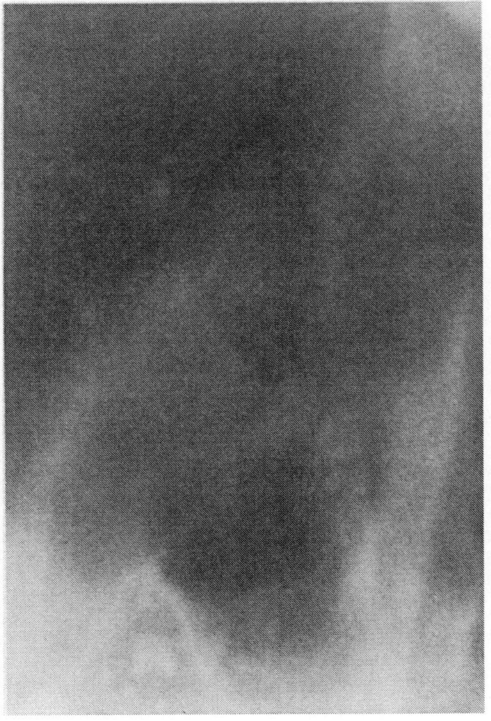

Abb. 37. Positiver KM-Nachweis in den gashaltigen Gallenwegen bei negativer Standardaufnahme

Bei der Beurteilung der Vorteile der linearen Zonographie ist einmal die ungemein klare, zusammenhängende Darstellung der Gallenwege durch Aufhebung der überlagernden Knochenstrukturen (Abb. 32a, b) und des kontrastgefüllten Hohlsystems der rechten Niere bei stärkerer heterotoper KM-Ausscheidung hervorzuheben (Abb. 33a, b). Zum anderen werden patholog. Veränderungen, die im Nativbild bestenfalls vermutet werden können, eindeutig (Abb. 34 u. 35).

Überraschenderweise kommt es bei negativer Gallengangsdarstellung auf der Standardaufnahme oft zur Darstellung luft- oder kontrastgefüllter Gallenwege im Zonogramm, wie schon von MARGULIS und WOHL (1973) sowie MELNIK und LOCURCIO (1973) nachgewiesen wurde (Abb. 36 u. 37).

Alle Formen der Tomographie und Zonographie werden in halblinker Bauchlage des Patienten wie bei der Standarduntersuchung der Gallenwege durchgeführt. In Rückenlage kommt der D. cysticus weniger gut zur Darstellung (HASERT, SCHÖNEICH, 1973).

3. Lagerung des Patienten

Gallenblase und Gallenwege projizieren sich mehr oder weniger in die Wirbelsäule. Die Darstellung der kontrastleeren Gallenblase gelingt nur zufällig, wenn diese nämlich durch die Körperdrehung orthograd eingestellt und in Bauchlage untersucht wird, so daß die Gallenblase filmnah liegt (Abb. 38a, b).

Bei kontrastgefüllten Gallenwegen erlaubt die Drehung des Körpers nach rechts um etwa 45° die zusammenhängende Darstellung von Gallenwegen, Duodenum und Gallenblase. Bei sehr schlanken Patienten ist manchmal eine Drehung bis zu 60° notwendig, um den D. hepatocholedochus frei zu projizieren.

a) 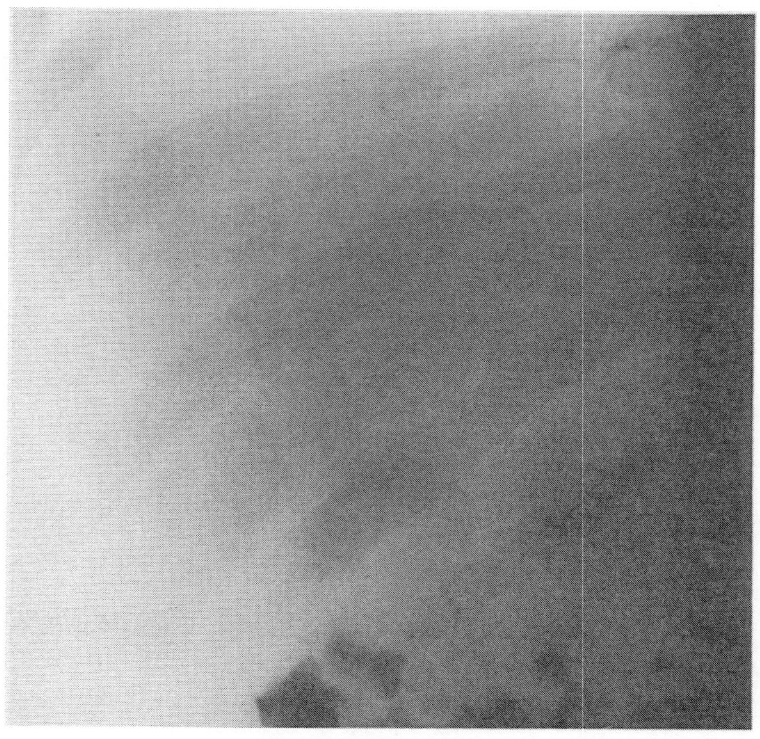

Abb. 38a u. b. Darstellung der KM-freien Gallenblase: (a) sagittal: negativ, (b) schräg: orthograde Darstellung einer Stauungsgallenblase

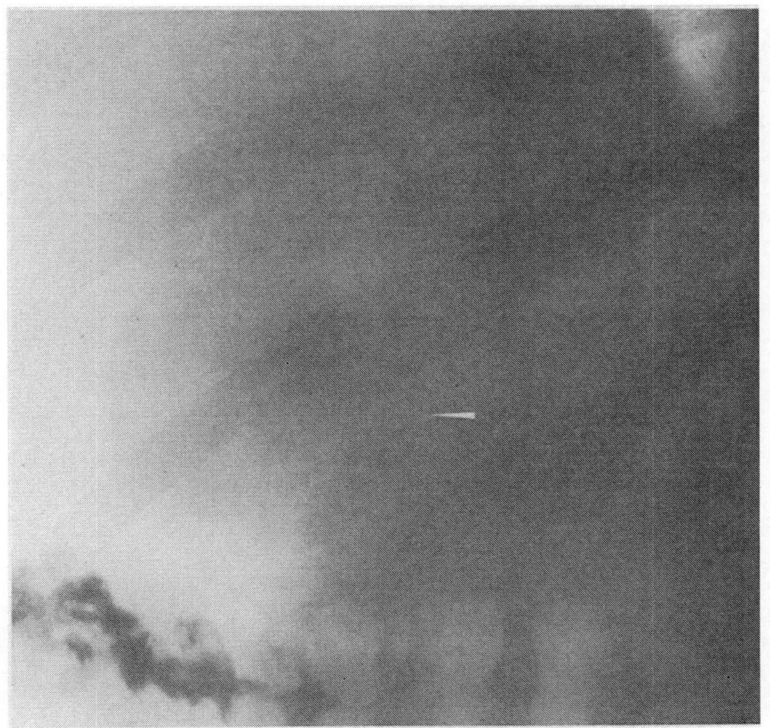

Abb. 38b

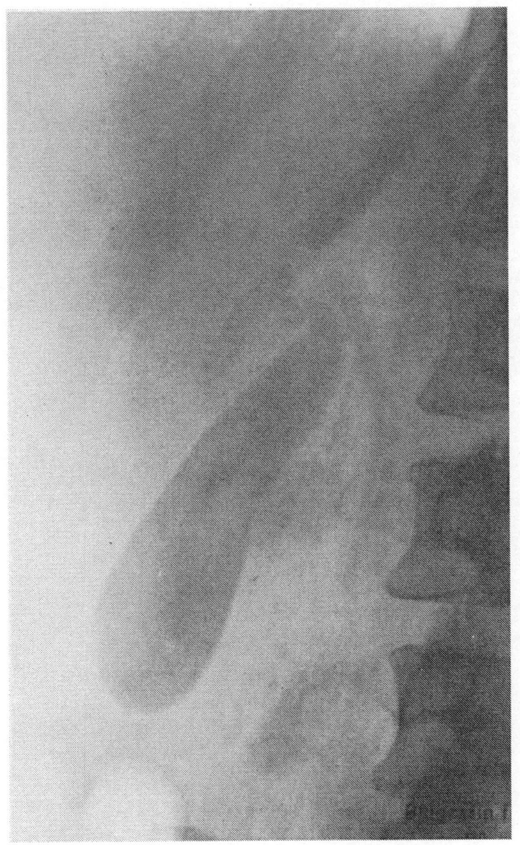

Abb. 39. Typische Einstellung der Gallenwege (halblinke Bauchlage von 45°)

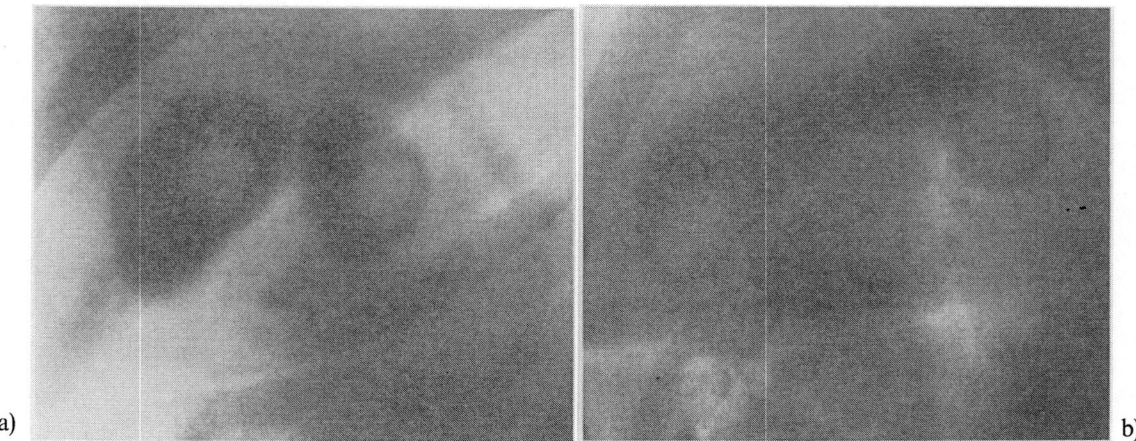

Abb. 40. (a) Scheinbare Anomalie in Form einer Doppelgallenblase mit je einem Stein; (b) in starker Drehung: Darstellung einer einfachen Gallenblasenanomalie mit zwei Steinen

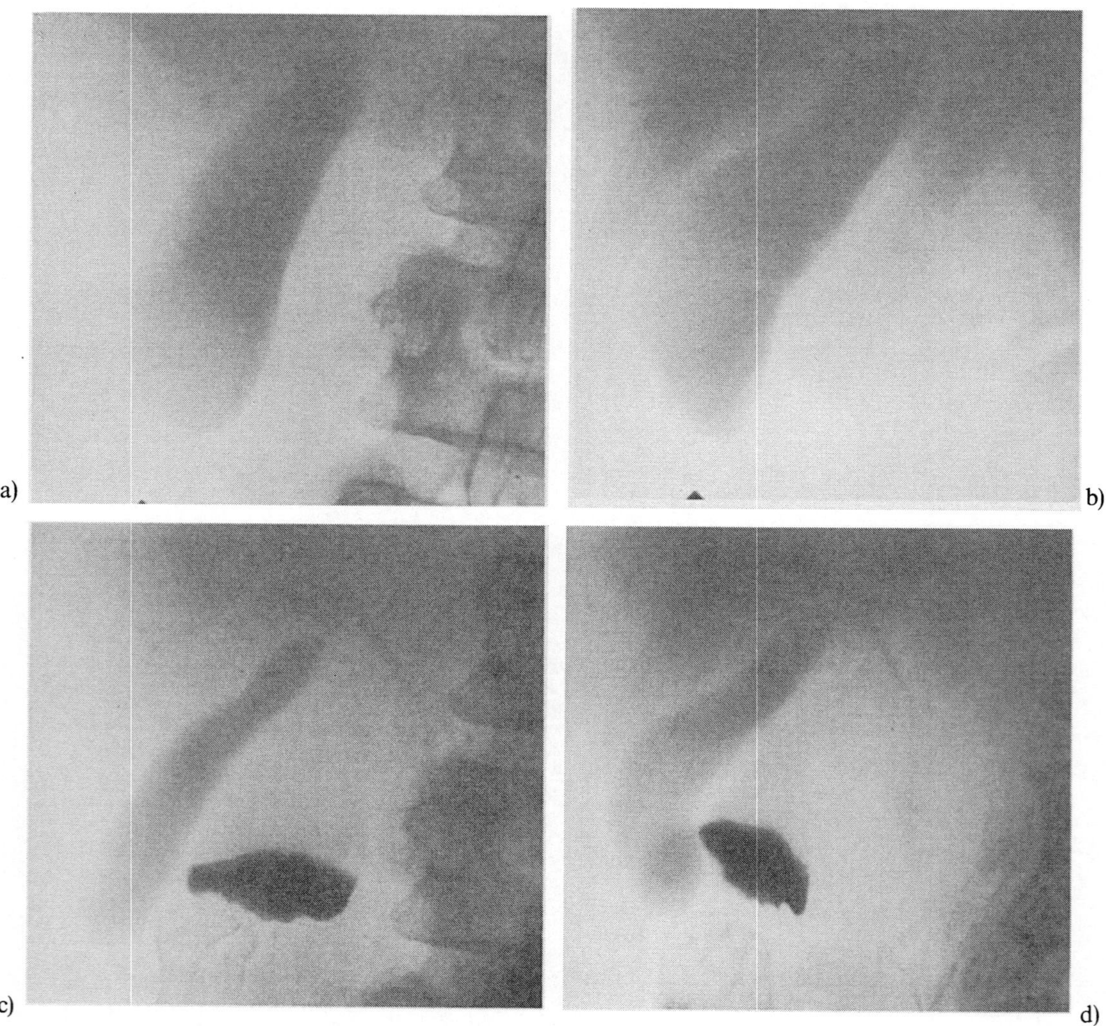

Abb. 41 a–d. Typische Gallenblaseneinstellungen im Zielgerät. (a) fast sagittal, paravertebral. Schräglage; (b) stark nach rechts gedreht (2. Ebene) Schräglage; (c und d) nach Reizmahlzeit mit Füllung des D. cysticus und Choledochus in Einstellungen wie a und b

Bei Buckyaufnahmen wird der Patient in halblinker Bauchlage, also bei angehobener rechter Seite, gelagert (Abb. 39).

Bei Bauchoperierten, Herzkranken usw. wird in Rückenlage mit Anhebung der linken Seite um etwa 45° untersucht. Diese Position hat den Nachteil, daß der Patient leicht veratmet und daß bei adipösen Patienten die in Bauchlage bestehende Kompression des Abdomens durch das Eigengewicht fehlt.

Erweist sich nach den Standardaufnahmen die Notwendigkeit der Zonographie/Tomographie, wird die Position des Patienten nicht geändert.

Die Aufnahmen werden mit vertikalem Strahlengang bei möglichst niedriger Spannung und unter Benutzung eines Rasters mit hohem Schachtverhältnis geschaltet.

Man kann auch die Röhre um 25° fußwärts kippen, so daß in der Bauchlage die Gallenblase vom überlagernden Darm getrennt wird (Shapiro 3).

Bei Kopftieflage (Trendelenburglage) kann die Trennung von Kolon und Gallenblase bei Rückenlage des Patienten verbessert werden (Jacobsen 3, 1956), insbesondere nach Luftinsufflation des Kolons (Lentino und Principato, 1956).

Dodds u. Main (1970) geben die Rumpfbeugung im Stehen nach links als besonders günstig an, da die Gallenblase dann höher tritt und lufthaltige Darmschlingen zur Seite treten.

Die Gallenblase wird vom Kolon wie vom Bulbus duodeni überlagert. Aussparungen sind als intraluminale oder wandständige Veränderungen zu differenzieren und atypische Gallenblasenformen bildmäßig zu erfassen

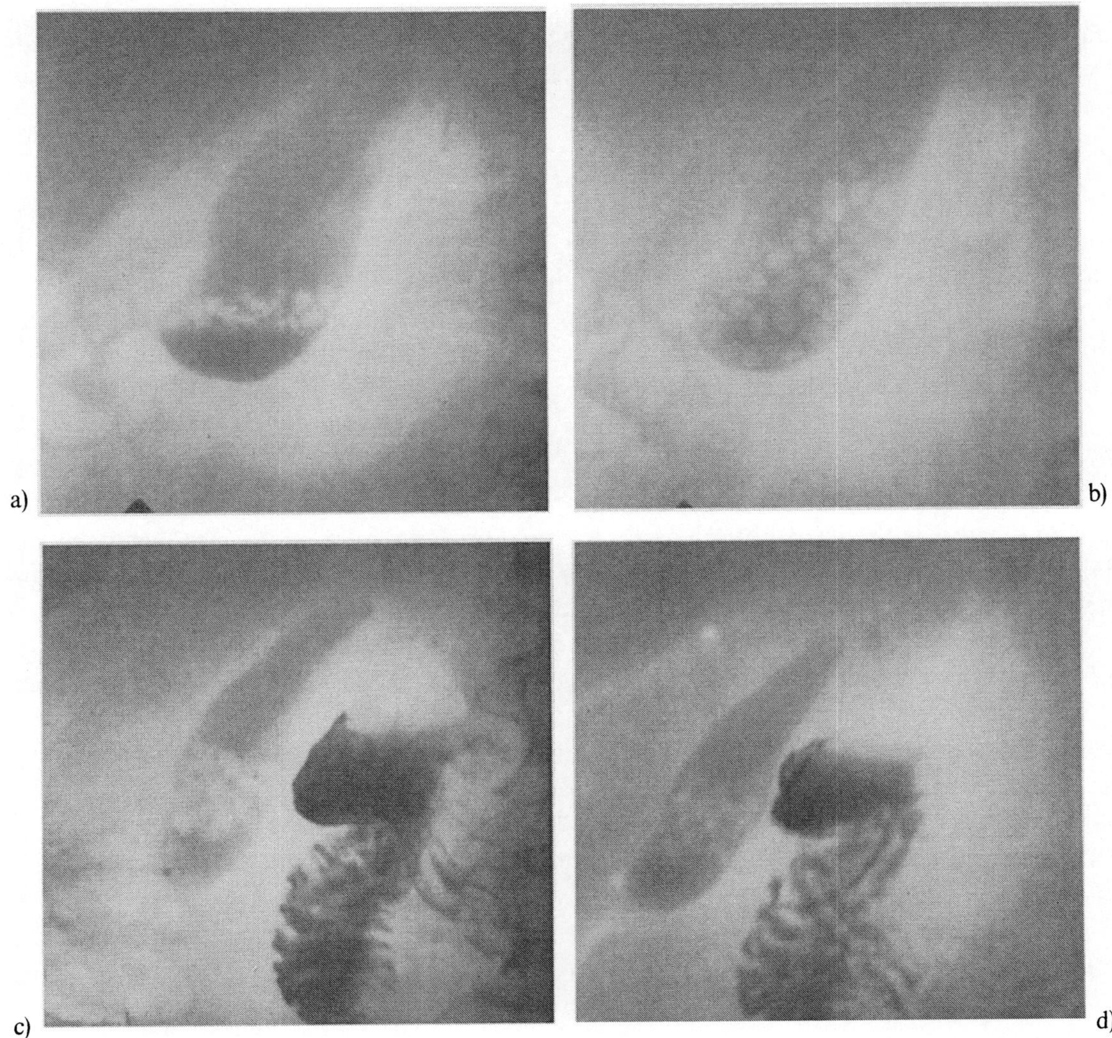

Abb. 42a–d. Typische Gallenblaseneinstellung zum Nachweis schwimmender Steine: (a) vertikale Schräglage: KM-Schichtung und schwimmende Steine zwischen der dichteren und weniger dichten oberen Schicht; (b) flache Schräglage: Verteilung der Steine über die ganze Gallenblase. Verschwinden der KM-Schichtung; (c+d) Nach Reizmahlzeit: mittlere Schräglage, verschiedene Drehstellungen

(Abb. 40). Kleine, schwimmfähige Gallensteine kommen oft im Stehen besser zur Darstellung als im Liegen (Åkerlund, 1933, 1938; Ettinger, 1940; Bernstein, 1937; Jutras, 1945).

Man erfüllt diese verschiedenen Forderungen ohne Zweifel am besten mit Zielaufnahmen bei Schräglage des Patienten (Abb. 41 a, b, 42a, b). Sie sollten standardmäßig in 2 Ebenen gemacht werden. Auf der ersten Aufnahme sollte die Gallenblase paravertebral liegen bei möglichst sagittaler Einstellung. Auf der zweiten Aufnahme soll die Gallenblase stark nach rechts gedreht werden, um sie quasi in einer zweiten Ebene zu sehen.

Die Aufnahmen werden in Schrägstellung des Durchleuchtungsgerätes gemacht, um den Kontrast im Gallenblasenfundus zu vermindern und im Hals zu vergrößern (Cholesterose!) und um kleine schwimmende Steine zu erfassen. Die genaue Schrägstellung des Gerätes und die Stärke der Rechtsdrehung des Patienten hängen vom Durchleuchtungsbefund ab.

Die Aufnahmen nach Gabe der Reizmahlzeit werden in der gleichen Weise angefertigt (Abb. 41c, d und 42c, d).

Bei kranken, nicht stehfähigen Patienten können Aufnahmen mit horizontalem Strahlengang bei Rechts-Seitenlage des Patienten gemacht werden (Kirkling, 1933; Walker, 1958). In dieser Position fällt der Gallenblasenfundus nach unten, die Kolonflexur und der Bulbus duodeni steigen nach oben und werden so voneinander getrennt.

Bei stehenden Patienten kann durch rektale Instillation von Wasser oder Kontrastbrei der Gallenblasenbereich durch das Gewicht der flüssigkeitsgefüllten Kolonflexur von Überlagerungen befreit werden (Hodes, 1965). Dem Wassereinlauf kann Pitressin zugesetzt werden zur Kontraktion des Kolons (20 pressor units).

III. Untersuchungstechnik

Es scheint auf den ersten Blick schwierig zu sein, für jeden Fall die jeweils richtige Untersuchungstechnik auszuwählen. Tatsächlich kann man sich in der klinischen wie ambulanten Praxis nur von dem Gesichtspunkt leiten lassen, wie gut praktikabel die Methoden sind und welche Effizienz sie bei einem vielschichtigen Patientenmaterial haben.

1. Orale Cholezystographie

Es ist inzwischen entschieden, daß die *orale* Cholezystographie von allen Methoden die einfachste ist. Sie ist praktisch risikolos und leistungsstark nicht nur bezüglich der Gallenblasendarstellung: bei Anwendung der Reizmahlzeit erhält man eine Choledochusdarstellung in 70–80% der Fälle.

Wir beginnen generell mit der oralen Cholezystographie unter Verzicht auf die *Leeraufnahme*. Letztere fertigen wir später an, wenn sich dafür aus Anamnese oder Kontrastuntersuchung eine Indikation ergibt.

Wir verzichten nicht auf die Leeraufnahme, weil diese bedeutungslos wäre. Nur läßt sie sich bei einem großen Teil der ambulanten Patienten in der täglichen Arbeit nicht durchführen, da diese z.T. große Anmarschwege haben und ihnen eine zweimalige Anfahrt nicht zugemutet werden kann.

Der Patient erhält am Vorabend der Untersuchung 3–6 g KM (Schlanke 3 g, Adipöse 6 g).

Die Untersuchung besteht, wie oben beschrieben, in der Anfertigung von Zielaufnahmen, die unter Fernseh-Durchleuchtung bei Schrägstellung des Durchleuchtungsgerätes angefertigt werden.

Danach wird eine Reizmahlzeit (Eigelb-Sorbit) in Eiswasser gegeben. Eine Viertelstunde später schießt man die letzten zwei Aufnahmen der Viererserie: die Gallenblasenkontraktion ist meist ausgeprägt und die Wahrscheinlichkeit einer Choledochusfüllung groß.

Ist die Gallenblase nicht gefüllt, wird zur Dokumentation eine Aufnahme des rechten Oberbauches wie bei der Leeraufnahme gemacht. Dabei stellen sich evtl. kalkhaltige Strukturen oder das gashaltige Gallengangsystem dar.

Danach kann eine zweite KM-Dosis gegeben werden. Wir schließen jedoch, um keine Zeit zu verlieren, sofort die *intravenöse Cholangiographie* an. Sie wird zweckmäßigerweise als Infusionscholegraphie durchgeführt, um das Risiko möglichst klein zu halten. Das bedeutet aber keineswegs eine Kontraindikation gegen die einfache i.v. Injektion, von der wir im Anschluß an eine orale KM-Gabe nie eine Gefährdung des Patienten erlebt haben (s. Komplikationen und Varianten der Gallenwegsuntersuchungen).

2. Intravenöse Cholangiographie

Sie setzt in erster Linie die negative orale Cholezystographie fort. Mit ihrer Hilfe werden alle Ursachen der negativen Cholezystographie infolge Verlegung des Magenausganges und Störungen der Resorption des KMs im Dünndarm ausgeschlossen.

In Anbetracht der anderen chemischen Struktur des i.v. KMs und ihrer differenten pharmakologischen Eigenschaften ist es durchaus möglich, daß bei Störungen der Eiweißbindung im Blut oder bei Veränderungen in Form kompetiver Hemmungen die Hepatotropie und Leberpassage bis in die Gallenwege die negative orale Cholezystographie intravenös positiv wird.

Der sofortige Einsatz der intravenösen Cholangiographie bei Verzicht auf die orale Untersuchung erfolgt gewöhnlich aus folgenden Gründen:

1. der Patient ist von außerhalb und hat kein orales KM erhalten oder vergessen, es einzunehmen;
2. bei Verdacht auf Pankreaskopfprozeß und bei allen Affektionen, bei denen die Darstellung des D. hepatocholedochus wichtiger oder ebenso wichtig ist wie die Gallenblasendarstellung;
3. bei erhöhten Bilirubinwerten;
4. bei bekannter Pylorusstenose, Passagestörung im Dünn- oder Dickdarm und bei Durchfallserkrankungen.

Die Indikation zur i.v. Cholegraphie muß nach dem Gesetzgeber wie jede andere Röntgenuntersuchung vom Röntgenologen verantwortet werden.

Tatsächlich ist eine systematische Auswahl durch den Röntgenologen aber gar nicht möglich. Er ist bei allem Fachwissen klinisch inkompetent. Hinzu kommt, daß klinische Fakten auf den Anmeldungen fehlen, unvollständig sind oder der anmeldenden Klinik selbst noch nicht bekannt sind. Denn zur Verkürzung der Liegezeiten der Patienten werden Labor- und Röntgenuntersuchungen oft gleichzeitig angemeldet.

Auch bei ambulanten Patienten besteht diese Schwierigkeit, wenn sie das orale KM nicht verschrieben bekommen oder einzunehmen vergessen haben: Man kann auswärtige Patienten wegen der damit zusammenhängenden häuslichen Probleme, des Arbeitsausfalles und mehrfacher Anreisen nicht einfach zurückweisen. Bei negativer oraler Galle würde am Ende noch eine dritte Anreise für die intravenöse Untersuchung nötig werden.

Die Verordnung einer zweiten oralen Dosis oder eine Langzeitcholezystographie (Kalkulographie oder Sabulographie) halten wir für nicht praktikabel. Auch hier besteht das Problem, daß bei letztlich negativer Gallenblase doch die intravenöse Untersuchung durchgeführt werden muß und der Aufwand für den Patienten insgesamt unvergleichlich höher liegt.

Die einfachste Verabreichung des KMs besteht in der i.v. Injektion. Die Kurzzeitinfusion (30 min bis 3 Std) verlangt einen etwas größeren Aufwand an Material in Form der größeren KM-Menge, einer Infusionslösung und eines Schlauchsystems. Die Zahl der subjektiven Störungen und die Kollapsneigung sind dabei aber signifikant geringer als bei der einfachen Injektion oder fehlen ganz.

Bei höheren Bilirubinwerten kann man die Langzeitinfusion versuchen, die länger als 3 Std und bis zu 10 und mehr Stunden dauert. Sie kann nur stationär erfolgen.

Die Wahrscheinlichkeit der positiven Cholegraphie hängt aber offensichtlich nicht nur vom absoluten Wert des Bilirubinspiegels und der kompetitiven Hemmung der KM-Anlagerung an die Bluteiweiße durch die vermehrte Bilirubinmenge im Blut ab: Bei sinkender Tendenz der Bilirubinwerte scheint die Gallenwegsdarstellung häufiger zu sein als bei Wertekonstanz oder steigender Tendenz der Bilirubinwerte.

Bei positiver Cholangio-Cholezystographie erfolgt die Gallenblasenuntersuchung in der gleichen Weise wie oben.

Dieses Vorgehen scheint z.Z. überall auf der Welt das gleiche zu sein. Lediglich besteht heute die Tendenz, die i.v. KM-Injektion möglichst in Form einer Infusion zu geben.

3. Wert der Reizmahlzeit

Es besteht Übereinstimmung darin, daß die Reizmahlzeit im Zusammenhang mit der Cholezystographie wertvoll ist und allgemein angewandt wird, wie eine große Umfrage in England und Wales ergab (HEATON, GIBSON, 1973).

Die dringende Notwendigkeit der Reizmahlzeit liegt darin begründet, daß infolge der Volumenverkleinerung der Gallenblase pathologische Befunde zur Darstellung gebracht werden, die bei einfacher oraler Gallenblasenfüllung nicht zu sehen sind. Dies gilt ebenso für Steine (Abb. 43a, b) wie für tumorbedingte Defekte (Abb. 44a, b).

Die Entleerung der Gallenblase wird durch den humoralen Reiz des Cholezystokinins über das Freiwerden von Azetylcholin verursacht. Cholezystokinin (CCK) ist ein in der Duodenal- und oberen Dünndarmwand gebildetes Hormon, das durch spezifische Nahrungsstoffe verschieden stark freigesetzt wird: rohes Eigelb, niedrigwertige Zucker, wie Mannit oder Sorbit, Fette aller Art, wie Lebertran, Schokolade, fettgebratene Kartoffeln sowie Magnesiumsulfat und Paprikasaft (CABANIS, 1957; BAUERS, RÖSELER, 1966; VIRTAMA et al., 1969). Die Gabe von eisgekühlter Kochsalzlösung (Boyden glacé) bzw. Eiswasser ist von mehreren Autoren empfohlen worden (FRANZEN, 1962; SARASIN, DE SEPIBUS, 1961; JUTRAS, 1945). Die ausgetriebene kontrastreiche Blasengalle macht nach NATHAN (1969) in einem hohen Prozentsatz (bis 80% und mehr) den D. choledochus, oft auch den D. hepaticus sichtbar (s. Abb. 41c, d).

Cholezystokinin kann als mehr oder weniger gereinigtes Hormon auch injiziert werden. Es ist unter der Bezeichnung Cecekin im Handel. Es hat von allen Reizmahlzeiten die stärkste und wegen der intravenösen Gabe zuverlässigste Wirkung. Gelegentliche Nebenwirkungen, vor allem aber der hohe Preis engen den Anwendungsbereich des CCK auf die Fälle ein, wo bei klinisch dringendem Verdacht auf eine Gallenblasenaffektion der Befund bei der Cholezystographie normal ist. Die Wahl des Mittels für die Gallenblasenkontraktion wird man nach rein praktischen Gesichtspunkten, wie Geschmack, Lagerfähigkeit, Preis und einfacher Anwendung, treffen. Der einfachste Weg ist, die von der Herstellerfirma von KM beigelegte Reizmahlzeit zu benutzen (Eigelb und Sorbit bei der Schering AG). Wir geben die Reizmahlzeit aufgelöst in Eiswasser. Die Ergebnisse sind damit signifikant besser als bei Gabe der Reizmahlzeit ohne Eiswasser.

Der günstigste Zeitpunkt für die Erfassung des kontrastgefüllten Choledochus liegt bei 15–30 min nach Gabe der Reizmahlzeit, für die Reflexprüfung der Gallenblase bei 30–45 min.

Cholezystokinin (Cecekin) ist wegen der großen Zuverlässigkeit der Gallenblasenkontraktion auch zur Untersuchung der Gallenblasendyskinesien eingesetzt worden. Bei deren Untersuchung bzw. deren Beurteilung interessiert man sich weniger für die durch die Volumenverkleinerung bedingten Vorteile zur Stein- und Tumordarstellung, als für die Formveränderung der Gallenblase und das Auftreten von Spasmen im Fundus, Körper oder Halsgebiet (s. Dyskinesie).

Es ist eine große Arbeit darauf verwandt worden, die Stärke der Gallenblasenkontraktion für die Diagnostik sichtbar zu machen. Das Maß der Gallenblasenkontraktion wird entweder visuell abgeschätzt, kann aber auch auf verschiedene Weise planimetrisch und volumetrisch ermittelt werden (SIFFERT, 1959; ANSAY, 1958; TOULET, 1953; WILKIE, 1928; BRODÉN, 1958). Diese Berechnungen haben sich insgesamt als nicht sehr hilfreich erwiesen für die klinische Diagnostik, da neben der Gallenblasenkontraktion die Sperrmechanismen im D. cysticus, hepaticus und choledochus zu berücksichtigen sind. Sie lassen sich jedoch schlecht erfassen. Die

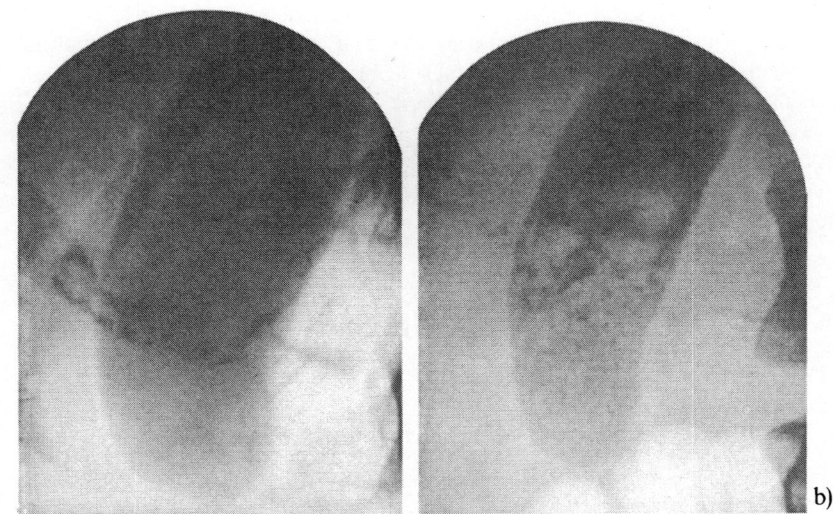

Abb. 43. (a) Orale Galle vor Reizmahlzeit: kein Steinnachweis; (b) nach Reizmahlzeit: Steingallenblase

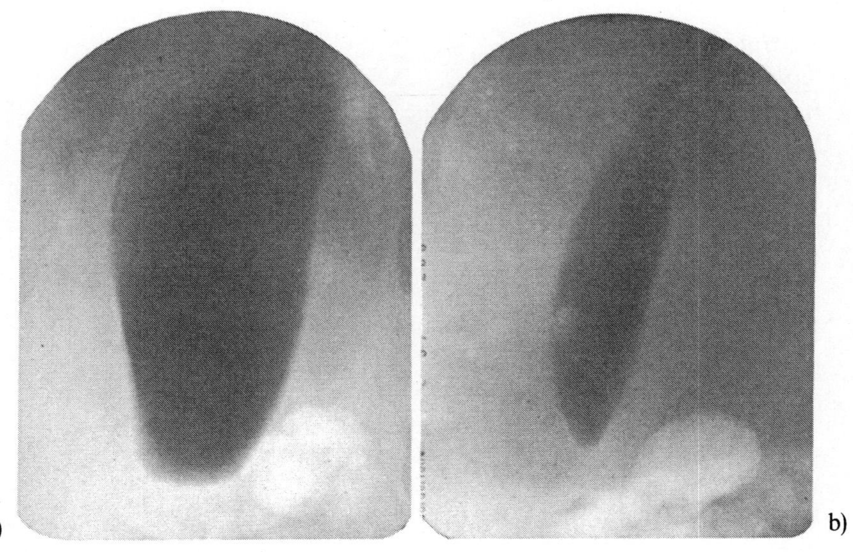

Abb. 44. (a) Orale Galle vor Reizmahlzeit: normal; (b) nach Reizmahlzeit: papillomatöses Adenom

geringere oder stärkere Kontraktion der Gallenblase ergibt deshalb für sich allein noch keine Diagnose, zumal man den Zeitpunkt der stärksten Kontraktion ja nicht kennt.

Vergleichende Untersuchungen über die Zuverlässigkeit der visuellen und planimetrischen Beurteilung der Gallenblasenkontraktion einerseits und der klinischen in Form des Gallennachweises bei liegender Duodenalsonde nach intraduodenaler Instillation von Magnesiumsulfat, ergaben nach Koenig (1971) eine bei weitem größere Zuverlässigkeit der röntgenologischen Methode (91%) im Vergleich zur klinischen (60%).

Auch die Zahl der falsch negativ beurteilten Gallenblasenkontraktionen war bei der röntgenologischen Untersuchung mit 12% günstiger als bei der klinischen (23%). Zwischen visueller und planimetrischer Reflexbeurteilung fand sich visuell nur in 0,4% der Fälle ein falsch negatives Urteil, in 10,6% der Fälle aber ein falsch positives gegenüber der Planimetrie.

Der Nachweis von Gesetzmäßigkeiten für eine verstärkte, verminderte oder ausbleibende Kontraktion der Gallenblase nach Cholezystokinininjektion ist bisher schwer zu führen gewesen. Im Hundeversuch wurde festgestellt, daß nach experimentell induzierter akuter Cholezystitis die Gallenblase in der Ruhe verkleinert war, die Kontraktionsgröße nach Cholezystokiningabe aber zunahm. Bei der chronischen Cholezystitis wurde keine Veränderung in Größe und Kontraktionsgröße gefunden (Goldberg *et al.*, 1972).

Es erscheint möglich, daß die nuklearmedizinischen Methoden eine Verbesserung der Aussagen bringen.

Immerhin scheinen bei konsequenter Anwendung des pharmakodynamischen Tests mit Cholezystokinin noch diagnostische Erkenntnisse erreichbar zu sein, die man mit den übrigen Reizmahlzeiten wegen ihrer indirekten und deshalb unsicheren Wirkung auf die Gallenblase nicht gewinnen kann.

Cholzystokinin (Cecekin) wird in einer Dosis von 75 Ivy dog units (3 mg) intravenös in 2 min und mehr injiziert (BERK *et al.*, 1959).

Bei Auftreten stärkerer Schmerzen im Oberbauch gibt man Nitroglyzerin sublingual als sofort wirkendes Spasmolytikum. Das Auftreten dieser Schmerzen ist diagnostisch verwertbar, wenn es im Zusammenhang mit der Injektion steht.

IV. Varianten der Kontrastmitteluntersuchung

Orale Cholezystographie
Einmalige orale KM-Gabe und Schnell-Cholegraphie
Fraktionierung der KM-Gabe
– bei negativer Cholezystographie,
– vor der 1. Röntgenuntersuchung,
– mit verschiedenen KM-Salzen kombiniert (Na + Ca),
– Kalkulographie,
– Sabulographie.
Rektale Cholezystographie bei Kindern.
Intravenöse Cholangio-Cholezystographie.
Orale und intravenöse KM-Gabe kombiniert.
Infusionscholangiographie
– Kurzzeitinfusion (< 3 Std)
– Langzeitinfusion (> 3 Std)
Pharmakoradiographie

1. Orale Cholezystographie

a) Einfache Gabe einer Dosis von 3–6 g KM

Sie ist in 90% eines normalen Patientenkollektivs positiv (HODES, 1956 u.a.). Von den 10% negativen Cholezystographien werden wiederum, auf 100 bezogen, 10% durch eine zweite orale KM-Gabe positiv, 50% durch die intravenöse Cholangiographie (HORNYKIEWYTSCH und STENDER, 1953; BENASSI, 1953; PAHL, 1954; FEINE, 1955).

Sie hat eine hohe Treffsicherheit beim Nachweis von Steinen, Cholesterolpolypen, Septierungen, Adenomen usw. Die Funktion der Gallenblasenwand ist nur mit dieser Methode zu erfassen: Aus der ungenügend kontrastgebenden Lebergalle wird durch Wasserentzug der Kontrast um den Faktor 10 verstärkt.

Mit Hilfe der Reizmahlzeit kann man in dem verhältnismäßig hohen Prozentsatz von 60–87% auch den D. choledochus darstellen.

Das KM wird etwa 12 Std vor der beabsichtigten Röntgenaufnahme, also gewöhnlich am Vorabend der Untersuchung zwischen 20 und 22 Uhr eingenommen. Kapseln werden unzerkaut mit Wasser nacheinander geschluckt.

Wir benutzen Solu-Biloptin, da die großen Tabletten von den Patienten nicht gern genommen werden und sich so viele falsch-negative Cholezystogramme erklären.

10 Std nach der Einnahme ist die Gallenblase gut gefüllt und kann geröntgt werden. Bei längerem Warten kann der Kontrast zunehmen, sofern die Gallenblase nicht durch Nahrungsaufnahme entleert wird. Gewöhnlich ändert sich der Kontrast aber nicht. Für Säuglinge und Kinder sind genaue Gewichtsangaben ausgearbeitet. Auch von ihnen wird das KM gut vertragen.

Wird aus Gründen der Zeitersparnis eine sog. *Schnell-Cholegraphie* notwendig, gibt man statt des Natriumsalzes des Solu-Biloptins das Kalziumsalz. Infolge der wesentlich rascheren Resorption und Ausscheidung durch die Leber erhält man bei Gabe der doppelten Normaldosis (6 g KM) schon nach 3–5 Std p.c. eine diagnostisch ausreichende Gallenblasendarstellung. Die Gallengänge stellen sich bereits $2^1/_2$–3 Std p.c. dar. Sind letztere unzureichend gefüllt, wiederholt man die Aufnahmen nach 1–2 Std. Gewöhnlich ist zu diesem Zeitpunkt auch die Gallenblase gut gefüllt. In diesem Falle wird das KM am Morgen der Röntgenuntersuchung gegeben. Man erhält selbst bei unvorbereiteten Patienten, die also bereits gefrühstückt haben, gute Resultate, wenn man nach Einnehmen des KM 2 Glas Wasser trinken läßt (Schering AG). Damit soll die Magenpassage verkürzt und die Dünndarmresorption verstärkt werden. Nach eigener Erfahrung erreicht man dieses Ziel am besten mit Eiswasser.

b) Formen der fraktionierten KM-Gabe

Fraktionierte orale Gabe einer normal großen KM-Dosis (Sandström, 1931)

Wegen der in früheren Jahren in weiten Grenzen schwankenden Gallenblasenfüllung entwickelte Sandström die fraktionierte Dosisgabe. Sie beruhte auf der Idee, mittels wiederholter Gabe von kleineren oder normalen oder vergrößerten KM-Dosen mit Hilfe des entero-hepatischen Kreislaufs eine bessere KM-Füllung der Gallenblase zu bekommen.

Daß sich auf diese Weise tatsächlich eine bessere Füllung erreichen läßt, zeigt Abb. 45.

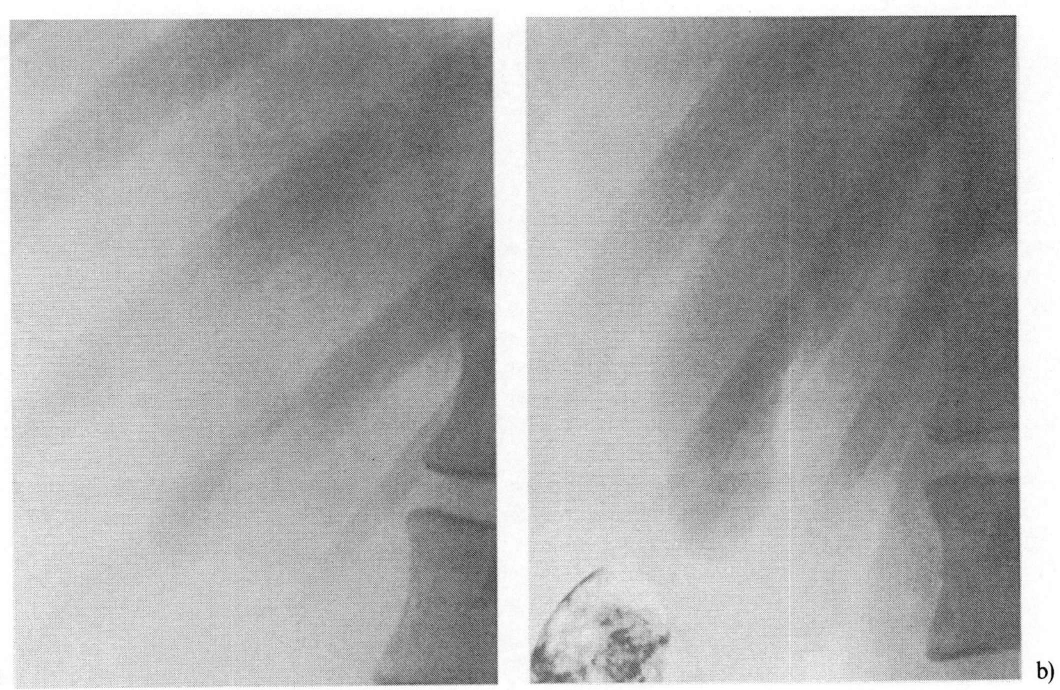

Abb. 45a u. b. Fraktionierte Gallenblasenfüllung. (a) Sehr flaue Füllung nach Gabe von 3 g KM (Solu-Biloptin); (b) regelrechte Füllung nach weiteren 3 g KM am Abend des Untersuchungstages

Sandström (1931) sah einen besonderen Vorteil darin, daß KM mit alkalischem Mineralwasser trinken zu lassen, weil so das KM mengenmäßig stärker und in kürzerer Zeit resorbiert würde. Diese Untersuchungstechnik mit fraktionierter KM-Gabe hat sich noch in kleineren oder größeren Variationen bis heute gehalten und scheint, insbesondere in den USA beliebt zu sein.

Nach Meinung von Berk (1970) läßt sich bei 30% der Patienten, bei denen das Cholezystogramm nach der ersten Dosis negativ und diagnostisch nicht verwertbar ist, durch eine zweite KM-Gabe eine ausgezeichnete Gallenblasendarstellung erreichen.

Von Newman u. Fellow (1970) wird eine noch höhere Erfolgsquote angegeben. In ihrem Material wurden etwa 50% der mit Ca-Salz wiederholten Cholezystographien innerhalb 3 Std nach der Gabe positiv und diagnostisch verwertbar.

Wiederholung der Normaldosis bei negativer Cholecystographie (SANDSTRÖM, 1931) *Consecutive dose phenomen von* BERK u. LASSER (1964)

Diese als Variante 3 von SANDSTRÖM angegebene Medikation wird folgendermaßen durchgeführt: Nach der üblichen Vorbereitung wird am Abend eine KM-Dosis von 3–4 g gegeben. Ist am nächsten Morgen bei der Röntgenuntersuchung die Gallenblase positiv, wird die übliche Untersuchung mitsamt Reizmahlzeit durchgeführt und ist dann beendet.

Ist die Gallenblase aber negativ oder nicht verwertbar positiv, wird am Abend dieses Tages eine zweite Dosis von 3–4 g KM gegeben. Tagsüber darf der Patient normal essen.

BERK u. LASSER empfehlen bei sonst gleichem Vorgehen noch eine stark fettreiche Mahlzeit nach der ersten Röntgenuntersuchung und vor Gabe der zweiten KM-Dosis am Abend.

Durch die Fettmahlzeit soll die kontrastlose, hochvisköse Galle aus der Gallenblase herausgetrieben werden, damit dünnflüssige, kontrasthaltige Lebergalle einfließen kann.

Der Vorteil der Methode liegt darin, daß bei Fraktionierung der Dosis über 2 Tage die starke Ausscheidung des KMs durch die Nieren bei einmaliger hoher Dosisgabe vermieden wird und eine fortlaufende Anreicherung des KMs in der Gallenblase stattfindet.

Eine bei der ersten Untersuchung negative Gallenblase kann nach SANDSTRÖM (1931) aufgrund des enterohepatischen Kreislaufs durchaus positiv werden, ohne daß eine zweite KM-Dosis gegeben wird.

Sinn hat diese Fraktionierung, wie jede orale Gallenwegsuntersuchung, aber nur, wenn der D. cysticus offen und die Leber funktionsfähig ist. Der Nachteil der Methode liegt darin, daß bei verschlossenem D. cysticus oder bei tiefgreifender Schädigung der Gallenblasenwand mit Aufhebung der Resorptionsfunktion oder gar zu starker Wandresorption durch eine Wandentzündung (s. Cholezystitis), die Gallenblase in jedem Falle negativ bleibt. Der Patient muß dann nach zweimaliger oraler Untersuchung zu einer dritten, intravenösen Untersuchung einbestellt werden, eine bei ambulanten Patienten meist unzumutbare Maßnahme.

Fraktionierte KM-Gabe vor der 1. Röntgenuntersuchung

Zur Verkürzung der Untersuchungsdauer bei negativer Gallenblase, bzw. zur Verbesserung des Kontrastes bei positiver Cholezystographie wurde die fraktionierte Gabe mit KM-Medikation am Vorabend der Untersuchung und am Morgen der Untersuchung (jeweils 3 g) vorgeschlagen. Bei Gabe von Biloptin (Na-Salz) sollten die Aufnahmen etwa 3 Std nach KM-Gabe, bei Solu-Biloptin nach 60–80 min angefertigt werden (BOGATZKI u. SPIELER, 1961).

SANDSTRÖM (1931) gab unter den üblichen Speisevorschriften an 2 Abenden je 3–4 g KM und führte am 3. Tag dann die Röntgenuntersuchung durch (Variante 1).

Als Variante 2 gab er folgende KM-Medikation an: Am Abend des 1. Tages Gabe einer kleinen Dosis von 1,5–2 g, desgleichen am Morgen und Abend des 2. Tages und Röntgenuntersuchung am Morgen des 3. Tages.

Speziell diese Medikation hat aufgrund der theoretischen Vorstellungen von der KM-Resorption, Bluteiweißbildung und KM-Transport sowie dem Transportmaximum in der Leber die Phantasie angeregt: Durch die mehrfache Gabe kleinerer KM-Dosen zur Optimierung aller physiologischen Voraussetzungen im Körper sollte man eine optimale Gallenblasenfüllung erhalten. Von den verschiedenen Fraktionierungsformen sind aufgrund besonderer Zusätze oder spezieller diagnostischer Ziele zu erwähnen:

Die fraktionierte, kombinierte KM-Gabe von verschiedenen KM-Salzen (WICHMANN, KLEIN) 1970; BERK, LASSER, 1964; FISCHER *et al.*, 1965; POGONOWSKA, COLLINS, 1969; KLEPETAR *et al.*, 1970; BESEMANN, 1970; SIBER *et al.*, 1970)

Nach Gabe des üblichen Na-Salzes am Abend der Untersuchung gibt man bei negativer Cholezystographie am nächsten Morgen sofort anschließend das schnellresorbierbare Ca-Salz des Solu-Biloptins in gleicher oder doppelter Dosis (3–6 g). Die schnelle Resorption des Ca-Salzes gestattet die Beendigung der Cholezystographie am gleichen Nachmittag.

Um die Entleerung aus dem Magen durch eine verstärkte Peristaltik zu verbessern, geben WICHMANN u. KLEIN zusätzlich 10 mg Metoclopramid (=1 Tbl. Paspertin). Zur Verbesserung der Resorption im oberen Dünndarm wird das Trinken von 1–2 Gläsern Wasser empfohlen. Dabei bleibt offen, ob diese Flüssigkeitsgabe mehr der Resorption im oberen Dünndarm dient oder durch die Hydrierung des Blutes einen gewissen Schutz gegen Nebenwirkungen (Niere?) gibt.

Die 2. Röntgenuntersuchung wird 3–6 Std nach der 2. KM-Gabe durchgeführt. Die Gallenwege stellen sich bereits nach 2–3 Std dar. Sollten sie negativ sein, wiederholt man die Aufnahmen nach 1–2 Std. Zu dieser Zeit pflegt auch die Gallenblase bereits gefüllt zu sein.

Langzeitcholezystographie

Bei der *Kalkulographie* (4-Tage-Test von SALZMAN, 1966; SALZMAN, WARDEN, 1958) werden über einen Zeitraum von 4 Tagen täglich Einzeldosen von je 1 g nach jeder Mahlzeit bei relativ fettfreier Kost gegeben, insgesamt also 4 g.

Sinn der über Tage ausgedehnten KM-Gabe ist die direkte Gallensteindarstellung durch KM-Imprägnation (rim sign). Die Verlängerung der Fraktionierung über 8 Tage bei täglicher KM-Gabe von 1 Tablette, also insgesamt verringerter täglicher Dosis, hat das gleiche Ziel der Steinimprägnation (SANTAGOSTINI, 1964).

Die *Sabulographie* (LÉVESQUE, 1970) verbindet die fraktionierte orale Cholezystographie in Form von 2 × 3 g KM mit der Langzeitcholezystographie. Ist bei Angabe von Koliken in der Vorgeschichte der Steinnachweis offen bzw. negativ geblieben, wird der Versuch einer Kalkulographie gemacht, in dem zusätzlich 9 g KM gegeben werden. Diese 9 g KM werden zu 3 gleichen Teilen von je 6 Tabl. (3 g) gegeben: die erste KM-Gabe nach dem Mittagessen am Tage der negativen Röntgenuntersuchung, die zweite nach dem Abendessen um 18 Uhr, und die dritte abends nach einem kleinen Imbiß zur Nacht. LASSER hält diese hohe Dosierung mit Rücksicht auf die starke Nierenausscheidung und die Überschreitung des Eiweißtransportes sowie des Transportmaximums der Leber für unsinnig.

2. Rektale Cholezystographie

Die rektale Cholezystographie wird im wesentlichen bei Säuglingen und Kleinkindern angewandt (SARGENT *et al.* 1967). BONANCINI u. BONANCINI (1961) geben 12 Kapseln Biloptin in etwa 20 cm^3 heißes Wasser und instillieren die Lösung in das Rektum. Die Gallenblase beginnt sich in 1–2 Std zu füllen. Ihr Kontrastoptimum erreicht sie in etwa 5 Std.

Nach SANCHEZ-MARTIN (1972) erhält man bei rektaler Instillation von 0,2 g/kg Körpergewicht, jeweils 1 g in 10 cm^3 körperwarmer physiologischer Kochsalzlösung, in allen Fällen eine gute Gallenblasendarstellung, sofern es nicht in den ersten 30 min zu einer Entleerung des Rektums kommt.

Die Resorption erfolgt innerhalb der ersten 4 Std. Nach 5 Std findet sich kein KM mehr im Rektum. Die Gallenblase beginnt sich nach 2 Std zu füllen. Der Kontrast erreicht nach 5 Std seine größte Dichte, ohne aber die Kontrastdichte der peroralen Füllung ganz erreichen zu können.

3. Intravenöse Cholangiographie

(LANGECKER *et al.*, 1953; GAEBEL, TESCHENDORF, 1953; HORNYKIEWYTSCH, STENDER, 1953; FROMMHOLD, 1953 u.a.)

Es ist keine Frage, daß die i.v. Cholangiographie der oralen bezüglich der positiven Darstellung der Gallenwege klar überlegen ist. Stellt sich der D. hepatocholedochus bei der oralen KM-Gabe nach Gallenblasenkontraktion infolge Reizmahlzeit aber dar, ist der Kontrast des D. choledochus ebenso gut wie der bei der intravenösen Darstellung (LUDIN, FEINE, 1954).

Die i.v. Cholegraphie ist indiziert, wenn bei der oralen KM-Gabe die Gallenblase negativ ist: In 56% der oral negativen Gallenblasen gelingt deren Sichtbarmachung mit der i.v. KM-Gabe (FEINE, 1955).

Bei negativer Galle wegen Zystikusverschluß lassen sich D. choledochus und cysticus (bis zum Verschluß) darstellen, desgleichen bei cholezystektomierten Patienten mit Oberbauchsyndrom. In diesen Fällen ist die i.v. KM-Gabe die einzig mögliche und entscheidende Methode, da sich damit zurückgebliebene Steine, Steinrezidive, postoperative Adhäsionen am D. hepaticus oder choledochus sowie das Syndrom des langen Zystikus fassen lassen (BOGATZKI, SPIELER, 1961).

Bei der Indikation der i.v. Cholegraphie ist zu bedenken, daß das KM subjektiv häufig schlecht vertragen wird (Wärmegefühl, Brechreiz, Erbrechen, Kreislaufkollaps, s. Nebenwirkungen).

Es wird deshalb ebenso eine Mindestinjektionszeit von 5 min gefordert, damit es nicht zu hohen Volumdosen pro Injektionszeit kommen kann.

Bei Hydrierung des Patienten scheint das Auftreten schwerer Reaktionen gleicherweise abzunehmen wie bei der Zuführung größerer Mengen von Nieren-KM. WISE (1973) läßt deshalb die Patienten 3 Tassen Tee vor der Untersuchung trinken. Möglicherweise liegt die bessere Verträglichkeit des KMs bei der Infusionstechnik, überhaupt in der Wasserzufuhr in der Form des Lösungsmittels. Das könnte auch erklären, weshalb bei der Erprobung der verschiedenen Lösungsmittel und Zusätze zum KM sich keine Unterschiede in der Kontrastdichte ergeben haben, die Zahl der subjektiven und objektiven Zwischenfälle sich aber beträchtlich vermindert hat.

Abgesehen von der Provokation von Nebenerscheinungen scheint sich die Injektionsdauer auch auf die Kontrastintensität der Gallenblase auszuwirken. WATANABE (1961) fand bei Patienten mit normalen Leberfunktionsverhältnissen und glattem Galleabfluß bei Injektionszeiten von 2–3 min in 19 von 66 Fällen eine negative Cholegraphie. Bei der Wiederholung der Untersuchung mit Injektionszeiten von 5–8 min wurden 17 dieser 19 negativen Cholegraphien positiv.

Bei der Planung der i.v. Cholegraphie wird man diese Gesichtspunkte deshalb stets in Rechnung stellen und die einfache KM-Injektion mehr als Ausnahme, etwa aus Zeitgründen, durchführen und der Infusion als Standarduntersuchung den Vorzug geben.

Als KM benutzen wir das organische Salz des Joglycamids (Biligram). Bei Erwachsenen wird eine Standarddosis von 30 cm^3 KM (5,3 g) injiziert, bei Kindern 20 cm^3 (3,5 g). Wie früher schon erwähnt, bringt die Erhöhung der Dosis keinen Vorteil, sie läßt die Zahl der Zwischenfälle aber stark ansteigen. Überdies wird die Ausscheidung über die Nieren so stark, daß der Choledochusbereich vom kontrastgefüllten Beckenkelchsystem völlig überlagert wird (Abb. 33).

Der Vorteil des Joglycamids gegenüber dem Jodipamid (Biligrafin) liegt in der längeren Gallengangsdarstellung und der schnelleren Ausscheidung aus dem Körper, wie früher ausgeführt.

Die erste Aufnahme wird 30–40 min nach Injektion in halblinker Bauchlage geschaltet, die zweite nach 50–60 min. Bei Überlagerung der Gallenwege durch Gas oder das kontrastgefüllte Nierenbecken rechts wird sofort zonographiert. Bei kleinen Kindern und Säuglingen wird nur selten eine Cholegraphie notwendig. Wegen der starken Gasüberlagerung durch die rechte Kolonflexur wäre hier eine Tomographie dringend indiziert. Leider ist die infolge des langen Röhrenwegs verlängerte Belichtungszeit so groß, daß der Nachteil der sicheren Bewegungsunschärfe den Vorteil der Verwischung des störenden Kolongases aufhebt.

Die Angabe einer Überempfindlichkeitsreaktion bei früheren Untersuchungen stellt keine Kontraindikation dar, wenn die Indikation zur Cholegraphie abgewogen ist und alle Maßnahmen für das Eingreifen bei einem Zwischenfall getroffen sind (s. Nebenwirkungen und ihre Therapie).

Kontraindiziert ist die i.v. Cholegraphie bei

1. schwerer Leber- und Niereninsuffizienz, insbesondere bei Kombination schweren Leberparenchymschadens mit einer Niereninsuffizienz;
2. Herz- und Kreislaufstörungen, insbesondere bei Rechts-Herzinsuffizienz, wo eine KM-bedingte Hypotonie deletäre Folgen haben kann;
3. Schilddrüsenüberfunktion (Hyperthyreose und autonomes, dekompensiertes Adenom).

4. Kombination von oraler und intravenöser KM-Gabe

(MORIN et al., 1955; PINOTTI, PONTES, 1956; BETZLER, SCHMIDT, 1958; GOERKE, 1959)

Der Kombination beider Untersuchungsformen liegen zwei verschiedene Gesichtspunkte zugrunde.

Einmal wollte man den Kontrast in den dünnen Gallenwegen durch das hohe KM-Angebot aus der i.v. einfließenden dünnen Lebergalle verstärken durch den Kontrast der nach der Reizmahlzeit aus der Gallenblase ausfließenden hochkonzentrierten kontraststarken Blasengalle.

Diese von den o.g. Autoren klinisch erprobte Methode findet ihre experimentelle Stütze in dem Nachweis, daß bei Hunden die Konzentration des KMs in der Galle bei i.v. Gabe höher ist als bei oraler, bei Kombination der Methoden aber höher ist als bei der i.v. allein (HAVERLING *et al.*, 1971).

Diese Ergebnisse stehen im Gegensatz zu den Versuchen von FINBY und BLASBERG (1964), die bei cholezystektomierten Menschen keinen signifikanten Unterschied in der KM-Konzentration bei beiden Methoden fanden.

Da auch HAVERLING u.Mitarb. (1971) an Cholezystektomierten arbeiteten, ist die größere Kontrastanreicherung durch Kombination von oraler und i.v. KM-Gabe nicht recht zu verstehen, da ja der höhere Kontrast erst durch die Exkretion der hochkonzentrierten Blasengalle in den i.v. mit dünner Leberkontrastgalle gefüllten Choledochus entstehen sollte.

Die Untersuchung wird mit der typischen Vorbereitung zur oralen Galle (3 g KM) begonnen. Am folgenden Morgen werden 20–30 cm^3 KM i.v. injiziert und 10 min nach der Injektion die Kontraktion der Gallenblase mit Hilfe der Reizmahlzeit provoziert. Die erste Aufnahme wird 30 min p.i. gemacht.

Nach BETZLER und SCHMIDT (1958) steigt zwar der Kontrastreichtum der Gallenwege nicht erkennbar an, die Zahl der positiven Gallengangsdarstellungen aber steigt bei Affektion der Gallenwege um 25%.

Die Indikation zur Untersuchung und die Zahl der möglichen Nebenwirkungen wird von ihnen mit denen der einfachen i.v. Untersuchung gleichgesetzt.

Der zweite Anwendungsbereich dieser Kombinationsuntersuchung drängt sich auf bei der negativen oralen Cholezystographie: Nach Aufnahme des rechten Oberbauches zur Dokumentation der negativen oralen Galle werden 30 cm^3 KM i.v. injiziert, besser noch als Infusion instilliert. Diese sofort angeschlossene Injektion dient nur dem Zeitgewinn für Patient und Institut. Wie früher schon erwähnt, haben wir, entgegen den von anderer Seite ausgesprochenen Warnungen, nie Reaktionen gesehen, die eine Einschränkung dieses Vorgehens nahe legen würden (s. Komplikationen und ihre Therapie).

Mit Rücksicht auf den Zeitraum zwischen der oralen Gabe und der i.v. Injektion sowie der Verschiedenheit der KM und ihrer Wege im Körper erscheint uns die allgemeine, undifferenzierte Warnung auch unberechtigt zu sein.

5. Infusionscholangiographie

(CASE, 1930; ANTONUCCI, 1931; VARELÀ FUENTES *et al.*, 1957; DJIAN, ANNONIER, 1964)

Die Meinung darüber, ob durch das erhöhte und mehr oder weniger verzögerte Angebot von KM eine bessere und bei erhöhten Bilirubinwerten häufigere Darstellung erreicht wird, ist geteilt. Eine Gruppe von Autoren sieht eine klare Verbesserung der Gallenwegsdarstellung (FELDMANN, KEOHANE, 1966; NOLAN, GIBSON, 1970 u.a.), während eine andere Gruppe keinen oder nur einen geringen Vorteil in der Infusionsmethode bezüglich der Kontrastverbesserung sieht (DARNBOROUGH, GEFFEN, 1966; COOPERMAN *et al.*, 1968; FOY, 1968; ACKERMANN, 1968; HOWLAND *et al.*, 1973; WISE, 1973). Der Vergleich der Methoden leidet daran, daß man nicht beide Methoden bei dem selben Menschen nebeneinander testen kann. Überdies mag derselbe Mensch zu verschiedenen Zeiten verschieden reagieren.

Aus den Erfahrungen beim Menschen und aus Tierversuchen glaubt man folgende Aussagen machen zu können, die aber noch an dem Nachteil der kleinen Zahl leiden:

1. Mit der Infusion der doppelten KM-Menge erreicht man eine längere Anfärbung der Gallenwege. Dies erleichtert die Darstellung der Gallenwege in der Zeit der besten Anfärbung und ist für die Qualität der Tomographie von Bedeutung wegen der Verlängerung der zur Verfügung stehenden optimalen Füllungszeit.
2. Bei erhöhten Bilirubinwerten steigt die Zahl der positiven Gallenwegsdarstellungen.
3. Eine Verbesserung der Kontrastdichte im D. hepatocholedochus ist nicht erwiesen.

Als eindeutiger Vorteil der Infusionmethode gegenüber der intravenösen Kurzzeit-Cholangiographie erweist sich auch bei größeren KM-Mengen das Fehlen subjektiv lästiger Nebenerscheinungen, obwohl die KM-Menge mit 8,5 g deutlich über der oralen und i.v. gegebenen KM-Menge liegt (MOSS *et al.*, 1973).

a) Kurzzeit-Infusion

Sie wird in weniger als 3 Std durchgeführt, gewöhnlich in 30–40 min. Die Zahl der Reaktionen ist verschwindend gering im Vergleich zur Kurzzeitinjektion.

Die Indikation zur Untersuchung ist die gleiche wie bei der i.v. Kurzzeitinjektion. Ist der etwas größere Aufwand zu tragen und eine Lagerungsmöglichkeit für die Patienten während der Infusion vorhanden, sollte man tunlichst von dieser Infusionsart Gebrauch machen.

Das KM wird in einer Flasche zu 100 ml instilliert. Die Infusionsdauer sollte mindestens 30 min betragen (1 Tr./1 sek = 30 min — 1 Tr./2 sek = 60 min — 1 Tr./4 sek = 120 min).

b) Langzeit-Infusion

Bei der Langzeitinfusion von 6–12 Std, die besonders bei stark lebergeschädigten oder marastischen Patienten angezeigt ist, muß das Lösungsvolumen erhöht werden. Als Dosis reichen meistens 50 cm^3 der 17%igen Biligram-Lösung aus.

Zur Verdünnung eignen sich blutisotonische Lösungen, z.B. eine 5%ige Glukoselösung oder bei Diabetikern die isotonische Natrium-Chloridlösung.

Der Sinn der Langzeit-Infusion liegt darin, daß in Abhängigkeit vom Funktionszustand der Leber das biliäre Transportmaximum voll ausgeschöpft werden soll.

Das KM-Angebot soll 20–30 mg/min möglichst nicht überschreiten. Nach FISCHER liegt die optimale Dosis bei 0,6 ml/kg. Dies entspricht etwa 42 cm^3 einer 52%igen Lösung von Biligrafin (10,4 g Jod) bei einem Menschen von 70 kg. Diese Schlußfolgerungen wurden von NOVEK (1960) bei Ratten und 1966 beim Menschen von DARNBOROUGH und GEFFEN bestätigt.

Eine Steigerung der Sekretionskapazität der Leber für KM durch ein höheres KM-Angebot über diese Grenze hinaus ist nicht möglich (FELDMANN u. KEOHANE, 1966; FISCHER, 1965; HERMS u.Mitarb., 1969; MEYER-BURG und WILHELMI, 1969; MILLER, FUCHS und PREISIG, 1969).

Bei Anwendung der Langzeitinfusion über 12 Std ergab sich bei einem Serum-Bilirubin unter 4 mg% in 70,4% eine positive Gallengangsdarstellung, bei einem Serum-Bilirubin von über 5 mg% noch in 38,7% der Fälle (FUCHS u.Mitarb. 1973, 1975; BURGENER *et al.*, 1970). Die Ergebnisse anderer Autoren entsprechen diesen Werten, allerdings sind die Zahlen insgesamt noch zu klein für eine fundierte Aussage. Wir selbst hatten bei Bilirubinwerten im Serum von $>2{,}2$ mg% keine so günstigen Ergebnisse.

Interessant ist, daß die positive Gangdarstellung bei inkompletter Abflußstörung besonders hoch ist, während bei hepatozellulärem Leberschaden, aber gleichem Serum-Bilirubin, die positive Gangdarstellung seltener ist (PRINGOT *et al.*, 1933).

Andererseits kann die Gangdarstellung bei hepatozellulärem Leberschaden noch positiv sein, während bei komplettem Gallengangsverschluß mit gleichen Bilirubinwerten in keinem Fall eine Gangdarstellung gelang.

Die Langzeitinfusion wird speziell angegeben für Fälle mit:

1. Bilirubinwerten über 3 mg%;
2. bei Hypalbuminämie;
3. bei Besetzung der Trägerproteine mit Fremdstoffen (BSP, Farbstoff, Arzneimittel mit aspirinähnlicher Struktur).
4. bei inkompletter Steinobstruktion.

Für die Infusion wird in der Literatur die 1,5–2fache Menge des zur i.v. Cholangiographie benutzten KM angewandt. Als Infusionslösung werden Glukose (z.T. mit Insulin), Dextrose, Lävulose in Konzentrationen von 5–30% benutzt, desgleichen isotone Kochsalzlösungen und (selten) Humanalbumin.

Da sich die Wahl der Verdünnungsflüssigkeit als weniger wichtig erwiesen hat (HERMS *et al.*, 1969) und auch die hepatotrope Anregung der Stoffwechselleistung durch Pharmaka oder Insulin offensichtlich ohne Bedeutung ist, beschränkt man sich allgemein auf die Verdünnung des KM und die damit gegebene Hydrierung des Körpers mit Verlängerung der Injektionszeit.

6. Pharmakoradiographie
(Boris und Lörinc, 1956 u.a.)

Zur Verbesserung des Kontrastes im D. hepatocholedochus wurden physiopharmakologische Tests durchgeführt (de Giuli, Giannardi, 1954) und von Cohn u.Mitarb. (1955) die Anwendung von Morphin empfohlen, dessen Bedeutung für die Gallenwegsdarstellung bei Cholezystographien schon früher von Porcher und Varag (1946) betont worden war.

Morphinpräparate zur Erzielung des Sphinkterspasmus (0,005–0,01 g) beinhalten die Gefahr von Übelkeit, Erbrechen und Schmerzen im rechten und mittleren Oberbauch, insbesondere bei unterkühlten Patienten. Offensichtlich nimmt überdies die Häufigkeit der von der Norm abweichenden serologischen und histologischen Befunde deutlich zu (Moldenhauer *et al.*, 1970). Die Gabe von Morphin zur Funktionsprüfung bei Annahme einer Sphinkterhypertonie wird diskutiert (s. Garbsch, 1963, 1966).

Metoclopramid (Paspertin) hat nach Kapandji (1969) eine dilatierende Wirkung auf den hypertonen, halb geöffneten Sphinkter Oddi, ohne zu einer völligen Erschlaffung des Sphinkters zu führen. Andererseits kann Metoclopramid den Tonus steigern, so daß insgesamt eine normokinetische Wirkung und Optimierung des Sphinkterspiels erreicht wird, mit Senkung des Drucks in den Gallenwegen (Absenken des Residualdrucks). Marth (1966) empfiehlt Paspertin aus diesem Grunde zur Therapie der Gallenwegsdyskinesie.

Die Gabe von Metoclopramid (Paspertin) wird auch zur besseren Darstellung der Gallenwege vorgeschlagen (Wichmann und Klein, 1970): Durch Verhinderung der Störung der Magenentleerung infolge herabgesetzter Peristaltik soll eine schnellere und gleichmäßigere Resorption des KMs erreicht werden. 1 Tabl. Paspertin (10 mg) wird im Rahmen der fraktionierten oralen Cholezystographie am Morgen der Untersuchung mit 6 Kapseln Biloptin (3 g KM) und 150 cm^3 Wasser eingenommen, nachdem am Abend zuvor schon 3 g Solu-Biloptin eingenommen wurden.

Wir haben keine Erfahrung mit dieser Methode. Überdies wird die Kombination der Cholezystographie mit einer MDP damit unmöglich gemacht.

Die Gallenblasenkontraktion nach Reizmahlzeit läßt sich auch als Funktionstest mit Hilfe von Cholezystokinin (Cecekin) durchführen. Die Gründe für die seltene Anwendung des Hormons sind der hohe Preis und die gelegentlich auftretenden Nebenwirkungen nach der Injektion in Form von Hitzegefühl und Schmerzen, insbesondere im rechten Oberbauch.

Leider läßt sich nach den bisherigen Erfahrungen aus dem Fehlen der Kontraktion ebensowenig ein zuverlässiger Rückschluß auf eine Wanderkrankung ziehen wie aus der mäßigen oder sehr starken Kontraktion (s. Gallenblasendyskinesien).

7. Heterotope Gallenblasenfüllung

Die Gallenblasenfüllung nach Injektion von Nieren-KM gilt als seltenes Ereignis. Bei Injektion größerer KM-Dosen im Rahmen von Angiographien und Urographien wird sie aber häufiger gefunden, insbesondere bei verzögerter Ausscheidung um 6 Std und mehr p.i. (Köhler und Edgren, 1972). Je nach chemischer Struktur der KM tritt die heterotope Gallenblasenfüllung mehr oder weniger häufig auf.

Die Stärke der Ausscheidung der verschiedenen Nieren-KM über Leber und Galle scheint in der Reihenfolge der Aufzählung geringer zu werden: Urocon = Na-Azetrizoat (C-5-Atom *nicht* substituiert); Isopaque = Salzgemisch des Metrizoats; Urografin und Hypaque = Na-Diatrizoat (Preuss, 1970; Dawson u.Mitarb., 1968).

Das Problem der Ausscheidung von Nieren-KM über die Leber infolge Proteinbindung ist eingangs diskutiert. Chemische Struktur, Halbwertszeit und Proteinbindung spielen wohl die entscheidende Rolle bei den (selteneren) Fällen mit normalem Urogramm und klinisch gesunden Nieren, insbesondere bei Injektion oder Infusion größerer KM-Mengen. Am häufigsten und eindruckvollsten (Abb. 46) tritt die Gallenblasenfüllung bei Fällen mit schwerer Nierenfunktionsstörung auf (SCHERMULY, 1958; BECKER u.Mitarb., 1969; SEGALL, 1969; SHEA u. PFISTER, 1969; OLSSON, 1971), Azidose (CHAMBERLAIN und SHERWOOD), unilateraler Nieren- oder Ureterenaffektion bei sonst normaler Nierenfunktion (SCHERMULY, 1958; BECKER u.Mitarb., 1969; SEGALL, 1969) sowie einseitiger Ureterenobstruktion (RAPOPORT, 1969; SHEA u. PFISTER, 1969; OLSSON, 1971).

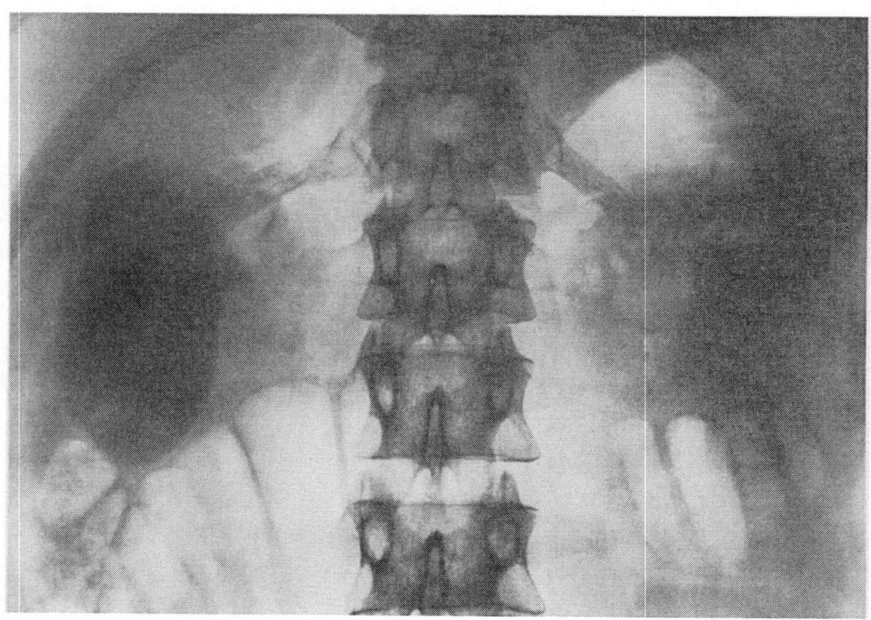

Abb. 46. Heterotope Gallenblasenfüllung durch Nieren-KM bei akutem Ureterverschluß links durch Stein (60 cm^3 Urografin, 4 Std p.i.).

Da die einseitige Affektion von Niere und Harnleiter keine Erklärung für eine Störung der gesamten KM-Ausscheidung gibt, hat man auch an neurovaskuläre Reflexe zwischen Niere und Leber gedacht (ARENDT u. ZGODA, 1957).

V. Bewertung der Ergebnisse der oralen und intravenösen Cholegraphie

1. Positive Cholezystographie

Wie eingangs ausgeführt, haben orale und i.v. Cholezystographie bezüglich des Transportes im Blut, der Leberpassage und der Gewinnung des Kontrastmaximums durchaus verschiedene Voraussetzungen: Die i.v. positive Gallenblase kann oral negativ sein und die oral gefüllte Gallenblase kann infolge der hohen Konzentration durch Wasserentzug kontrastreicher sein als die intravenöse ohne Wasserresorption.

Folgende Konzentrations- bzw. Resorptionsphänomene an der kontrastgefüllten Gallenblase sind zu diskutieren:

a) Analyse der räumlichen Konzentration des KMs in der Gallenblase (Randphänomen, s. Schichtungsphänomen)

In Abb. 47 ist dargestellt, daß die Gallenblase homogen erscheint, wenn das Gallenblasenzentrum gegenüber der Peripherie etwa die halbe Konzentration aufweist (OESER und RACH, 1964). Das Randphänomen tritt dann auf, wenn in der Randzone mehr als die doppelte Konzentration im Vergleich zum Zentrum enthalten ist. Die Entstehung dieses Phänomens hängt also vom Durchmesser der Gallenblase, von der Konzentration des KMs in der Randzone und der Breite der Randzone ab.

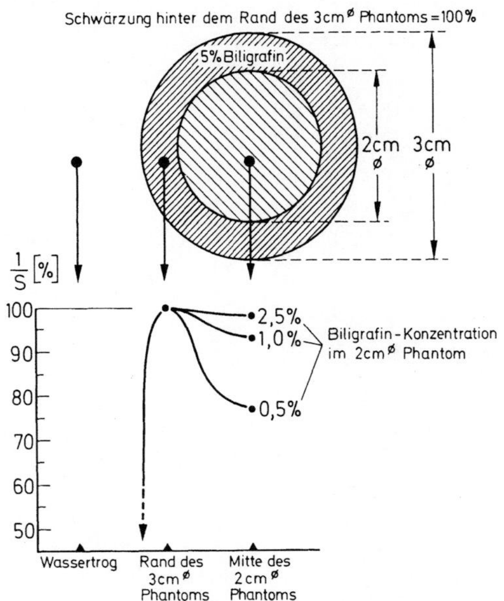

Abb. 47. Positive Cholezystographie. Resorptive Leistung: räumliche Kontrastverteilung [OESER u. RACH: Fortschr. Röntgenstr. **99**, 612 (1964)]

b) Analyse der resorptiven Funktion der Gallenblasenwand

Das Konzentrationsvermögen der Gallenblase wird im allgemeinen aus der Kontrastdichte ihres Inhalts bestimmt. Wie oben dargelegt, ist diese Bestimmung sehr unsicher. Mit Hilfe verschieden-energetischer Strahlen (KROKOWSKI, 1959) kann man eine quantitative Kontrastdifferenzierung innerhalb der Gallenblase in Relation zur Zeit vornehmen (OESER *et al.*, 1962). Das normale Bild der Gallenblase ist dadurch gekennzeichnet, daß nach 30 min eine homogene Anfärbung der ganzen Gallenblase besteht, die nach 2 Std sich differenziert in einen zentralen dichteren Kern und eine ringförmige Aufhellung. Letztere entspricht der nachlassenden Resorption der Gallenblasenwand und dem Zulaufen von kontrastmittelschwacher Lebergalle.

Die ringförmige Kontrastzunahme um einen helleren Kern bedeutet eine Steigerung der Resorption, ein Aufhellungsring um einen kontrastreicheren Kern die fehlende Resorption (Abb. 48, 49). Allerdings läßt sich aus diesen Bildern nur die Tendenz der Funktion erkennen. Eine Beweisführung in Richtung einer bestimmten Pathologie ist damit vorerst nicht gegeben.

c) Schichtungsphänomene in der Gallenblase bei oraler und intravenöser Cholezystographie

Der Gallenblaseninhalt ist als Folge der Konzentrationsfunktion der Wand schon normalerweise in Zusammensetzung und spezifischem Gewicht nicht konstant. Es besteht ein Konzentrationsgefälle des spezifischen Gewichtes von 1010–1059 (PASCHOUD und ZUKSCHWERDT, 1929; ÅKERLUND, 1933). Die Mischungstendenz bei Portionen verschiedener spezifischer Gewichte ist sehr gering. 60% aller Gallenblasen zeigen mehr oder weniger deutliche Schichtungen bei der KM-Gabe (CAMPBELL und BURTON, 1949).

Die kontrasthaltige *Lebergalle* hat ein spezifisches Gewicht von etwa 1030 (BIONDETTI, 1951) und erreicht in der Gallenblase durch Konzentration maximal Werte bis 1085 (ÅKERLUND, 1933; BIONDETTI, 1951). Sie mischt sich ebenfalls nicht oder nur ungenügend mit der übrigen Galle: Die wandständig konzentrierte Galle

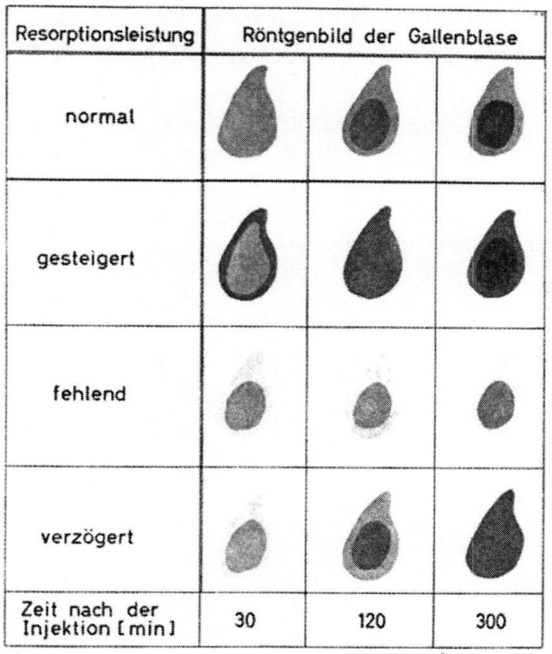

Resorptionsleistung	Röntgenbild der Gallenblase		
normal			
gesteigert			
fehlend			
verzögert			
Zeit nach der Injektion [min]	30	120	300

Abb. 48. Röntgenbild der KM-gefüllten Gallenblase (Biligrafin) bei verschieden resorptiven Leistungen [OESER u.Mitarb.: Fortschr. Röntgenstr. **97**, 602 (1962)]

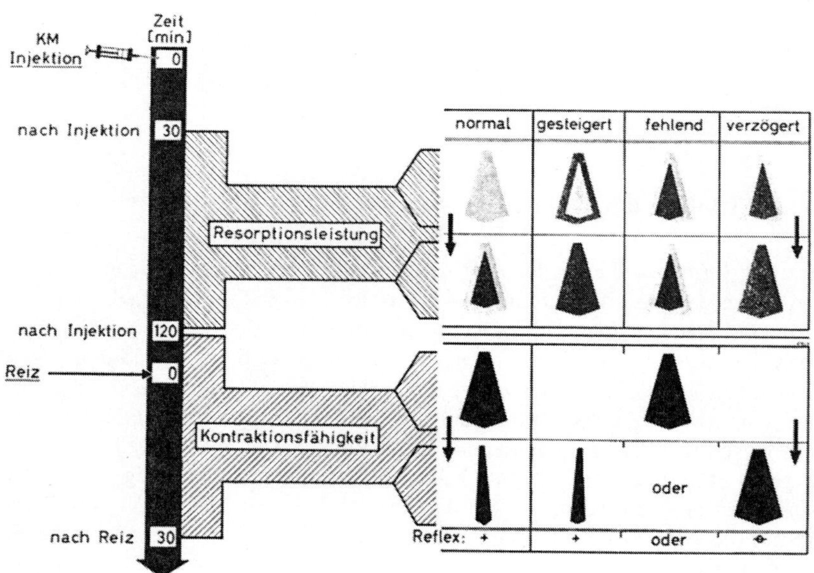

Abb. 49. Cholezystographie mit Biligrafin: Untersuchungstechnik zur röntgenologischen Beurteilung der Resorptionsleistungen und Kontraktionsfähigkeit der Gallenblase [OESER u.Mitarb.: Fortschr. Röntgenstr. **97**, 604 (1962)]

sinkt infolge ihres höheren spezifischen Gewichtes ab und unterschichtet die übrige Galle (BERNSTEIN, 1933, 1934; ELIASZ, 1932; KOMMERELL, 1936; ÅKERLUND, 1933; IMPALLOMENI, 1939).

Die Schicht steigt nach kranial mit zunehmender Zeit an und weist eine Abnahme des spezifischen Gewichtes von kaudal nach kranial auf. Drei Schichten sind gewöhnlich klar zu unterscheiden: Die konzentrierte Kontrastgalle, die konzentrierte Restgalle ohne KM und die neu zugelaufene, noch nicht konzentrierte Lebergalle (BERNSTEIN, 1933, 1934).

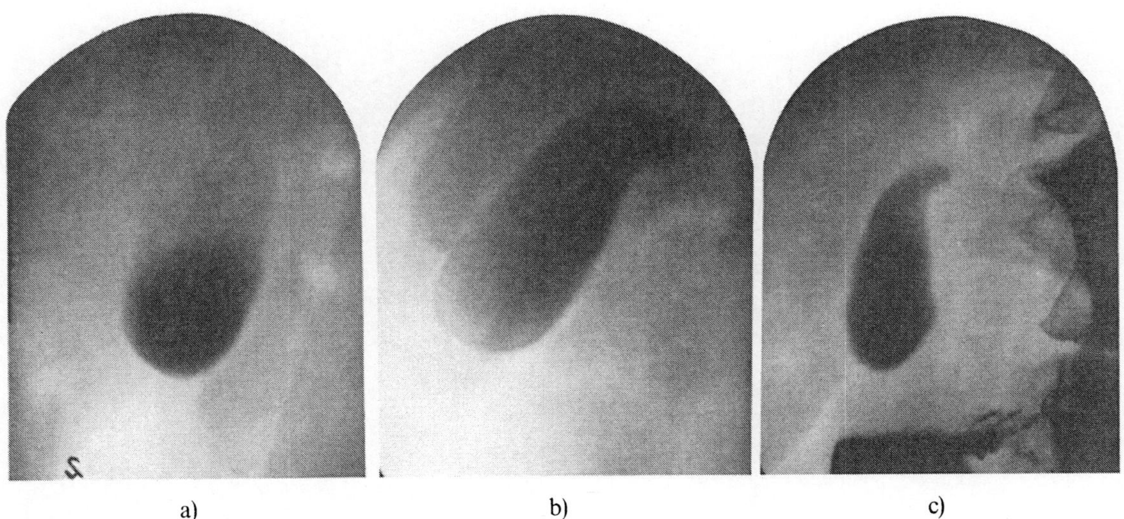

a) b) c)

Abb. 50a–c. Orale Galle: (a) Überschichtung der Kontrastgalle durch dünne, kontrastlose Lebergalle; (b) Verschiebung in horizontaler Schräglage zum Fundus hin; (c) nach Reizmahlzeit Verschwinden der Überschichtung

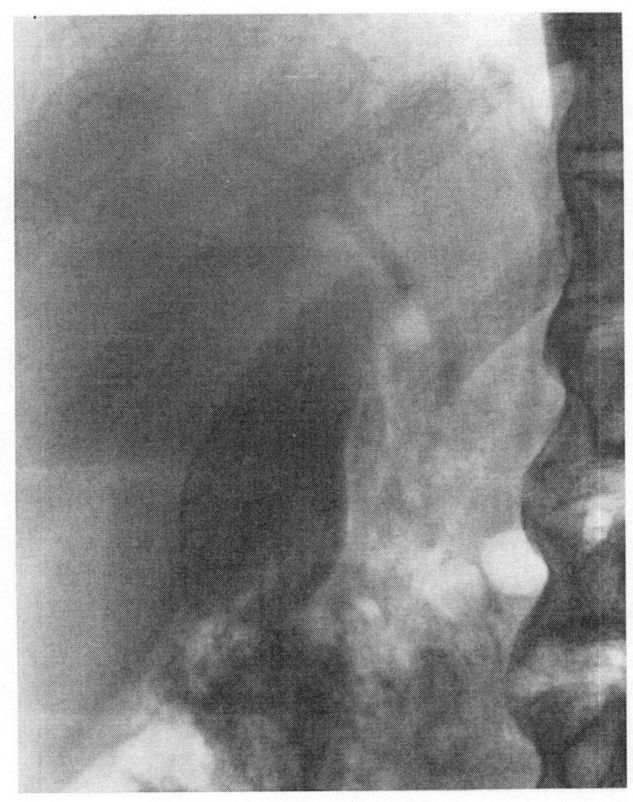

Abb. 51. Scharf abgesetzter kontrastloser Kern bei i.v. Cholegraphie. Operativ Normalbefund an Gallenblase

Bei der oralen Cholezystographie findet man im allgemeinen eine homogene Anfärbung der Gallenblase, die jedoch nicht selten überschichtet wird von kontrastloser dünner Lebergalle (Abb. 50).

Bei der i.v. Cholangiographie ohne vorhergehende Gallenblasenentleerung findet man die zuerst von HERMAN (1926) beschriebene Schichtung in der Gallenblase bei stehenden Patienten im horizontalen Strahlengang. Sie tritt nach STIEVE (1954) auf in einer einfachen Schichtung, in einer Doppelschichtung oder in Form einer wandständigen Schichtung, die ringförmig das Gallenblasenzentrum umgibt (Abb. 51).

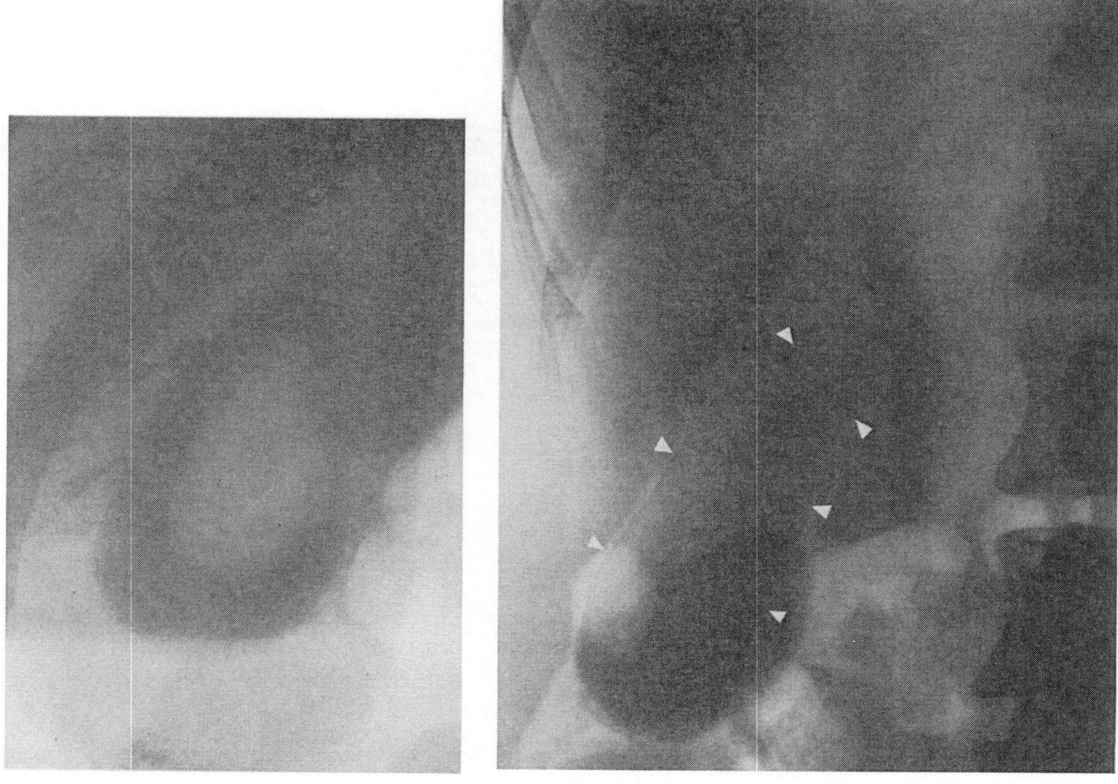

Abb. 52 Abb. 53

Abb. 52. Scharf abgesetzter kontrastloser Kern bei i.v. Cholegraphie. Operativ solitärer reiner Cholesterinstein

Abb. 53. Randphänomen in der Gallenblase (Hornykiewitsch-Stendersches Zeichen)

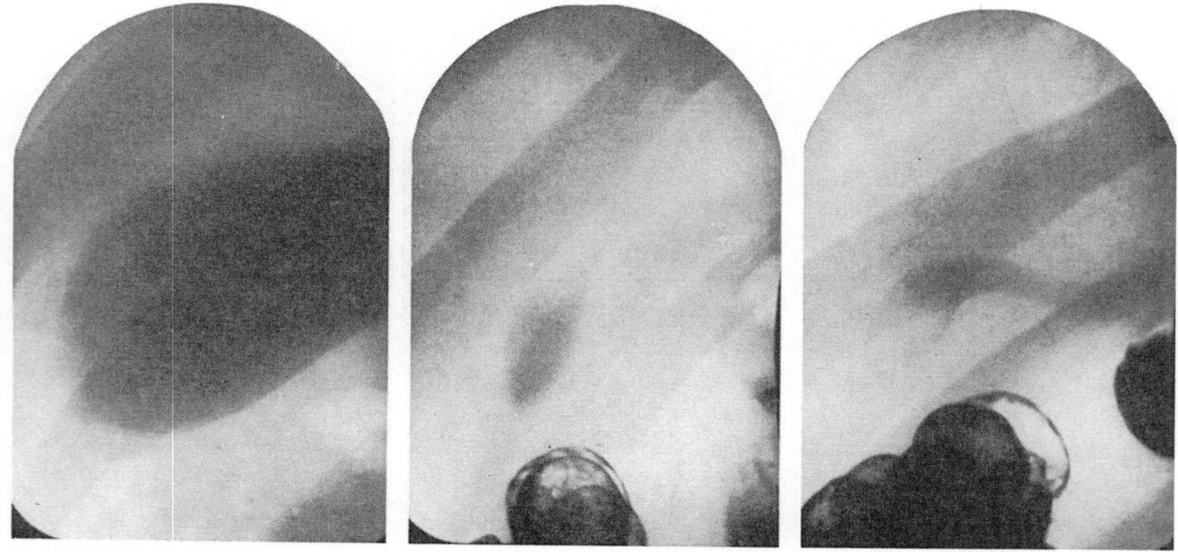

Abb. 54. Nachlaufen von kontrastloser Lebergalle in die nach Reizmahlzeit verkleinerte Gallenblase. Erneutes Konzentrationsphänomen an der Wand

Differentialdiagnostisch können u.U. beträchtliche Schwierigkeiten bei der Abgrenzung gegenüber einem Stein auftreten (Abb. 52).

Die um die kontrastmittelhaltige Lebergallen-Haube befindliche Schleimhaut schafft durch vorwiegende Wasserresorption in kurzer Zeit einen Mantel mit erhöhter Jodkonzentration (Abb. 53), dessen spezifisches Gewicht das der Blasengalle bald übersteigt mit der Folge des Absinkens entlang der Wand zum Fundus hin (Randphänomen, Hornykiewytsch-Stendersches Zeichen). Da die KM-Galle noch schwerer ist als die konzentrierte Blasengalle ohne KM, unterschichtet die Kontrastmittelgalle die letztere.

Nach Kontraktion der Gallenblase mit Hilfe der Reizmahlzeit verschwindet das Schichtungsphänomen (STIEVE, 1954; TRIGG und ZELNA; NEWMAN u.Mitarb.), wie Abb. 50a–c zeigt. Durch schnell nachlaufende kontrastlose Lebergalle kann es nach der Gallenblasenentleerung wieder zur Schichtung kommen (Abb. 54a–c).

Langes Warten (BLOCH u. BECK, 1966) führt nicht zur Homogenisierung des Gallenblasenkontrastes innerhalb von 2–4 Std zwischen Injektion und Exposition (LINDQUIST und SALTZMAN, 1972). Das Schichtungsphänomen kann durch Hungern verstärkt, durch Entleerung der Gallenblase vor der Cholangiographie mittels Reizmahlzeit verhindert werden (SCHRADER, 1935; PREUSS, 1970).

Das Fehlen der Schichtung ist nicht generell auf ein Fehlen der Wasserresorption infolge Wanderkrankung (Cholezystitis) zu interpretieren. In gleicher Weise ist die verstärkte Ringschichtung bei verlangsamter Eindickung in der Blasengalle (BRONNER u. SCHÄFER, 1930) kein sicheres Kriterium der Wanderkrankung, da sich alle diese Zustandsbilder nicht genügend eindeutig vergleichend identifizieren lassen. Störungen der Konzentrationsfunktion scheinen, außer bei der Cholezystitis, auch bei Ruhr, Typhus sowie Ulkus in Magen und/oder Duodenum vorzukommen (LINDENBRATEN, KRUGLJAKOW, 1964).

Kommt es zu einer Umkehrung der Schichten, d.h. zu einer Schichtung der zufließenden Kontrastlebergalle über der spezifisch schwereren Nativgalle muß man nach STIEVE eine Resorptionsstörung durch Wanderkrankung annehmen.

Diese Schichtung nach spezifischen Gewichten ist die Ursache für das Schweben von kleinen Gallensteinen im *Stehen* (ÅKERLUND, 1933, 1938; BERMOND, 1931; BERNSTEIN, 1933, 1937; KOMMERELL, 1936). Der Nachweis dieser jungen Steine gelingt nur bei horizontalem Strahlengang im Stehen (BÉCLÈRE, 1936; ETTINGER, 1936, 1940; LINDQUIST, SALTZMAN, 1972). Die Schichtung kann aber den Nachweis von Steinen dann beträchtlich stören, wenn der KM-Mantel zu stark wird und die Steine haubenartig umgibt, so daß diese nicht mehr zu differenzieren sind (STIEVE, 1954; LINDQUIST u. SALTZMAN, 1972 u.a.).

d) Sicherheit des Nachweises pathologischer Veränderungen

Trotz der Entwicklung der intravenös anwendbaren Kontrastmittel bleibt die orale Cholezystographie das Mittel der Wahl: Es ist praktisch risikolos anwendbar, läßt sich mit Kontrastmitteluntersuchungen des Darms kombinieren und ist zeitlich und kostenmäßig wesentlich weniger aufwendig.

Die Zahl der Fehldiagnosen bei positiver oraler Galle (funktionsfähige Gallenblase) wurde mit 10–20% angegeben (KIRKLIN, 1933; HODGES u. LAMPE, 1937; WHITEHOUSE, 1955; WIKBOM u. RENTZHOG, 1955). Bei der Auswertung von fast 4000 streng kontrollierten Fällen fanden aber BAKER und HODGSON (1958, 1960) nur in 3% der als negativ bezeichneten oralen Cholezystographien bei der Operation keinen pathologischen Befund, während 5–6% der als normal befundeten positiven Cholezystographien einen pathologischen Befund aufwiesen. 10% der sog. „flauen Gallenblasen" waren ohne pathologischen Befund. Dabei wurde festgestellt, daß ein Drittel aller diagnostischen Fehler auf eine schlechte Aufnahmetechnik zurückzuführen war.

Eine andere wichtige Erfahrung ergab sich aus dem Vergleich zweier Serien von 1950 und 1955 mit KM verschieden starker Dichte der gefüllten Gallenblasen und einer größeren Zahl positiver Cholezystographien (6%): Die statistische Ausbeute der normalen und pathologischen Befunde blieb die gleiche, d.h. der größere Kontrast in der Gallenblase wirkte sich diagnostisch zwar im Einzelfall, nicht aber bezogen auf die Gesamtmenge aus.

Bei der Anwendung der oralen Cholezystographie in einem normalen Patientenkollektiv findet man in 90% der Fälle eine positive, normal funktionierende Gallenblase, in 10% eine negative (HODES, 1965 u.a.). Bei 10% dieser negativen Cholezystographien wird durch eine zweite KM-Gabe noch eine positive Füllung erreicht. Durch i.v. KM-Gabe werden 50% der auch oral negativen Gallenblasen noch angefärbt (HORNYKIEWYTSCH, STENDER, 1953; BENASSI, 1953; PAHL, 1954; FEINE, 1955). Zweifellos wird die orale Cholezystographie durch die Möglichkeit, mittels der Reizmahlzeit die Gallenwege durch die aus der Gallenblase herausgepreßte, stark konzentrierte Blasengalle darzustellen, um eine Dimension bereichert.

Zwischen der positiven Cholezystographie nach oraler und der nach i.v. KM-Gabe bestehen diagnostisch relevante Unterschiede. Ihre Beurteilung ist ohne Kenntnis der Applikationsform und der Zeit nach der Applikation nicht ohne weiteres möglich. Die sich daraus ergebenden diagnostischen Rückschlüsse sind in Tabelle 4 aufgeführt.

Die Diagnose „positive Cholezysto-Cholangiographie" stellt ein Urteil über den Funktionszustand der Leber und der Gallenwege dar. Das Fehlen der pathologischen Veränderungen besagt aber nicht, daß kein pathologischer Befund vorliegen könnte: Viele Veränderungen sind nur unter besonderen Bedingungen zu erkennen. Choledochussteine

Tabelle 4. Gegenüberstellung der diagnostisch relevanten Unterschiede zwischen oraler und i.v. Cholegraphie

Orale Cholezystographie	intravenöse Cholezystographie
Positive Cholezystographie Beweist: Offene Gallenwege und erhaltene Resorption der Gallenblasenwand	*Positive Cholezystographie* Beweist: offene Gallenwege. Kontrastdichte abhängig von KM-Gehalt der zulaufenden Lebergalle und dem Durchmesser der Gallenwege und der Gallenblase
Negative Cholezystographie – Einnahme, techn. Qualität der Untersuchung, Lage der Gallenblase? – Störung der Dünndarmresorption – Störung der Transportfunktion im Blut oder →Niere – Störung der Leberfunktion – Obstruktion der Gallenwege (Ikterus) – Verschluß des D. cysticus – fehlende Resorptionsfunktion der Gallenblasenwand – Dekonjugation des KMs durch Bakterien und Diffusion durch Gallenblasenwand	*Negative Cholezystographie* – Störung der Transportfunktion im Blut →Niere – Störung der Leberfunktion – Obstruktion der Gallenwege (Ikterus) – Verschluß des D. cysticus – Leberstauung (Herzinsuff. usw.)
Kontrastgröße Maß für Resorptionsfunktion der Gallenblasenwand (einfließende kontrasthaltige, nicht schattengebende Lebergalle)	*Kontrastverteilung* Maß für Resorptionsgröße der Gallenblasenwand
Schichtphänomene KM-lose, dünne Lebergalle, überschichtete kontrastreiche schwere Blasengalle	*Schichtphänomene* Maß für Resorptionsgröße. Kontrastring = starke Resorption, Aufhellungsring um zentralen Kontrastkern = herabgesetzte Resorption
Steindarstellung (rim sign) durch chemische Reaktion zwischen KM und Biliverdin an Steinoberfläche bei längerem Verweilen von KM im Steinbereich – kontrastabweisend: reine Cholesterinsteine, infektiöse oder gemischte Cholesterinsteine – kontrastpositiv: reine Pigmentsteine, reine Bilirubin-(Stauungs)Steine – positiv oder negativ, entsprechend Biliverdingehalt der Steinoberfläche: Pigmentsteine, kombinierte Steine	Keine Steindarstellung (rim sign), da KM nicht genügend lange im Steinbereich

werden z.B. trotz Tomographie nur in 47% der Fälle nachgewiesen, obwohl man in Anbetracht des geringen Durchmessers annehmen möchte, daß man keine kleineren oder größeren Steine übersehen könnte (ECKELBERG, CARLSON u. MCILRATH, 1970).

e) Verweildauer der Kontrastmittel in der Gallenblase

Die trotz physiologischen Entleerungsreizes in Form von Mahlzeiten persistierende Gallenblasenfüllung über 24 Std und mehr, wurde vielfach als Ausdruck einer Dyskinesie aufgefaßt (H.H. BERG, 1959; BUCHTALA u. WALTER, 1958; GAEBEL, 1956).

Ein Zusammenhang der Dyskinesie mit allergischer Belastung wurde vermutet (H.H. BERG, 1959; GÖTZE, 1960).

Erreicht aber die Zahl der persistierenden Gallenblasenfüllungen in einem Kollektiv mit den verschiedenartigsten Beschwerden eine Größenordnung von 36% (BUCHTALA u. WALTER, 1958) und unter Einbeziehung der noch flau erkennbaren Gallenblase die 50%-Grenze, ist die diagnostische Valenz der Verweildauer des KMs ernsthaft zu bezweifeln. Dies um so mehr, wenn in einem Kollektiv beschwerdefreier Patienten eine persistierende Gallenblasenfüllung in größerer Zahl nachzuweisen ist (KOTTLORS, 1965). In der Tat ergaben spätere Untersuchung (HORNBOSTEL, PIESBERGEN u. SAUER, 1965), daß die Verweildauer des KMs in der Gallenblase von der chemischen Konstitution des KMs abhängt. Diese bestimmt Resorption, Ausscheidungsform und Ausscheidungsdauer der KM, u.a. den enterohepatischen Kreislauf.

Der Vergleich der Füllungsdauer bei drei verschiedenen Kontrastmitteln (Telepaque, Biloptin und Osbil) ergab für Telepaque bei 25% der Fälle Füllungszeiten bis 64 Std, Biloptin nur 5% bis 48 Std und Osbil 0% bis 24 Std.

Das bedeutet, daß die lange Füllungsdauer bei Telepaque wahrscheinlich auf einen ausgeprägten enterohepatischen Kreislauf zurückzuführen ist, Telepaque (Jopansäure) also leicht dekonjugiert wird, während dies bei Biloptin und Osbil nicht der Fall zu sein scheint.

Eine meßbare Urinausscheidung findet sich bei allen KM noch nach 120 Std (OTT *et al.*, 1961)!

2. Negative Cholezystographie

Die Gründe für die Diagnose „negative Cholezystographie" sind vielfältig. Zu bedenken hat man unter klinischen Aspekten stets folgende Möglichkeiten:

1. Starker Kontrastverlust durch großen Patientendurchmesser und schlechte Technik.
2. Überlagerung der Gallenblase durch Gas bei nicht gezielter Aufnahme oder Lage der Gallenblase außerhalb des Bildbereichs, z.B. bei Beckenlage.
3. Nichteinnehmen des KMs.
4. Unterdosierung der KM-Menge.
5. Störung der KM-Aufnahme bei Passagestörung im Ösophagus oder Magen sowie Resorptionsstörung im Dünndarm.
6. Hungern, wahrscheinlich infolge Hypalbuminämie.
7. Toxisch bedingte Konjugationsstörung der Glukuronsäure in der Leber u.ä.
8. Verschluß der Gallenwege, insbesondere des D. cysticus oder des Gallenblasenhalses (70% aller Fälle von negativer Cholezystographie).
9. Verminderung des Einlaufens der dünnflüssigen, KM-reichen Lebergalle in die hochvisköse, kontrastlose Blasengalle.
10. Fehlende Konzentrationsfunktion der Gallenblasenwand (Flüssigkeitsresorption) durch tiefgreifende, narbig-entzündliche Wandveränderungen.

11. Verstärkte Diffusion des KMs durch die Gallenblasenwand nach Lösung der Glukuronsäurebindung des KMs durch Bakterien bei Cholezystitis.

Die fehlende oder diagnostisch insuffiziente Darstellung der Gallenblase ist nach unserer Erfahrung in den meisten Fällen durch die ersten drei Punkte bedingt: Bei großem Patientendurchmesser und schlechter Technik, Überlagerung durch Gas oder Wirbelsäule oder auch bei atypischer Lage der Gallenblase links der Wirbelsäule oder im Beckenbereich kann man keine diagnostisch verwertbare Untersuchung erwarten. Aus diesem Grunde erscheint uns auch die gezielte Untersuchung sehr wichtig zu sein, da man gezwungen ist, die Gallenblase zu sehen und in den verschiedenen Einstellungen abzuleuchten. Findet man bei der Durchleuchtung die Gallenblase nicht, sucht man entsprechend weiträumig und fertigt zur Dokumentation eine entsprechend große Aufnahme an, erst dann entschließt man sich zur i.v. Gallenblasendarstellung.

Nicht selten ist auch das Vergessen, bewußte Nichteinnehmen oder das Nichtverstehen der Angaben zur Medikation. Gerade letzteres ist sehr viel häufiger als angenommen wird. Das bewußte Nichteinnehmen geht gewöhnlich zu Lasten einer Patientengruppe mit psycho-pathologischen Wesenszügen (DOWIDAT, 1969). Häufiger aber besteht eine harmlose Abneigung oder gar Unfähigkeit, die großen KM-Tabletten zu schlucken. Wir haben uns aus diesem Grunde ausschließlich auf die Medikation von flüssigem KM (Solu-Biloptin) festgelegt.

Erbrechen des KM wird ebenfalls oft verschwiegen, ist aber bei Magenausgangsstenosen und akuten entzündlichen Prozessen, wie akuter Cholezystitis, Pankreatitis oder Gastritis, häufig.

Eine vorzeitige Entleerung der Gallenblase durch Reize, die durch Erbrechen oder Diarrhoe ausgelöst werden, ist möglich (HODES, 1965).

Eine Unterdosierung des KMs sollte heute nicht mehr vorkommen. Als Mindest- und Normaldosis gelten 3 g KM. Infolge der zunehmenden Entwicklung besser verträglicher oraler KM geht man mehr und mehr dazu über, die doppelte Menge des KMs (6 g) zu geben, eine unbedingt ausreichende Menge.

Das KM kann im Ösophagus durch Divertikel u.ä. oder im Magen bei organischer oder funktioneller Pylorusstenose liegen bleiben. Bei der Röntgendurchleuchtung sind die KM-Anteile im Magen leicht zu sehen. Sie flocken im sauren Milieu z.T. amorph aus, wodurch ihre duodenale Resorbierbarkeit aber nicht eingeschränkt, sondern eher erhöht wird (PETERHOFF, 1956). Zur Verbesserung der KM-Resorption durch beschleunigte Magenentleerung wird deshalb die Gabe von Paspertin (Metoclopramid) bei der oralen Cholezystographie empfohlen (WICHMANN u. KLEIN, 1970). Wir selbst machen keinen Gebrauch davon.

Durch eine schnelle intestinale Passage, die z.T. durch das KM selbst ausgelöst wird, kann die Aufnahme des KMs in das Blut derart vermindert sein, daß es nicht zu einer Gallenblasendarstellung kommt (EVENS, SCHROER u. KOEHLER, 1971).

Es werden meist bei diesen Patienten beträchtliche KM-Mengen im Kolon angetroffen. Diese Auffassung wird von LOW-BEER, HEATON u. RAYLANCE (1972) bestritten. Sie stellten bei Dünndarmerkrankungen mit Malabsorption (Zöliakie und M. Crohn) oder bei Resektion des terminalen Ileums eine ausreichende KM-Resorption fest.

Erfahrungsgemäß kommt es bei 15% der Patienten nach oraler Cholezystographie nicht zu einer Gallenblasenfüllung, obwohl bei einer Zweituntersuchung mit dem gleichen KM (Telepaque) nur noch 10% ein negatives Cholezystogramm aufweisen. Nach GOLDSTEIN u.Mitarb. (1961) kann man die intestinale Resorption oraler KM-Säuren wesentlich durch Zugabe von Gallensalzen zum KM verbessern. Zweckmäßigerweise nimmt man, wie eingangs schon ausgeführt, stattdessen gleich die Salze der KM-Säuren (Na-Salz, Salzgemisch, Na-Magnesium, Ca), ein organisches Salz oder eine Mischung des organischen mit anorganischen Salzen.

Durch einen Leberparenchymschaden ohne Abflußstörung im D. choledochus kann die Sekretion für KM eingeschränkt oder aufgehoben sein. Zwar gibt es bei den enzymatischen Untersuchungen keine absolute Korrelation, doch muß die Sekretionsstörung bei Werten von 20–30% Retention im BSP-Test nach 45 min angenommen werden (HESS, 1973; FRIK, 1964).

Wenn die Gallenblase seit mehr als 60 Std nicht durch eine fettreiche Mahlzeit entleert wurde (BERK, 1970), ist die Galle in der Blase zu konzentriert, und eine Auffüllung des Organs durch die kontrasthaltige, dünnflüssige Lebergalle gelingt nicht in ausreichendem Maße.

Auch eine physiologische Stase wurde als Ursache für eine negative Gallenblasenfüllung beschrieben (BREWER, 1947).

Eine negative Cholezystographie findet man bei Patienten ohne Ikterus bei gleichzeitig negativer Cholangiographie im Falle biliodigestiver Anastomosen oder Fisteln, Sphinkterotomie oder Atonie des Sphinkter Oddi: Es fehlt der Druckanstieg im Choledochus, der zur KM-Füllung der Gallenblase im Nebenschluß führt, und das KM fließt sofort in den Dünndarm ab.

Bei Schichtaufnahmen sieht man dann oft den KM-Beschlag an der Wand der extrahepatischen Gallenwege (s. Abb. 36a und b).

Eine wichtige Ursache der negativen oralen Cholezystographie liegt in der tiefgreifenden cholezystitischen Wandveränderung, durch die die normale Konzentrationsfunktion der Wand für Lebergalle gestört oder aufgehoben wird, da die kontrastmittelhaltige Lebergalle bei der oralen Cholezystographie ohne Wasserresorption durch die Gallenblasenwand (Verkleinerung der Lebergalle auf $^1/_{10}$ des Volumens) nicht röntgenfähig ist, d.h. nicht schattengebend ist.

Die Gallenblasenfüllung gelingt nicht bei Verschluß des D. cysticus oder bei hochgradiger Schrumpfung der Gallenblase mit oder ohne Stein. Nach HESS bedeutet die negative Cholezystographie in 95% der Fälle die Anwesenheit von Steinen und ist deshalb praktisch einem Steinnachweis gleichzusetzen.

Ursache der negativen Cholezystographie ist nach ECKELBERG u.Mitarb. (1970) nur in einer kleinen Minderheit der Fälle ein Zystikusverschluß durch Steineinklemmung oder Ödem bei akuter Cholezystitis. Nach ihrer Meinung liegt in 88% der Fälle eine Erkrankung der Gallenblasenwand mit gleichzeitiger Cholelithiasis vor. Da das KM aber intravenös injiziert wurde, hätte sich bei offenem Zystikus die Gallenblase wegen des hohen Gehalts an kontrastgebundenem Jod, auch ohne Konzentrationsfunktion der Wand, röntgenologisch darstellen müssen. Sie nehmen deswegen an, daß ein funktioneller Widerstand der Gallenblase gegen das Einfließen von kontrasthaltiger Lebergalle aus dem D. hepatocholedochus besteht in Relation zum Widerstand des Sphinkter Oddi gegen das Abfließen in das Duodenum.

Dieser theoretisch interessante Gesichtspunkt, dessen Bezug zur hypotonen Dyskinesie des Sphinkter Oddi auf der Hand liegt, ist praktisch weniger von Bedeutung. Das Vorliegen von Steinen und tiefgreifenden Wandveränderungen gibt ohnehin die Indikation zur Operation. Dies um so mehr, als wir aus großen Zahlenreihen wissen, daß 25% aller Kranken, die an einer akuten Cholezystitis mit röntgenologisch negativer Cholezystographie erkrankt waren, innerhalb der folgenden 3 Jahre wegen einer Komplikation operativ behandelt werden müssen. Wegen der dann unter Risikobedingungen durchgeführten Operation steigt die Letalität von normal 1% bei der Cholezystektomie auf 25% (GLENN u. HAYES, 1955; BODWALL u. OVERGAARD, 1967; EISENBURG, 1974).

Eine andere Möglichkeit der negativen Cholezystographie bei der normalen oralen Gallenblasenfüllung, bei der es nach Wiederholung der KM-Gabe trotz schweren Wandveränderungen (schwere sklerosierende chron. Cholezystitis) zu einer exzellenten Gallenblasendarstellung kommt, liegt nach BERK u. LASSER (1964) möglicherweise darin begründet, daß bei Veränderungen der Gallenblasenwand durch bakterielle chemische oder gangränöse Cholezystitis KM aufgrund einer massiven Diffusion nach Dekonjugation reabsorbiert wird.

Im übrigen fehlt die KM-Darstellung bei hohem Druck in den Gallenwegen kurz vor Verschluß des D. hepatocholedochus, wenn also noch kein Ikterus vorliegt (HESS, 1973). In diesem Stadium ist die Phosphatase aber gewöhnlich bereits erheblich erhöht.

3. Positive Cholangiographie

a) Optimierung des Kontrastes im D. hepatocholedochus

Während der KM-Gehalt der Lebergalle bei der oralen Cholezystographie im allgemeinen nicht für eine genügende Strahlenabsorption und Sichtbarmachung der Gänge im Bild ausreicht, also nicht röntgenfähig ist, ist der Kontrastgehalt der Lebergalle bei intravenöser Injektion so hoch, daß man den Übertritt der KM-Lebergalle aus der Leber in die Gallenwege und von dort in Gallenblase oder Duodenum im Röntgenbild sehen kann.

Wie oben erwähnt, stellt die Gallenblase bei der i.v. Füllung nur das Überlaufbecken für die in den Gallenwegen vorhandene Lebergalle dar, sagt also nichts aus über die Funktion der Gallenblasenwand im Sinne der Konzentration der Lebergalle mit Hilfe der Resorption von Wasser u.a. Sie ist also anders zu bewerten als die aufgrund der Konzentrationsfunktion kontrastgefüllte Gallenblase bei oraler Kontrastmittelgabe. Deren Vorteil für die Gallengangsdarstellung liegt aber darin, daß die stark konzentrierte Galle nach Kontraktion durch Reizmahlzeit die Gallenwege mit einer kontrastreicheren Galle (Blasengalle) füllt, als es bei der intravenösen Injektion gelingt. Dies ist auch der Grund für die Verbesserung des absoluten Kontrastes durch Kombination von i.v. und oraler Darstellung und zusätzlicher Austreibung der kontrastreichen Blasengalle durch Reizmahlzeit während der optimalen Füllung der Gallenwege durch die i.v. injizierten KM.

Die Erhöhung des Kontrasts der Lebergalle in den Gallenwegen stellt deshalb das erklärte Ziel vieler Forschungsgruppen dar. Trotz aller Fortschritte ist die Diagnostik der Gallenwege noch recht grob verglichen mit den Möglichkeiten, die der hohe Kontrast von direkt in die Gallenwege eingebrachtem KM gibt.

In Ermangelung genauer pharmakokinetischer Grundlagen hat man im praktischen Versuch eine Klärung der besten Technik versucht, vorzugsweise über die Erhöhung des KM-Angebots an die Leber. Die Versuche, zu einer rationellen KM-Dosierung reichen von der Gabe kleiner KM-Dosen von 2 cm^3, verdünnt in großen Volumina (MILLER, FUCHS und PREISIG, 1969) bis zu Dosen der doppelten bis dreifachen Standardmenge. Die Injektionszeit schwankt von 15 min bis 24 Std.

In Ermangelung vergleichbarer pharmakokinetischer Daten konnte eine Einigung über das Dosisoptimum auch bei einem Symposion 1973 in London nicht erreicht werden (TAENZER, 1974).

Die Gründe für die Limitierung des Kontrastes sind im Kapitel Pharmakologie abgehandelt und sollen hier im Hinblick auf die Kontrastoptimierung kurz wiederholt werden:

Nach den bisherigen Vorstellungen ist die Leberspezifität von KM durch ihre Bindung an Plasmaalbumine bedingt und zugleich limitiert. Kleine Dosen lebergängiger KM werden fast vollständig an Albumine gebunden, durch die Leber eliminiert und schließlich in die Gallenwege ausgeschieden.

Bereits bei Injektion einer Normaldosis von 5 g Jod werden 20% des KMs über die Nieren ausgeschieden (TAENZER u. HERMS, 1971). Bei der geringen Erhöhung der Dosis auf 8 g Jod werden mehr als 50% des KMs trotz Verdünnung des KMs und verlängerter Injektionszeit (Infusionscholangiographie) über die Nieren ausgeschieden. Das besagt, daß es nicht möglich ist, den Kontrast durch eine Erhöhung der Plasmakonzentration und vergrößertes Kontrastmittelangebot an die Leber zu verbessern.

Bei Leberschäden ist wegen der gestörten Albuminsynthese die Transportkapazität für lebergängige KM weiter verringert. Bei einer Dosiserhöhung steigt nur die Ausscheidung über die Niere, nicht aber die durch die Leber.

Die bessere Ausnutzung der limitierten Kapazität der Plasmaalbumine für KM durch eine maximal verlängerte Infusionszeit (MILLER, FUCHS und PREISIG, 1969) soll zu einer besseren Ausnutzung der Transportkapazität der Plasmaalbumine führen.

Beim Hund hat sich jedoch eine höhere KM-Konzentration in der Galle durch Infusion im Vergleich zur normalen Injektion nicht nachweisen lassen (MOSS, NELSON und AMBERG, 1973).

Auch die pharmakokinetischen Vergleichsuntersuchungen beim Menschen mittels Gammakamera (TAENZER, 1974) haben zwischen der 5-min-Injektion und der 30-min-Injektion weder im Blutspiegelverhalten noch bezüglich der heterotopen Eliminierung über die Nieren Abweichungen von den Untersuchungen beim Hund ergeben.

Möglicherweise spielen für die Transportfunktion nicht die Plasmaalbumine die entscheidende Rolle, sondern Eiweiße, die in der Leber als Y-Protein und in der Dünndarmschleimhaut als Z-Protein tierexperimentell nachgewiesen wurden (SOKOLOFF u.Mitarb., 1973).

Solange eine Kontrastverbesserung über das Kontrastmittel selbst nicht möglich ist, muß man deshalb bemüht sein, die Röntgentechniken in Richtung der Kontrastoptimierung anzuwenden: hochwirksame, ausreichend auflösende Folien, die bei noch toleranter Belichtungszeit niedrige Spannungen erlauben, effektive Raster, Bauchlage des Patienten usw. (s. Röntgentechnik).

Das Optimum an Kontrast tritt 30–60 min p.i. in den Gallenwegen auf. Verzögerungen von mehr als 60 min sollen für eine Affektion im Papillenbereich sprechen (WISE, 1973; WISE, O'BRIEN, 1956; WISE *et al.*, 1957; FEINE, 1955), während von anderen Autoren bei nicht erkrankten Patienten Verzögerungen bis 135 min beschrieben wurden (ECKELBERG *et al.*, 1970).

Wie oben erwähnt, differiert die optimale Füllung der Gallenwege und der Gallenblase zeitlich bei den verschiedenen KM etwas. Die verlängerte Füllungszeit mit verzögertem Kontrastoptimum („Zeit/Dichte-Relation" von WISE u. O'BRIEN, 1956), die durch Vergleich der Füllung auf den Aufnahmen nach 60 und 120 min beurteilt wird, kann als Kriterium für die Abflußstörung im unteren Choledochus, meist dem Vaterschen Segment in Form einer Odditis/Papillitis (Westphal – Bernhardsches Syndrom) gelten.

Nach CAROLI (1946, 1950) liegt eine Odditis/Papillitis dann vor, wenn folgende Kriterien gegeben sind: 1. starke Erweiterung des Choledochus und Hepatikus, 2. Dauer der Kontrastfüllung länger als 2 Std, 3. keine Änderung der Kontrastfüllung nach Reizmahlzeit.

Nach Feine (1955) findet man in 36% der Fälle eine Erweiterung des Choledochus (über 8 mm) bei Cholezystopathien. Er läßt dabei offen, ob diese Veränderungen durch eine entzündungsbedingte Hypotonie der Gallenwege, durch Entzündung, Narbenbildung oder Spasmus im Sphinktergebiet oder eine postpankreatitische Stenose bedingt sind. Immerhin spricht dieser Befund für die Kombination der Cholezystitis mit Veränderungen am Choledochus, speziell im Vaterschen Segment.

Die Erweiterung des Choledochus ist also für sich allein noch kein Beweis für die Abflußstörung durch Odditis/Papillitis. Doch die Form des Choledochusendes ist bereits unter normalen Bedingungen sehr variabel, jeweils nach der peristaltischen Phase.

Der Beweis für eine echte isolierte Sphinktersklerose durch Odditis läßt sich nur dann führen, wenn eine Enge während der peristaltischen Phasen konstant bestehen bleiben. Andererseits kann diese Enge so umschrieben sein, daß man sie selbst bei direkter Kontrasteinbringung in den Choledochus nicht erkennen kann.

Andererseits muß anscheinend die Erweiterung des Choledochus bei Odditis usw. nicht obligat vorhanden sein, so daß man nicht ausschließen kann, daß die verlängerte Auffüllung der Gallenwege spastisch bedingt ist durch eine Entzündung im Papillenbereich.

Zu bedenken ist natürlich auch, daß die Erweiterung des Choledochus durch eine Hypotonie infolge Cholangitis bedingt sein könnte, sofern nicht eine chronische Cholangitis bei Choledocholithiasis schon zu einer Erweiterung geführt hat.

Wie man sieht, ist die differentialdiagnostische Konsequenz aus der Feststellung eines erweiterten Choledochus insgesamt recht vage, so wichtig auch der Nachweis der Choledochuserweiterung sein mag. Es ergibt sich daraus insgesamt die Konsequenz, daß insbesondere bei Cholezystektomierten man die Cholangiographie bis 2 Std und unter Umständen noch länger ausdehnen muß, um echte Abflußstörungen zu erfassen.

b) Weite der Gallenwege

Der innere Choledochusdurchmesser ist naturgemäß ein wichtiges röntgenologisches Kriterium. Der heutige Stand der Kenntnis beruht auf autoptischen und intraoperativen Messungen (äußerer Durchmesser, innerer Umfang und Wanddicke des Choledochus). Der für den Röntgenologen allein interessante innere Durchmesser läßt sich daraus errechnen. Um die so ermittelten Werte mit röntgenologischen Meßwerten vergleichen zu können, müssen sie noch mit einem Vergrößerungsfaktor (1,17) multipliziert werden. Bei diesem Vorgehen ergibt sich eine relativ gute Übereinstimmung.

Der innere *Choledochusdurchmesser* ist individuell unterschiedlich weit. Bei Gesunden findet man innere Durchmesser zwischen 3 und 8 mm. Der Durchschnittswert beträgt 5–6 mm. In der internationalen Literatur werden unterschiedliche Werte zwischen 4,5 und 7,5 mm angegeben, die im einzelnen in Tabelle 5 aufgeführt sind.

Ein innerer Durchmesser von über 10 mm ist immer pathologisch. Bei Werten von 9 und 10 mm ist die Wahrscheinlichkeit, daß ein gesunder oder kranker Choledochus vorliegt, etwa gleich groß (Leslie, 1968).

Mit fortschreitendem Alter soll der Choledochusdurchmesser um ca. 0,3 mm pro Dekade zunehmen (Mahour, 1966). Auch momentane Schwankungen der Choledochusbreite sind beobachtet worden. Sie liegen in einer Größenordnung von 1–2 mm (McClenahan u. Mitarb., 1955). Bei Menschen unter 20 Jahren ist der D. hepatocholedochus kürzer als bei denen über 20 (Nazareno, 1961).

Tabelle 5. Weite des normalen Choledochus. Autoptische, operative und röntgenologische Messung (mit Korrektur)

Nachweis-methode	Autoren	Jahr	Weite (mm)
Autopsie	BENSON	1940	5 (4,6) errechnet
	M. u. A. BEHREND	1947	5
	THOREK	1951	7,5
	NAZARENO	1961	5,4
	MAHOUR *et al.*	1966	6 (5,6) errechnet
Operation	FERRIS u. VIBERT	1959	7 (6,6) errechnet
	GRAY	1959	6
	JONSON	1960	6 (5,9)
	LESLIE	1968	6
Röntgen	HORNYKIEWYTSCH u. STENDER	1953	4–5
	FEINE u.a.	1955	<7

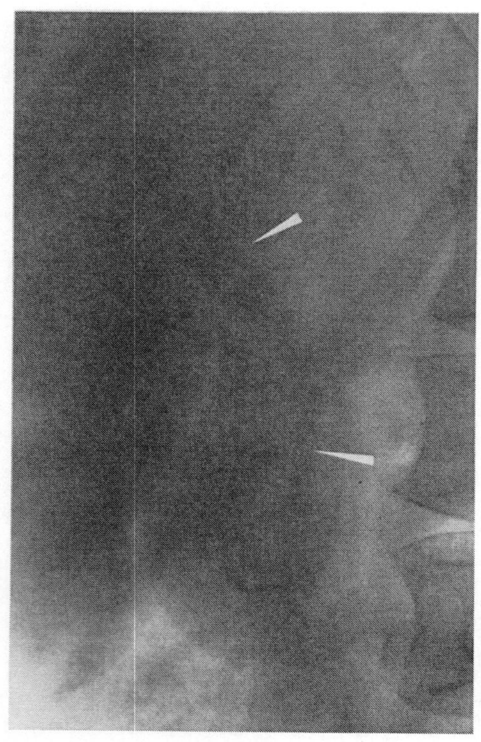

Abb. 55

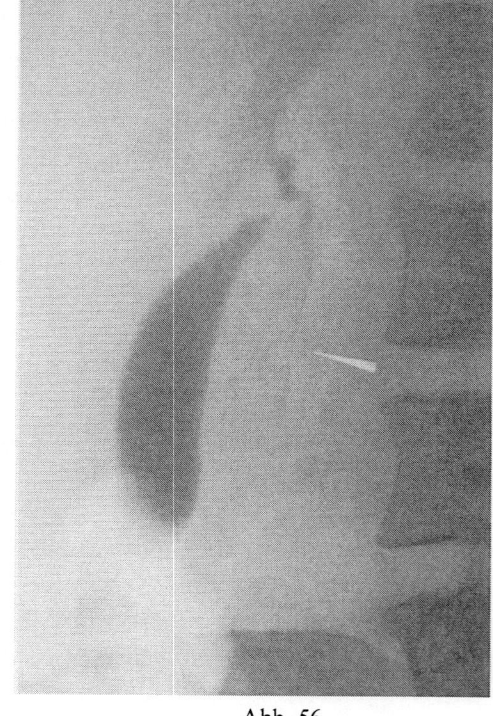

Abb. 56

Abb. 55. Stark differenter Durchmesser von D. hepaticus und choledochus ohne klin. Symptomatologie (∅12:5 mm)

Abb. 56. Orale Galle nach Reizmahlzeit: strichdünner, trotzdem kontrastreich dargestellter D. choledochus

Die Häufigkeitsverteilung der normalen und pathologischen Weiten am D. hepaticus entspricht der des Choledochus. Erwähnenswert ist, daß gelegentlich der D. hepaticus im Vergleich zum D. choledochus signifikant erweitert ist (Abb. 55). Diese Hepatikuserweiterung bei normalem Choledochus scheint nicht so selten zu sein. Wir sahen sie im eigenen Material häufiger, fanden aber vom klinischen Aspekt her nie eine Erklärung dafür (Abb. 55). Vielleicht liegt eine geringe Abflußstörung vor, die sich im frei dehnbaren Hepatikus, nicht aber im vom Pankreas ummantelten Choledochus auswerten kann, etwa bei Induration des Pankreas oder chronisch-entzündlich bedingter Wandstarre des Choledochus.

Erfahrungsgemäß ist der Durchmesser des D. hepatocholedochus nach Füllung mittels Reizmahlzeit bei oraler Galle im Mittel wesentlich kleiner als bei der i.v.-Galle (Abb. 56).

Die Choledochusweite kann beträchtlich wechseln, wahrscheinlich ist dieser Wechsel eine Folge der Atmung bzw. der Stauchung des D. choledochus je nach Zwerchfell/Leberstand (Abb. 57).

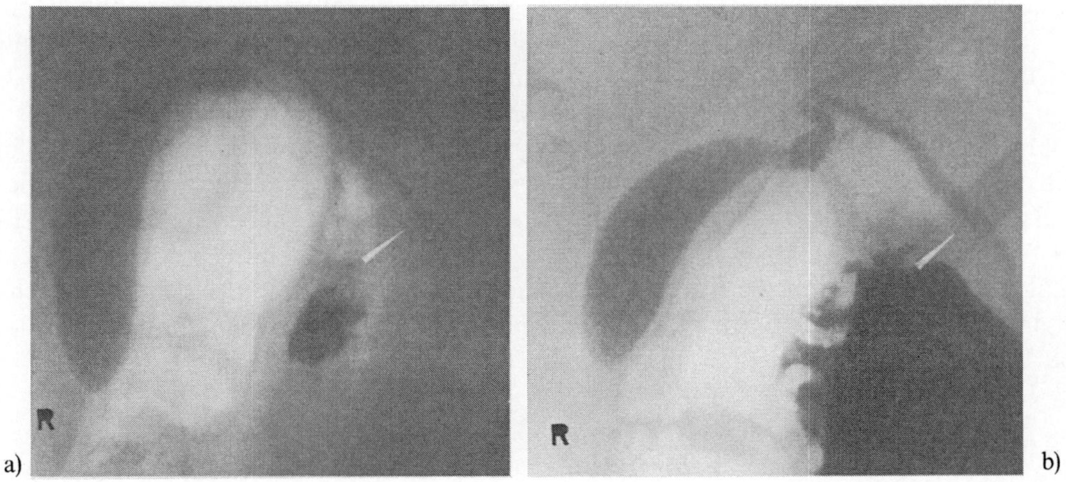

a) b)

Abb. 57. Wechsel in der Weite des D. choledochus. Zeitdifferenz zwischen den Aufnahmen a und b 5 sek. Weitenänderung 2:5 mm

Der erkrankte Choledochus ist nicht obligat erweitert. So beobachtet man in Einzelfällen immer wieder einen schlanken Choledochus bei Choledocholithiasis oder Papillenveränderungen. Andererseits gibt es extreme Dilatationen. Der innere Durchmesser des Choledochus kann zwischen 4 und 40 mm betragen. Die durchschnittliche Weite beträgt 13 mm (LESLIE, 1968). Die Erweiterung des Gangsystems wird durch Abflußstörungen der Galle verursacht, wie sie vor allem bei der Choledocholithiasis, den primären und sekundären Gallenwegsgeschwülsten und den postoperativen und traumatischen Strikturen auftreten.

Vorausgegangene chronisch entzündliche sklerosierende Prozesse der Wand stellen einen Schutz gegen eine prästenotische Gangerweiterung dar. So gilt z.B. bei differentialdiagnostischen Erwägungen die fehlende prästenotische Gangerweiterung als Argument für das Vorliegen einer primär sklerosierenden Cholangitis. Erwägungen dieser Art haben allerdings nur statistischen Charakter und erlauben im Einzelfall keine definitive Aussage.

Ein weiteres diagnostisches Problem stellt die Beurteilung des inneren Choledochusdurchmessers bei Zuständen nach Cholezystektomie dar. Vielfach wird eine kompensatorische Dilatation des D. hepatocholedochus bei Zuständen nach Cholezystektomie für physiologisch gehalten. Diese Ansicht geht u.a. auf JUDD u. MANN (1917) zurück, die im Tierversuch eine Erweiterung der extrahepatischen Gallengänge nach Cholezystektomie fanden. Diese kompensatorische Dilatation wiesen sie dann später bei 24 Patienten mit einem Postcholezystektomie-Syndrom nach, bei denen keine Steine als mögliche Ursache gefunden wurden. Da 22 dieser Patienten eine Pankreatitis hatten, die ebenfalls zu einer Erweiterung des suprapankreatischen Choledochus führen kann, darf die Richtigkeit der Deutung als „kompensatorische Dilatation“ angezweifelt werden. SANDWEISS u. FULTON (1955) untersuchten 100 Patienten mit einem Postcholezystektomie-Syndrom. 64 Patienten hatten einen Choledochusdurchmesser, der unter der oberen Normgrenze von 8 mm lag, so daß von einer obligaten kompensatorischen Dilatation nach Cholezystektomie nicht die Rede sein kann. Andererseits hatten 25 Patienten trotz Steinfreiheit Durchmesser zwischen 9 und 26 mm. Dabei handelt es sich wahrscheinlich um die unvollständige Rückbildung von Gangdilatationen, die auf die präoperativen Verhältnisse zurückzuführen sind. Einen systematischen Vergleich prä-, intra- und postoperativer Cholangiogramme führten WISE u.Mitarb. (1957) bei 397 Patienten, QVIST (1957) bei 105 Patienten und LONGO u.Mitarb. (1967) bei 40 Patienten durch. In allen Fällen wurde eine Cholezystektomie durchgeführt, wobei das Gallengangsystem palpatorisch und röntgenologisch unauffällig war. Keiner der Autoren fand einen signifikanten Unterschied der Choledochusdurchmesser, so daß man an den Begriff der „kompensatorischen Dilatation des Choledochus nach Cholezystektomie“ nicht mehr festhalten kann. Auch QVIST (1957) stellte anhand von i.v. Cholangiographien, die bei 105 Patienten vor und nach einer Cholezystektomie angefertigt wurden, fest, daß der Choledochus, der präoperativ als normal klassifiziert wurde, sich postoperativ nicht erweitert und unter dem Limit von 8 mm bleibt. LE QUESNE u.Mitarb. (1959) geben aufgrund ihrer Vergleichsuntersuchungen bei Zuständen nach Cholezystektomie eine obere Normgrenze der Choledochusweite von 10 mm an und betonen, daß die Dilatation auf 12 und mehr mm als pathologische Dilatation zu werten ist.

4. Funktionsdiagnostik an Gallenblase und Gallenwegen bei röntgenologisch normalem Befund

Bei Patienten mit typischen Gallenbeschwerden fiel schon um die Jahrhundertwende bei Autopsien (ASCHOFF u. BACMEISTER, 1909) und Operationen (KRUCKENBERG, 1903) auf, daß ein pathologisch-anatomisches Substrat für die geklagten Beschwerden oft fehlte. Die Annahme funktioneller Störungen im Gallenblase-Gallenwegsystem lag darum nahe (MELZER, 1902, 1917; J. BERG, 1922; v. BERGMANN, 1932; WESTPHAL, 1923; KALK, SCHÖNDUBE, 1924, 1926).

a) Dyskinesie im Gallenwegbereich

GARBSCH (1963, 1966) bezeichnet alle nicht organisch bedingten Störungen der Füllungs- und Entleerungsfunktion der Gallenblase und der Gallenwege, die durch einen gestörten Bewegungsablauf oder durch eine fehlerhafte nervöse Regulation der muskulösen Elemente dieses Systems bedingt sind, als *Dyskinesien.*

Es handelt sich dabei nicht um ein spezifisches Problem der Gallenwege. Es gilt für die Funktion aller Bauchorgane oder Organe anderer Körperregionen. Der wichtigste, zugleich aber schwierigste Punkt der Diagnostik ist der Ausschluß organischer Veränderungen als Ursache für die geklagten Beschwerden. Schließlich gelingt der Nachweis pathologischer Veränderungen grundsätzlich nur unter günstigen Voraussetzungen. Der Steinnachweis im Choledochus ist, wie oben erwähnt, selbst bei bester Technik nur in 47% der Fälle möglich.

Um eine Dyskinesie zu diagnostizieren, bedarf es nach BOCKUS (1965) folgender Voraussetzungen:

1. Die Symptomatik muß auf eine Affektion der Gallenwege hindeuten.

Tabelle 6. Symptomatologie der Dyskinesieformen, zusammengestellt nach den Ergebnissen von H. GARBSCH, Radiol. Austr. **14**, 131 (1963)

Pharmako-radiographie	Klinik	Röntgen	Dys-kinesien	Funktions-störung	Ursache
keine	Keine Symptome, Spannungsgefühl re. OB, Übelkeit nach dem Essen für 1–2 Std, kein Erbrechen	Rasche und starke Verkleinerung der Gallenblase	Hyper-kinesie der Gallen-blase	Starke und schnelle Kontraktion der Gallenblase auf Reiz	Mißverhältnis zwischen KM-Ausstoßmengen der Gallenblasen- und Sphinkter-leistung bei normo- oder hypo-tonem Sphinkter, verstärkte Chole-zystokinin-Aus-scheidung?
Cholezysto-kinin CCK-Test: nur geringer Effekt	Fortgesetztes Span-nungsgefühl und Schweregefühl im re. OB, für 1–2 Std p.c. Keine Koliken oder Erbrechen. Irritables Kolon, Migräne?	Ptotische Gallen-blase. Geringe und langsame (45 min)-Gallenblasenkon-traktion	Hypo-kinesie der Gallen-blase	Mangelhafte Ent-leerungstendenz. KM-Füllung des D. hepatochole-dochus und des Duodenums herab-gesetzt	Reduktion der Gallenblasen-wandmuskulatur
CCK-Test: nur geringer Effekt AAT-Test+	2 Std p.c. Auftreten ziehender, kolik-artiger Schmerzen, ausstrahlend in li. OB. Passagerer Ikterus nach Anfall ohne Leberschädi-gung?	Gallenblase unauf-fällig. Füllung nor-maler bis gering ver-breiterter Gallen-wege bis in die intrahepatischen Äste herein. Nach Reiz Formänderung der Gallenblase. Keine oder geringe Gallenblasenent-leerung	Hyper-tonie des Sphinkter Oddi	Funktionell be-dingter Hypertonus des Sphinkters. Selten, fast nur bei Frauen unter 30 J.	Begleitdyskinesie bei hormonellen Störungen, Hypo-glykämie, Hyper-azidität?
AAT-Test+ CCK-Test+ dumpfer bis kolikartiger OB-Schmerz	Länger anhaltende Koliken, unabhängig vom Essen, häufig nach Aufregungen	Kugelform ohne wesentliche Ent-leerung. Isolierte Fundus-kontraktion	Hyper-tonie des Collum-cysticus-Segments (Diff. diagn. D. cysticus-Syndrom)	Hypertonus, der das Einlaufen von KM in die Gallen-blase nicht behin-dert, das Austreten von KM aber blockieren soll	Organische Ver-änderungen im D. cysticus. Form-varianten. Cholezytosen?
Morphingabe Test+ CCK-Gegentest	Postprand. Übelkeit und Spannungsgefühl im OB infolge Dys-pepsie bei mangel-hafter Fettemulgie-rung? Zeichen der aufsteigenden In-fektion	Gallenblasenkon-traktion uncharakte-ristisch. D. choledo-chus oft erweitert. KM-Füllung von Gallenblase und D. choledochus schlecht. Nach Mo-gabe voll-ständige Auffüllung der Gallenwege	Hypotonie des Sphinkter Oddi	Verlängerung der Öffnungszeiten, Verkürzung der Verschlußzeiten des Sphinkter Oddi	Viszero-viszerale Reflexe bei Chole-zystitis, Pankrea-titis usw.? Oft bei Zustand nach Cholezystek-tomie Aufsteigende Infek-tion (Cholangitis)?

2. Die Untersuchung der Gallenwege darf keinen organischen Befund ergeben (Steine, Entzündung, Tumor usw.), soweit man überhaupt mit den gegebenen Methoden diese Erkrankungen ausschließen kann.

3. Die Rolle der funktionellen Störung bei entsprechenden Symptomen ist zu prüfen durch

a) absichtliche Erzeugung der Beschwerde durch Auslösung der funktionellen Störung, etwa durch Schmerzerzeugung mittels gallenwirksamer Stoffe oder Pharmaka, die mit der Art der Funktionsstörung korrespondieren. Umgekehrt müssen die durch die Pharmaka erzeugten Beschwerden, insbesondere Schmerzen, durch gegensinnig wirkende Pharmaka, wie Atropin und Nitrite, wieder behoben werden können.

b) Schmerzprovokation durch Fettgabe nach vorhergehender fettfreier Diät oder durch Gabe pharmakologischer Mittel mit Wirkung auf die Gallenblase (Cholezystokinin), Leber (Sekretin, Choleretika) oder Sphinkter Oddi (Morphin).

Ohne auf die Begriffsbestimmung der Dyskinesien im einzelnen einzugehen, die entweder aus Experimenten (WESTPHAL, 1923), klinischen (IVY u. OLDBERG, 1928; KALK u. SCHÖNDUBE, 1924, 1926) oder operativen Beobachtungen (EKDAHL, 1954; SANDBLOM, 1944) stammen, und ohne die Angaben über die Häufigkeit ihres Vorkommens (ASCHOFF u. BACMEISTER, 1909; BEST u. HICKEN, 1936; GLENN *et al.*, 1954; HILL, 1937; UMBER, 1932; HORNYKIEWYTSCH, 1959 u.a.) zu diskutieren, seien anhand der Angaben von GARBSCH (1963, 1966) Klinik, Pharmakoradiographie und Röntgendiagnostik zusammengestellt (Tabelle 6).

Betrachtet man in dieser Tabelle die klinischen Erscheinungen, fällt die große Ähnlichkeit der angegebenen Beschwerden untereinander ebenso ins Auge wie die uncharakteristische Form und Füllung von Gallenblase und Gallenwegen. Erst die intravenöse Anwendung von Cholezystokinin zur Gallenblasenkontraktion bringt in die Gleichförmigkeit der Befunde gewisse Unterschiede, die aber keineswegs konstant sind und sogar während der gleichen Untersuchung wechseln können.

Insofern kann man gut die Skepsis verstehen, mit der viele Autoren und gewiß die große Mehrzahl der Radiologen und Chirurgen dem Problem der Dyskinesie gegenüberstehen. Dies um so mehr, als histologische Untersuchungen beweisen, daß sich entzündliche Veränderungen in einem hohen Prozentsatz im Vaterschen Segment abspielen und im Gefolge oder korrespondierend mit einer entzündlichen Gallenblasenerkrankung auftreten können.

Eine Funktionsstörung aufgrund eines viszero-viszeralen Reflexes bei Cholezystitis ist ebenso naheliegend. Da aber beide Zustände im Vaterschen Segment nicht beim Lebenden untersucht werden können, bleibt man auf deduktive Schlüsse angewiesen. Auch bei Berücksichtigung der 3 Forderungen von BOCKUS (1965) bleibt die Beweisführung letztlich in jedem Fall offen.

Eine gewisse Ausnahme bildet die Hypertonie des Kollum-Zystikus-Segments, die ausdrücklich mit organischen Veränderungen in Verbindung gebracht wird, die aber als funktionelle Störung abgegrenzt werden muß von dem *Ductus-cysticus-Syndrom,* dem per definitionem organische Veränderungen zugrunde liegen. Die differentialdiagnostische Abgrenzung gegeneinander ist aber kaum möglich.

b) Ductus-cysticus-Syndrom

Der Begriff umfaßt die mechanische, nicht steinbedingte partielle Obstruktion des D. cysticus, die das langsame Einfließen von Lebergalle in die Gallenblase nicht behindert, dem schlagartigen Ausstoß von Blasengalle durch eine kraftvolle Kontraktion der Gallenblasenwand aber Widerstand entgegensetzt (GOLDSTEIN, 1965). Dieses Krankheitsbild wurde schon früher beschrieben (SCHMIEDEN, ROHDE, 1921; J. BERG, 1922; KEHR, 1904), aber erst durch SCHMIEDEN (1920) unter dem Begriff der Stauungsgallenblase als Syndrom zusammengefaßt.

Synonyme des D.-cysticus-Syndroms sind mechanische Dyskinesie des Gallenblasenhalses (ALBOT *et al.*, 1953), Gallenblasenzystikus-Syndrom (VASCONCELOS *et al.*, 1959), organische Siphopathie (DEBRAY *et al.*, 1958) und Infundibulozystikus-Syndrom (VARELA-LOPEZ, ZUBIAURRE, 1954). In den letzten Jahren hat sich die Arbeitsgruppe um GOLDSTEIN ausführlich mit diesem Thema beschäftigt (GOLDSTEIN *et al.*, 1961; COZZOLINO, 1963; CAMISHION, GOLDSTEIN, 1967).

Röntgenologisch zeichnet sich das Syndrom aus durch eine positive Cholezystographie mit kugeliger Verformung der Gallenblase nach Reizmahlzeit ohne oder mit geringer Gallenblasenkontraktion. Bei der Mehrzahl der Fälle soll eine Verschmälerung des kontrastgefüllten D. cysticus bestehen, während der D. choledochus durch schwachen oder fehlenden Kontrast im Vergleich zur Normaldarstellung auffallen soll.

Diesem Bild entspricht der klinische Befund des verringerten Volumens der B-Galle, die unregelmäßig über eine verlängerte Zeit in das Duodenum entleert wird (Duodenalsonde).

Die starke, wenn auch frustrane Kontraktion der Gallenblase korrespondiert mit einem kolikartigen Schmerz im Gallenblasenbereich, der weniger scharf ist als die Steinkolik und in den Rücken ausstrahlen kann.

Als Ursache für die Beschwerden und die Gallenblasenreaktion nach Reizmahlzeit wurde eine partielle Obstruktion des D. cysticus durch Bindegewebe, entzündliche Adhäsionen außerhalb des Zystikus, durch Schleifenbildung eines besonders langen und gewundenen D. cysticus, Knickbildung am Übergang vom Infundibulum zum Zystikus durch Adhäsion mit dem Duodenum, intramurale lymphoplasmozytäre Entzündung, entzündliche oder angeborene Stenose und Fibrose nachgewiesen.

Mit einer Frequenz von 1–2 Patienten pro Jahr im Material eines größeren Krankenhauses handelt es sich um ein recht seltenes Krankheitsbild, das chirurgisch angegangen werden sollte (GOLDSTEIN, 1965).

Im Zentrum der Diagnostik steht die intravenöse Cholezystokinininjektion mit Provokation der Schmerzbeschwerde und Nachweis der oben erwähnten kugelförmigen Darstellung der nicht entleerten Gallenblase.

Der Cholezystokinintest ist nach dem oben Gesagten das entscheidende Differentialdiagnostikum für die Dyskinesien wie für den Nachweis der mechanischen partiellen Obstruktion beim D.-cysticus-Syndrom.

NATHAN u.Mitarb. (1969) haben nun an einer operativ und histologisch kontrollierten Serie von Cholezystokinin-Cholezystographien Befunde erhoben, die geeignet sind, uns die Indikation zur therapeutischen, d.h. chirurgischen Konsequenz zu erleichtern, indem sie ohne Festlegung auf dyskinetische oder organische Störungen das Ergebnis der Operation und die Beschwerdefrequenz nach Cholezystektomie zum Maßstab der Beurteilung machten.

Sie fanden, daß bei positiver oraler Cholezystographie dann ein pathologischer Befund vorliegt, wenn eine herabgesetzte oder verstärkte Kontraktion der Gallenblase begleitet ist von (a) einer Veränderung der Gallenblasenform, (b) einem isolierten Spasmus am Fundus, Korpus oder Hals der Gallenblase, (c) einer Erweiterung des D. hepatocholedochus und d) einem Wiederauftreten der subjektiven Symptome, speziell des Schmerzes im rechten Oberbauch.

Ursache dieser Veränderungen ist nach ihrer Meinung eine chronische Cholezystitis, die ebenso den Spasmus oder die partielle Stenose am Zystikus-Gallenblasenhals wie die partielle Obstruktion oder den Spasmus im Vaterschen Segment des D. choledochus verursacht. Der Spasmus hat nach ihren Angaben im Vergleich zu den organischen Veränderungen nur eine Frequenz von 23%.

Die Reproduktion der Beschwerden war in 60% ihrer Fälle positiv. Beschwerdefreiheit wurde mit der Cholezystektomie, Papillotomie usw. erreicht. Das Post-Cholezystektomie-syndrom, das ihrer Meinung nach nicht zuletzt auf einen Spasmus oder eine partielle entzündliche Obstruktion des Vaterschen Segmentes zurückzuführen ist, trat bei ihren Fällen im Vergleich zu anderen Serien von Cholezystektomie wegen Cholelithiasis (Serien von 57%, 54%, 35%, 30% nach ROSE, 1968) mit 3% nur sehr selten auf, weshalb sie die Cholezystokinin-Cholezystographie als präoperatives Differentialdiagnostikum empfehlen.

Im einzelnen fanden sie, daß der mit 2–5 mm normal weite D. choledochus (unkorrigiert) bei partieller Obstruktion des D. choledochus normal weit sein kann, und daß das Persistieren des KMs im Choledochus für die Diagnose wichtiger ist als die gemessene Choledochusbreite. Auch die konstante Abstumpfung des distalen D. hepatocholedochus spricht nach ihrer Meinung für einen Spasmus oder eine Stenose (oder Stein, Neoplasma usw.).

VI. Intra- und postoperative Cholangiographie

Diese heute allgemein angewandte Methode stellt die Verbindung der erstmals 1931 von MIRIZZI systematisch bei offenem Abdomen benutzten Röntgenuntersuchung mit der Druckmessung von CAROLI (1942) dar. Die Benutzung einer Bildverstärker-Fernsehkette hat die Ergiebigkeit der Untersuchung wesentlich erhöht.

1. Intraoperative Cholangiographie

a) Sondierung des D. cysticus mit gebogener Knopfsonde

Im Vordergrund stehen hier die direkte Beobachtung des Choledochus mit Steinen, Stenosen usw. und die Beobachtung der KM-Passage durch den Sphinkter Oddi in das Duodenum.

Gewöhnlich wird nach antegrader Präparation des D. cysticus und seiner Durchtrennung vor Entfernung der Gallenblase eine spezielle Kanüle (MALLET-GUY, 1947) durch den proximalen Zystikus in den Choledochus vorgeschoben und KM eingespritzt (Abb. 58a). Um keinen zu großen Kontrast zu erhalten, der kleinere Steine überdecken könnte, wird eine 30%ige Lösung mit möglichst geringem Druck injiziert. Röntgenologisch müssen sowohl der D. hepatocholedochus mit Duodenum wie die intrahepatischen Gallenwege im Bild erfaßt werden. Bei kleinem Bildverstärker-Format gelingt dies mit 2 Aufnahmen.

Hat man aus den Gallenwegen einen oder mehrere Steine entfernt und eine T-Drainage eingelegt, ist eine abschließende Cholangiographie notwendig (Abb. 58b).

Die Radiomanometrie, die nach HESS (1955) stets und vor Beginn der manuellen Inspektion durchgeführt werden muß, soll neben der Feststellung der Drucke durch die Benutzung des Steigrohres überhöhte Drucke bei der Injektion von KM verhindern. Denn selbst mit scheinbar geringem Stempeldruck läßt sich das 4–5fache des normalen Gallenwegsdruckes erzeugen mit der Gefahr einer Pankreatitis, Cholangitis oder eines cholangio-venösen Refluxes (HESS, 1955; NORMAN, 1951).

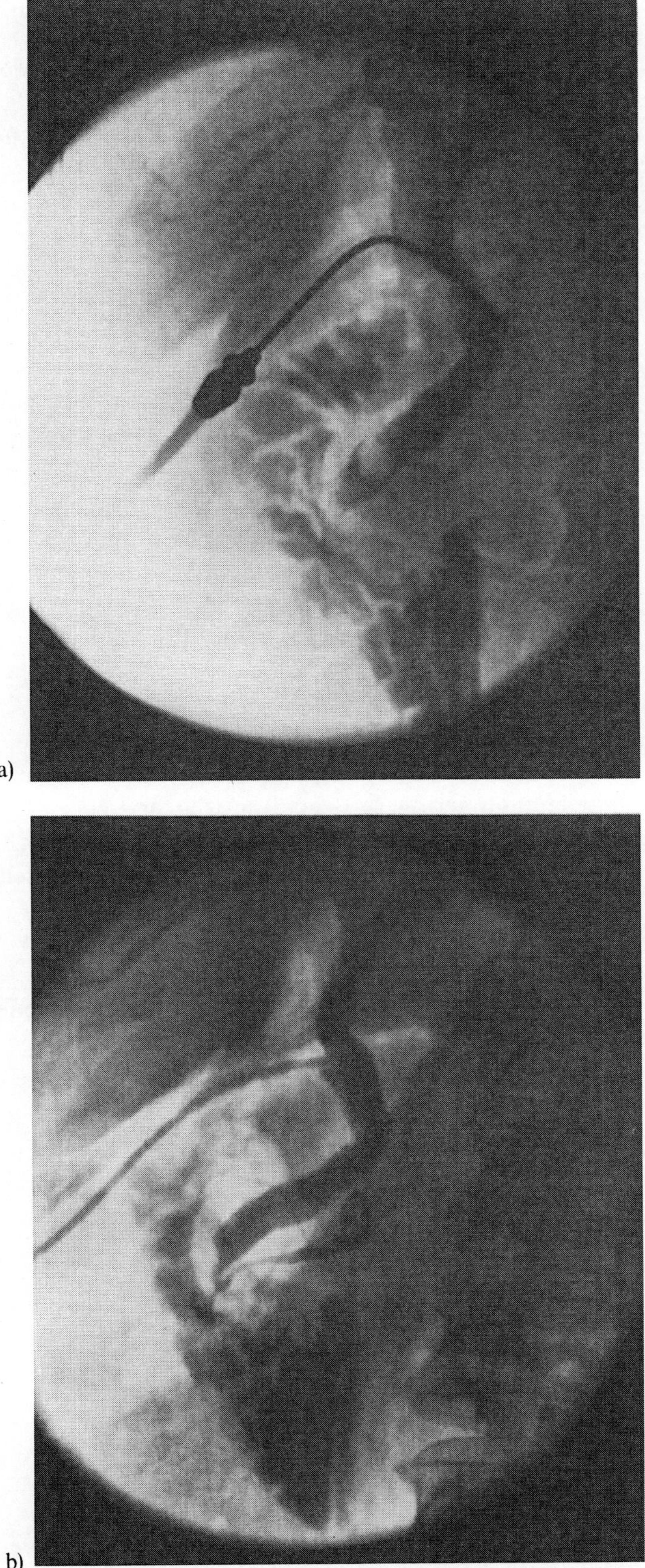

Abb. 58. (a) Sondierung und KM-Füllung des D. hepatocholedochus durch den D. cysticus. Stein im erweiterten Choledochus, (b) Kontrolle durch T-Drain nach Steinentfernung

Praktisch wichtig ist, daß keine Luft im Schlauchsystem ist. Die Differenzierung Luft/Steine ist intraoperativ ohne Choledochusöffnung nicht möglich. Auch Blutkoagel lassen sich nicht von Steinen oder Schutt abgrenzen.

Von der röntgentechnischen Seite ist die Diagnostik nach HESS (1955) belastet durch

1. ungenügende Bildqualität wegen
- Bewegungsunschärfe infolge zu langer Belichtungszeit und/oder Apnoe;
- fehlenden Rasters;
- Projektion der Gallenwege auf die Wirbelsäule, wenn z.B. der Operationstisch nicht nach rechts gekippt ist;

2. ungenügende Interpretation der Bilder:
- die Filme sind bei Entwicklung im Operationsbereich meist naß und deshalb schwer zu beurteilen,
- oder die Beurteilung erfolgt zu schnell und deshalb flüchtig.

Ist der Choledochus eröffnet worden, wird im allgemeinen ein T-Drain eingelegt. Die Branchen des halbierten Querarmes des T-Drains liegen dabei nur im D. hepatocholedochus. Ist dazu aber noch eine Papillotomie durchgeführt worden, etwa wegen einer Papillenstenose oder eines eingekeilten Steines, läßt man eine Branche bis ins Duodenum hereinreichen. Dies führt bei der Druckmessung natürlich zu abnorm niedrigen Passagedrucken. Vor Abschluß der Operation wird eine Kontrollaufnahme gemacht. Sie ist oft noch schwieriger zu beurteilen als die erste vor der Choledochusöffnung, da die Branchen der T-Drainage stören und Blutkoagel sowie Luft die Beurteilung weiter erschweren.

Für die Verbesserung der Bildqualität empfehlen sich folgende Konsequenzen:

1. Hochleistungsfolien bei Benutzung von Filmkassetten;
2. Bildverstärker-Kamera, wo das Bild direkt vom BV-Ausgangsschirm abgenommen wird und deshalb eine bedeutend geringere Belichtungszeit braucht;
3. Bei leistungsfähiger Deckenröhre sollte ein möglichst großer Fokus-Filmabstand bestehen und bei Benutzung von Kassetten ein effektives Raster eingesetzt werden.

b) Intraoperative transhepatische Cholangiographie

Sie wird in den (seltenen) Fällen benutzt, wo der D. hepaticus oder Choledochus bei einer vorhergehenden Operation durchtrennt wurde (Abb. 59). Lage und Länge des

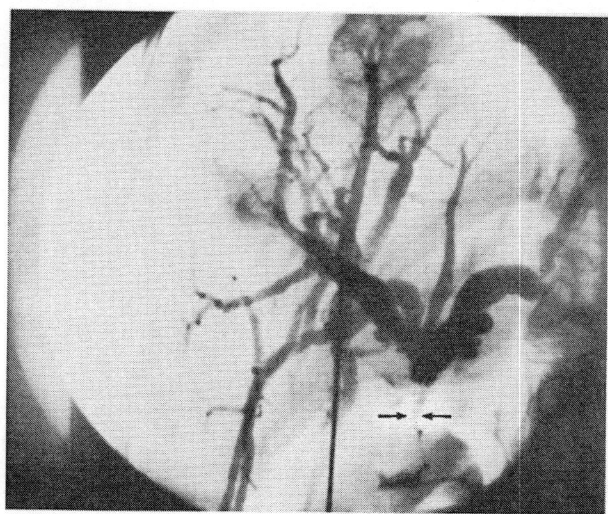

Abb. 59. Transhepatische Cholangiographie intraoperativ bei Striktur des D. hepaticus

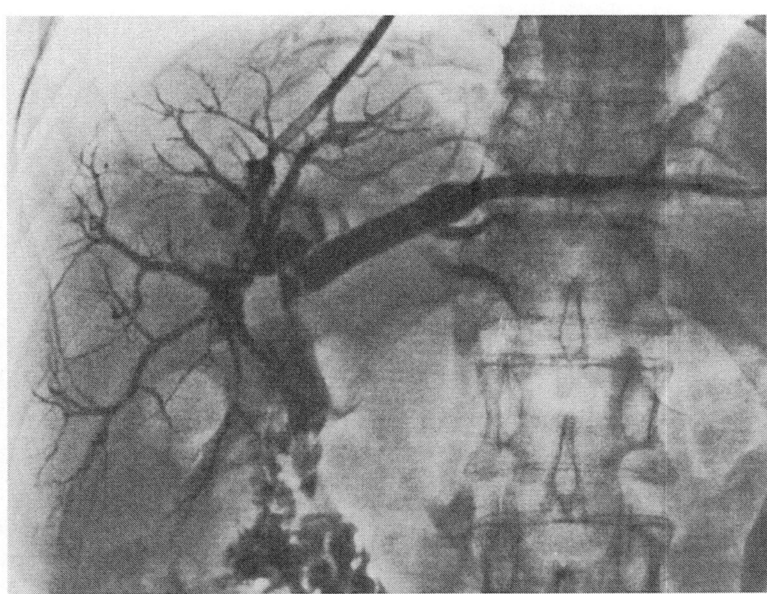

Abb. 60. Transjuguläre Cholangiographie bei strikturierter Hepatiko-Jejunostomie (Aufn. Prof. Dr. J. Rösch, Portland/Oreg.)

D. choledochus werden nach Duodenotomie mittels transsphinkterer KM-Injektion dargestellt. Lage und Länge des Hepatikusstumpfes sowie die Länge des Defektes werden dann durch die transhepatische Cholangiographie festgestellt und mit Clip markiert.

Bei geschrumpften Hepatojejunostomien mit Abflußstörung kann intraoperativ eine transhepatische Cholangiographie notwendig werden. Besser führt man diese aber präoperativ mittels transjugulärer Cholangiographie durch, um unter optimalen technischen Voraussetzungen und außerhalb der Hektik des Operationssaales die notwendigen diagnostischen Voraussetzungen für die Operation zu beschaffen (Abb. 60).

Die Punktionsstelle der intraoperativen transhepatischen Cholangiographie wird anschließend sofort übernäht.

2. Postoperative Cholangiographie

Die KM-Injektion erfolgt durch das liegende T-Drain (Kehrsche Drainage) mit Hilfe der Apparatur von Caroli, mit der, gleichzeitig wie bei der Operation, der Druck gemessen wird. Entscheidend ist, daß im gesamten Schlauchsystem, also im T-Drain ebenso wie im System des Caroli-Gerätes keine Luftblasen sind.

Man läßt deshalb zuerst Galle aus dem Drain austropfen; tritt sie nicht aus, spritzt man möglichst bauchdeckennah physiologische Kochsalzlösung oder Kontrastmittel ein, bis Galle aus dem T-Drain austritt. Erst dann schließt man die Verbindung mit dem Manometergerät.

Die Nullpunkteinstellung des Gerätes auf die Höhe des Choledochus im Körper erfolgt nach Schätzung: Er liegt etwa in der seitlichen Körpermitte. Unter Fernsehkontrolle betrachtet man das Einlaufen des KMs durch das T-Drain unter etwas höherem Druck. Langsam geht man, so wie sich der Choledochus zu füllen beginnt, auf den Normaldruck von 15 cm Wassersäule herunter, indem man das kontrastmittelhaltige Gefäß am Steigrohr senkt bis zur 15 cm-Marke. Gleichzeitig beobachtet man, ob in diesem Bereich KM durch die Papille abfließt. Fließt es ab, so senkt man langsam das Gefäß soweit, bis die durch das Rohr im KM-Gefäß nach unten perlenden Luftblasen gerade eben nicht mehr in das KM austreten und darin aufsteigen. Diese Höhe entspricht dem Passagedruck, der ein Spiegelbild des Sphinktertonus ist. Nach Abklemmen der KM-Zuführung stellt sich der in den Gallenwegen herrschende Druck, der Residualdruck ein.

Nach der Untersuchung läßt man das KM bei tiefem Durchatmen wieder aus dem Drain austropfen. Die Vorsichtsmaßnahme gilt speziell der Verhütung der Infektpropagation durch die Radiomanometrie, die früher mehrfach beschrieben wurde (HESS, 1955). In unserem umfangreichen Material findet sich nur ein Fall von akuter Pankreatitis, der zeitlich im Anschluß an eine postoperative Cholangiographie auftrat und der Methode angelastet werden muß. Immerhin sollte man in Konsequenz dessen bei der auf die Druckmessung folgenden KM-Füllung der intra- und extrahepatischen Gallenwege keinesfalls zu hohe Drucke anwenden. Interessant ist, daß HESS (1955) bei der intraoperativen Radiomanometrie selbst bei schwer infizierten Gallen keine cholangitischen Schübe auftreten sah, wenn ein ungehinderter Abfluß der Galle in den Darm wieder hergestellt wurde. Wir fertigen mehrere Aufnahmen vom Gallengangsystem bei verschiedenen Füllungsgraden an. Finden sich Aussparungen im Choledochus werden auch Aufnahmen mit Kompression angefertigt, in jedem Fall Zielaufnahmen vom geöffneten und geschlossenen Sphinkter und dem Duodenum, die ja bei der Operation wegen der intrapankreatischen Lage nur sehr schwer zu beurteilen sind. Dabei findet man gelegentlich Veränderungen, die weder bei der Cholangiographie, der MDP noch der intraoperativen Cholangiographie in Erscheinung getreten waren (Abb. 61). Die Differenzierung von Luftblasen gegenüber zurückgebliebenen Steinen erfolgt bei stehendem Patienten, wobei die Luftblasen aufsteigen, während die schwereren Steine im Choledochus liegenbleiben.

Zusammen mit den Druckwerten erhält man sehr genaue Vorstellungen von den Verhältnissen im Gallengangsystem: Steine; Wandveränderungen im Sinne einer proliferativen chronischen Cholangitis (Abb. 62), die sich in 25% bei Choledocholithiasis entwickelt; Stenosen; zu langer Zystikusstumpf usw.

Die Differentialdiagnose zwischen Stein, Schleimhautbürzel und Blutkoagel ist aber schwierig und oft nur operativ zu unterscheiden (Abb. 63a–c).

a) 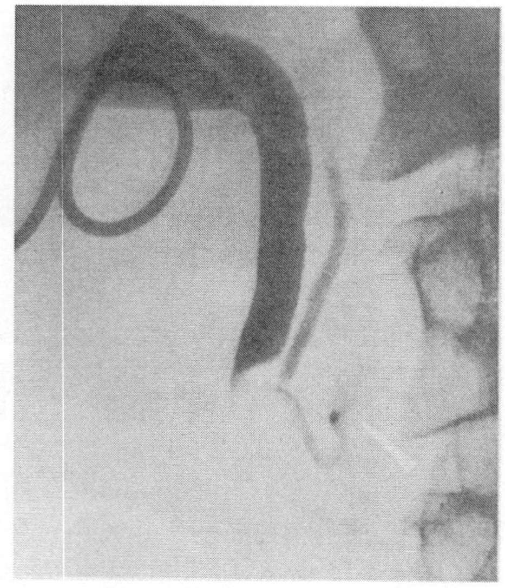

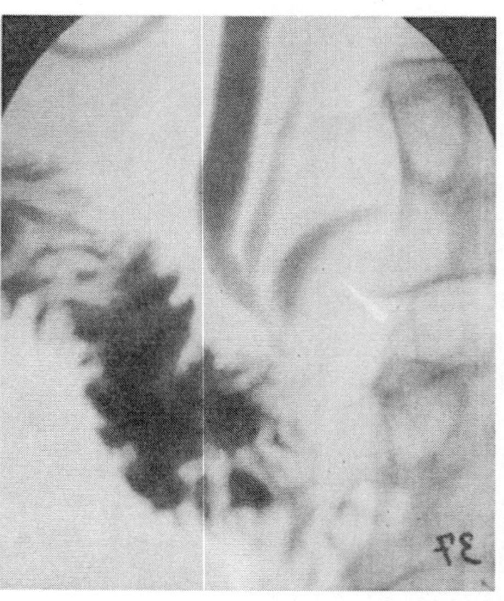 b)

Abb. 61 a u. b. Choledochozele, erstmals bei der postoperativen Cholangiographie nachweisbar. Normale Druckwerte. (a) D. pancreaticus und Choledochozele münden getrennt in den zarten Endabschnitt des D. choledochus intrasphinkterisch. (b) Auffüllung der pelottierten Choledochozele unter höherem Druck und bei Erweiterung des intrasphinkterischen Choledochus

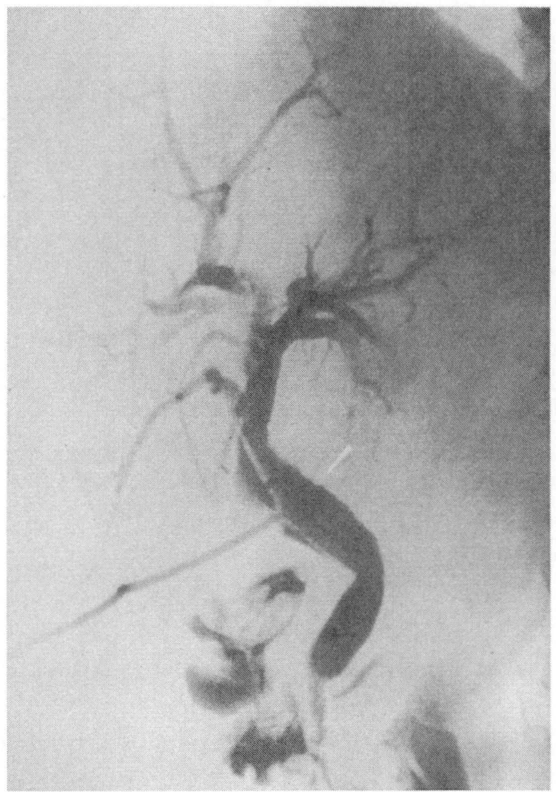

Abb. 62. Chronisch-proliferative Cholangitis bei langjähriger Choledocholithiasis im postop. Cholangiogramm

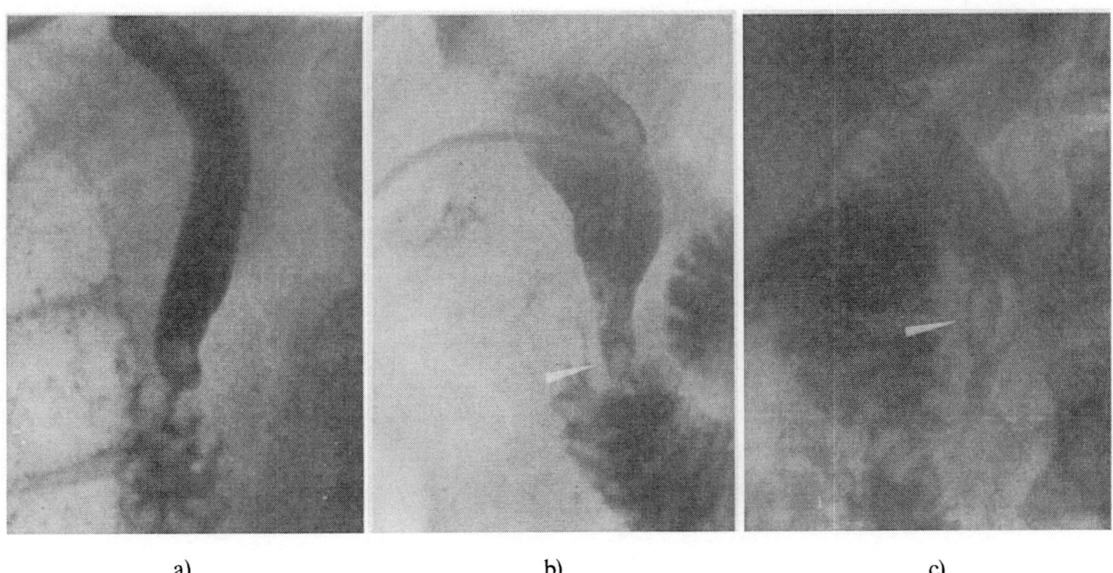

Abb. 63a–c. Differentialdiagnose von KM-Aussparungen im Choledochus. (a) Stein; (b) Schleimhautbürzel; (c) Blutkoagel

Liegt der Passagedruck deutlich unter der Norm von 15 cm Wassersäule, muß man annehmen, daß bei der Operation eine Sphinkterotomie durchgeführt wurde oder eine Branche des T-Drains bis ins Duodenum reicht (s.o.).

Eine manometrisch faßbare Hypotonie haben wir, davon abgesehen, nie gesehen.

Bei erhöhten Drucken, wo Passage- und Residualdruck sich nicht unterscheiden und die Druckhöhe ständig wechselt, liegt gewöhnlich eine Passagestörung im T-Drain vor an der Stelle, wo der Drain in die Bauchhaut eingenäht ist.

VII. Postoperative, nicht chirurgische Entfernung von Steinen aus den Gallengängen

Selbst bei Anwendung aller Techniken bei der Operation gelingt es nicht, das Zurückbleiben von Steinen zu verhindern (SCHEGA, 1974). Bei 1 Million Cholezystektomien im Jahr müssen in den USA 5000 Patienten wegen restierender Steine relaparotomiert werden (BURHENNE, 1972, 1973).

Da die Reoperation aber eine höhere Mortalität hat als die erste Operation, bedeutet die Möglichkeit der Steinentfernung einen wichtigen praktischen Fortschritt.

Der Nachweis restierender Steine wird meist bei der postoperativen Cholangiographie geführt.

Der Gedanke, den in der postoperativen Phase noch vorhandenen Drainagekanal zum Choledochus für die Steinentfernung zu benutzen, lag deshalb nahe und wurde in den letzten Jahren verwirklicht (MAZZARIELLO, 1970; FENESSY u. YOU, 1970; COYLE u. THOMPSON, 1971; MARGAREY, 1971; MAHORNER u. BEAN, 1971).

Es wurde sowohl das Durchstoßen von Steinen durch die Papille in das Duodenum mittels weicher Gummikatheter angewandt als auch die Extraktion der Steine mit Hilfe eines Zangengerätes oder eines Korbs aus Drahtschlingen, den man über dem Stein durch Vorschieben des Katheters zuziehen kann.

Die Voraussetzung der Steinentfernung durch Extraktion besteht darin, daß man den Drainagekanal sich bindegewebig abgrenzen läßt, indem man einen möglichst dicken T-Drain 4–5 Wochen darin liegen läßt.

Ambulant und ohne Narkose wird dann nach Entfernung des T-Drains ein gekrümmter Teflonkatheter über einen J-Sicherheitsmandrain in den D. hepaticus oder choledochus eingeführt. Durch diesen Katheter schiebt man einen dünneren, kontrastgebenden Katheter, in dem der den spiraligen Korb tragende Stahldraht liegt. Durch Vorschieben des Katheters kann man den Drahtkorb über den Stein festziehen (Bean-Smith-Mahorner-Besteck zur Gallensteinentfernung, Fa. W. Cook). Man kann statt dessen auch einen steuerbaren Selector-Katheter benutzen und durch diesen, wie oben, den Katheter mit dem verschiebbaren Drahtkörbchen in die Nähe des Steines bringen (Fa. Medi-Tech). Bei beiden kann während der Untersuchung KM zur Lokalisierung des Steins injiziert werden.

Mit dem durch Zurückziehen des Innenkatheters geöffneten Körbchen fängt man den Stein ein und arretiert ihn durch Zurückziehen des Körbchens, während der zentrale Katheter liegen bleibt und keinesfalls zum Schließen vorgeschoben wird. Der im zugezogenen Körbchen eingeklemmte Stein wird dann mit dem Katheter durch den Drainagekanal des T-Drains herausgezogen (Abb. 64a–c).

Die Extraktionsdauer liegt nach BURHENNE (1972, 1973) bei 25–150 min, und es wurden bis zu 3 cm dicke Steine ohne wesentliche Komplikationen entfernt. Bei 30 Patienten mißlang die Steinentfernung nur einmal.

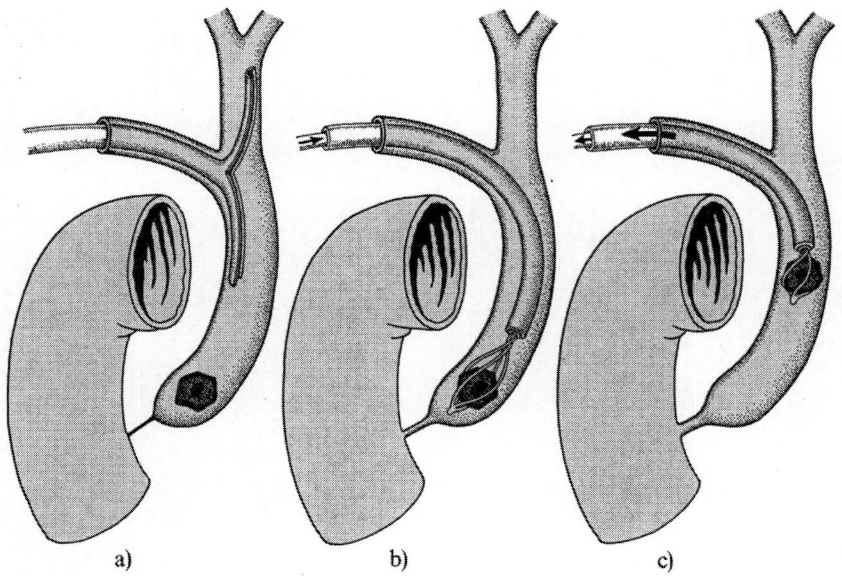

Abb. 64a–c. Schema der Steinentfernung (a) bei liegender T-Drainage, (b) Fangen des Steins mit dem Drahtkorb, (c) Entfernen des Steins

VIII. Kombinierte Untersuchung von Gallenblase und Gallenwegen mit Hilfe der Magen-Duodenal-Untersuchung sowie oraler und intravenöser Cholegraphie

Die pathogenetischen Faktoren, die zu einer Oberbauchsymptomatik führen können, sind manchmal leicht, manchmal sehr schwierig gegeneinander abzugrenzen. Es muß deshalb als unbedingter gastroenterologischer Grundsatz gelten, daß die Gallenblase nie ohne den Magen und letzterer nie ohne die Gallenblase untersucht wird. Dies einmal wegen der oben erwähnten schwierigen Abgrenzung der Krankheitsursachen, zum anderen aber auch, weil bei einem pathologischen Gallenblasenbefund ein bedeutender Zweitbefund an Magen und Duodenum bestehen könnte.

Die Gründe für die kombinierte Untersuchung liegen nicht nur in der organisatorischen Vereinfachung und der zeitlichen Verkürzung der beiden Untersuchungen durch ihre Kombination:

Bei positiver Cholezysto-Cholangiographie gilt die MDP mehr der Beurteilung von Magen und Duodenum selbst sowie dem Pankreas. Bei negativer Cholezystographie können Zusatzinformationen durch die MDP wichtig werden:

1. Im Bereich der Gallenblasenimpressionen am Duodenum (Abb. 65) kann die auffällige Verstärkung auf eine Stauungsgallenblase bei Abflußstörung (Abb. 66), einen Hydrops, bei akuter Galle auf ein Empyem hinweisen.

2. Veränderungen des Schleimhautreliefs im Bereich der Impressionen sind sehr verdächtig auf ein von der Gallenblase ausgehendes Karzinom (Abb. 67), auch wenn das Duodenum noch nicht verdrängt ist.

3. Als Zeichen von Adhäsionen zwischen Gallenblase und Bulbus duodeni wird u.a. die konstante Kuppelblase mit Spiegelbildung im Bulbus angenommen (SCHAAF u. WILHELM, 1956).

Sie kann aber auch noch andere Erkrankungen widerspiegeln (STOLTE, STRNAD, 1966).

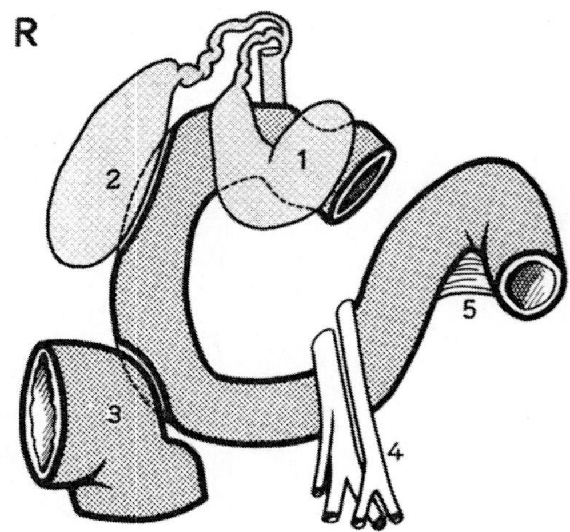

Abb. 65. Schema der Impressionen durch die Gallenblase bei D 1 und D 2 (*1* + *2*), das Kolon (*3*) und die Mesenterialgefäßgruppe (*4*)

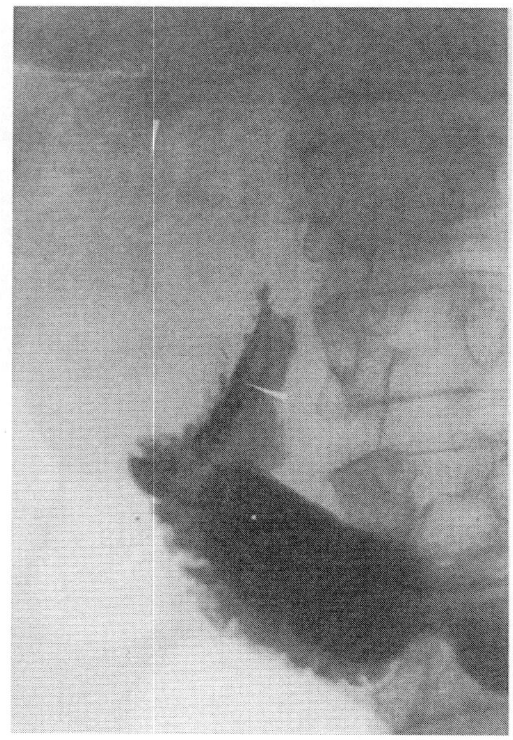

Abb. 66. Stauungsgallenblase bei Verschlußikterus ▶ durch Choledochusstein

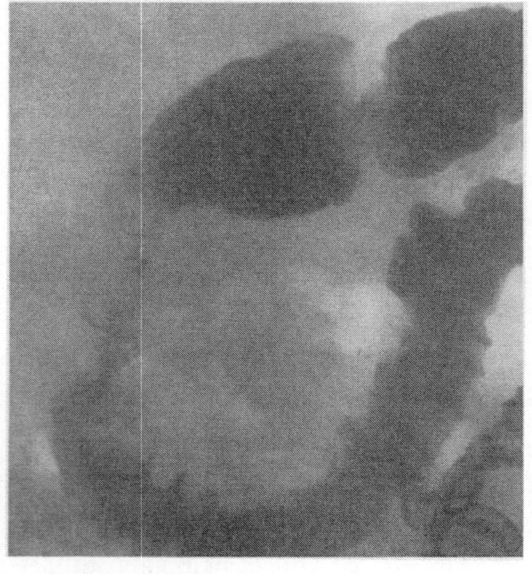

Abb. 67. Inoperables Gallenblasen-Ca, auf das Duodenum übergreifend

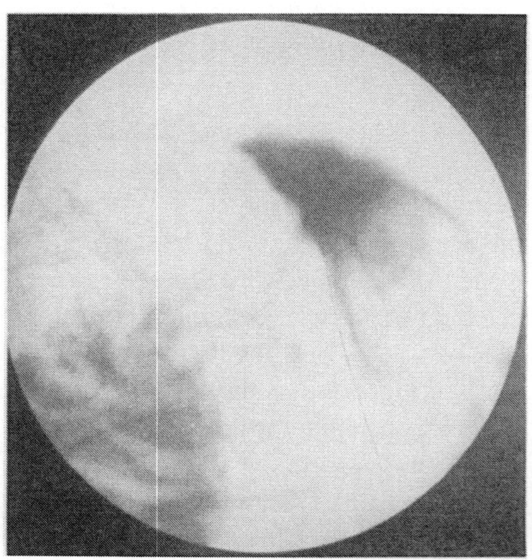

Abb. 68. Riegelsymptom am Übergang von D 1 nach D 2 durch stark gestauten D. choledochus bei kleinem Pankreaskopfkarzinom

4. Direkte Bedeutung für die Diagnostik des D. choledochus haben 2 Stellen: die Kreuzung von Duodenum und Choledochus bei D 1/2 und die innere Duodenalkontur im Papillenbereich.

Das Riegelsymptom als Zeichen der Choledochus-Erweiterung bei Obstruktion am infraduodenalen Choledochus (STRNAD, 1940) ist bei gezielter Kompression gut zu erkennen (Abb. 68). Die möglichen Veränderungen im Papillenbereich sind in Abb. 69 zusammengestellt (s. Handbuch XI/2 B. SWART: Duodenum und Nachbarschaft).

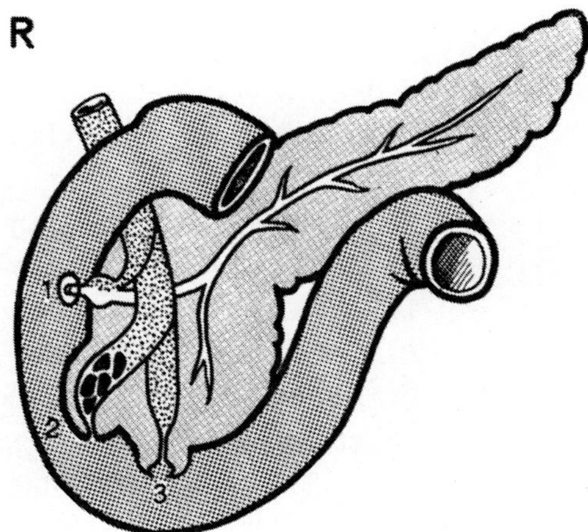

Abb. 69. Schema der Papillenveränderungen im Duodenum: *1* entzündlich vergrößerte Papille, *2* Einstauchung des D. choledochus in das Duodenum bei Obstruktion im Papillenbereich, *3* ulzeriertes Papillen-Karzinom

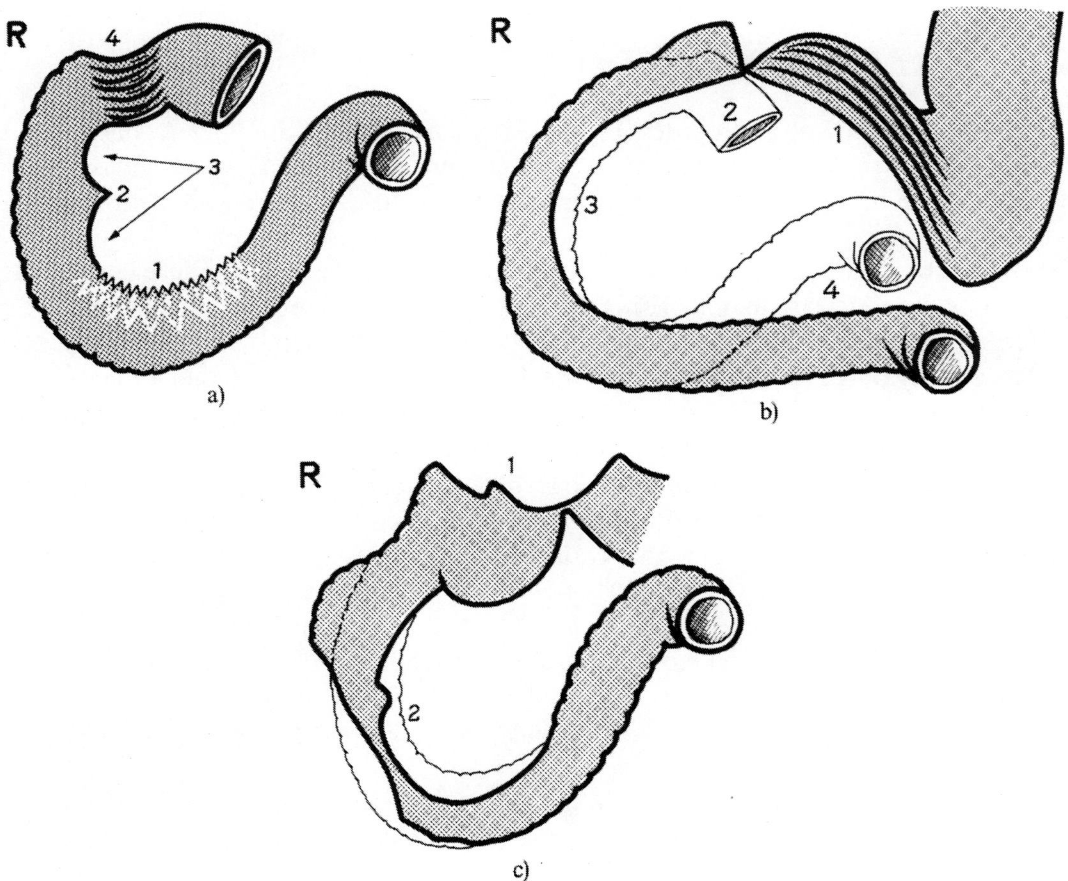

Abb. 70a–c. Schema der Tumorzeichen am Duodenum in der Pankreasloge. (a) *1* Wand- und Schleimhautinfiltrationen, *2* Frostbergsches Zeichen: doppelbogige Tumorimpression mit Papille an der Spitze des Doppelbogens. Häufiger sind die einfachen Impressionen oberhalb oder unterhalb der Papille. *3* Lokale Impressionen durch knotige Tumorbildungen; *4* Impression des gestauten Choledochus bei D 1. (b) *1* Antrumanhebung durch Tumorpelotte; *2* Bulbusanhebung durch Tumorpelotte; *3* Duodenalpelottierung: Verlust des Schleimhautprofils, Doppelkontur; *4* Senkung der Flexura duodeno-jejunalis, (c) *1* Bulbusimpression von kranial mit Tumorkrater; *2* Duodenalstenose mit Kraterbildung

5. Der Nachweis von Verlagerungen, Impressionen und Doppelkonturen am Duodenum (Abb. 70a–c) bedeutet bei negativer Cholezystographie eine wichtige Zusatzinformation (Pankreatitis, Pankreastumor, Metastasen usw.). Die akute Sekundärfolge in Form der Choledochusobstruktion kann dann u.U. ein schnelleres Handeln verlangen als der Primärprozeß.

Eine negative Beeinflussung der Motorik von Magen und Dünndarm durch die gleichzeitige Cholezystographie (HANSEN, 1926; FRIK, 1966) haben wir nicht gesehen. Die Kombination der Untersuchungen läßt sich leicht durchführen, ohne daß einer der Methoden Gewalt angetan wird (D'AMATO, 1926; VIRTUNA, VIRANKO, 1962; BECKER et al., 1969; WHITE, FISCHER, 1962; BILBREY, BUONOCORE, 1971).

Weshalb organisatorische Schwierigkeiten bei der Einnahme gallengängiger KM vor einer Magenuntersuchung bestehen sollen (TESCHENDORF, SCHIRMEISEN, 1966) ist nicht einzusehen. H.H. BERG (1959) und PRÉVOT (1957) haben sich immer für eine kombinierte Untersuchung aus den oben erwähnten Gründen eingesetzt, und wir führen sie ebenfalls kombiniert durch aus Sorge, daß man sich bei Vorliegen pathologischer Befunde an einem Organ mit diesem Befund zufrieden gibt und die zweite Untersuchung mit einem vielleicht ebenso wichtigen oder noch wichtigeren Befund nicht mehr vornimmt.

IX. Angiographie der Gallenblase und der Gallenwege

Betrachtet man die Variabilität der Äste des Truncus coeliacus und der A. mesenterica sup. sowie das relativ kleine Lumen der A. cystica und der die Gallenwege versorgenden Gefäße, wird man bezüglich der angiographischen Möglichkeiten bei der Gallenblasendiagnostik zunächst nicht sehr optimistisch sein.

Trotzdem sollte man bei unklarem Oberbauchbefund rechts, insbesondere bei Ikterus, die A. cystica und ihre Äste mit Hilfe der superselektiven Hepatikographie und der Mesenterikographie in Kombination mit gefäßerweiternden Mitteln darstellen (DEUTSCH, 1967; ABRAMS u.Mitarb., 1970; RÖSCH u.Mitarb., 1969; BOYSEN u. REUTER, 1966; SPRAYREGEN u. MESSINGER, 1972). Bei guter Technik, superselektivem Vorgehen und genügend KM pro Zeiteinheit sind die Ergebnisse oft überraschend informativ.

Die Kombination der selektiven Arteriographie mit der hypotonen Duodenographie wird speziell für die Erfassung des Pankreas-Ca empfohlen (SUZUKI, 1972).

Folgende Gefäßveränderungen sind krankheitstypisch bei

1. Erkrankungen der Gallenblase

a) Gallenblasenerweiterung ohne Wandveränderung (Hydrops, Stauungsgallenblase)

Die Aa. cysticae bzw. ihre Äste sind bogig verdrängt und gestreckt. In der kapillaren und venösen Phase ist eine gleichmäßig dünne Gallenblasenwand angefärbt (Abb. 71).

Abb. 72a u. b. Angiographische Befunde bei Cholezystitis. (a) Wandverdickung mit Erweiterung, Schlängelung und Vermehrung der Gefäße bei subakuter, rezidivierender Cholezystitis; (b) Deformierung und Stauchung der Äste der A. cystica bei entzündlich-verschwielendem Gallenblasentumor mit Kalibersprüngen, Gefäßabbrüchen und atypischer Vaskularisation durch gefäßreiches Granulationsgewebe (Histol. Cholecystitis-Pericholecystitis chron. fibrinosa et ulcerosa mit abheilenden Wandabszessen) ▶

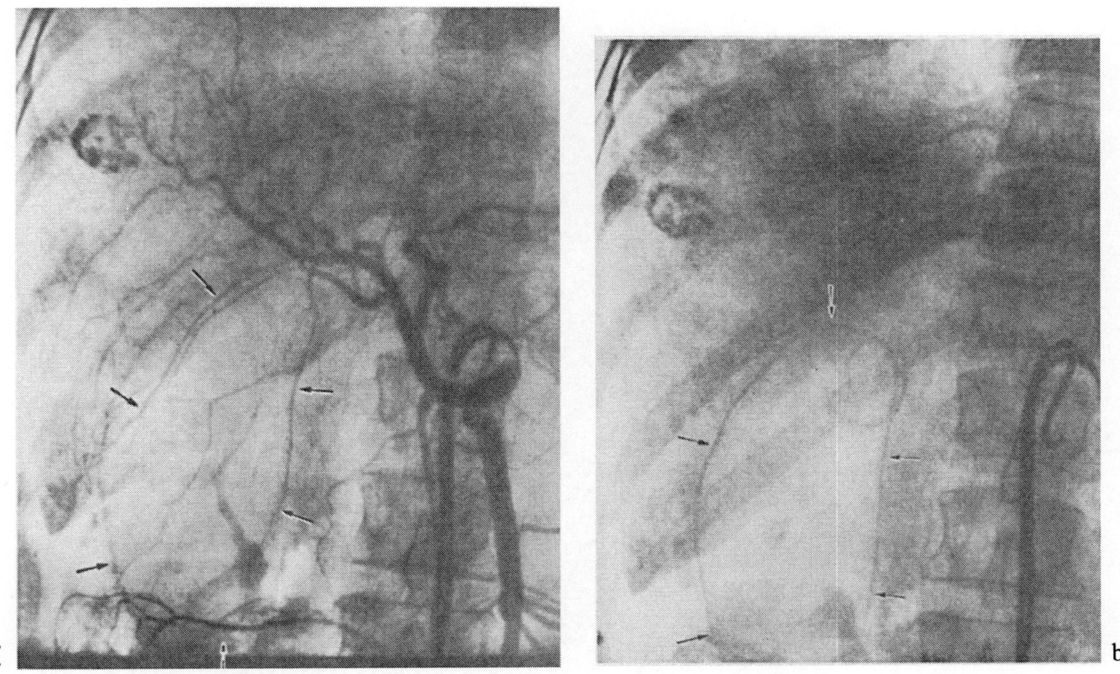

Abb. 71 a u. b. Stauungsgallenblase bei Obstruktionsikterus durch Pankreaskopf-Ca mit gefäßreichen Lebermetastasen. (a) Arterielle Füllung mit Spreizen der Zystikusäste; (b) Anfärbung der dünnen Gallenblasenwand in der kapillaren Phase

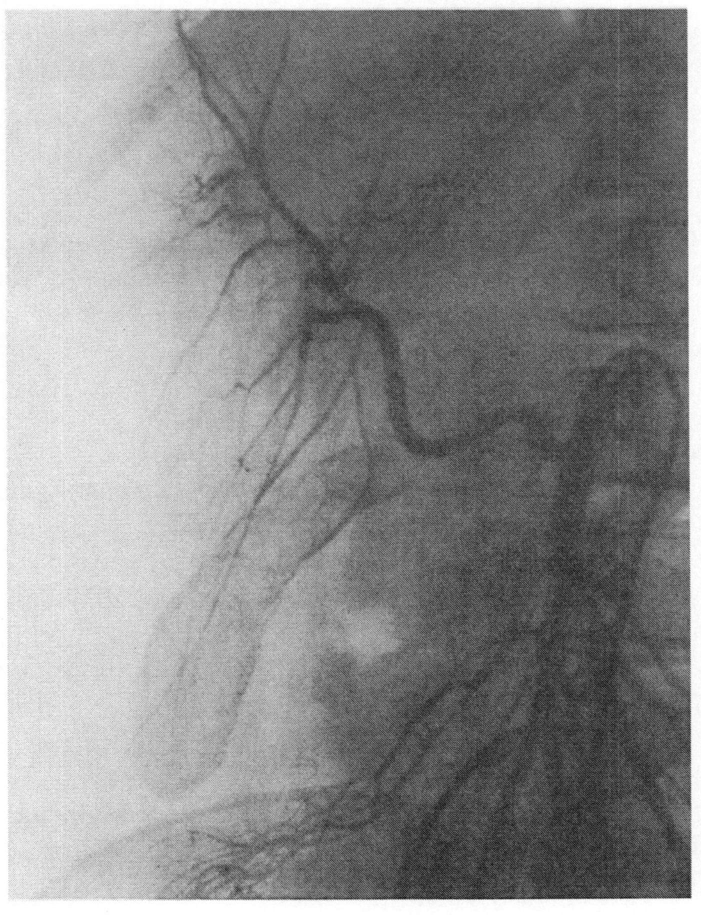

Abb. 72a

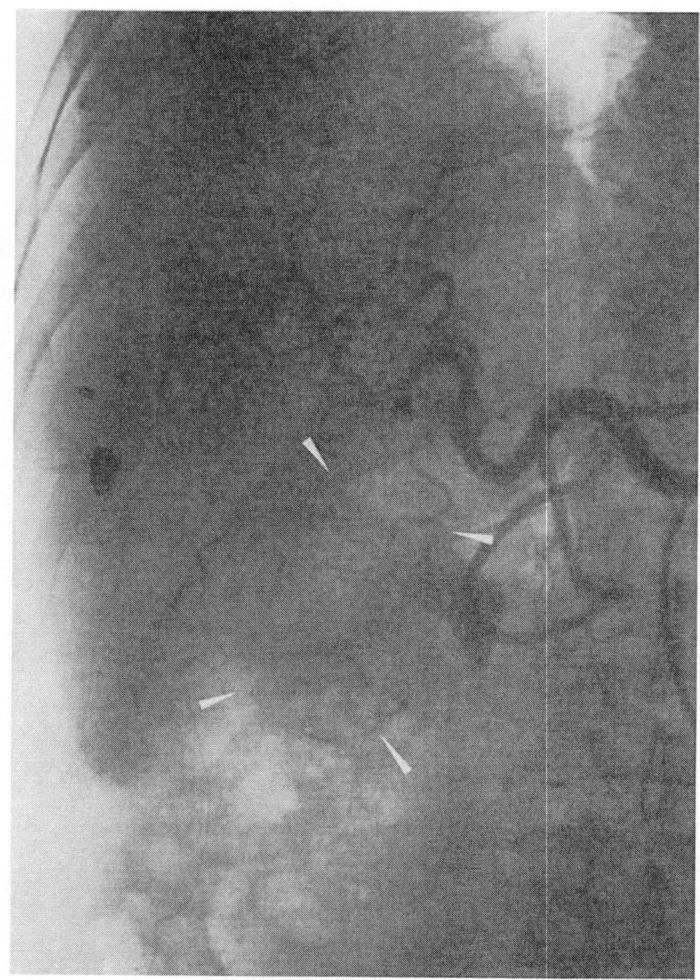

Abb. 72b

REDMAN u. REUTER (1970) geben aufgrund vergleichender zöliakographischer Untersuchungen folgende Meßwerte für die obstruktionsbedingte Gallenblasenerweiterung an: Bei einer Fläche von mehr als 35 cm^2 oder einer Breite von 5 cm muß eine Erweiterung vorliegen.

b) Cholezystitis

Das Angiogramm zeigt bei der Cholezystitis in Abhängigkeit vom Stadium der Entzündung sehr unterschiedliche Befunde. In der akuten Phase ist häufig nur eine uncharakteristische Gallenblasen-Dilatation nachweisbar. Im subakuten Stadium ist die Gallenblasenwand verstärkt vaskularisiert. Die zuführende A. cystica und ihre Äste sind entsprechend erweitert und geschlängelt. In der kapillaren Angiogrammphase stellt sich eine intensiv angefärbte, verdickte Gallenblasenwand dar (Abb. 72a). In der chronischen Phase mit weitgehendem bindegewebigen Umbau der Gallenblasenwand ist die Gefäßversorgung stark reduziert. Die Arterien sind verschmälert, deformiert und zeigen atypische Verlaufsänderungen und manchmal auch Abbrüche, die ein Gallenblasenkarzinom vortäuschen können. Gelegentlich beobachtet man daneben im Gefolge rezidivierender Entzündungsschübe diskrete irreguläre Gefäßformationen, die wie Tumorgefäße aussehen, bei denen es sich aber offenbar um neugebildete Gefäße des entzündlichen Granulationsgewebes handelt (Abb. 72b).

c) Gallenblasenkarzinom

Ins Auge fallen die Erweiterung der A. cystica, oft schon der A. hepatica comm. Die zirkuläre Einengung eines Hauptasts oder eines peripheren Asts oder dessen vollständiger Abbruch beweisen das infiltrative Wachstum, wobei kleine pathologische Gefäße in der Gallenblasenwand immer nachzuweisen sind.

Als Beweis für Karzinom gilt nach ABRAMS u.Mitarb. (1970) das „Ungleich-dicke-Wand-Zeichen", d.h. die Anfärbung einer ungleichmäßig dicken Wand in der kapillarvenösen Phase.

Neben gefäßreichen Metastasen in der Leber interessiert das Bild der V. portae oder der V. lienalis: Bei Veränderungen an der A. hepatica liegt immer eine Einengung oder ein Verschluß der V. portae vor. Veränderungen an der V. portae (evtl. auch der V. lienalis) implizieren aber nicht zwangsläufig Veränderungen an der A. hepatica. Bei schon bestehendem mechanischen Ikterus können nach RÖSCH u.Mitarb. (1969) die erweiterten intrahepatischen Gallengänge als Aussparungen in der KM-angefärbten Leber sichtbar werden, ein differentialdiagnostisches Kriterium gegenüber der Metastasenleber.

2. Erkrankungen der Gallenwege

a) Cholangitis

Im akuten Stadium ist ein angiographisch signifikanter Befund nicht zu erwarten, allenfalls eine uncharakteristische Dilatation des Hepatocholedochus. Diese ist gelegentlich auf optimalen Angiogrammen an dem bogenförmigen Verlauf der spärlichen Wandarterien des Choledochus zu erkennen. Das subakute Stadium zeichnet sich durch eine

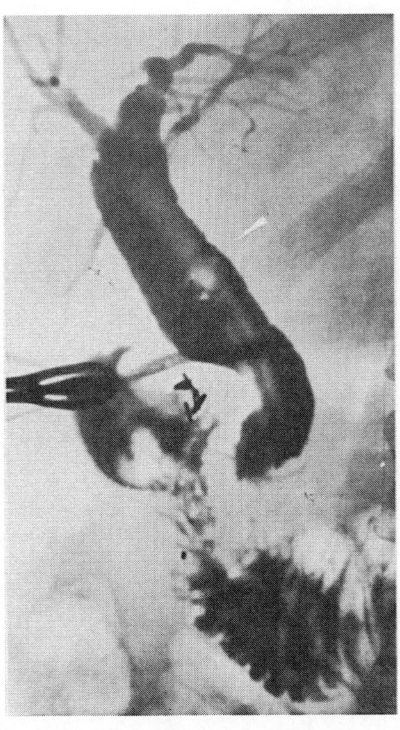

a)

Abb. 73a–c. Chronische Cholangitis bei Choledocholithiasis. (a) Postop. Cholangiographie. Wandzähnelung als Zeichen der chron. proliferat. Cholangitis; (b) Hepatikographie ohne path. Befund; (c) Anfärbung der verdickten Wand des D. hepatocholedochus in der kapillaren Phase. (Aufn. Prof. Dr. J. RÖSCH, Portland/Oreg.)

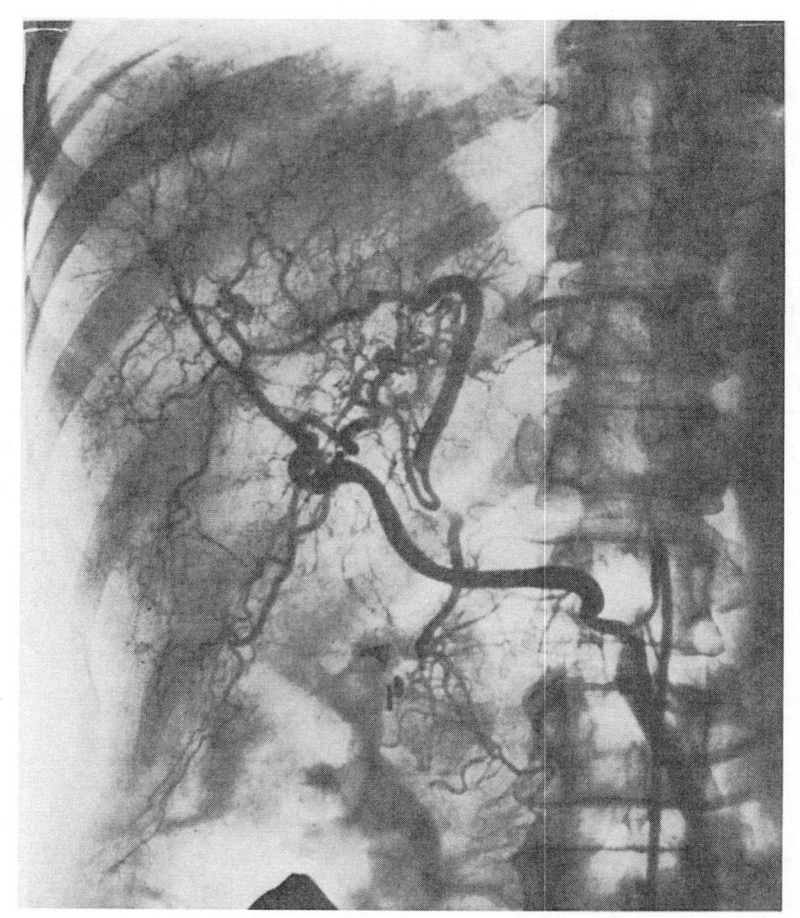

Abb. 73b

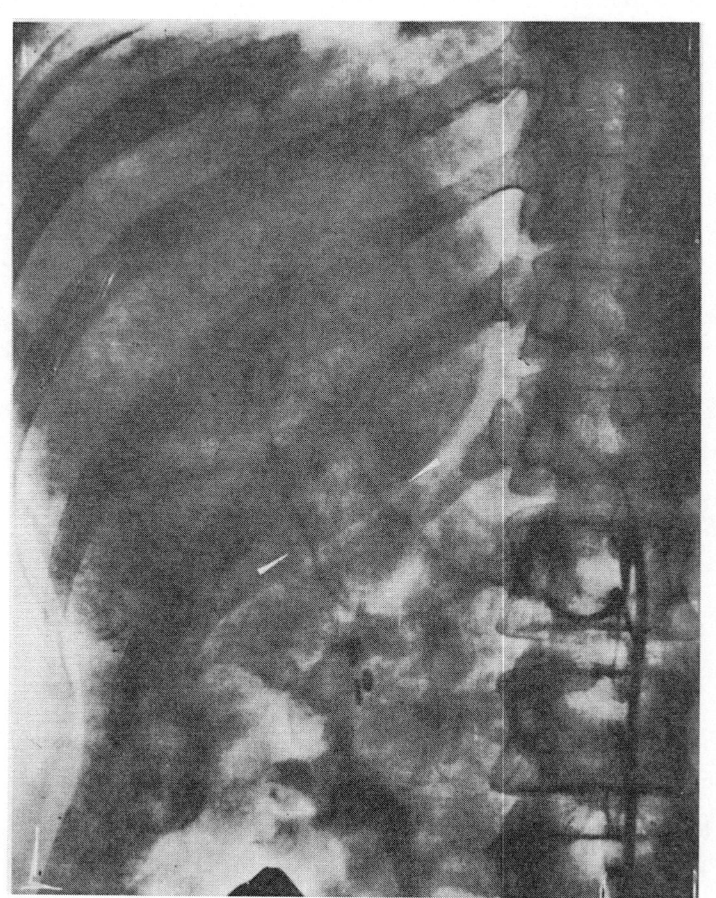

Abb. 73c

Hypervaskularität der entzündlich verdickten Gallengangswand aus. Der Hepatocholedochus stellt sich dann in der kapillaren Angiogrammphase als breite in den Leberhilus hineinlaufende Schiene dar (Abb. 73a–c). Charakteristisch für den entzündlichen Prozeß ist die gleichmäßige Dicke der Gallengangswand. Bei der chronischen Cholangitis überwiegt die gefäßarme Bindegewebskomponente. Entsprechend ist das Angiogramm negativ.

b) Karzinom am D. hepatocholedochus

Es läßt sich in der venösen Phase der Hepatikographie nicht erkennen. In der arteriellen Phase sieht man jedoch lokale Stenosen und angefressene Wandkonturen der Arterien (Abb. 74).

Die Zuordnung des Tumors zu einem bestimmten Teil des Gallen-Lebersystems ist naturgemäß schwierig und kann nur vermutet werden.

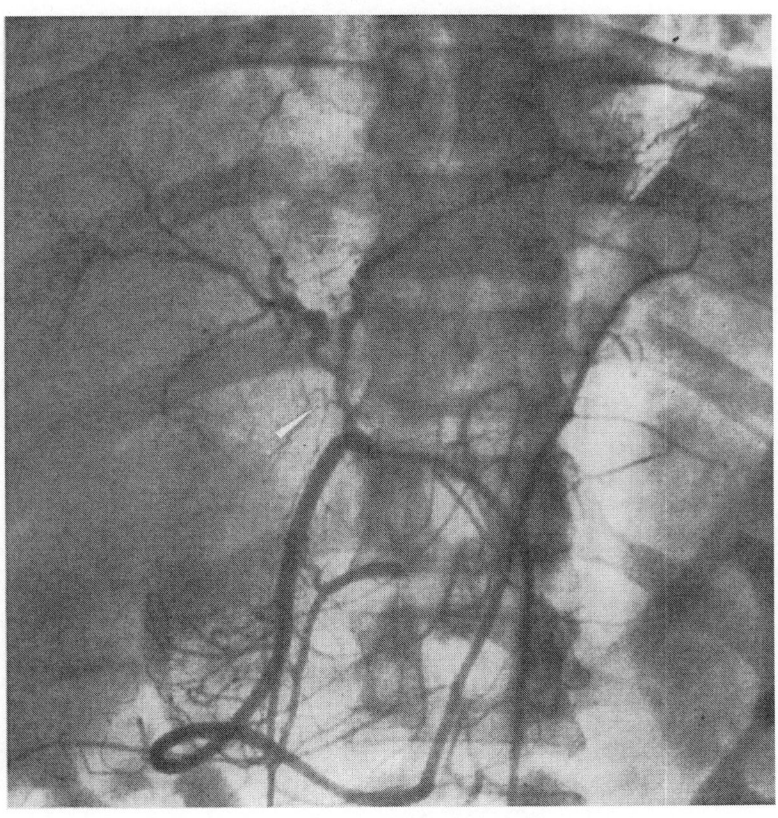

Abb. 74. Karzinom am D. hepatocholedochus, in die Leber einwachsend. Ähnliche Veränderungen an der A. hepatica propria und ihren Ästen. Operativ bestätigt (Aufn. Prof. Dr. J. Rösch, Portland/Oreg.)

3. Pankreasprozesse

Die Differenzierung der gutartigen, narbenbedingten Gefäßveränderungen und lokalexpansiven Zystenbildungen gegenüber malignen Veränderungen ist oft schwierig: Inkomplette Gefäßstrikturierungen an den größeren Arterien können bei beiden vorkommen (Abb. 75a–b), desgleichen Gefäßabbrüche oder Kalibersprünge mit atypischen Gefäßverlagerungen (Abb. 76a, b).

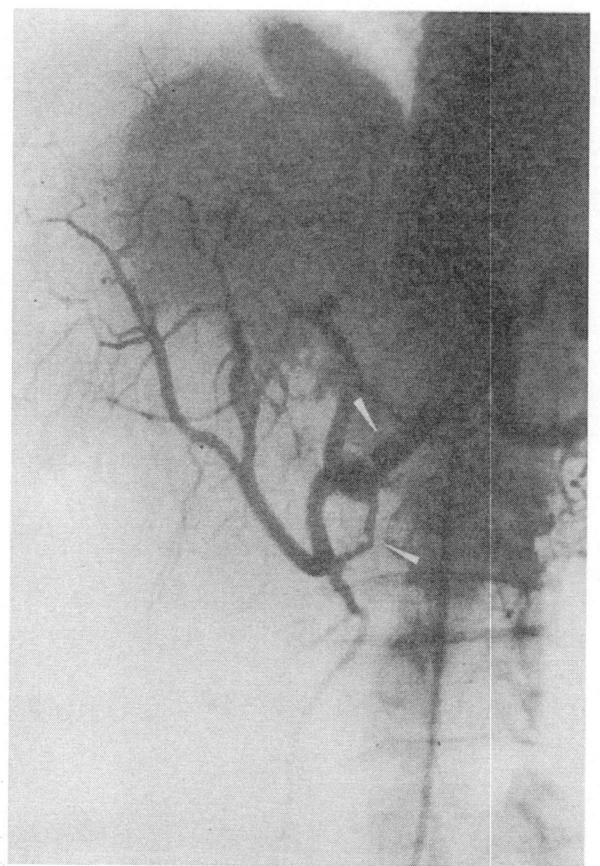

a)

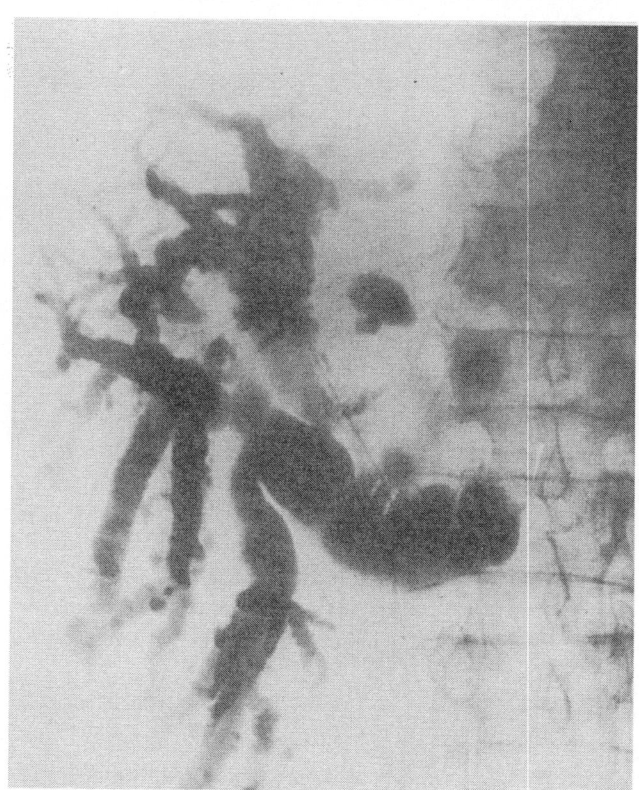

b)

Abb. 75a u. b. Pankreaskopf-Karzinom. (a) Einschnürungen an der A. hepatica comm. lateral und der A. gastroduodenalis mit unregelmäßiger Verlagerung des Gefäßverlaufs; (b) PTC. Abbruch des D. choledochus in Höhe von D 12

a)

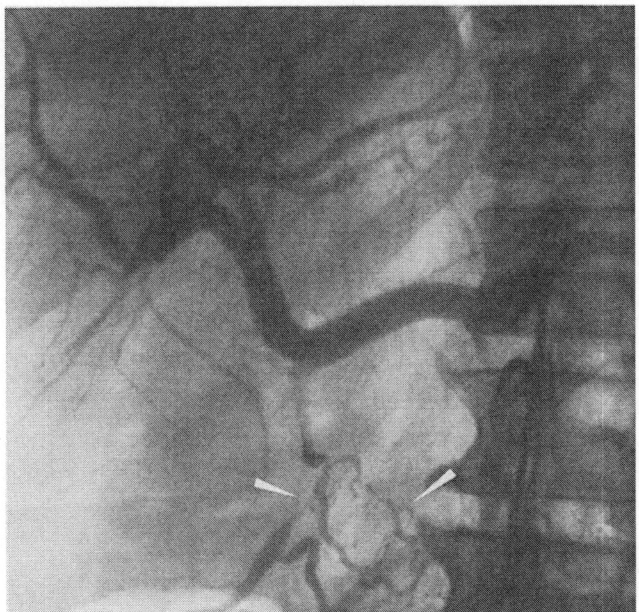

b)

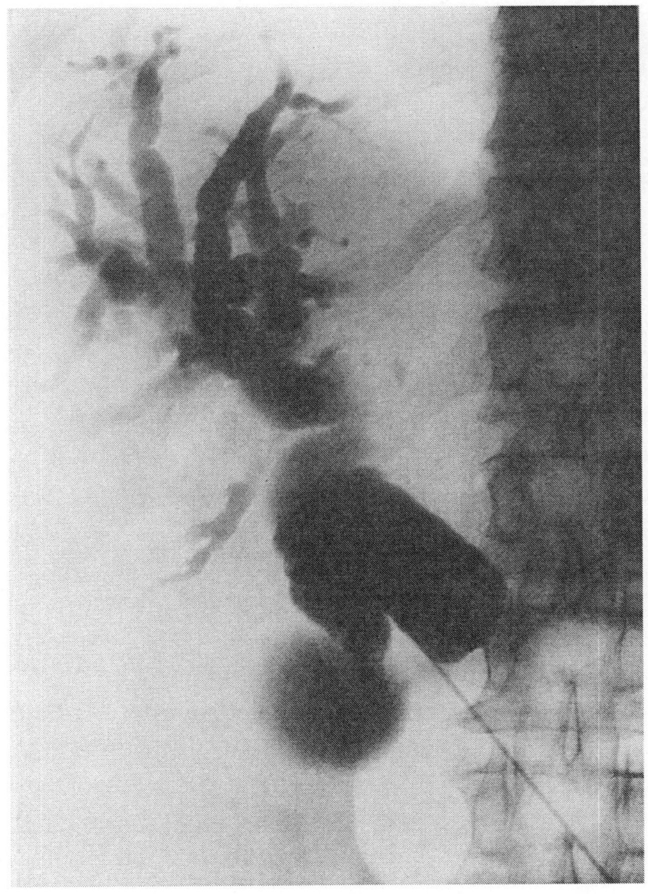

Abb. 76a u. b. Großes Pankreaskopf-Karzinom. (a) Kalibersprünge und Abbrüche an den Ästen der A. gastroduodenalis (pancreaticoduodenales ant. et post. sup. u. inf.); (b) PTC. Abbruch des Choledochus supraduodenal

4. Leberprozesse

Da man bei der Indikation zur Angiographie selten weiß, was man wo zu suchen hat, ist neben Pankreas, Milz, Magen und Gallenwegen die Leber Ziel der Aufmerksamkeit.

Die Angiologie der Leber ist an anderer Stelle in extenso ausgeführt. Hier ist nur zu betonen, daß Malignome an den oben aufgeführten Organen zu Metastasierungen in die Leber führen, weshalb der Ausschluß oder Nachweis von Lebermetastasen Teil jeder viszeralen Angiographie ist.

Betrachtet man die bildmäßige Aussagekraft der Angiographie für die Oberbauchdiagnostik, kann man folgende Feststellungen treffen:

- Die Zöliakographie gibt einen allgemeinen Überblick über das Gefäßsystem der Oberbauchorgane.
- Die Mesenterikographie ergänzt die Zöliakographie um den Bereich des Darms und dessen Kollateralen zu Pankreas, Mesenterium, Leber, Milz und Magen.
- Die superselektiven Methoden bringen gewöhnlich erst den pathologischen Befund so klar, daß man daraus eine Diagnose stellen kann. Sie fordern mehr Zeit und höheren Material- und Personalaufwand als die Zöliakographie oder Mesenterikographie. Die Forderungen an die manuelle Geschicklichkeit der Ärzte sind größer, und die Differenzierung der Injektionsmengen, Drucke, der Bildsequenzen ist größer und zugleich strikter, zumal bei Einsatz der Pharmakoradiographie.

Inwieweit die superselektive Katheterisierung der Venen in diesem Bereich weitere Fortschritte bringen wird, ist zur Zeit noch nicht abzusehen (LUNDERQUIST, TYLÉN, 1975). Die sekundäre Portographie im Anschluß an die Mesenteriko- oder Lienographie unter Einsatz von Pharmaka ist heute schon eine durchaus wichtige Technik zur Untersuchung des Portalvenensystems als Ersatz der direkten Splenoportographie.

X. Endoskopische transduodenale retrograde Füllung des D. choledochus und pancreaticus

Man muß sich darüber klar sein, daß die i.v. Cholangiographie, trotz hoher Einschätzung ihrer diagnostischen Bedeutung, eine recht grobe Methode ist. Wenn schon die Treffsicherheit des Steinnachweises im D. hepatocholedochus unter 50% liegt, ist der Wert der Methode für den direkten Nachweis pathologischer Veränderungen im unteren Choledochus und der Mündungsregion mit Pankreasgang und Sphinkter (Vatersches Segment) nur gering zu veranschlagen.

Ist die Kontrastmittelausscheidung durch die Leber bei Ikterus gering oder fehlt sie ganz, stünde methodisch nur noch eine der transhepatischen Cholangiographien mit ihren Risiken zur Verfügung, wenn nicht die transduodenale retrograde Gangdarstellung eine diagnostische Möglichkeit hoher Reichweite böte.

Die Möglichkeit, die Papille routinemäßig endoskopisch einzustellen (OI u. Mitarb., 1969) und den Ausführungsgang mit einer Sonde zu entrieren (DEMLING u. CLASSEN, 1970), bedeutet eine außerordentliche Erweiterung und Verfeinerung der Diagnostik der Gallenwegs- und Pankreaserkrankungen. Abb. 77 und 78 geben einen Eindruck von der Reichweite der Methode, die die anatomisch komplizierten Verhältnisse im Sphinkterabschnitt des D. choledochus und pancreaticus ebenso gut erfaßt wie den Stein im Choledochus.

Die Vorteile der Methode liegen auf der Hand:

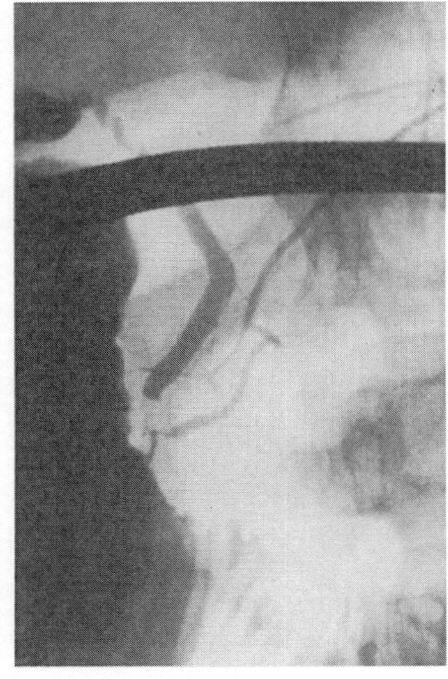

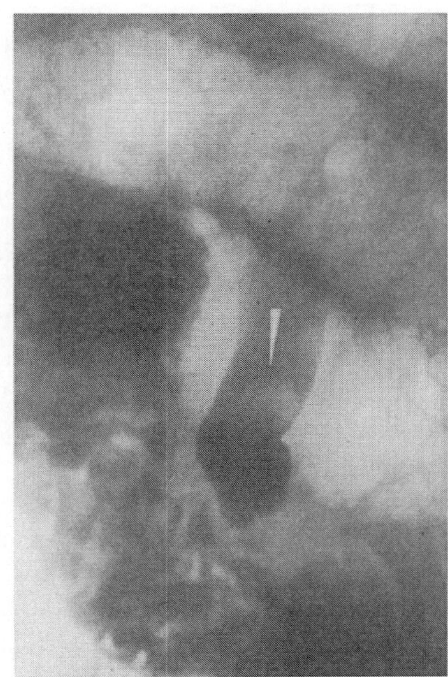

Abb. 77

Abb. 78

Abb. 77. Gangsystem von D. choledochus und pancreaticus mit D. Santorini im Pankreaskopfbereich

Abb. 78. Stein im erweiterten distalen Choledochus (Ikterus)

1. Die Papillenregion wird optisch erfaßt. Probeexzisionen sind möglich.

2. Sie kann bei jedem Patienten durchgeführt werden, ob ikterisch oder nicht, und belastet ihn körperlich und psychisch nicht mehr als eine Angiographie.

3. Die Füllung des D. pancreaticus gelingt in etwa 90%, die des D. hepatocholedochus in etwa 60% der Fälle. Sie ist unabhängig von der Weite der Gangsysteme und insofern der transhepatischen Cholangiographie überlegen. Denn bei erweiterten Gallengängen hat die transhepatische Gallenwegspunktion zwar eine größere Treffsicherheit als die transduodenale retrograde Füllung (80–90%), bei nicht erweiterten ist sie dafür geringer.

Die hohe Wahrscheinlichkeit der Pankreasgangdarstellung erlaubt erstmals eine nichtoperative Gangfüllung mit ihren Möglichkeiten für die Diagnostik der Abflußstörungen im Vaterschen Segment, d.h. in Mündungsregionen von Choledochus und Pankreatikus.

4. Die Risiken der transhepatischen Cholangiographie, wie Schock, Bilaskos oder Hämaskos, Bilhämie oder Hämobilie (s. dort), fehlen bei der transduodenalen Gangdarstellung ganz.

Dafür muß man in 2% der Fälle (Cotton, 1972) mit Pankreatitis, Cholangitis und Septikämie, rechnen. Wie hoch das Risiko der Hepatitisübertragung ist, läßt sich noch nicht übersehen.

Der Einsatz der Methode ist demgemäß schon frühzeitig möglich und, verglichen mit den Methoden der transhepatischen Cholangiographie, bei einem breiten Krankheitsspektrum sinnvoll.

Die Röntgensymptomatologie des retrograden Cholangiogramms entspricht der der deszendierenden Methoden: Aus der Lokalisation und Form eines KM-Abbruchs, der Ausdehnung und Konfiguration einer KM-Aussparung oder einer Stenose schließt man weniger auf die Art des pathologischen Prozesses als darauf, welche chirurgisch-therapeutische Konsequenz daraus zu ziehen ist. Bei einem intraduktalen Prozeß kann man Adenom und Karzinom oder proliferative Bindegewebsreaktion nicht differenzieren; ebenso nicht eine umschriebene Impression oder Stenosierung des intrapankreatischen Choledochus durch Karzinom, Zyste, Fibrosierung im Pankreaskopf usw.

Der Zahl nach geht es zunächst immer um die Entscheidung, ob Steine im Choledochus sind oder ob eine organische Veränderung anderer Art Ursache dieser Abflußstörung ist und mit welchen Problemen man bei der operativen Therapie rechnen muß.

XI. Transhepatische Cholangiographie

Der Ikterus verlangt eine schnelle Klärung der Frage, ob eine extrahepatische, durch Obstruktion bedingte Gelbsucht vorliegt oder eine intrahepatische aufgrund einer Parenchymerkrankung.

Die Fermentdiagnostik ist bei reinen Parenchymerkrankungen zwar gewöhnlich eindeutig, bei extrahepatischen Verschlüssen und der cholestatischen Hepatose aber oft vieldeutig.

Entsprechend dem üblichen taktischen Plan, mit der Untersuchung zu beginnen, die am wenigsten belastet, sollte man mit der Magen-Duodenaluntersuchung beginnen. Da diese aber die hier wichtigere Untersuchung, die transhepatische Cholangiographie, entscheidend stört, verzichten wir auf die Breipassage, zumal deren Ergebnisse zwar oft wichtige Hinweise, nur selten aber präzise, diagnostisch und therapeutisch relevante Diagnosen erlauben.

1. Indikationen und Gefahren

Die transhepatische Cholangiographie gilt erst dann als indiziert, wenn die transduodenale retrograde Gallenwegsdarstellung nicht gelungen ist (s. dort).

Der für den Chirurgen wichtigste Vorteil liegt bei der transhepatischen Cholangiographie darin, daß der obstruktive Prozeß sich von der Hepatikusgabel in der Leber bis zur Papille hin differenziert darstellen läßt und ihm eine genaue präoperative Planung des Eingriffs erlaubt.

Nicht zuletzt gilt dies für die postoperative Gallengangstriktur, wo die topographischen Verhältnisse unübersichtlich sind und bei der mühsamen Präparation neue Verletzungen gesetzt werden können. Besonders bei papillennahen Pankreasprozessen gibt die präoperative Diagnostik dem Chirurgen die Möglichkeit, weitreichende therapeutische Schritte, wie etwa die Pankreaskopfresektion, vorzubereiten, die man spontan bei der diagnostischen Laparotomie sonst nicht durchführen würde.

Gelegentlich kann eine Laparotomie vermieden werden durch den Nachweis intakter Gallenwege, wenn z.B. vor der Untersuchung der Stein durch die Papille in das Duodenum übergetreten ist (Abb. 79a, b). Auch akut entzündliche Pankreasprozesse mit Ikterus und unklaren Laborbefunden lassen sich so vor der Operation bewahren (Abb. 80).

Das Nichtauffinden von Gallenwegen bei der transhepatischen Gallengangspunktion ist keine Kontraindikation gegen die Laparotomie, beweist also keineswegs normal weite Gallengänge, wie von einigen Autoren angenommen wird (ATKINSON u.Mitarb., 1964; BORROW, 1964).

Man findet die negativen Punktionen bei weiten Gallenwegen besonders dann, wenn bereits stärkere zirrhotische Veränderungen in der Leber bestehen; die Katheternadel gelangt immer wieder in weite Portalvenen, trifft aber nicht in die erweiterten Gallenwege.

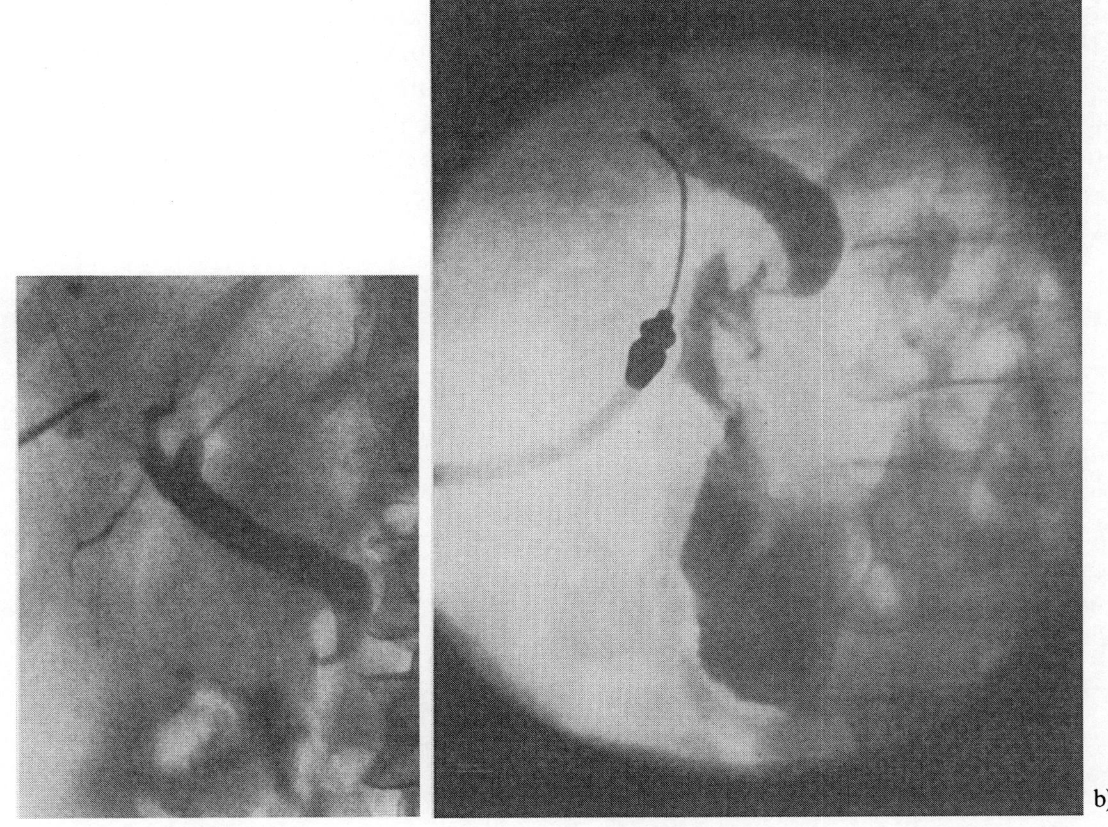

Abb. 79a u. b. Steinabgang kurz vor PTC mit Kolik. (a) Normal weite intrahepatische Gallenwege, erweiterter Choledochus, röntgenologisch keine erkennbare Abflußstörung; (b) intraoperative Cholangiographie: gleicher Befund. Operativ Gallenwege frei

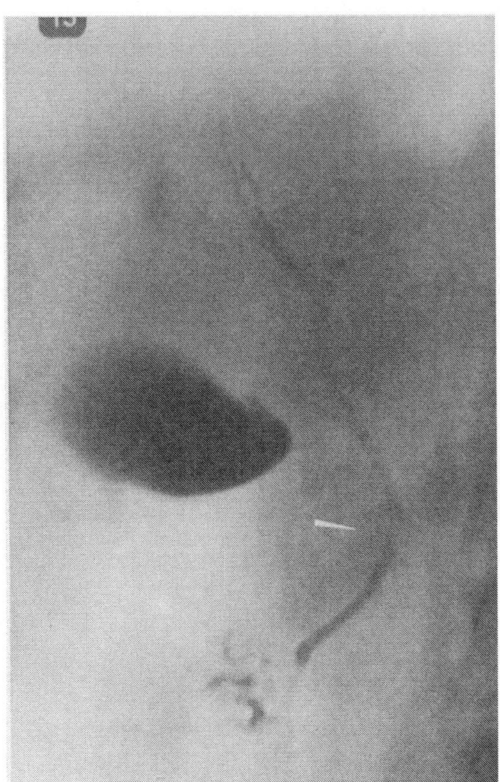

Abb. 80. Ikterus bei akuter Pankreatitis. Pelottierung des D. hepatocholedochus von lateral durch vergrößerten Pankreaskopf. Zonographie wegen Gasüberlagerung

Insgesamt kann man mit einer Treffsicherheit der Punktion von 80–90% rechnen (DODD, 1965; EVANS, 1973; BAYINDIR u.Mitarb., 1969, 1970, 1973; WENZ, 1965, 1973, u.a.).

Die Indikation zur transhepatischen Cholangiographie ist nicht ausschließlich wegen des Vorliegens eines Ikterus indiziert. Auch bei Verdacht auf Abflußstörung ohne Ikterus muß eine Erweiterung der Gallenwege angenommen werden, so daß sich die transhepatische Punktion hier einsetzen läßt, wie die Erfahrungen von BAYINDIR u.Mitarb. (1969) zeigen (Tabelle 7).

Tabelle 7. Erfolgsstatistik bei ikterischen und anikterischen Patienten im Material von BAYINDIR u.Mitarb. (1969)

	Gesamt	Ikterisch	Anikterisch
1. Steine	32	10	22
2. Benigne Stenosen bei bilidigestiven Anastomosen	20	17	3
3. Sphinktersklerosen (mit oder ohne Stein)	29	11	18
4. Röhrenförmige Choledochusstenosen (bei Kopfpankreatitis)	4	1	3
5. Tumoren der Gallenwege und des Pankreaskopfes	16	16	—
6. Operative Verletzung des Choledochus	12	12	—
7. Freie Gallenwege	11	7	4
8. Punktion gelingt nicht	9	5	4
	133	79	54

Die Kombination der perkutanen transhepatischen Cholangiographie mit der selektiven viszeralen Angiographie sollte bei allen Patienten durchgeführt werden, wo der obstruktionsbedingte Ikterus offensichtlich nicht durch eine Choledocholithiasis bedingt ist (GÖTHLIN *et al.*, 1973).

Die Geschichte der transhepatischen Cholangiographie beginnt mit den von lateral perkutan und transhepatisch durchgeführten Gallenblasenpunktionen bei 3 Patienten durch BURCKHARDT u. MÜLLER (1921).

Transperitoneal wurde die Gallenblase von ventral her im Rahmen der Laparoskopie von ROYER u.Mitarb. (1942) sowie von LEE (1942) durchgeführt. Sie wird auch heute noch benutzt und zeichnet sich bei differenzierter Technik durch die niedrige Komplikationsrate von 0,3% aus (WANNAGAT, 1973, 1974). Die Limitierung der Methode für die Gallengangsdiagnostik liegt darin, daß der D. cysticus offen sein muß, um den D. hepatocholedochus darstellen zu können.

Bei fehlerhafter lateraler und dorsaler Punktion kann die Gallenblase transhepatisch unbeabsichtigt angestochen werden (Abb. 81). Folgen hat dies wegen des transhepatischen Weges nicht. Eine fehlerhafte perkutane transperitoneale Gallenblasenpunktion bei anteriorem Zugang ist in unserem Material nicht vorgekommen.

Die perkutane transhepatische Gallenwegsfüllung (PTC) mit transperitonealer Punktion wurde 1937 von HUARD und DO-XUAN-HOP zuerst durchgeführt. Seit 1952 hat die Methode unter dem Eindruck der Arbeiten von CARTER u. SAYPOL (1952), LÉGER u.Mitarb. (1952), REMOLAR u.Mitarb. (1956), KIDD (1950), MANDL (1956, 1957) u.a. schnell an Bedeutung gewonnen. Inzwischen liegt eine große Anzahl von positiven Erfahrungsberichten vor, im deutschen Sprachbereich von PEIPER u.Mitarb. (1967), RÜTTIMANN u.Mitarb. (1965) sowie WENZ (1967), BAYINDIR (1966, 1969, 1970, 1973), ADOLPH (1968), SWART (1968), u.a.

Eine PTC unter Vermeidung der freien Bauchhöhle durch dorsalen Zugang im Bereich der Anheftung der Leber an der hinteren Brustwand wurde 1960 von PRIOTON angegeben.

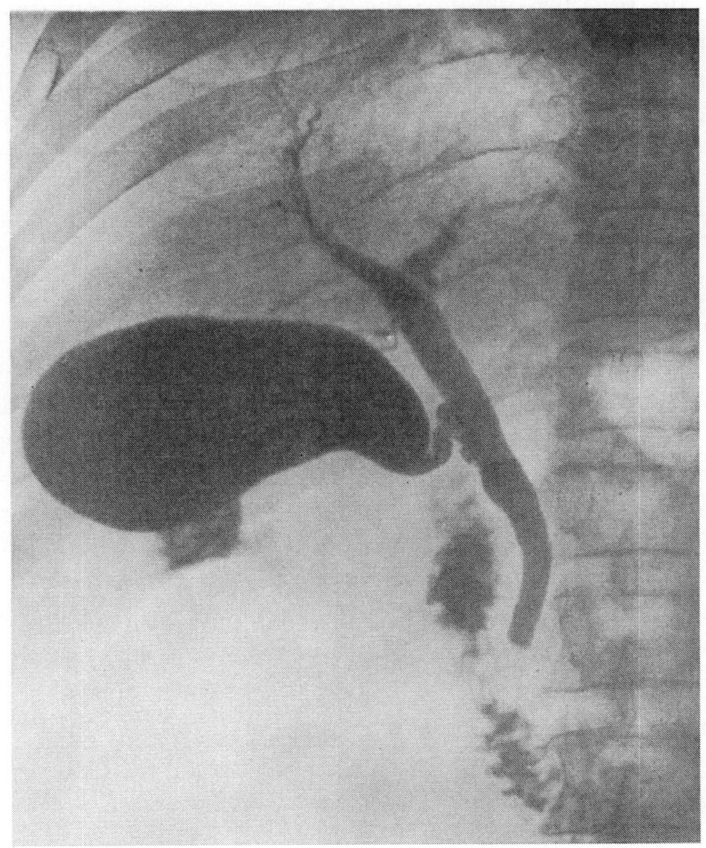

Abb. 81. Transhepatische Gallenblasenpunktion von lateral kurz nach Steinabgang. Punktion von ventral negativ (Depot am Leberrand)

Die *(venöse)* transjuguläre transhepatische Cholangiographie wurde 1967 von HANAFFEE u. WEINER eingeführt, ebenfalls um den gefährlichen transabdominellen Weg zu vermeiden und so die Gefahr der galligen Peritonitis und des Hämoperitoneums zu eliminieren. Die Treffsicherheit der Punktion entspricht mit 90% derjenigen der transabdominellen (HANAFFEE u. WEINER, 1967; RÖSCH u.Mitarb., 1973a, b).

Die Möglichkeit, im gleichen Untersuchungsgang eine Venendruckmessung in V. portae und hepatica (RÖSCH u.Mitarb., 1969) durchzuführen, intrahepatische portokavale Shunts anzulegen (RÖSCH u.Mitarb., 1971), Leberbiopsien vorzunehmen (DOTTER, 1964 u.a.) oder eine postoperative Gallenwegstriktur zu erweitern (HANAFFEE *et al.*, 1970), gibt der Methode wegen ihrer Vielseitigkeit eine besondere Bedeutung.

Die *Komplikationen* bei den transperitonealen Punktionen sind ernst und nur unter dem Gesichtspunkt der Schwere der Grundkrankheit und der Wichtigkeit der diagnostischen Klärung vor der Operation zu tolerieren.

Sauberkeit in der Untersuchungstechnik spielt hier eine große Rolle. Die weitaus meisten Komplikationen finden sich im Anfang der Untersuchungsserien, sind also mehr Zeichen einer methodologischen Unerfahrenheit des Untersuchers als zwangsläufige Folge der Untersuchung.

Die Komplikationsrate wird mit 3–5% bei 2215 Fällen (WENZ, 1967) angegeben, die Letalität mit 0,5% (EVANS, 1973). Der Vergleich mit der Mortalität bei der rein chirurgischen Exploration des Choledochus, die von 3–10% in Abhängigkeit der untersuchten Altersgruppen reicht, fällt eher günstig für die transhepatische Punktion aus, zumal bei Hepatitis die Mortalität der chirurgischen Exploration noch höher liegt (GLENN,

Hayes, 1955; Machado, 1971). Das Auslaufen von Galle aus der Punktionsöffnung (Cholaskos) tritt nur bei Obstruktionsileus, d.h. bei Gallestauung auf. Es kommt zur galligen Peritonitis, wenn nicht chirurgisch eingegriffen wird. Dies ist der Grund, weshalb die Untersuchung immer am Morgen der Operation durchgeführt werden sollte. Die Komplikation wird von Peiper mit 5% angegeben, von Adolph mit 70%. Die Schwierigkeit einer Prozentangabe wird darin liegen, daß beim Aszites die peritoneale Flüssigkeit schon gallig aussieht, so daß im Einzelfall schwer zu entscheiden ist, ob Galle ausgetreten ist oder nicht. Nach unserer Erfahrung ist der Galleaustritt häufig, wenn man nicht den Katheter bis zur Operation liegen läßt.

Blutungen aus dem Stichkanal sind häufig, gewöhnlich aber belanglos. In selteneren Fällen kann es zu tödlichen Blutungen kommen, von denen 6 Fälle berichtet sind (Wannagat, 1973, 1974). Bei Punktion unter laparoskopischer Kontrolle mit der Möglichkeit der Elektrokoagulation der Blutungsstelle lassen sich Blutungen in der Bauchhöhle vermeiden.

Das Eindringen von Blut aus Lebergefäßen in die Gallenwege (Hämobilie von Sandblom, 1944) als Verletzungsfolge ist selten, hat aber in einem Fall zum Tode geführt (Seldinger, 1966). Sie ist klinisch stumm und wird erst bei der Operation entdeckt, wie wir in einem eigenen Fall sahen. Nach Wannagat (1974) tritt Hämobilie auf, wenn ein arterielles Lebergefäß durchstoßen wird und das unter hohem Druck stehende Blut nach Zurückziehen der Kanüle in die eröffneten Gallenwege dringt.

Bilhämie, d.h. das Eindringen von Galle in die Blutbahn, ist ebenso möglich. Erfahrungen darüber liegen nicht vor.

Organverletzungen sind beschrieben worden, können sich aber nur bei grobem Fehler in der Untersuchungstechnik ereignen (Gallenblase, rechte Niere, Lungenpneumothorax, Darm, Leberkapselhämatom usw.).

Bei der transjugulären Cholangiographie sind die Gefahren der transabdominellen Punktion ausgeschaltet. Die Hämobilie als intrahepatische Läsion kommt dabei in gleicher Weise vor (Rösch u. Mitarb., 1973a) wie bei der extraperitonealen transhepatischen Cholangiographie nach Prioton. Bei der ersteren sind es mehr die Komplikationen der venösen Angiographie, die zu beachten sind, die aber kaum ins Gewicht fallen, abgesehen von der Möglichkeit des Pneumothorax bei der Punktion der V. jugularis int. Da man stets mit der Gefahr einer Infektion in den gestauten Gallenwegen rechnen muß, ist die präventive Gabe von Antibiotika und die Fortführung der Medikation für einige Tage notwendig.

Trotz antibiotischer Abdeckung kann es, insbesondere nach vorausgegangener Cholangitis, zu fieberhaften Reaktionen und Septikämien mit Schock kommen. Kadell u. Weimer (1973) halten deshalb die transjuguläre Cholangiographie bei akuter Cholangitis oder anamnestisch vorausgegangenen Cholangitisschüben für kontraindiziert, solange nicht wirksamere Antibiotika zur Verfügung stehen. Leberabszeß und Echinokokkusbefall sind ebenfalls Kontraindikationen.

Wegen der Gefahr des Gallenübertrittes in die freie Bauchhöhle wird die Untersuchung direkt vor der Laparotomie vorgenommen, so daß nötigenfalls Gallelecks übernäht werden können. Zur Vermeidung von Blutungen wird der Gerinnungsstatus kontrolliert. Prothrombinwerte unter 50% verlangen eine Vitamin-K-Behandlung. Eine Vitamin-K-resistente Hypothrombinämie wird als Kontraindikation angesehen (Felci u. Felci, 1957). Wir teilen diese Einstellung nicht, da die Untersuchung ohnehin unter Abwägung eines hohen Risikos unter einer letzten therapeutischen (operativen) Möglichkeit durchgeführt wird. Wenn die Voraussetzungen für eine chirurgische Konsequenz fehlen, erübrigt sich auch die Punktion.

Bei transjugulärem Vorgehen ist keine Operationsbereitschaft erforderlich.

2. Untersuchungstechnik

Die Untersuchung kann in Allgemeinnarkose durchgeführt werden. Sie bietet die Möglichkeit in Apnoe zu punktieren (WIECHEL, 1963). Der Nachteil, den Patienten nicht in Schräg- oder Bauchlage bringen, vor allem aber nicht im Stehen untersuchen zu können, überwiegt die Vorteile bei weitem.

Punktiert wird in Lokalanästhesie nach guter Sedierung in Atemstillstand. Die verschiedenen Zugänge sind in Abb. 82 erläutert.

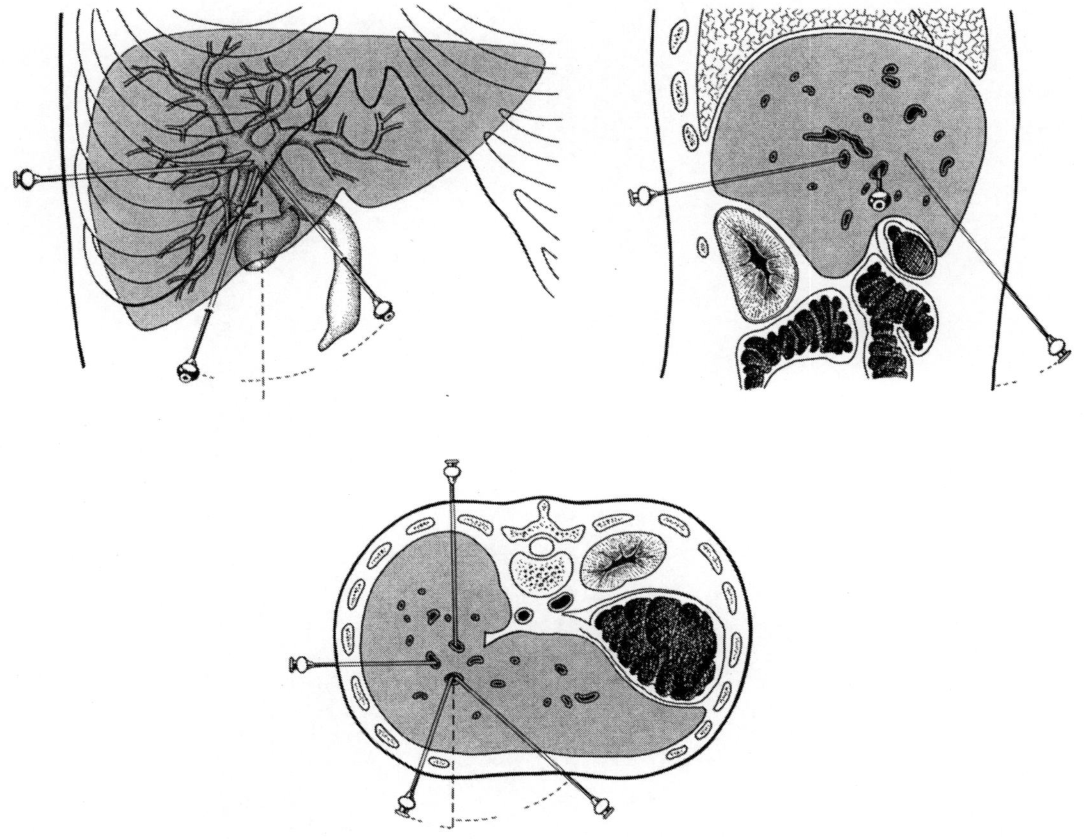

Abb. 82. Schematische Wiedergabe der verschiedenen Zugänge (sagittal, frontal und axial)

Zur Punktion benutzt man zweckmäßigerweise einen Nadelkatheter von 15–20 cm Länge, der nicht zu biegsam sein sollte, um ihn gut führen zu können. Man zielt in den Leberhilus und sticht nicht zu weit ein: In der Peripherie findet man erweiterte Gallenwege weniger leicht, dafür verletzt man bei ventralem Zugang leicht den Zwerchfellansatz dorsal, was vom Patienten als recht schmerzhaft empfunden wird.

Die Röntgenaufnahmen nach KM-Auffüllung der Gallenwege werden zunächst in normaler und halbrechter Rückenlage gemacht. Sie geben den besten Überblick über die intrahepatischen Gallenwege (Abb. 83a). Der D. hepatocholedochus füllt sich dagegen in Bauchlage am besten (Abb. 83b). Bei pathologischen Prozessen im distalen Choledochus empfiehlt sich die Aufnahme im Stehen mit Zielaufnahmen in mehreren Drehstellungen zur Differenzierung des Verschlußtyps (Abb. 83c). Selbst bei kleinen KM-Mengen erhält man durchweg eine diagnostisch vollausreichende Information.

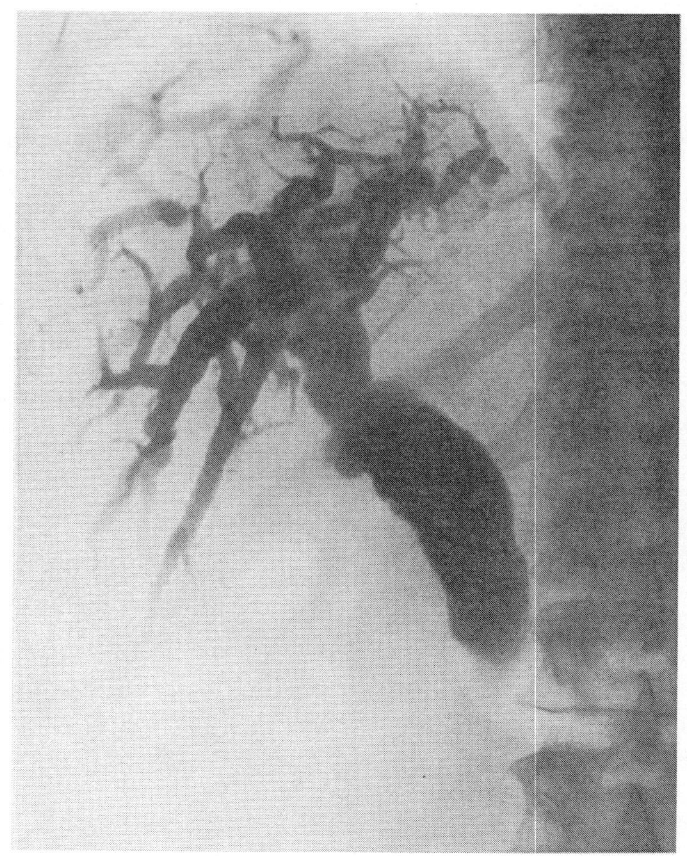

a)

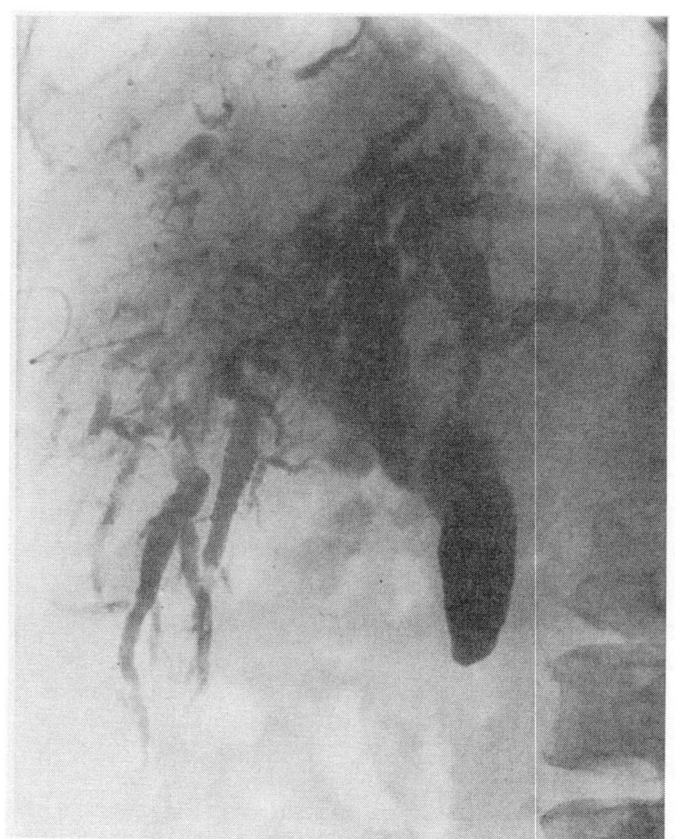

b)

Abb. 83a–c. Kleines Pankreaskopf-Karzinom mit schmerzlosem Ikterus. Lateraler Zugang. (a) Halbrechte Rükkenlage: Gallengänge intrahepatisch gut gefüllt; (b) halblinke Bauchlage: schlechte Gallengangfüllung, ausgezeichnete Choledochusfüllung; (c) im Stehen in 4 Drehstellungen: differenzierte Darstellung des Choledochusabbruchs

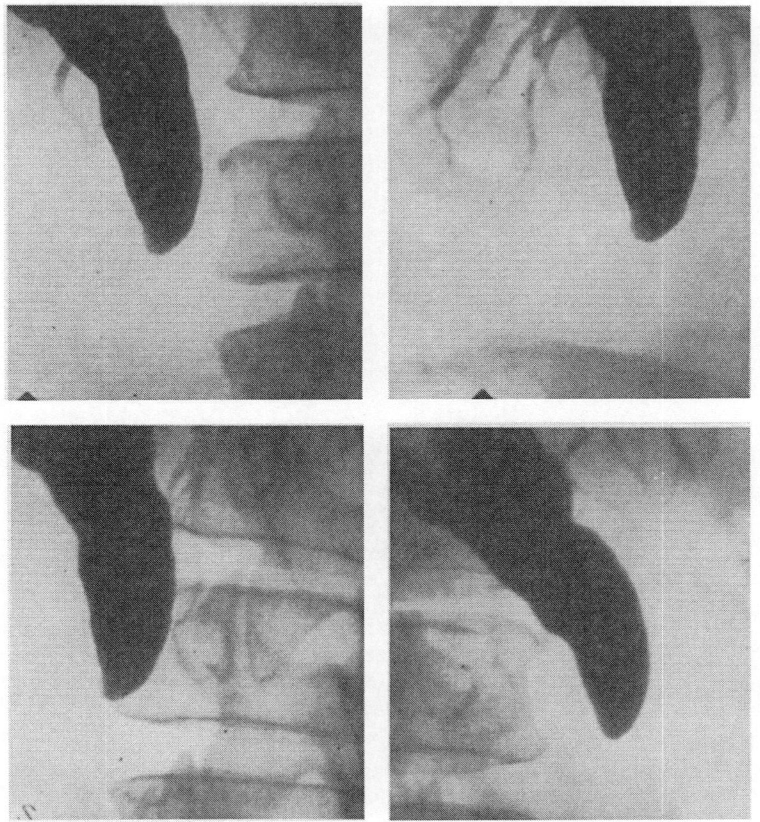

Abb. 83c

a) Anteriore transperitoneale Verfahren

Punktion im epigastrischen Winkel rechts

Nach guter Sedierung wird in Lokalanästhesie die Nadel im Epigastrium, rechts oder links der Mittellinie, nach oben außen und hinten eingestochen, und zwar in einem Winkel von 45° zur Frontalebene (CARTER u. SAYPOL, 1952; NURICK u.Mitarb., 1953; REMOLAR u.Mitarb., 1960; ATKINSON, 1960; SHALDON u.Mitarb., 1962).

Die von PEIPER (1967) angeführte Gefahr der Gallenblasenpunktion ist nach eigener Erfahrung nicht hoch einzuschätzen; wir sahen sie im eigenen Material nie.

Sofort nach Einstechen wird die Nadel aus dem Katheter entfernt, so daß Leber und Katheter sowie Bauchdecken elastisch miteinander verbunden sind, im Gegensatz zur starren Nadel (Abb. 84).

Läuft Galle ab, saugt man zunächst vorsichtig ab und spritzt im Austausch KM ein, so daß keine Dehnung der Leberkapsel eintreten kann (Kreislaufkollaps!).

Läuft keine Galle ab, spritzt man das KM mit so geringem Druck an, daß sich kein KM-Depot im Parenchym bilden kann. Füllt sich dabei das Gangsystem, liegt man in einem kleinen Gallenast, aus dem Galle nicht unter Druck austreten kann (Abb. 79). Die intrakanalikuläre Lage des Katheters erkennt man auch daran, daß das KM leicht und ohne Druck aus der Spritze ausläuft. Im Fernsehbild hat man dann zu entscheiden, ob man im Gallengang oder in einer Lebervene liegt. Diese Entscheidung ist leicht, da das KM in den Venen sofort nach medial oben abfließt, in den Gallengängen aber bandförmig liegen bleibt.

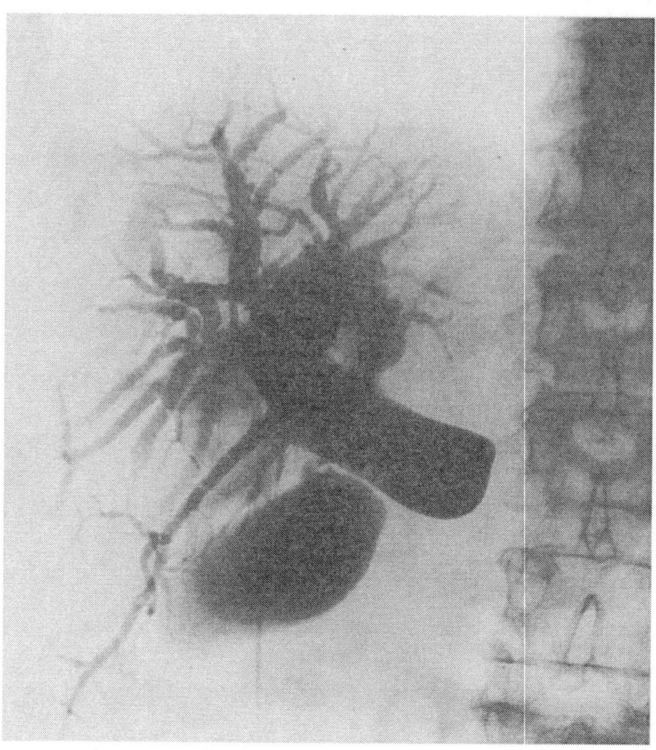

Abb. 84. Anteriorer Zugang medial. Abbruch des D. choledochus durch großes Pankreas-Karzinom

Läuft keine Galle ab und läßt sich auch ohne Druck kein Gallengang darstellen, zieht man den Katheter langsam zurück bei unverändert leichtem Druck auf den Spritzenstempel, bis das KM leicht austritt und im Fernsehbild die Gallengänge erkennbar werden.

Wir lassen die Galle zunächst im Austausch mit Kontrastmittel ab, für den Fall, daß durch die Atembewegung der Katheter aus dem Gallengang gezogen wird. Erst nach genügender KM-Injektion lassen wir möglichst viel Galle ab.

Nach Anfertigung der Röntgenaufnahmen bleibt der Katheter bis zur Operation liegen. Der Katheter kann, wenn er gut in den Gallenwegen liegt, längere Zeit zur Gallendrainage liegen bleiben (LÉGER u. Mitarb., 1952). SHALDON u. Mitarb. (1962) ließen den Katheter bis zum Abklingen des Ikterus für 2 Wochen liegen bei täglichem Abfluß von 600 cm^3 Galle, ohne daß Komplikationen auftraten. Nach unseren Erfahrungen aber zieht sich der Katheter bei den Röntgenaufnahmen in den verschiedenen Drehstellungen und im Stehen leicht aus dem Gallengang heraus. Immerhin blutet es dann, wegen des im Parenchym liegenden Katheters, nicht aus der Leber in die freie Bauchhöhle.

Für das Gelingen der Punktion ist wichtig, daß der Patient gut sediert und das Peritoneum gut anästhesiert ist.

Läßt sich der untere Leberrand im Fernsehbild nicht zuverlässig lokalisieren, hilft das Trinken von Brause mit Darstellung des oberen Duodenums (ROYER u. Mitarb., 1942). Die Anzahl der Punktionsversuche beschränkt man auf 3–6. Füllt sich nur eine Hälfte der Gallenwege, ist die simultane Punktion beider Leberhälften (CASTIGLIONI u. PETRONI, 1964) in den Fällen nötig und wichtig, wenn die punktierten und mit KM gefüllten Gallenwege normal weit und ein isolierter Verschluß des rechten oder linken Gallenastes wegen erhöhter Bilirubinwerte vermutet wird (ARNER, HAGBERG u. SELDINGER, 1962; WENZ u. KOLIG, 1965).

Der häufigste Fehler bei diesem Vorgehen ist, daß die Nadel zu weit, d.h. bis zum Zwerchfellansatz hinten vorgeschoben wird.

Punktion in der Medioklavikularlinie rechts (KIDD, 1950; FELCI, FELCI, 1957; FLEMMA *et al.*, 1963; SANTOS *et al.*, 1960; EVANS *et al.*, 1973; ISLEY, SCHAUBLE, 1962; PEIPER *et al.*, 1967). Die Nadel wird unter dem Rippenbogen in der Medioklavikularlinie in einem Winkel von 45° zur Frontalebene und 20° zur Körperlängsachse eingeführt, unter den gleichen Bedingungen wie unter a). Sie zielt ebenfalls auf die großen Gallenwege im Leberhilus (s. Abb. 85). Im übrigen gelten die gleichen Regeln wie bei der Punktion im epigastrischen Winkel rechts.

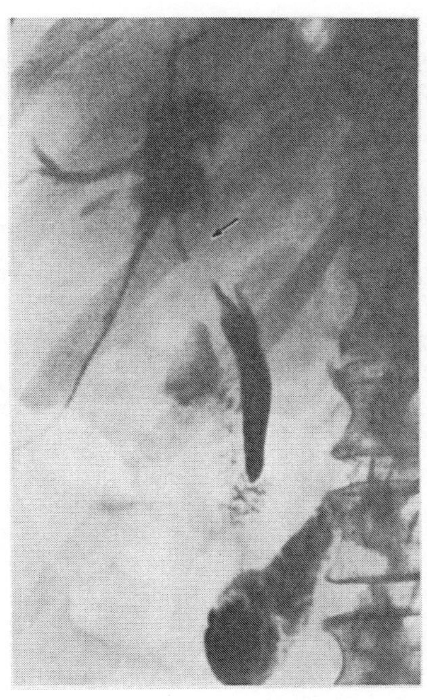

Abb. 85. Anteriorer Zugang medio-klavikular. Gallenblasen-Karzinom, in D. hepaticus einwachsend

b) Lateraler transperitonealer Zugang

(HOUSSET u. VANTIS, 1957; FUENTES, 1957; ZERBONI u. POLERO, 1960; WIECHEL, 1963; DANIELS, 1960; BORROW, 1964; RÜTTIMANN u. Mitarb.; WENZ, 1973; BAYINDIR, 1966, 1969, 1970, 1973, u.a.)

Die Katheternadel wird nach Markieren des 1. LWK von der mittleren Axillarlinie, etwa im 9. ICR, senkrecht auf den 1. LWK zu eingeführt bis etwa 3–4 cm vor der re. Wirbelkante, wo ventral des 1. LWK die Hepatikusgabel gelegen ist (Abb. 83). Auch hier kann der luftgefüllte Bulbus, der direkt kaudal davon liegt, zur weiteren Lokalisation dienen. Der Vorteil dieser Methode gegenüber den anterioren Zugängen soll darin liegen, daß die Nadel in Richtung der großen Gallengänge liegt, diese sollen deshalb leichter zu punktieren sein und die Nadel besser darin liegen bleiben (PEIPER u. Mitarb., 1967). Die Gefahr der biliovaskulären Fistel soll geringer sein, da nach NETTELBLAD die größeren intra- und extrahepatischen Gallengänge ventral der Gefäße liegen. Wir benutzen den seitlichen Zugang in gleicher Weise wie den anterioren im epigastrischen Winkel rechts.

c) Posteriorer extraperitonealer Zugang

(PRIOTON, 1960; REBOUL, DELORME, MAS, TESSIER, 1966; DIARD, DELORME, TAVERNIER, LARONDÉ, 1972)

Die Leber liegt im Bereich des Ligamentum coronare der hinteren Thorax- und Bauchwand breit an (Abb. 86a, b). Man kann hier die Leber also extraperitoneal punktieren und die Gefahr der galligen Peritonitis verhindern.

Dieser Zugang wurde von PRIOTON (1960) sowohl für die Biopsie wie die perkutane transhepatische Cholangiographie empfohlen und kann auch für eine länger dauernde Gallendrainage benutzt werden.

Nach Prämedikation mit Sedativa und Atropin wird in Bauchlage des Patienten im 10. ICR und 4 Querfinger breit von der Dornfortsatzreihe in L.A. punktiert (Abb. 87). Die Nadel wird 10–12 cm nach sagittal und etwas nach kranial vorgeschoben. Die Ergebnisse bei Benutzung eines Nadelkatheters (Longdwell-Katheter) sind nach DIARD u. Mitarb. (1972) signifikant besser als mittels Troicart für Punktion und Biopsie.

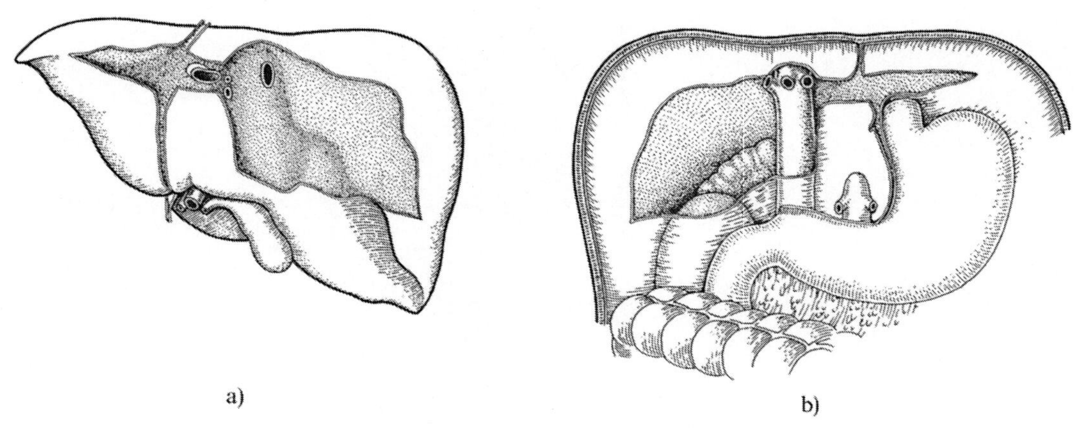

Abb. 86a u. b. Topographie der Leberanheftung an der hinteren Brustwand: extraperitonealer dorsaler Zugang bei der Punktion nach Prioton (nach NETTER, The Ciba Collection III). (a) Blick von dorsal, (b) Blick von ventral

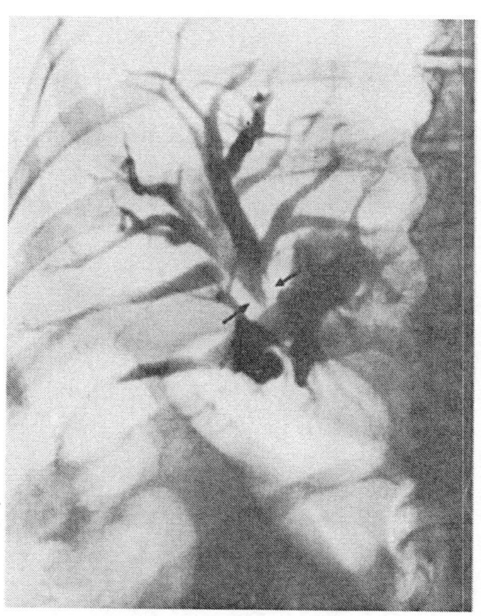

Abb. 87. Dorsaler Zugang nach Prioton. Hepatikus-Karzinom in der Gabel

Der Galle-KM-Austausch soll, wie üblich, langsam erfolgen. Nach Abschluß der Untersuchung muß das KM nicht abgesaugt werden, so daß 6 oder 12 Std p.i. noch Kontrollaufnahmen gemacht werden können (DIARD *et al.*, 1972).

Die Punktion gelingt in etwa 80% der Fälle, die Erfolgswahrscheinlichkeit liegt also in der Größenordnung der übrigen Methoden.

d) Transvenöse transhepatische Cholangiographie

(HANAFFEE u. WEINER, 1967; WEINER u. HANAFFEE, 1970; RÖSCH, LAKIN, 1973a, b; ANTONOVIC u. DOTTER, 1973a, b)

Die Vorbereitung des Patienten erfolgt 24 Std vor der Untersuchung mit einer antibiotischen Prophylaxe, die nach der Untersuchung noch für 1 oder 2 Tage fortgeführt wird.

Nach Prämedikation mit Sedativa und Atropin wird in L.A. die rechte V. jugularis int. punktiert, lateral der A. carotis und 3–4 cm unterhalb des Kieferwinkels am medialen Rand des M. sternocleidomastoideus.

Läßt sich der Kopf nicht genügend nach hinten und außen links drehen, hebt man den Rücken mit einer breiten Pelotte an (in gleicher Weise wie bei der Hirnangiographie) und legt die Beine hoch, um die Überstreckung des Kopfes möglichst zu erleichtern.

Um die Einführung des Katheters zu vereinfachen, wird reichlich Lokalanästhetikum mit Adrenalinzusatz in die Subkutis gespritzt. Die 10 cm lange, dünnwandige Punktionsnadel mit einem Außendurchmesser von 1,83 mm und einem Innendurchmesser von 1,4 mm wird unter ständiger Aspiration nach kaudal vorgeschoben. Die Vene wird allerdings meist bei Zurückziehen und Aspiration (bei mäßigem Valsalva-Versuch) erreicht. Der J-Sicherheitsmandrain wird dann durch die Nadel bis in die V. cava inf. vorgeführt, um die Katheterpassage durch den rechten Herzvorhof zu erleichtern.

Vor der Einführung des Katheters wird die Punktionsstelle mit einem kurzen Katheter vorgeweitet, eine wichtige Voraussetzung für die Einführung des spitz ausgezogenen, leicht gekrümmten und 45 cm langen Teflon-Katheters, dessen Innendurchmesser 2,08 und dessen Außendurchmesser 3 mm (9 F) mißt. Er wird in die obere, sagittale Lebervene des rechten Leberlappens vorgeschoben. Unter leichtem Drehen oder unter Zuhilfenahme eines Mandrains wird die 40 cm lange Katheternadel vorgeschoben, um die Innenfläche des Katheters nicht zu verletzen.

Die Einführung des Teflon-Katheters in die obere Lebervene ist bei Zwerchfellhochstand erschwert, da der Venenabgang statt des spitzen Winkels einen zunehmend rechten annimmt. Als Orientierungspunkt für den Abgang kann man den rechten Herz-Zwerchfellwinkel nehmen. In tiefer Inspiration gelingt die Sondierung der Vene leichter. In Anbetracht der Neigung der Teflon-Katheter, die vorgegebene Krümmung der Spitze zu verlieren, gelingt die Venensondierung manchmal erst nach Einführen eines Polyäthylenkatheters oder unter Benutzung eines Tip-Deflektors.

Liegt der Katheter frei in der betreffenden Lebervene, wird zunächst der Venendruck aufgezeichnet. Danach kann eine Venographie durchgeführt werden, etwa bei Verdacht auf Budd-Chiari-Syndrom. Durch Erhöhen des Drucks bei der Injektion kann das KM auf die portale Seite des Venensystems gedrückt und so eine Portographie der Leber retrograd durchgeführt werden.

Ist wegen des Vorliegens oder des Verdachtes eines Obstruktionsikterus die perkutane Leberbiopsie nach Menghini nicht durchgeführt worden, wird sie jetzt nachgeholt: Die in den Teflon-Katheter eingeführte Nadel wird nach lateral etwa 2–3 cm vorgeschoben bei gleichzeitiger Aspiration mit einer 10 cm^3-Spritze. Dabei enthalten Nadel und Spritze Flüssigkeit, um den Sog auf das Lebermaterial möglichst groß zu halten. Bei fester

Leber, etwa Leberzirrhose, läßt sich oft erst Material nach mehrmaligen Punktionen gewinnen.

Den Abschluß der Untersuchung bildet die transhepatische Punktion:

Innerhalb der Vene wird die Spitze der Katheternadel nach medial gedreht in Richtung des Leberhilus, etwa 5 cm von der Cava entfernt.

Die Nadelspitze wird jetzt 2–3 cm in Atemstillstand vorgeschoben, während der Katheter in der Vene liegen bleibt und vorsichtig in der Lage gehalten wird, um ein Zurückspringen der Katheterspitze zu verhindern. Unter Fernsehdurchleuchtung wird nun wie bei der PTC vorsichtig KM angespritzt. Läßt sich kein Gallengang auffinden, zieht man langsam zurück unter fortwährendem leichten Druck auf die Spritze. Stellt sich kein Gallengang dar, versucht man dasselbe in etwas anderer Richtung, insgesamt 3–4mal.

Nach Füllung des Systems mit 50–80 cm^3 nierengängigen KMs werden Aufnahmen in den verschiedenen Drehstellungen gemacht, insbesondere in Bauchschräglage (Abb. 88). Am wichtigsten ist die Aufnahme im Stehen, da selbst bei kleinen KM-Mengen der D. hepatocholedochus sich meist gut darstellen und das Hindernis lokalisieren und differenzieren läßt.

Nach erfolgreicher Punktion saugt man möglichst viel Galle ab und füllt dann das Gallenwegsystem auf. Anschließend zieht man die Nadel ganz aus dem Katheter, während man den Katheter in der Lebervene liegen läßt. Nach Anfertigung der Röntgenaufnahmen, evtl. im Stehen zur Choledochusdarstellung, wird der Katheter entfernt.

Bei der Beurteilung der transjugulären Methode hat man einen wesentlich größeren Aufwand an Zeit und Personal einzukalkulieren sowie die Tatsache, daß es sich um eine echte angiographische Untersuchung handelt, die gute manuelle Geschicklichkeit verlangt.

Die Reichweite der Methode ist aber größer als bei der transperitonealen Technik: Der transjuguläre Zugang erlaubt die Kombination von Leberbiopsie (DOTTER, 1964)

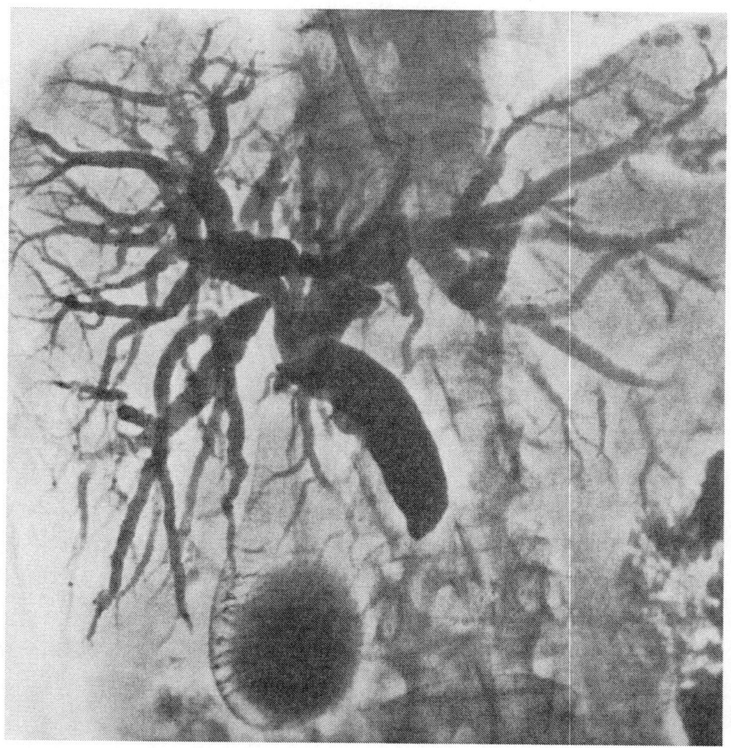

Abb. 88. Transjugulärer Zugang. Pankreas-Karzinom (Aufnahme Prof. Dr. RÖSCH, Portland/Oregon)

mit der transhepatischen Cholangiographie (HANAFFEE u. WEINER, 1970) sowie der intrahepatischen Venendruckmessung bzw. Venographie der Leber- und Portalvenen in einer Sitzung.

Die Vermeidung der freien Bauchhöhle hat den großen Vorteil, daß bei obstruktivem Ikterus sowohl die mehrmalige Leberbiopsie als auch die transhepatische Cholangiographie ohne Zeitnot, d.h. ohne Zwang der anschließenden Operation zur Vermeidung der galligen Peritonitis, durchgeführt werden kann.

Mit der gleichen Technik und unter Verwendung eines koaxialen Katheters nach DOTTER (1964) wurde ein transhepatischer therapeutischer Eingriff durchgeführt in Form der erfolgreichen Dehnung einer stenotischen hepatojejunalen Anastomose (HANAFFEE, RÖSCH, WEINER, 1970).

Über die Möglichkeit der Anlage eines transhepatischen portokavalen Shunts bei portaler Hypertension mit Hilfe der gleichen Technik berichteten RÖSCH u.Mitarb., 1969 und 1971.

XII. Radioisotopen-Diagnostik der Gallenwege

Der Vorteil der Isotopentechnik liegt darin, topographische und dynamische Untersuchungen ohne Vorbereitung des Patienten durchführen zu können.

Gegenüber den vielen technischen Störmöglichkeiten und der visuellen, d.h. subjektiven Auswertung der Röntgenbilder hat man die Möglichkeit der quantitativen Untersuchung.

Der Weg der hepatotropen, markierten Substanzen durch die Leber in die Galle ist ähnlich oder gleich dem der Röntgenkontrastmittel.

Vorteile von der Isotopentechnik sind überall dort zu erwarten, wo noch eine Galleausscheidung besteht, die KM-Konzentration aber nicht mehr die für die bildmäßige Darstellung nötige Konzentration erreicht.

1. Szintigraphische Darstellung der Gallenblase

Als Substanzen wurden bisher benutzt etikettierte i.v. KM (^{131}Jod-Bengalrosa oder ^{131}J-Bromsulphon). Das dem Bilirubinmolekül ähnliche ^{131}J-Toluidin-Blau (CZERNIAK u.Mitarb. 1968) scheint von der chemischen Struktur her besonders günstige Voraussetzungen als Radiodiagnostikum zu besitzen. EICKENBUSCH u. STUTE (1974) fanden bei 25 negativen Cholezystogrammen 22mal eine positive Gallenblasen-Szintigraphie und in 4 von 5 Fällen mit hohem Bilirubinspiegel noch eine positive Darstellung.

Die Gallenblase färbt sich bei einer Konzentration von mindestens 75–100 µCi ^{131}J-KM 2 Std nach Injektion an (SPESIVCEVA *et al.*, 1972).

Unter normalen Bedingungen liegt das Aktivitäsmaximum für ^{131}J-Toluidin-Blau (RTB) bei 20 min nach Injektion (EICKENBUSCH, STUTE, 1974). Unter pathologischen Veränderungen verlängert sich diese Zeit u.U. bis zu 24 Std.

Die Gallenblasen-Szintigraphie läßt sich mit einer Funktionsuntersuchung koppeln, indem man die Plasma-Aktivitätskurve, bzw. den zeitlichen Ablauf der Eliminierung des Isotopes aus dem Blutserum aufzeichnet.

Die fehlende oder kontrastarme Darstellung der Gallenblase gibt einen relativ sicheren Hinweis auf eine krankhaft veränderte Blase.

Der positive oder negative szintigraphische Nachweis der Gallenblasenkontraktion nach Reizmahlzeit erlaubt speziell eine Klärung der Diagnose einer Gallenwegsdyskinesie (SPESIVCEVA *et al.*, 1972).

Die Strahlenexposition bei Gabe von 300 µCi RTB liegt bei einer Ganzkörperdosis von 94–214 mrad. Die Strahlenbelastung im Blut beträgt etwa 36 mrad, die der Leber etwa 0,074 rad (EICKENBUSCH u. STUTE, 1974).

2. Szintigraphische Darstellung von Choledochuszysten

Zystische Erweiterungen des D. choledochus (s.u.) stellen sich normalerweise nicht dar (SHIRAKI u. OKAMOTO, 1962). Bei 405 Fällen gelang der Nachweis mit oralen KM 4mal und mit i.v. KM 2mal (SILBERMANN u. GLAESSNER, 1964).

Nach Injektion von 250 µCi ^{131}J-Bengalrosa gelang 18 Std p.i. bei einem achtjährigen Kind die Darstellung einer faustgroßen Zyste (TADA *et al.*, 1972).

3. Untersuchung des Galleabflusses aus dem D. choledochus in das Duodenum

Durch Verwendung von Detektoren über der Leber und dem Oberschenkel sowie dem rechten (Papillenbereich) und dem linken Oberbauch bzw. mittels der Gammakamera läßt sich das Verschwinden der Aktivität aus dem Blut, das Anfluten über der Leber und der Übertritt in das Duodenum erfassen. Als Isotop läßt sich ^{131}J-Bengalrosa benutzen (SHARP *et al.*, 1967; LÜDERS, 1969; EMRICH, 1971), besser noch ^{131}J-BSP.

SEYSS injiziert dem nüchternen Patienten 1 µCi pro Kilogramm Körpergewicht ^{131}J-Bengalrosa i.v. Die Meßstelle über der Papille wird auf einer zuvor durchgeführten MDP lokalisiert. Diese Untersuchung wird kombiniert mit der i.v. Cholegraphie, so daß eine gute Korrelation mit den morphologischen Verhältnissen gegeben ist.

Die Reizmahlzeit wird etwa 20 min nach Injektion gegeben.

Die Erfahrungen von SEYSS (1972) lassen folgende Rückschlüsse zu:

Fehlende Aktivitätsanreicherung über dem Duodenum und dem Dünndarm im linken Oberbauch auch nach Reizmahlzeit und nach Gabe eines Spasmolytikums beweist die Abflußstörung. Sie kann bestehen in einer Gangobstruktion durch Tumor, Stein oder Papillenstenose. Bei fehlendem Ikterus wird man zunächst an einen Papillenspasmus denken, der sowohl durch Gabe eines Spasmolytikums als auch die i.v. Cholegraphie ausgeschlossen werden muß.

Stoßartige Entleerung von Galle in das Duodenum nach Reizmahlzeit ist nicht pathognomonisch und tritt sowohl bei Patienten mit funktionierender wie fehlender oder nicht funktionierender Gallenblase auf.

Kontinuierliches Abfließen von Galle nach etwa 10 min p.i. ohne Papillenspiel und ohne Reaktion nach Reizmahlzeit kann durch eine herabgesetzte Leberfunktion ebenso bedingt sein wie durch eine Papilleninsuffizienz oder einen Zustand nach Papillotomie.

Unsere Erfahrungen mit der Sequenzszintigraphie bei Ikterus sind sowohl bei Säuglingen und Kindern wie bei Erwachsenen ausgezeichnet. Bei unauffälligen Laborwerten gibt die Szintigraphie die Indikation zur transhepatischen Punktion der Gallenwege.

XIII. Ultraschalldiagnostik (Sonographie)

Die von HOWRY u. BLISS (1952) angegebene Technik der zweidimensionalen Ultraschall-Tomographie (B-Scan) unterscheidet sich von den röntgenologischen und nuklearmedizinischen Methoden prinzipiell (HOLM u. MORTENSEN, 1968).

1. Im Vergleich zum Röntgenbild, bei dem aufgrund der Zentralprojektion der Strahlen alle Strukturen im Bild übereinander projiziert werden, gibt das B-Scan einen Schnitt wieder, der entsprechend der Führung des Schallgerätes den Körper transversal oder in einer beliebigen Längsrichtung darstellt.

2. Während sich bei der Röntgenaufnahme das Bild als Strahlenrelief aufgrund der Absorption von Strahlen im Gewebe je nach der Ordnungszahl aufbaut und im Isotopenscan die fehlende normale oder pathologische Anreicherung von strahlender Aktivität im Gewebe wiedergegeben wird, zeigt das Ultrasonogramm akustische Charakteristika von Geweben, die mit dem Organumfang und der pathologischen Veränderung der Struktur wechseln und so eine Unterscheidung der Strukturen gestatten.

3. Im Röntgenbild bestimmt, wie im Isotopenscan, die Masse des Organs das Bild.

Im Ultrasonogramm sind es die Grenzflächen zwischen Medien mit verschiedenem Schallwiderstand (Impedanz), die die gradlinig durch die Weichteile fortgeleiteten Ultraschallwellen reflektieren. Die Schallimpulse sollen möglichst viele Körperschichten durchdringen und an den passierten Grenzflächen nur soviel von ihrer Intensität als Echo abgeben, daß es für ein registrierbares Signal ausreicht (Rettenmaier, 1974). Echos mit kurzer Laufzeit werden nach kurzer Strecke, solche mit langer Laufzeit nach längerer Strecke auf der Braunschen Röhre sichtbar. Die Schwächung der Ultraschallimpulse und der Echos im Gewebe kann durch eine laufzeitproportionale elektronische Verstärkung kompensiert werden, so daß man aus der Höhe des jeweils nötigen Verstärkungsgrades auf die Art des durchschallten Materials schließen kann.

Schallschattenzonen entstehen hinter total reflektierenden Flächen oder Gebilden mit hoher Schallabsorption, wie Luft, Knochen, Steinen, Knorpel usw.

Der Vorteil der Methode liegt in der Vermeidung von Röntgenstrahlen bei Schwangerschaft, Leber- und Niereninsuffizienz. Praktisch benutzt werden das Speicherbildverfahren und das schnelle B-Verfahren.

Beim ersten läßt sich der etwa fingerdicke Schallkopf leicht in schwierige Körperregionen bringen und variieren, braucht zur Herstellung des Schnittbildes aber längere Zeit. Die Helligkeitsunterschiede der Lichtpunkte (=unterschiedliche Echointensitäten) sind gering.

Beim schnellen B-Verfahren, wo sich zwischen Schallkopf und Patient ein Wassersack befindet, läßt sich der größere Schallkopf schlechter ankoppeln und die Schallrichtung nicht so einfach variieren. Die Schnittbilder werden aber schneller aufgebaut und können fortlaufend hergestellt werden.

Die beliebig wiederholbare und risikolose Methode der Ultrasonographie läßt sich günstig bei Lebererkrankungen, Pankreasvergrößerungen durch Tumor oder Zyste und Steinbildungen sowie Stauungen im extrahepatischen System einsetzen. Dies besonders bei negativen Cholangio-Cholezystographien und Ikterus.

Einmal kann durch Nachweis oder Ausschluß einer Pankreasvergrößerung die Differentialdiagnose einer Abflußstörung eingeengt werden. Zum anderen läßt sich eine Gallenblasenvergrößerung (Hydrops, Abflußstörung im Choledochus) einwandfrei diagnostizieren (Holmes, 1966). Wegen der Schattenzone hinter den Steinen im D. cysticus, D. hepatocholedochus und in den intrahepatischen Gallenwegen können diese u.U. identifiziert werden.

Die Gallenblase wird im Querschnitt als rundliche bis ovale echofreie, d.h. dunkle Zone abgebildet.

Nach Lokalisation der Gallenblase in mehreren Querschnittsebenen wird noch ein Bild im Längsschnitt aufgebaut (Abb. 89). Gallensteine werden als einzelne oder mehrere streifenförmige Echos im Inneren der Gallenblase erkennbar, die meist der Hinterwand anliegen (Abb. 90).

Die Darstellung der Gallenblase gelingt bei röntgenologisch normaler Gallenblase sonographisch in etwa 70% der Fälle, der Steinnachweis in etwa 85% der röntgenologischen Steinnachweise (Doust, Maklad, 1974).

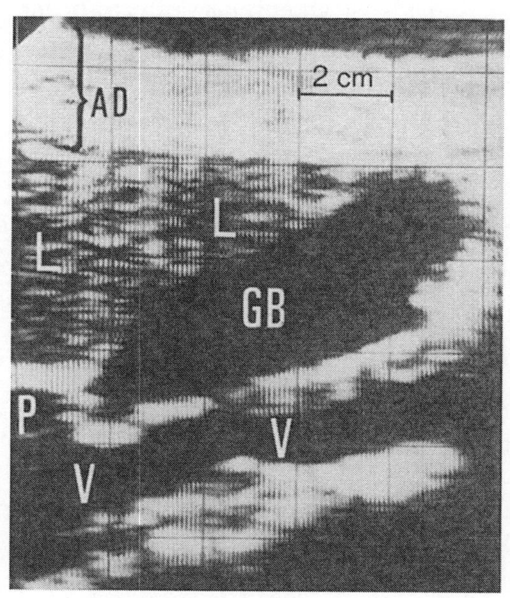

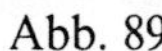
Abb. 89

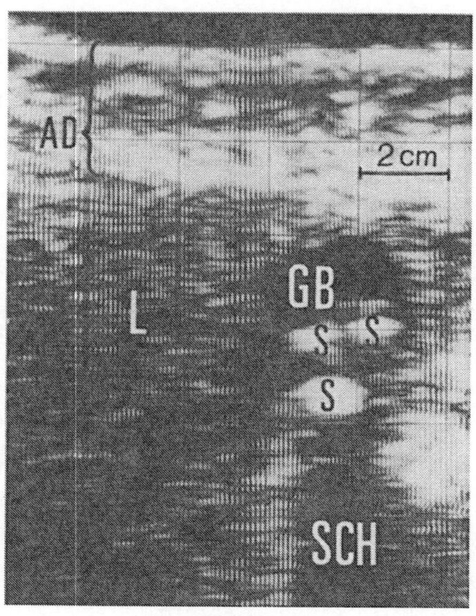

Abb. 90

Abb. 89. Große, schlaffe Gallenblase (*GB*). Ultraschallschnittbild (Sonogramm) in Längsrichtung (linker Bildrand=kranial, rechter=kaudal, oberer=ventral, unterer=dorsal). Die Gallenblase liegt an der Dorsalseite der Leber (L). mit ihrem typischen Echomuster. Galle bietet dem Ultraschall keine Reflexionsfläche, erscheint deshalb echofrei (=schwarz). Der untere Gallenblasenpol unterragt den unteren Leberrand um fast 2 cm und ist an seiner Dorsalseite durch Darm etwas eingedellt. Dorsal von der Gallenblase das längsgetroffene Rohr der Vena cava inferior (*V*). *P* Eintritt des Pfortaderstamms in die Leber. *AD* Bauchdecken. Ein Gallenblasenhydrops erscheint sonografisch entsprechend (Aufn. Priv.-Doz. Dr. G. RETTENMAIER/Böblingen)

Abb. 90. Multiple-Gallenblasensteine. Ultraschallschnittbild (Sonogramm) in Längsrichtung (linker Bildrand= kranial, rechter=kaudal, oberer=ventral, unterer=dorsal). Das Lumen der Gallenblase (*GB*) ist nur ventral glatt begrenzt und echofrei (=schwarz). Im dorsalen Anteil liegen 3 starke (=helle und große) Echos, die an Gallenblasensteinen (*S*) entstehen. Die Steine verursachen außerdem infolge hoher Schallabsorption eine so hohe Schallschwächung, daß dorsal von ihnen eine typische Schallschattenzone entsteht (*SCH*). Diese ist bei kleinen Konkrementen oft deutlicher als das Steinecho und dient dann als Pfadfinder zum Stein. Beide Zeichen, Echo und Schatten, werden von röntgenpositiven und -negativen Steinen verursacht. *L* Leberparenchymmuster. *AD* Bauchdecken (Aufn. Priv.-Doz. Dr. G. RETTENMAIER/Böblingen)

Andere Autoren (LUTZ, 1975; TOKANO *et al.*, 1970; YAMADA *et al.*, 1970) halten den sonographischen Steinnachweis dem röntgenologischen für ebenbürtig oder besser.

Kleinste Steine und Polypen entziehen sich derzeit noch dem Nachweis (HUBLITZ, KAHN und SELL, 1972).

Der Nachteil der Methode liegt in der großen Bandbreite des Ultraschalls ($^1/_3$–3 mm), so daß die Schärfe von Röntgenbildern nicht erreicht werden kann. Auch die Deutung der Bilder ist schwierig und verlangt offensichtlich größere Erfahrung.

Ein anderer, schon erwähnter Nachteil liegt darin, daß Knochen und gashaltige Organe, wie Lunge und Darm, eine Untersuchung der darunter liegenden Organe oder Strukturen verhindern.

Intraoperativ kann das Ultraschall-B-Scope-Verfahren eingesetzt werden. Es mißt mit Hilfe nur eines Ultraschallstrahls Entfernungen und Echostärken in topographisch gut übersichtlichen Regionen (z.B. Echoenzephalographie am Schädel). Ein kleiner Schallkopf wird auf den D. hepatocholedochus gesetzt, und man erhält bei Vorhandensein eines Steins ein starkes Echo in entsprechendem Abstand von der Oberfläche des Schallkopfes (KNIGHT, NEWELL, 1963; HAYASKI, WAGAI, 1958; HILL, MCCOLL, 1961; FISCHER, 1961; EISEMAN *et al.*, 1965).

E. Erkrankungen der Gallenblase und der Gallenwege

I. Mißbildungen und Anomalien der Gallenblase und der Gallenwege

Unter Mißbildungen versteht man anatomische Veränderungen der Form, deren Schweregrad auch durch klinische Symptome gekennzeichnet ist.

Den Mißbildungen stehen die häufigsten Varianten in Form und Lage gegenüber, die gewöhnlich symptomlos sind.

Die Kenntnis der Mündungs- und Verlaufsvarianten des D. cysticus oder des D. hepatocholedochus sowie der arteriellen Gefäße der Gallenblase hat für die operative Therapie Bedeutung, ist aber auch für die präoperative Röntgendiagnostik u.U. wichtig, z.B. für die transhepatische Cholangiographie und Cöliakographie.

Die Klassifikation der Mißbildungen und Varianten kann nach der entwicklungsgeschichtlichen Störung oder nach Organen vorgenommen werden.

1. Gallenblase

a) Agenesie der Gallenblase

Es liegt eine mangelhafte Anlage der ventrokaudalen Partie der Leberbucht vor. Diese Agenesie muß von der isolierten, die Blase betreffenden kongenitalen Verödung des extrahepatischen Gangsystems getrennt werden, bei der ein dünner, dysplastischer Strang bei der Autopsie gefunden wird. Bei dieser sehr seltenen Mißbildung liegen in $^{2}/_{3}$ der Fälle gleichzeitig andere Mißbildungen vor, in $^{1}/_{4}$ der Fälle besteht gleichzeitig eine Gallengangsatresie.

Eine klinische Symptomatik besteht bei alleiniger Agenesie nicht (Hegglin u. Wieser, 1964). Meist führt die Laparotomie wegen unklarer Oberbauchbeschwerden und bei negativer Cholezystographie zur Diagnose.

b) Doppelbildungen

Die möglichen Doppelbildungen der Gallenblase sind in Abb. 91 dargestellt. Eine dreifach angelegte Gallenblase wird als Rarität beschrieben (Ross u. Sachs, 1964; Skielboe, 1958). Die gedoppelte Gallenblase hängt an einem Y-förmigen gemeinsamen D. cysticus oder hat je einen gesonderten Zystikus, der in den D. hepatocholedochus oder in einen Hepatikusast mündet.

Die beiden Gallenblasen können gleiche Größe besitzen, aber auch sehr unterschiedlich groß sein. Die überzählige Blase ist meist kleiner, manchmal mißgebildet oder sitzt als divertikelartiger Sack dem D. cysticus der normalen Gallenblase auf.

Von den beiden Gallenblasen erkrankt das überzählige Organ häufiger.

Charakteristische klinische Symptome gibt es nicht.

Eine Doppelbildung kann leicht röntgenologisch durch Fundusknickungen u.ä. (Ravelli, 1955) vorgetäuscht werden. Sehr selten liegt ein doppellumiges Organ vor, bei dem die Gallenblase durch ein Septum vom Fundus bis zum Kollum unterteilt ist.

c) Transposition der Gallenblase nach links

Neben einem Situs inversus totalis und abdominalis mit einer daraus resultierenden Linkslage des Organes ist auch die isolierte Verlagerung der Gallenblase unter den linken

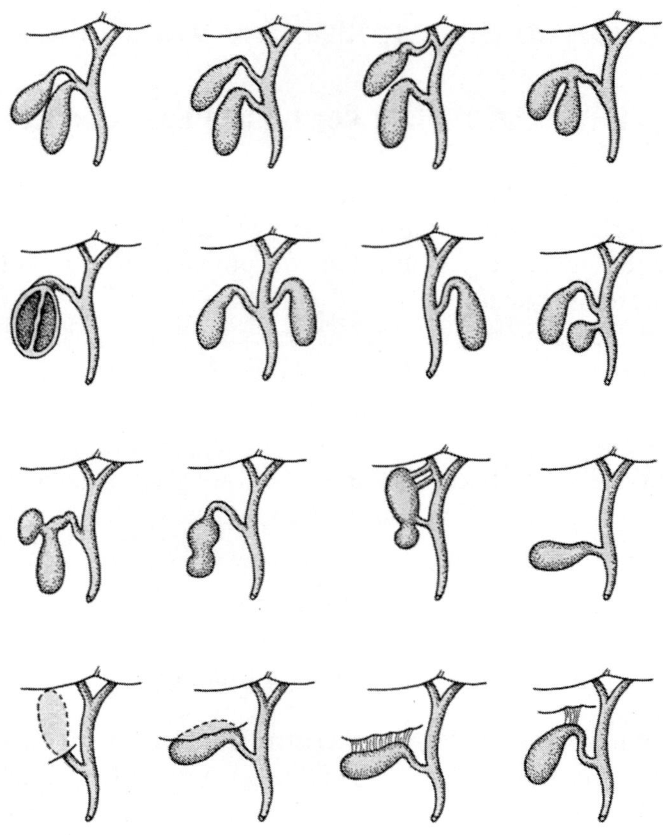

Abb. 91. Schema der Gallenblasenanomalien (nach NAKAYAMA)

Leberlappen als sehr seltene Anomalie beobachtet worden. Diese Störung kann durch ein atypisches Aussprossen der Gallenwegsanlage aus dem embryonalen Darm nach links erklärt werden.

Eine klinische Symptomatik ist nicht zu erwarten.

d) Intrahepatische Gallenblase

Von der freien, mit Serosa überzogenen normalen Gallenblase gibt es alle Übergänge bis zu einem vollständig im Leberparenchym gelegenen Organ. Letzteres ist als frühe Entwicklungshemmung aufzufassen, da sich normalerweise die Gallenblase im 2. Fötalmonat aus der Leber heraus an die Oberfläche entwickelt.

Durch die komplette oder inkomplette intrahepatische Lage ist die Gallenblase stets nach hinten und oben verlagert und liegt meist quer. Vielfach ist das intrahepatische Organ rudimentär (GÜTHERT, 1958), jedoch liegt oft eine ganz normale Gallenblase mit regelrechtem D. cysticus vor.

Röntgenologisch fehlen bei den vollständig intraparenchymatösen Gallenblasen die Lageveränderungen bei Positionsänderung des gesamten Körpers, ebenso bleibt die Größenverminderung bei der Reizmahlzeit aus.

Diese fehlende Entleerung der Gallenblase und die dadurch bedingte Ansammlung von konzentrierter Blasengalle wird für die häufige Gallensteinbildung (60% der Erwachsenen nach HESS, 1973) und die Entstehung der Cholezystitis verantwortlich gemacht.

e) Pendelgallenblase

Bei dieser in 4–5% der Fälle anzutreffenden Anomalie ist das Organ ganz vom Peritoneum umgeben und ist nur nahe dem Hilus durch bindegewebige Züge an der Leber befestigt oder völlig frei am D. cysticus aufgehängt.

Als Komplikation wird gelegentlich die Torsion der Gallenblase mit Infarzierung oder Gangrän beobachtet.

f) Gallenblasendivertikel

Bei dieser seltenen Entwicklungsstörung, die HESS (1961) nur 2mal bei 1400 Cholezystektomien beobachtete, und die von Pseudodivertikeln abgetrennt werden müssen, werden 2 Typen unterschieden:

1. Divertikel im Korpus- und Kollumbereich stellen wahrscheinlich Reste der hepatocystischen Gänge dar (GROSS, 1936, SHERLOCK, 1956). In diesen Divertikeln, die sich klinisch überwiegend stumm verhalten, werden Steinbildungen beobachtet.
2. Fundusdivertikel entstehen infolge der inkompletten Kanalisation der soliden Gallenblasenstränge, sind also als Entwicklungshemmung anzusehen.

Röntgenologisch bestehen manchmal Ähnlichkeiten mit einem Pseudodivertikel, daß durch die partielle Perforation eines Steines durch die Wand mit Vorwölbung der Restschichten entstanden ist.

g) Septumgallenblase

Transversale Septen sind durch Entwicklungshemmung bei der Kanalisation der Gallenblase entstanden. Sie nehmen bis zu $^1/_3$ des Lumens ein (HESS, 1961) und bestehen histologisch aus Bindegewebe, das auf beiden Seiten mit Mukosa besetzt ist und in das Fasern der Längsmuskulatur einstrahlen. Röntgenologisch erscheinen die Septen größer als im histologischen Präparat.

Klinische Symptome bestehen bei kleinen Septen nicht. Bei größeren mit einer nur engen Kommunikationsöffnung zwischen Hauptlumen und abgetrenntem Fundus können bei der Gallenblasenkontraktion kolikartige Schmerzen auftreten, die durch die Behinderung der Entleerung des peripheren Gallenblasenabschnittes bedingt sind.

Eine multiseptierte Gallenblase ist eine extreme Seltenheit.

In Abb. 92 sind die verschiedenen Formen der Septenbildung dargestellt.

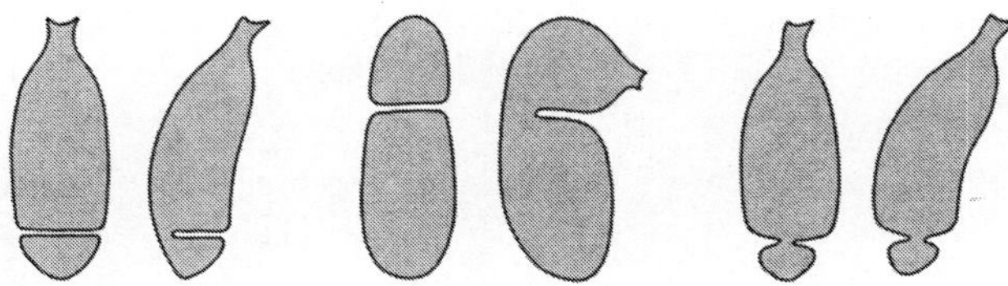

Abb. 92. Typische Gallenblasensepten (J. COLQUHOUN, 1961)

h) Phrygische Mütze

Sie ist die häufigste Entwicklungsanomalie. Es handelt sich um eine Knickung der Gallenblase zwischen Korpus und Fundus (BARTEL, 1916). Daneben findet sich häufig eine Knickung zwischen Korpus und Infudibulum, wodurch eine sog. Posthorn-Gallenblase entsteht (Abb. 93a, b).

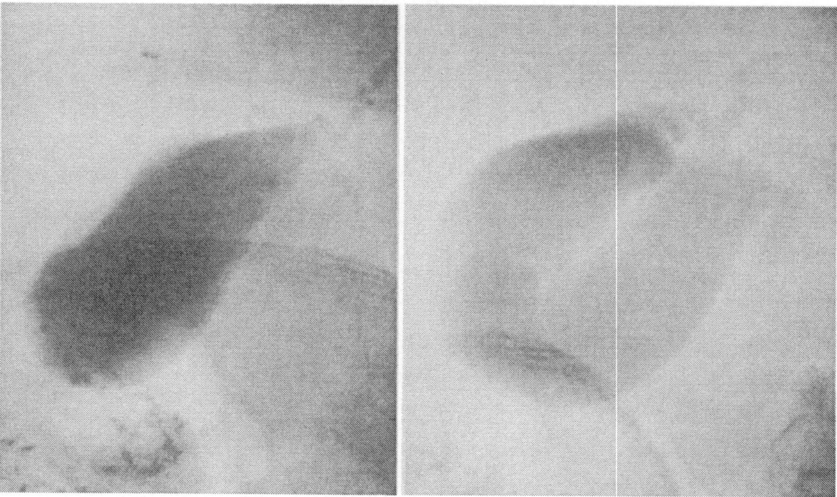

Abb. 93. Posthorngallenblase in 2 Ebenen

Tabelle 8. Differentialdiagnose der septierten Gallenblase (COLQUHOUN, 1961)

	Kongenitale Falte „Phrygische Mütze"	Knickung (Deformierung) Lagebedingte Faltenbildung je nach Körperhaltung	Einengung bei Adenomyomatose
Lokalisation des Septums	meist im Fundus	proximal im Korpusbereich	an allen Stellen der Gallenblase
Dicke des Septums	bis 2 mm	um 2 mm	meist mehr als 2 mm
Ausdehnung des Septums	konstant bei dem einzelnen Pat., mehr als $^3/_4$ des Durchmessers	variiert mit der Körperlage	konstant, meist mehr als $^3/_4$ des Durchmessers der Gallenblase
Oberflächenbeschaffung des Septums	glatt und parallel zueinander	glatt, z.T. parallel verlaufend	keilförmig oder dreieckig, unregelmäßig
Verbindung zwischen Septum und Blasenwand	scharf, rechteckig, konstant	weich, gebogen, Veränderung d. Lagewechsel	weich, gebogen, konstant
Anordnung des Ostiums, das die beiden Blasenabschnitte verbindet	exzentrisch, einer Wand anliegend	exzentrisch, einer Wand anliegend	zentral oder fast im Mittelpunkt
Größe des distalen Blasenteils	schmal, so breit wie der benachbarte proximale Teil	meist breit, so breit wie der proximale Gallenblasenteil	unterschiedliche Größe, doch ist der distale Teil kleiner als der proximale
Schattendichte des Blasenabschnittes	gleich	gleich	der distale Blasenteil ist wegen des verringerten Durchmessers weniger kontrastreich
Kontraktionsform des distalen Blasenteiles	abhängig von der Größe Zusammenrücken der Blasenteile nach Kontraktion	abhängig von der Größe mit Zusammenrücken der Blasenteile nach Kontraktion	Häufig exzessiv mit vollständiger Entleerung, die kontrahierten Blasenteile rücken auseinander
Rokitansky-Aschoff-Sinus	—	—	häufig um den distalen Blasenteil oder in bzw. um das Septum beobachtet

Die phrygische Mütze hat keine klinische Bedeutung und disponiert nicht zu Entzündungen oder Cholelithiasis (Hess, 1961, Sherlock, 1956 u.a.).

Die differentialdiagnostischen Merkmale der unterteilten Gallenblasen sind in Tabelle 8 aufgeführt.

i) Sanduhr-Gallenblase

Sie ist wahrscheinlich eine besondere Form der phrygischen Mütze oder der Septumgallenblase, von der sie sich durch die Breite der auch äußerlich sichtbaren Einschnürung unterscheidet. Sie wird nur sehr selten beobachtet.

Die konstante Lage des Fundus während der Kontraktion und die schmale Verbindungszone zwischen den beiden breiten Blasenanteilen soll nach Sherlock (1956) ein Zeichen für das Vorliegen dieser Mißbildung sein.

Bei Erwachsenen läßt sich diese Anomalie nur schwerlich beweisen, weil diese Gallenblasenform als Folge chronisch-entzündlicher Veränderungen mit Steinbildung auftreten kann. Auch die Abgrenzung gegenüber einer in Korpusmitte ausgebildeten Adenomyomatose ist kaum möglich (Frommhold u. Braband, 1967).

2. Gallenwege

Kongenitale Anomalien der Gallenwege sind sehr häufig. In fast 50% der Fälle findet der Chirurg geringere oder stärkere Abweichungen von der Norm (Hayes *et al.,* 1958). Davon sind 93,4% Anomalien, die sich auf den D. hepaticus comm. und akzessorische Gänge beziehen und dem Chirurg gefährliche Überraschungen bieten können (Hayes *et al.,* 1958).

a) Einfache Ganganomalien

Sie betreffen die Dd. hepatici, ihre direkte Verbindung zur Gallenblase, tiefe Mündungen im Choledochus, Zystikus-Verlaufsvarianten sowie Doppelung oder Mündungsvarianten des D. choledochus (Abb. 94).

Sie sind chirurgisch wichtig und müssen im intraoperativen Cholangiogramm erkannt werden.

Für das Syndrom des langen Zystikusstumpfes nach Cholezystektomie sind alle Verlaufsformen des D. cysticus von Bedeutung, wo der D. cysticus parallel zum D. choledochus verläuft und im retroduodenalen oder intrapankreatischen Abschnitt sich mit dem D. hepaticus comm. vereinigt. Diese Variante wird bei 11% aller operativen Fälle gesehen (Hess, 1961). Da die beiden Gänge miteinander verwachsen, ist das Bestehen eines langen Zystikusstumpfes unvermeidlich.

b) Idiopathische zystische Erweiterungen der Gallenwege

Sie werden in 4 Gruppen eingeteilt (Abb. 95).

Typ 1: Choledochuszyste.

Diese Fehlbildung stellt eine meist bei Kindern beobachtete umschriebene Erweiterung des D. choledochus dar. Meist ist die Gegend der Gallengangsgabelung, zuweilen auch der D. cysticus und D. hepaticus mit inbegriffen (Güthert, 1958).

Pathologisch-anatomisch liegt eine sackartige Ausweitung des Choledochus vor, die gelegentlich mehrkammerig ist (Esguera-Gomez u. Riveros-Gamboa, 1965) und gewöhnlich den mittleren und supraduodenalen Anteil des D. choledochus betrifft. Das Volumen

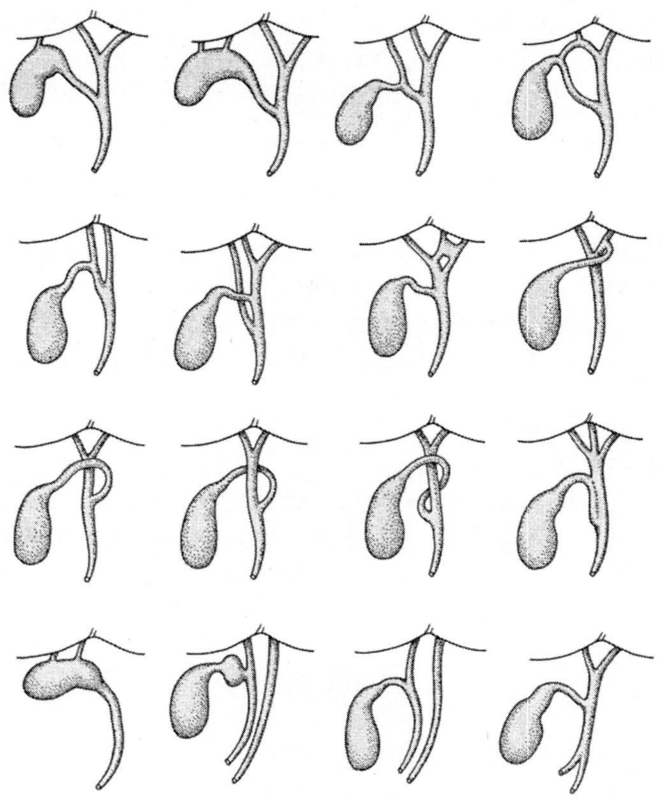

Abb. 94. Anomalien an den Gallengängen. (Nach W. HESS, 1961, 1965)

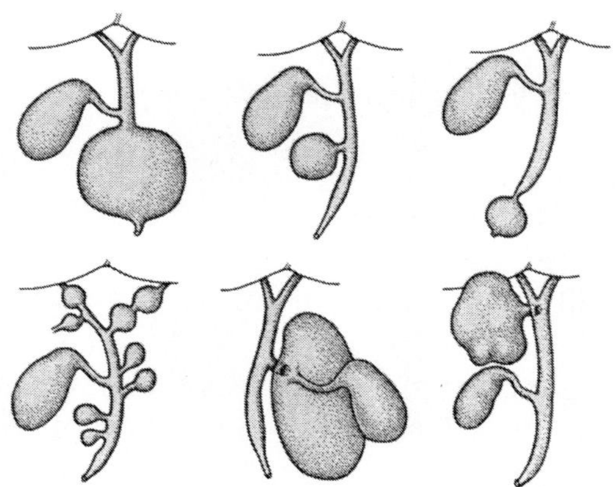

Abb. 95. Zystische Gallengangerweiterungen (ARTHUR und STUART, 1964; EISEN u.Mitarb., 1963; SILBERMANN und GLAESSNER, 1964; WEINSTEIN, 1965)

dieser Ausweitung reicht von 30 cm^3 bis 8 Liter (SHERLOCK, 1956) und sogar 13 Liter (LAGEMANN, 1970). Da der Choledochus in seinem distalen Ende gewöhnlich einen abnorm geschlängelten Verlauf zeigt, kommt es zum intermittierenden Verschluß der Zyste, die sich bei einem bestimmten Füllungsgrad jeweils entleert.

Ursache der Choledochusdilatation dürfte eine kombinierte Fehlbildung (GÜTHERT, 1958, HESS, 1961) und nicht allein ein peripheres Hindernis mit Stauungsfolge sein.

Diese Mißbildung ist häufig kombiniert mit Zystennieren und Zystenleber, Megaureter, Hydronephrose usw.

Die Beschwerden können lange latent bleiben. Sie treten häufiger in den ersten Lebensjahren auf, bei 76% der Patienten vor dem 25. Lebensjahr (SHALLOW u.Mitarb., 1943).

Klinisch ist die Trias des intermittierenden Ikterus, kolikartiger Schmerzen im rechten Oberbauch und eines tastbaren Tumors am unteren Leberrand typisch (nach LIEBNER, 1958, in 69% der Fälle, nach HAN u.Mitarb., 1969, bei 80% der Fälle).

Als Komplikationen können auftreten die rezidivierende fieberhafte Cholangitis, evtl. mit cholostatischer Leberzirrhose, Steinbildung, Spontanruptur mit galliger Peritonitis.

Die Darstellung mittels i.v. Cholangiographie gelingt nur sehr selten (Abb. 96a–c). Im Röntgenleerbild sieht man häufig einen großen Weichteilschatten im rechten Oberbauch mit Impression der Duodenalschlinge, bzw. einer Verlagerung des Magens nach vorne und links bei der MDP, eine Verlagerung der rechten Niere und der rechten Kolonflexur nach kaudal. Gelegentlich gelingt auch der Nachweis der Choledochuszyste mittels Isotopendiagnostik (s. S. 438).

Die Therapie besteht in einer chirurgischen Versorgung, wobei die Zyste mit dem Duodenum oder Jejunum anastomosiert oder bei Exstirpation des erweiterten Ganges mit einer Y-Anastomose kombiniert wird.

Typ 2: divertikelartige Zyste, vom Choledochus ausgehend.

Typ 3: Choledochozele.

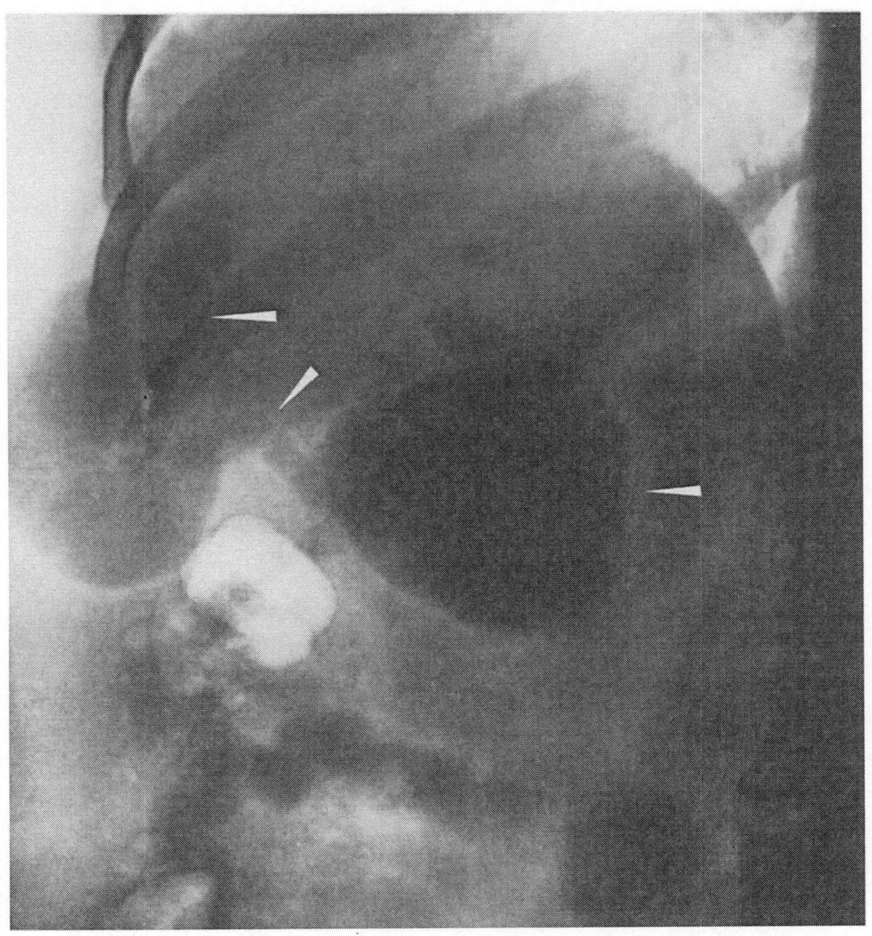

Abb. 96a–c. Choledochuszyste im Cholangiogramm bei 51jährigem Patienten, bisher nicht bekannt. (a) Standardaufnahme. Glatter Abfluß, aber keine Choledochusdarstellung; (b) Zonographie. Freipendelnde Gallenblase. (c) Intraop. Cholangiographie. Stenose am Choledochusabgang aus der Zyste

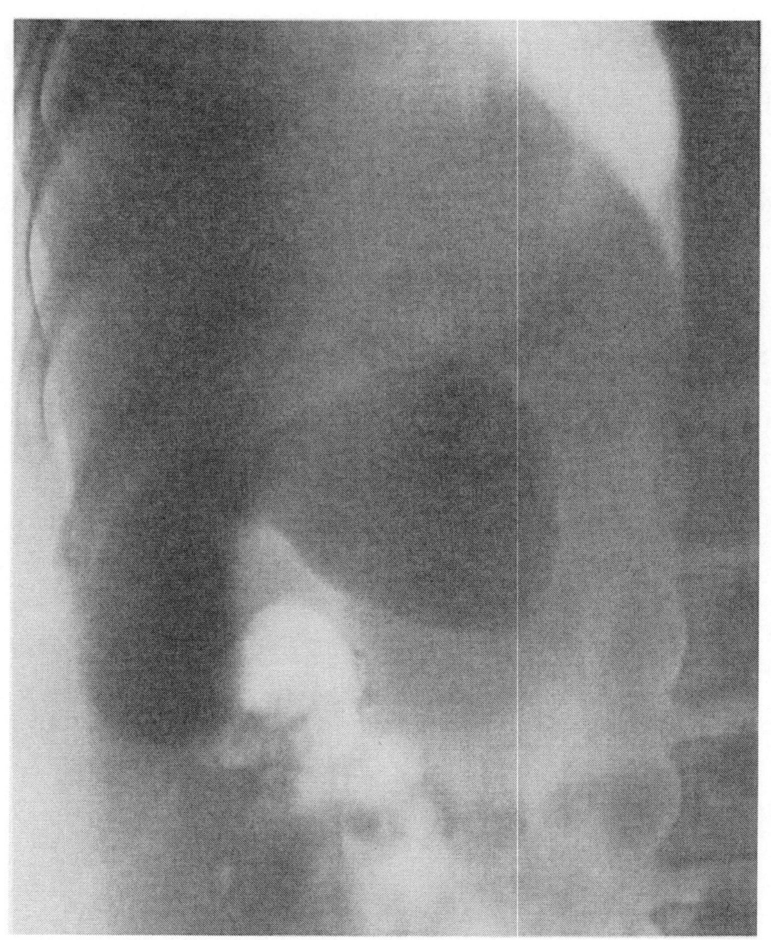
Abb. 96b

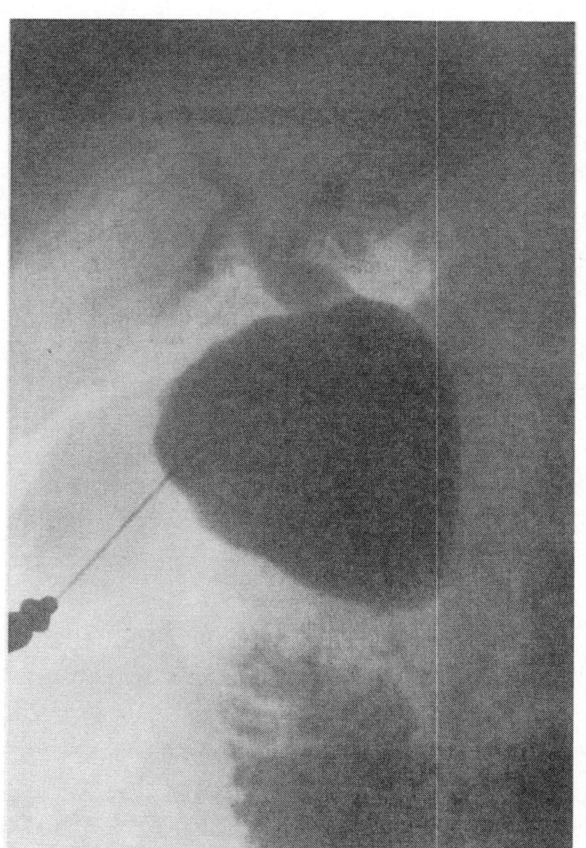
Abb. 96c

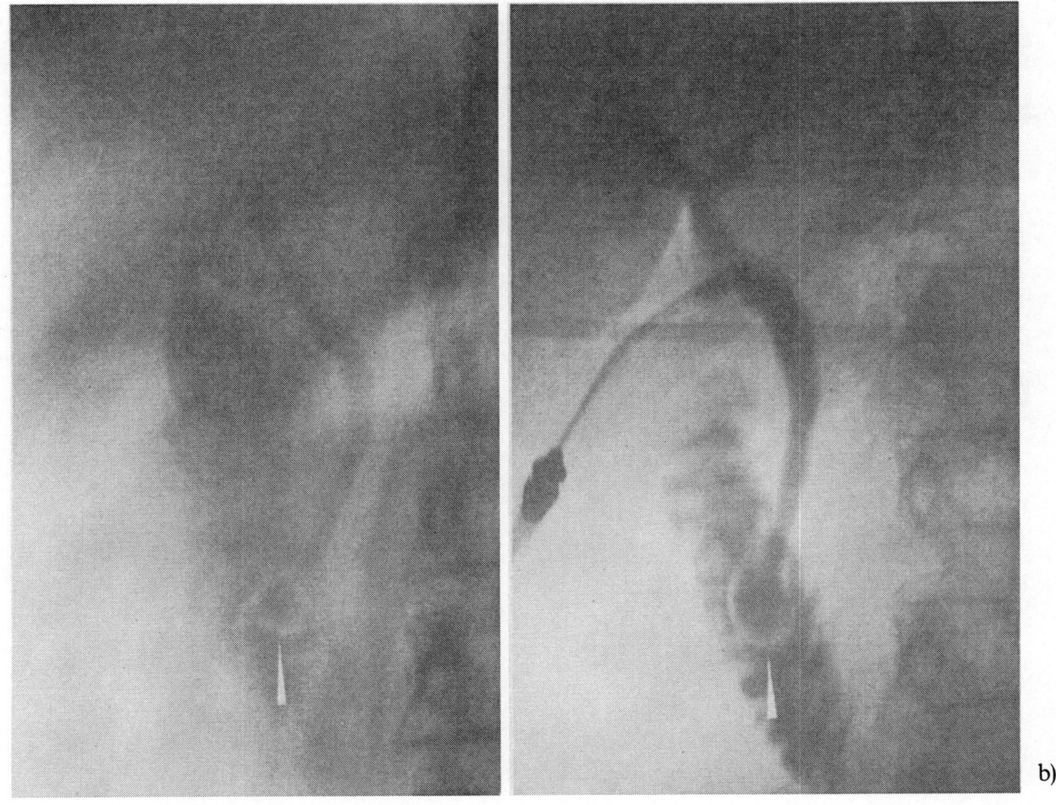

Abb. 97a u. b. Choledochozele (a) im zonographischen Cholangiogramm; (b) intraoperatives Cholangiogramm

Sie stellt eine zystenartige Erweiterung der intramuralen Portion des Choledochus in der Duodenalwand dar (Abb. 97a, b). Sie kann zu differentialdiagnostischen Schwierigkeiten in der MDP führen.

Der D. pancreaticus mündet gewöhnlich in die Choledochozele ein.

Typ 4: Multiple Zysten am D. hepatocholedochus in Form divertikelartiger Ausstülpungen.

c) Hypoplasie und Atresie der Gallenwege

Diese Mißbildung tritt in verschiedenen Schweregraden auf und hat eine unterschiedlich schlechte Prognose. Sie hängt ab von Umfang und Lokalisation der verödeten Gallenwege und davon, ob eine Anastomosenoperation möglich ist (Abb. 98).

Im Vordergrund der Symptomatologie steht der von Geburt an beobachtete schmerzlose afebrile und progrediente Ikterus mit kompletter Acholie bei deutlicher Hepatomegalie.

Die histologische Untersuchung des Leberpunktates ergibt meist eine unspezifische Pigmentvermehrung, evtl. das Fehlen der Gallenkapillaren.

Die Diagnose der Atresie und die Bestimmung der Operabilität kann u.U. mit Hilfe der transhepatischen Gallenwegspunktion oder der intraoperativen Cholangiographie erfolgen.

Auf einfache Weise läßt sich der frühkindliche Ikterus infolge Obstruktion mittels ^{131}Jod-Bengalrosa und ^{131}Jod-BSP nachweisen (s. S. 438).

Unter progredientem Ikterus kommt es zur Leberzirrhose, portaler Hypertension sowie Xanthomatose infolge Hypercholesterinämie und Blutungsneigung.

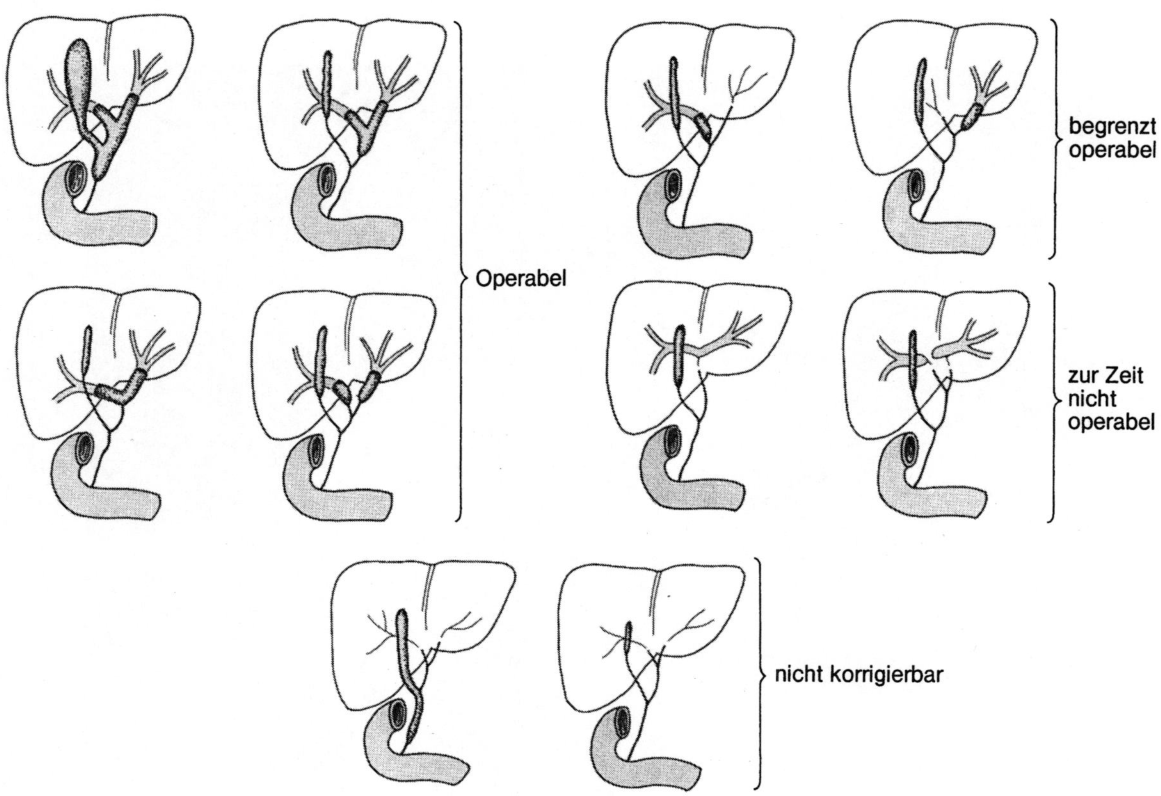

Abb. 98. Formen der Gallenwegatresie (W. HASSE, 1965)

Die Skelettbefunde (BAKER u. HARRIS, 1964) zeigen an dem bei der Geburt noch unauffälligem Knochensystem bald eine starke Entkalkung. In Abhängigkeit vom Grad der Leberveränderungen treten Schleimbeutelschwellungen im Gelenkbereich auf.

Der Tod tritt meist im Säuglings- oder Kleinkindesalter ein.

d) Benigne rezidivierende Cholestase

Sie tritt vorzugsweise bei Erwachsenen auf; die Geschichte der anfallsweise auftretenden Gelbsucht reicht aber oft bis in die Kindheit zurück.

Röntgenologisch sollen auf den Cholangiogrammen die intrahepatischen Gallenwege normal sein (SUMMERSKILL, 1965), während von anderer Seite die Verschmächtigung der intrahepatischen Gallenwege als konstantes Symptom der Erkrankung beschrieben wird (CLEMETT, 1973).

Im histologischen Bild der Leber ist die Zahl der kleinen Gallenwege vermindert.

e) Kongenitales Septum im D. hepatocholedochus

Röntgenologisch findet man ein querverlaufendes Septum am D. hepaticus mit partieller Stenose (CLEMETT, 1973). Leberstauung, Steinbildung und sekundäre biliäre Zirrhose sind die klinischen Folgen. Obwohl dieses querliegende Septum angeboren ist, treten klinische Beschwerden erst im Erwachsenenalter auf (Abb. 99).

Histologisch weist das septumartige Gebilde Strukturen auf, die der Wand des D. hepatocholedochus entsprechen (MELHEM u. NAHRA, 1966; FISCHER, CHEN und DEKKER, 1968).

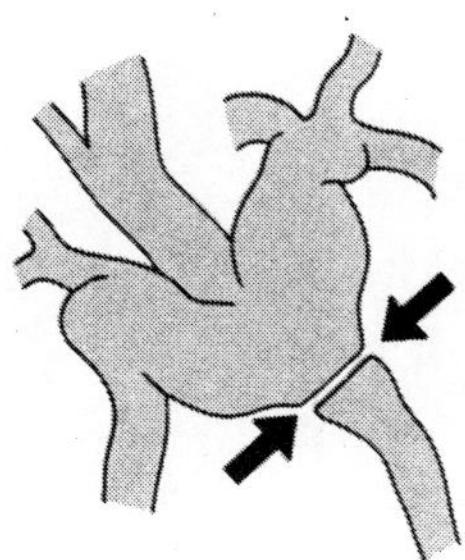

Abb. 99. Kongenitales Septum im D. hepatocholedochus (gezeichnet nach Aufn. J. WITTENBERG. Clemett in Alimentary Tract Roentgenology von MARGULIS und BURHENNE II)

f) Kongenitale bronchobiliäre Fistel

Die seltene Varietät stellt eine fistelartige Verbindung zwischen Karina und linkem Hepatikusgang dar (ENJOI *et al.*, 1963). Sie entwickelt sich in der 5.–6. Embryonalwoche als anormale Verbindung einer Bronchialknospe mit einer Hepatikusknospe.

Klinisch fällt von Geburt an das oft grüne Sputum auf, und es entwickeln sich Atelektasen und Pneumonien (CLEMETT, 1973).

Röntgenologisch läßt sich die Diagnose endoskopisch oder cholangiographisch stellen.

Die Therapie besteht in der chirurgischen Gangexzision.

g) Kongenitale Mißbildungen des intrahepatischen Gallengangsystems

Es handelt sich um seltene Krankheitsbilder, die bei der direkten Cholangiographie zur Darstellung kommen können. Es handelt sich um (Abb. 100):

- Mikrohamartome (Gallengang-Adenome, Meyenberg-Komplexe).
- Kongenitale Leberfibrose und assoziierte zystische Dilatationen der kleinen intrahepatischen Gallengänge (Fibroangioadenomatose).

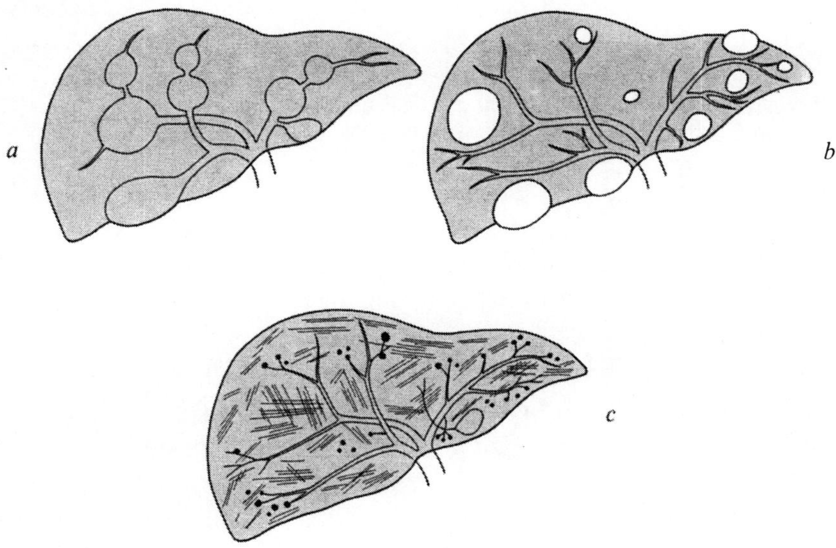

Abb. 100. (a) *a* Kommunizierende kavernöse Ektasie der intrahepatischen Gallenwege (Carolis Disease). *b* Polyzystische Lebererkrankung. Keine Kommunikation mit den Lebergängen (aus Z. MUJAHED u.Mitarb. 1971). *c* Proliferation von mikroskopisch kleinen, gelegentlich auf 2–3 cm erweiterten Gallengängen bei kongenitaler Leberfibrose mit Bindegewebssträngen in der Leber

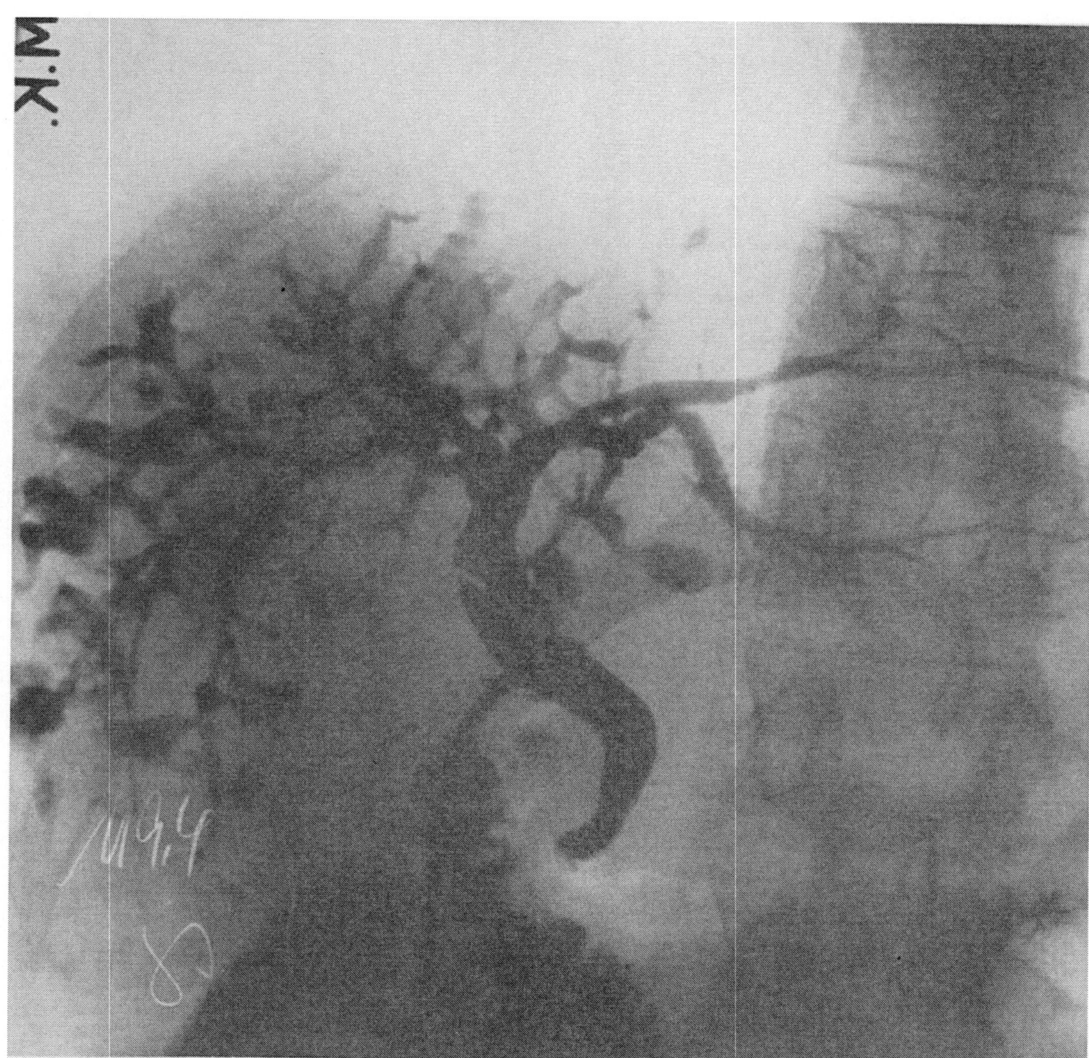

Abb. 100. (b) „Cholangitis bei kommunizierender Ektasie des intrahepatischen Gallengangsystems (Caroli's disease). Hepatosplenomegalie. Kapselfibrose der Leber. Histologisch geringe Leberfibrose, Cholangitis und Cholangiolitis. Septische Temperaturen bei Infektion der Gallenwege mit Klebsiellen und Proteus. Keine Zeichen einer portalen Hypertension" (Aufnahme Dr. Diederichs, Hamburg)

– Kongenitale Dilatation der intrahepatischen Gallengänge (kommunizierende kavernöse Ektasie der größeren intrahepatischen Gallengänge, Caroli's Disease; CAROLI, 1958, 1960).

Nach FOULK (1970) gehen Mikrohamartome, kongenitale Leberfibrose und kongenitale Gangdilatation auf dieselbe embryologische Entwicklungsstörung zurück.

Kongenitale Leberfibrose und kongenitale Gallengangsdilatation unterscheiden sich danach nur in der Relation der Bindegewebs- zur Epithelkomponente. Die überwiegende Bindegewebsproliferation soll zur Hypoplasie bzw. Stenosierung des interlobären Portalvenensystems mit entsprechender portaler Hypertension, die überwiegende Gangproliferation und Zystenbildung zur lokalen Cholostase mit konsekutiver Entzündung und Steinbildung führen.

MUJAHED u. Mitarb. (1971) betonen jedoch, daß im Einzelfall eine eindeutige klinisch-röntgenologische und pathohistologische Eingruppierung möglich ist, so daß man auch embryologische Entwicklungsstörungen mit verschiedenen Angriffspunkten erwarten müßte.

Mikrohamartome sind interlobuläre Plexus zahlreicher, irregulär angeordneter, untereinander verbundener Gallengänge mit periduktaler Bindegewebsvermehrung, die mit dem normalen Gallengangsystem kommunizieren. Sie können als einzelne oder wenige Komplexe vorliegen und sind klinisch dann ohne Bedeutung.

Bei diffuser Verteilung über die ganze Leber werden diese Veränderungen jedoch klinisch relevant. Dabei kann in unterschiedlichem Maße die Epithelproliferation mit einer Vermehrung von kleinkalibrigen Kanälchen, normalen tubulären Strukturen oder der Bildung von dilatierten, elongierten und geschlängelten Gängen oder auch die Bindegewebsproliferation im Sinne einer Fibrose dominieren. Es liegt dann bereits eine kongenitale Leberfibrose mit assoziierter zystischer Dilatation der kleinen intrahepatischen Gallengänge vor (FOULK, 1970).

Die *kongenitale Leberfibrose* zeichnet sich durch eine exzessive Proliferation der kleinen intrahepatischen Gallengänge mit Bildung meist kleinerer Zysten der kleinen intrahepatischen Gallengänge aus.

Die klinische Symptomatik und der Krankheitsverlauf werden jedoch durch die gleichzeitig vorliegende exzessive Bindegewebsproliferation im Sinn einer ausgeprägten Leberfibrose bestimmt.

Die fibrosebedingte Hypoplasie bzw. Einengung des interlobulären Portalvenensystems führt zur portalen Hypertension mit entsprechender Ausbildung einer Splenomegalie und Ösophagusvarikose.

Die Erkrankung wird schon im Kindesalter klinisch manifest, häufig in Form von Blutungen aus den Ösophagusvarizen, und führt frühzeitig infolge Leberinsuffizienz oder portaler Hypertension zum Tode.

Komplikationen von seiten des intrahepatischen Gallengangsystems in Form einer Hepatolithiasis und in Form von Cholangitiden und Leberabszessen sind demgegenüber selten.

Die *kommunizierende kavernöse Ektasie* der intrahepatischen Gallengänge zeichnet sich durch eine segmentär-sackförmige bzw. perlschnurartige Dilatation des intrahepatischen Gallengangsystem aus. Aufgrund der lokalen Cholostase in den zystischen Dilatationen besteht eine auffällige Neigung zur intrahepatischen Steinbildung, zu Cholangitiden und zur Bildung von Leberabszessen s. Abb. 100 (b).

Die Erkrankung wird im frühen Erwachsenenalter, durchschnittlich im 22. Lebensjahr, in Form einer Cholangitis oder Steinkolik manifest. Der weitere Krankheitsverlauf bei manchmal mehrjährigen symptomfreien Intervallen ist durch rezidivierende Cholangitiden und Steinkoliken gekennzeichnet. Im Gegensatz zur kongenitalen Leberfibrose treten keine Zeichen der portalen Hypertension oder Leberinsuffizienz auf. Die Prognose ist jedoch auf lange Sicht schlecht. Die Bildung von Leberabszessen und die Entwicklung einer massiven Septikämie kann jederzeit zum Tode führen.

Im Gegensatz zu den kommunizierenden Zysten der kongenitalen Leberfibrose und der kongenitalen kavernösen Ektasie zeigen die Zysten der kongenitalen Zystenleber keine Verbindung zum Gallengangsystem. Die Zystenleber ist häufig nur eines der betroffenen Organe einer generellen zystischen Parenchymerkrankung, die häufig gleichzeitig die Nieren und seltener auch das Pankreas umfaßt.

Aufgrund der fehlenden Kommunikation mit dem Gallengangsystem besteht auch keine Neigung zur Steinbildung, zur Cholangitis oder zur Bildung von Leberabszessen. Im Gegensatz zur häufigen Niereninsuffizienz bei Zystennieren treten keine Zeichen einer Leberinsuffizienz auf. Die Zystenleber ist demnach gewöhnlich ein zufälliger Sektionsbefund.

Diagnostisch und differentialdiagnostisch interessant ist die relativ häufige Kombination der kongenitalen intrahepatischen Gallengangsektasie mit Markschwammnieren. Nierenzysten werden dagegen bei allen kongenitalen Gallengangsmißbildungen relativ häufig angetroffen.

Die kavernöse Ektasie des intrahepatischen Gallengangsystems ist selten. MUJAHED u.Mitarb. konnten nur 15 Fälle aus der Weltliteratur bis 1971 zusammentragen. Man darf jedoch im Hinblick auf die schwierige Diagnose annehmen, daß diese Erkrankung wesentlich häufiger ist als bisher angenommen.

Die Vermutungsdiagnose einer *kongenitalen Leberfibrose* kann gestellt werden, wenn in relativ jugendlichem Alter bei leerer ätiologischer Anamnese (keine Hepatitis, kein Alkohol) Zeichen einer portalen Hypertension auftreten (Splenomegalie, gastrointestinale Blutungen). Der Verdacht der portalen Hypertension mit Ösophagusvarikose kann durch ein Ösophagogramm erhärtet werden (halblinke Rückenlage, Aufnahme im Exspirium).

Die Fibrose wird durch Leberbiopsie bewiesen, allerdings sind Fehlpunktionen bei Leberfibrose häufig.

Die typischen Veränderungen am intrahepatischen Gallengangsystem können lediglich durch die kontrastreichen direkten Verfahren dargestellt werden, etwa durch die transduodenale endoskopische oder die transhepatische Cholangiographie, evtl. durch intraoperative Gangdarstellung bei Cholezystektomie oder Choledochotomie.

Die Diagnose einer kongenitalen Dilatation des intrahepatischen Gallengangsystems kann vermutet werden, wenn folgende Befunde vorliegen:

1. Hepatomegalie ohne äußere Zeichen der Leberinsuffizienz bei leerer ätiologischer Anamnese (keine Hepatitis, kein Alkohol).
2. bei laborchemisch normaler Leberfunktion mit Ausnahme einer evtl. leicht erhöhten Serumphosphatase;
3. bei rezidivierenden Cholangitiden und Steinkoliken nach vorausgegangener Cholezystektomie und Choledochotomie;
4. bei Marmorierung der Leber im intravenösen Cholangiogramm;
5. bei Nachweis von assoziierten Mißbildungen der Nieren in Form von Nierenzysten oder Markschwammnieren (Markschwammnieren besonders charakteristisch);
6. mehr oder weniger ausgeprägte Speicherdefekte im Leberszintigramm;
7. Nachweis gefäßloser expansiver Prozesse im Angiogramm.

Im direkten Cholangiogramm findet man bei der kongenitalen Leberfibrose kleine Zysten an den kleineren, interlobären Gallengängen. Steinbildungen in den Gallenwegen sind selten, Wandveränderungen im Sinne einer Cholangitis fehlen (Abb. 100a).

Bei der kongenitalen „reinen" Ektasie handelt es sich um größere, bis mehrere Zentimeter große, perlschnurartige Erweiterungen der größeren und mittleren intrahepatischen Gallengänge, wobei in seltenen Fällen auch der D. hepatocholedochus mitergriffen sein kann (ESGUERA-GOMEZ u. RIVEROS-GAMBOA, 1965). In den intrahepatischen Gallengängen und dem D. hepatocholedochus kommt es zur Darstellung von kalknegativen Steinen und Schutt, während die Gallenblase deutlich steinfrei ist. Daneben können Wandveränderungen als Zeichen einer chronischen Cholangitis vorliegen (Abb. 100b).

Das Cholangiogramm bei Zystenleber dagegen zeigt nur Ausbiegungen der Gallengänge, Zysten stellen sich jedoch nicht dar (Abb. 100c).

II. Cholelithiasis

Sie nimmt unter den Gallenwegserkrankungen die zentrale Position ein und steht bei Oberbauchbeschwerden mit etwa 18% an erster Stelle vor dem Ulcus duodeni (HAFTER, 1970).

Etwa 60% der Steinträger haben keine Symptome, jedoch ist die Cholelithiasis in 8,7% Grund von Komplikationen und Todesursache (ENDERLIN, 1958).

Die Prognose der Cholelithiasis hängt entscheidend ab von Struktur, Anzahl und Größe der Gallensteine.

Vor dem 20. Lebensjahr ist die Cholelithiasis sehr selten und kommt nur vor bei hämolytischen Anämien und Mißbildungen in Form von Pigmentsteinen.

Mit dem Alter nimmt die Häufigkeit sowohl beim weiblichen wie auch beim männlichen Geschlecht kontinuierlich zu. Dabei liegt der Beginn der Manifestation bei der Frau etwa 20 Jahre früher als beim Mann, so daß, nach Altersgruppen aufgeschlüsselt, die Proportion zwischen männlichen und weiblichen Gallensteinträgern von 1:7 im dritten Lebensjahrzehnt auf 1:1,4 im neunten bei zunehmender Frequenz gesetzmäßig abnimmt (GROSSE, 1936).

Neben der absoluten Vermehrung der Steinbildung im europäischen und nordamerikanischen Raum infolge der höheren Lebenserwartung hat die Zahl der Steinträger auch absolut wegen der zunehmenden fettreichen, hochkalorischen Nahrung zugenommen. Ein Zusammenhang mit einer Zunahme des Diabetes mellitus mag bestehen, da eine positive Korrelation zwischen Diabetes mit Folgeerkrankungen und der Cholelithiasis besteht: 25% der Diabetiker haben eine Cholelithiasis im Vergleich zu 8% der Nicht-Diabetiker (FELDMANN, FELDMANN, 1954).

Eine Beziehung zur Gravidität ist nicht sicher nachzuweisen (MAKI, 1961; WOLLESEN, 1942). Die frühe Ausbildung der Sexualdifferenz und der Umstand, daß die Gallensteinhäufigkeit bei Zunahme des Alters sich bei Männern und Frauen gleich verhält, sprechen jedenfalls gegen den Einfluß der Gravidität.

1. Ätiologie und Klinik

Stauung (Stase), Entzündung und Kolloid-physikalische Störungen sind die drei Hauptfaktoren für die Steinbildung (Tabelle 9). Daneben können Reflux von Pankreassaft in die Gallenwege, Schleimsekretion der Gallenblasenmukosa (organischer Kristallisationspunkt der Steine), Parasiten und Fremdkörper Bedeutung erlangen. Häufig sind die Ursachen kombiniert. Für die Cholesterin-Pigment-Kalk (CPK)-Steine ist eine entzündliche Umgebungskomponente notwendig, während die Entzündung für die reinen Cholesterinsteine mit Sicherheit ohne Bedeutung ist.

Cholesterin und Gallenpigmente, die entscheidenden Steinbildner, erreichen die Gallenflüssigkeit von der Leber her. Kalziumverbindungen dagegen werden von der Gallenblasenschleimhaut, meist nach Zystikusverschluß, in größeren Mengen als Mikrolithen oder Kalkgalle abgegeben und bei der Steinbildung eingebaut.

Erwähnenswert als Ursache für die Verschiebung der Lösungsverhältnisse bei den verschiedenen Gallebestandteilen sind die Verkleinerung des Gallensäurepools und sekundär der Phospholipide bei Störung des enterohepatischen Kreislaufs und bei Gallensäureverlustsyndrom (HEATON *et al.*, 1968; VLAHCEVIC u.Mitarb., 1970, 1971) sowie bei Leberzirrhose (SELMAIR u. SCHMIDT, 1971; BOUCHIER *et al.*, 1968; ERB, KAUTSCH, 1971).

Bei hämolytischen Erkrankungen (s.o.) treten in 25–50% Gallensteine auf: Die Leber scheidet Bilirubin in freier und glukuronisierter Form aus. Das vermehrt angebotene freie Bilirubin, das normalerweise resorbiert wird, fällt als Pigmentstein aus, da es nicht wasserlöslich ist.

Gallengangskonkremente treten als Komplikation der Cholezystolithiasis oder, wenn auch wesentlich seltener, im Rahmen einer primären Erkrankung des Gallengangsystems auf (Tabelle 10). In jedem Fall verursachen sie aufgrund ihrer Lokalisation und ihrer Rückwirkung auf das Leber-Pankreassystem ein eigenes Krankheitsbild mit besonderen differentialdiagnostischen und therapeutischen, insbesondere operativen Problemen.

Bei etwa 25% der Gallensteinträger liegt eine Choledocholithiasis vor. Meistens besteht gleichzeitig eine Cholezystolithiasis, seltener, in etwa 20–25% der Fälle, eine steinfreie Gallenblase (HESS, 1973; MARKOFF, 1973; CRUMP, 1931 u.a.). Die extravesikale

Tabelle 9. Bedingungen der Steinentstehung [GROSSE: Die Cholelithiasis. Fischer, Jena (1966)]

Klin. Zustand der Galle bzw. der Gallenwege	Physiko-chem. Bedingungen der Steinbildung	Als Regel auftretende Steinformung
Aseptische Stauung	Allmähliche Konzentrationsverminderung der Cholate durch Resorption bzw. Autolyse; daher langsames Fortschreiten der Cholesterinausfällung bei sonst niederschlagsfreiem Flüssigkeitsraum	Radiärstrahliger Cholesterinsolitärstein
Aseptische Wunde	Aussickern von zur Gerinnung kommendem Eiweißkolloid; daher Eiweißausfällung mit Adsorption von Bilirubinkalk	Eiweißbilirubinkalkstein, einzeln oder multipel
Entzündung ohne besonders hervortretende Stauung	Exsudation von Kalk und von gerinnungsfähigen Eiweißkolloiden: daher Eiweißausfällung mit Adsorption des in vermehrter Menge gebildeten Bilirubinkalks	Eiweiß-Bilirubinkalksteine, multipel, seltener einzeln
Entzündung mit mehr in den Vordergrund tretender Stauung	Wie vorstehend, doch daneben Konzentrationsverminderung der Cholate durch Resorption oder durch bakterielle Zersetzung; daher Kombinierung des vorigen mit meist ausgeprägter Abscheidung von Cholesterin	Cholesterin-Eiweiß-Steine, meist multipel und schalig, „gewöhnliche Gallensteine", seltener einzeln und schichtig-strahlige große tonnenförmige Steine

Tabelle 10. Ätiologische Faktoren der extravesikalen intra- oder extrahepatischen Steinbildung

Genetische Faktoren (?), rassische Disposition (?)

Kongenitale Mißbildungen:
- Kongenitale intra-extrahepatische, segmentäre Gallengangerweiterung (Caroli's Disease), Choledochuszysten,
- Kongenitale Leberfibrose mit assoziierter zystischer Dilatation der intrahepatischen Gallengänge (FOULK)
- Gallengangdivertikel
- Anatomisch bedingte, gehäufte Lokalisation von intrahepatischen Steinnestern bzw. Steinquellen und umschriebenen Cholangitiden im linken Lebergang im Vergleich zur Gegenseite (ungünstigere Dichotomie in Form einer stärkeren Abknickung (?))
- Relativ häufigere Anomalien des linken Leberganges im Vergleich zur Gegenseite (?)

Erworbene Mißbildungen:
- Inkomplette Gallengangstenose (entzündlich, narbig, postoperativ, tumorös, steinbedingt) mit prästenotischer, häufig zystoider Gangdilatation
- Cholangitische Abszeßhöhlen
- Pseudogallenblase bei großem Zystikusstumpf

Eitrige Cholangitiden, Abszesse:
- Chronisch eitrige rezidivierende Cholangitis
- Cholangitis in präformierten Höhlenbildungen (Caroli-Disease, prästenotische Dilatationen usw.)
- Parasiten (Clonorchis sinensis, Askariden u.a.) mit sekundärem Coli-Infekt

Fremdkörper als Kristallisationskerne für Steinbildung
- Eingeschwemmte Steinfragmente und abgerissene Cholesterolpolypen aus der Gallenblase
- Parasiten und Parasiteneier
- Koagula (Blut, abgeschilferte Epithelien u.a.)

Erhöhte Bilirubinkonzentration in der Galle
- Hämolytische Anämien,
- Malaria
- Überproduktionsikterus

Unterernährung (Eiweißmangel)

Gallensalze (Lithocholsäure)

Steinbildung im intra- oder extrahepatischen Gallengangsystem ist meist an kongenitale oder erworbene Mißbildungen gebunden. Bei etwa 9% der Fälle mit Choledocholithiasis, d.h. etwa 2% aller Fälle mit Cholelithiasis, fand WILDEGANS im D. hepatocholedochus kittartige Steinklumpen, die sicher extravesikal entstanden waren. Es handelte sich dabei vorwiegend um Zustände nach Cholezystektomie oder um Fälle mit hochgradiger Gallenblasenschrumpfung und partieller oder totaler Verödung des Lumens.

Während die extravesikale Steinbildung in Europa und den USA selten ist, findet man im Fernen Osten relativ häufig die intrahepatische Entstehung von Bilirubinsteinen. Sie wird in Japan bei 7,7% der Gallensteinträger beobachtet (MIYAKE, 1962) und soll in anderen asiatischen Ländern noch häufiger sein (WEN, LEE, 1972). Bei diesem Steintyp ist die Gallenblase in ca. 40–70% der Fälle steinfrei und intakt (RUFANOW, 1936; WEN, LEE, 1972).

Steine in den Lebergängen sind, wie Sektionsstatistiken ausweisen (BEST, 1944; MILLBOURN, 1955; SORLIN, 1935), bei der Cholelithiasis in 5–10% (8%), bei der Choledocholithiasis in 20–40% der Fälle zu erwarten. Nach WILDEGANS (1958, 1960) lassen sich intraoperativ cholangioskopisch bei 38% (WILDEGANS, 1958, 1960), intraoperativ cholangiographisch dagegen nur bei 16% (HESS, 1961) bis 27% (NORMAN, 1951) der Patienten mit Choledocholithiasis Lebersteine nachweisen. Steine in den Lebergängen stammen, ebenso wie die Steine im D. hepatocholedochus, meistens aus der Gallenblase.

Die Häufigkeit der Choledocholithiasis nimmt, wie allgemein die Cholelithiasis, mit dem Alter zu.

Eine andere Altersverteilung liegt bei der autochtonen, intrahepatischen Steinbildung der Asiaten vor. Bei ihnen ist das jüngere und mittlere Erwachsenenalter zwischen dem 21. und 50. Lebensjahr in 80–90% betroffen (WEN, LEE, 1972). Die Geschlechtsverteilung entspricht bei den sekundären Gallengangsteinen der bei der Cholezystolithiasis, während die intrahepatische Steinbildung bei Frauen und Männern in gleicher Häufigkeit vorkommt (WEN, LEE, 1972).

Die große Mehrheit der Gallengangskonkremente gehört zu den sekundären Steinen, die aus der Gallenblase stammen. Sie entsprechen in Form und Zusammensetzung den Gallenblasensteinen. Im Laufe der Zeit können sie aber eine rundlich-ovale Umformung erfahren und sich durch Niederschläge aus der Galle vergrößern. Auf diese Weise können sich zunächst flottierende Steine einklemmen.

Die primären Gallengangsteine entstehen gewöhnlich auf dem Boden von Stase und Entzündung oberhalb von Gallengangstenosen unterschiedlicher Genese in den prästenotisch dilatierten Gangabschnitten oder in den kongenitalen oder erworbenen kommunizierenden Hohlräumen, etwa in cholangitischen Abszeßhöhlen, zystischen Gangektasien und Gangdivertikeln. Mögliche ätiologische Faktoren der extravesikalen Steinbildung sind in Tabelle 10 aufgeführt. Die primären Gallengangsteine zeichnen sich, im Gegensatz zu den Gallenblasensteinen mit hohem Cholesterin-Kalzium-Gehalt, durch einen hohen Bilirubingehalt aus. Prototyp ist der erdig-weiche Bilirubinat-Kalzium-Stein (HESS, 1973), wobei die diffuse Verkalkung Ausdruck der entzündlichen Komponente ist. Reine Bilirubinatsteine kommen infolge erhöhter Bilirubinkonzentration in der Galle bei Hämolysen (hämolytischen Anämien, Malaria usw.) vor.

Die autochton im Gallengangsystem entstandenen Bilirubinatsteine der Asiaten sollen sich durch einen geringen Kalziumgehalt auszeichnen und damit die extravesikale Entstehung beweisen (WEN, LEE, 1972).

Häufig entstehen nicht Steine im eigentlichen Sinn, sondern umgeformte, weiche Pigment-Kalkmassen oder -Klumpen, die auch als Gallenkitt, -schlamm, -schutt oder -gries beschrieben werden. Dieser Typ macht etwa 9% der Choledocholithiasisfälle aus (WILDEGANS, 1960).

2. Steinwanderung und Komplikationen

Gallenblasen- und Gallengangsteine können symptomlos bleiben oder graduell sehr unterschiedliche Beschwerden verursachen. Die Symptomatik kann sich auf dyspeptische Beschwerden oder Koliken beschränken, aber nicht selten auch das Bild des akuten Abdomens bieten, z.B. bei der Steinperforation und dem Gallenblasenempyem (Abb. 101).

Folgende Komplikationen sind möglich:

— Steinwanderung aus der Gallenblase in den Choledochus: Grundsätzlich können Gallenblasensteine fast jeder Größe und Form den Zystikus passieren. Die Wahrscheinlichkeit eines Durchtritts ist aber bei den verschiedenen Steinformen und -größen sehr unterschiedlich. Solitärsteine führen in 6%, Pigmentsteine in 16%, kleine CPK-Steine in 30–40% und CPK-Tonnensteine in 14% zur Choledocholithiasis (Tabelle 11). Voraussetzung ist im allgemeinen die erhaltene Kontraktionsfähigkeit der Gallenblase, die den Stein in einer Kolik hinaustreibt, sowie die erhaltene Dehnbarkeit des D. cysticus.

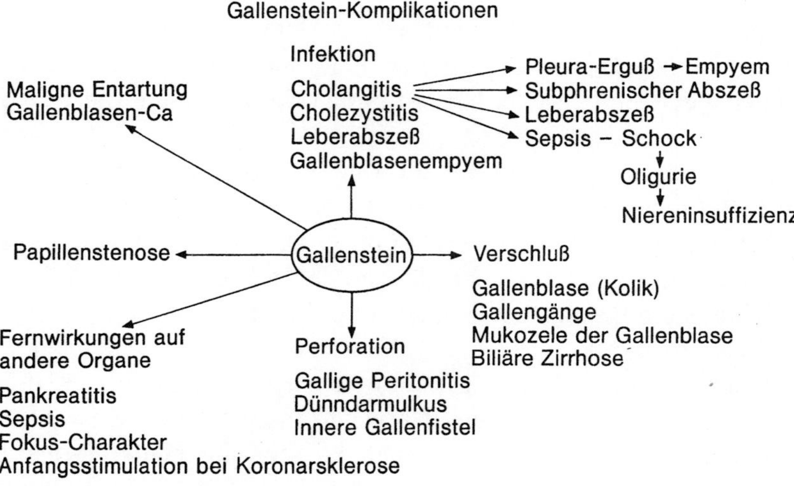

Abb. 101. Gallensteinkomplikationen (J. EISENBURG, 1974)

Tabelle 11. Zahl und Größe sowie Prozentanteil der Komplikationen bei den einzelnen Steintypen (nach GROSSE, 1966)

Steintyp	Steinzahl (Durchschnitt)	Einzelvolumen	Cholesterose	Choledocholithiasis	Tödl. Komplikationen	Gallenblasen-Ca.	Entzündungszeichen	Hydrops	Schrumpfgallenblase
Solitärer Cholesterinstein	1	2 cm^3	60%	0%	5%	0,5%	—	—	—
Kombinationssteine	15	11 cm^3	6–20%	6%	12%	5%	60%	6%	10%
Reiner Pigmentstein	68	variierend $< 0{,}02\ cm^3$	8%	20%	15%	1%	—	3%	10%
CPK-Maulbeerstein	26	0,15 cm^3	45%	3%	10%	0%	30%	7%	9%
CPK-Facettenstein	100	0,1 cm^3	4%	11%	14%	4,4%	66%	5%	17%
CPK-Tonnenstein	3	6 cm^3	8%	9%	16%	6%	66%	8%	16%

Bei skleratrophischer Gallenblase kann das Konkrement auch langsam und schmerzfrei durch den Schrumpfungsprozeß in den Choledochus gedrückt werden (HESS, 1973).

- Einklemmung im D. cysticus mit Ausschaltung der Gallenblase mit Entstehung eines Hydrops infolge Resorption der Gallenfarbstoffe und Sekretion eines eiweißreichen Exsudates; bei gleichzeitiger Infektion Auftreten eines Gallenblasenempyems.
- Entwicklung einer skleratrophischen Gallenblase aufgrund chronisch-entzündlicher Wandveränderungen.
- Perforation in die freie Bauchhöhle, meist im Verlauf eines Hydrops bzw. Empyems. Bei Adhäsion und Verwachsung der Gallenblase mit den Nachbarorganen Auftreten einer Fistelbildung mit den Nachbarorganen oder der Bauchwand. Dabei ist der Übertritt des Steins durch eine biliobiliäre Fistel in den Choledochus selten. Die biliodigestiven Fisteln gehen zu 90% auf Gallensteine zurück (HICKEN u. CORAY, 1946), während 6% auf peptische Ulzera zurückzuführen sind. Die Verteilung der Fisteln auf die einzelnen Organe ist in Tabelle 12 dargestellt.

Tabelle 12. Häufigkeitsverteilung der Gallenblasenfisteln (HESS, 1973)

1. Gallenblase – Duodenum	55%
2. Gallenblase – Jejunum	13%
3. Gallenblase – Kolon	15%
4. Gallenblase – Magen	5%
5. Choledochus – Duodenum	15%
6. Bilio-biliäre Fisteln	7%

Abgesehen von dem akuten Ereignis der Perforation, das von der Symptomatik der Ersterkrankung (Empyem) überdeckt sein kann, sind im Verlauf einer perforationsbedingten Fistelbildung folgende Komplikationen möglich:

- mechanischer Ileus durch einen großen Gallenstein am Ort der Perforation, im terminalen Ileum und vor Darmstenosen (s. Gallensteinileus);
- gastrointestinale Blutung aus der Perforationsstelle;
- Infektion der Gallenwege mit der Gefahr einer cholangitischen Zirrhose.

Die seltene bronchobiliäre Fistel (s. dort) hat eine andere Entstehungsform mit folgender Kausalitätskette: Choledocholithiasis, Cholostase, Cholangitis, Abszedierung, subphrenischer Abszeß, Durchbruch in den Thorax und Durchbruch an das Bronchialsystem (JACOBS, 1973). Typisch für dieses Krankheitsbild ist das gallige Sputum, das allerdings auch bei Verletzungen im Leber-Lungenbereich oder bei parasitären Erkrankungen (Echinokokkus, Amöbenabszeß) auftreten kann.

Steinpassage durch die Papille (nach MILLBOURN zit. bei HESS, 1961): Steinabgänge durch die Papille werden in etwa 50% der Choledocholithiasisfälle nachgewiesen, wobei in einem Drittel der Fälle der Choledochus steinfrei wird. Eine Spontanheilung ohne Cholezystektomie ist aber unwahrscheinlich, da es zu Neubildung von Steinen in der Gallenblase mit Übertritt von Konkrementen in den Choledochus kommt. Steine bis zu einer Größe von 7–10 mm können die Papille noch passieren. Dabei kann eine Pankreatitis ausgelöst werden.

Größere Steine klemmen ein und verursachen teilweise divertikelartige Penetrationen ins Pankreas. Durch die Penetration wird eine chronische Entzündung verursacht und unterhalten, die die Ausmaße eines Pseudokarzinoms des Pankreas annehmen

kann. Der Abgang von Steinen aus dem Choledochus durch innere und äußere Fisteln und durch freie Perforation ist selten (s. Fisteln).
Morphologische Wandveränderungen, wie Strikturen, Ulzera usw., sind in den entsprechenden Kapiteln abgehandelt (Strikturen, Cholangitis).

3. Steintypen

Grundsätzlich ist eine Unterscheidung der Steintypen für den Röntgenologen nicht sehr hilfreich. Man könnte sie unterscheiden in solche, die sich infolge ihres Kalkgehalts auf den Leeraufnahmen darstellen und in solche, die sich nicht spontan darstellen. Die Unterscheidung nach der Größe hat den Sinn abzuschätzen, ob die Steine in den D. hepatocholedochus wandern können, oder ob infolge ihrer beträchtlichen Größe diese Gefahr zwar nicht besteht, dafür aber mit der Möglichkeit einer Wandperforation zu rechnen ist.

Andererseits besteht eine eindeutige Beziehung zwischen der Steingröße bzw. dem Partialvolumen der Steine in der Gallenblase und der Wahrscheinlichkeit von entzündlichen fibrotischen Wandveränderungen (Tabelle 11).

Im Rahmen der medikamentösen Auflösungstherapie der solitären Cholesterinsteine durch Chenodesoxycholsäure ist der Ausschluß der Cholesterinsteine wichtig, die komplette kalkhaltige Schalen aufweisen.

Wenn auch jeder beliebige Primärstein von einer anders zusammengesetzten Rinde umschalt wird, und diese wiederum durch andere primäre Schichten umgeben werden kann, sei eine kurze Übersicht über die verschiedenen Steintypen gegeben.

a) Reiner Cholesterinstein

Aufgrund des hohen Fettgehaltes ist das spezifische Gewicht des Steines geringer als das der Kontrastgalle. Bei der Cholezystographie lassen sie sich im Stehen als schwimmende Steine nachweisen.

Er hat radiäre, grob-kristalline Struktur mit einem Kern aus amorphen Pigmentmassen. Er kann kombiniert mit Pigment-Kalksteinen, reinen Pigmentsteinen oder CPK-Maulbeersteinen, niemals aber mit einem zweiten grob-kristallinen Radiärstein oder einem Kombinationsstein auf der Basis eines Radiärsteines vorkommen.

b) Kombinationssteine

Kombinationssteine werden alle Steine genannt, die neben einem radiären grob kristallinen Kern eine anders zusammengesetzte Schale aufweisen, sei diese pigmentreich, rein kristallin oder pigmentkalkreich. Es handelt sich stets um Sekundärsteine, und die aufgesetzten Schichten sind meist asymmetrisch infolge des bevorzugten Längenwachstums. Da die erdige Rinde sehr wasserhaltig und locker ist, kommt es leicht zu partiellen Ablösungen, die in den D. hepatocholedochus wandern können.

c) Pigmentsteine

Die erdigen Pigmentsteine (GROSSE, 1966) haben einen hohen Wassergehalt, der bis zu 50% betragen kann. Sie imponieren manchmal als halbflüssige Gallenschlammassen und enthalten feste Pigmentsteine aus Cholesterin, Fettsäuren und Pigmentkalk. Im Extremfall können mehrere Tausend nur sandkorngroße Steine in einer Blase vorkommen, von denen die größten erbsgroß sind. Sie können maulbeerförmig, facettiert oder innerhalb des Gallengangsystems zylindrisch sein.

In Kombinationssteinen, CPK-Steinen und auch in Pigmentkalksteinen dienen erdige Pigmentmassen als Schichten oder Kerne.

Der Pigmentschlamm kommt besonders häufig im D. hepatocholedochus vor und füllt diesen derartig aus, daß man sich darüber wundert, daß noch Galle durch diese Massen hindurchgetreten sein kann.

d) Pigment-Kalksteine

Die Pigment-Kalksteine kommen, wie die reinen Pigmentsteine, fast immer in großer Zahl vor und erreichen meist nur Erbsgröße. Sie enthalten Kalzium, Kupfer und andere Metalle und unterscheiden sich im Röntgenbild von den Pigmentsteinen durch den intensiven Kontrast infolge des hohen spezifischen Gewichtes und des Kalkgehaltes.

Analog den erdigen Pigmentsteinen sollen die Pigment-Kalksteine in der Leber, bzw. in den intrahepatischen Gallenwegen entstehen. Sie kommen in Ländern mit fettarmer Reisnahrung häufig vor, im Gegensatz zu dem hohen Anteil an reinen Cholesterinsteinen in Ländern mit fett- und kalorienreicher Ernährung.

e) Der Cholesterin-Pigment-Kalkstein (CPK-Stein)

ist das Produkt aufeinanderfolgender Präzipitationen um einen zentralen Bilirubin- oder Cholesterinkern in Form wachsender Schichten von Kalzium-Bilirubinat, Cholesterin und Kalziumkarbonat (HESS, 1973).

Ein Teil der Steine enthält Biliverdin statt Bilirubin. Letzteres kann aufgrund einer chemischen Reaktion zwischen dem Biliverdin der Steinoberfläche und dem oral über mehrere Tage gegebenen Gallen-KM das KM einlagern, so daß die schattennegativen Steine schattenpositiv werden (rim sign von SALZMAN, 1966; SALZMAN *et al.*, 1958).

Der CPK-Stein macht im europäischen Raum 50–80% aller Gallensteine aus, so daß WOLPERS (1974) diesen Steintyp als den „ordinären Gallenstein" bezeichnet. Mehr als die Hälfte dieser Steine bilden facettierte Steine.

CPK-Maulbeersteine sind sehr kalkarm und stellen sich dementsprechend nie im Röntgenbild positiv dar. Sie haben die Oberfläche einer Brombeere. Der hohe Cholesteringehalt macht die Steine leicht, und ihre Wanderungstendenz ist groß (WOLPERS, 1974). Die entzündliche Veränderung der Gallenblasenwand ist in Anbetracht ihres geringen Partialvolumens gering.

Die *facettierten oder polyedrischen Steine* können reiskorn- bis kirschgroß sein und in mehreren Tausend in einer Gallenblase gefunden werden. Sie sind die häufigsten aller Steine und können mit Kombinationssteinen und Pigmentsteinen gemeinsam beobachtet werden, nie jedoch mit radiären und Solitärsteinen.

Typische Abschliffflächen können nur dann entstehen, wenn die Steine dicht gepackt liegen. Die Wahrscheinlichkeit einer entzündlichen Wandveränderung ist in Anbetracht des großen, von ihnen beanspruchten Partialvolumens sehr groß. Ihre Wanderungstendenz aus der Gallenblase in das Gangsystem ist groß.

CPK-Tonnensteine sind kirsch- bis hühnereigroß. In 20% der Fälle kommen sie als Solitärsteine vor und füllen die ganze Gallenblase aus. Normalerweise findet man aber bis zu 8 Konkrementen in einer Gallenblase (WOLPERS, 1974). In diesem Falle gibt es partielle Facettierungen.

Bei Steinen mit größeren Spalträumen sind Zertrümmerungen häufig. Trümmer können neu umschalt werden oder zu Steinschutt zerfallen.

Bei der Kernbildung der Gallensteine spielt das Kalzium-Bilirubinat eine wesentliche Rolle, eine größere als die Kalziumkarbonat-Spherolithen. Letztere bauen keine Konkremente auf, sondern werden eingelagert, meist zwischen dünnen oder dicken Cholesterinplatten (WOLPERS, 1974; WOLPERS, WOISIEWITZ, 1975). Unter wenig gestörten Kristallisationsbedingungen, wie sie bei konstantem Zystikusverschluß bestehen, reifen festere Strukturen. Besondere Bedingungen müssen bei dem Aufwachsen dicker Kalziumschalen auf den Oberflächen multipler Cholesterinsteine herrschen, da der D. cysticus gelegentlich durchgängig gefunden wird. Man kann in diesen Fällen nicht entscheiden, ob eine starke Kalziumausscheidung während eines temporären Zystikusverschlusses vorgelegen hat oder ob es ohne Zystikusverschluß durch langfristige Übersättigung der Blasengalle mit Kalziumsalzen bei ruhender Cholesterin- und Bilirubinausfällung zu der Kalkablagerung gekommen ist. Die Kalziumverteilung in den Gallensteinen geht aus Tabelle 13 hervor.

Als Besonderheiten der Steinentstehung sind die Steinbildungen um Parasiten (Ascaris und Distomum) zu erwähnen, die in tropischen Ländern beobachtet werden. Gelegentlich dient Nahtmaterial als Kern einer Steinbildung.

Bei der Cholesterose wurde die Versteinerung von Cholesterolpolypen beobachtet (LICHTWITZ, 1928, 1934; NAUNYN, 1892 u.a.).

In erweiterten Rokitansky-Aschoffschen Sinus bei Adenomyomatose werden gelegentlich CPK-Steine gefunden, desgleichen in Fundusdivertikeln und in phrygischen Mützen

Tabelle 13. Nachweis von Kalzium in Gallensteinen von 542 Patienten bei der Cholezystographie und post op. ohne Streukörper mit 45 KV (WOISIEWITZ und WOLPERS, 1975)

Steintyp	Methode	Ohne Kalzium	Zentral	Schalen- und ringförmig	Diffus	Radiär	Einseitig	Gesamtzahl	Kalkgalle
Solitäre	Cholezystographie	110	10	46	3	0	5	174	1
Cholesterinsteine	post op.	81	15	50	70	17	4	174	
Multiple	Cholezystographie	213	18	74	0	0	1	306	6
Cholesterinsteine	post op.	184	28	90	2	1	1	306	
Pigmentsteine	Cholezystographie	23	18	7	12	0	2	62	5
	post op.	13	15	3	28	0	3	62	
Insgesamt	Cholezystographie	346	46	127	15	0	8	542	12
	post op.	278	58	143	37	13	8	542	

(Abb. 102). Nach GROSSE überwiegt auf der Höhe der Schleimhautfalten die resorptive Funktion der Epithelien, während in den Buchten die sekretorische Aktivität vorherrscht und die Steinbildung in tiefen Ausbuchtungen bei Stauung provoziert.

Gas in Gallensteinen ist des öfteren auf Leeraufnahmen bei nichtschattengebenden Steinen gefunden worden (ÅKERLUND, 1933, 1938; HINKEL, 1950, 1954; BREUER, 1931; KOMMERELL u. WOLPERS, 1938). Es wird stets in Zerklüftungsspalten von Tonnen- und Kombinationssteinen angetroffen. Man nimmt an, daß das Gas durch Diffusion in den Steinspalt gelangt und nicht bakteriell entsteht. Die Gasanalyse ergab 0,5% Sauerstoff, 6–7,5% CO_2, den Rest Stickstoff (KOMMERELL u. WOLPERS, 1938).

Als *Kalkmilchgalle* (CHURCHMAN, 1911, VOLKMAN, 1926; u.a.) bezeichnet man eine Ansammlung von Kalziumkarbonat und Fettsäure-Seifen in der Gallenblase, die stets Veränderungen im Sinn einer chronischen Cholezystitis aufweist. Sie kann mit solitären oder multiplen kalkdichten oder auch schattennegativen Steinen kombiniert sein. Sie kann milchähnlich sein oder selten streifenförmige Einlagerungen von Kalk in eine gelartige oder pastenartige Masse aufweisen (Abb. 103a–c). Ätiologisch wird für die Entstehung ein zumindest vorübergehender Verschluß des D. cysticus durch Steineinklemmung, stärkere Entzündung oder Karzinom bei gleichzeitiger Entzündung gefordert.

Eine Entleerung der Kalkgalle nach Beendigung des Zystikusverschlusses kommt vor (HAAGE, 1964).

Die *Porzellangallenblase* stellt den Endzustand einer chronischen Cholezystitis mit interstitieller Verkalkung des Narbengewebes dar. Sie ist gelegentlich schlecht von großen Steinen zu unterscheiden (s. S. 474).

Etwa 70% der Gallensteine enthalten als mehr oder weniger starke Komponente Kalzium (HESS, 1973), aber nur 4% enthalten Kalzium als Hauptkomponente, die spektroskopisch mehr als 30% des Steines ausmacht (KAMEDA, 1964). Im Gegensatz zur Häufigkeit kalkhaltiger Steine findet man bei der Cholelithiasis in der Gallenblase und in den Gallenwegen nur in 10–15% der Fälle röntgenologisch positive Steine (HODES, 1965; LAHEY u. SWINTON, 1935).

Im D. choledochus fanden WAUGH u.Mitarb. positive Steinschatten bei 25,5% ihrer Fälle. Aber in nur weniger als der Hälfte der Fälle wurde die Lokalisation der Steine im Choledochus erkannt.

Die Darstellbarkeit kalkhaltiger Konkremente auf Leeraufnahmen hängt nicht vom absoluten Kalziumgehalt ab (Abb. 104). Nur bei relativ hohem Kalziumgehalt, im Verhältnis zur Steingröße und im Verhältnis zum Körperdurchmesser, kommt ein genügender Kontrast zustande.

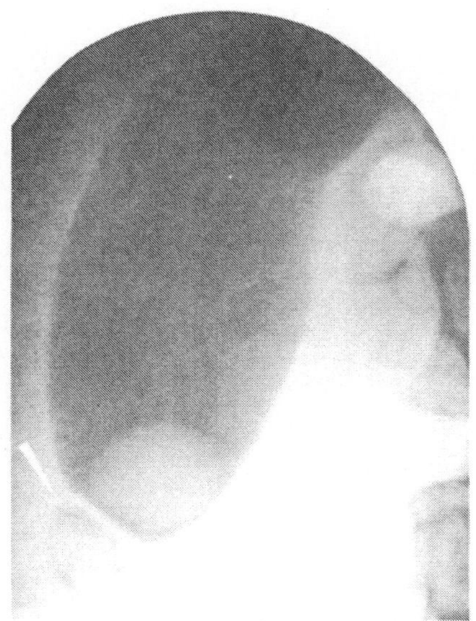

Abb. 102. Stein im septierten Fundus distal

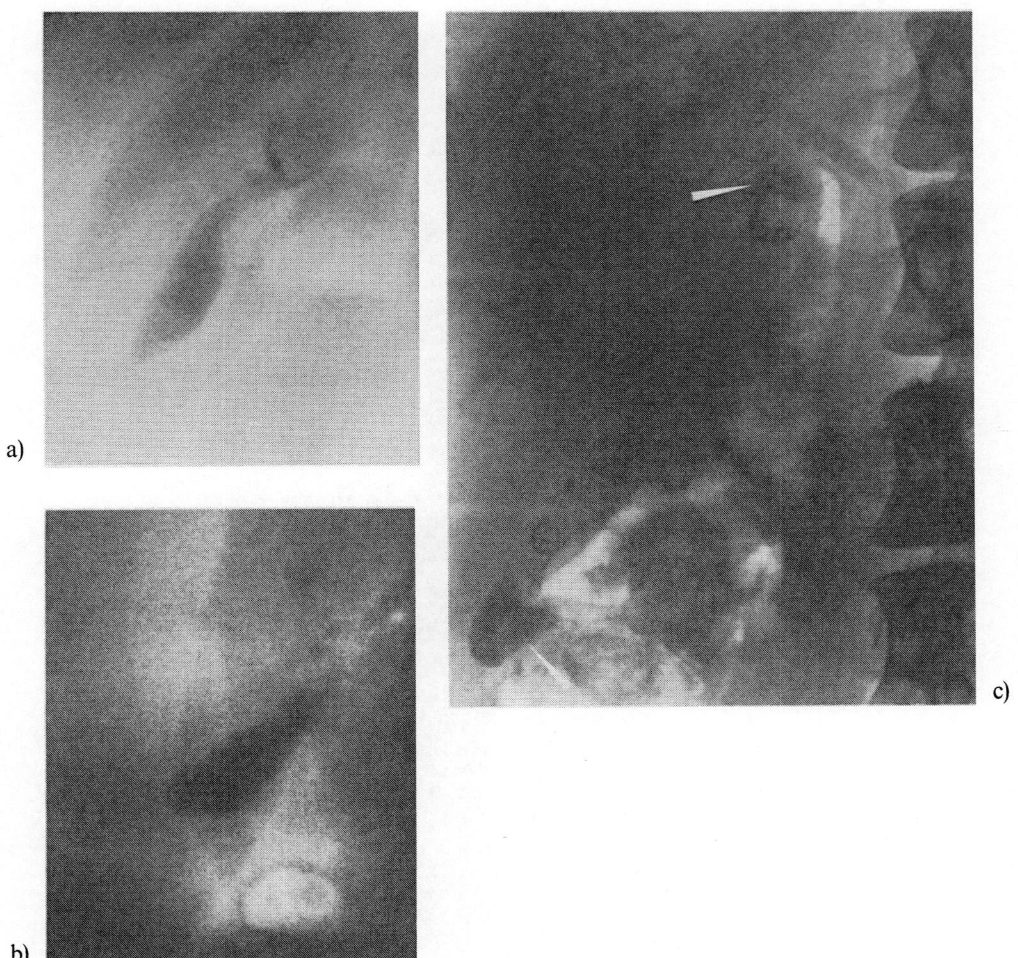

Abb. 103a–c. Kalkmilchgalle in geschrumpften Gallenblasen mit Verschlußstein im Hals-Zystikusbereich, (a) milchartig, (b) mehr steinartig, (c) Kombination von Gallensteinen mit getrennt liegenden Kalkmilchdepots

Typ	Röntgendichte	Leeraufnahme	Cholezystographie
Cholesterin-Solitärstein	nie schattengebend		
Cholesterin-Kombinationsstein	Schale häufiger schattengebend, Kalziumgehalt stark wechselnd		
Reiner Pigmentstein (Bilirubinstein)	gelegentlich durch Pigmentkalkschichten schattengebend		
Pigmentkalkstein	stets sehr kalkdicht durch hohen Kalzium- und Kupfergehalt		
CPK-Maulbeerstein	nie schattengebend		
CPK-Facettenstein	Kalkdichte in der Schale sehr wechselnd, gelegentlich kalkdichtes Zentrum		
CPK-Tonnenstein	in der Schale stets kalkdicht, meist geschichtet, z. T. facettiert		

Abb. 104. Steintypen im Leerbild und im Cholezystogramm

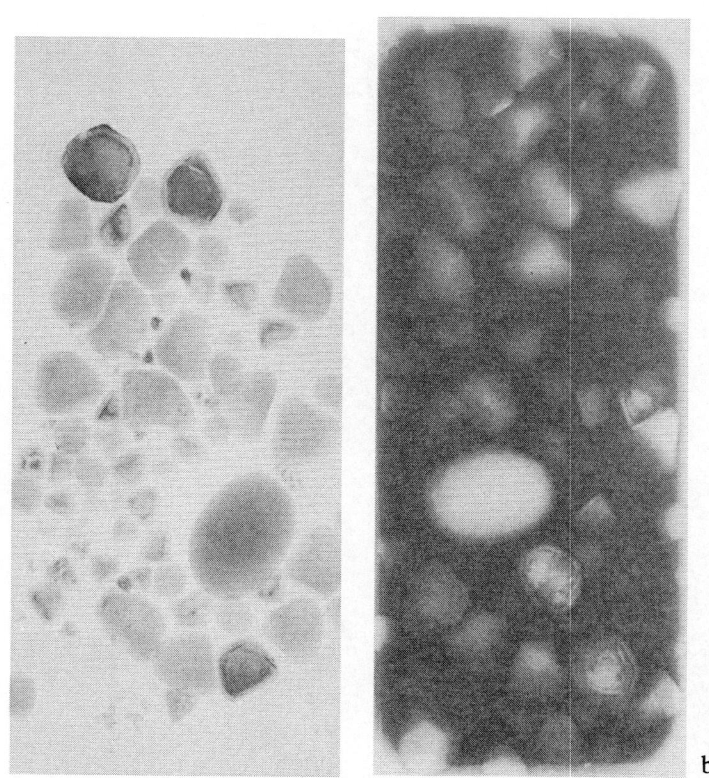

Abb. 105a u. b. Alle vorkommenden Steintypen, (a) ohne Streukörper 27 KV, (b) mit Streukörper 34 KV. Verschwinden der kleineren kalkhaltigen Gallensteine

Abb. 105 (a, b) zeigt die Verhältnisse: Abgesehen von den reinen Bilirubin- und Cholesterinsteinen, enthalten alle Steine mehr oder weniger Kalk in den verschiedensten Formen, wenn man sie ohne Streukörper aufnimmt (27 KV). Mit einem dem Körper entsprechenden Medium (KM) verschwindet der Kalk, mit Ausnahme der großen, viel Kalk enthaltenden Steine.

Entsprechend typisch strukturiertem Kalk kann auch typisch konfiguriertes Gas in den Gallensteinen pathognomonisch sein. Gallensteine enthalten in 13% der Fälle sternförmige Fissuren, deren Anordnung der radiären Kristallstruktur der Cholesterin-Pigment-Kalksteine entspricht.

Diese Fissuren sind mit Flüssigkeit oder Gas gefüllt und können sich grundsätzlich als positive oder negative Figuren röntgenologisch darstellen. Unter klinischen Bedingungen wurden nur in wenigen, bis zum Jahre 1955 insgesamt 15 Einzelfällen (FULTON, 1955) derartige gashaltige Steinfissuren beschrieben. Bei zahlenmäßig untergeordneter Bedeutung ist dieser Befund im Einzelfall pathognomonisch.

Der Nachweis von Kalk und Gas hat über die allgemeine Diagnose eines Gallensteins hinaus eine spezielle Bedeutung.

Die Entstehung von Kalkniederschlägen im Bereich der Gallenblase ist stets von zwei Voraussetzungen abhängig (PHEMISTER *et al.*, 1939):
- In der Gallenblase muß eine stärkere Entzündung bestehen und
- der D. cysticus muß gleichzeitig verschlossen sein.

Dieser Kalkniederschlag kann, wie oben ausgeführt, als Kalkgalle, in der Gallenblasenwand als Porzellangallenblase und an den Gallensteinen als zentraler Körper, als Ringschatten im Innern oder schalenförmig an der Oberfläche abgeschieden sein. In den Pigmentsteinen ist der Kalkniederschlag diffus, in den Solitärsteinen und in den CPK-Steinen meist ringförmig. Zystikusverschlußsteine verkalken oft ungewöhnlich intensiv (Abb. 106).

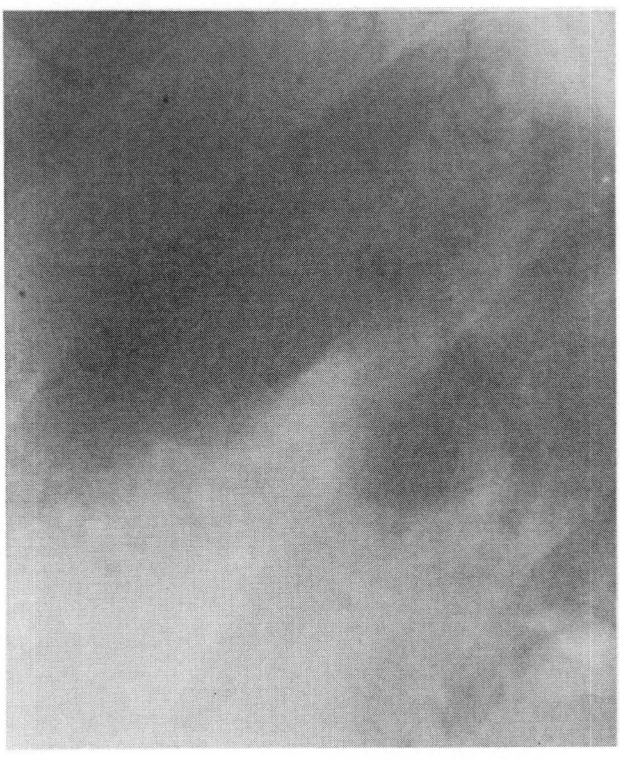

Abb. 106. Intensiv verkalkter Zystikusstein. Daneben Gallensteine bei negativer Cholezystographie

Von WOLPERS (1974) wird eine Typendiagnose gefordert, um eine individuelle therapeutische Konsequenz daraus zu ziehen:

1. Steinträger und offener D. cysticus. Sind Kalkablagerungen im Bereich der Gallensteine und in der Gallenblase als Zeichen einer stärkeren, meist abgelaufenen Gallenblasenentzündung, wird man nach Zeichen der Aktivität dieser Entzündung suchen und vorbereitend bei operativen Eingriffen an solchen Gallenblasen die moderne antibiotische Therapie einsetzen.

2. Träger von Pigmentsteinen sollten grundsätzlich konservativ behandelt werden. Die Pigmentsteine sind relativ harmlose Gallensteine, die praktisch nicht wachsen, nicht zerfallen, nicht wandern, sich nicht mit anderen Steinsorten verbinden und keinen Zystikusverschluß bedingen. Dieser Steintyp wird meist von einer chronischen Gallenblasenentzündung begleitet.

3. Solitärsteine müssen nicht operiert werden. Die Gefahren des relativ harmlosen Solitärsteines liegen, neben der Perforationsgefahr bei Zystikusverschluß und dem Gallensteinileus nach Perforation, in der Bildung einer zweiten Steingeneration.

Große Solitärsteine, die mehr als 40% des Lumens der schlaffen Gallenblase einnehmen können, sollte man zur Vorbeugung eines Ileus entfernen, die kleineren sollten überwacht werden. Im Falle, daß sich eine zweite Steingeneration bildet, die gelegentlich nur aus einem CPK-Maulbeerstein besteht, wird man die Operation vorschlagen.

4. Alle CPK-Steine können wandern, zerfallen, mehrere Generationen bilden und einen Zystikusverschluß bedingen. Die frühzeitige operative Entfernung der steinhaltigen Gallenblase ist in jedem Fall indiziert, auch wenn die Beschwerden des Steinträgers gering sein sollten.

5. Steinträger mit Zystikusverschluß. Ihnen wird man bei Bestehen von Beschwerden zur Operation raten, da hier die Gefahren eines Gallenblasenkarzinoms, einer schleichenden Perforation und einer Schuttentleerung der Schrumpfgallenblase drohen.

Die *Leeraufnahme* dient dem Nachweis von kalk- und gashaltigen Strukturen im Bereich der Gallenblase und der Gallenwege (s.o.). Diese sind aber wieder abzugrenzen von verkalkten Lymphknoten, verkalkten Rippenknorpeln, Verkalkungen im Pankreas, in der rechten Nebenniere sowie orthograd getroffenen verkalkten Gefäßen oder Gefäßaneurysmen.

Der Blick auf die Weichteilzeichnung gibt Hinweise auf eine Hepatomegalie, das Courvoisiersche Zeichen einer großen, gestauten Gallenblase. Gas in den Gallenwegen bedeutet in der Reihenfolge ihrer Häufigkeit operative bilio-digestive Fisteln, spontane bilio-digestive Fisteln oder schwere Cholangitiden mit gasbildenden Bakterien.

Die Treffsicherheit des Steinnachweises im *intravenösen Cholangiogramm* wird mit 50–60% (WISE, 1962; WISE, O'BRIEN, 1956), bei Hinzunahme der Dilatation des D. hepatocholedochus oder der verzögerten Entleerung des KMs in das Duodenum (Zeit-Dichte-Relation) mit 92% angegeben; WISE (1956), ECKELBERG u.Mitarb. (1970) geben für den Steinnachweis im D. hepatocholedochus, selbst unter Anwendung der Tomographie, nur eine Treffsicherheit von 47% an.

In einem relativ hohen Prozentsatz liegt bei der Choledocholithiasis eine Dilatation des D. hepatocholedochus vor. Dieser ist dabei immer in ganzer Länge erweitert (Abb. 107, 108).

Umgekehrt findet man bei einer Dilatation des D. hepatocholedochus in ganzer Länge in etwa 95% der Fälle eine Choledocholithiasis (HESS, 1961). Diese Form der generalisierten Dilatation muß allerdings gegen inkomplette tumoröse oder entzündliche Papillenverschlüsse abgegrenzt werden, wobei letztere wiederum häufig mit einer Cholelithiasis kombiniert sind.

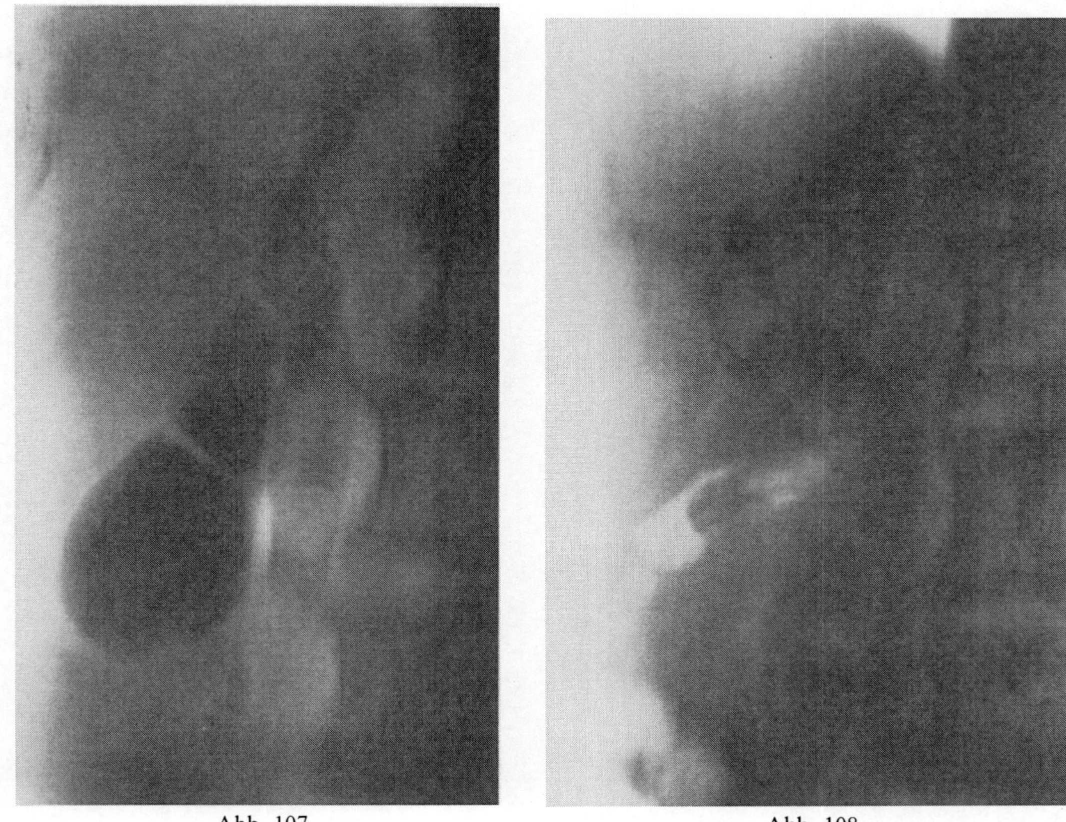

Abb. 107 Abb. 108

Abb. 107. Cholezysto-Choledocholithiasis. Blasen- und Choledochussteine mit Gangerweiterung (lineare Zonographie)

Abb. 108. Choledochussteine mit Gangerweiterung bei negativer Cholezystographie (lineare Zonographie)

Bei intrahepatischer Steinbildung, die fast immer im Rahmen schwerer entzündlicher und morphologischer Veränderungen der intrahepatischen Gallenwege auftritt, ist die intravenöse Cholangiographie fast wertlos. Während akuter Krankheitsphasen ist die intravenöse Cholangiographie immer negativ und in den symptomfreien Intervallen in etwa 70% der Fälle (WEN u. LEE, 1972).

Darüber hinaus kommt es bei der intrahepatischen Steinbildung auf die Darstellung dieser Steine ebenso an wie auf den Nachweis von morphologischen Veränderungen am intrahepatischen Gallengangsystem. Dieser Teil des Gallenwegsystems wird aber schon normalerweise im intravenösen Cholangiogramm meist unzureichend dargestellt.

Zur Abklärung dieser Fälle und aller Fälle von steinbedingtem Obstruktionsikterus, der ja in der Mehrzahl der Fälle stumm, d.h. ohne Koliken auftritt, eignen sich daher nur die direkten Methoden, im einzelnen die duodenoskopische Cholangiographie, die transhepatische Cholangiographie, die intraoperative Cholangiographie und die postoperative T-Drain-Cholangiographie.

Die direkten transhepatischen Cholangiographien dienen der Darstellung der Steine, morphologischer Wandveränderungen und der Beurteilung der Papillenfunktion. Anders als bei der intravenösen Cholangiographie kommt es immer zu einer kontrastreichen Darstellung des Gallenwegsystems, andererseits besteht die Gefahr, durch Injektion zu großer und konzentrierter KM-Mengen kleinere Steine und Wandveränderungen zu überdecken. Die Formen der Steinblockaden im D. choledochus, wie sie sich im PTC darstellen, sind in Abb. 109–112 erläutert.

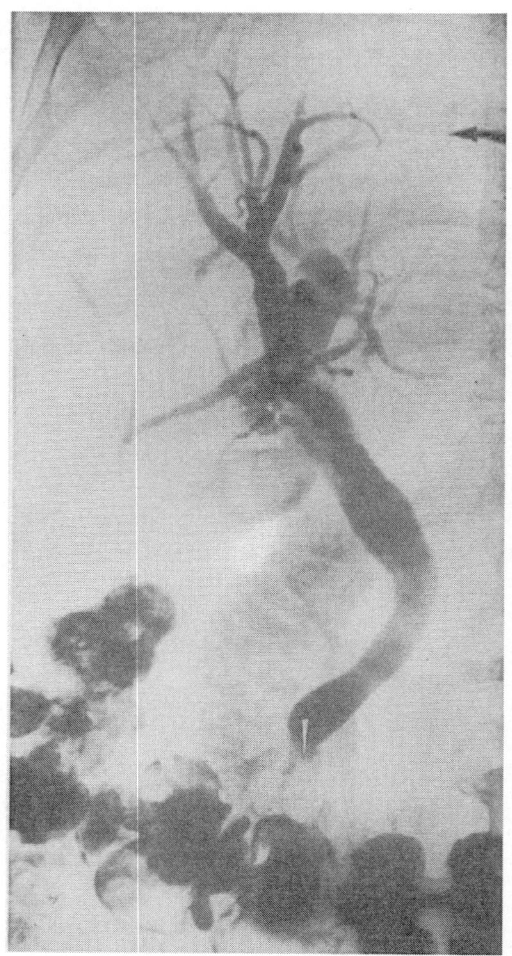

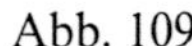

Abb. 109

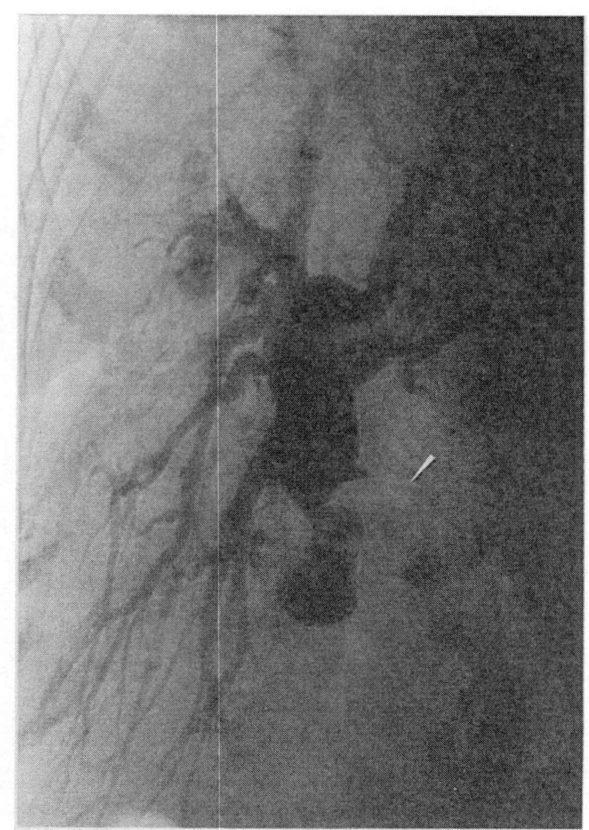

Abb. 111

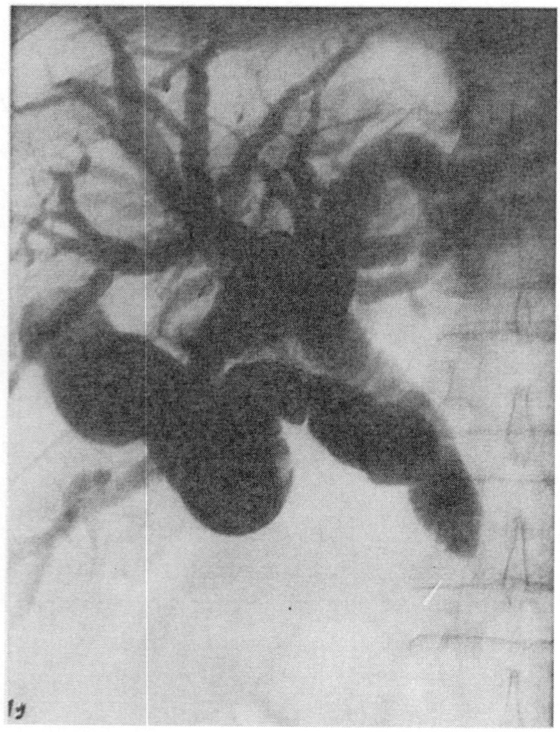

◀ Abb. 110

Abb. 109. Großer Stein supravaterisch. Trotz mäßiger Abflußstörung Ikterus. Schrumpfgallenblase mit Stein (PTC)

Abb. 110. Verschlußstein im Choledochus retroduodenal (PTC)

Abb. 111. Großer Verschlußstein im Choledochus in Höhe des Zystikusabgangs supraduodenal (PTC)

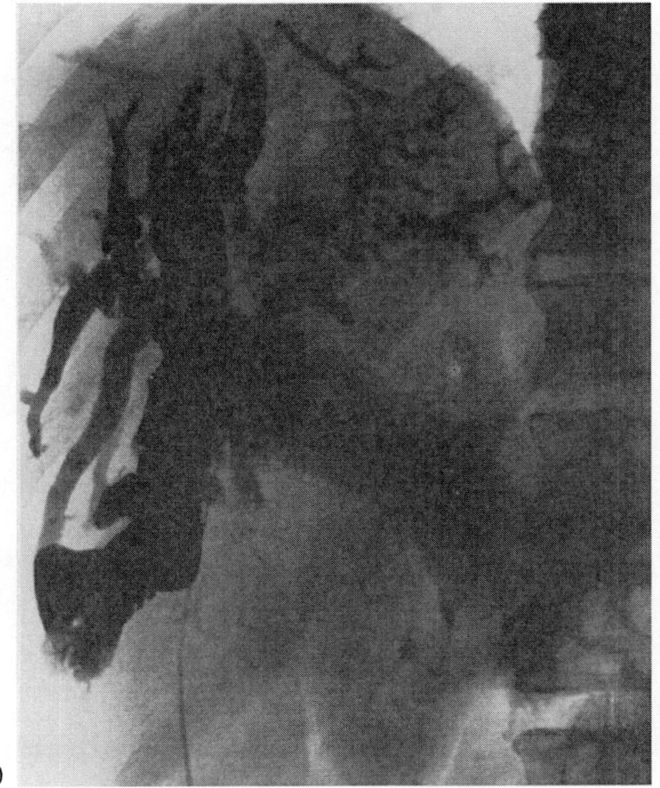
a)

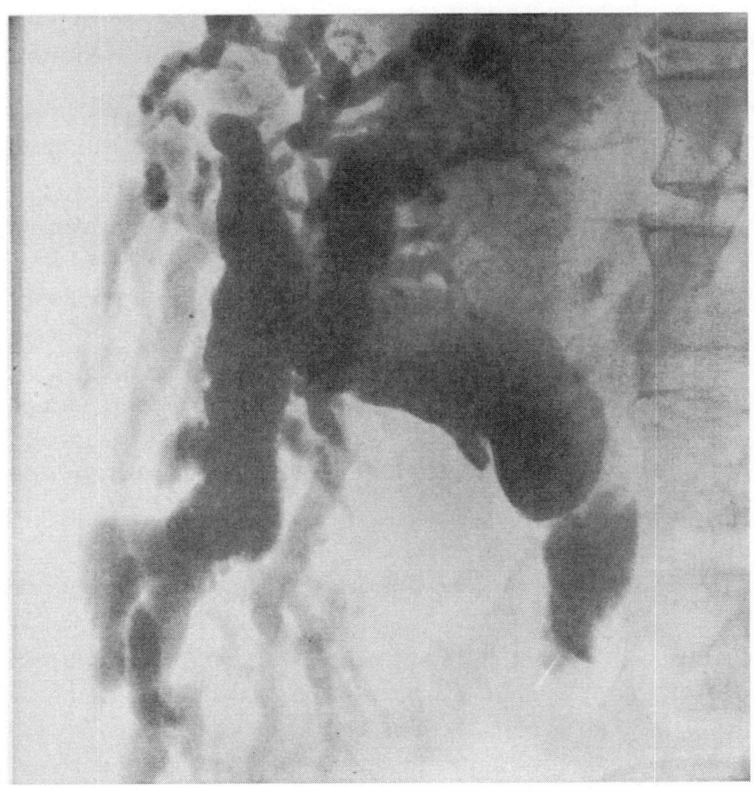
b)

Abb. 112a u. b. Enorme intra- und extrahepatische Gangerweiterung mit schmerzlosem Ikterus (PTC). (a) Rückenlage: Steine im Choledochus. Verschlußursache nicht zu erkennen. (b) Tumorverschluß? Operativ schutt- und steingefüllter D. hepatocholedochus ohne Tumor

Das Kriterium der Dilatation des D. hepatocholedochus spielt bei den direkten Cholangiographien aufgrund der besseren Darstellung der Steine keine Rolle. Außerdem kommt es durch die Injektion des KMs zu einer Dilatation des Gallenwegsystems, die dann nicht mehr mit den Verhältnissen im intravenösen Cholangiogramm bzw. den Verhältnissen unter physiologischen Bedingungen vergleichbar ist. Umgekehrt spricht die Dehnbarkeit des Gallenwegsystems für relativ intakte Wandverhältnisse, während die fehlende Elastizität für eine fibrös entzündliche oder tumoröse Wandverdickung bzw. Wandstarre spricht.

Ein wichtiges Kriterium intrahepatischer Steine, die nicht als Aussparung zur Darstellung kommen, ist der KM-Abbruch in einem Leberast bzw. die fehlende Füllung eines Leberastes, die leicht übersehen werden kann.

Differentialdiagnostisch sind bei der Deutung der Bilder folgende Möglichkeiten zu bedenken:

1. Gasblasen im direkten Cholangiogramm;
2. intraluminale polypoide oder papilläre Tumoren (relativ selten);
3. steinähnliche Aussparungen am distalen Ende des Choledochus:

a) Tumoren des distalen Choledochus, der Ampulle und mit Einschränkung des Duodenums und des Pankreas. Allerdings machen letztere gewöhnlich charakteristische Querabbrüche in Höhe des Duodenums.

b) Papillenödem;

c) Spasmus des Sphinkter Oddi;

d) Prominenz der Muskulatur des Sphinkter choledochi (pseudo-calculus defect).

Gasblasen, die durch Manipulation bei der direkten Cholangiographie in das Gallenwegsystem geraten, zeichnen sich dadurch aus, daß sie sich in aufrechter Stellung des Patienten kranialwärts verschieben, während flottierende Steine sich nach kaudal hin bewegen.

Intraluminale knotige Tumoren sind in der Mehrzahl maligne und führen dann meist schnell zu einem kompletten Verschluß. Sie sind deshalb immer karzinomverdächtig, da gutartige Adenome oder Polypen dieser Form extrem selten sind. Differentialdiagnostisch können sie gegen flottierende Steine leicht durch den fixierten Sitz abgegrenzt werden. Die Differenzierung gegenüber an atypischer Stelle fixierten Steinen, bei denen auch das Kriterium der gleichmäßigen Dilatation des D. hepatocholedochus fehlen kann, ist dagegen nicht mit Sicherheit möglich. Auch das Kriterium des Vorhandenseins oder Fehlens weiterer Steine im Gallenwegsystem ist nicht zuverlässig.

Die steinähnlichen Aussparungen am distalen Ende des Choledochus sind in den entsprechenden Kapiteln über gutartige Stenosen der Papille und primäre und sekundäre Gallengangkarzinome abgehandelt. Eine Differenzierung dieser Veränderungen kann durch Beobachtung des Papillenspiels und der morphologischen Veränderungen vor und nach Applikation von Spasmolytika erfolgen.

KM-Abbrüche bzw. Verschlüsse intrahepatischer Äste durch Steine müssen gegen entzündliche Strikturen und Tumorverschlüsse abgegrenzt werden.

Im positiven *Cholezystogramm* liegt die Treffsicherheit des Steinnachweises in der Gallenblase bei 35%. Nimmt man alle Gallenblasen mit flauer Füllung in der Annahme eines gestörten Zuflusses von KM-Galle aus den Gallenwegen in die Gallenblase oder bei Unterstellung einer stärkeren Wandveränderung hinzu, liegt der Steinnachweis bei 67%.

Die Differenzierung der Steine im Röntgenbild ist leicht, wenn man facettierte CPK-Steine von mittlerer Größe findet. Der Steinnachweis ist jedoch sehr schwierig, wenn die Steine sehr klein sind und wenig zahlreich. Die Typendiagnose ist dementsprechend schwierig, zumal praktisch alle Arten von Steinen mehr oder weniger Kalk enthalten können.

Es ist keine Frage, daß die optimale Untersuchung jeweils gezielt und in verschiedenen Lagerungen erfolgt, wobei man auch für die Gallenblase die Tomographie hinzuziehen kann.

Die von WOLPERS (1974) geforderte Entscheidung, ob der D. cysticus verschlossen oder offen ist, ist gelegentlich schwer zu treffen. In fast 20% der negativen Cholezystographie findet man keine Erklärung für die Nichtfüllung der Gallenblase mit KM, da bei der Operation keinerlei Hindernis im Zystikus gefunden wurde (ECKELBERG *et al.*, 1970). Sie diskutieren als Ursache dieser negativen Cholezystographie den intermittierenden Steinverschluß, bei fehlenden Steinen einen funktionellen Widerstand gegen das Einfließen von KM-Lebergalle in die Gallenblase.

Nicht selten füllt sich der erweiterte D. cysticus bis zu einem Abbruch, der durch einen negativen Stein verursacht ist. Mittels Tomographie gelingt der Nachweis dieser Veränderung und indirekte Beweis für eine Steinbildung gut.

Die bei offenem Zystikus mögliche Imbibition bzw. chemische Anlagerung von KM an die äußere Steinschicht durch Biliverdin (SALZMAN, 1966; SALZMAN *et al.*, 1958; SALZMAN, WARDEN, 1958) ist bei kalknegativen Steinen diagnostisch zweifellos sehr hilfreich, läßt sich bei hoher Patientenfrequenz aber wegen der KM-Gabe über Tage nur schlecht praktisch durchführen.

Die steinbedingten Komplikationen durch Zystikusverschluß (Hydrops, Gallenblasenempyem) oder Perforation infolge Drucknekrose in einer Schrumpfgallenblase mit Fistelbildung sind auf den Seiten 458–460 und 537–541 dargestellt.

III. Entzündliche Erkrankungen der Gallenblase

1. Akute Cholezystitis

Sie wird durch eine akute Gallenstauung hervorgerufen, die in 90–95% durch Gallenblasensteine mit Zystikusverschluß bedingt ist (BOCKUS u.a.). Es kommt zur Ansammlung von pigmentarmer heller Galle (Hydrops) und zu einer Druckerhöhung, die zu Mukosaeinrissen führt. Der Blaseninhalt löst durch die Gallensalze (THOMAS, WOMACK, 1952) ein Ödem der geschädigten Wand aus, das den Innendruck weiter erhöht. Trophische Störungen der Wand mit Ulkusbildung und evtl. Perforation sind die Folge.

Gangrän und Perforation werden mit einer Frequenz von 2–14% angegeben (FLETCHER, RAVDIN, 1951; JONES u.Mitarb., 1960; MCEACHERN, SULLIVAN, 1959). Die Wahrscheinlichkeit der Perforation steigt mit der Dauer des akuten Krankheitsbildes an, insbesondere nach dem 4. Tag (BERK, MONROY, 1965).

Grundsätzlich verläuft die akute Cholezystitis primär aseptisch. Tritt eine bakterielle Infektion hinzu, entwickelt sich ein Empyem mit der Gefahr der Abszeßbildung in der Leber bzw. Perforation in die freie Bauchhöhle oder angrenzende Organe. Die Wandschädigung führt bei fortbestehendem Verschluß zur chronischen Cholezystitis mit rezidivierenden akuten Schüben.

Außer der Cholelithiasis führen zur Gallenstauung (BOCKUS, BERNHARD, 1940):

1. Anomalien im Bereich der versorgenden Gefäße.
2. Torsion der Gallenblase bei Pendelgallenblase.

3. Vergrößerte Lymphknoten am Abgang des D. cysticus.
4. Thrombose oder Sklerose der A. cystica bei alten Leuten.
5. Periarteriïtis nodosa.
6. Ödem bei penetrierendem Ulcus duodeni.
7. Karzinom der Gallenwege.
8. Abflußstörung an der Papille mit Reflux von Pankreassekret in Gallenwege und Gallenblase (chemische Cholezystitis).
9. Allergie (DE MURO, FICARI, 1946).

Die Infektion der Gallenblase ist nur bei Gallenstauung und sekundärer Schädigung der Gallenblasenwand möglich (MORRIS u.Mitarb., 1952 u.a.).

Bei Infektion der Gallenblase mit Typhus-Salmonellen ist der Betreffende zwar Dauerausscheider, eine Cholezystitis besteht während der fieberhaften Phase der Typhusinfektion aber nicht.

Eine Rolle spielt bei der Cholezystitis in unseren Regionen noch die Lamblia intestinalis und in südlichen Breiten die Amöbenruhr.

Eine hämatogene oder lymphogene Infektion der Gallenblasenwand durch gasbildende Bakterien, wie Clostridium perfringens, E. coli, anaerobe Streptokokken u.a. (HOLGERSEN u.Mitarb., 1971), entwickelt sich, wenn es bei bestehendem Zystikusverschluß zu einer ischämischen Wandnekrose kommt. Zunächst entsteht Gas in der Wand, später im Gallenblasenlumen. Sammelt sich das Gas in erweiterten Rokitansky-Aschoffschen Sinus, erhält man das Bild der kontrastnegativen Perlschnur-Gallenblase. Schließlich kann das Gas in streifiger Anordnung frei unterhalb der Leber nachgewiesen werden. Die Mortalität liegt mit 25% sehr hoch und steigt noch beträchtlich bei Perforation.

Klinisch ähnelt die Symptomatologie der Cholezystitis der entzündlichen Cholelithiasis. Beide können mit einer Gallenkolik beginnen. Manchmal stellt sich nur ein dumpfer, viszeraler Schmerz mit Übelkeit und Erbrechen ein. Bei Ausbreitung der Entzündung auf die Umgebung wechselt der Schmerzcharakter zu einem umschriebenen, lokalisierbaren somatischen Schmerz. Ein flüchtiger Ikterus kann sich auch bei fehlendem Choledochusstein entwickeln, wahrscheinlich infolge ödematöser Stenosierung der Gallenwege.

Die *röntgendiagnostische* Untersuchung beginnt mit der Bauchübersicht in 2 Ebenen. Man sucht nach einer Volumenvergrößerung der Gallenblase, wie man sie beim Hydrops und dem Empyem findet, das in etwa 20% der Fälle von akuter Cholezystitis auftritt (BERK, 1940). Bei orthograder Einstellung der Gallenblase kann man den Weichteilschatten der vergrößerten Gallenblase erkennen (s. Abb. 38). Das gasgeblähte Kolon wird häufig imprimiert, und die Vergrößerung wird indirekt erkennbar.

Bei Perforation in die freie Bauchhöhle mit galliger Peritonitis ist eine Lokalisation des Prozesses auf den Herd röntgenologisch nicht mehr möglich, jedoch aus der klinischen Entwicklung abzuleiten. Man findet im Leerbild die Blähung des Kolons, bei ausgedehnter entzündlicher Veränderung der Gallenblasenwand auch Dünndarmblähungen mit Spiegelbildungen und Flüssigkeitsvermehrung in der freien Bauchhöhle (s. akutes Abdomen).

Man sucht nach Gas im rechten Oberbauch unter der Leber. Die ringförmige Gasbildung in der Gallenblasenwand mit der nachfolgenden intraluminalen Gasbildung ist so eindeutig, daß die Diagnose einer Cholecystitis emphysematosa ohne Zweifel ist (Abb. 113).

Gas in den Gallenwegen findet sich bei biliodigestiven Anastomosen und Fisteln, seltener infolge lokaler bakterieller Gasbildung. Gas in den Gallenwegen kann mit Gas in den Portalvenen verwechselt werden, das in einzelnen Fällen bei Darmgangrän dort nachweisbar wird. Bei Défense im rechten Oberbauch und bei hohen Temperaturen sowie bei Fehlen einer Operationsanamnese liegt die Diagnose der akuten Cholezystitis nahe (Abb. 114).

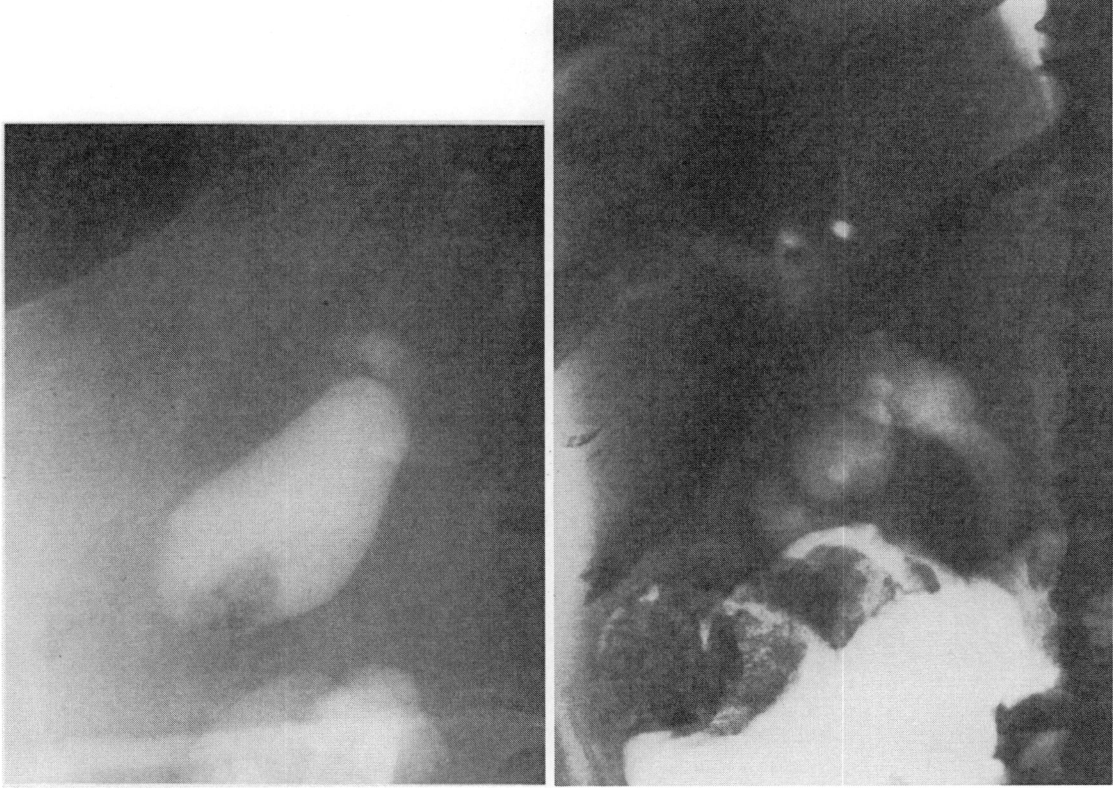

Abb. 113 Abb. 114

Abb. 113. Akutes Abdomen bei Cholezystitis emphysematosa. Steinbedingter Zystikusverschluß (Aufn. Dr. F. HECKER, Düsseldorf)

Abb. 114. Cholangitis mit Gas in den Gallenwegen. Akute Oberbauchsymptomatik mit septischen Temperaturen. (Aufn. Dr. R.V. DRIESSCHE, St. Niklaas/Belg.)

Die i.v. Cholangiographie wurde von JOHNSON u.Mitarb. (1959/1960) beim akuten Abdomen durchgeführt, sofern dieser klinisch auf eine akute Cholezystitis verdächtig war. Sie wiesen bei 69 Fällen eine akute Cholezystitis aufgrund der negativen Cholezystographie bei positiver Cholangiographie nach. Sie betonen aber, daß die Diagnose der negativen Cholezystographie nur dann keine falsch-positiven und falsch-negativen Ergebnisse hatte, wenn die Gallenblase durch eine Spätaufnahme nach 4 Std kontrolliert wurde. Bei negativer Cholangiographie ließ sich keine verwertbare Aussage machen, während bei positiver Cholangio-Cholezystographie in keinem Fall eine Cholezystitis nachzuweisen war. In diesen Fällen lag eine nicht-cholezystitische Oberbaucherkrankung, am häufigsten eine Pankreatitis, vor.

Insgesamt gesehen ist natürlich die negative Cholezystographie keineswegs ein Beweis dafür, daß die vorliegende akute Erkrankung auf einen Zystikusverschluß und eine Entzündung der Gallenblasenwand zurückzuführen ist. Der Verschluß kann schon älter sein, und bei der jetzigen Erkrankung kann eine Nachbarschaftserkrankung zum Bild der akuten Cholezystitis geführt haben. Liegt ein Zystikusverschlußstein vor, bei typischer Défense im oberen äußeren Quadranten, ist die Diagnose praktisch sicher (Abb. 115). Differentialdiagnostisch ist natürlich stets an eine retrozökal hochgeschlagene Appendix zu denken, die die gleiche Symptomatologie hat (Abb. 116).

Wird während der akuten Phase eine Zöliakographie durchgeführt, findet sich lediglich eine Streckung und bogige Verlagerung der A. cystica und ihrer Äste aufgrund der

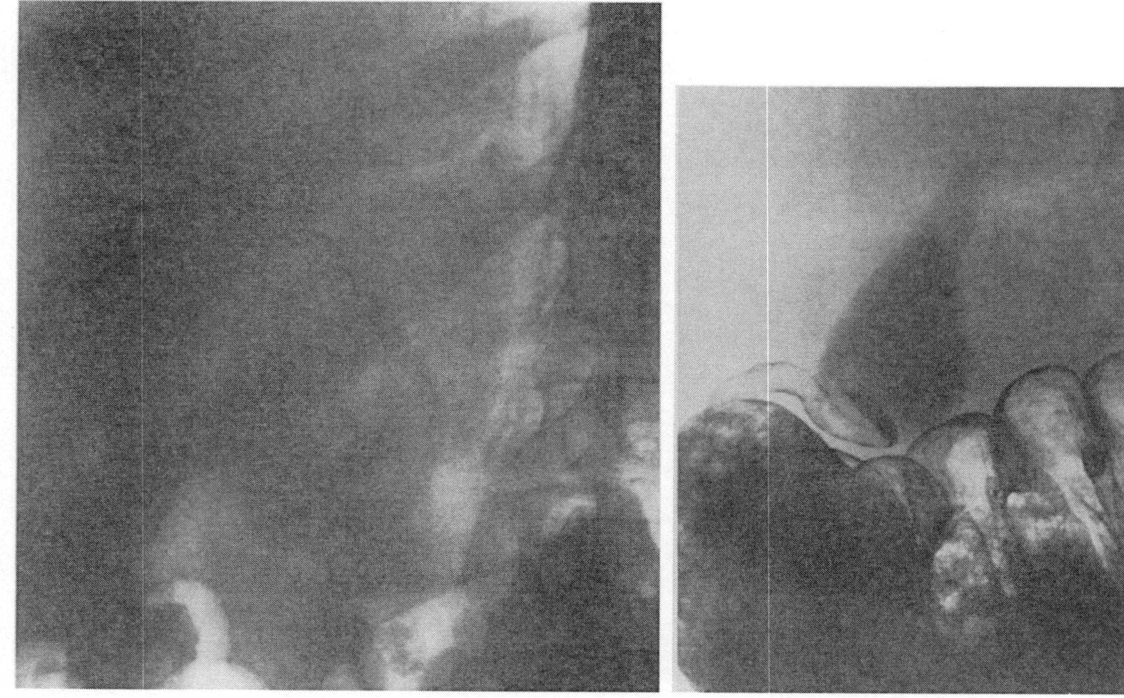

Abb. 115 Abb. 116

Abb. 115. Akute Cholezystitis. Negative Cholezystographie. Zystikusstein

Abb. 116. Hochgeschlagene Appendix am Gallenblasenfundus

Volumenvergrößerung der Gallenblase. Die dünne Wand der Gallenblase ist in der kapillar-venösen Phase gleichmäßig angefärbt (s. Zöliakographie).

Die subakute Cholezystitis zeichnet sich dagegen durch eine Erweiterung und Schlängelung der A. cystica und ihrer Äste und eine Vermehrung der kleinen Gefäße in der Gallenblasenwand aus. Das kapilläre Angiogramm zeigt eine auffallend intensiv angefärbte verdickte Gallenblasenwand (Abb. 72a).

2. Chronische Cholezystitis

Sie entwickelt sich durchweg aus der akuten Cholezystitis, wenn diese nicht zur Ausheilung kommt. Sie ist ebenfalls in 90% der Fälle mit einer Cholelithiasis kombiniert, und das histomorphologische Bild ist, ebenso wie das der akuten Cholezystitis, gewöhnlich nicht durch eine bakterielle Entzündung geprägt (<30% nach GATSCH u.Mitarb., 1946).

Die Entwicklung geht allgemein von der Organvergrößerung (Hydrops oder Empyem) zur Schrumpfgallenblase. Die Wand ist histologisch durch Infiltrate von Lymphozyten und Plasmazellen, besonders aber durch Bindegewebsvermehrung geprägt (Abb. 117). Die Muskulatur ist atrophiert und degeneriert, die Schleimhaut bis auf wenige Epithelinseln ulzeriert. Durch Faltenverwachsungen entstehen Pseudodrüsen, unter Einwuchern von Epithel in die Tiefe (Rokitansky-Aschoffsche Sinus). Wandabszesse, Granulombildungen und Ulzerationen mit Wandverdünnung stehen am Beginn der fibrinös-eitrigen *Pericholezystitis,* die zu Verwachsungen und Verziehungen der Nachbarorgane führt und die Voraussetzung für eine gedeckte Perforation der Gallenblase schafft.

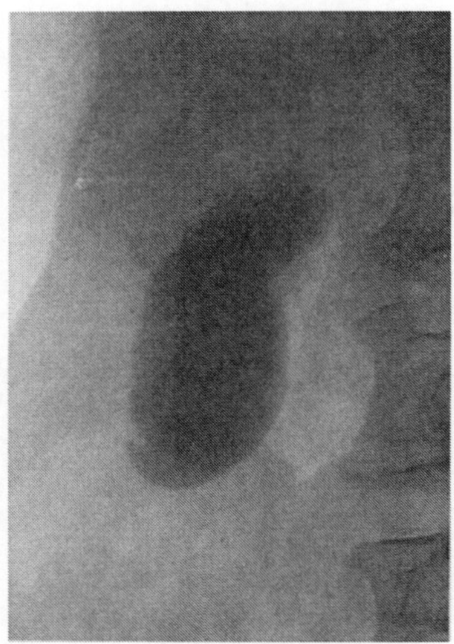

Abb. 117. Zustand nach Cholezystitis. Operativ-histologisch zelluläre Wandinfiltration und Fibrose. Im Cholezystogramm Wandveränderung lateral? (Aufn. Dr. R.V. DRIESSCHE, St. Niklaas/Belg.)

Die Schrumpfungstendenz nach diffuser Wandentzündung ist so groß, daß es in Extremfällen zu einer Verödung des Lumens kommen kann. Die Blase ist dann nur fingerdick (Abb. 119, 121). Die darin liegenden Steine liegen der Mukosa eng an und Granulationsgewebe dringt von der Wand aus zwischen die Steine und in die Steintrümmer vor.

Wie schon oben erwähnt, besteht nach GROSSE (1966) eine Beziehung zwischen Steinvolumen und Stärke der entzündlichen Wandreaktion: Je größer der Stein und seine Berührungsfläche mit der Gallenblasenwand ist, d.h. je größer das beanspruchte Partialvolumen der Steine ist, um so größer sind die entzündlichen Wandveränderungen (Pigment-Kalksteine: praktisch keine Wandentzündung, CPK-Tonnensteine: in 70% der Fälle Entzündungszeichen).

In der Wand kann es zur Verkalkung des Narbengewebes bzw. der Nekrosen kommen *(Porzellangallenblase)*. Aufgrund des Verschlusses des D. cysticus kann eine kalziumreiche Flüssigkeit aus den muzinhaltigen Schleimdrüsen in die Lichtung der entzündeten Gallenblase ausgeschieden werden (Kalkmilchgalle). Sind die Lymphbahnen narbig verödet, kann der Kalk nicht rückresorbiert werden (GÜTHERT, 1958).

Klinisch zeigt die chronische Cholezystitis keine charakteristischen Symptome. Zwischen Beschwerdefreiheit, Schmerz im rechten Oberbauch, Obstipation und Fettintoleranz finden sich alle Abstufungen von Beschwerden, je nach dem Zustand der Gallenblase, der Exazerbation der Entzündung und der Affektion von Nachbarorganen, insbesondere des Pankreas.

Die *röntgendiagnostischen* Befunde sind verschiedenartig und unterschiedlich verwertbar. Folgende Befunde sprechen mit Sicherheit für eine chronische Cholezystitis:

α) Porzellangallenblase, die bei der Durchleuchtung und mit Leeraufnahme gut zu erfassen ist (Abb. 118a). Die Abgrenzung gegenüber schichtförmig verkalkten solitären Kombinationssteinen kann gelegentlich leicht sein. Der gleichzeitige Nachweis eines Konkrementes im D. cysticus spricht für eine Porzellangallenblase. Schwieriger kann die Abgrenzung gegenüber einem kalkinkrustierten Stein mit Porzellangallenblase oder einer schollig-verkalkten Echinokokkuszyste sein (Abb. 118b).

Neben der Kalkinkrustation der Wand können auch kalkhaltige Massen in der geschrumpften Gallenblase vorkommen.

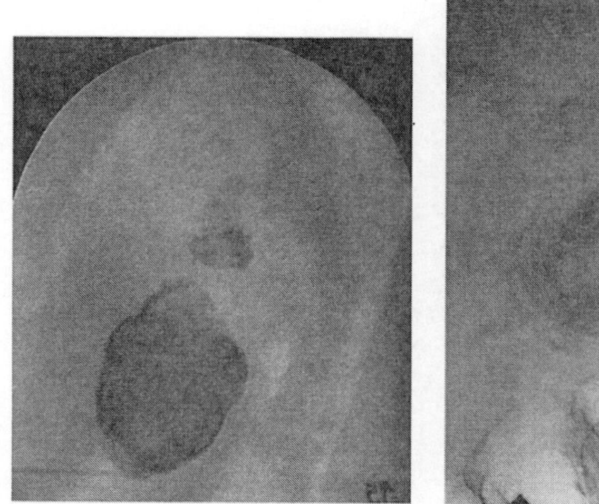
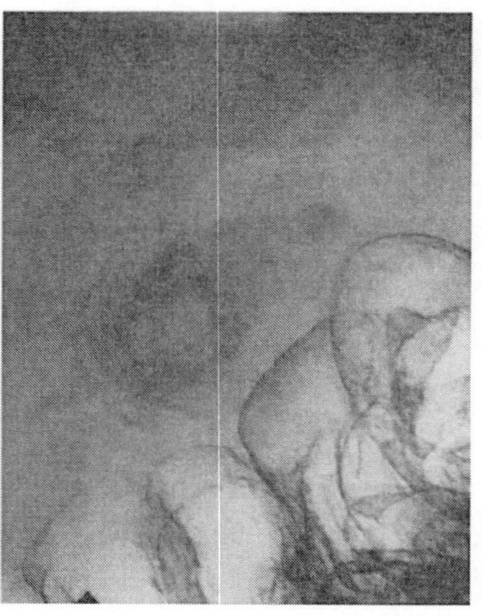

a) b)

Abb. 118a u. b. Porzellangallenblase, (a) Positive Cholangiographie mit Erweiterung von D. cysticus und choledochus. Negative Cholezystographie (Zystikusstein), (b) Überlagerung der Porzellangallenblase durch geschichteten Solitärstein mit Zystikusstein

β) Kalkmilchgalle. Der Kontrast ist größer als bei einer mit Röntgen-KM gefüllten Gallenblase.

Es handelt sich um kalkhaltige Schleimmassen, die im Stehen eine Spiegelbildung aufweisen können. Gelegentlich findet man ein kalkdichtes Konkrement im D. cysticus, wodurch die Diagnose bewiesen wird (s. Abb. 103a).

Der kalkdichte Gallenblaseninhalt kann aber auch ein krümeliges, inhomogenes Aussehen haben (s. Abb. 103b). Im flüssigen Brei lassen sich manchmal Konkremente unterschiedlicher Dichte nachweisen, die sich innerhalb der Kalkmilchgalle bei Lageänderung des Körpers verschieben können, falls die Schrumpfung der Gallenblase nicht von vornherein eine Bewegung verhindert.

Bei Kalkmilchgalle findet man stets, wie bei der Porzellangallenblase, ein negatives Cholezystogramm bei der oralen wie intravenösen Cholegraphie.

Wie schon erwähnt, kann eine Kalkmilchgalle nach Lösen des Abflußhindernisses sich spontan entleeren. Man findet die Kalkmassen dann auch im D. choledochus (HAAGE, 1964).

γ) Skleratrophische Schrumpfgallenblase mit Cholelithiasis. Bei offenem D. cysticus stellt sich ein verkleinertes Blasenvolumen infolge Wandschrumpfung dar. Die verkleinerte Gallenblase ist vollgepackt mit Steinen (Abb. 119). Nach Reizmahlzeit kontrahiert sich eine derartige Gallenblase praktisch nicht, da die starren, verdickten Wände sich um den festen Blaseninhalt nicht kontrahieren können. Es ist also nicht sinnvoll, bei Patienten mit Gallenblasen, die randvoll mit Steinen angefüllt sind, eine Reizmahlzeit zu verabfolgen, während die Reizmahlzeit bei Gallenblasen mit kleinen Partialvolumina der Konkremente sehr gute diagnostische Ergebnisse bringt.

δ) Mirizzisyndrom. Verklebt der D. cysticus mit dem D. hepaticus durch einen eingeklemmten Stein mit pericholezystitischen Exsudationen, kommt es früher oder später zu einer Fixation des D. cysticus an den Hauptgallengang mit nachfolgender Schrumpfung

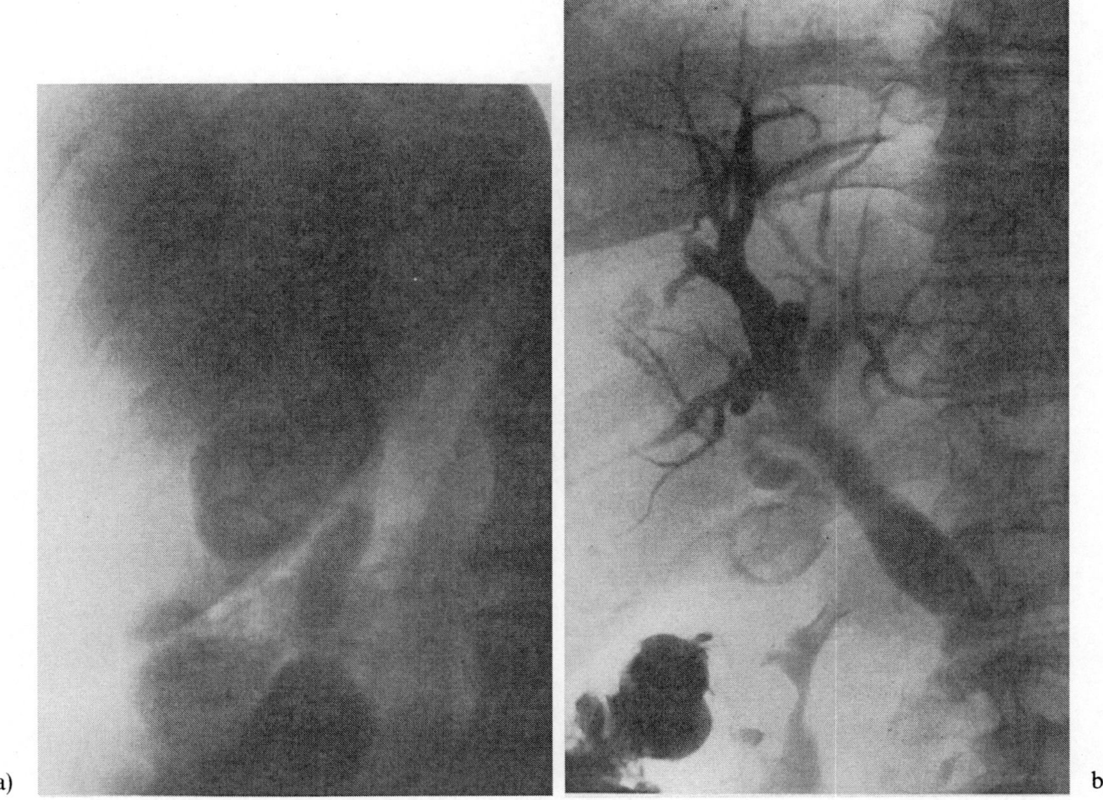

Abb. 119a u. b. Chronische Cholezystitis. (a) Verkleinerung der an den D. hepatocholedochus herangezogenen steinhaltigen Gallenblase. (b) Schrumpfgallenblase mit großem, kalknegativem Stein (PTC)

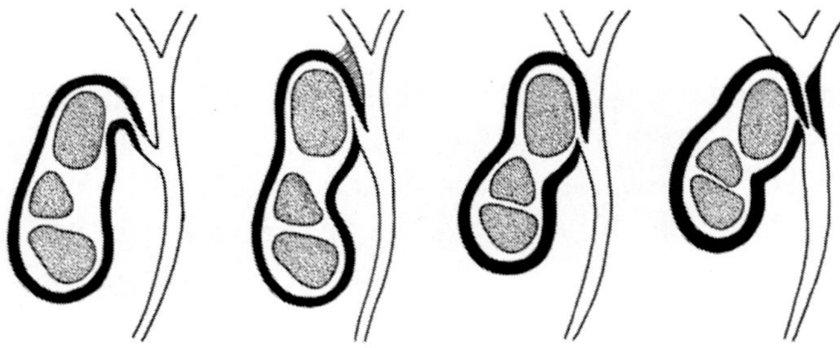

Abb. 120. Entwicklung des Mirizzi-Syndroms bei chronischer Cholezystitis (HESS: in „Klin. Gastroenterologie", Thieme 1973)

(Abb. 120). Es zeigt sich im i.v. Cholangiogramm bei negativer Cholezystographie eine Hepatikusstenose: Der D. hepaticus ist von der Gallenblasenseite her konkav imprimiert oder verlagert (Abb. 121a, b). Die proximalen Ganganteile können erweitert sein. Abb. 121b zeigt die schwer veränderte, geschrumpfte Gallenblase ohne Stein und mit ausgeprägter Hepatikusstenose bei steinbedingtem Obstruktionsileus.

ε) Negatives Cholezystogramm. Abgesehen von den unter 1.–4. erwähnten Erkrankungsarten läßt sich nicht entscheiden, ob die negative Cholezystographie durch einen nicht sichtbaren Stein akut aufgetreten ist oder seit langem besteht, oder ob andere Gründe für das negative Cholezystogramm vorliegen.

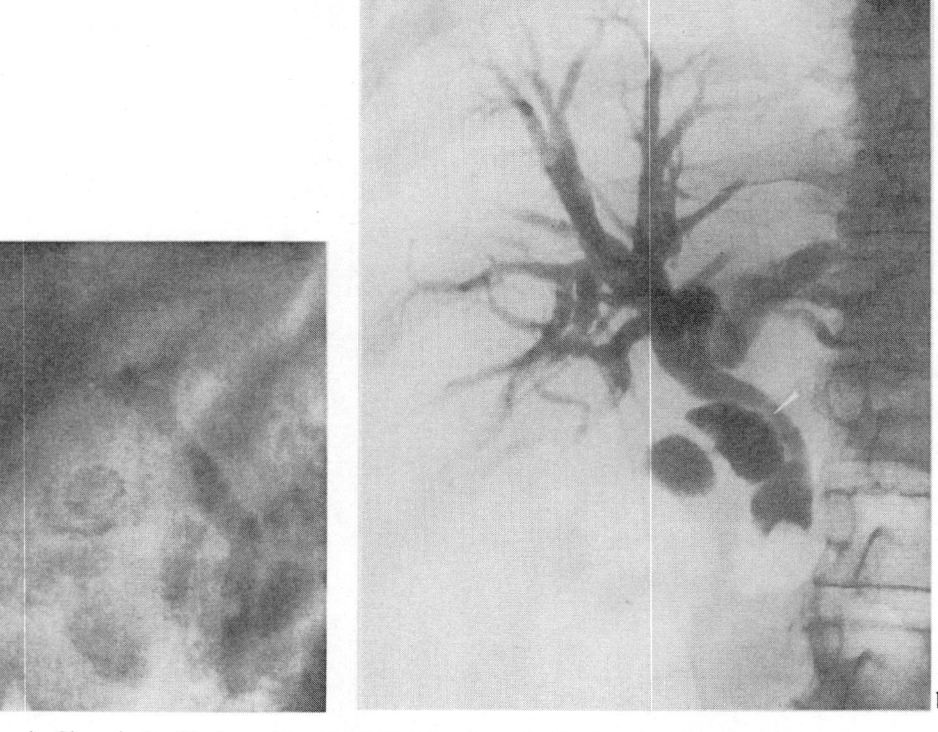

Abb. 121 a u. b. Chronische Cholezystitis. (a) Mirizzi-Syndrom bei Steingallenblase im Cholangiogramm (lineare Zonographie); (b) Mirizzi-Syndrom bei schwielig-schrumpfender Gallenblase. Choledochusverschluß durch Stein (PTC)

Im Verlauf der Cholezystitis verliert z.B. die Gallenblase eine große Fläche der Schleimhaut, manchmal sogar die gesamte Mukosa, die im Verlauf der narbigen Umwandung durch Bindegewebe ersetzt wird. Gleichzeitig sind die Lymph- und Blutgefäße der Wand eingeengt, wodurch der Stoffwechsel herabgesetzt ist.

Aktive Leistungen der Gallenblasenwand, wie die Eindickung der Lebergalle zur Blasengalle oder die Konzentration des KMs bei der Cholezystographie werden dadurch entscheidend eingeschränkt. Allerdings ist die Abgrenzung gegenüber kontrastschwachen oder negativen Gallenblasen aus funktionellen Gründen schwierig. Gerade hier empfiehlt sich die forcierte Untersuchung mit größereren KM-Mengen und wiederholter KM-Gabe.

ζ) Pericholezystitis. Neben der Hepatikusstenose durch die entzündlich-adhärente Gallenblase (Mirizzisyndrom) entstehen im Verlauf einer tiefgreifenden Cholezystitis durch die fibrinöse Exsudation auf dem serösen Überzug der Gallenblase Verklebungen mit den Nachbarorganen. Außer mit dem D. hepatocholedochus kommt es bevorzugt zu Verwachsungen mit dem Duodenum, insbesondere dem Bulbus, dem Omentum und der rechten Kolonflexur, wodurch Verformungen und Verziehungen dieser Organe bei der Darmuntersuchung zur Darstellung kommen können.

Verwachsungen zwischen Gallenblase und Leber ergaben sehr verschiedenartige Bilder der Gallenblase, die sich aber nicht von angeborenen Mißbildungen trennen lassen. Bei normaler Gallenblasenfüllung wird man deshalb eher an eine Mißbildung als an eine pericholezystitische Adhäsion denken.

Die *Angiographie* liefert entsprechend dem sehr unterschiedlichen pathologischen Substrat unterschiedliche Befunde. Bei fortgeschrittenem bindegewebigen Umbau der Gallenblasenwand bleibt die KM-Füllung der A. cystica und ihrer Äste häufig aus. In einem Teil der Fälle finden sich verschmälerte, deformierte Arterien, die atypische Verlaufsänderungen, z.T. auch Abbrüche zeigen, wie sie sonst fast ausschließlich beim Gallenblasenkarzinom beobachtet werden. Entwickelt sich bei frischen Entzündungsschüben in größerem Ausmaß Granulationsgewebe, sind mitunter zarte, irreguläre Gefäßformationen (entzündliche Neovaskularität!) nachweisbar, die nicht von Tumorgefäßen zu unterscheiden sind (Abb. 46b).

3. Primäre Cholangitis

a) Primär sklerosierende Cholangitis (primäre, fibröse Gallengangstenose)

Es handelt sich um eine seltene, ätiologisch unbekannte Erkrankung, die eine entzündliche Reaktion der Gallengänge einschließt und durch eine Fibrose und Stenosierung des betroffenen Gangabschnittes gekennzeichnet ist (Krieger *et al.*, 1970).

Es handelt sich um eine progrediente, umschriebene (lokalisierte) oder auch mehr oder weniger ausgedehnte (diffuse), fibröse Stenose der extrahepatischen Gallenwege (Abb. 122).

Eine fibröse Stenose darf erst dann als primär angesehen werden, wenn die bekannten Ursachen der viel häufigeren sekundären Stenosen zuvor ausgeschlossen wurden.

Die Diagnose einer primären Stenose ist nach Kern u.Mitarb. (1968) nur statthaft, wenn

1. keine Gallenwegsoperation vorausgegangen ist; damit ist die Verwechslung mit einer postoperativen Striktur traumatischer, entzündlicher oder vaskulärer Ursache ausgeschlossen,
2. keine Cholelithiasis vorliegt; damit sind die steinbedingten Stenosen ausgeschlossen, die durch mechanisch-entzündliche Irritation und Drucknekrosen der Gallengangswand oder durch eine übergreifende, verschwielende Cholezystitis (Mirizzi-Syndrom) entstehen,
3. keine Kombination mit einer akuten oder chronischen Pankreatitis oder einem penetrierendem Ulcus duodeni oder ventriculi vorliegt; damit sind die pankreatischen Choledochus- und Papillenstenosen und die verschwielende Entzündung beim Ulcus penetrans ausgeschlossen,
4. eine hochgradige Lumeneinengung mit manifestem Ikterus nachweisbar ist; damit wird vorausgesetzt, daß die primäre Stenose bei stein- und entzündungsfreien Gallenwegen erst im fortgeschrittenen Zustand manifest wird; die meisten entzündlichen Verdickungen und Vernarbungen der Gallengangswand sind keine primären Fibrosen.

Legt man diese Kriterien zugrunde, sind in der Weltliteratur bis 1968 nur 55 gesicherte Fälle beschrieben worden (Kern u.Mitarb., 1968). Wahrscheinlich ist die Erkrankung aber nicht so selten, wie sie diagnostiziert wurde. Wahrscheinlich hat man in der Vergangenheit intraoperativ die primäre fibröse Stenose mit dem zirrhösen Gallengangskarzinom verwechselt. Bei konsequenter histologischer Abklärung durch Schnellschnittuntersuchungen haben sich in jüngster Zeit die publizierten Fälle gehäuft, so daß man auf eine wesentlich größere Häufigkeit schließen kann.

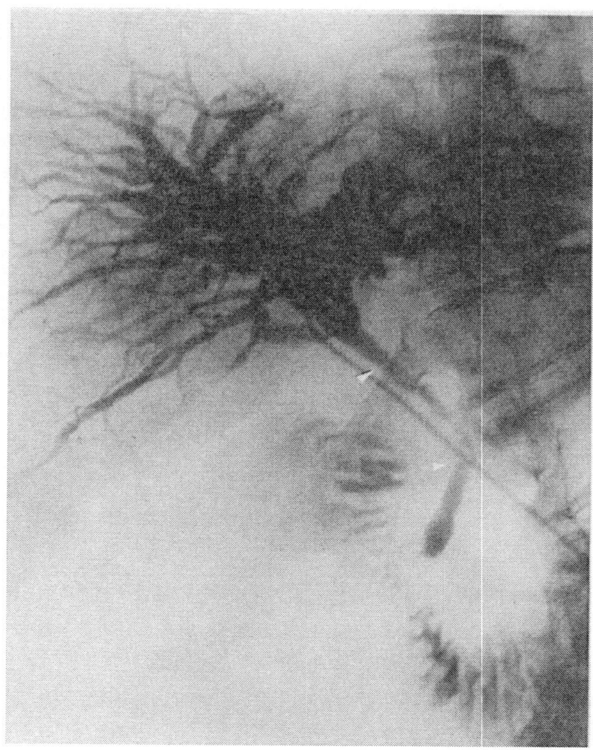

Abb. 122. Primär sklerosierende Cholangitis mit Ikterus (PTC)

Ätiologisch kann man aus der Seltenheit der Erkrankung schließen, daß keine banale Entzündung vorliegen kann. Ein gleichzeitiges oder konsekutives Auftreten bei anderen Erkrankungen wurde häufiger beobachtet, im einzelnen mit:

1. unspezifischen, generalisierten Lymphknotenschwellungen und Fibrogranulom der Orbita (WENGER *et al.*, 1965);
2. Riedelscher Struma (BARTHOLOMEW *et al.*, 1963);
3. retroperitonealer Fibrose (BARTHOLOMEW *et al.*, 1963; HAFERKAMP, 1968);
4. gleichartiger Fibrose des oberen Magendrittels (KERN *et al.*, 1968);
5. Ileitis regionalis Crohn (ATKINSON, CARROLL, 1964);
6. Colitis ulcerosa (CATTEL, 1947; CATTEL, BRAASCH, 1958, 1959; GOLDGRABER, KIRSNER, 1960; HOLUBITZKI, MCKENZIE, 1964; WARREN *et al.*, 1966; GLENN, WHITSELL, 1966);
7. Typhus abdominalis (BERG, 1914; CAROLI *et al.*, 1954; SCHWARTZ, DALE, 1959).

Es hat verschiedene Deutungsversuche gegeben; u.a. wurde die primäre Fibrose als Manifestation einer Viruserkrankung (MEYER, 1962; SCHWARTZ, DALE, 1959), einer Kollagenose (GRAVANNA *et al.*, 1958), eines Xanthofibrogranuloms (HAFERKAMP, 1968) sowie eines immunologischen Prozesses (GLENN, WHITSELL, 1966; MARKOFF, 1973) gedeutet.

Histologisch findet man eine starke Bindegewebsbildung in den submukösen und subserösen Wandschichten, z.T. mit histiolymphozytärer Infiltration, Sprossung von mukoiden Drüsen und Bildung von kleinen Neuromknoten (SICKINGER, CREUTZFELDT, 1968).

Die Differentialdiagnose zwischen einem zirrhösen Gallengangskarzinom und einer fibrösen Stenose im Bereich des Hepatikus, der Hepatikusgabel und der Äste ist nur intraoperativ durch eine histologische Untersuchung möglich. Palpationsbefund und Cholangiogramm allein erlauben keine Unterscheidung. Ist die benigne Stenose histologisch bewiesen, kann die Diagnose einer primär sklerosierenden Cholangitis nur per exclusionem gestellt werden.

Orale und intravenöse Cholegraphie fallen beim Verschlußikterus aus.

Die perkutane transhepatische Cholangiographie ist wegen der meist fehlenden Dilatation der intrahepatischen Gallengänge mit einer hohen Quote von Fehlpunktionen belastet.

Beste präoperative Methode dürfte die duodenoskopische Cholangiographie sein.

Die Länge der Stenose ist unterschiedlich und reicht von einem gleichmäßigen Befall der extrahepatischen Gallengänge bis zu kurzen Stenosen des D. hepaticus ohne Beteiligung des Choledochus.

Nach der Form der Stenose kann man unterscheiden

a) eine perlschnurförmige Deformierung des Ganglumens durch Hintereinanderreihung kurzstreckiger Stenosen und kleinster prästenotischer Dilatationen,

b) eine gleichmäßige Stenosierung.

Bei intrahepatischer Beteiligung ist in einem Teil der Fälle nicht nur eine unregelmäßige duktale Stenosierung sondern auch eine reduzierte Gangverästelung nachweisbar. Auf diese Weise entsteht das Röntgenbild des „gestutzten Baums“, das den obliterierenden Prozeß in den kleineren intrahepatischen Gängen anzeigt.

In den meisten Fällen entwickelt sich bei umschriebener extrahepatischer Stenose eine ausgeprägte prästenotische Dilatation. Die fehlende Elastizität der prästenotischen Gallengangswände findet ihre Erklärung in dem histologischen Befund einer subepithelialen entzündlichen Fibrose.

Der Sinn der Cholangiographie liegt in der genauen Darstellung von Lokalisation und Ausdehnung der Stenose zur Beurteilung der operativen Möglichkeit. Denn die primären Stenosen sind allgemein nur wenige Zentimeter lang und dann vorwiegend im Bereich des Konfluenz von D. hepaticus und D. cysticus oder unmittelbar oberhalb der Zystikuseinmündung, selten auch im Bereich des proximalen Hepatikus bzw. der Hepatikusgabel oder im Bereich eines Hepatikusastes oder des Choledochus lokalisiert. Die Stenosierung ist stricknadeldick bis fadenförmig, wobei der Durchmesser umschrieben oder auch in größerer Ausdehnung auf 1–3 mm reduziert ist.

b) Chronisch rezidivierende, eitrige Colicholangitis (Ong, 1962)

Es handelt sich um einen Cholangitistyp, der *klinisch* durch rezidivierende Schübe mit Fieber, Schüttelfrost, Bauchschmerz und Ikterus charakterisiert ist. Die Gallenkulturen decken als Ursache die Infektion mit Eitererregern auf, meistens und gerade in schweren Fällen mit E. coli. Die Krankheit wurde bisher fast ausschließlich bei Asiaten beobachtet. Es entwickeln sich dabei grob dilatierte extra- und intrahepatische Gallengänge, die Pigmentsteine, Gallenschlamm oder Eiter enthalten.

Die Röntgensymptomatologie wurde von Wasti und Cunningham (1973) folgendermaßen beschrieben:

Auf *Leeraufnahmen* ist gelegentlich Gas in den Gallenwegen nachweisbar (in ca. 3% der Fälle), ohne daß dafür eine biliodigestive Fistel oder ein von den übrigen Krankheitsfällen abweichendes Erregerspektrum verantwortlich wäre. Es soll jedoch bei der rezidivierenden, eitrigen Colicholangitis gewöhnlich eine Sphinkterinsuffizienz vorliegen (Wen u. Lee, 1972), so daß ein Gasreflux aus dem Darm als Erklärung in Frage käme. Die *Cholezystographie* ist diagnostisch wertlos, da sich die Gallenblase entweder nicht darstellt (80%) oder keine pathologischen Veränderungen aufweist, da der primäre Sitz der Erkrankung im extra- und intrahepatischen Gallengangsystem liegt. Die i.v. *Cholangiogra-*

phie ist dadurch im Wert geschmälert, daß sie in 50% der Untersuchungen negativ ist. Die endgültige Diagnose und den Aufschluß über Details, die für das operative Vorgehen entscheidend sind, liefert häufig erst das *intraoperative Cholangiogramm* oder die Darstellung durch das T-Drain.

Charakteristische Befunde sind Steine, Strikturen und die Erweiterung des extra- und intrahepatischen Gangsystems. Während die diffuse oder auf bestimmte Abschnitte beschränkte Gangdilatation und Strikturen unterschiedlicher Lokalisation (fast) obligat zum Bild gehören, sind Steine in einem relativ großen Teil der Fälle nicht nachweisbar. Das häufigste Symptom ist die Dilatation des Hepatocholedochus, nach WASTI u. CUNNINGHAM (1973) durchschnittlich auf einen Durchmesser von 21 mm (Norm < 8 mm).

Die beschriebenen Veränderungen betreffen meist das gesamte sichtbare Gangsystem. Relativ häufig ist auch die Beschränkung auf den Hepatocholedochus und den linken Hepatikusast oder auf den Hepatocholedochus allein. Selten ist dagegen der kombinierte Befall von Hepatocholedochus und rechtem Hepatikusast oder die Beschränkung der Veränderungen auf die Hepatikusäste und das intrahepatische Gallengangsystem (WASTI, CUNNINGHAM, 1973).

c) Chronische, nicht eitrige destruierende Cholangitis (RUBIN, 1965)

Chronische, langsam fortschreitende entzündliche Erkrankung der intrahepatischen Gallengänge, bei der primär immunologische Prozesse eine Rolle spielen.

Betroffen sind Frauen zwischen dem 30. und 60. Lebensjahr. Die Krankheitsdauer beträgt 3–7 Jahre zwischen Stellung der Diagnose und Tod.

Man kann klinisch und pathologisch-anatomisch verschiedene Stadien unterscheiden:

1. Klinische Kriterien:

a) Anikterisches Stadium (Pruritus, leichte Splenomegalie, biochemische Zeichen der Cholestase);

b) Ikterisches Stadium (Ikterus, Anstieg der biochemischen Parameter, Diarrhöen, Gewichtsverlust, Steatorhoe, Malabsorptionssyndrom);

c) Bild der Zirrhose (Leberinsuffizienz, Varizenblutung).

2. Pathologisch-anatomische Kriterien:

a) Periduktuläre bzw. periduktäre, mononukleäre und plasmazelluläre Infiltration;

b) Portale Fibrose, Wucherung und Untergang von Duktuli;

3. Biliäre Zirrhose (Nachweis von Fibrose und Regeneratknoten).

Röntgenologisch finden sich nach LEGGE u.Mitarb. (1971) folgende Veränderungen:

Im Cholangiogramm sind die extrahepatischen Gallenwege unauffällig. Bei den Veränderungen der intrahepatischen Gallengänge kann man folgende Schweregrade unterscheiden:

1. Normales, intrahepatisches Cholangiogramm.

2. Diffuse und umschriebene Stenosierung des intrahepatischen Gangsystems bei noch normaler Dichotomie der Gänge.

3. Diffuse und umschriebene Stenosierung mit unterschiedlicher Schrumpfung und Rarefizierung des Gangsystems.

Differentialdiagnostisch ist die chronische, nicht eitrige destruierende Cholangitis gegen die sklerosierende Cholangitis und das Gallengangskarzinom abzugrenzen.

Die chronische, nicht eitrige, destruierende Cholangitis führt zu einer intrahepatischen Stenosierung und Rarefizierung des Gangsystems. Prästenotische Dilatationen sind nicht nachweisbar.

Die sklerosierende Cholangitis kann ebenfalls zur intrahepatischen Stenosierung und Rarefizierung des Gangsystems führen, meist liegt jedoch gleichzeitig eine extrahepatische Gangstenosierung vor. In den meisten Fällen, einschließlich der rein extrahepatischen Stenosen, kommt es zu keiner ausgeprägten prästenotischen Dilatation. Dagegen ist das Gallengangskarzinom durch einen Verschluß mit ausgeprägter prästenotischer Dilatation oder durch eine umschriebene, scharf begrenzte Stenose charakterisiert.

Die klinische Abgrenzung gegen den extrahepatischen Verschluß und die Drogen-Cholestase ist schwierig; im Frühstadium können die morphologischen Veränderungen in der Nadelbiopsie gleich sein.

Röntgenologisch gelingt die Darstellung mit der direkten Cholangiographie präoperativ oder postoperativ durch den T-Drain.

Die i.v. Cholangiographie ist meist negativ wegen der Ausscheidungsinsuffizienz der Leber, und die perkutane transhepatische Cholangiographie ist meist erfolglos wegen der fehlenden Dilatation oder sogar Stenosierung der intrahepatischen Gänge.

d) Cholangitis bei kongenitaler Leberfibrose

Cholangitis bei kongenitaler Leberfibrose mit assoziierter zystischer Dilatation der intrahepatischen Gallenwege (Foulk, 1970) bzw. bei kommunizierender Ektasie des intrahepatischen Gallengangsystems (Caroli's disease).

Intrahepatische zystische Gangerweiterungen und mit dem Gallengangsystem kommunizierende Hohlräume neigen aufgrund der lokalen Cholestase zur Entwicklung eitriger Cholangitiden infolge aufsteigender Infektion und zur Steinbildung. Das trifft mehr für die größeren Zysten der größeren intrahepatischen Gallengänge, wie sie bei der „reinen“ kommunizierenden Ektasie vorliegen, weniger für die kleineren peripheren Zysten der kongenitalen Leberfibrose zu. Ähnliche Stein- und Entzündungsquellen sind kommunizierende alte cholangitische Abszeßhöhlen und ektatische Gangerweiterungen vor kongenitalen, entzündlichen oder tumorösen Stenosen.

Für eine Cholangitis dieser Ursachen sprechen folgende Befunde:

1. Marmorierung der Leber im intravenösen Cholangiogramm.
2. Darstellung zystischer Hohlräume im direkten Cholangiogramm (endoskopisches und transhepatisches Cholangiogramm, T-Drain-Cholangiogramm).
3. Cholangiographischer Nachweis intrahepatischer negativer Steine in dilatierten Gallengängen.

Vor der direkten Darstellung kann man an die intrahepatische Ursache einer Cholangitis denken, wenn schon eine längere Anamnese mit rezidivierenden Cholangitiden seit dem frühen Erwachsenenalter vorliegt, wenn gleichzeitig Mißbildungen im Bereich der Nieren in Form von Zysten und vor allem in Form von Markschwammnieren nachweisbar sind, wenn das i.v. Cholangiogramm die oben schon erwähnte Marmorierung aufweist, wenn trotz vorausgegangener Cholezystektomie und Choledochotomie keine Heilung erzielt wurde.

Intraoperativ kann sich der Verdacht noch vor der direkten Darstellung aufdrängen, wenn bei einer Hepato-Choledocholithiasis der Stein für eine extravesikale Steinbildung spricht (intrahepatische Steinbildung?) und andere Ursachen einer extrahepatischen Cholestase ausgeschlossen wurden.

Die langfristige Prognose dieser Cholangitisform, deren erste Schübe im allgemeinen im frühen Erwachsenenalter auftreten, ist schlecht. Es besteht eine Neigung zur Abszeßbildung in der Leber, wodurch es jederzeit zu lebensbedrohlichen Septikämien kommen kann.

4. Sekundäre Cholangitis

Das Spektrum der sekundären Cholangitiden reicht von der hochakuten Form der malignen Steincholangitis bis zu den subakut verlaufenden, sekundär chronischen Cholangitiden.

Bei der malignen Steincholangitis treten die großen biliären Symptome in der klassischen Reihenfolge auf: Schmerz, Fieber (häufig vom septischen Typ), Ikterus.

Diese typische Trias soll jedoch nur in 10–20% der Fälle vorkommen, während in 70% der Choledocholithiasis-Fälle nie Fieber, in 40% nie Ikterus, in 30% keine Schmerzen und in 15% überhaupt keine klinischen Zeichen auftreten sollen (HESS, 1961).

Die sekundär chronischen Cholangitiden entwickeln sich ebenfalls auf dem Boden der Choledocholithiasis, infolge von Tumorstenosen, Strikturen, Residuen einer vorausgegangenen Choledocholithiasis oder einer akuten Pankreatitis.

Die steinbedingte Cholangitis ist die bei weitem häufigste Form der Cholangitis. Man findet sie in 25% der Fälle von Choledocholithiasis, meist in der röntgenologisch-typischen Form der Wandzähnelung im intra- oder postoperativen Cholangiogramm, gelegentlich mit entzündlichen Polypen (Abb. 123).

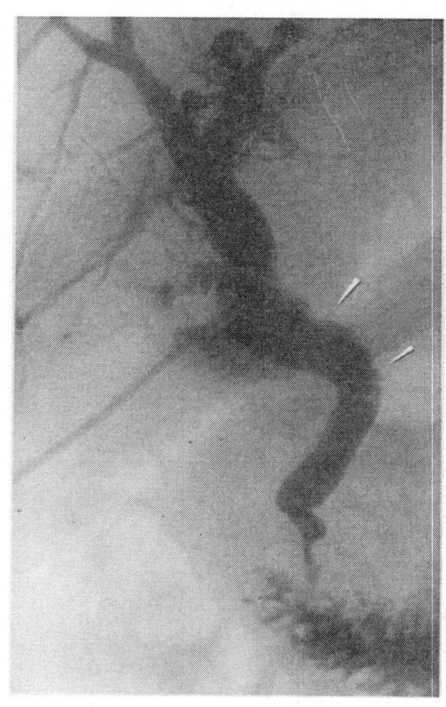

Abb. 123. Sekundäre Cholangitis bei Choledocholithiasis. Entzündliche Polypen am oberen Choledochus

Makroskopisch kann man katarrhalische, serofibrinöse, hämorrhagische, purulente, ulzeröse und nekrotisierende Cholangitiden unterscheiden. Bei Cholelithiasis entstehen durch Einklemmung Dekubitalulzera, hämorrhagische Infarzierungen und starke entzündliche Umgebungsreaktionen. In einem Teil dieser Fälle kommt es zu gedeckten Perforationen, Fisteln oder Darmstrikturen.

Eine besondere Form ist die Choledochitis cholesterinosa, bei der Inkrustierungen von Stecknadel- bis Hanfkorngröße beobachtet werden, die fest auf der chronisch entzündeten Schleimhaut haften.

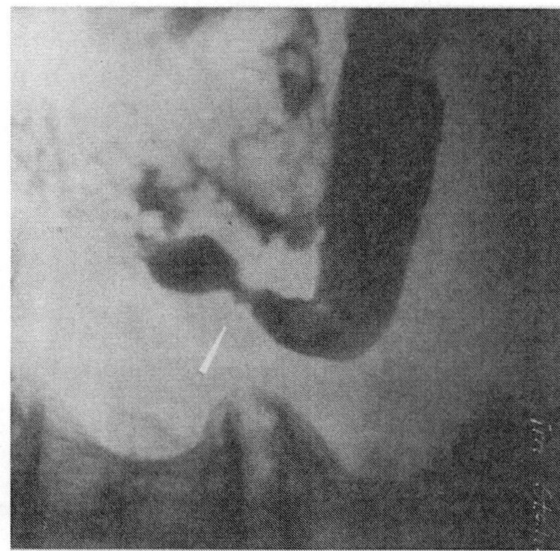

Abb. 124. Ringförmige Stenose bei sekundärer Cholangitis durch Stein (PTC)

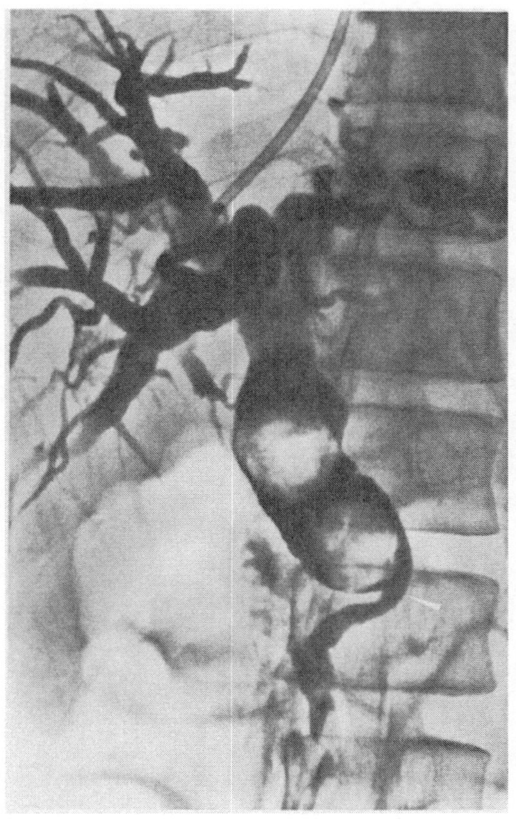

Abb. 125. Segmentstenose bei sekund. Cholangitis durch ▶ große Steine (transjuguläre Cholangiographie. Aufn. Prof. Dr. J. Rösch, Portland/Oreg.)

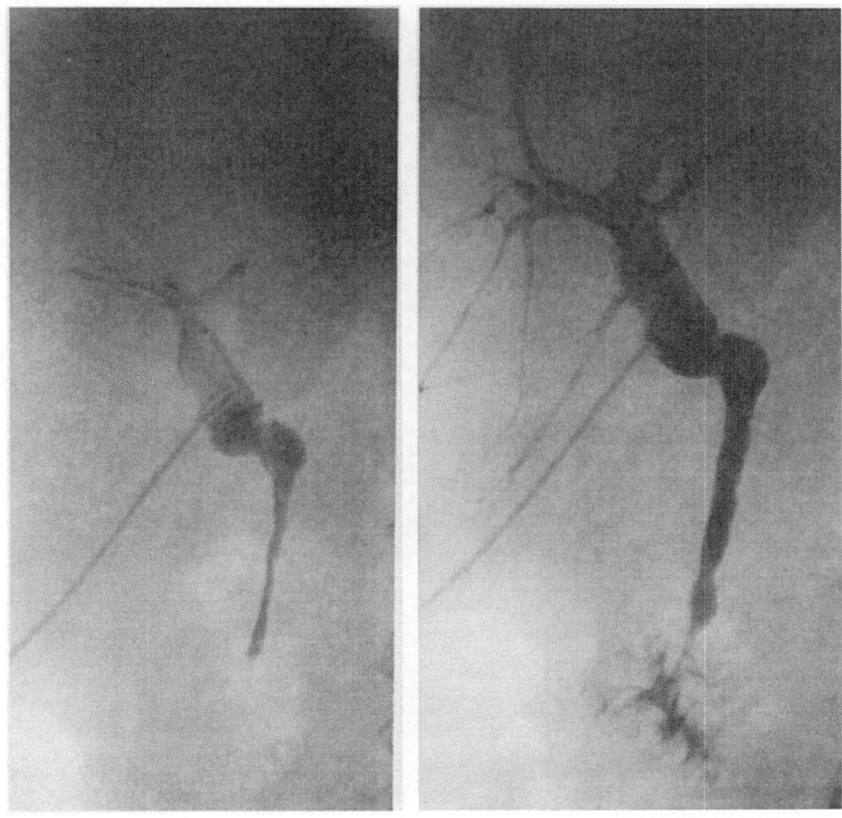

Abb. 126. Röhrenförmige Stenose bei sekund. Cholangitis durch Steine (postoperative Cholangiographie)

Im Rahmen der akuten Pankreatitis kommt es des öfteren zu fleckförmigen Fettgewebsnekrosen im entzündlich veränderten D. hepatocholedochus. In Extremfällen kann es bei ausgedehnteren Nekrosen zu Fistelbildungen oder sogar zur freien Perforation in die Bauchhöhle mit galliger Peritonitis kommen. Chronisch rezidivierende Cholangitiden führen zu einer schwieligen Wandverdickung des D. hepatocholedochus, zu Schleimhaut- und Wandnekrosen, zu Verziehungen und umschriebenen Narbenbildungen.

Diese, gewöhnlich bei der Cholelithiasis auftretende, stenosierende Form der sekundären Cholangitis, entwickelt sich sowohl als umschriebene, ringförmige (Abb. 124) wie als segmentale (Abb. 125) oder röhrenförmige Stenose (Abb. 126a, b). Bei der letzteren wird man periduktale Narbenbildungen im Pankreaskopf annehmen dürfen. Diese Stenosen werden selten so stark, daß sie allein zur Abflußstörung mit Ikterus führen.

Regelmäßig kommt es zu einer Rückwirkung auf die Leber, in der sich zunächst eine Cholangio-Hepatitis, später eine biliäre Zirrhose entwickelt. Bei der Steincholangitis ist es der die Enge verlegende Stein, der diese Entwicklung provoziert, nicht die Enge als solche.

Eine besondere Form stellt die Askarideninvasion in die Gallenwege dar, die sich durch eine eitrige Cholangitis, cholangitische Abszesse, eine akute Pankreasbeteiligung und nicht selten durch eine Allgemeininfektion auszeichnet. Bei dieser Infektion soll

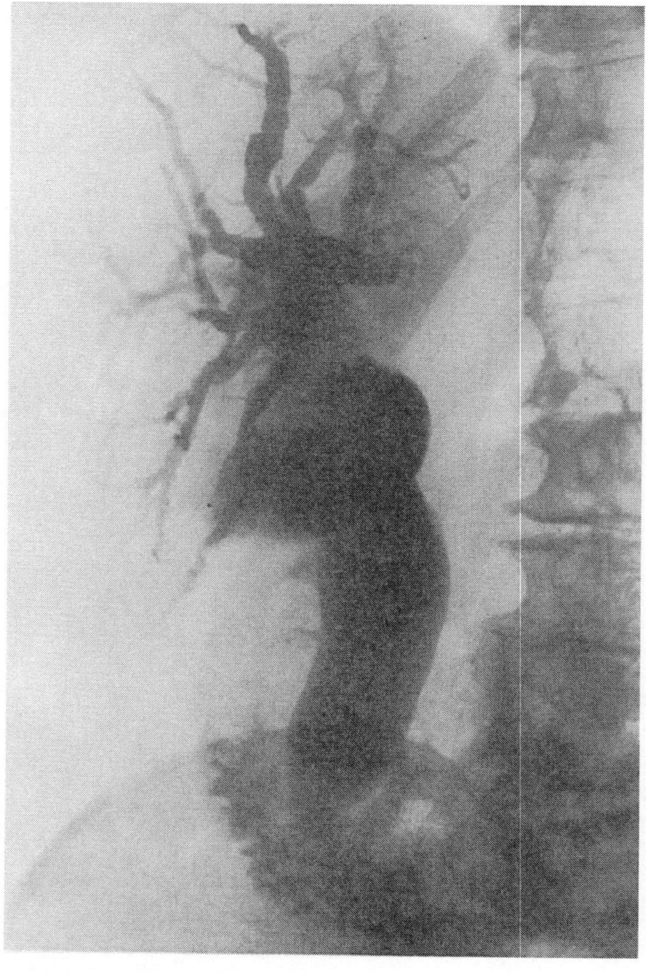
a)

Abb. 127a u. b. Papillenstenose mit Ikterus (PTC); (a) kein Stenosennachweis, extreme Gangerweiterung, (b) im Stehen: Pseudostenose durch Peristaltik. Stenose im Papillenabschnitt, Impression im Duodenum durch gestauten Choledochus, histol. Papillitis stenosans

es um die Askarideneier herum zu einer Steinbildung in den Gallengängen kommen. Diese Beobachtungen wurden insbesondere im asiatischen Raum gemacht (Japan, China).

Die sekundären Cholangitiden manifestieren sich häufig im Bereich der Papille und des terminalen Choledochus.

Mit Hilfe der duodenoskopischen Cholangiographie gelingt es heute jedoch in einem großen Prozentsatz, retrograd den D. choledochus darzustellen.

Die danach noch nicht diagnostizierten Fälle werden mittels transhepatischer Cholangiographie und der intraoperativen Cholangiographie abgeklärt.

Entzündungen haben wegen der komplizierten Anatomie des Mündungsbereichs von 2 Gangsystemen und des Buchtenreichtums Gelegenheit, durch narbige Wandveränderungen eine beträchtliche Abflußbehinderung beider Gänge hervorzurufen mit Ikterus und Zeichen der Pankreasaffektion.

Diese Stenose kann sehr umschrieben im Sphinktergebiet liegen, so daß man im PTC (und bei der MDP) nur die breite Impression des gestauten Choledochus in das Duodenum sieht, nicht aber die Stenose selbst (Abb. 127a, b). Ursächlich wird man dann am ehesten an einen Zustand nach Steinpassage mit Wandverletzung denken.

Die längere Stenose, wie sie Abb. 128a, b zeigen, ist dagegen oft durch einen im Papillengebiet eingekeilten Stein bedingt, der bei der Operation beim Sondieren in das Duodenum gestoßen wird oder durch Sphinkterotomie entfernt werden muß.

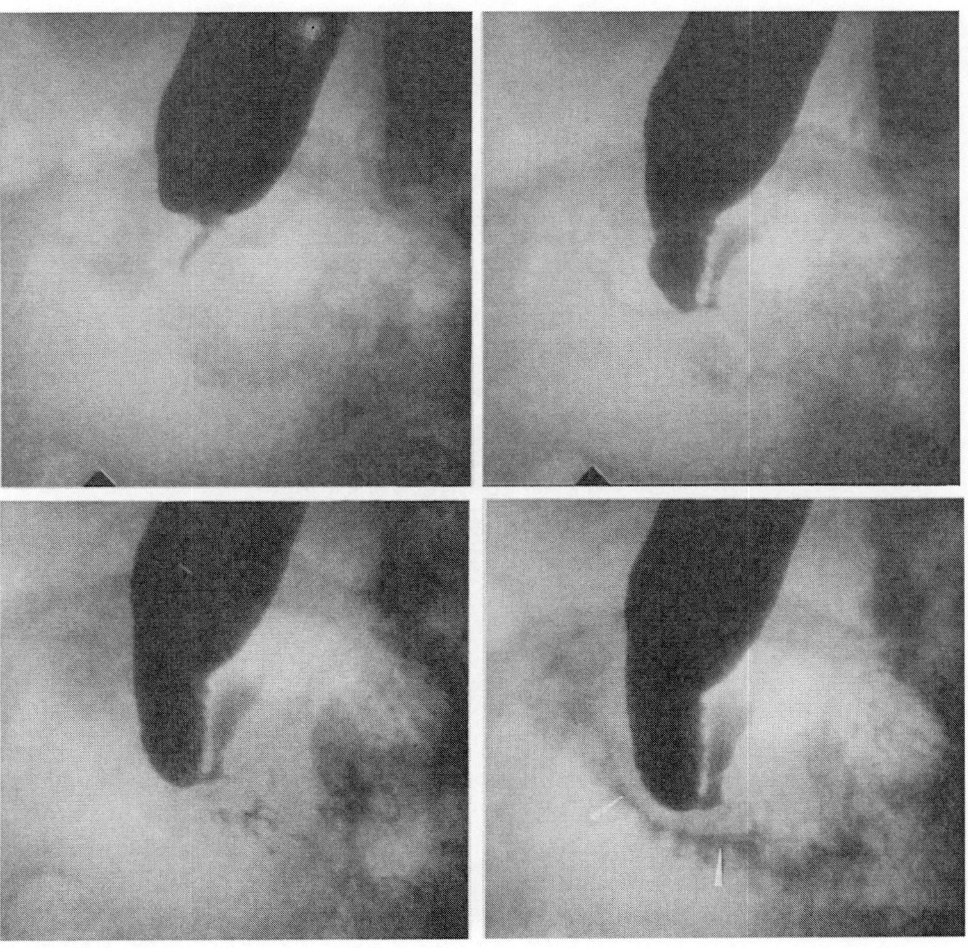

Abb. 127b

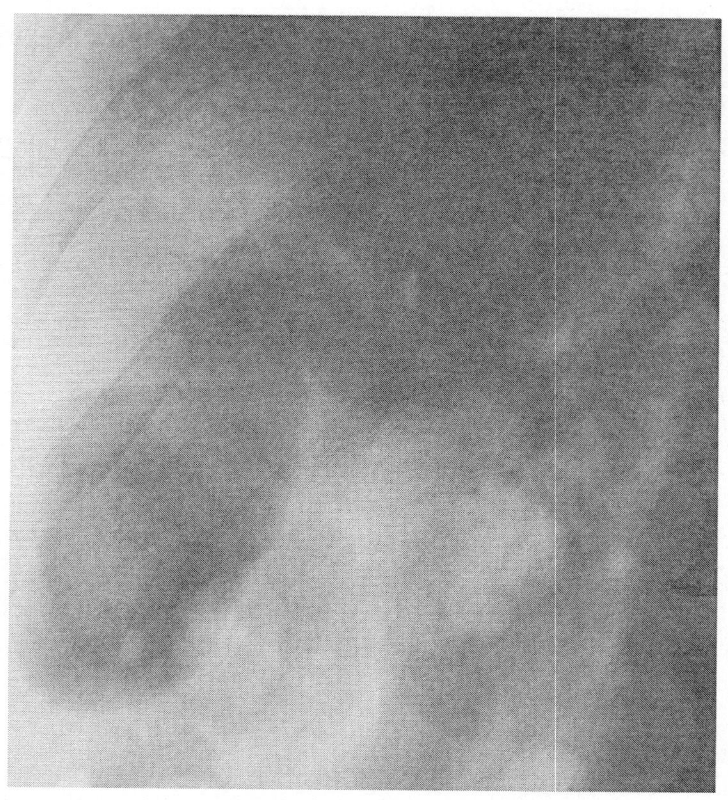
a)

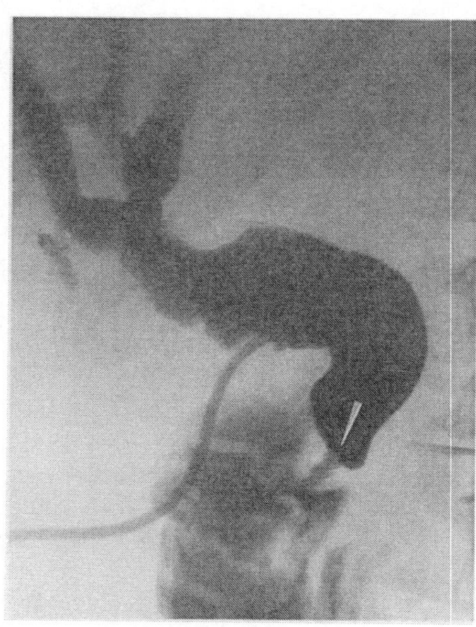
b)

Abb. 128a u. b. Papillenstenose mit Subikterus. (a) Erweiterung des D. choledochus, Stauungsgallenblase mit Stein; (b) starre Stenose im Sphinkterbereich

Im blindsackartig erweiterten terminalen Choledochus findet man nicht selten Steinnischen bzw. Gallensteinbetten, d.h. Dekubitalulzera mit entzündlicher Umgebungsreaktion. Steinnischen an anderer Stelle, in angeborenen oder erworbenen Gangausbuchtungen, sind dagegen selten.

Ein zu langer Zystikusstumpf nach Cholezystektomie (s. S. 554), kann sich ausweiten, zur Steinbildung führen und Ausgangspunkt von Cholangitiden werden. Unter den angeborenen Mißbildungen, die leicht zu Steinbildung und Cholangitiden führen, wäre die idiopathische Choledochuszyste zu nennen (s.S. 445).

Die Röntgendiagnostik der sekundären Cholangitiden beruht auf der Darstellung der ursächlichen Prozesse, d.h. der Steine, Tumoren, Strikturen usw., sowie auf dem Nachweis cholangitischer Wandveränderungen. Die fortgeschrittene Cholangitis zeigt sich in Form von Unregelmäßigkeiten der Wandkontur, die durch Wandauflagerungen, umschriebene Wandinfiltrationen oder durch Ulzerationen zustande kommen (Abb. 73a). Auch die kleinen wandständigen Aussparungen bei der Choledochitis cholesterinosa sollten auf einem optimalen Cholangiogramm gut zu erkennen sein. Der Befund würde aber wahrscheinlich fehlgedeutet, da dieses Krankheitsbild zwar dem Gallengangendoskopiker (WILDEGANS, 1960), nicht aber dem Röntgenologen geläufig ist. Auch narbige Verziehungen und Wandverdickungen, Fistelbildungen usw. sind leicht zu identifizieren. Schwierig ist dagegen die Beurteilung der Papille (s. S. 525).

In der subakuten Entzündungsphase ist wie bei der subakuten Cholezystitis aufgrund der dann vermehrten Gefäßinjektion und erhöhten Gefäßdurchlässigkeit die direkte angiographische Darstellung der entzündlich verdickten Gallengangswand möglich (Abb. 73c).

Die röntgenologische Diagnostik der Cholangitis ist dadurch erschwert, daß die orale und intravenöse Cholangiographie in einem großen Teil der Fälle mit einer Ausscheidungsstörung der Leber oder einem extrahepatischen Verschlußikterus versagt.

IV. Akuter rechter Oberbauch und Gallensteinileus

Man unterscheidet im wesentlichen den *entzündlichen Ileus* der Gallenwege und der Gallenblase (mit und ohne Steine, mit und ohne Perforation) vom rein *mechanischen Obstruktionsileus* durch Gallensteine in Dünn- oder Dickdarm.

Tabelle 14. Entwicklungskette und Symptomatologie bei entzündlichem Ileus

Bauchdeckenspannung		Geräuschkulisse	Röntgenologie
Cholezystitis (Empyem usw.)	lokaler Druckschmerz unter rechtem Rippenbogen	normal, evtl. reflektorische Verminderung der Geräusche	isolierte Kolonblähung, evtl. mit Gallenblasenimpression. Stein? Gas in den Gallenwegen.
Pericholezystitis – subhepatischer-subphrenischer Abszeß	lokale Défense re. Oberbauch	– keine Geräusche re. Oberbauch – reflektorische Atonie des Dünndarms bei hochentzündlichem Prozeß – Hyperperistaltik im Mittelbauch, wenn lokale Darmparalye als Hindernis	Gasblähung von Kolon und Dünndarm. Gasblasen subhepatisch-subphrenisch? Zwerchfell-Lungenbasis?
Steinperforation	lokale Défense re. Oberbauch	herabgesetzte bis fehlende Geräusche	Gas in Gallenwegen. Gasblähung von Duodenum, Kolon und reflektorisch im Dünndarm?
Diffuse gallige Peritonitis	diffuse Défense des ganzen Abdomens	Totenstille	Blähung von Kolon und Dünndarm mit Spiegeln.

1. Entzündlicher Ileus

Die Entwicklungslinie des *entzündlichen Ileus* geht von der Cholezystitis (Hydrops, Empyem) über die Pericholezystitis zum subhepatischen und subphrenischen Abszeß hin. Ursächlich handelt es sich in 90% der Fälle des entzündlichen Ileus um eine mechanische Komplikation der Cholelithiasis durch Steinverschluß des Zystikus (MARKOFF, 1973).

Kommt es zur Perforation der Gallenblase in die freie Bauchhöhle, entwickelt sich das Bild der diffusen galligen Peritonitis. In den Fällen, in denen man keine Perforationsöffnung in der Wand der Gallenwege oder der Gallenblase findet (s. Abb. 129a, b), nimmt man eine Dialyse oder Filtration der Galle durch die von Mikrowandabszessen

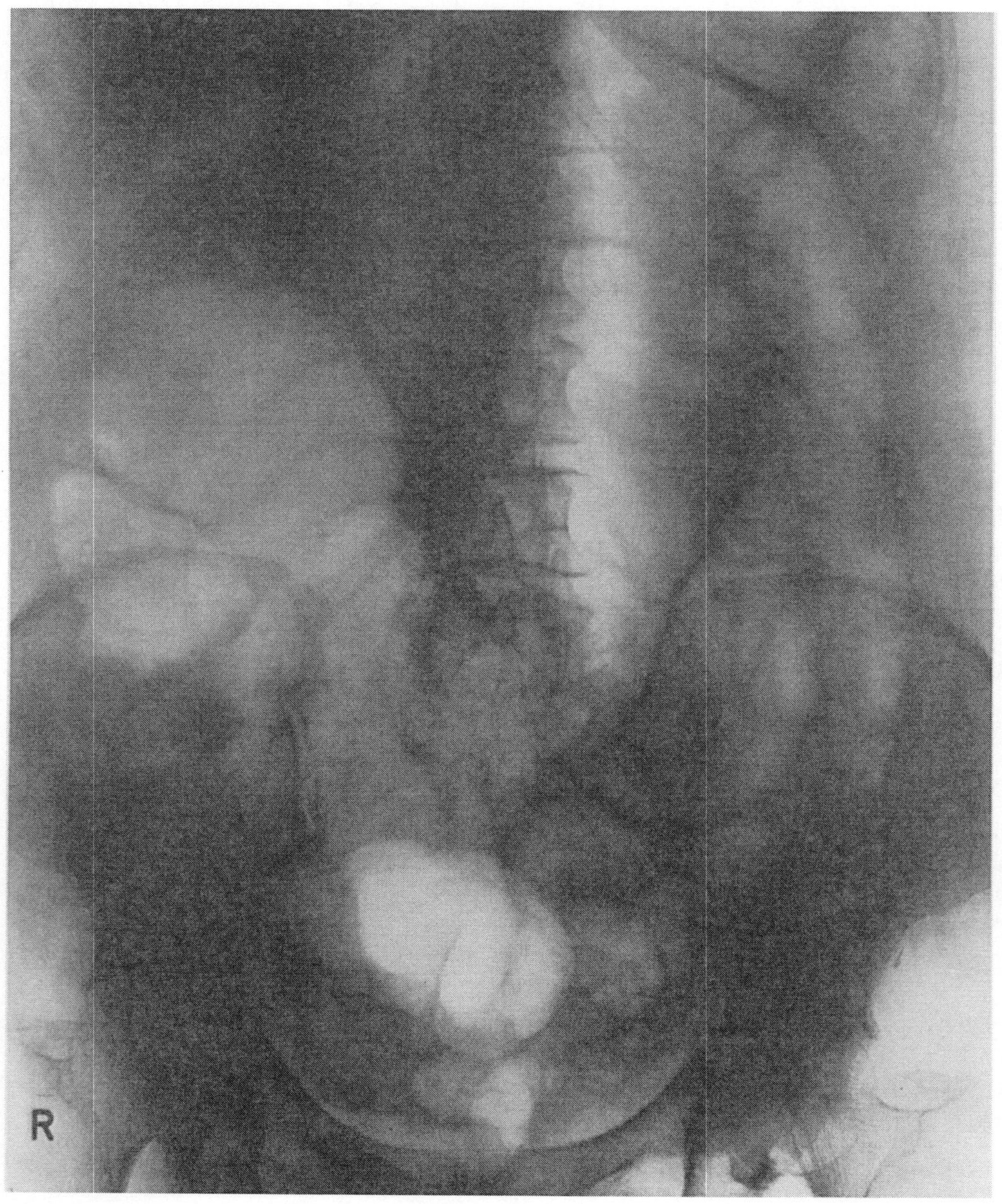

Abb. 129a

oder durch Pankreassaft geschädigte Gallenblasenwand an, unterstützt durch erhöhte Druckwerte in den Gallenwegen (MÖRL u. STELZNER, 1973).

Die Korrelation der röntgenologischen und klinischen Befunde nach dem Schema von SWART u. MEYER (1974) erlaubt eine vergleichsweise präzise Differenzierung der Befunde (Tabelle 14, 15).

Im Zentrum der klinischen Symptomatologie steht die lokale Défense im rechten Oberbauch und Mittelbauch: Sie beweist, daß der entzündliche Prozeß die Gallenblasenwand bereits durchbrochen und das parietale Peritoneum erreicht hat. Ob es schon zur subhepatischen oder subphrenischen Abszedierung und zur Affektion der Lungenbasis durch das Zwerchfell hindurch gekommen ist, läßt sich nur röntgenologisch weiter differenzieren (s. Leitsymptome). Fehlt die lokale Défense, hat der Prozeß das parietale Peritoneum noch nicht erreicht.

Besteht eine diffuse Défense, ist die freie Bauchhöhle insgesamt bereits betroffen. Als Zeichen der Schocksymptomatik fällt dann die hohe Pulsfrequenz auf.

Die röntgenologischen Symptome spiegeln andere Aspekte des akut entzündlichen Oberbauchprozesses wider: Nachweis von Steinen als Ursache des ganzen Prozesses,

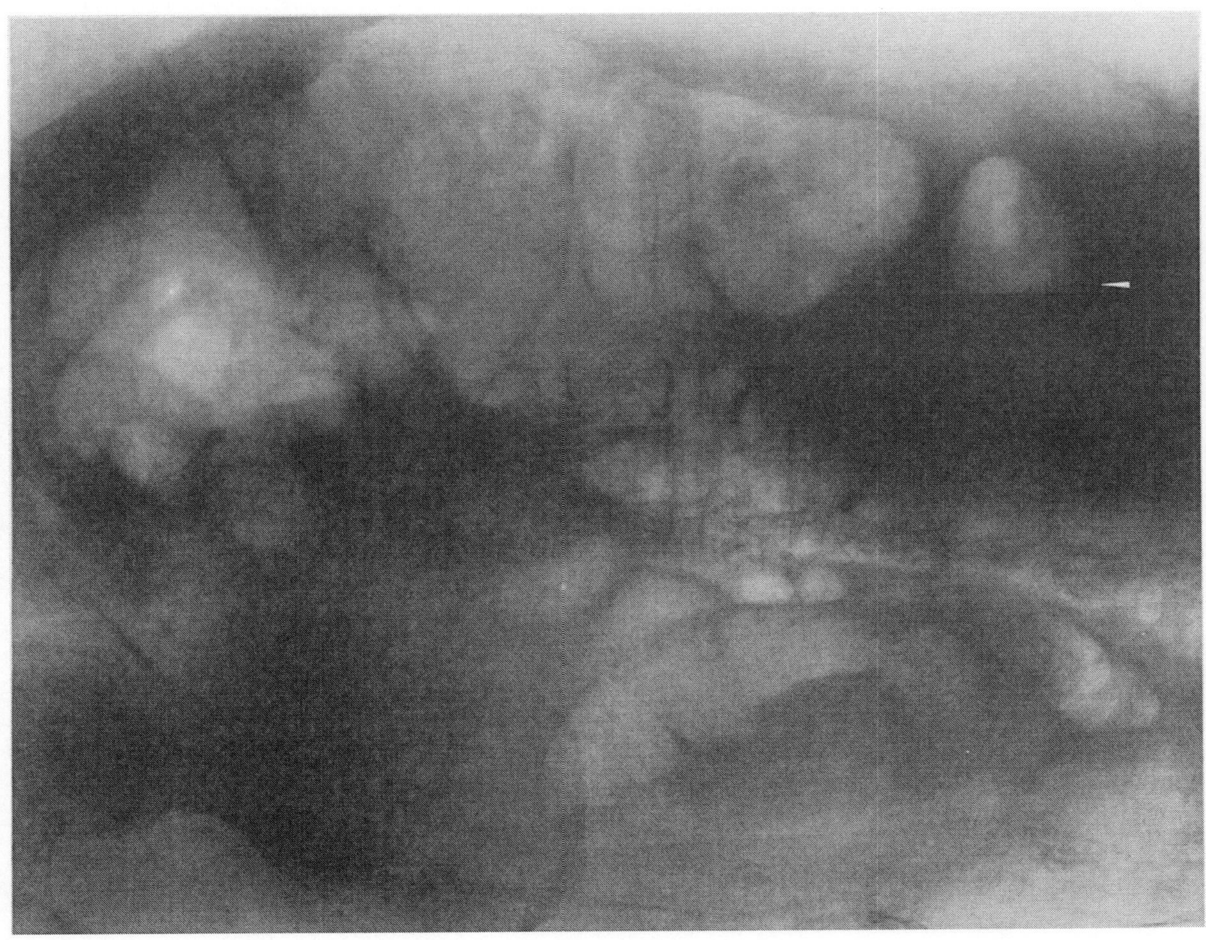

Abb. 129b

Abb. 129. Steinperforation in den Bulbus duod. bei eitriger Cholezystitis. Kolonblähung, wenig Dünndarmblähung. Duodenalblähung wegen direkter Perforation, operativ gallige Peritonitis. Ohne Nachweis einer Perforationsöffnung

Tabelle 15. Symptomatologie beim mechanischen Gallensteinileus

Lage im Darm	Klinische Charakteristik	Bauchdecken-verhalten	Geräuschkulisse	Röntgensymptomatologie
Hoher Dünndarm-ileus (Duodenum)	Perakute Oberbauchsymptomatik entzündlich	lokaler Schmerz, Défense im re. Oberbauch	Hypoperistaltik, reflektorische Atonie des Dünndarms	Gas in Gallenwegen, Steinnachweis? Duodenalblähung, reflektorische Dünndarmblähung?
	reine Verschluß-symptomatik (stumme Perforation)	weich	–	–
Tiefer Dünndarm-ileus (ileozökal)	Schmerz in Bauchmitte projiziert	weich	Hyperperistaltik	– Gas in Gallenwegen – isolierte Dünndarmblähung Spiegel, – mit geringer Kolon- und Dünndarmblähung = inkompletter Verschluß
Kolon-Ileus (chronisch)	akutes Perforations-Stadium	Défense re. Oberbauch	reflektorische Atonie?	Gas in Gallenwegen
	chron. Ileus	weich	uncharakteristisch bis verstärkt	–

Nachweis von Gas in den Gallenwegen als Zeichen einer biliodigestiven Fistel oder (selten) als Zeichen einer Anaerobierinfektion oder von indirekten Zeichen in Form von Funktionsstörungen, wie Darmatonie, Gasansammlung, Zwerchfellhochstand, Pleuraerguß u.a.

a) Leitsymptome:

α) *Isolierte Kolonblähung*

Die topographische Beziehung der Gallenblase zum Kolon ist ebenso eng wie die zum Duodenum.

Bei akut-entzündlichem Prozeß an der Gallenblase können infolgedessen beide Organe in Mitleidenschaft gezogen werden. Erfahrungsgemäß ist es aber das Kolon, das mit einer ins Auge fallenden Atonie und Gasblähung mit oder ohne Spiegelbildung reagiert.

Solange die Kolonblähung isoliert bleibt, darf man auch annehmen, daß der entzündliche Prozeß lokalisiert ist. Kommt es zu einer zusätzlichen (stärkeren) Dünndarmblähung mit oder ohne Spiegelbildung, ist eine sichere Trennung zwischen der diffusen galligen Peritonitis und einer reflektorischen Darmatonie bei Pericholezystitis mit oder ohne Abszedierung röntgenologisch nicht mehr möglich. Hier erlaubt der Bauchbefund eher eine Trennung, wenn auch durchaus nicht immer (Abb. 129a, b).

β) Duodenalblähung

Die Duodenalblähung als Folge einer Atonie gilt als typisches Zeichen der Pankreatitis, und wir sind geneigt, Duodenalblähungen bei entzündlichen Gallenblasenaffektionen zunächst immer als Folge einer sekundären Pankreatitis zu verstehen (Abb. 130a, b).

γ) Steinnachweis im rechten Oberbauch

Der Nachweis kalkhaltiger Steine in der Gallenblase oder den Gallenwegen bedeutet wegen der hohen Koinzidenz von Steinen und entzündlichen Gallenblasenaffektionen (90%) eine beträchtliche Sicherung der Verdachtsdiagnose, sofern noch andere Symptome,

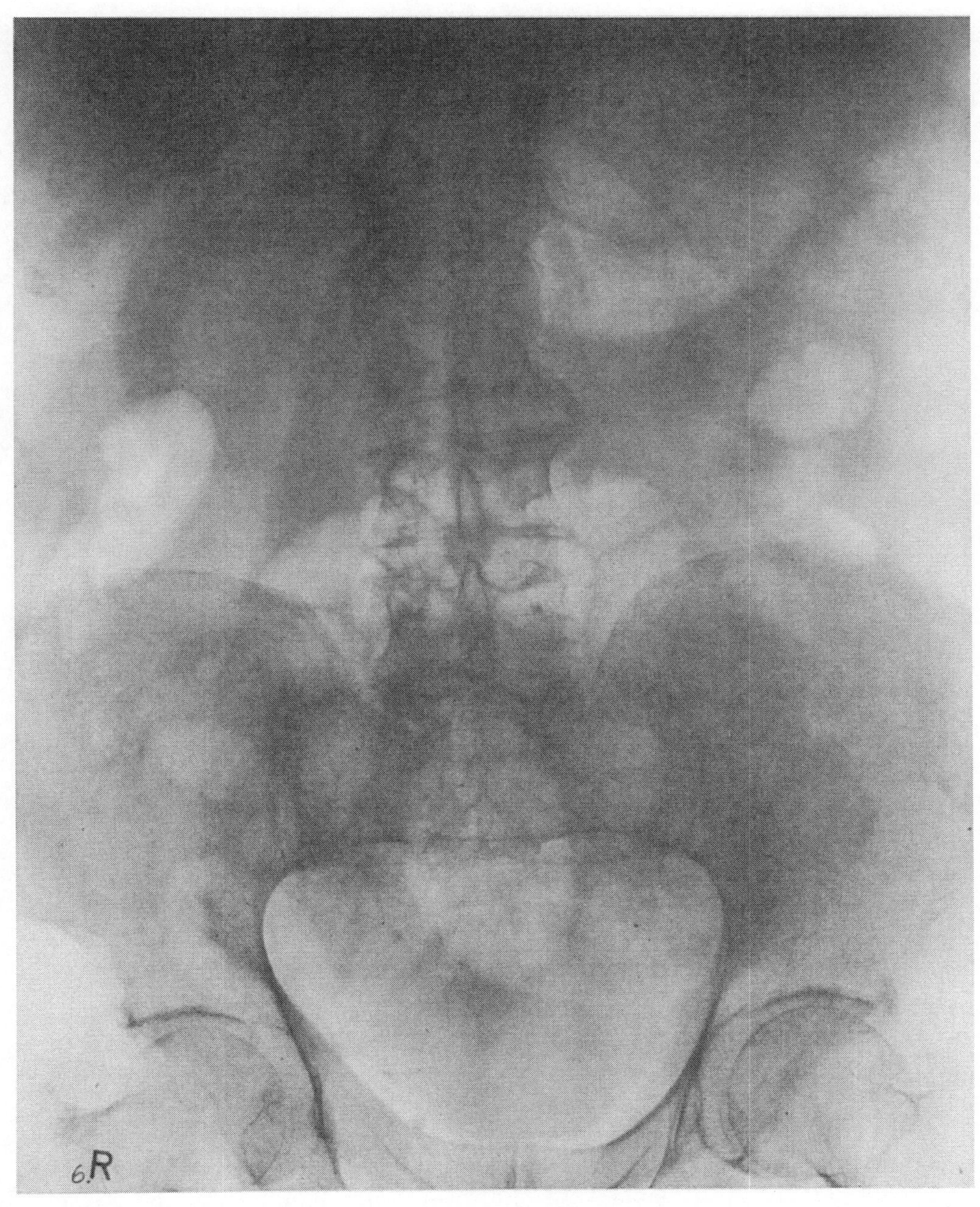

a)

Abb. 130. Subhepatischer Gasabszeß bei chron. Cholezystitis mit autop. nachgewiesener schwerer Pankreatitis (ausgeprägte Duodenalblähung)

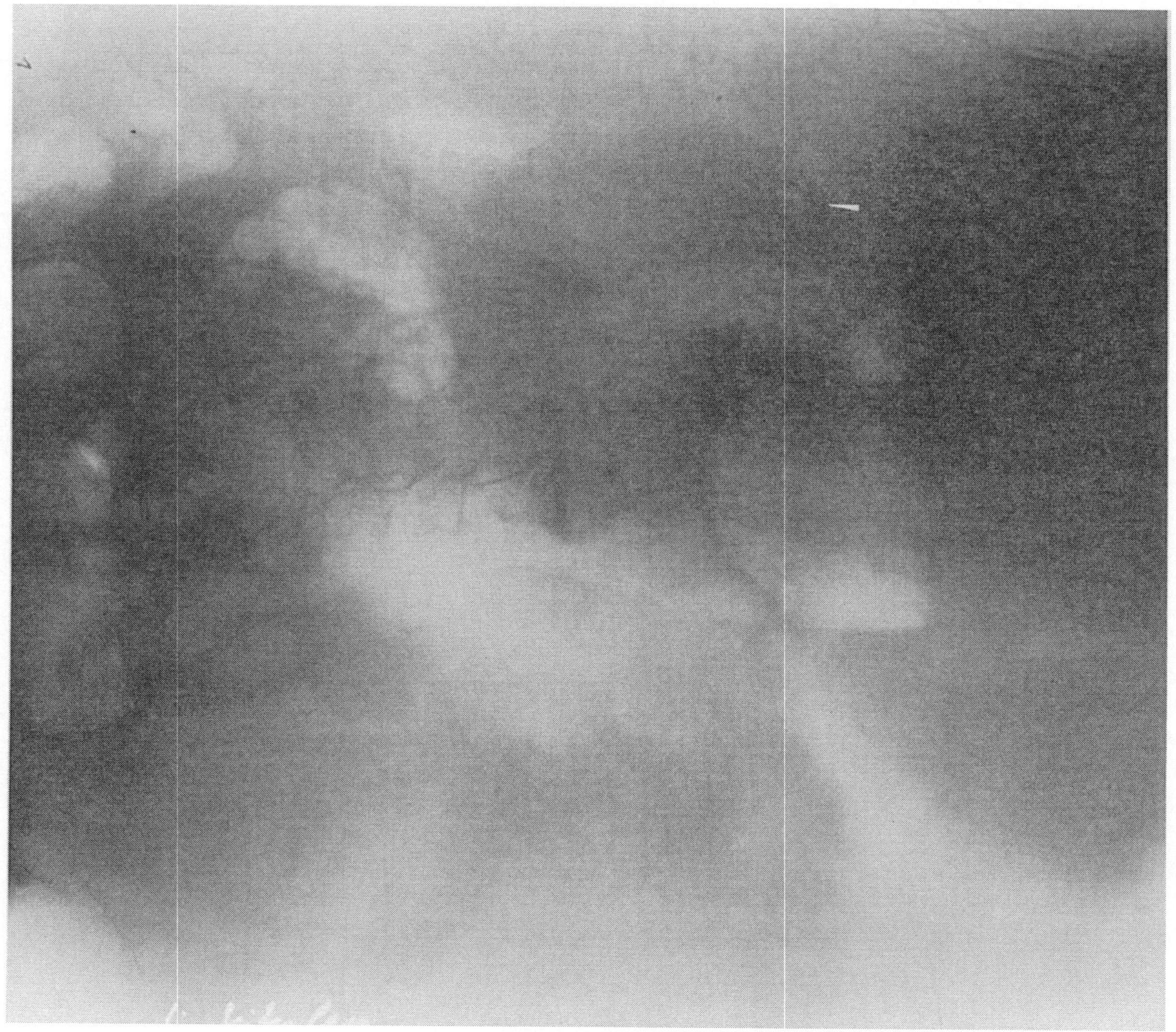

Abb. 130b

wie Kolonblähung, lokaler Druckschmerz, lokale Défense usw., vorliegen (s. Abb. 129a und b).

Die Koinzidenz von Gallensteinen und Appendizitis bei subhepatisch liegender Appendix (s. Abb. 116) ist natürlich jederzeit möglich, aber von der Zahl her weniger wahrscheinlich. Da die chirurgische Konsequenz in beiden Fällen die gleiche ist, genügt prinzipiell die Feststellung des „entzündlichen Prozesses im rechten Oberbauch".

Andererseits muß man bei Steinnachweis und akutem Abdomen stets mit der Möglichkeit rechnen, daß der Stein nicht nur im Mittelpunkt des entzündlichen Prozesses steht, sondern möglicherweise im Begriff ist, zu perforieren. Die beim entzündlichen Ileus geltenden Überlegungen mischen sich dann mit solchen, die dem hohen Gallensteinileus resp. der akuten oder subakuten Fistelbildung gelten (s. S. 537).

δ) Gallenblasenimpression in der rechten Kolonflexur

Die gesunde Gallenblase macht keine Impression am Kolon. Tritt eine solche bei akutem rechten Oberbauch klar erkennbar auf, darf man auf eine vergrößerte Gallenblase schließen, die entzündlichen Kontakt zum Kolon aufgenommen hat. Allerdings ist diese Impression, je nach der Lage der Gallenblase, in der typischen Einstellung beim akuten Abdomen meist nicht zu sehen, eher in den typischen Schrägprojektionen.

ε) Gasnachweis im rechten Oberbauch
Gas in den Gallenwegen

Gas in den Gallenwegen beweist eine abnorme Kommunikation von Gallenblase oder Gallengängen mit dem Magen-Darmkanal, wenn nicht eine Gasbildung durch Infektion vorliegt. Bei nicht akutem Abdomen liegt gewöhnlich eine operativ angelegte biliodigestive Fistel vor.

Innere biliodigestive Fisteln sind relativ selten und gewöhnlich anamnestisch gut faßbar (Abb. 131).

Ihr röntgenologischer Nachweis ist leicht bei der seltenen Cholezysto-Duodenostomie. Ihr ist die Gasfüllung der Gallenblase eigentümlich, die bei den Choledocho-Duodenostomien fehlt. Insbesondere die spontane oder operativ angelegte Cholezystose-Kolostomie ist klinisch wegen der sofort einsetzenden Durchfälle (Gallensäurewirkung) ebenso gut faßbar, wie wegen der sich stets entwickelnden Cholangitis.

Bei akutem Abdomen mit Koliken und Défense im rechten Oberbauch ist die sorgfältige Suche nach Gas in den Gallenwegen sehr wichtig, das pathognomonisch für einen *Steindurchtritt* in das Duodenum ist. Es wird zunächst meist übersehen, retrospektiv aber gefunden.

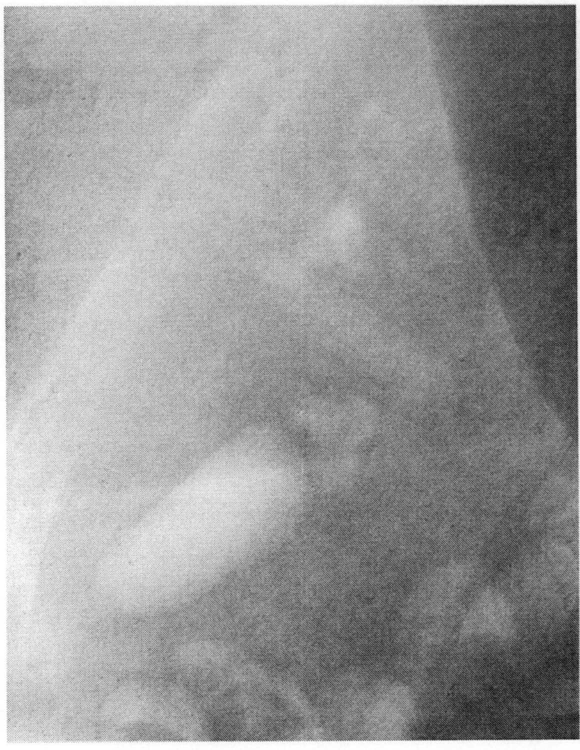

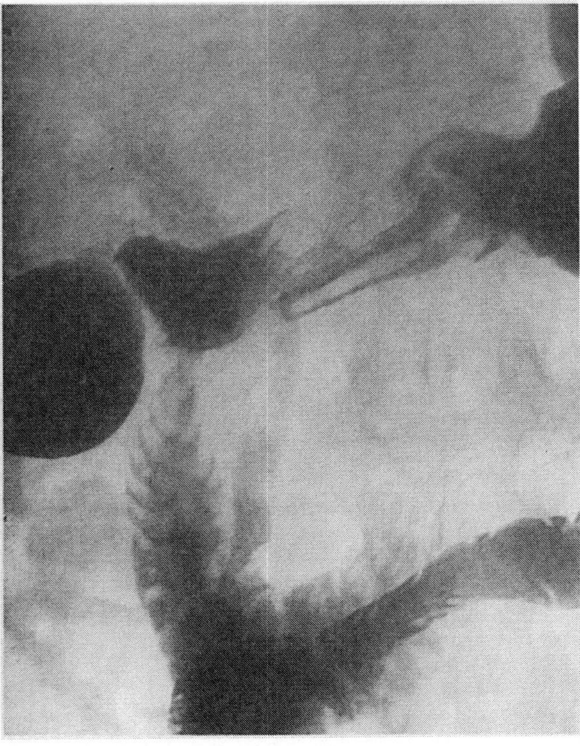

Abb. 131. Anamnestisch spontane Gallenblasen-Duodenalfistel. Jetzt chron. Cholezystitis und Cholangitis

Fehlender oder seltener Gasnachweis in den Gallenwegen in diesen Fällen (HALM u.Mitarb., 1973) dürfte zu Lasten einer ungenügenden Untersuchungstechnik gehen: Weder eine direkte noch indirekte Fistel schließen sich bei Steinpassagen so schnell, daß keine Luft übertreten würde. Ist aber Gas vorhanden, gelingt mit der oben angegebenen Technik der Nachweis zuverlässig.

Der direkte Steinnachweis mißlingt gewöhnlich, da bei der starken Störung der Bildstrukturen durch die gasgeblähten Darmschlingen selbst kalkdichte Steine leicht übersehen werden (PETREN, 1939; HALM *et al.*, 1973). Gelegentlich sieht man den Stein während der Geburt in das Duodenum (Abb. 132). In diesem Stadium läßt er sich auch ohne Kalk zwischen gasgefüllter Gallenblase und stark gasgeblähtem, atonischem Duodenum leicht erkennen.

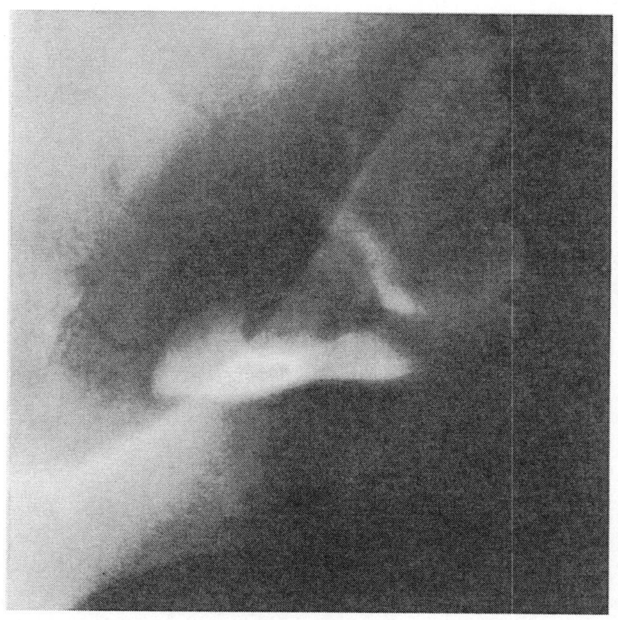

Abb. 132. Gallenblasenstein während der Perforation in den Bulbus duodeni, perakuter Zustand

Bei *septischer Cholangitis* ist der klinische Gesamtaspekt mehr geprägt von Fieber, Ikterus und Schmerz als von abdominellen Symptomen. Das Bild der gasgefüllten Gänge unterscheidet sich röntgenologisch nicht von der Gasfüllung bei bilio-digestiven Füllungen (s. Abb. 114).

Gas in den *Portalvenen* kann auftreten bei gangränösen Veränderungen im Darm infolge Infektion einer Mukosanekrose durch aerobe oder anaerobe Bakterien als Folge eines Gefäßverschlusses (primär durch Thromboembolie oder sekundär durch Strangulierung des Gefäßnervensystems) oder infolge Wandphlegmone sowie Schleimhautnekrose durch chemische Agentien mit bakterieller Infektion, desgleichen bei schwerer Enterokolitis.

Es ist nicht klar, ob das Gas aus dem Darmbereich in das Portalsystem geschleppt wird oder ob es innerhalb der Portalvenen durch eingeschleppte Bakterien produziert wird. In jedem Fall muß man ein schweres klinisches Bild erwarten (SWART u. MEYER, 1974). Der klinische Bauchbefund zielt auf einen gangränösen Bauchprozeß.

ζ) *Cholecystitis emphysematosa* (Pneumocholezystitis)

Ursache der akuten gangränösen Cholezystitis ist die Infektion einer Mukosanekrose durch anaerobe Bakterien (Clostridium Welchii), für deren Entwicklung prädisponierende Faktoren, wie ischämische Schleimhautnekrosen, Steinobstruktion, nekrotisierende Entzündung der Wand bei Diabetes usw., notwendig sind (McCorde u. Fong, 1942). Das Gas wird 24–48 Std nach Einsetzen des cholezystitischen Schubs zuerst im Lumen, später in der Wand der Gallenblase röntgenologisch faßbar (Abb. 133a, b; s. Abb. 113). In Anbetracht der Wandgangrän ist eine Gallenblasenperforation jederzeit möglich. Das ohnehin schwere Zustandsbild wird also durch die Gefahr der diffusen galligen Peritonitis verschärft.

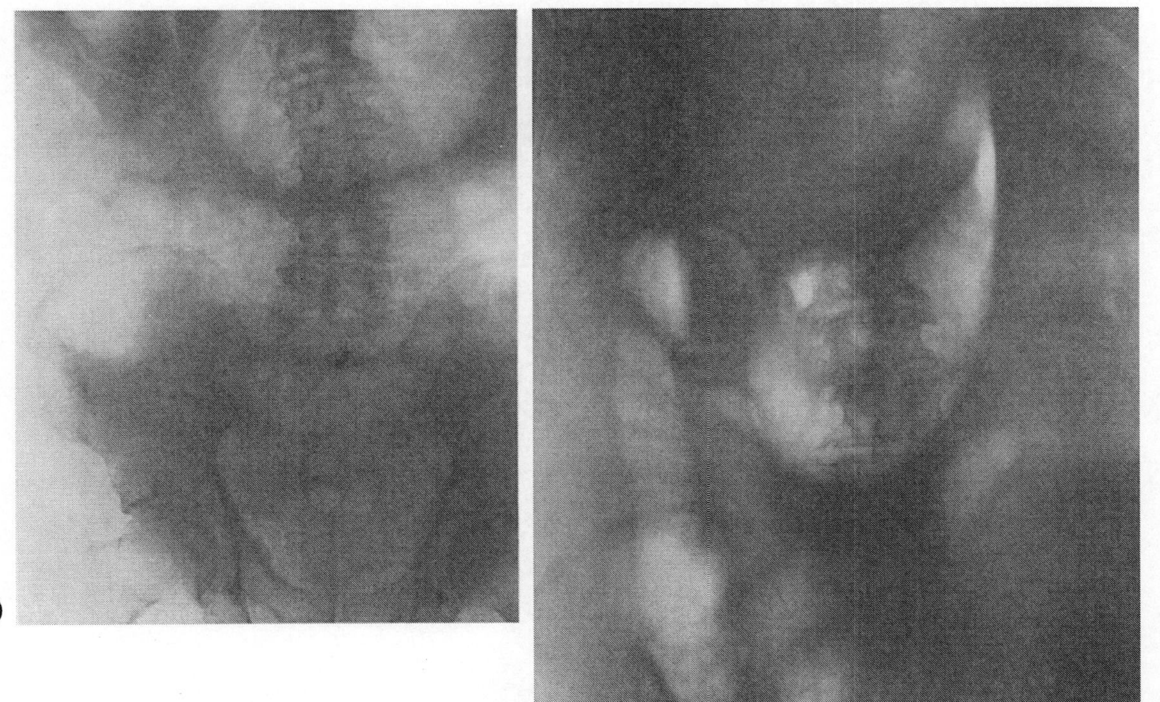

Abb. 133. Hochfieberhafte Cholecystitis emphysematosa mit Kolon- und Duodenalblähung (sek. Pankreatitis)

η) *Gasabszeß*

Beim subhepatischen Gasabszeß findet man an atypischer Stelle Gas bei atypischer Konfiguration der Gasblase (s. Abb. 130, 134). Differentialdiagnostisch muß man stets eine subhepatisch hochgeschlagene, entzündliche Appendix in Rechnung stellen, die ebenso einen subhepatischen Abszeß mit und ohne Gas verursachen kann.

Der subphrenische Abszeß ist leicht zu diagnostizieren, wenn er Gas enthält. Ohne Gas ist er oft erst durch Punktion oder bei der Operation nachzuweisen.

Die Abgrenzung von subhepatischem und subphrenischem Abszeß ist nur indirekt möglich: Bei letzterem findet man eine herabgesetzte bis fehlende Zwerchfellverschieblichkeit oder sogar eine Pleuritis mit Erguß und Infiltration der Lungenbasis infolge Durchwanderung.

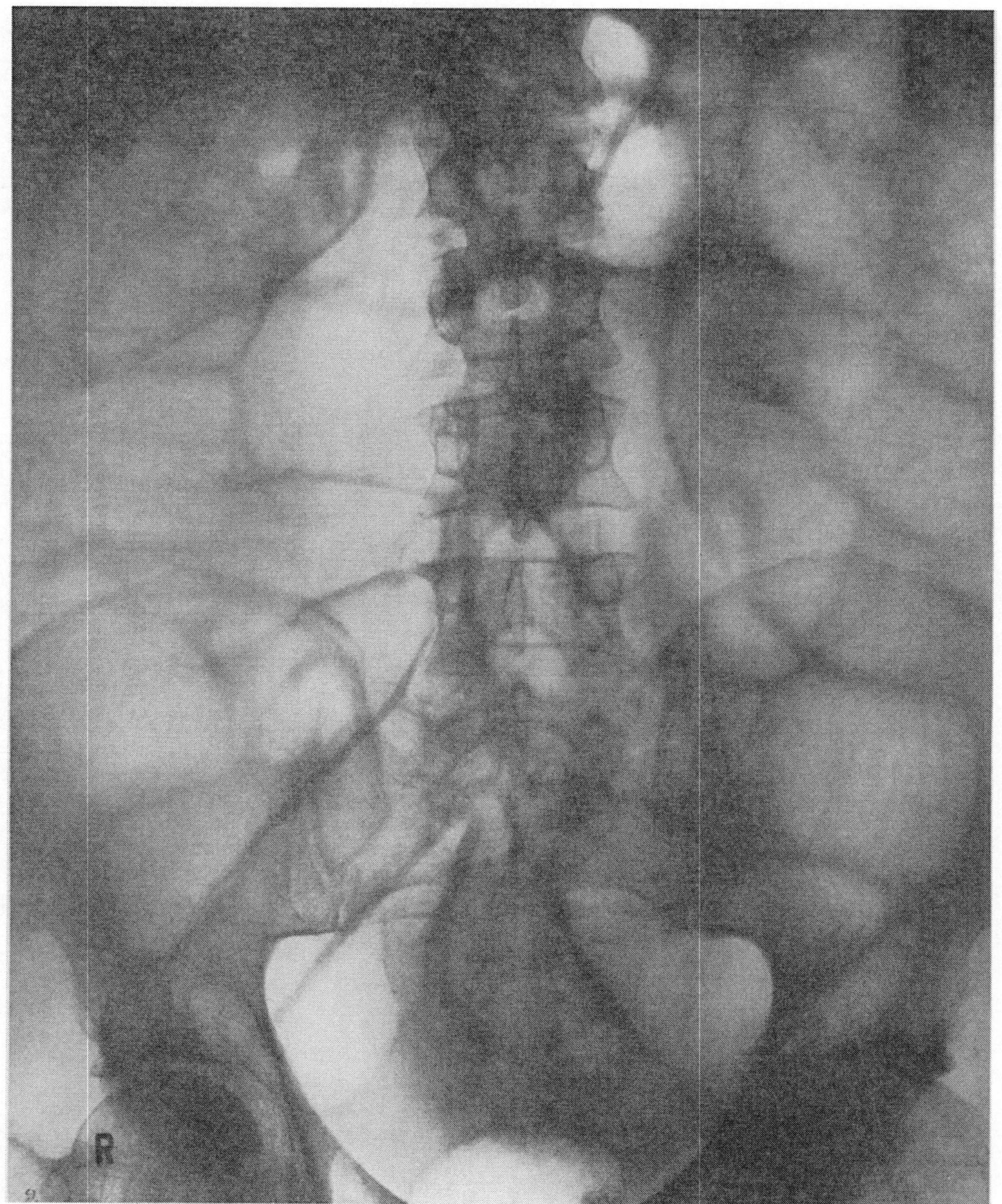

a)

Abb. 134. (a) Subhepatischer und subphrenischer Abszeß mit Durchwanderungspleuritis bei chron. Cholezystitis. (b) Reflektorische Atonie an Dick- und Dünndarm (nur lokale, keine diffuse Défense!)

ϑ) Veränderungen an Zwerchfell und Lungenbasis

Zwerchfellhochstand, herabgesetzte oder fehlende Zwerchfellverschieblichkeit weisen auf den akut-entzündlichen Oberbauchprozeß hin. In gleicher Weise sind breite Plattenatelektasen zu bewerten. Pleuraerguß und Infiltrationen in der Lungenbasis beweisen das Übergreifen des entzündlichen Prozesses subhepatisch und subphrenisch auf den Thoraxraum.

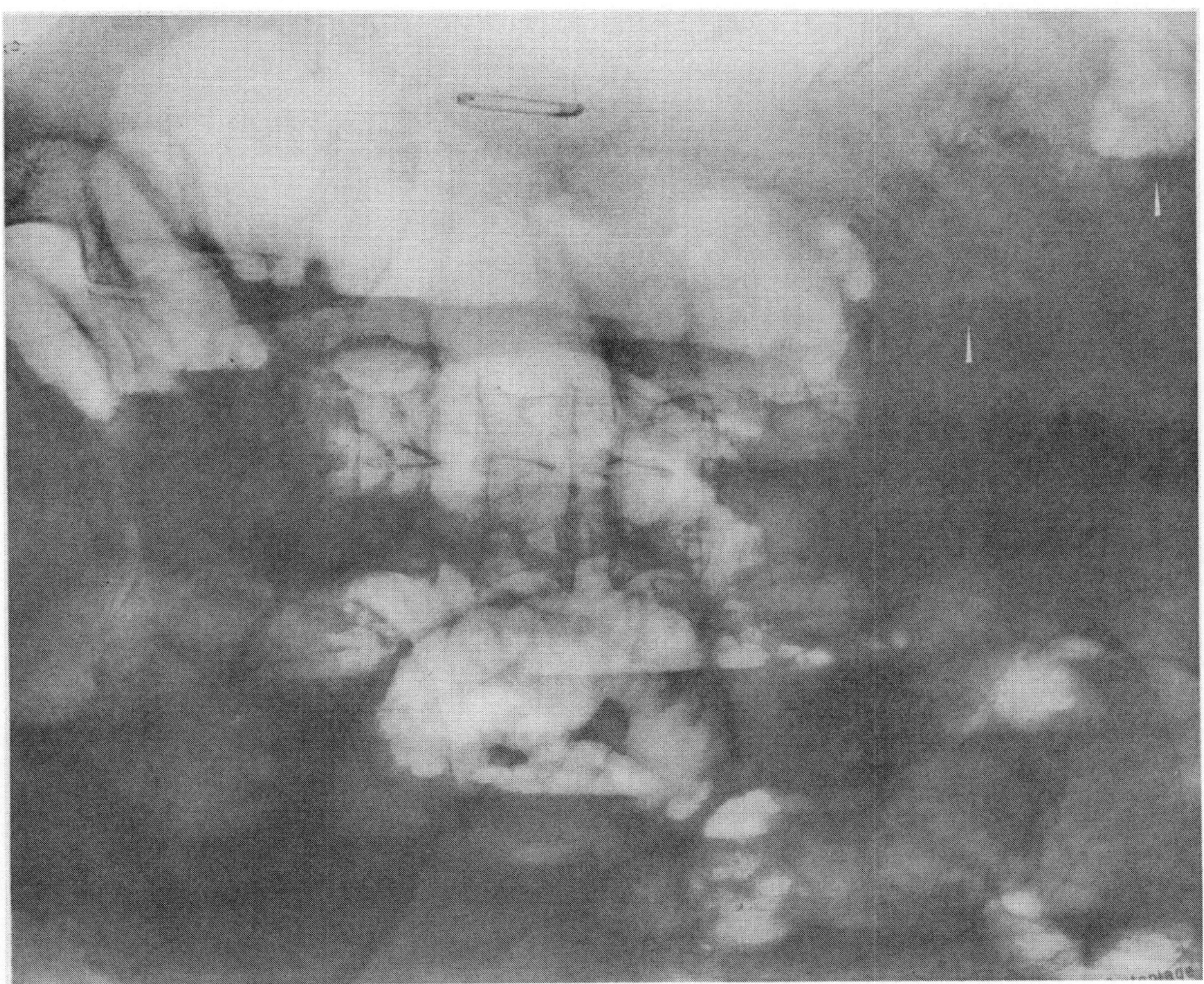

Abb. 134b

b) Differentialdiagnose der entzündlichen Oberbauchaffektion

Neben der Cholezystitis und ihren verschiedenen Entwicklungsstufen sind es postoperative Infektionen, Nahtinsuffizienzen und Appendizitiden, die zum subhepatischen oder subphrenischen Abszeß führen können. Wenn man keine direkt auf Gallenblase und Gallenwege hinweisenden Symptome hat, beschränkt man sich röntgenologisch deshalb – wie bereits oben erwähnt – auf die Diagnose „entzündliche Oberbauchaffektion rechts".

2. Mechanischer Gallensteinileus

Der *Gallensteinileus* ist ein mechanischer Ileus, der durch den mehr oder weniger großen Gallenstein das Darmlumen obstruiert. Darmspasmus und Wandödem unterstützen die Obstruktion, da der Stein zu klein wäre für einen Verschluß des weiten Lumens und der dehnbaren Wand.

Der Gallensteinileus macht 1,7% der Fälle von mechanischem Ileus aus (BEHRENDS, 1959) und hat eine vergleichsweise hohe Mortalität, die z.Z. bei etwa 30% liegt (REIFFERSCHEID, 1962). Die möglichen Lokalisationen sind in Abb. 135 dargestellt. Der Gallensteinileus wird als „launenhafter" oder „schlampiger" Ileus bezeichnet (PETREN, 1939), weil der Stein über Wochen und Monate symptomlos im Darm liegen kann. Vorübergehende Darmblockaden machen kolikartige Schmerzen und Erbrechen. Im übrigen aber wechseln die Phasen schwerer Erkrankung mit solchen relativen Wohlbefindens, bis es zum kompletten Verschluß kommt.

Die Diagnostik des Gallensteinileus ist nicht allein aus diesen Gründen schwierig. Bei symptomlosem Durchtritt des Steins aus den Gallenwegen in das Duodenum wird man vor allem nicht an diese Möglichkeit denken und entscheidende Symptome im Röntgenbild (Gas!) übersehen.

Da der Steindurchtritt in der Regel aber hochdramatisch mit heftigen Koliken und ausgeprägter Oberbauchsymptomatik einhergeht, liegt bei den in der Folge sich entwikkelnden Symptomen in Richtung des mechanischen Ileus der Zusammenhang auf der Hand.

Zu berücksichtigen sind ein hoher Ileus (Duodenum), ein typischer tiefer Dünndarmileus (ileozökal) und ein chronischer Kolonileus. Allen gemeinsam ist — wie oben erwähnt — die Gasfüllung der Gallenwege, während der Nachweis des obturierenden Steins abhängig ist vom Kalkgehalt, der Überlagerung durch Darmgas, Kot oder Knochen.

a) **Hoher Dünndarmileus** (Duodenum)

In 85% der Fälle (v. LUTZKI, 1955) perforiert der Stein in das Duodenum, selten in den Magen.

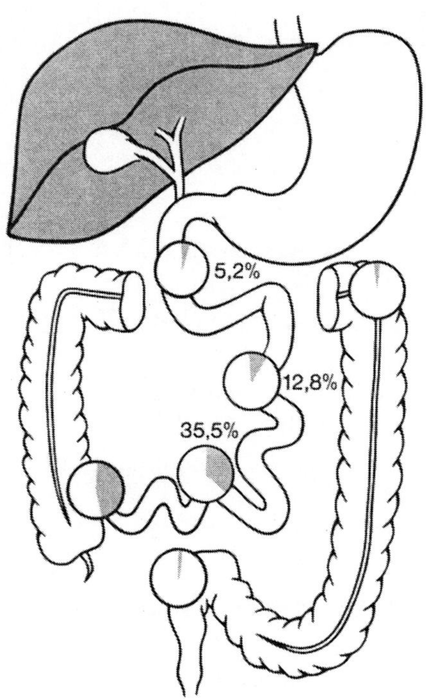

Abb. 135. Lokalisation und Häufigkeit der Steineinklemmung beim mechan. Steinverschluß [852 Beobachtungen aus der Weltliteratur nach B. GAY: Dtsch. Gesundheits-Wes. **25**, 2355 (1970)]

Starkes Erbrechen und Schmerzen im mittleren Oberbauch bei weichen Bauchdecken stehen klinisch im Mittelpunkt. Allerdings ist der Übergang von der Perforationsphase des Steins aus der Gallenblase in das Duodenum zum Obstruktionsileus fließend. Dementsprechend gehen die Symptome des entzündlichen Ileus meistens in die des mechanischen über.

Röntgenologisch findet sich sofort eine Gasblähung im atonischen Duodenum mit Spiegelbildung sowie eine Gasfüllung von Gallenblase und Gallenwegen.

Wie schon erwähnt, sieht man in diesem Stadium den Stein gewöhnlich gut in der Wand oder im Lumen des oberen Duodenums. Bei stummer Perforation, die allerdings nur selten vorkommt, und bei der es sich gewöhnlich um eine indirekte Fistelbildung bei langer Perforationszeit handelt, kann der Stein das Duodenum blockieren. Bei der Breipassage wird der Stein dann von KM umflossen und als solcher gut faßbar (MAURER u. SCHÄFER, 1964, 1970; SAUERMANN, 1968). Die Ablehnung der KM-Untersuchung halten wir für nicht berechtigt, da beim hohen Ileus das KM ohne Schwierigkeit wieder abgesaugt werden kann. Der Nachweis des Steines oder der Gallenfistel bringt für den Operateur beträchtliche Vorteile.

b) Tiefer Dünndarmileus (vor der Bauhinschen Klappe)

Hier ist die Symptomatologie klar die des mechanischen Dünndarmileus: weicher Bauch, verstärkte Geräusche sowie Dünndarmblähung mit Spiegeln.

Der Stein kann im Röntgenbild erkennbar sein. Er hat keineswegs eine Größe, die das Darmlumen echt obturieren würde, wird aber selbst bei beträchtlicher Größe wegen Gas- oder Knochenüberlagerung leicht übersehen.

c) Chronischer Dickdarmileus

Passiert der Stein nach Perforation Duodenum, Dünndarm und Ileozökalklappe oder perforiert er direkt in das Kolon, kann er mit Hilfe eines Wandspasmus sowie eines Wandödems einen kompletten Kolonverschluß bewirken. Man findet eine isolierte Kolonblähung mit oder ohne Spiegelbildung bei weichen Bauchdecken und unauffälliger oder verstärkter Geräuschkulisse. Bei Insuffizienz der Ileozökalklappe kann sich das Gas in den Dünndarm rückstauen. In diesem Falle muß man alle Anlässe für eine kombinierte Dünndarm- und Dickdarmblähung diskutieren, etwa die Atonie bei Hypokaliämie, Azidose, Herzinfarkt oder Lungenembolie ebenso wie die diffuse Peritonitis (diffuse Défense!). Ein Kontrasteinlauf klärt die Diagnose ohne Schwierigkeiten.

V. Tumoren der Gallenblase und der Gallenwege

1. Tumorähnliche Veränderungen

a) Cholezystosen

JUTRAS hat 1960 unter dem Oberbegriff der „hyperplastischen Cholezystosen“ mehrere pathologische Veränderungen der Gallenblase zusammengefaßt, die vielfach ohne Steinerkrankungen einhergehen: Adenomyomatose, Cholesterose und röntgenologisch nicht erfaßbare Erkrankungen, wie Neuromatose, Lipomatose und Fibromatose.

Gemeinsames Charakteristikum der Cholezystosen ist nach JUTRAS der Hyperfunktionskomplex: verstärkte Konzentration des KMs, verstärkte und beschleunigte Kontraktion der Gallenblasenwand auf Reiz mit vorzeitiger Zystikusfüllung sowie verstärkte Sekretion der Gallenblasenwand.

Sie kommen einzeln oder kombiniert in erkrankten Gallenblasen in folgender Verteilung vor: Adenomyomatose 75%, Cholesterose 50%, Lipomatose 12%, Neuromatose 4% (3).

Die Cholezystographie ist gewöhnlich positiv.

α) Adenomyomatose

Pathologisch-anatomisch liegt eine Proliferation des Epithels, eine Verdickung der Muskulatur und eine Ausweitung der Rokitansky-Aschoffschen Sinus vor. Bei letzteren handelt es sich um Aussackungen, die von der Mukosa ausgehen und bis in die tieferen Wandschichten reichen. Sie können tubulär verzweigt oder sackförmig ausgebildet sein, so daß sich Mikrozysten oder Divertikel bilden können (s. Abb. 2).

Bei der Cholezystographie wird die Adenomyomatose in 2,8% bis 6% der Fälle gefunden. Das weibliche Geschlecht überwiegt eindeutig.

Die Adenomyomatose ist häufig, nach unterschiedlichen Literaturangaben (JUTRAS, LÉVESQUE, 1966; LUBERA *et al.*, 1967; OCHSNER, 1962) in 40–80% der Fälle mit Cholelithiasis kombiniert. Sie wird jedoch nicht als Folge, sondern als Ursache der Cholelithiasis angesehen, wobei Abflußstörungen aus einzelnen Blasenabschnitten verantwortlich gemacht werden. Nach der überwiegend in der Literatur geäußerten Meinung gehört die Adenomyomatose nicht zu den Präkanzerosen.

Die klinische Symptomatik reicht von Beschwerdefreiheit über diffuse Oberbauchbeschwerden und Dyspepsien bis zu echten rechtsseitigen Oberbauchkoliken mit Brechreiz, insbesondere bei Patienten ohne begleitende Steinerkrankung.

Ursächlich soll eine Gallenwegsdyskinesie bestehen, die auf eine Wucherung der Schleimhautnervengeflechte der Gallenblasenwand zurückgeführt wird (FEYRTER, 1931, 1958; RIOPELLE, 1942; JUTRAS *et al.*, 1960, 1966; STRIK, 1967).

Die Indikation zur Operation der Adenomyomatose ohne Begleiterkrankung wird nach COLQUHOUN (1961) wie bei einer komplikationslosen Steingallenblase gestellt. Bessern sich bei konservativer Therapie und Diät die bestehenden Symptome nicht, wird zur Operation geraten (FROMMHOLD, LAGEMANN, 1971; JUTRAS *et al.*, 1960, 1966; LOITMAN *et al.*, 1962).

Die Erfassung der Adenomyomatose im Röntgenbild erfolgt trotz Fernsehdurchleuchtung meist zufällig. Die Wahrscheinlichkeit ihrer Darstellung ist dann am größten, wenn die Gallenblase in mehreren Ebenen gezielt aufgenommen wird und sowohl Aufnahmen vor wie nach Reiz angefertigt werden.

Wie schon oben beschrieben, ist die relativ intensive Kontrastierung und die früh einsetzende, verstärkte Reizkontraktion ein gemeinsames Charakteristikum der Cholezystosen. Für die Adenomyomatose pathognomonisch sind die Pseudodivertikel Rokitansky-Aschoffsche Sinus) in der verdickten Gallenblasenwand. Zu einer KM-Darstellung kommt es jedoch oft erst nach der Reizmahlzeit, wenn die Rokitansky-Aschoffschen Sinus sich unter dem erhöhten intraluminalen Druck während der Gallenblasenkontraktion füllen.

Die verschiedenen Formen der Adenomyomatose sind schematisch in Abb. 136 a–h dargestellt. Das röntgenologische Bild ergibt sich aus Abb. 137a–c.

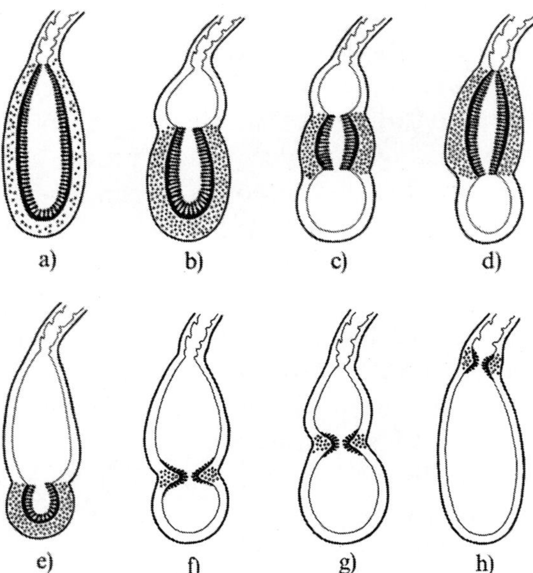

Abb. 136a–h. Schema der Formen der Adenomyomatose (AGUIRRE u.Mitarb., 1969): (a) generalisierte Form, (b–d) segmentale Formen, (e) lokalisierte Form, (f–h) anuläre Formen

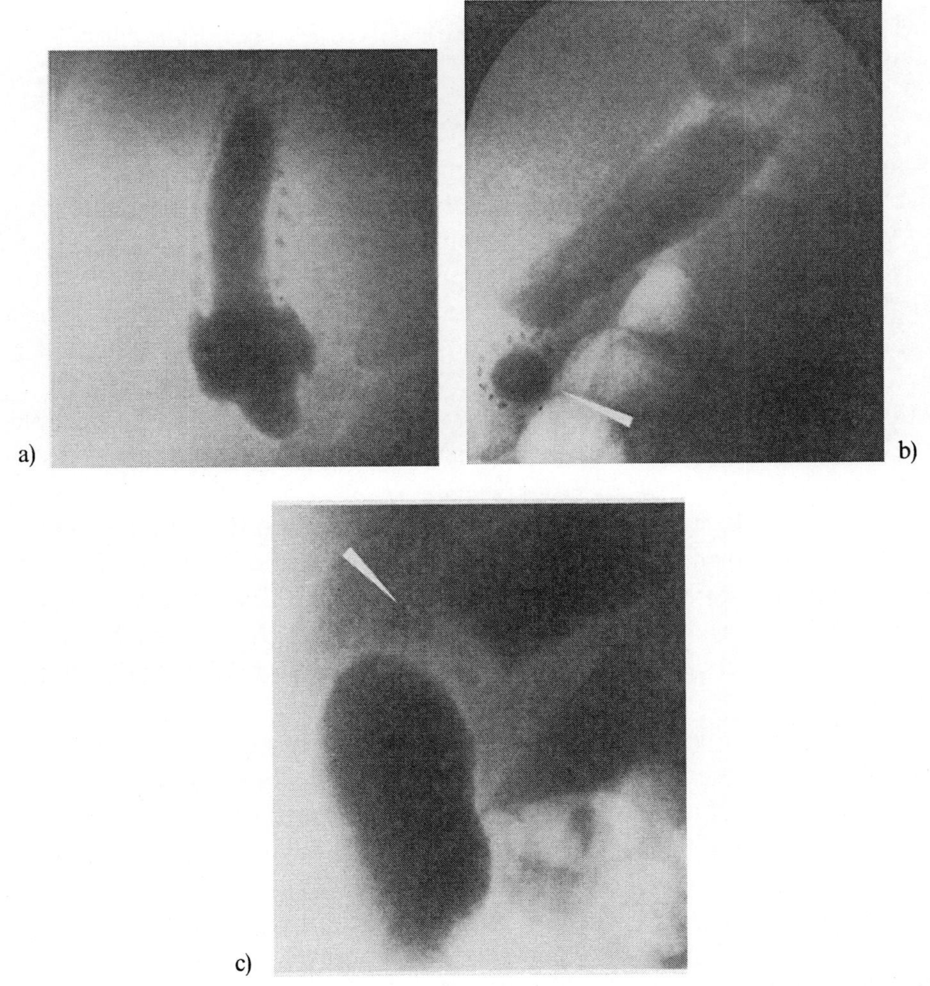

Abb. 137a–c. Adenomyomatose (nach Reizmahlzeit): (a) generalisierte Form, (b) lokalisierte Form, (c) anuläre Form im Korpus

Im einzelnen handelt es sich um (FROMMHOLD, LAGEMANN, 1971):

1. Die generalisierte Form: divertikelähnliche, rundliche KM-Ansammlungen, die die Gallenblase perlschnurartig umgeben. Es handelt sich um die in einer verdickten Blasenwand liegenden, erweiterten Sinus, die sich nur scheinbar nach außen vorwölben. Meist sind zunächst lediglich Unregelmäßigkeiten der Wandkontur zu erkennen. Das charakteristische Bild tritt erst nach der Reizkontraktion auf. Sind nur Teile der Blasenwand betroffen, können sich die KM-Depots auch innerhalb der Gallenblase abbilden.

2. Die lokalisierte Form: Das solitäre Adenomyom ist meist am Gallenblasenfundus lokalisiert. Es kann sich intra- oder extraluminal entwickeln. Bei intraluminaler Entwicklung ist ein lagekonstanter Füllungsdefekt nachweisbar. Die extraluminale Lokalisation zeigt divertikelartige KM-Depots oder zipflige Ausziehungen.

3. Die segmentale und anuläre Form (Sanduhrgallenblase): Es handelt sich um eine segmentale Wandhyperplasie mit Einschnürung und Separierung der Gallenblase in zwei Abschnitte. Im Bereich der Taille sind häufig extraluminale KM-Ansammlungen wie bei der generalisierten Form nachweisbar.

4. Die Mischformen: Es handelt sich meist um eine Kombination von Typ a und c. Die Kombination der Adenomyomatose mit der Cholesterol-Polypose oder anderen hyperplastischen Cholezystosen ist möglich.

Das solitäre Adenomyom kann, wenn es sich nicht durch die typischen intramuralen KM-Depots verrät, als uncharakteristischer, lagekonstanter Füllungsdefekt in Erscheinung treten. Es ist dann nicht sicher von Füllungsdefekten anderer Genese zu unterscheiden (s. Tabelle 16). Durch Verlaufskontrollen kann man sich jedoch Gewißheit über die Dignität des Prozesses verschaffen.

β) Cholesterolpolypose

Pathologisch-anatomisch handelt es sich um eine massive Ablagerung von Fettmassen (Lipoiden bzw. Cholesterolestern) in stark aufgetriebenen Lymphgefäßendothelien, wodurch die Lymphbahnen hochgradig verdickt sind, die dann durch das Epithel der Gallenblase als Netz sichtbar werden. Neben dieser mehr diffusen Einlagerung kann es an umschriebenen Stellen im Stroma zu Zusammenballungen histiozytärer Speicherzellen (Schaumzellen, Xanthomzellen) kommen, die makroskopisch als gelbliche Knötchen, sog. Cholesterolpolypen, imponieren.

Die Ätiologie der Cholesterose ist noch unbekannt. Es scheint festzustehen, daß es in der Leber zu einer erhöhten Cholesterinsynthese kommt (FELDMANN, 1956; FELDMANN, FELDMANN, 1954).

Normalerweise ist die sog. Stippchengallenblase zartwandig und frei von Zeichen abgelaufener Entzündungen (FEYRTER, 1931, 1958). Eine pathogenetische Beziehung zwischen Entzündung und Cholesterose besteht demnach nicht. Erst bei gleichzeitigem Steinbefall werden entzündliche Wandveränderungen beobachtet. Die Möglichkeit, daß abgelöste Cholesterolknötchen als Kristallisationskerne bei der Gallensteinbildung dienen, wird diskutiert.

Der Nachweis der Cholesterolpolypen bei der Röntgenuntersuchung liegt mit 0,71% (TEN EYCK, 1958) sehr niedrig, während sie in den cholezystektomierten Gallenblasen in 7,54% der Fälle, d.h. 10mal so häufig, nachgewiesen werden.

Klinisch bestehen keine oder nur uncharakteristische Oberbauchbeschwerden. Therapeutisch wird eine abwartende Haltung empfohlen (HERZER, LAGEMANN, 1972; STRIK, 1967; WOLPERS, 1965). Bei Kombination mit Cholelithiasis ist die Operation indiziert, auch wenn keine Komplikationen bestehen, sogar wenn die Beschwerden des Patienten auf eine Nachbarschaftserkrankung zurückgeführt werden können (HAFTER, 1970; MARKOFF u. KAISER, 1962; STRIK, 1967).

Die diffuse Cholesterose entzieht sich wegen zu geringer Größe der Wandveränderungen dem röntgenologischen Nachweis. Die feine Granulierung, Streifung und Fältelung, wie sie von JUTRAS irrtümlich im Röntgenbild auf die Cholesterose bezogen wurde, geht auf die Fältelung der Schleimhaut bei Kontraktion der Gallenblase zurück und ist kein Kriterium für eine Schleimhautveränderung. Sie tritt dementsprechend sehr eindrucksvoll bei maximaler Kontraktion der Gallenblase auf.

Die Cholesterolpolypose zeichnet sich röntgenologisch durch einzelne oder multiple kleine, unregelmäßig geformte und verschieden große, wandständige Füllungsdefekte aus, die bei Lagewechsel und Reizkontraktion der Gallenblase ortsständig bleiben. Sie stellen sich besonders gut bei kontrahierter Gallenblase nach Reizmahlzeit dar, da die voluminöse, kontrastdichte Gallenblase die kleinen Wanddefekte überdecken kann (Abb. 138).

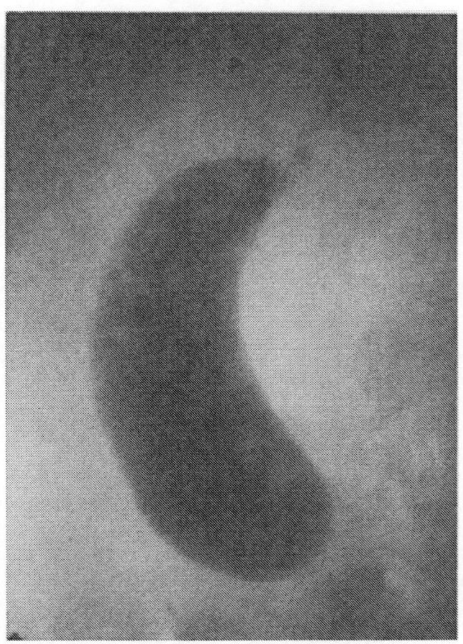

Abb. 138. Cholesterose-Polypen

Die Cholesterolpolypose läßt sich röntgenologisch um so besser erfassen, je größer die Polypen sind und je kleiner der Durchmesser der Gallenblase ist. Die Cholesterol-Polypen haben max. einen Durchmesser von 5 mm (STRIK, 1967). Der Nachweis mehrerer rundlicher, unterschiedlich großer und wandständiger KM-Aussparungen von weniger als 5 mm Größe und unregelmäßiger Konturierung ist bei Konstanz des Befundes bei Kontrolluntersuchungen pathognomonisch für eine Cholesterose (HERZER, LAGEMANN, 1972; JUTRAS *et al.*, 1960, 1966; STRIK, 1967; WOLPERS, 1965).

Die Polypen sind vorzugsweise im Infundibulum und Kollum (Abb. 138) lokalisiert, seltener im Fundus (HAFTER, 1970). Die Ablagerung des Cholesterins beginnt im Korpus, setzt sich im Kollum fort und tritt zuletzt im Fundus auf (FREERS, 1940). Der Zystikus ist selten beteiligt, der D. hepatocholedochus bleibt stets frei (GÜTHERT, 1958).

Differentialdiagnostisch ist eine Unterscheidung von den sehr seltenen gutartigen Gallenblasentumoren, bei denen es sich überwiegend um Adenome handelt, nicht möglich. Während man bei solitären KM-Aussparungen geringer Größe eine abwartende Haltung einnehmen kann (Verlaufskontrollen!), ist bei Füllungsdefekten mit einem Durchmesser über 1 cm die Cholezystektomie indiziert.

b) Der entzündliche Polyp (Cholecystitis glandularis proliferans)

Der entzündliche Polyp wird als seltene lokalisierte Form der Cholecystitis glandularis proliferans aufgefaßt.

An der chronisch-entzündlich schwer veränderten Gallenblasenwand entwickeln sich reparative Zellproliferationen wie bei der Colitis ulcerosa aus den verbliebenen Gewebsinseln, deren Drüsen papilläre Struktur annehmen. Als Folge dieser überschießenden Gewebsbildung entwickeln sich die entzündlichen Polypen an einer, maximal zwei Stellen. Sie zeichnen sich aus durch Wandverdickung, Steinbildung und prominente Rokitansky-Aschoffsche Sinus (LOITMAN *et al.*, 1962; OCHSNER, 1962, 1971).

Der cholezystographische Nachweis dürfte unmöglich sein, da der Zystikus gewöhnlich verschlossen ist. Allerdings kann man gelegentlich in Schrumpfgallenblasen mit Kalkmilchgalle eine derartige entzündliche Polypbildung sehen (Abb. 139 und 123).

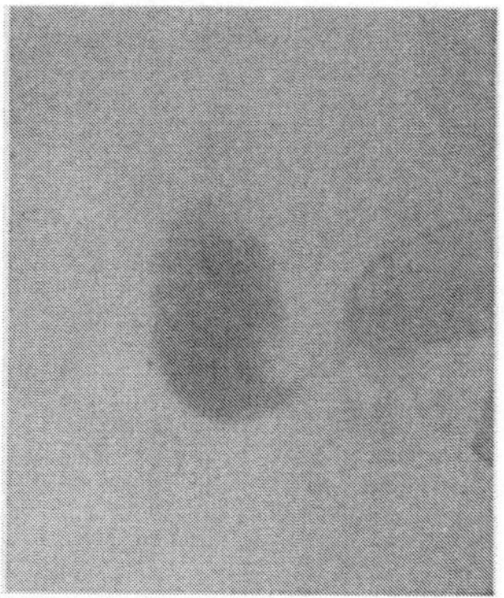

Abb. 139. Entzündlicher Polyp in Schrumpfgallenblase mit Kalkmilchgalle

c) Seltene Ursachen tumorähnlicher Füllungsdefekte in der Gallenblase

Wegen der außerordentlichen Seltenheit und röntgenologischen Indifferenz kann man sich an dieser Stelle mit einer weiteren Aufzählung weiterer Ursachen tumorähnlicher, pseudopolypöser Füllungsdefekte im Cholezystogramm begnügen. Sie sind in Tabelle 16 neben den Aussparungen echt tumoröser Genese aufgeführt. Diese Veränderungen sind z.T. in anderen Kapiteln ausführlich behandelt worden. Im Zweifelsfall ist die Operation indiziert. Die Diagnose wird dann intraoperativ oder aufgrund einer histologischen Untersuchung gestellt.

Tumorähnliche Veränderungen im Bereich der Gallenwege

Ähnlich wie bei der Gallenblase kann es im Bereich der Papille zu tumorähnlichen Gewebswucherungen entzündlicher und nichtentzündlicher Ursachen kommen (Adenomyomatose, fibroglanduläre Hyperplasie usw.). In ausgeprägten Fällen resultiert eine Papillenstenose. Erst damit werden diese Veränderungen klinisch relevant. Sie werden daher im Abschnitt über die Gallenwegstenosen ausführlich behandelt.

Knotige Wandveränderungen anderer als tumoröser Genese kommen in den übrigen Gallenwegen nicht vor. Dagegen können die dort auftretenden primären und sekundären fibrösen Gallengangstenosen nur histologisch vom intramural-infiltrativen Typ des Gallengangkarzinomes unterschieden werden.

Tabelle 16. Solitäre polypöse Wandveränderungen der Gallenblase (OCHSNER, 1966)

1. Entzündliche Polypen (einschließlich Cholecystitis glandularis proliferans)
2. Cholesterolpolyp
3. Schleimhautadenom
   a) glandulär (adenomatöser Polyp)
   b) papillär (Papillom, villöses Adenom)
   c) Fibroadenom
   d) zystisches Adenom
4. Adenomyom (solitäre Adenomyomatose)
5. Seltene gutartige Tumoren
   a) Neurinom
   b) Karzinoid
   c) Mischzelltumor
6. Bösartige polypöse Tumoren
   a) Carcinoma in situ
   b) Polypöses Karzinom
   c) Metastase
7. Pseudopolypöse Aussparung
   a) Kongenitale Falten- oder Septenbildung
   b) Postoperative Veränderung (z.B. Nahtmaterial)
   c) Mukozelen
   d) Gefäßveränderungen
   e) Heterotope Magenschleimhaut- oder Pankreasinseln
   f) Epitheliale Zysten (im Gegensatz zur intramuralen Divertikulose)

2. Gutartige Geschwülste

Pathologisch-anatomisch handelt es sich um Schleimhautadenome mit eigenem Stroma und Gefäßsystem. Es sind weiche, sessile oder gestielte Tumoren, die aufgrund ihrer unterschiedlichen Oberflächenstruktur (glatt oder zottig) und ihrer Zellanordnung als glanduläre (einfache), papilläre oder zystische Adenome bezeichnet werden. Glanduläre bzw. einfache und papilläre sind relativ häufiger als zystische Adenome.

Der Durchmesser dieser Tumoren liegt zwischen 2–10 mm (Abb. 140). Die gestielten Adenome sind im Durchmesser meist kleiner als 0,5 mm (WALTERS, SNELL, 1940) und

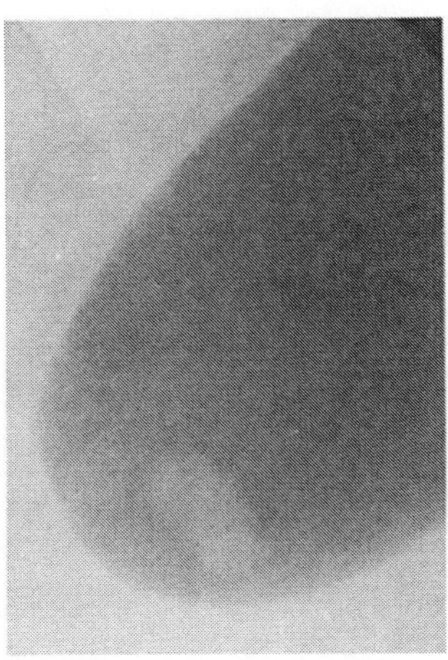

Abb. 140. Papilläres Adenom. Größe 1 × 2 cm. Vor 8 Jahren bei Cholezystographie Normalbefund

insgesamt nicht länger als 1 cm (EDMONDSON, 1967). Die gestielten und die papillären Adenome der Gallenblase treten häufiger multipel als solitär auf (EDMONDSON, 1967; SHEPARD, 1942; WALTERS, SNELL, 1940).

Eine Aufschlüsselung polypöser Wandveränderungen in ektomierten Gallenblasen nach verschiedenen Adenomformen und ihrer Kombination mit Gallensteinen zeigt Tabelle 17. Bei ca. $^3/_4$ dieser Tumoren lagen, unabhängig vom Tumortyp, Wandveränderungen in Form einer Begleitcholezystitis vor.

Tabelle 17. Verteilung der Tumortypen und Kombination mit Gallensteinen bei 45 gutartigen Gallenblasentumoren (S.F. u. A. OCHSNER, 1960)

Typ	Fallzahl	Davon nicht solitär	Gallensteine
Glanduläres Adenom	18	6	11
Papilläres Adenom	15	6	5
Adenomyom	9	1	3
Carcinoma in situ	2	1	2
Fibroadenom	1	–	–
	45	14 (30%)	21 (48%)

Die Literaturangaben über die bevorzugte Lokalisation der Adenome in den einzelnen Gallenblasenabschnitten widersprechen sich zum Teil, so daß eine definitive Aussage nicht möglich ist.

Auch die Antwort auf die Frage, ob das Adenom, insbesondere das Papillom eine Präkanzerose darstellt, ist umstritten. KIRKLIN (1933) verneint, da er unter 1400 polypösen Tumoren nur ein Karzinom fand. Auch EELKEMA, HODGSEN und STAUFFER (1962) beobachteten bei einer über 15 Jahre dauernden Verlaufskontrolle bei 116 verwertbaren Beobachtungen polypöser Wandveränderungen in keinem Fall eine maligne Umwandlung. Dagegen fanden KERR und LENDRUM (1935) unter 11 Papillomen 2mal eindeutige Zeichen einer malignen Umwandlung, TABAH und MCNEER (1953) sogar unter 4 Papillomen 3mal ein Carcinoma in situ.

Obgleich bisher keine endgültigen Schlußfolgerungen gezogen werden können, ist für die therapeutische Konsequenz die Beobachtung entscheidend, daß eine maligne Umwandlung von Adenomen fast ausschließlich in Steingallenblasen beobachtet wurde. Da darüber hinaus eine röntgenologische Unterscheidung zwischen Cholesterolpolypen und Adenomen meist nicht möglich ist, gilt die Regel, bei entsprechenden Füllungsdefekten im Cholezystogramm sich immer dann auf Verlaufskontrollen zu beschränken, wenn eine steinlose Gallenblase vorliegt (EELKEMA *et al.*, 1962; KIRKLIN, 1933). Dagegen ist bei wand- bzw. ortsständigen Füllungsdefekten in Steingallenblasen die Cholezystektomie angezeigt.

Adenome im Bereich des Gallengangsystems, einschließlich der Ampulle, sind extrem selten. Sind sie jedoch vorhanden, verursachen sie wahrscheinlich früher oder später einen Verschlußikterus und erfordern dann eine Operation. Die präoperative röntgenologische Identifizierung der Verschlußursache als Adenom ist nicht möglich aufgrund der sehr viel größeren Wahrscheinlichkeit, daß es sich bei einer knotenförmigen wandständigen Aussparung um einen inkarzerierten Stein oder ein noduläres Karzinom handelt. Dagegen ist es unerläßlich, daß diese Unterscheidung intraoperativ erfolgt. Die gestielten Adenome werden fast zwangsläufig mit Steinen verwechselt. Unter den gutartigen mesen-

Tabelle 18. Tumoren der extrahepatischen Gallengänge mit Ausnahme des intraduodenalen Abschnittes (EDMONDSON, 1967)

1. *Gutartige epitheliale Tumoren*
   Adenom
   papillärpolypoid
   gestielt oder sessil
2. *Bösartige epitheliale Tumoren*
   Karzinom:
   extrahepatische Gallengänge
   D. cysticus
   Dd. hepatici und D. hepaticus communis
   Konfluenz der extrahepatischen Gallengänge
   D. choledochus
3. *Gutartige mesodermale (mesenchymale) Tumoren*
   Granulärzelliges Myoblastom
   Neurilemmon
   Leiomyom
   Fibrom
   Amputationsneurom (-neurinom)
4. *Bösartige mesodermale (mesenchymale) Tumoren*
   Embryonales Rhabdomyosarkom
   Leiomyosarkom
   Embryonales Teratom
   Myxofibroliposarkom

chymalen Tumoren (Tabelle 18) ist das Fibrom als gestielter, intraluminaler Tumor und das Leiomyom als intramuraler Tumor hervorzuheben.

Gutartige Tumoren der Gallenblase und Gallenwege sind insgesamt selten. Man kann mit Adenomen in 0,5–1% der ektomierten Gallenblasen rechnen (LOITMAN *et al.*, 1962; SHEPARD *et al.*, 1942; TABAH, MCNEER, 1953; EDMONDSON, 1967). Häufigkeitsangaben über Adenome der Gallengänge und Papille sucht man vergeblich, dagegen ist über Einzelfälle, auch zusammenfassend, mehrfach berichtet worden.

Gestielte Tumoren stellen sich im Röntgenbild gewöhnlich in allen Ebenen als rundliche Aussparungen dar und können allenfalls aufgrund ihrer fixen Position gegenüber Steinen differenziert werden. Selbst bei randständig projizierten Polypen bzw. Fibromen kann man nur selten den Stiel identifizieren. Die gestielten Adenome der Gallenblase haben meist nur Durchmesser bis 5 mm. Sessile Adenome stellen sich als rundliche solitäre oder multiple Füllungsdefekte mit Durchmessern zwischen 2–10 mm dar, die aufgrund ihrer Ortsständigkeit bei Lagewechseln von Steinen unterschieden werden können. Im allgemeinen ist dagegen eine Differenzierung der Gallenblasenadenome gegenüber Cholesterolpolypen und Entzündungspolypen nicht möglich.

Die irrtümliche Verkennung der seltenen gutartigen Tumoren als Steine ist im Bereich der Gallenblase selten, dagegen im Gallengangsystem die Regel. Die gestielten Adenome oder Fibrome ergeben in allen Ebenen rundliche, steinverdächtige Aussparungen, die sessilen intraluminalen, aber auch die intramuralen Tumoren, wie das Leiomyom, dagegen nur en face. Sind intramurale Tumoren dagegen im Profil dargestellt, werden sie auch als solche erkannt oder zumindest differentialdiagnostisch erwogen. Eine knotenförmige wandständige Aussparung läßt an einen sessilen intraluminalen Tumor im Sinne eines Adenoms, eine dellenförmige, glattwandige, exzentrische Stenose an einen intramuralen Tumor im Sinne eines Leiomyoms denken.

3. Bösartige Geschwülste

Tumorbedingte Abflußstörungen im Bereich der extrahepatischen Gallenwege werden in erster Linie durch Karzinome der Gallenblase und der Gallengänge, des Pankreaskopfes und der Papille verursacht. Sarkome der extrahepatischen Gallenwege sind demgegenüber sehr selten. Auch die aus anderen Organen stammenden Karzinommetastasen im Pankreasbett, im Lig. hepatoduodenale und in der Leberpforte spielen prozentual eine untergeordnete Rolle. Tumorbedingte Verschlüsse der intrahepatischen Gallengänge gehen dagegen meistens auf Metastasen zurück. Tabelle 18 gibt eine Übersicht über die vorkommenden Tumoren.

Die Röntgendiagnostik primärer und sekundärer Gallenwegsgeschwülste ist in den meisten Fällen gleichbedeutend mit der Abklärung eines Verschlußikterus unbekannter Genese. Die Gallengangsverschlüsse zeichnen sich, einmal abgesehen von den stenosierenden Cholangitiden, durch eine gemeinsame Veränderung aus: die prästenotische Dilatation der Gallenwege. Bei den verschiedenen Untersuchungsmethoden, abgesehen von der direkten Gallenwegspunktion, findet man folgende charakteristische Zeichen bei gestauten Gallenwegen:

Leeraufnahme

1. Hepatomegalie (großer Weichteilschatten der Leber)
2. Gallenblasenhydrops (großer Weichteilschatten der Gallenblase: s. Abb. 38)

MDP, Duodenographie (s. *Schemata* S. 412 u. 413)

1. großbogige Impression der lateralen Duodenalkontur durch den Gallenblasenhydrops
2. vertikale, breite, bandförmige Impression des Bulbus duodeni durch den dilatierten Choledochus (Riegel-Symptom s. Abb. 68)
3. tropfenförmige, glatt konturierte Impression der inneren Duodenalkontur in Höhe der Papille, sog. Stauungsimpression durch den dilatierten Choledochus.

Angiographie

1. Hepatomegalie
2. Streckung und Spreizung der intrahepatischen Arterien und breitbandförmige Parenchymaussparungen durch die dilatierten intrahepatischen Gallengänge
3. großbogige Streckung und Spreizung der Äste der A. cystica durch den Gallenblasenhydrops, direkte Darstellung des Gallenblasenhydrops bei Wandanfärbung der Gallenblase (s. Abb. 71)
4. bogenförmige Verlaufsänderung der A. pancreaticoduodenalis post. sup. und ihrer Choledochusäste durch die Dilatation des Choledochus; direkte Darstellung des dilatierten Choledochus bei Wandanfärbung. Die beschriebenen Veränderungen sind nur gelegentlich, wahrscheinlich bei subakuten Entzündungen, darstellbar (s. Abb. 73).

Szintigraphie

1. Hepatomegalie
2. Inhomogene Speicherung
3. Ausgesparter Leberhilus

Sonographie

1. Reflexfreie Zonen im Leber-Sonogramm (LUTZ, 1975) (dilatierte intrahepatische Gallengänge)

Die gezielte Suche nach diesen Veränderungen hat den Sinn, den Verschluß zu lokalisieren. Bei Nachweis eines Gallenblasenhydrops und eines Riegel-Symptoms liegt der

Verschluß im Bereich von Choledochus oder Papille, bei Stauungsimpression des Duodenums im Bereich des intramuralen Choledochus oder der Papille. – Die Kenntnis der Lokalisation des Verschlusses kann die Untersuchungstechnik entscheidend beeinflussen.

a) Gallenblasenkarzinom

Es ist mit 0,45% an der Gesamtmortalität beteiligt. Der Anteil an der Krebsmortalität liegt bei 3–5%. Entsprechend dem Verhältnis von 3:1 (♀:♂) liegt der Wert bei den Frauen mit 4,5–7,5% höher und der für Männer mit 1,5–2,5% niedriger (VAITTINEN, 1970). In den Operationsstatistiken liegt der Mittelwert bei 1,07 bis 1,26%.

Das Gallenblasenkarzinom ist in der großen Mehrzahl der Fälle zum Zeitpunkt der Operation oder Sektion nicht mehr auf die Gallenblase, erst recht nicht auf einen umschriebenen Gallenblasenabschnitt beschränkt. Am häufigsten sind Geschwülste, die von der Gallenblase auf den D. cysticus oder umgekehrt vom D. cysticus auf die Gallenblase übergegangen sind.

Bei Verschlußikterus, der etwa in 50% der Fälle vorliegt, besteht meist eine kontinuierliche Geschwulstinvasion in den D. hepaticus (Abb. 141 u. 145), seltener eine Kompression des D. hepaticus durch Lymphknotenmetastasen.

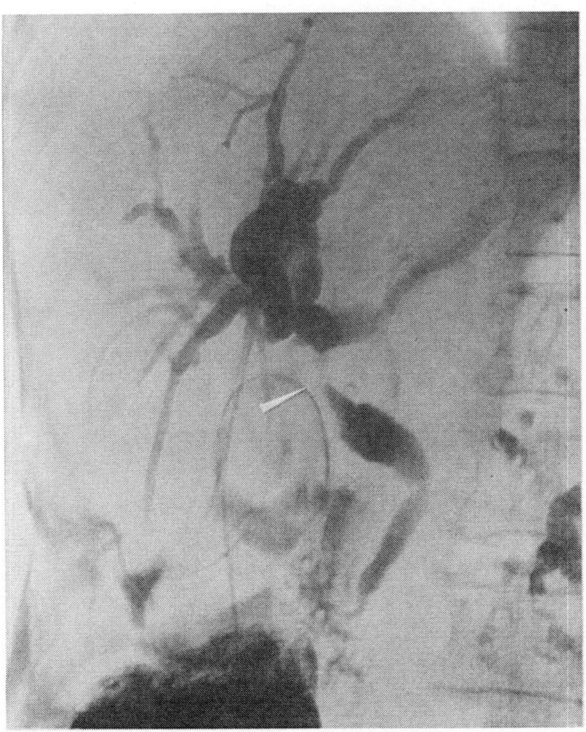

Abb. 141. Gallenblasen-Karzinom. Breite Tumorinvasion in D. hepaticus mit Ikterus (PTC)

Man unterscheidet die intramural-infiltrative Ausbreitungsform und die intraluminal-knotige Wucherung (EDMONDSON, 1967; GÜTHERT, 1958; ADOLPH, 1968). Der intramural-infiltrative Typ ist im Frühstadium, selbst bei Direktbetrachtung, nicht mit dem Auge faßbar und zeichnet sich durch eine Verdickung der Gallenblasenwand aus, die einer Verschwielung infolge chronischer Cholezystitis ähnelt (ARTHUR, STEEWART, 1964). Es handelt sich bei diesem Typ, der 70% aller Gallenblasenkarzinome ausmacht, überwiegend um szirrhöse Adenokarzinome.

Der intraluminal-knotige Typ wird in etwa 30% angetroffen. Histologisch dominieren die medullären Adenokarzinome. Auch schleimbildende Sonderformen und Plattenepithelkarzinome kommen in einem geringen Prozentsatz vor. Es gibt überraschenderweise auch medulläre Adenokarzinome, die sich ausgesprochen intramural ausbreiten (EDMONDSON, 1967).

Erstsymptom ist in 60% der Fälle der Schmerz, der im weiteren Verlauf noch bis auf 80% der Fälle ansteigt. Alle anderen Symptome spielen als erster Hinweis zahlenmäßig keine Rolle (VAITTINEN, 1970). Der Schmerz entspricht anfangs in seiner Lokalisation und in seinem anfallsweisen Auftreten der Cholezystolithiasis. Der Übergang in einen andauernden, nagenden Schmerz unter dem rechten Rippenbogen zeigt gewöhnlich das bereits fortgeschrittene Stadium und dementsprechend die Inoperabilität an.

Im Verlaufe der Erkrankung tritt in 25–50% der Fälle Fieber auf, hervorgerufen durch Tumornekrosen oder entzündliche Komplikationen. Ein Ikterus entwickelt sich in 40–50% der fortgeschrittenen Fälle. Gewichtsverlust, Übelkeit und Erbrechen werden in ca. 40% der Fälle beobachtet (VAITTINEN, 1970). Das Erbrechen ist häufig Folge einer tumorösen Kompression des Pylorus und Duodenums. Zum Zeitpunkt der klinischen Manifestation liegt immer ein kurativ inoperables Spätstadium vor. Makroskopisch noch lokal auf die Gallenblase beschränkte Tumoren, die meist zufällig mit der Steingallenblase entfernt werden, machen nur etwa 70% des Operationsgutes aus. Selbst sie erweisen sich aufgrund der mikroskopischen Untersuchung und der Spätergebnisse häufig als nicht radikal entfernt. In 82% aller Operierten ist eine Infiltration in die Leber nachweisbar. Sie ist meistens auf das Gallenblasenbett beschränkt (VAITTINEN, 1970).

Die Metastasierung erfolgt frühzeitig lymphogen in die regionären Lymphknoten an der Mündung des Zystikus in den D. choledochus sowie in die der Leberpforte. Durch direkte Verbindungen kann es zu einer Metastasierung von der Gallenblase in die Leber und in die parapankreatischen Lymphknoten kommen. Dadurch kann das Bild des Pankreaskarzinoms entstehen (Abb. 142). Regionäre Lymphknotenmetastasen liegen nach COHN (1965) in 75% der Fälle vor, in 56% der Fälle kommt es zu einer Einbeziehung von Nachbarorganen durch Adhäsionen und Infiltrationen. Fernmetastasen sind vergleichsweise selten und werden in 33% der Fälle beobachtet (VAITTINEN, 1970), im Sektionsgut liegen die Zahlen jedoch weit höher.

Neben den tumorösen Veränderungen findet sich in der Gallenblase in 45–90% eine Cholelithiasis mit entzündlichen Wandveränderungen, gelegentlich ein Hydrops.

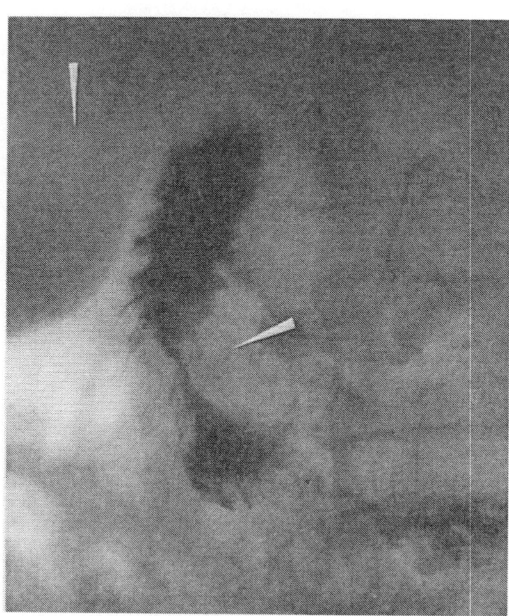

Abb. 142. Adeno-Karzinom des Gallenblasenhalses mit positiver Cholezystographie ohne path. Befund. Zirkuläre Duodenalstenose durch ausgedehnte Metastasierung in Pankreasloge und paraduktal

Ein kausaler Zusammenhang zwischen Cholezystolithiasis und Karzinomentstehung ist lange diskutiert worden. Nach REIFFERSCHEIDT (1949, 1959) bekommen höchstens 2% der Steinträger ein Malignom. Die Frage einer Cholezystektomie bei symptomloser Steingallenblase als Krebsprophylaxe lehnt er mit der Begründung ab, daß man bei einer Durchschnittsmortalität der Cholezystektomie von 1,2–2% 2 von 100 Patienten verlieren würde, um 2 vor einer möglichen Karzinomentstehung zu bewahren.

Die Röntgendiagnose eines Gallenblasenkarzinoms im Frühstadium kommt extrem selten vor und ist bestenfalls eine Zufallsdiagnose. Das zahlenmäßig überwiegend intramural wachsende frühe Karzinom ist selbst bei postoperativem Cholezystogramm nicht zu erkennen. Im Falle eines nodulären Karzinoms wird durch die Kombination mit dem Steinleiden die Diagnose eines vorhandenen, tumorbedingten Füllungsdefekts erschwert oder unmöglich gemacht. Da sich das Gallenblasenkarzinom durch schnelle Progredienz auszeichnet, ist die Zeitspanne, in der sich die Gallenblase röntgenologisch noch darstellt, sehr kurz. Füllungsdefekte im oralen oder i.v. Cholezystogramm sind deshalb nur als Einzelfälle beschrieben, die sich zudem meist als fortgeschrittene Stadien erwiesen haben.

Die Röntgensymptome des Gallenblasenkarzinoms sind daher Spätsymptome. In den meisten Fällen muß mit einer ausgedehnten Infiltration des Tumors in die Wand der extrahepatischen Gallenwege mit Verlegung des Lumens gerechnet werden.

Die Chance einer präoperativen Diagnose ist dementsprechend gering. Überraschenderweise wird bei den meisten Patienten wegen der uncharakteristischen Symptome gar nicht an die Notwendigkeit einer Cholegraphie gedacht. Bei ikterischen Patienten ist sie ohnehin gewöhnlich nicht durchführbar. FROMMHOLD berichtete 1964 über 135 durch Obduktion gesicherte Gallenblasenkarzinome. Nur in einem Drittel der Fälle wurde klinisch der Verdacht auf ein Malignom der Gallenblase geäußert und nur in 10% der Fälle war eine Cholegraphie durchgeführt worden! 12 von 15 Patienten hatten ein negatives Cholezystogramm, bei den übrigen 3 Patienten konnte auch retrospektiv nur 1mal ein Tumorverdacht geäußert werden. Auch unter Hinzunahme der MDP war nur bei 3% die Verdachtsdiagnose zu stellen. COHN (1965) gibt für die amerikanische Literatur 5,6% präoperativer Verdachtsdiagnosen an.

Das Spektrum der Röntgenaufnahme läßt folgende Möglichkeiten zu:

Leerbauchdiagnostik

Nach MCCONNELL (1957) findet man in etwa 25% der Fälle eine Verlagerung der *Kolonluft* oder eine bogige Prominenz der unteren Leberkontur als Hinweis auf das Vorliegen eines großen Gallenblasenmalignoms. Bei kalkdichten Konkrementen ist als seltener Befund die *Distanzierung der Steine* von dem Leberschatten bei Kaudalverlagerung zu erkennen, die durch ein ausgedehntes Tumorwachstum auf der Leberseite zustande kommt.

Findet sich Luft im Gallenblasenbereich, ist diese auf eine tumorbedingte Fistelbildung mit Einbruch in den Intestinaltrakt (Kolon, Duodenum) zurückzuführen. Eine Milzvergrößerung aufgrund einer Erhöhung des Pfortaderdruckes durch Tumorkompression ist möglich, aber kein spezifischer Hinweis auf ein Gallenblasenkarzinom.

Orale Cholegraphie

Die orale Cholegraphie ist in 90% der Fälle negativ und in 9% der Fälle so schwach positiv, daß eine Beurteilung, insbesondere bei Vorliegen von Steinen, nicht möglich ist (VAITTINEN, 1970). Nur in 1% der Fälle ist die Cholangiographie eindeutig positiv, so daß bei Vorliegen eines nodulären Karzinoms und nicht zu ausgeprägter bzw. störender

Cholezystolithiasis ein Füllungsdefekt nachweisbar sein müßte. Dies dürfte aber in weniger als 0,5% der Fälle vorkommen.

Intravenöse Cholegraphie

Die im Anschluß an die negative orale Cholezystographie durchgeführte i.v. Cholangiographie ist in etwa 93% der Fälle negativ und in den restlichen Fällen nur schwach positiv (VAITTINEN, 1970) und im Detail nicht zu beurteilen. Die Gallenwege sind beim i.v. Cholangiogramm gleich häufig positiv und negativ. Das schwach positive, nicht sicher beurteilbare Cholangiogramm, der dilatierte D. hepatocholedochus und die Choledocholithiasis sind weitere häufige Befunde. Der Nachweis einer pathognomonischen Veränderung der Gallenwege gelingt selten und ist offenbar der direkten Cholangiographie, jedenfalls in Fällen von Verschlußikterus, vorbehalten.

Die Stellung der Verdachtsdiagnose „Gallenblasenkarzinom" steht dem Röntgenologen in Anbetracht der hohen Zahl von täglich anfallenden negativen Cholezystographien mit und ohne Steinbildung kaum an. Sie wird dem Kliniker vorbehalten sein, der aufgrund der intimen Kenntnis der anamnestischen und klinischen Befunde einen solchen Verdacht äußern kann.

Magen-Kolonuntersuchung

VAITTINEN (1970) hat die Ergebnisse der Weltliteratur zusammengestellt und fand, daß der Befund in 36,1% negativ, in 63,9% positiv war. In etwa 30% ist eine Deformierung oder Pelottierung des Duodenums am Übergang D 1/2 (Abb. 143a, b), in 7% eine Deformierung des Magens, am häufigsten des Antrums nachweisbar. In 3,2% der Untersuchten stellten sich cholezysto-duodenale Fisteln dar. Insbesondere finden sich Veränderungen an der lateroventralen Wand des Duodenums. Sie reichen von einer einfachen Pelottierung über Bilder, die einen im Bulbus liegenden polypösen Prozeß vortäuschen, bis zu echten Tumoreinbrüchen (FROMMHOLD, 1964; KHILNANI *et al.*, 1962). Tumoren im Fundusgebiet können nach längerer Latenzzeit durch lokale Tumorausbreitung zur Verdrängung der gesamten Duodenalschlinge nach medial und dorsal führen. Die laterale Impression ist besonders deutlich bei Untersuchung im ersten schrägen Durchmesser. Die Motorik des Duodenums ist dabei deutlich gestört (SCHULZ, 1966).

Das Antrum des Magens zeigt in einem Drittel der Fälle sekundäre Röntgenzeichen (MCCONNELL, 1957): 1. Verlagerung nach links, 2. Impression der großen Kurvatur, gewöhnlich an der Vorderfläche, seltener auch eine Tumorinvasion, 3. Impression der kleinen Kurvatur, evtl. mit Stenosierung. Pelottensymptome oder Tumorinfiltrationen im Bereich der re. Kolonflexur (Abb. 144a, b) werden in etwa 26% der Fälle beobachtet. Vereinzelt sind auch cholezysto-kolische Fisteln beschrieben worden.

Angiographie

Die kontrastreiche Füllung der A. cystica und ihrer Äste, deren Variabilität in Abb. 6a, b dargestellt ist, gibt einen direkten Einblick in die tumorbedingten Veränderungen an der Gallenblase und im Leber-Gallenwegsbereich. Sie wird erreicht vorzugsweise durch die superselektive Füllung der A. hepatica und A. mesenterica sup. und hat zu übereinstimmenden Ergebnissen geführt (ABRAMS *et al.*, 1970; BOIJSEN, REUTER, 1967; DEUTSCH, 1967; REUTER, RÖSCH *et al.*, 1969; SPRAYREGEN, MESSINGER, 1972).

Bei den Gallenblasenkarzinomen überwiegen die infiltrativ-szirrhösen, gefäßarmen Tumoren (70%) gegenüber den etwas besser vaskularisierten nodulären Formen (30%). Der Vaskularisationsgrad hängt außerdem von der Tumorgröße ab und ist leider gerade bei kleinen Tumoren noch sehr gering ausgeprägt.

a)
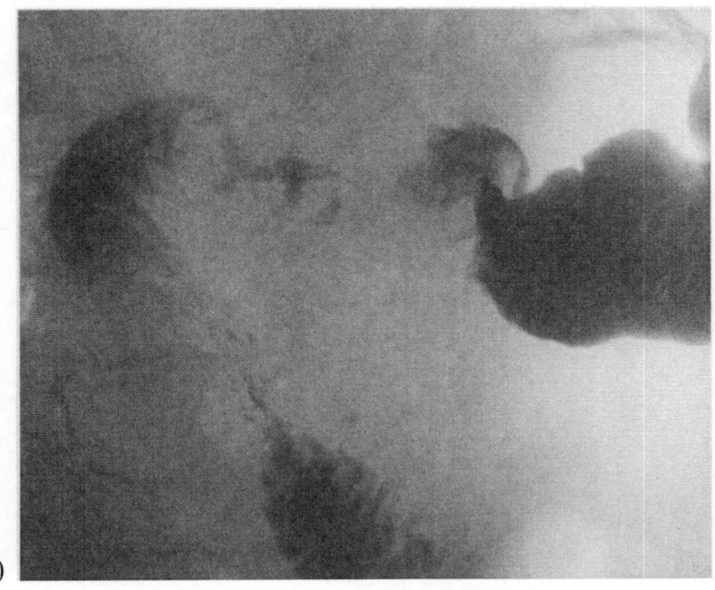

b)
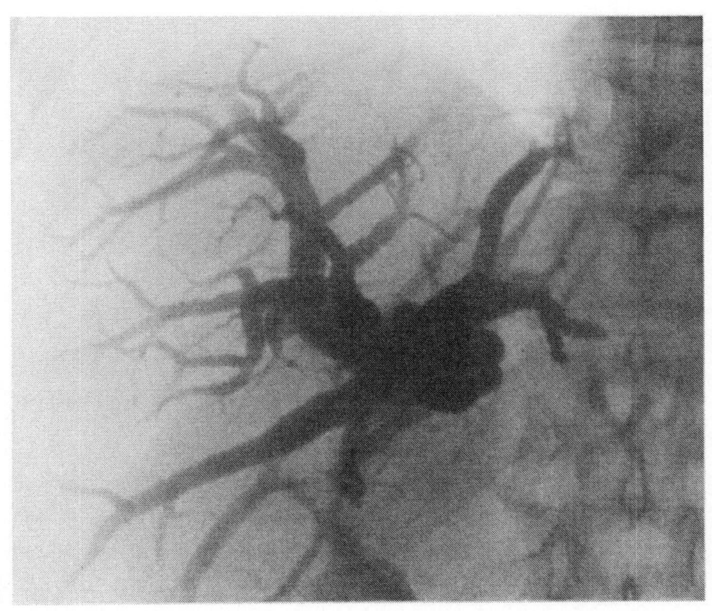

Abb. 143a u. b. Gallenblasen-Karzinom: (a) breite Invasion in Duodenum bei D 1/2 mit Ulzeration, (b) Tumorinvasion in D. hepaticus mit Verschlußikterus (PTC)

Der primäre angiographische Befund kleiner Gallenblasenkarzinome ist daher die Infiltration von Arterien (ABRAMS, 1970; RÖSCH *et al.*, 1969; REIFFERSCHEID, 1964). Solange das Karzinom auf die Gallenblase beschränkt ist, sind nur pathologische Veränderungen der A. cystica und ihrer Äste nachweisbar. Am häufigsten wird die unregelmäßige Stenosierung, die abrupte Verlaufsänderung oder der Abbruch des oberflächlichen oder tiefen Astes der A. cystica beobachtet. Bei weiterer Ausbreitung über das Organ hinaus sind auch benachbarte Arterien betroffen, wie z.B. die A. hepatica communis und propria (Abb. 145), die A. gastroduodenalis oder die intrahepatischen Arterien im unteren Teil des rechten Leberlappens. Die mittleren und größeren Arterien zeigen oft korkzieherartige Stenosen oder sägezahnförmige Wandveränderungen.

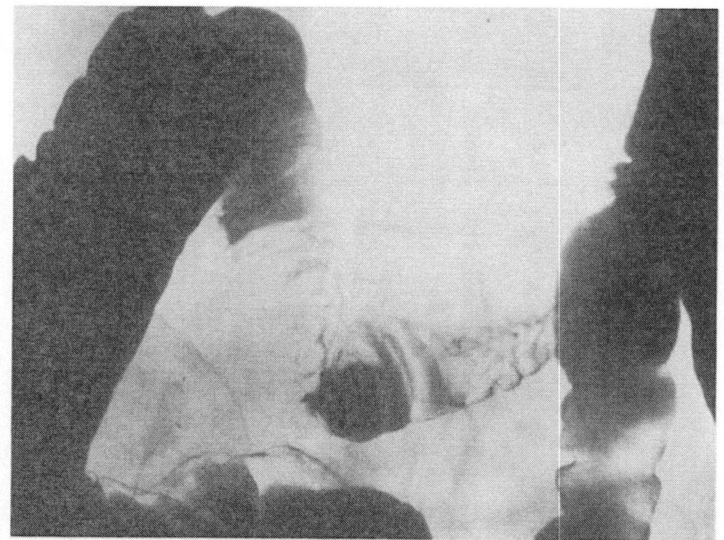
a)

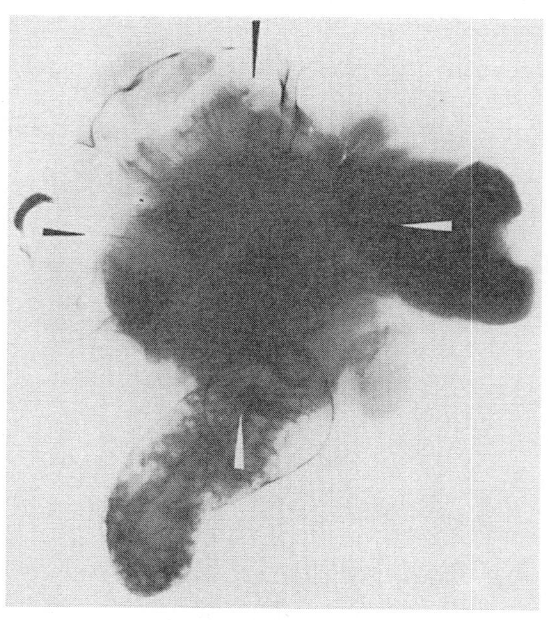
b)

Abb. 144a u. b. Gallenblasen-Karzinom, in Kolon transv. einwachsend bei positiver Cholezystographie: (a) breite Invasion ins Transversum von unten lateral, (b) Röntgenaufnahme des Operationspräparats (Aufn. Prof. Dr. WENZ, Freiburg)

Ein zweites Hauptsymptom ist die intratumoröse Neovaskularität, die in kleineren Tumoren oft angiographisch nicht oder nur spärlich, mit zunehmender Tumorgröße aber meist deutlich ausgeprägt ist. Die Nachweiswahrscheinlichkeit der kleinkalibrigen Tumorgefäße ist stark von der technischen Qualität des Angiogramms abhängig. Voraussetzung sind superselektive Technik und scharfe, kontrastreiche Aufnahmen. Soweit die Tumorgefäße unter der angiographischen Auflösbarkeit liegen, vermitteln sie nur den Eindruck einer inhomogenfeinfleckig gesteigerten Vaskularität. Angiographisch sichtbare Tumorgefäße sind meist kurz, englumig, unregelmäßig konturiert, häufig ohne erkennbaren Ursprung und Abschluß. Abrupte Verlaufsänderungen sind charakteristisch. Manchmal wirken die Tumorgefäße wie eine Aneinanderreihung kleiner KM-Seen. Die Tumor-

a)

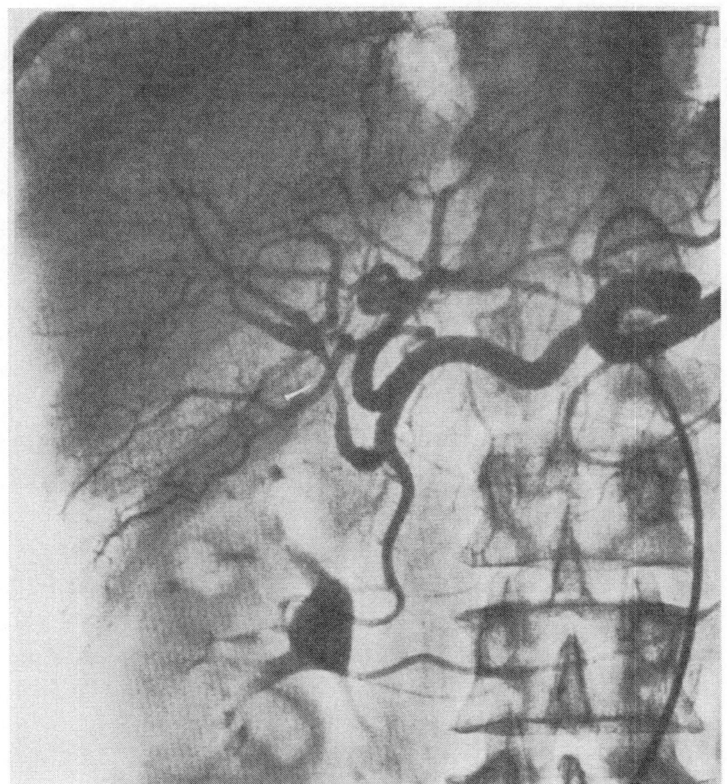

b)

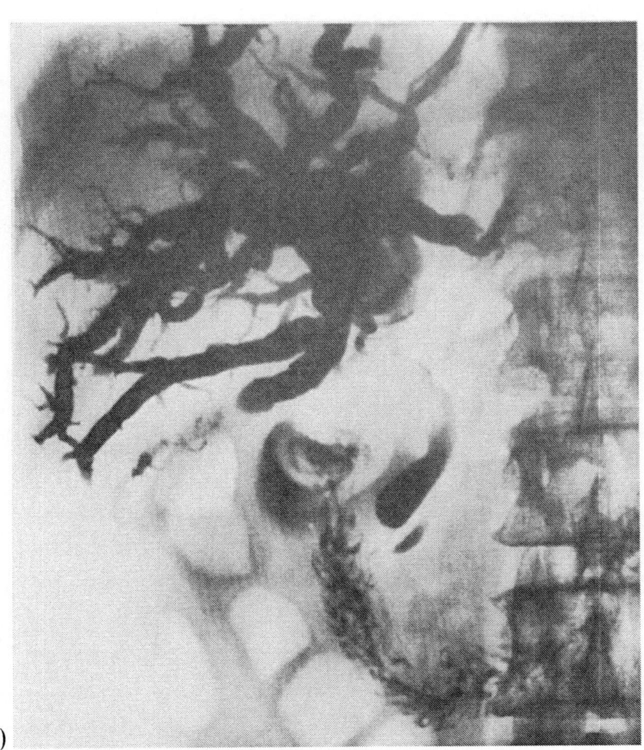

Abb. 145a u. b. Gallenblasen-Karzinom, auf D. hepaticus übergreifend: (a) Zöliakographie. Tumorinvasion in re. Ast der A. hepatica propria, (b) Invasion in D. hepaticus (transjuguläre Cholangiographie. Aufn. Prof. Dr. J. Rösch, Portl./Oreg.)

gefäße werden aus den Ästen der A. cystica gespeist, bei Infiltration von Nachbarorganen, wie Leber, Duodenum und Kolon, auch aus den entsprechenden Organarterien, d.h. aus den intrahepatischen Arterien des unteren rechten Leberlappens, den Duodenalästen der Aa. gastro- und pankreaticoduodenales und den Ästen der A. colica dextra.

Gefäßneubildung ist pathognomonisch, wenn sie intratumorös nachweisbar ist. Sonst ist differentialdiagnostisch zu berücksichtigen, daß Neovaskularität auch im Granulationsgewebe im Randgebiet von Tumoren, Hämorrhagien, Abszessen usw. vorkommt.

Bei großen relativ gefäßreichen Gallenblasenkarzinomen kann man auch eine Dilatation der Versorgungsarterien und manchmal aufgrund von intratumorösen Shunts eine frühe Venenfüllung beobachten.

Bei ausgedehnteren Gallenblasenkarzinomen ist auch eine bogige Auseinanderdrängung der Äste der A. cystica, eine Verdrängung der A. gastroduodenalis nach medial und der A. hepatica propria und comm. nach kranial zu verzeichnen. Die Verlagerung als solche ist uncharakteristisch, da sie auch durch einen Gallenblasenhydrops oder ein Gallenblasenempyem hervorgerufen sein kann. Der Gallenblasenhydrops kommt ja allgemein bei tumor- und steinbedingten Verschlüssen des D. cysticus und des D. choledochus bzw. der Ampulle vor.

In der kapillaren Phase ist gewöhnlich eine unregelmäßige Anfärbung (avaskuläre Bezirke infolge von Nekrosen) und eine geringe Kontrastierung des Tumors, manchmal eine frühe venöse Drainage nachweisbar. Nach ABRAMS u.Mitarb. (1970) ist die ungleichmäßige Wanddicke der kontrastierten Gallenblasenwand ein signifikantes Tumorzeichen.

Im indirekten Splenoportogramm findet man in fortgeschrittenen Fällen häufig eine Tumorkompression oder Invasion der Pfortader und Anzeichen eines hepatofugalen Kollateralkreislaufes (Ösophagus- und Magenvarizen bei der MDP).

Die Hepatographie dient außerdem dem Nachweis oder Ausschluß von Lebermetastasen. Die typischen Befunde bei diffuser kleinknotiger Metastasierung sind Hepatomegalie, Streckung und Aufspreizung der intrahepatischen Arterien und inhomogene Anfärbung des Parenchyms. Knoten in der Größenordnung von 10–20 mm Durchmesser bewirken in der Regel noch keine faßbaren Verlagerungen intrahepatischer Arterien, treten jedoch in der kapillaren Phase als Parenchymdefekte hervor. Dagegen lassen größere Metastasen, etwa ab einem Durchmesser von 30 mm, meist eine bogige Verdrängung intrahepatischer Arterien erkennen (POKIESER, 1972). Eine Infiltration von intrahepatischen Arterien wird bei Metastasen selten gesehen. Eine Ausnahme ist die direkte Infiltration der Leberunterfläche, bei der die Invasion intrahepatischer Arterien die Regel ist. Der Nachweis von Metastasen wird aber dadurch schwierig, daß sich der häufige Verschlußikterus durch eine ähnliche Symptomatik auszeichnet: obstruktionsbedingte Hepatomegalie, Streckung und Auseinanderdrängung von intrahepatischen Arterien sowie breite, mitunter charakteristischerweise bandförmige Parenchymaussparungen durch die gestauten intrahepatischen Gallengänge.

Die heute detaillierte Kenntnis der möglichen angiographischen Veränderungen beim Gallenblasenkarzinom darf nicht darüber hinwegtäuschen, daß eine echte Früherkennung auch mit dieser, im Vergleich zu anderen Verfahren, überlegenen Methode nicht gelingt.

Die Indikation zur Untersuchung wird meist zu spät gestellt, weil das Gallenblasenkarzinom symptomlos ist, solange es noch auf das Organ beschränkt ist. Die meist spärliche Neovaskularität des Gallenblasenkarzinoms wird angiographisch meist erst bei einer bestimmten Tumorgröße signifikant, so daß man im Anfangsstadium weitgehend auf Zeichen einer Invasion der Organarterien angewiesen ist. Die superselektive Sondierung der A. hepatica communis bzw. propria gelingt nicht immer und auf Zöliakogrammen ist die A. cystica nur in ca. $^2/_3$ aller Fälle identifizierbar (LUNDERQUIST, 1967). Schwer oder nicht zu identifizieren ist die A. cystica, wenn die Bildqualität nicht optimal ist, die Zirkulation infolge chronischer Cholezystis stark reduziert ist oder wenn das intrahepatische Arteriensystem die Gallenblasenarterien infolge von Hepatomegalie überlagern.

Direkte Cholangiographie

Die endoskopische Cholangiographie hat den Vorteil des geringen Risikos und der Einsatzmöglichkeit bei anikterischen Patienten. Sie wird daher vor den Punktionsmethoden eingesetzt. Als Nachteil muß empfunden werden, daß die retrograde KM-Füllung des Hepatocholedochus auch nach erfolgter Papillensondierung in ca. 40% der Fälle nicht gelingt (CLASSEN, DEMLING, 1973) und daß bei Tumorverschlüssen die Ausdehnung der Obstruktion in Richtung auf die Leber nicht beurteilt werden kann. Die Distanz zwischen Tumor und Leber ist aber entscheidend für die Beurteilung, ob eine Hepatikojejunostomie möglich ist oder nicht. Selbst bei inkompletten Verschlüssen werden die Verhältnisse oberhalb der Stenose oft mit der antegraden Methode besser dargestellt als mit der retrograden. Die Methoden schließen sich deshalb bezüglich ihrer Aussagekraft keineswegs aus.

Bei fortgeschrittenen Gallenblasenkarzinomen liegt häufig eine Geschwulstinvasion des D. hepaticus (Abb. 145), seltener eine Kompression mit Lymphknotenmetastasen vor (ADOLPH, 1968). 40–60% aller Fälle entwickeln auf diese Weise einen Verschlußikterus (VAITTINEN, 1970).

Die sekundäre Stenose des Hepatikus ist in der Regel komplett. Die Hepatikusäste sind exzessiv, die intrahepatischen Gallengänge weniger, aber immer noch stark erweitert (Abb. 141). Das Bild des in der beschriebenen Art dilatierten Gangsystems ähnelt einer Krake, wobei sich die exzessiv dilatierten Hepatikusäste als Körper, die intrahepatischen Gallengänge als Krakenarme projizieren (ADOLPH, 1968).

Differentialdiagnostisch kommen bei dieser Lokalisation, neben dem Gallenblasen- und Hepatikuskarzinom, noch metastatische Tumoren der Leberpforte sowie gutartige Stenosen in Frage. Abgrenzungsschwierigkeiten treten kaum auf, da das primäre Hepatikuskarzinom und die gutartigen, meist entzündlichen Stenosen inkomplett sind und derart massive prästenotische Dilatationen so gut wie nie verursachen.

b) Gallengangskarzinom

Nach einer Sammelstatistik von SPOHN und POPP (1965) ist das extrahepatische Gallengangskarzinom etwa halb so häufig wie das Gallenblasenkarzinom. Nach Angaben anderer Autoren (BERGER, 1970; BERK, MONROY, 1965; EDMONDSON, 1967), ist das Gallengangskarzinom im Vergleich zum Gallenblasenkarzinom eher noch seltener. Man muß etwa mit einem Anteil von 0,2% an der Gesamt- und von 1,5–2% an der Krebsmortalität rechnen. Eine Geschlechtsprävalenz besteht insofern, als beim Gallenblasenkarzinom Frauen eindeutig überwiegen mit 5:1, während beim Gallengangskarzinom die Männer mit 4:3 überwiegen.

Die extrahepatischen Gallengangskarzinome verteilen sich, unter Berücksichtigung der großen Sammelstatistiken (ADOLPH, 1968; BRAASCH *et al.*, 1967; SAKO *et al.*, 1957; SPOHN, POPP, 1965 u.a.), folgendermaßen:

Hepatikuskarzinom 31%
Konfluenzkarzinom 24%
Choledochuskarzinom 45%

Bezieht man auch die fortgeschrittenen Stadien, die sich auf alle Gangabschnitte erstrecken, und die isolierten Zystikuskarzinome mit ein, ergibt sich folgende Verteilung:

Hepatikuskarzinom 27%
Konfluenzkarzinom 21%

Choledochuskarzinom	36%
Zystikuskarzinom	5%
nicht mehr lokalisierbare fortgeschrittene Stadien	11%

Der tatsächliche Anteil der Zystikuskarzinome dürfte wesentlich höher sein. Das Zystikuskarzinom imponiert jedoch meist als Gallenblasenkarzinom oder als Konfluenzkarzinom, das erst im fortgeschrittenen Stadium klinisch manifest wird.

Erst- und Leitsymptom der Gallengangkarzinome ist der Verschlußikterus, der sich in 90–100% der Fälle entwickelt (BERGER, 1970; KERN, GEHRING, 1965; SAKO *et al.*, 1957). Bei dem nodulären Choledochuskarzinom können Ulzerationen, die das Gallengangslumen wieder freimachen oder entzündliche Sekundär- oder Begleitveränderungen, die umgekehrt eine schon vorhandene Enge verschließen, das Verschlußsyndrom intermittierend gestalten. Es können sich Komplikationen in Form von Cholangitiden und cholangitischen Abszessen entwickeln. Häufig treten auch Schmerzen, meist vorübergehend in Form von Koliken, begleitet von Übelkeit und Erbrechen auf. Bei fast allen Choledochuskarzinomen treten im weiteren Verlauf Inappetenz und ein oft erheblicher Gewichtsverlust auf. Im auffälligen Gegensatz zu diesem schweren Krankheitsbild entwickelt sich beim Hepatikuskarzinom langsam, aber progredient ein meist reines Cholestasesyndrom, ein schmerzloser Verschlußikterus ohne entzündliche Komplikationen und ohne wesentliche Einschränkung des Allgemeinbefindens (ADOLPH, 1968).

Histologisch handelt es sich bei den Gallengangskarzinomen vorwiegend um szirrhöse Adenokarzinome. Die epitheliale Tumorkomponente ist bei den Choledochuskarzinomen ausgeprägter als bei den Hepatikuskarzinomen. Umgekehrt verhält es sich mit der szirrhösen bzw. bindegewebigen Komponente.

Bei den Choledochuskarzinomen überwiegt der noduläre, schnell obturierende Tumortyp, während bei den Hepatikuskarzinomen fast ausschließlich der infiltrativ-intramurale, primär nur inkomplett stenosierende Tumortyp beobachtet wird (Abb. 148). Das intraluminal wachsende noduläre Choledochuskarzinom neigt zu Ulzerationen und Nekrosen, während bei den Hepatikuskarzinomen die Schleimhautoberfläche glatt und intakt ist.

Choledochuskarzinome infiltrieren trotz direkter topischer Beziehung nur sehr selten in Nachbarorgane, wie Pankreas, Duodenum und Pfortader. Sie können sich aber auf intramuralem Weg bis auf die Papille erstrecken (ADOLPH, 1968). Hepatikuskarzinome haben zwar auch keine ausgeprägte Tendenz zur Infiltration von Nachbarorganen, führen aber doch aufgrund ihrer starken Schrumpfungstendenz zur Verziehung der anliegenden Gefäße.

Das Choledochuskarzinom ist zum Zeitpunkt der Diagnose meist ein auffallend kleiner Tumor, der in krassem Gegensatz zu der oft schon ausgeprägten Fernmetastasierung steht. Immerhin besteht in ca. 40% Operabilität und damit eine Heilungschance. Bei 20–50% der radikal operierten Patienten (Duodenopankreatektomien) werden 5-Jahresheilungen erzielt. Das Hepatikuskarzinom ist dagegen ein relativ langsam wachsender, später metastasierender Tumor, der aber zum Zeitpunkt der Entdeckung meist schon eine Längenausdehnung von 3–6 cm hat, die makroskopisch leicht unterschätzt wird. Aufgrund der ungünstigen Lokalisation und der unmittelbaren Nachbarschaft lebenswichtiger Strukturen, stellt es ein meist unlösbares operationstechnisches Problem dar. Eine seltene Ausnahme ist das auf einen Hepatikusast beschränkte Karzinom, das durch Lobektomie der Leber entfernt werden kann.

Aufgrund der geringen Tendenz der Gallengangskarzinome zur Infiltration von Nachbarorganen liefert die *MDP und die hypotone Duodenographie* in der Regel keine direkten Hinweise. Relativ häufig sind jedoch bei entsprechender Lokalisation des Tumors Zeichen einer distalen Obstruktion nachweisbar, z.B. eine breite bandförmige Impression des

Bulbus duodeni durch den gestauten Choledochus (Riegel-Symptom) oder eine laterale Impression des Duodenums durch die dilatierte Gallenblase.

Die *Angiographie* hat bisher eine untergeordnete Rolle in der Diagnostik des Gallengangkarzinoms gespielt. Eindrucksvolle Befunde sind bei der Gefäßarmut dieser Tumoren auf fortgeschrittene Fälle beschränkt.

Korkzieherartige Stenosen der A. hepatica propria und ihrer Hauptäste entwickeln sich als Zeichen der Infiltration und Schrumpfung bei Hepatikuskarzinomen, die die Leberpforte durchsetzen und entlang der intrahepatischen Gallengänge fortschreiten. Neben den infiltrierten Arterien stellen sich in der Regel spärliche Tumorgefäße dar. Die Verschmälerung und Streckung der anderen intrahepatischen Arterien resultiert aus der Kompression durch die gestauten, dilatierten Gallengänge (Rösch *et al.*, 1969).

Eindrucksvolle Befunde ergeben sich auch bei Choledochus- und Papillenkarzinomen, wenn sie, z.B. nach einer palliativen Choledochoduodenostomie, erhebliche Größe erreichen oder sich bereits bis in den Leberhilus ausbreiten. Lunderquist (1965) hat über einzelne Fälle dieser Art berichtet.

Wegen der relativ häufigen Operabilität und der relativ guten Prognose kleiner periampullärer Karzinome ist aber vor allem der Nachweis wenig fortgeschrittener distaler Choledochus- und Papillenkarzinome von Interesse. Diese Tumoren werden in einem frühen Stadium manifest, in dem eventuelle angiographische Veränderungen noch sehr diskret ausgeprägt sind. Olsson und Tylén (1972) haben dieses Problem anhand von 10 operativ und histologisch verifizierten Fällen bearbeitet. Der Durchmesser der untersuchten Tumoren war häufig nicht größer als 2 cm. Deshalb erstaunt das mitgeteilte Ergebnis um so mehr. In 9 von 10 Fällen war eine infiltrative Ummauerung der A. pancreaticoduodenalis sup. post. oder ihrer Äste, in 8 von 10 Fällen Tumorgefäße und in 2 von 10 Fällen eine Tumoranfärbung nachweisbar. Der meist kurzstreckige infiltrierte Gefäßabschnitt war gestreckt oder gespannt und unregelmäßig stenosiert. In der Umgebung waren meist nur spärliche Tumorgefäße zu erkennen.

Differentialdiagnostisch ist wegen der identischen Gefäßversorgung keine sichere Unterscheidung zwischen distalen Choledochuskarzinomen, Papillenkarzinomen und kleinen periampullären Pankreaskopfkarzinomen möglich. Im allgemeinen ist das Pankreaskarzinom aber aufgrund der Infiltration anderer, insbesondere intrapankreatischer Arterien abzugrenzen (Olsson, Tylén, 1972).

Nach den Untersuchungsergebnissen von Olsson und Tylén (1972) muß man eine hohe Nachweiswahrscheinlichkeit auch für kleine distale Choledochuskarzinome und Papillenkarzinome annehmen. Sollte sich diese Annahme bestätigen, müßte der Angiographie ein hoher Stellenwert in der Diagnostik dieser Tumoren zugemessen werden. Bisher wurde die Bedeutung der Angiographie auf diesem Gebiet eher gering eingeschätzt. Es ist in diesem Zusammenhang auch auf die Gefahr einer Mißdeutung kleiner Arteriengeflechte am Rand des Pankreaskopfes hinzuweisen, die dort gelegentlich bei Normalen und etwas häufiger im Rahmen der Pankreatitis vorkommen und eine Tumorvaskularität vortäuschen können (Pokieser, 1972).

Neben den direkten Tumorzeichen sind meist auch die gestauten Gallenwege zu erkennen. Die prästenotische Dilatation des Hepatocholedochus ist aufgrund einer verstärkten Vaskularität und eines konvexbogigen Verlaufs seiner Versorgungsarterien regelmäßig zu identifizieren. Als weiteres Zeichen gestauter Gallenwege wird fast bei jedem distalen Tumorverschluß ein Gallenblasenhydrops beobachtet. Auch das Arteriogramm der Leber zeigt typische Veränderungen beim extrahepatischen Verschlußikterus, wie schon in den vorausgehenden Abschnitten beschrieben wurde.

Die entscheidende Methode bei der Röntgendiagnostik der Gallengangsgeschwülste ist die *direkte Cholangiographie*. Der Versuch einer endoskopischen Cholangiographie ist wegen des geringen Risikos und der besseren Eignung für inkomplette Stenosen möglichst früh zu machen, während die Punktionsmethoden am Ende des röntgenologischen Untersuchungsganges stehen sollten.

Das *Choledochuskarzinom* zeigt meistens einen vollständigen Abbruch der KM-Säule. Die Konfiguration des Stops ist kolbig-konvex, manchmal höckerig konturiert (Abb. 146, 147a). Das gestaute extra- und intrahepatische Gallenwegsystem ist immer stark dilatiert.

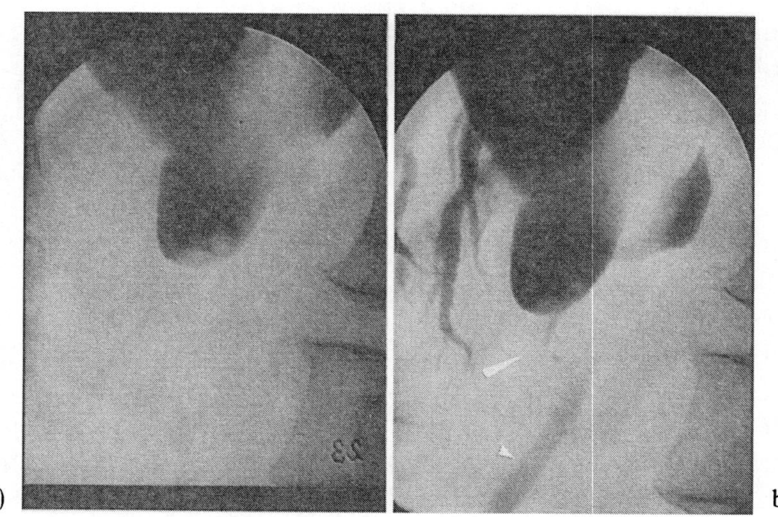

Abb. 146a u. b. Intraduktales Choledochus-Karzinom supraduodenal: (a) knolliger Tumor im Ganglumen, (b) Stenose und poststenotisch normaler D. choledochus. Operativ bestätigt

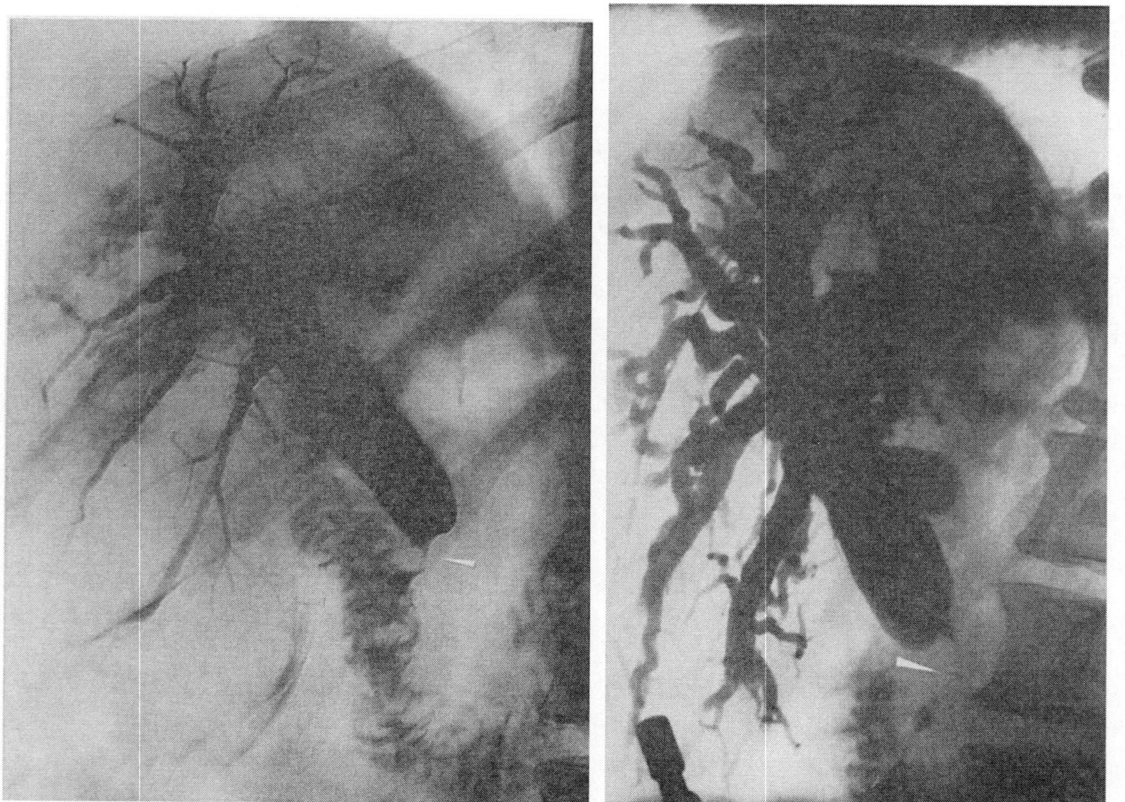

Abb. 147a u. b. Choledochus-Karzinom mit inkompletter Stenose und unregelmäßiger KM-Begrenzung supravaterisch; (b) Pankreas-Karzinom mit inkompletter Stenose in gleicher Höhe

Bei extrem starker Dilatation des Hepatocholedochus kann ein querer Abbruch vorgetäuscht werden, der jedoch nach der Entleerung von Galle wieder die typische Konfiguration zeigt. Differentialdiagnostisch läßt sich der beschriebene Befund nicht sicher vom Pankreaskopfkarzinom abgrenzen, bei dem der KM-Abbruch, abgesehen von seltenen Ausnahmen (Abb. 83, 147b), am Pankreasoberrand lokalisiert ist. Das entscheidende differentialdiagnostische Kriterium liefert in diesem Fall die MDP bzw. hypotone Duodenographie: Beim Choledochuskarzinom ist, im Gegensatz zum Pankreaskopfkarzinom, die innere Duodenalkontur völlig unauffällig. — In einem Teil der Fälle ist die Tumorstenose inkomplett (Abb. 146, 147a). Ein solcher Befund spricht mehr für eine primäre als eine sekundäre Gallengangsgeschwulst, da letztere den Hepatocholedochus rasch und vollständig verschließt. Aber auch dieses Unterscheidungskriterium ist nicht immer zutreffend. In unserem Material finden sich drei Fälle mit inkompletter Choledochusstenose bei Pankreaskarzinom (Abb. 147b). Die Differentialdiagnose des Choledochuskarzinoms umfaßt außer dem Pankreaskarzinom Tumorstenosen beim Papillen- und Duodenalkarzinom, bei paracholedochalen Lymphomen und metastatischer Ummauerung sowie gutartige Stenosen, wie die Röhrenstenose bei Pankreatitis und die primär und sekundär stenosierenden Cholangitiden. Letztere lassen sich, wie übrigens auch die Steinverschlüsse, fast immer allein schon aufgrund des typischen cholangiographischen Befundes differenzieren.

Der typische Befund beim *Hepatikuskarzinom* ist die langstreckige, sanduhrförmige, meistens glattkonturierte, inkomplette Stenose von 3–6 cm (Abb. 148). Gegen diesen Befund abzugrenzen ist die sekundäre Tumorstenose beim Gallenblasenkarzinom, die bei ca. 50% der Fälle vorliegt. Als Regel kann gelten, daß die Stenose beim Hepatikuskar-

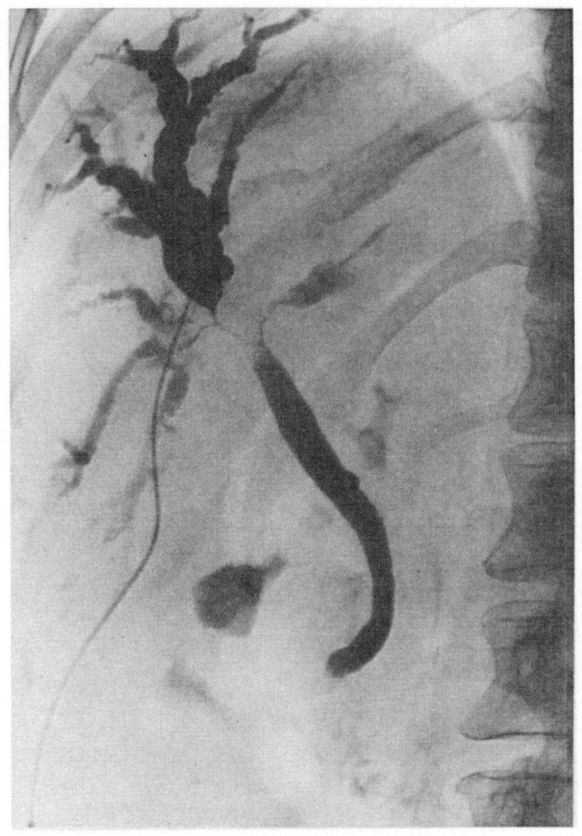
a)

Abb. 148a–c. Infiltrativ-intramurale Form des Gallengangs-Ca: (a) Konfluenz-Karzinom, (b) Hepatikus-Karzinom mit typischer sanduhrförmiger Stenose, (c) Langstreckige Stenose des D. hepatocholedochus

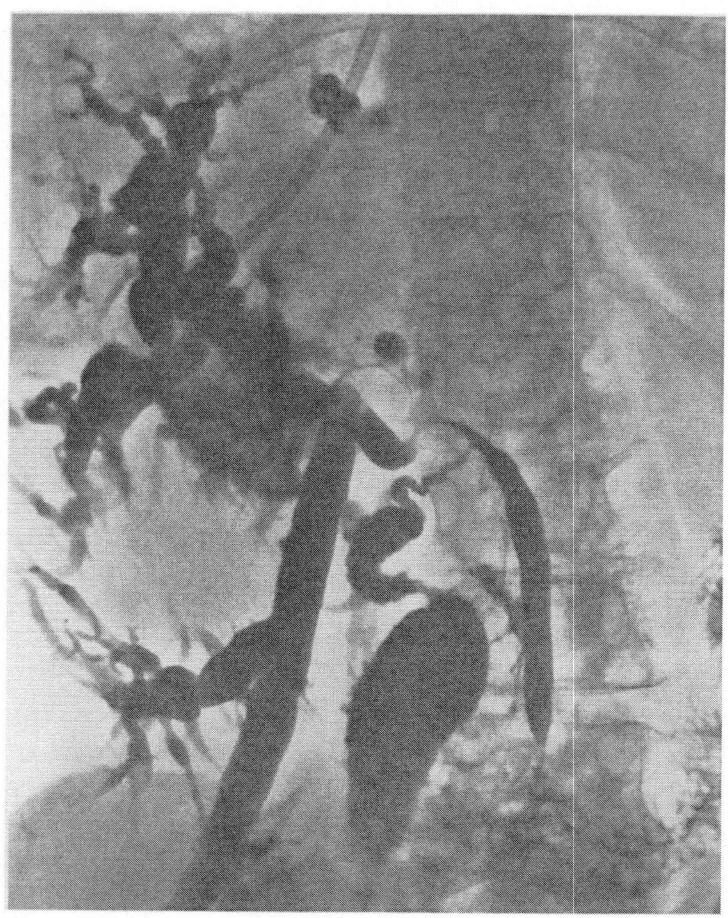

Abb. 148b

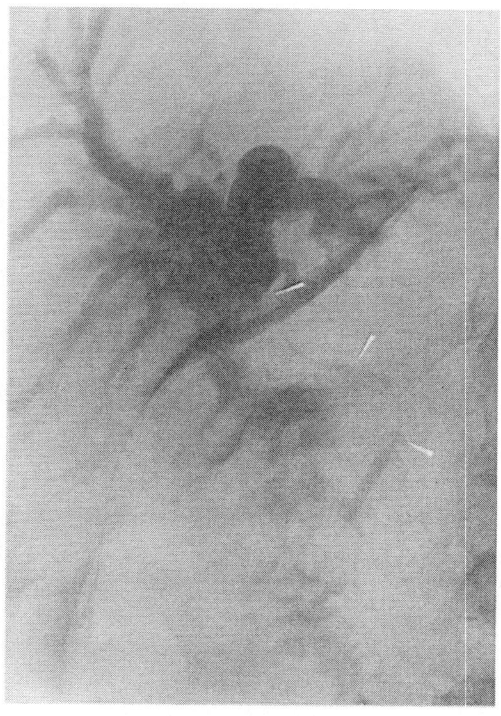

Abb. 148c

zinom inkomplett, beim Gallenblasenkarzinom dagegen komplett ist. Beim Gallenblasenkarzinom dieser Ausdehnung darf man außerdem ein charakteristisches Angiogramm erwarten. Als zusätzliches Unterscheidungskriterium kann man den vergleichsweise sehr milden Krankheitsverlauf und den fast stationären, nur langsam progredienten Ikterus beim Hepatikuskarzinom werten. Schwierig oder unmöglich ist dagegen die röntgenologische Differenzierung gegenüber der primären fibrösen Gallengangstenose, die häufig nur bioptisch abgegrenzt werden kann. Bei den primär und sekundär stenosierenden Cholangitiden fehlt gewöhnlich die prästenotische Dilatation des extra- und intrahepatischen Gallengangsystems, die so typisch für Tumorstenosen ist (s. Abb. 122). Bei verschwielenden adhäsiven Entzündungen zwischen Gallenblase bzw. Gallenblasenhals und Hepatikus ist die Stenose exzentrisch, im Gegensatz zur Sanduhrform des Hepatikuskarzinomes. Dasselbe gilt für die glattwandige Eindellung (Mirizzi-Syndrom). Narbenstrikturen stellen aufgrund der bekannten Anamnese (Zustand nach Gallenwegsoperationen) und der charakteristischen kurzstreckigen Stenose von nur wenigen Millimetern kein differentialdiagnostisches Problem dar.

c) Papillenkarzinom

Die Tumoren und tumorähnlichen Veränderungen im Papillengebiet sind in Tabelle 19 zusammengestellt.

Tabelle 19. Tumoren und tumorähnliche Veränderungen des intraduodenalen Gallenganges und der Papilla Vateri (Edmondson, 1967)

1. *Tumorähnliche Veränderungen*
   Hyperplasie der akzessorischen Gänge
2. *Gutartige epitheliale Tumoren*
   Adenom
3. *Maligne epitheliale Tumoren*
   Karzinom
   Karzinoid
4. *Maligne mesodermale (mesenchymale) Tumoren*
   Leiomyosarkom

Das Papillenkarzinom erscheint in den Sektionsstatistiken mit 0,13% der Gesamtmortalität und 0,3–0,8% der Krebsmortalität. Bei Klassifikation als Gallengangskarzinom macht es etwa 20–50% der extrahepatischen Gallengangskarzinome aus und 10% aller Gallenwegskarzinome. Bei Klassifikation als Pankreaskarzinom wird es mit 10% aller Pankreaskarzinome bzw. 13% der Pankreaskopfkarzinome angegeben.

Das Papillenkarzinom (Abb. 149) entsteht im Bereich der Ampulle oder Papille. Das Tumorwachstum ist duodenalwärts gerichtet, so daß der Choledochus frei bleibt. Typisch ist die ringförmige, periampulläre Infiltration des Duodenums. Dagegen werden die kleinen, auf den intraampullären Bereich beschränkten Tumoren selten beobachtet. Der noch kleine bzw. junge Tumor ist glattwandig, während bei weiterer Größenzunahme die papilläre Oberflächenstruktur und das Auftreten von Ulzerationen typisch sind. Bei der MDP kann die Differenzierung der Veränderungen an der inneren Duodenalkontur aber durchaus Schwierigkeiten machen (Abb. 150, 151).

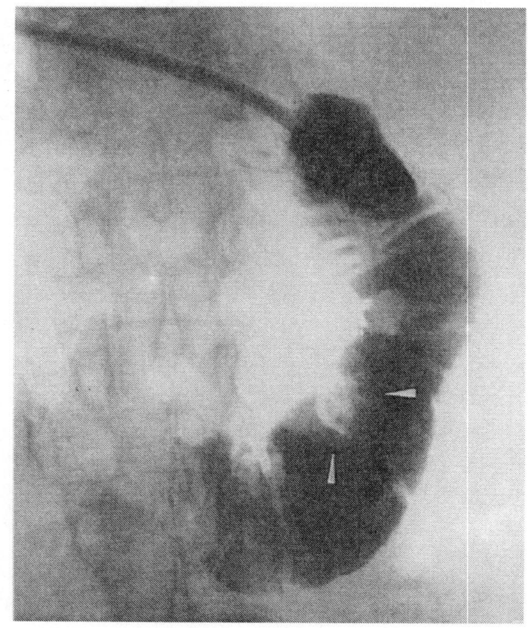

a)

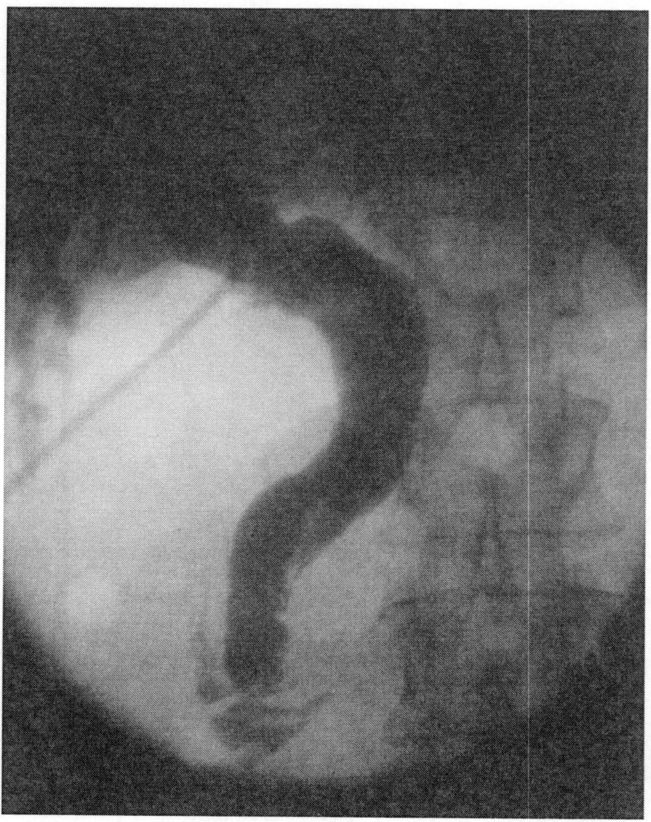

b)

Abb. 149a u. b. Papillen-Karzinom: (a) Übereinanderprojektion der tropfenförmigen Einstauchung des gestauten Choledochus und des kleinen Papillen-Ca mit warziger Oberfläche. Prominente Papilla minor. (b) Intraoperative Cholangiographie durch T-Drain: intramuraler Verschluß, keine Distanzierung von Choledochusabbruch und Duodenum

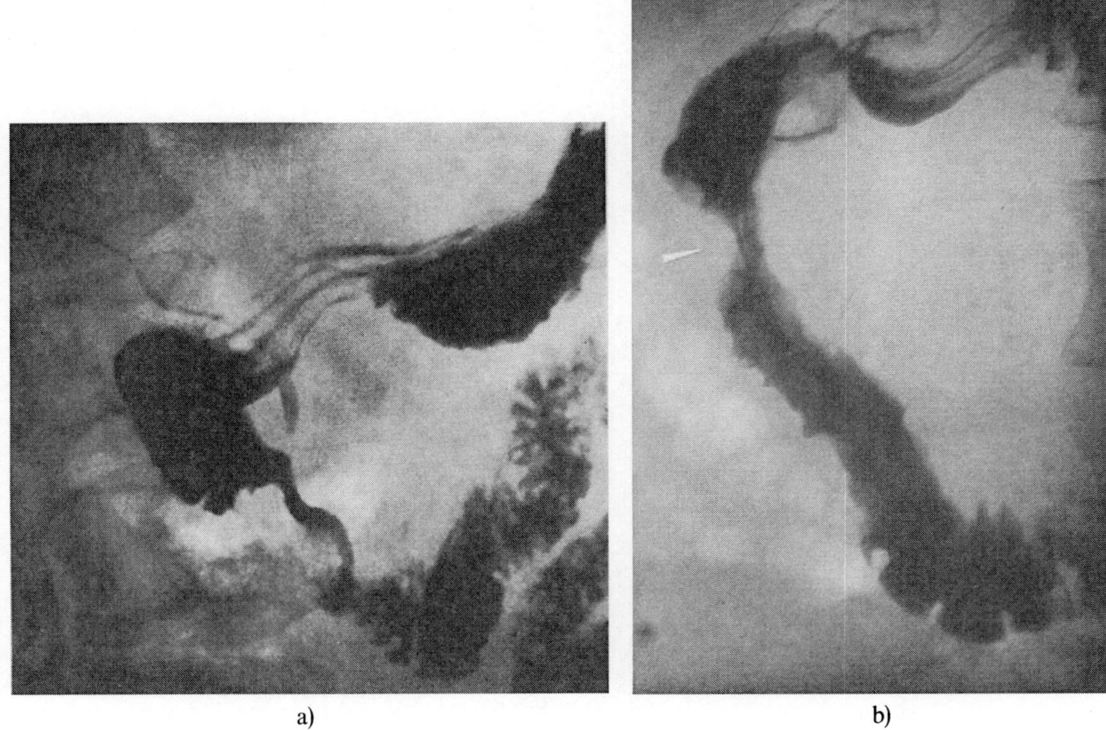

Abb. 150a u. b. Duodenalstenose durch (a) peripheres Pankreaskopf-Ca, (b) kalzifizierende Pankreatitis s. auch zirkuläres Duodenal-Ca in Abb. 103b

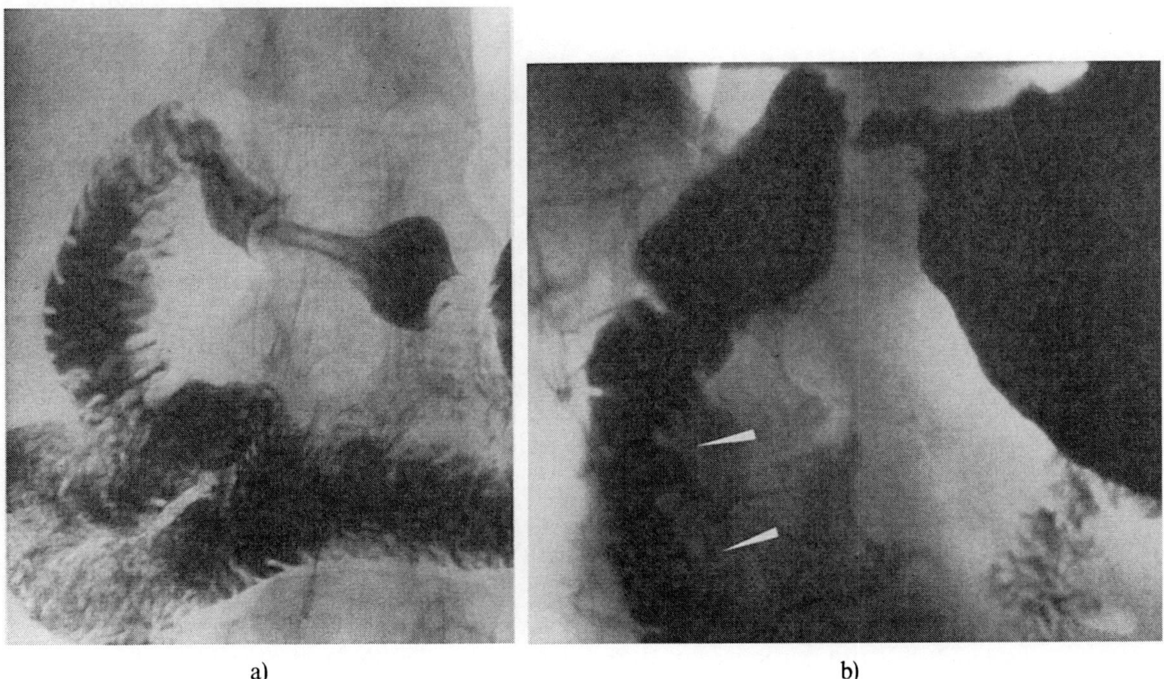

Abb. 151a–c. Pelottierung der inneren Duodenalkontur bei (a) zentralem, nicht stenosierendem Pankreaskopf-Ca, (b) großem Papillen-Ca, (c) Lympfknotenmetastasen eines Bronchial-Ca

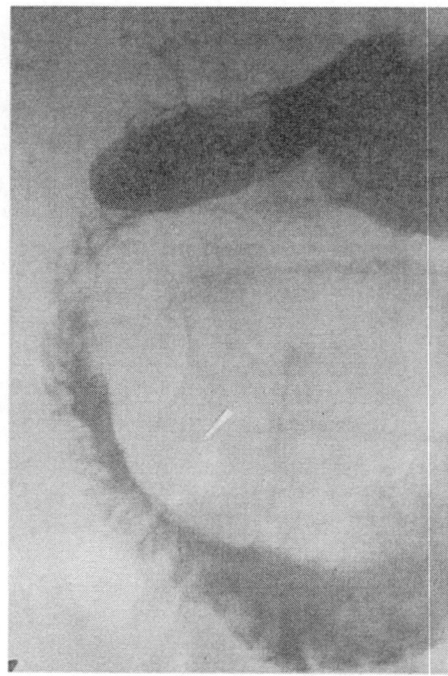

Abb. 151c

Der Tumor hat bei der Operation oder Sektion nur einen Durchmesser von 1,5–3 cm (ADOLPH, 1968, EDMONDSON, 1967). In 50–90% der Fälle fehlt jeder Hinweis auf eine Metastasierung. Ursache des meist frühen Tumorstadiums zum Zeitpunkt der Diagnose ist die frühzeitige klinische Manifestation. Wird nicht operiert, kommt es zu einem raschen körperlichen Verfall als Folge der Cholestase und Maldigestion.

Werden diese Faktoren durch Choledocho-Duodenostomie und Hormonsubstitution ausgeschaltet, wird der Krankheitsverlauf gemildert und um Jahre verlängert; dann werden auch größere Primärtumoren und häufigere Metastasierungen beobachtet. Unabhängig davon soll sich das Papillenkarzinom prinzipiell durch langsames Wachstum und späte Metastasierung auszeichnen.

Histologisch überwiegt das meduläre Adenokarzinom vom papillären Typ. Seltener handelt es sich um solide Karzinome. Ein szirrhöser Typ spricht für das Vorliegen eines distalen Choledochuskarzinoms, das die Papille sekundär infiltriert hat (ADOLPH, 1968).

Klinisch ist der Krankheitsverlauf durch rapiden Gewichtsverlust und meist frühzeitig auftretenden, aber häufig intermittierenden Ikterus, mit anikterischen Intervallen bis zu 3–12 Monaten gekennzeichnet. Häufig sind unbestimmte, anfänglich auch kolikartige Schmerzen. Erbrechen und Diarrhöen können den körperlichen Verfall beschleunigen.

Röntgendiagnostik

Die *Leeraufnahme* kann den vergrößerten Weichteilschatten der Leber und der Gallenblase zeigen und damit den Verdacht auf eine distale extrahepatische Cholestase wecken. Die entscheidenden Befunde liefern die gezielten KM-Untersuchungen des Duodenums und der Gallenwege. In der Regel wird die *MDP* zuerst eingesetzt. Bei suspekten Befunden folgen dann die speziellen Methoden, die *hypotone Duodenographie und die direkte Cholangiographie.* Diese können konsekutiv oder simultan durchgeführt werden. Das gleichzeitige Vorgehen ist aufgrund der in einem Bild sich ergänzenden Befunde der zwei Methoden diagnostisch ergiebiger (ADOLPH, 1968).

Bei der MDP können uncharakteristische funktionelle Veränderungen das Bild beherrschen. Eine beschleunigte Passage kann die morphologische Beurteilung erschweren,

Spasmen können morphologische Veränderungen vortäuschen oder ausgeprägter erscheinen lassen. Häufiger liegt eine Reliefumformung wie bei einer Duodenitis vor. In Höhe der Papille kann eine konstante Längsausrichtung der Duodenalfalten (infolge des Tumordruckes?) indirekt auf den morphologischen Befund hinweisen, ihn aber auch maskieren.

Erfahrungsgemäß liefert meistens schon die MDP bei routinemäßiger gezielter Untersuchung des Duodenums die entscheidenden morphologischen Befunde. Um jede funktionelle Überlagerung morphologischer Veränderungen auszuschalten, empfiehlt sich jedoch bei jedem suspekten Befund in der MDP die hypotone Duodenographie (Abb. 159).

Bei den seltenen, kleinen, intraampullären Tumoren ist kein von der Norm abweichender Befund zu erwarten. Abgesehen von diesen seltenen Ausnahmen findet man eine umschriebene Reliefaussparung der inneren Duodenalkontur von 1,5–3 cm Durchmesser im mittleren, seltener im unteren Abschnitt der Pars descendens duodeni (ADOLPH, 1968; EDMONDSON, 1967). Der definitive Beweis, daß der betroffene Bezirk der Papillenposition entspricht, kann nur durch die Cholangiographie erbracht werden. Diese zeigt, daß die Stenose bzw. der Verschluß im intramuralen Bereich im Zentrum des Tumors liegt.

Die Reliefaussparung im Duodenogramm ist unterschiedlich konfiguriert, je nachdem, ob eine mehr papilläre, infiltrative oder ulzerative Form dominiert. Die *papilläre* Form manifestiert sich als glatt begrenzter, rundlicher oder, in einem späteren, beginnend ulzerativen Stadium, als unregelmäßig konturierter, knolliger Defekt. Der glatte Tumordefekt darf nicht mit der Stauungsimpression des distalen Choledochus in das Duodenum verwechselt werden. Der Tumordefekt ist meist kleiner und hat eine rundliche Konfiguration, während die Aussparung durch die Invagination des gestauten Choledochus in das Duodenum mehr der Form einer halbierten Birne oder eines wandständigen Tropfens entspricht (Abb. 69 u. 70). Die Stauungsimpression kann Folge eines eingekeilten Konkrements, einer benignen Ostiumstenose, aber auch eines kleinen, noch nicht ausgedehnten infiltrierenden Papillenkarzinoms sein. In letzterem Fall ist das Papillenkarzinom nur schwer neben der im Bild dominierenden Stauungsimpression zu identifizieren (Abb. 149). — Bei der vorwiegend *infiltrativen Form* erscheinen die Duodenalfalten in der Papillenregion unregelmäßig, wie angenagt oder auch völlig destruiert. Die Duodenalwand ist im infiltrierten Bereich gestreckt und starr und zeigt dort keine peristaltische Verformung. Ein duodeno-duktaler Reflux ist äußerst selten, was mit der nur duodenalwärts ausgerichteten Ausbreitungsform zusammenhängt. Der Sphinkter Oddi ist fast nie in ganzer Länge infiltriert, ein Faktum, das auch zur differentialdiagnostischen Abgrenzung bestimmter längerstreckiger Sphinkterstenosen ausgenutzt werden kann. — Die *ulzerative Form* ist durch eine breitbasige Nische bzw. ein entsprechendes KM-Depot mit aufgeworfenen Tumorrändern, d.h. durch die sog. versenkte Nische gekennzeichnet. Die Veränderung kann im Profil als ε-Zeichen nach FROSTBERG imponieren. — Die Deutung der beschriebenen Befunde ist erschwert, wenn ausgedehntere Veränderungen der inneren Duodenalkontur infolge einer sekundären Pankreatitis existieren.

Neben den tumorspezifischen Befunden sind auch sekundäre Veränderungen infolge der distalen Cholestase zu registrieren. Die Invagination des gestauten Choledochus in das Duodenum wurde schon erwähnt. Sie kann nur in einem Stadium erfolgen, in dem die Duodenalwand aufgrund einer nur geringen Infiltration noch impressionsfähig ist. Weitere Zeichen sind eine breite bandförmige Impression des Bulbus duodeni durch den gestauten Choledochus und eine großbogige Impression des Duodenums von lateral durch den Gallenblasenhydrops.

Das *Cholangiogramm* zeigt beim Papillenkarzinom nur selten kolbig-konvexe Verschlüsse in Höhe des Papillenostiums. Im typischen Fall kommt eine insgesamt trichterförmige, in sich aber z.T. noch unregelmäßig deformierte, intramurale Papillenstenose zur

Darstellung, die exakt im Zentrum der duodenographisch festgestellten Reliefaussparung liegt (ADOLPH, 1968).

Differentialdiagnostisch abgegrenzt werden müssen vor allem ähnlich lokalisierte Sekundärgeschwülste sowie gutartige, ähnlich konfigurierte Papillenstenosen. – Pankreas- und Duodenalgeschwülste zeichnen sich, wenn sie in seltenen Fällen in der MDP und im Duodenogramm ein Papillenkarzinom vortäuschen, durch eine andere Konfiguration, eine exzentrische Lage und eine über den intramuralen Choledochusabschnitt hinausgehende Ausdehnung der Stenose aus. Auch das auf die Papille übergreifende Choledochuskarzinom unterscheidet sich durch die andere Konfiguration und die größere Distanz des KM-Stops von der Papille. Der gutartigen Stenose ähnlicher Konfiguration, der Papillitis deformans, fehlt die tumoröse Reliefaussparung im Duodenogramm. Papillenstenosen, die den Sphinkter Oddi in ganzer Länge erfassen, sprechen gegen das Papillenkarzinom und für eine benigne Genese.

Die Differentialdiagnose der „großen Papille" (POPPEL *et al.*, 1953), die ja auch häufig einen Zufallsbefund darstellt, den es zu deuten gilt, umfaßt neben dem Papillenkarzinom, der Stauungsimpression des Choledochus ins Duodenum, dem eingekeilten Konkrement, dem benignen Tumor, dem aberranten Pankreas flüchtige Erscheinungen, wie die Entzündung oder das Ödem der Papille. Das Papillenödem kann als sehr eindrucksvolle kugelige, glattkonturierte Aussparung im Duodenogramm imponieren. Das Schleimhautrelief ist dabei intakt. Die Veränderung ist reversibel und meist ein Zufallsbefund (z.B. bei Herzinsuffizienz!).

Die *Angiographie* hat für die Diagnose des Papillenkarzinoms bisher aus zweierlei Gründen keine größere Bedeutung erlangt. Einerseits liefern die Kontrastmitteluntersuchungen des Duodenums und die verschiedenen Methoden der direkten Cholangiographie in der Mehrzahl der Fälle ausreichende Kriterien. Andererseits sind die angiographischen Tumorzeichen wegen der Kleinheit und Gefäßarmut des Tumors nur sehr diskret ausgeprägt.

Auf kontrastreichen, überlagerungsfreien Angiogrammen, wie sie vorzugsweise mit der superselektiven Füllung der A. gastroduodenalis erzielt werden, sollen auch kleinere Tumoren der Papillenregion in relativ hohem Prozentsatz darstellbar sein. Hauptsymptom ist die kurzstreckige Infiltration der A. pancreaticoduodenalis sup. post. oder ihrer Äste, zu erkennen an der Streckung, gelegentlich auch Abknickung und unregelmäßigen Stenosierung des betroffenen Gefäßabschnittes. Außerdem kann eine spärliche tumoröse Neovaskularität und selten auch eine geringe Tumoranfärbung nachweisbar sein (OLSSON, TYLÉN, 1972).

Einschränkend muß man darauf hinweisen, daß kleine Gefäßgeflechte sowie die umschriebene Anfärbung kleiner Pankreasareale, wie sie gelegentlich bei Normalen und gehäuft bei der Pankreatitis in der Papillenregion vorkommen, irrtümlich als Tumoren angesprochen werden können (POKIESER, 1972).

Das Ursprungsorgan kleiner Tumoren der Papillenregion läßt sich angiographisch nicht sicher identifizieren. Man könnte diese Tumoren allenfalls als periampulläre Karzinome einstufen.

d) Pankreaskarzinom

Das Pankreaskarzinom ist mit 0,3–0,9% an der Gesamt- und mit 2–5% an der Krebsmortalität beteiligt. Es manifestiert sich bevorzugt zwischen dem 60. und 64. Lebensjahr. Männer sind häufiger betroffen als Frauen (2:1).

Das Kopfkarzinom, das etwa $^2/_3$–$^3/_4$ aller Pankreaskarzinome ausmacht, durchwächst in den meisten Fällen den Choledochus und infiltriert das Duodenum oder breitet sich retroduodenal aus, so daß eine zirkuläre Tumorstenose entsteht, die gegenüber dem sehr seltenen Duodenalkarzinom abzugrenzen ist. Das Kopfkarzinom breitet sich auch häufiger kontinuierlich in das Ligamentum hepatoduodenale aus und reicht in manchen Fällen bis zum Leberhilus. Auch die Infiltration retroperitonealer Venen kommt gelegentlich vor.

In ca. $^{4}/_{5}$ aller Fälle liegen Metastasen vor, besonders häufig im Bereich der Leber und der regionären Lymphknoten (parapankreatisch, paraaortal und in der Leberpforte). Die parapankreatischen Lymphknoten können dem Pankreas eine grobhöckrige Oberfläche verleihen. Anliegende Organe, insbesondere der Magen und das Duodenum (MDP!) und die retropankreatischen Venen (Spleno- und Mesenterikoportographie!) werden entsprechend imprimiert.

Die exzessiven Tumorinfiltrate und Metastasen fließen manchmal zu großen Konglomerattumoren zusammen.

Der schmerzlose Ikterus, ohne oder mit initialer Schmerzattacke, ist das Erstsymptom peripherer Kopfkarzinome, die aufgrund ihrer Lokalisation bei ihrer ungehemmten Ausbreitung zuerst den Choledochus erfassen. In der Mehrzahl der Fälle signalisieren anhaltende Schmerzen und andere Symptome bereits die Infiltration von Nachbarstrukturen, insbesondere von retropankreatischen Nervengeflechten. Das Krankheitsbild ist im weiteren Verlauf durch den progredienten Verschlußikterus, den Gewichtsverlust und die Anorexie geprägt.

Die Prognose ist außerordentlich schlecht. Nur 10–20% aller Pankreaskopfkarzinome sind operabel, nur bei 2% (10% der Radikaloperierten) wird eine 5-Jahresheilung erzielt.

Die *Duodenalveränderungen* bei der MDP oder der hypotonen Duodenographie sind vom Ausgangspunkt des Tumors abhängig. Grundsätzlich kann man zwei Erscheinungsformen unterscheiden, zwischen denen es alle Übergänge gibt:

1. Peripheres Kopfkarzinom: segmental-infiltrierend, nichtexpansiv, häufig stenosierend (Abb. 150a).
2. Zentrales Kopfkarzinom: global expansiv, ausgedehnt-infiltrierend, nichtstenosierend (Abb. 151a).

Aufgrund der unmittelbaren Nachbarschaft erfaßt das periphere Kopfkarzinom das Duodenum rasch, umschrieben und oft nicht nur von medial sondern auch von retroduodenal. Aus dieser Form der Ausbreitung resultiert keine globale Vergrößerung des Pankreaskopfes. Das zentrale Kopfkarzinom dagegen wirkt zunächst expansiv nach allen Seiten und erreicht das Duodenum später. Die Infiltration des Duodenums ist ausgedehnter und bleibt auf die innere Duodenalkontur beschränkt.

Das periphere Kopfkarzinom zeichnet sich danach durch den segmentalen Füllungsdefekt aus, der auf die innere Duodenalkontur beschränkt sein oder auch auf die Hinterwand und die äußere Duodenalkontur in Form einer annähernd zirkulären Stenose übergreifen kann. Diese Stenosen müssen gegen das seltene zirkuläre Duodenalkarzinom abgegrenzt werden. Im Gegensatz zu letzterem ist bei der sekundären Tumorstenose der Füllungsdefekt der inneren Kontur langstreckiger. Der Füllungsdefekt ist häufig scharfkantig gegen die normale Kontur abgesetzt. Faltenabbrüche und Faltendestruktionen vervollständigen das Bild. Das zentrale Kopfkarzinom zeichnet sich durch die globale Erweiterung der Duodenalschleife und Reliefveränderungen an der ganzen inneren Duodenalkontur aus. Die Veränderungen der inneren Duodenalkontur reichen von der gradlinigen Abhobelung und Verdrängung der Falten bis zu kleinknotigen Einbrüchen mit Verschmälerung des Duodenallumens.

Am *Magen* ist bei zentralen Pankreaskopfkarzinomen eine Anhebung des Antrums zu beobachten. Bei ausgeprägter parapankreatischer Lymphknotenmetastasierung ergeben sich knollige Impressionen des Antrums. Bei Infiltration beobachtet man eine Z-förmige Fixation des Antrums (wie bei pankreatitischen Adhäsionen!) und Wandunregelmäßigkeit mit kleinen knotigen Füllungsdefekten und Ulzerationen.

Angiographie

Bei Pankreaskopfkarzinomen werden pathognomonische oder suspekte Befunde in 80–90% der Fälle gefunden. In der Mehrzahl der Fälle findet man Abbrüche und Verlagerungen von Gefäßen, während Neovaskularität in diskreter Ausprägung in ca. 30–60% der Fälle nachweisbar ist. Echten Gefäßreichtum mit multiplen pathologischen Gefäßen oder deutlicher Anfärbung des Tumorgewebes findet man nur in 10–15% der Pankreaskarzinome (BOOKSTEIN et al., 1969; LUNDERQUIST, 1965; POKIESER, 1972).

Die Infiltration intra- und peripankreatischer Arterien manifestiert sich in zweierlei Form. Pathognomonisch ist die sägezahnförmige Stenose mit oder ohne Verschluß, die bei den größeren Arterien überwiegt (Abb. 75a), und die unregelmäßige Stenosierung und abrupte knickförmige Verlaufsänderung, die bei den kleineren intrapankreatischen Arterien vorkommt (Abb. 76a und 162). Uncharakteristisch sind dagegen glatte Stenosen und glatte Verschlüsse, die auch bei der Arteriosklerose und bei chronischen bzw. chronisch-rezidivierenden Pankreatitiden zu beobachten sind.

Die Neovaskularität ist meistens sehr diskret ausgeprägt. Es handelt sich um irreguläre, meistens sehr zarte Gefäße mit ungewöhnlichen Verlaufsänderungen und ohne erkennbaren Ursprung und Abschluß. Manchmal imponieren sie auch wie eine Aneinanderreihung kleinster KM-Pools.

Im direkten Mesenterikoportogramm ist gelegentlich ein ausgedehnter Kollateralkreislauf als Zeichen einer venösen Invasion der V. mesenterica superior nachweisbar.

Außerdem sind die unspezifischen Veränderungen gestauter Gallenwege regelmäßig vorhanden (s. oben).

Die angiographische Ausdehnung des Tumors ergibt sich aus der Feststellung, ob die arterielle Invasion auf das Pankreas beschränkt ist oder bereits auf die unmittelbaren benachbarten Gefäße oder sogar schon auf die weiter entfernten Arterien der extrapankreatischen Oberbauchorgane übergegriffen hat. Danach können folgende 3 Gefäßgruppen zusammengestellt werden:

1. Die eigentlichen Pankreasarterien (A. pancreaticoduodenalis ant. sup., ant. inf., post. sup. inf., A. pancreatica dorsalis und transversalis, A. pancreatica magna).
2. Die unmittelbar benachbarten Arterien (A. gastro-duodenalis, A. hepatica comm., Truncus coeliacus, A. mesenterica sup., A. lienalis).
3. Arterien der extrapankreatischen Oberbauchorgane, wie Aa. jejunales, A. colica med., A. hepatica propria, A. gastrica und A. gastroepiploica.

Das selektive Hepatogramm dient außerdem dem Nachweis oder Ausschluß von Lebermetastasen (Abb. 152). Die Nachweiswahrscheinlichkeit entspricht bei hypovaskulären Metastasen, um die es sich beim Pankreaskarzinom im allgemeinen handelt, der der Szintigraphie.

Direkte Cholangiographie

Im Cholangiogramm zeigt sich regelmäßig ein kompletter Verschluß des Choledochus. Der Verschluß ist, abgesehen von seltenen Ausnahmen, am Oberrand des Pankreas lokalisiert, eigenartigerweise unabhängig vom Ausgangspunkt des Karzinoms und von der Lokalisation der Duodenalveränderungen in D1, D2 und D3 (Abb. 76b und 84). Die Konfiguration des KM-Stopps ist meist kolbig-konvex, manchmal mit höckerigen Unregelmäßigkeiten. Häufig ist auch der glatte Querabbruch.

Vereinzelt kann man beim Pankreaskopfkarzinom auch inkomplette Stenosen (s. Abb. 147b) oder einen Verschluß unterhalb des Pankreasoberrandes beobachten. In diesen Fällen ist die Abgrenzung gegen das primäre Gallengangskarzinom nicht möglich, wenn auch die Kontrastuntersuchungen des Magendarmtrakts und die Angiographie keine pathognomonischen Veränderungen zeigen.

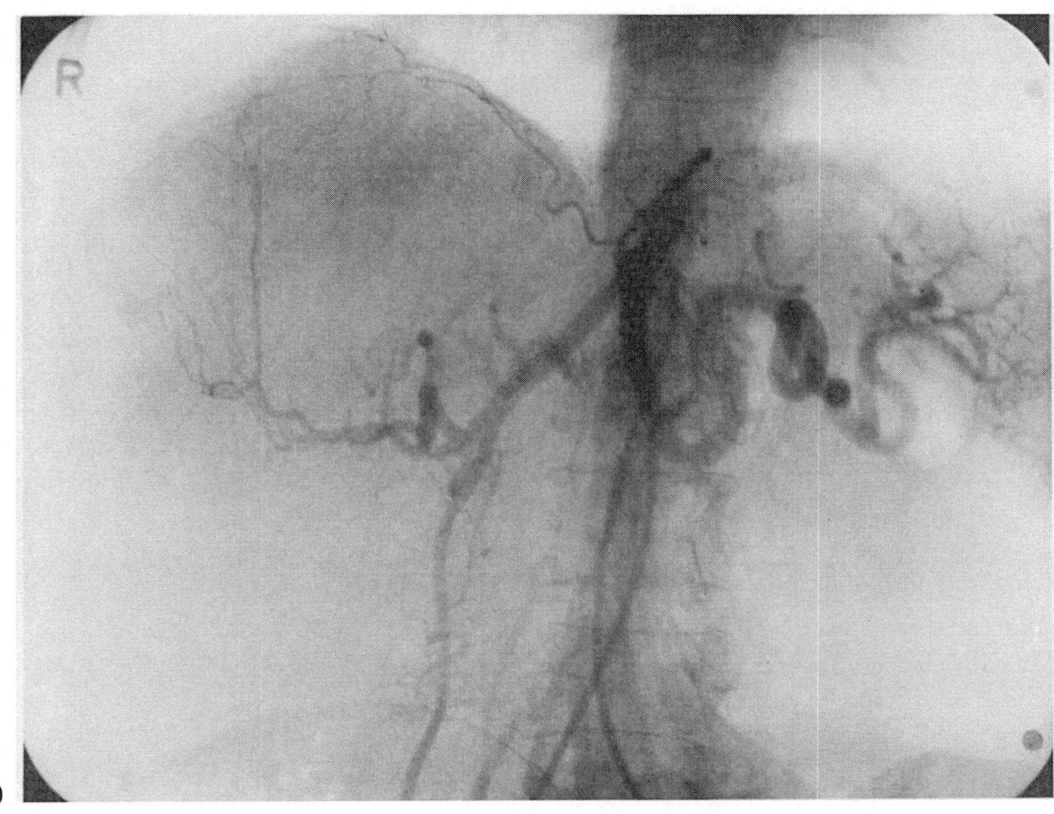

a)

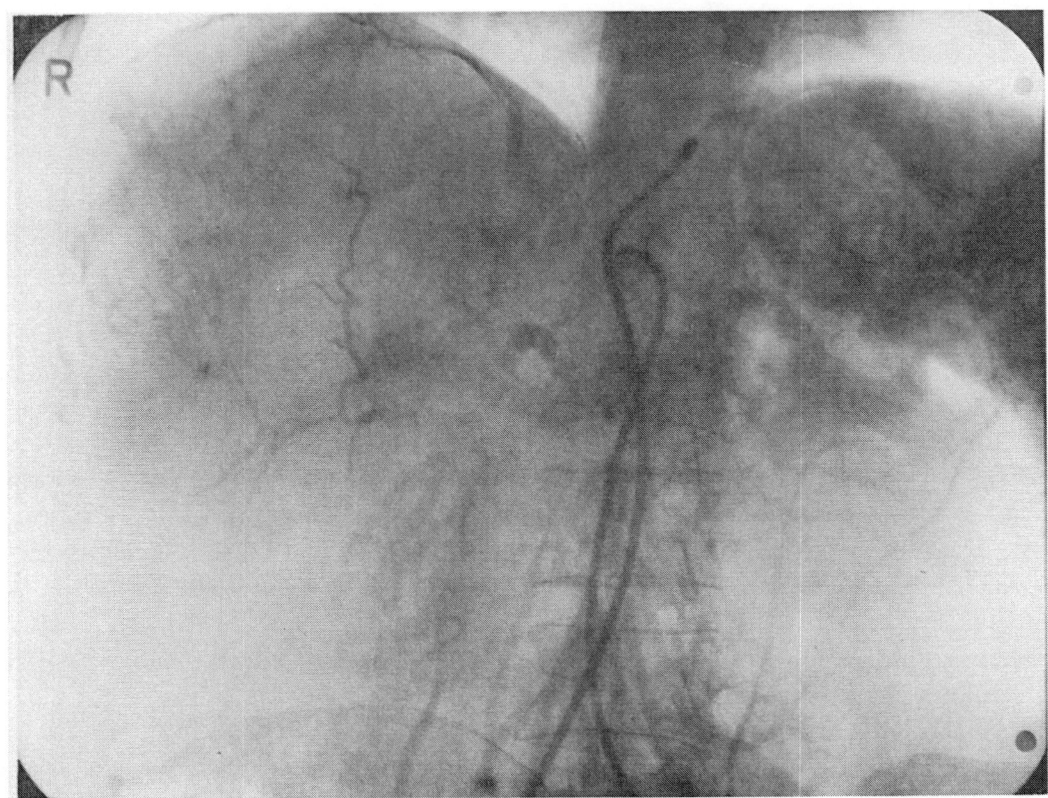

b)

Abb. 152a u. b. Pankreaskopf-Karzinom mit Lebermetastasen: (a) arterielle Phase, (b) parenchymatöse und venöse Phase

Das Kopfkarzinom mit globaler Kopfvergrößerung und diffuser Reliefveränderung der inneren Duodenalkontur ist duodenographisch nicht in jedem Fall gegen die chronisch-rezidivierende Pankreatitis abzugrenzen. In diesen Fällen liefern aber die direkte Cholangiographie und die Angiographie pathognomonische Symptome.

e) Duodenalkarzinom

Duodenalkarzinome sind etwa 10mal seltener als Pankreaskopfkarzinome. Mehr als die Hälfte dieser Tumoren treten als sekundäre Gallenwegsgeschwülste in Erscheinung. Vorwiegend handelt es sich dabei um eine Infiltration des distalen Choledochusabschnittes durch supra- und periampulläre Karzinome. Diese Tumoren greifen häufig auf den Choledochus und die Papille über und werden dann aufgrund der Verschlußsymptomatik in relativ frühem Stadium entdeckt, während infrapapilläre Tumoren erst bei beträchtlicher Größe, z.B. bei Mandarinen- bis Apfelgröße, klinisch manifest werden. Supra- und periampulläre Duodenalkarzinome sind zum Zeitpunkt der klinischen Manifestation bzw. Operation in ca. 70% der Fälle metastasenfrei. Selbst im Sektionsgut ist in 50% der Fälle mit supra- und periampullären Duodenalkarzinomen noch keine Tumorabsiedlung nachweisbar. Bei infrapapillären Duodenalkarzinomen findet man dagegen regelmäßig Metastasen (ADOLPH, 1968).

MDP, hypotone Duodenographie

Beim Duodenalkarzinom kann formal ein polypöser bzw. exophytischer und ein zirkulär-stenosierender Typ unterschieden werden. Diese Formen entsprechen nicht in jedem Fall einem unterschiedlichen Wachstumstypus (ADOLPH, 1968), sondern können auch verschiedene Entwicklungsstadien desselben Tumors sein. Abb. 153 zeigt ein umschriebenes polypöses Duodenalkarzinom, das sich in einem späteren Stadium durch eine ausgedehnte zirkuläre Stenosierung auszeichnet.

Differentialdiagnostisch muß das „Duodenalkarzinom mit Verschlußikterus", auf das wir uns hier beschränken, abgegrenzt werden gegen:

1. das periphere, segmental infiltrierende Pankreaskopfkarzinom,
2. das Papillenkarzinom,
3. die pankreatische Duodenalstenose (mit Verschlußikterus).

Die Abgrenzung vom Pankreaskarzinom ist von eminenter Bedeutung, weil das periampulläre Duodenalkarzinom wie auch das Papillenkarzinom, im Gegensatz zum Pankreaskarzinom, in relativ hohem Prozentsatz durch eine Radikaloperation (Duodenopankreatektomie) geheilt werden kann. Die zirkuläre Tumorstenose des Duodenalkarzinoms ist meistens gleichmäßig ausgebildet, während das Pankreaskarzinom im allgemeinen die Innenkontur des Duodenums ausgedehnter als die Außenseite infiltriert und durchwächst. Dieses Unterscheidungskriterium ist aber im Einzelfall nicht zuverlässig, wie Abb. 150a zeigt. Auch pankreatitische Duodenalstenosen (Abb. 150b) haben nicht so selten den röntgenologischen Aspekt einer Tumorstenose, sind aber in der Mehrzahl ausgedehnter und weniger tiefgreifend und zeigen nicht die scharfe Kantenabsetzung der zirkulären Tumorstenosen.

Die auf die Innenkontur beschränkten Duodenalkarzinome (Abb. 153a) sind duodenographisch nicht gegen das periphere Pankreaskopfkarzinom und das Papillenkarzinom abzugrenzen. Bei einem Teil dieser duodenographisch nicht differenzierbaren Befunde liefern die Angiographie und die direkte Cholangiographie weitere Unterscheidungskriterien.

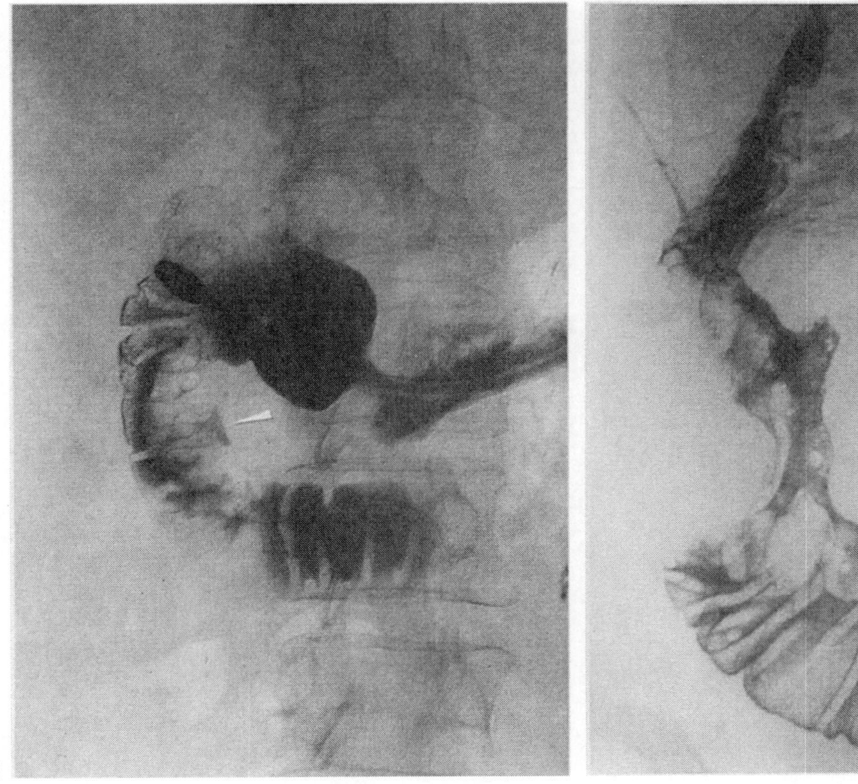

Abb. 153a u. b. Duodenal-Karzinom: (a) exophytische Entwicklung mit Ulkus im Papillenbereich; (b) zirkuläre Stenosierung mit großer Ulzeration im Spätstadium (operativ kontrollierte Verlaufsdauer von 7 Jahren). Zustand nach Choledochoduodenostomie

Direkte Cholangiographie

Das intermediäre oder periampulläre und das nach kranial vorwachsende infrapapilläre Duodenalkarzinom durchwächst den Choledochus papillennah, während der KM-Stopp beim Pankreaskopfkarzinom, abgesehen von wenigen Ausnahmen, immer papillenfern am Pankreasoberrand liegt. Die suprapapillären Duodenalkarzinome sind dagegen aufgrund des höher gelegenen Choledochusverschlusses nicht gegen das Pankreaskarzinom abzugrenzen.

Das polypöse, an der Innenkontur lokalisierte Duodenalkarzinom wird sich im allgemeinen durch die exzentrische Lage des Choledochus im Tumor und den oberhalb der Papille liegenden Verschluß des Choledochus vom Papillenkarzinom unterscheiden lassen. Sicher gibt es Ausnahmen periampullärer Duodenalkarzinome, deren Verschluß in Papillenhöhe liegt, die dann nicht differenziert werden können.

Die röhrenförmige Einengung des retroduodenalen Choledochus bei der chronisch rezidivierenden Pankreatitis ist so typisch, daß eine Verwechslung mit einer Tumorstenose nicht möglich ist (Abb. 163–165).

Angiographie

Nach OLSSON (1971) liefern die konventionellen Untersuchungsmethoden, wie z.B. die MDP und hypotone Duodenographie, keine sicheren Unterscheidungskriterien zwischen Duodenal- und peripherem Pankreaskopfkarzinom, während die Angiographie in den meisten Fällen eine Differenzierung ermöglicht.

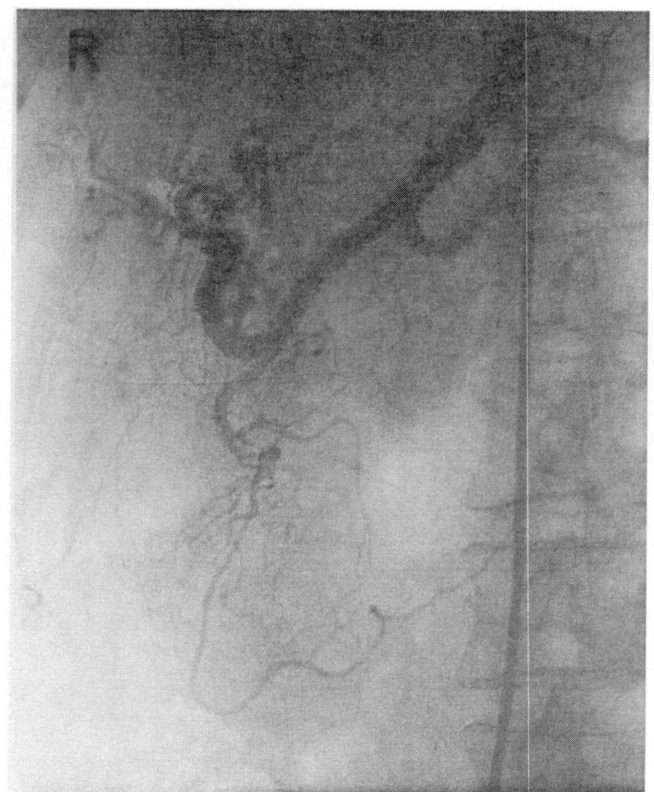

a)

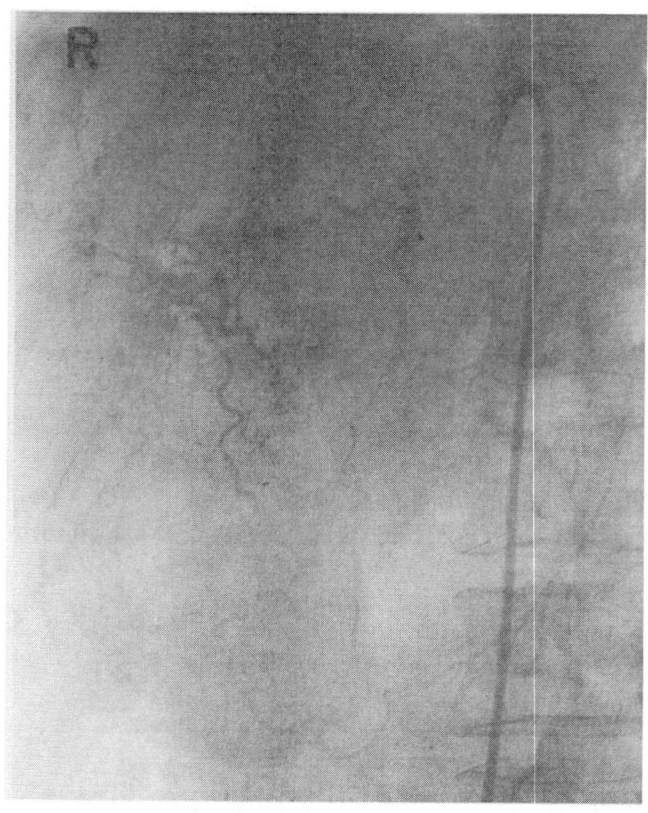

b)

Abb. 154a u. b. Großes Duodenal-Karzinom (gleicher Patient wie in Abb. 153): (a) Hypervaskularität im Angiogramm. Insgesamt atypisches Gefäßbild und isolierte Gefäßausbiegung. (b) Tumoranfärbung in der spätarteriellen-kapillaren Phase

Das Duodenalkarzinom verdrängt die A. gastroduodenalis nach vorne und medial. Die pathologischen Veränderungen sind vorwiegend lateral der A. gastroduodenalis lokalisiert. Es handelt sich dabei um eine Hypervaskularität und deutliche Tumoranfärbung in der kapillären Phase. Infiltrative Veränderungen an den Gefäßen treten demgegenüber zurück (Abb. 154). Das Pankreaskarzinom dagegen verdrängt die A. gastroduodenalis nach vorne und lateral, liegt vorwiegend medial der A. gastroduodenalis, ist meistens gefäßarm und färbt sich überwiegend nicht an. Die Invasion von Arterien ist der primäre angiographische Befund. Dabei sind die Arkadenarterien und die intrapankreatischen Arterien betroffen, die ohne Schwierigkeit von den Duodenalästen unterschieden werden können. Das kleine periampulläre Duodenalkarzinom kann aber vom ähnlich lokalisierten Pankreaskarzinom gleicher Größe und vom Papillenkarzinom aufgrund der dann weitgehend gleichen Gefäßversorgung nicht sicher unterschieden werden.

VI. Biliäre Fisteln

1. Innere Fisteln

Die cholezystoduodenalen Fisteln machen etwa 55%, die cholezystojejunalen Fisteln 3%, die cholezystokolischen Fisteln 15%, die cholezystogastrischen 5%, die choledochoduodenalen 15% und die biliobiliären Fisteln ca. 7% der inneren Fisteln aus (HESS, 1973). Mehrfach wurden auch bronchobiliäre Fisteln beschrieben. Außerdem wurden einzelne Fälle biliärer Fisteln zum Perikard, zur Harnblase, zum Uterus, zur Vagina,

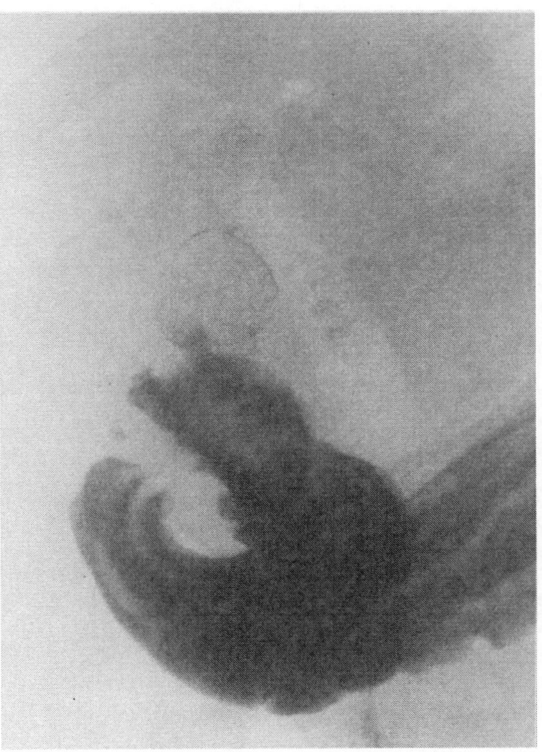

Abb. 155. Perforation eines Gallensteins in den Bulbus duodeni. Gas in Gallenwegen

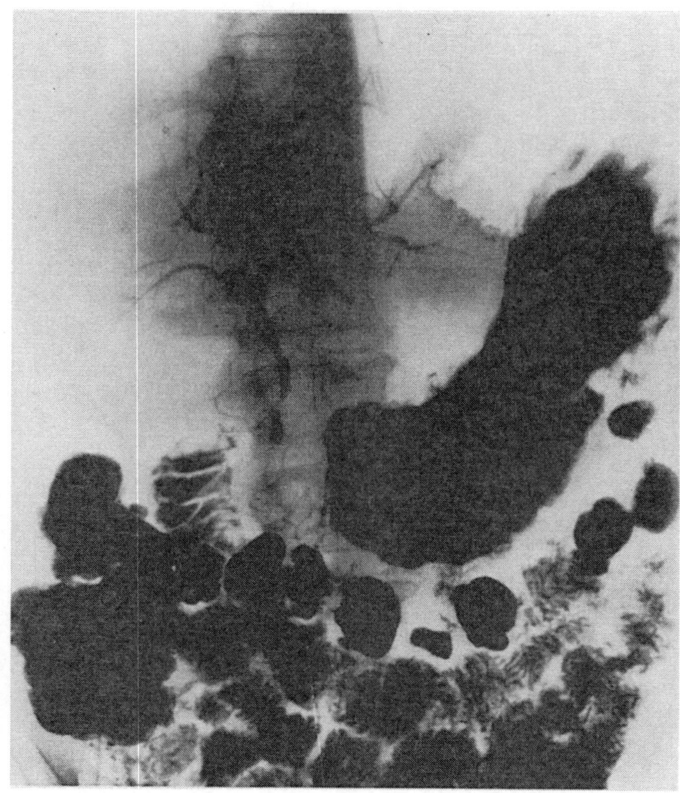

Abb. 156

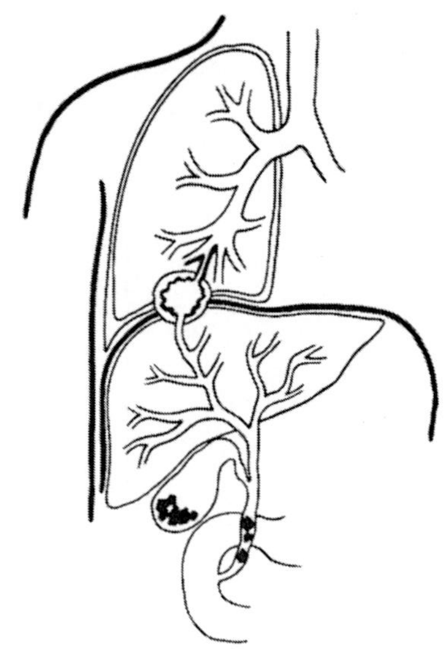

Abb. 157

Abb. 156. Perforation eines Ulcus duodeni in den D. choledochus

Abb. 157. Schema der spontanen bronchobiliären Fistel (JACOBS u.Mitarb., 1973)

zu einer Ovarialzyste, zum Nierenbecken, zur Vena portae und zur Arteria hepatica bekannt (WILLARD, 1965). In ca. 80–90% gehen die Fisteln von der Gallenblase, in ca. 10–20% der Fälle vom Choledochus aus. Ungefähr 70% der inneren Fisteln münden in das Duodenum, 15–26% in das Kolon und 4–6% in den Magen (KAROTKIN, 1959; HICKEN u. CORAY, 1946; HESS, 1973).

Innere Fisteln werden in 0,22–0,4% aller Autopsien und bei durchschnittlich 1–2% aller Gallenwegsoperationen vorgefunden (WILLARD, 1965; HESS, 1973). Betroffen sind überwiegend Frauen im 6.–7. Lebensjahrzehnt.

In den meisten Fällen liegt primär eine Cholezystolithiasis bzw. Choledocholithiasis vor. Im Rahmen schwerer, steinbedingter Cholezystitiden und Cholangitiden kommt es dann zur entzündlichen Durchwanderung, zu periviszeralen entzündlichen Verklebungen und Abszeßbildungen. Die Fistel manifestiert sich mit dem Durchbruch eines Steins durch die verklebten Organwände oder mit dem Durchbruch des Abszesses in die benachbarten Hohlorgane (Abb. 155). Umgekehrt kann ein Ulcus duodeni oder ventriculi in das Gallenwegsystem penetrieren. Ein Teil der choledochoduodenalen Fisteln entsteht auf diese Weise (Abb. 156). Auch durch Tumordurchbrüche von Gallenwegskarzinomen in Nachbarorgane und Tumorzerfall können innere Fisteln entstehen.

Broncho- oder pleurobiliäre Fisteln bilden sich, wenn sich im Rahmen einer eitrigen Steincholangitis ein oder mehrere Leberabszesse bilden, die durch das Zwerchfell in die Pleura und evtl. in die Bronchien durchbrechen (Abb. 157).

a) Cholezystoduodenale Fistel

Ausgangspunkt der cholezystoduodenalen Fistel ist im allgemeinen der Gallenblasenfundus bei einem Steinverschluß des D. cysticus oder auch die geschrumpfte, schwer erkrankte Steingallenblase.

Meist liegt eine Cholezystitis mit Empyem in einer Steingallenblase vor. Es kann sich dann eine lokale Durchwanderungsperitonitis und ein pericholezystitischer Abszeß bilden, der ins Duodenum durchbrechen kann. Auch kann ein Stein durch die entzündlich infiltrierten, verklebten Organwände ins Duodenum durchtreten. Die Penetration durch ältere Organadhärenzen ist ebenfalls möglich.

Sie kann entstehen durch die Penetration eines Ulcus duodeni in die Gallenblase oder durch die Invasion eines Gallenblasen-Ca in das Duodenum mit anschließender Fistelbildung durch Tumorzerfall.

b) Choledocho-duodenale Fistel

Die choledocho-duodenalen Fisteln machen 10–20% der spontanen inneren Fisteln aus. Als Ursache kommen in Frage:

- Penetrierendes Ulcus duodeni (nach Hutchings *et al.*, 1956), 80% der Fälle
  Typisch: – mehrjährige Ulkusanamnese
  – kein vorausgehender Ikterus
- Ins Duodenum penetrierender Choledochusstein
  Typisch: – Ikterusanamnese
  – abklingender Ikterus nach einer schweren Schmerzattacke

Sie zeichnen sich aus durch:

- eine Gallenwegsymptomatik
- Veränderungen, die ihren Ausgangspunkt an der Fistelöffnung nehmen:
  - Ulzerationen und schwere entzündliche Veränderungen bis hin zur hochgradigen Stenose im 1. oder 2. Duodenalabschnitt mit Entwicklung einer ausgeprägten Pylorushypertrophie. Diese Veränderungen können klinisch und röntgenologisch ein stenosierendes Ulcus duodeni oder ein Pyloruskarzinom vortäuschen.
  - Bei Durchtritt großer Gallensteine können die verschiedenen Formen des Gallenstein-Ileus die Symptomatik beherrschen.
  - Schließlich können massive gastrointestinale Blutungen die Diagnose erschweren.

c) Cholezysto- und choledocho-kolische Fistel

Die biliokolischen Fisteln machen ca. 15–26% aller inneren Fisteln aus. Offenbar sind sie häufiger durch übergreifende Gallenblasenkarzinome als durch penetrierende Gallensteine verursacht (Murchison, 1929).

Diagnostische Hinweise sind:

- Großer Gallenstein im Stuhl ohne große sonstige Symptomatik.
- Lange bestehende biliäre Symptomatik mit länger dauernder schwerer Attacke, die von einer auffälligen Dickdarmsymptomatik, insbesondere von Diarrhöen, und einer Rückbildung des Ikterus gefolgt ist. Die Entleerung großer Gallemengen ist dabei für die Irritation und die Tenesmen des Dickdarms verantwortlich.
- Später rezidivierende aszendierende Gallenwegsinfektionen.

d) Cholezysto- und choledocho-gastrische Fistel

Cholezysto- und choledocho-gastrische Fistel entstehen
- fast immer durch Gallensteinleiden,
- selten durch Karzinome der Gallenblase, des Magens und des Pankreas bedingt.

e) Biliobiliäre Fistel

Biliobiläre Fisteln haben folgende Entwicklungskette:
- Disposition bei lange bestehender Gallenwegserkrankung, lokaler Peritonitis und bei Stenosen;
- Einklemmung von Steinen – Dekubitalulkus – Penetration des Steins durch adhäsive Gallenwegswände. Meist handelt es sich um den mit dem D. hepatocholedochus verklebten und verwachsenen Gallenblasenhals.

f) Bronchobiliäre Fisteln

Bronchobiliäre Fisteln entwickeln sich bei:
- Cholelithiasis (63%)
- Leberechinokokkus
- Leberabszeß (Amöbenabszeß)
- traumatisch.

Bei der Cholelithiasis als der häufigsten Ursache liegt folgende Kausalkette vor:
- Choledocholithiasis – eitrige Cholangitis – Leberabszeß – Ruptur durch das adhärente Zwerchfell und die herangezogene Pleura in die Lunge oder Bildung eines subphrenischen Abszesses mit sekundärem Durchbruch in Pleura und Lunge.
- Steinperforation aus Gallenblase oder Choledochus in die Pleura und Lunge, wobei der Weg direkt durch die periviszeralen Verklebungen hindurch oder über die Bildung eines subphrenischen Abszesses erfolgen kann.

Die klinischen Erscheinungen bestehen in einem akuten Aufflackern einer chronischen Gallenwegs- oder Lebererkrankung, begleitet oder gefolgt von einem Reizhusten, schmerzhafter Atembehinderung und Symptomen einer basalen Pleuritis und gefolgt von rein galligem oder auch nur gallig tingiertem Auswurf.

Röntgenologische Hinweise sind:
- diskrete Zeichen einer basalen Pneumonie oder Pleuritis, basale Plattenatelektasen.
- Luft in den Gallenwegen.
- KM-Übertritt in das Gallenwegsystem bei der Bronchographie.

g) Seltene andere spontane innere Fisteln

Es sind außerdem einzelne Fälle einer Kommunikation des Gallenwegsystems mit dem Jejunum, dem Ileum, dem Nierenbecken, der Harnblase, der Vagina, und dem Perikard beschrieben worden. Die Fistelbildung erfolgt aber meistens über die Ruptur von Abszessen.

Auch biliäre Fisteln in Blutgefäße wurden beschrieben. Dabei kommt es zu massiven gastrointestinalen Blutungen infolge einer ausgeprägten Hämobilie. Diese Fisteln kommen wahrscheinlich vorwiegend durch Ruptur von Aneurysmen zustande, z.B. durch die Ruptur eines Aneurysmas der A. hepatica in das Gallenwegsystem.

Betroffen sind meist Frauen im 6. und 7. Lebensjahrzehnt, die eine langjährige Anamnese im Sinn einer chronischen Gallenwegserkrankung haben. Wenn nach einer langdauernden schweren Schmerzattacke mit Entwicklung eines Ikterus mit der Rückbildung der Schmerzen und des Ikterus gleichzeitig Funktionsstörungen des Duodenums oder des Kolons auftreten, ist der Verdacht einer biliodigestiven Fistel begründet. Die Mehrheit der Patienten zeigt bei der Entwicklung biliodigestiver Fisteln jedoch keine Besserung, sondern bleibt schwer krank. Die aszendierende Infektion äußert sich in Fieberschüben und Schüttelfrösten, und auch der Ikterus blaßt dann nicht ab. Selbst Zeichen einer peritonealen Irritation sind nicht selten.

Bei cholezysto- und choledochoduodenalen Fisteln addieren sich zu den biliären Symptomen Zeichen der duodenalen, entzündlichen Irritation oder manchmal auch der Obstruktion. Erbrechen ist ein vorherrschendes Symptom dieser Fälle. Schwere Blutungen kommen vor. Bei Männern mit einem Durchschnittsalter von 45 Jahren mit einer langjährigen Ulkusanamnese und primär fehlender biliärer Symptomatik muß in erster Linie an ein penetrierendes Ulkus gedacht werden.

Für die biliokolische Fistel spricht das Auftreten von Irritationserscheinungen am Dickdarm, insbesondere in Form von Diarrhöen oder des Abgangs eines sehr großen Gallensteins mit dem Stuhl, der aufgrund seiner Größe die Papille nicht hätte passieren können.

Bei diesen Fisteln sind auch die Zeichen der Cholangitis, wie Leberschwellung, Abwehrspannung und septischer Verlauf, zu erwarten.

Nicht selten kommt es zu den verschiedenen Formen des Gallensteinileus.

Röntgensymptomatik der spontanen inneren Fistel (Karotkin, 1959; Shehadi, 1960):

- Luft in den Gallenwegen.
- KM-Übertritt in das Gallenwegsystem nach oraler, peranaler oder bronchographischer Applikation.
- Weitere Symptome sind die Präsenz eines facettierten Solitärsteins der Gallenblase, das Verschwinden von früher in der Gallenblase beobachteten Steinen, der Nachweis eines geschichteten oder facettierten Steins außerhalb des Gallenwegsystems, z.B. im Darm. Als suspekte Hinweiszeichen gelten das negative Cholezystogramm und Schleimhautveränderungen des Duodenums und Kolons.

  Von differentialdiagnostischer Bedeutung ist der sehr seltene Reflux von KM durch die Papille. Die Insuffizienz der Papille wird beobachtet:

  - bei Zustand nach Steinpassage
  - bei Zustand nach langdauernder, durch die Papille ins Duodenum reichender postoperativer Drainage
  - bei karzinomatösen oder entzündlichen Infiltrationen der Papille (Abb. 150a).

2. Postoperative innere Fisteln

Vor einigen Jahrzehnten wurden Choledochotomien meistens mit einer Choledocho-Duodenostomie abgeschlossen. Die narbige Schrumpfung der Anastomose führt aber zum Gallestau, Rückstau von Speiseresten und zur Schlammbildung im retroduodenalen Bereich (Kern, Schott, 1970).

Es darf inzwischen als sicher gelten, daß cholangitische Schübe sich als Folge von Galleabflußstörungen entwickeln (Grill, 1974), die bei genügend weiter Anastomose nicht auftreten (Zenker, Hamelmann, 1958).

a) Choledochoduodenostomie

CLASSEN und SCHWAMBERGER bestätigten 1974 bei der endoskopischen und operativen Kontrolle von Patienten mit Oberbauchsymptomatik nach Choledochoduodenostomie diesen Zusammenhang (Tabelle 20).

Röntgenologisch ist die Erfassung der Anastomosenschrumpfung nur indirekt möglich:

Man sieht Speisereste im Gangsystem, und das KM läuft im Stehen und nach tiefem Durchatmen nicht glatt ab. Die Cholangitis läßt sich direkt an der Zähnelung der Wand erkennen (Abb. 159). Besonders bei restierenden Steinen im Gangsystem ist die Gefahr der Cholangitis groß.

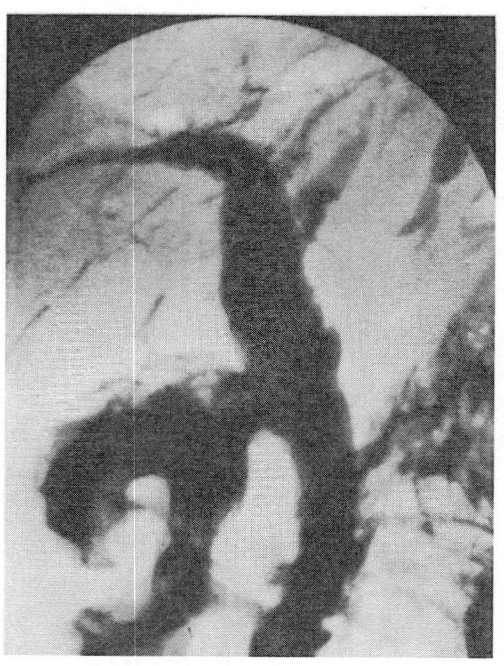

Abb. 158. Choledochoduodenostomie. 2. schräger Durchmesser

Tabelle 20. Spätkomplikationen nach Choledochoduodenostomie an Pankreas und Gallenwegen (CLASSEN u. SCHWAMBERGER, 1974)

	Zahl der Fälle	pathol. Befunde
Speisereste		
im Gallengang links	9	
mit Cholangitis		7
mit Affektion des D. pankreaticus		4
mit Pankreasinsuffizienz		3
Fremdkörper		
im ausgeschalteten Choledochus	2	
Hepatikuskonkremente	2	
mit Anastomosenenge		1
Anastomosenenge	3	
mit Cholangitis		3
Breite, unauffällige Anastomose	4	
mit Cholangitis		0
Gesamt	20	18

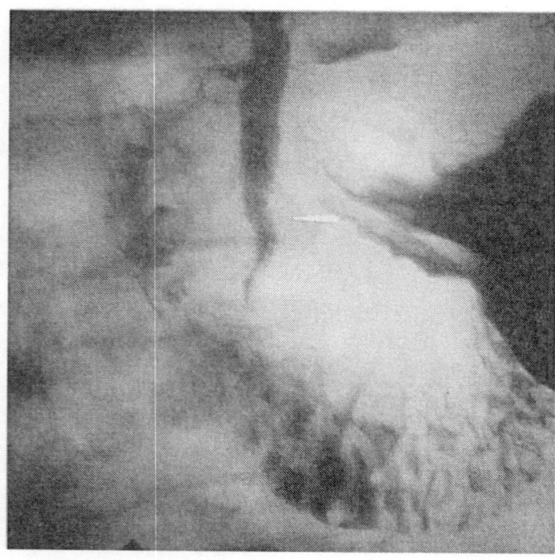

◀Abb. 159. Cholangitis im distalen Choledochus bei Choledochoduodenostomie

b) Hepatiko- oder Cholezysto-Jejunostomie

Es gelten prinzipiell die gleichen Regeln wie oben. Nur ist die retrograde Füllung des Gallengangsystems schwieriger zu erreichen und zu beurteilen.

Da die Möglichkeiten der operativen Reintervention wegen des kurzen und schwer erreichbaren Hepatikusstumpfes oder wegen der allgemein-narbigen Verhältnisse im Oberbauch rechts begrenzt sind, bleibt bei negativer Cholangiographie nur die transhepatische Cholangiographie als präoperative Untersuchungsmethode übrig (Abb. 160a–c).

Wegen der gewöhnlich bestehenden Cholangitis muß sie unter antibiotischem Schutz durchgeführt werden. Findet man, wie in Abb. 160c, große Steine oberhalb des Anastomosenbereichs, ist die Reoperation unausweichlich. Allerdings ist die Anastomosenschrumpfung ein Problem, das nach Steinentfernung bleibt.

c) Cholezysto-Duodenostomie

Sie wird gewöhnlich nur palliativ durchgeführt, wenn der Gallengang selbst nicht mehr zu anastomosieren ist (Abb. 161).

a) 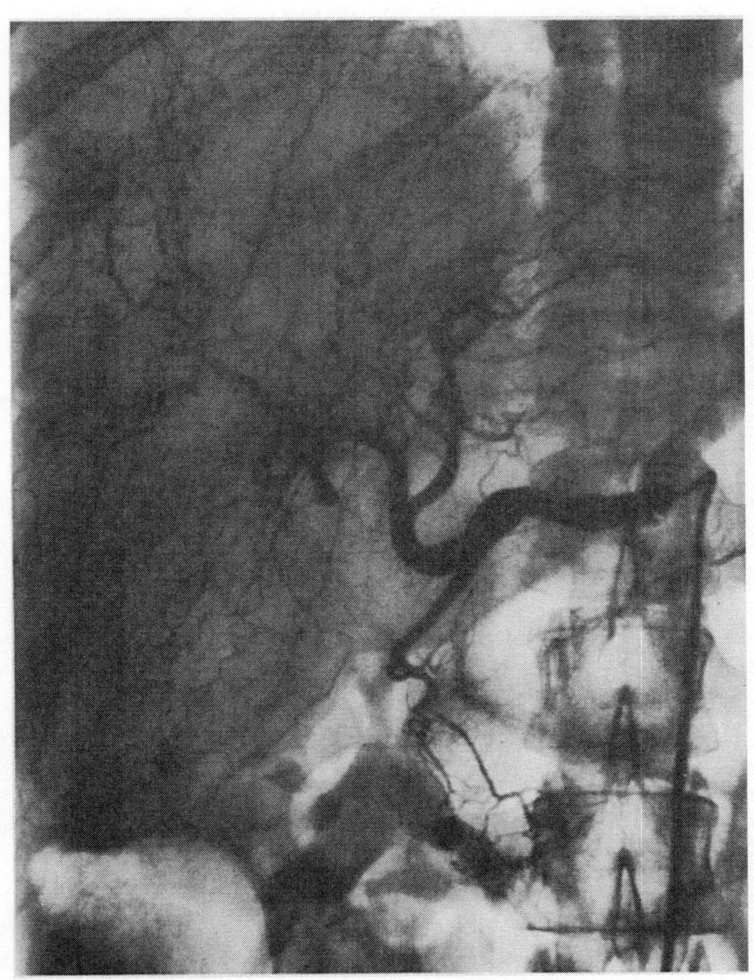

Abb. 160. Cholezysto-Jejunostomie: (a) Korkzieherartige Gefäßveränderungen der vergrößerten Leber, (b) Anfärbung der cholangitisch-verdickten Wand des D. hepatocholedochus in der kapillaren Phase, (c) großer Stein nahe dem Zystikusabgang mit stärkerem Gallestau bei ungenügendem Abfluß durch cholezysto-jejunaler Anastomose (Aufn. Prof. Dr. J. Rösch, Portland/Oreg.)

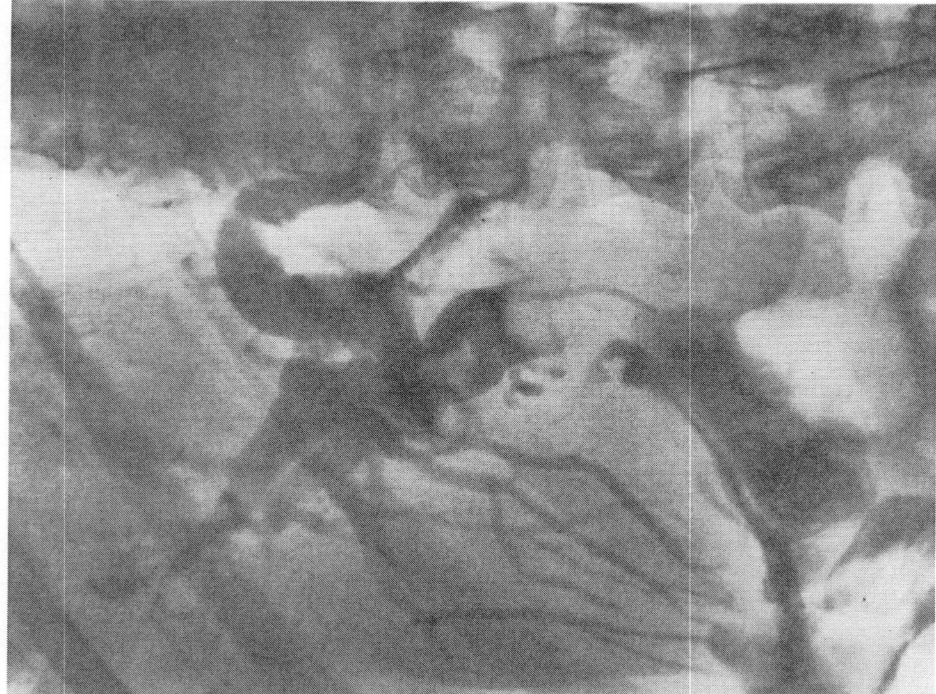

Abb. 160c

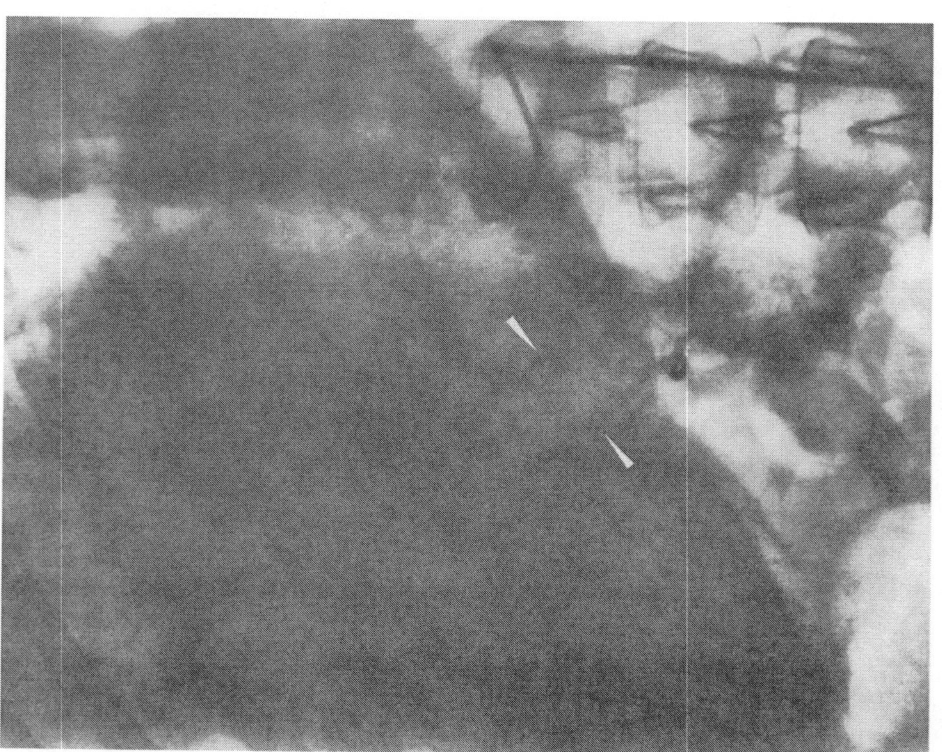

Abb. 160b

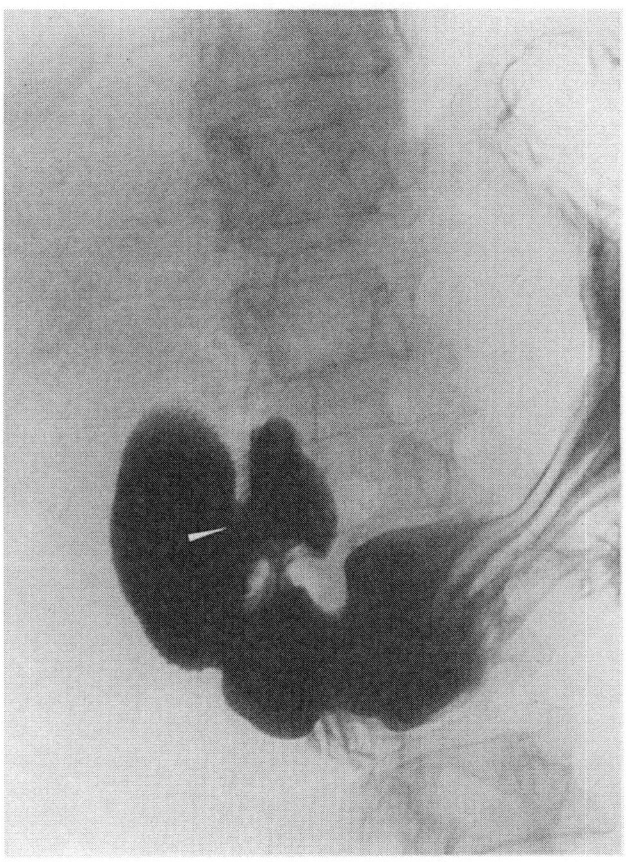

Abb. 161. Cholezysto-Duodenostomie

d) Papillenspaltung

Sie entspricht funktionell einer bilio-digestiven Anastomose, da der Ausfall des Sphinkters in 90% einen duodeno-biliären Reflux zuläßt (CLASSEN u. SCHWAMBERGER, 1974).

Röntgenologisch sieht man diesen Reflux praktisch nie. Vielleicht liegt dies daran, daß die Papillotomie nicht konsequent total durchgeführt wird.

3. Spontane äußere biliäre Fisteln

Spontane äußere biliäre Fisteln sind mit der Entwicklung der modernen Gallenwegschirurgie extrem selten geworden. Sie entwickeln sich folgendermaßen:

- Akute Cholezystitis mit Empyem
- Pericholezystitis mit Fixation der Gallenblase am Peritoneum
- Steinpenetration durch die Bauchwand oder
- Bildung eines Bauchdeckenabszesses, der sekundär durchbricht (Abb. 162).

Die spontanen äußeren biliären Fisteln münden vorwiegend umbilikal, periumbilikal und im rechten Oberbauch. Auch in allen anderen Bauchwandregionen sind Fistelöffnungen beobachtet worden.

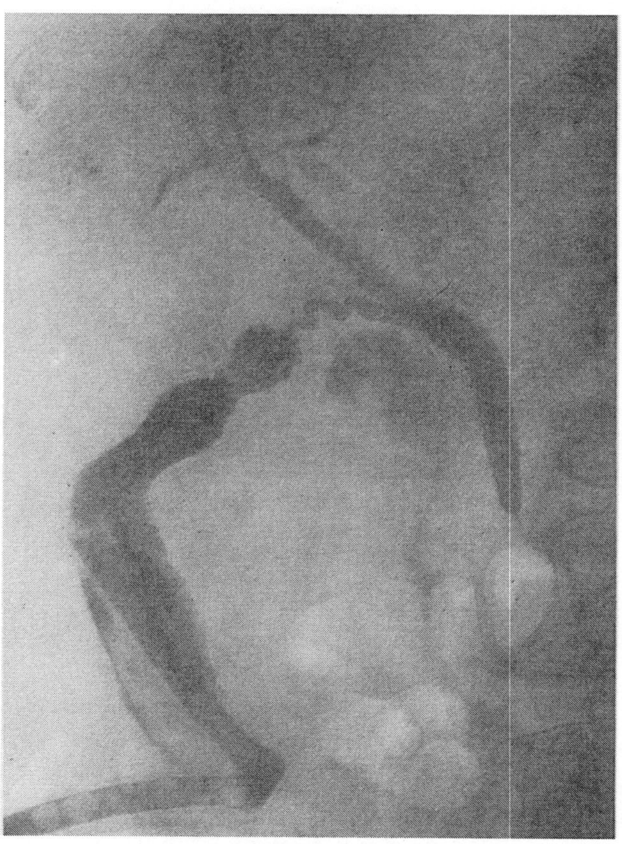

Abb. 162. Spontane äußere Fistel bei perforiertem Gallenblasenempyem

4. Postoperative äußere biliäre Fisteln

Grundsätzlich kann man zwei verschiedene Fisteltypen, die Choledochusfistel und die Gallenblasenfistel, unterscheiden.

Die Choledochusfistel persistiert oder entsteht durch ein tiefsitzendes Abflußhindernis. Die Diagnose kann gestellt werden, wenn der Ausfluß von Galle durch das T-Drain über das normale Limit von 10 Tagen anhält und bei probatorischem Abklemmen des T-Drains Koliken auftreten und sich erneut ein Ikterus entwickelt. Der Befund der alternierenden Gallenstase und -passage spricht für einen Choledochusstein, ein mehr anhaltender vollständiger Verschluß für eine komplette Striktur oder ein Karzinom des D. hepatocholedochus, der Papille oder des Pankreas. Die genauere Ursache wird durch die T-Drain-Cholangiographie verifiziert.

Postoperative Gallenblasenfisteln spielen zahlenmäßig keine Rolle mehr, da sie vorwiegend eine Komplikation der Cholezystotomie darstellen, die heutzutage verlassen ist. Grundsätzlich kann man zwei verschiedene Formen unterscheiden:

— Gallenblasenfisteln mit verschlossenem Zystikus, wobei Schleim ohne Beimengung von Galle durch die Fistel abgeht. Der D. cysticus kann durch einen Stein oder eine chronische Entzündung verschlossen sein. Es kann sich um eine persistierende Fistel handeln, es kann sich auch eine Mukozele der Gallenblase entwickeln, die sich erneut einen Weg durch den zwischenzeitlich verschlossenen Fistelgang bahnt.

– Gallenblasen mit *offenem* D. cysticus, bei denen mehr oder weniger große Mengen von Galle durch die Fistel abgehen. Ursache dieser Form der Gallenblasenfistel sind Choledochussteine, übersehene Malignome, unter Umständen auch Cholangitiden oder Dystonien.

5. Ruptur des Gallengangsystems mit freier Peritonitis

Ätiologisch kommen in Frage:

– Trauma (posttraumatische gallige Peritonitis)
  a) Indirektes Trauma: stumpfes Bauchtrauma, Sturz, Autounfall
  b) Direktes Trauma: Säbel-, Bajonett-, Messer-, Projektil- und Punktionsnadel-Verletzung.
– Postoperativer Zustand (postoperative gallige Peritonitis):
1. Sofortige postoperative gallige Peritonitis:
  a) Inzisionsverletzung extrahepatischer Gallengänge
  b) Inzisionsverletzung von atypischen Lebergängen, die direkt mit der Gallenblase kommunizieren.
  c) Stumpfinsuffizienz des D. cysticus.
  d) Übersehener Choledochusstein.
2. Verzögerte postoperative gallige Peritonitis infolge Choledochotomie bei
  a) Choledochusstein, sekundärer Cholangitis, entzündlicher Wandinfiltration.
  b) Infektion.
  c) Infektion und Reflux aktivierten Pankreassekrets.
  d) Dysfunktionen mit plötzlicher Drucksteigerung bei entzündlich infiltrierter Choledochuswand.
  e) Thrombose der Zystikusarterien.
  f) Entzündungsbedingter glandulär-zystischer Hyperplasie in der Gallenblasenwand (NEWELL, 1941).
– Freie Perforation ohne vorausgegangenes Trauma oder ohne vorausgegangene Operation:
  Ätiologisch kommen in Frage
  – Cholelithiasis bzw. Choledocholithiasis.
  – Akute und chronische Cholezystitis.
  – Neoplastische Infiltration der Gallengangwände.
  – Akute Pankreatitis (Nekrose → Perforation).

Die nicht traumatisch oder operativ bedingte freie Perforation ist extrem selten, da sich bei primär oder sekundär entzündlichen Veränderungen oder tumorösen Infiltrationen frühzeitig ausgedehnte Verwachsungen mit den Nachbarstrukturen entwickeln, so daß es eher zu gedeckten Perforationen oder zur Manifestation innerer Fisteln kommt.

VII. Obstruktionen, Stenosen und Strikturen an den Gallenwegen und an der Papille

Die Erweiterung der Gallenwege oberhalb einer Enge mit beginnenden oder klinisch bereits faßbaren Zeichen der Abflußstörung läßt im allgemeinen noch keinen Schluß auf die Ursache der Stenose zu.

Dazu bedarf es der kontrastreicheren Darstellung der Gallenwege oder auch des D. pancreaticus mit Hilfe direkter Methoden.

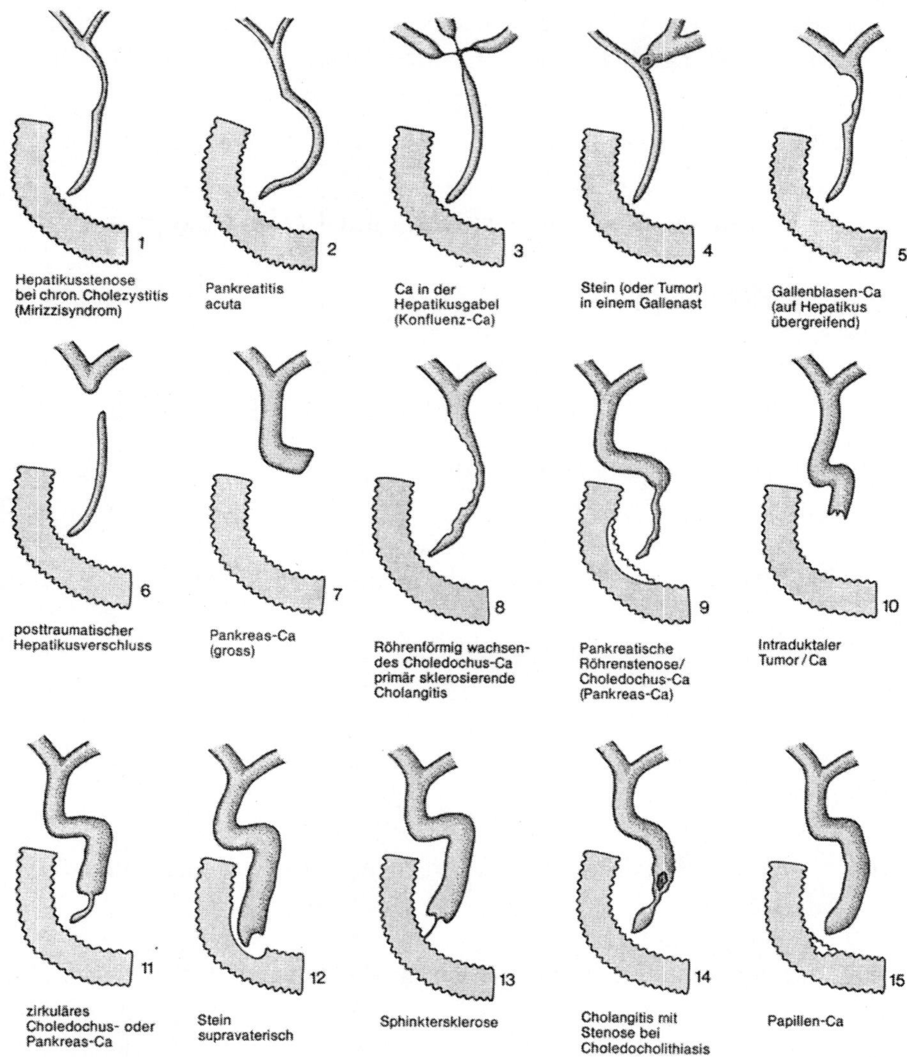

Abb. 163. Schematische Darstellung der Stenosen und Strikturen am D. hepatocholedochus und an der Papille

Tabelle 21. Entwicklung von Stenosen und Strikturen am D. hepatocholedochus und der Papille

1. Choledocholithiasis
2. Primäre Cholangitis (s. dort)
   a) primär-sklerosierende Cholangitis, Colitis ulcerosa, regionale Enteritis, retroperitoneale Fibrose, Riedelsche Strumitis
   b) chronisch-rezidivierende eitrige Coli-Cholangitis
   c) Cholangitis bei kongenitaler Leberzirrhose mit assoziierter zystischer Dilatation der intrahepatischen Gallenwege (FOULK), bzw. bei kommunizierender Ektasie der intrahepatischen Gallenwege (Caroli's Disease)
3. Sekundäre Cholangitis (s. dort)
   a) chronische Cholangitis infolge
      – Choledocholithiasis
      – Übergreifen einer Cholezystitis (Mirizzi-Syndrom)
      – Aufsteig. Infektion aus dem Darm (biliodigest. Fistel, Askariden)
      – Pankreatitis (periduktale Choledochusfibrose mit Röhrenstenose)
4. Tumoren und Metastasen
   Gallenwege, Gallenblase, Pankreas, Papille, Duodenum
5. Postoperativ oder posttraumatisch
6. Seltene Ursachen
   Penetrierendes Ulcus duodeni
   Benigne Gallengangstumoren
   Stumpfes Bauchtrauma

Die Erscheinungsformen der verschiedenen Abflußstörungen sind in Abb. 163 grobschematisch dargestellt, die möglichen Ursachen in Tabelle 21 zusammengefaßt.

Die meisten der darin aufgeführten Ursachen sind ausführlich im Rahmen der jeweiligen Erkrankung erörtert. Hier sei gesondert auf die gutartigen Stenosen der Papilla Vateri und die postoperative Striktur eingegangen.

1. Stenosen des D. hepatocholedochus im Rahmen der primären und sekundären Cholangitis

Die Stenosen im Rahmen der primär sklerosierenden Cholangitis sind taillen-, perlschnur- oder fadenförmig. Sie sind einige Zentimeter lang oder erstrecken sich mehr oder weniger auf das ganze Gallengangsystem.

Die Stenosen im Rahmen der Steincholangitis sowie eitriger Cholangitiden sind Narbenstenosen und haben daher die Form einer Striktur.

Diese Veränderungen sind ausführlich auf den Seiten 478–489 beschrieben, so daß hier auf eine Wiederholung verzichtet werden kann.

2. Gutartige Stenosen der Papilla Vateri

Unter dem Begriff der gutartigen Papillenstenose faßt man alle *nicht* stein- oder tumorbedingten papillären Abflußstörungen zusammen. Als pathologisch-anatomisches Substrat ergeben sich folgende Formen, deren Verteilung in Tabelle 22 aufgegliedert ist:

1. Akute oder chronische Papillitiden.
2. Glanduläre und fibroglanduläre Hyperplasien.
3. Primäre oder sekundäre Adenomyose.
4. Narbenstenosen (Defektheilung) oder Papillensklerosen.

Die *akute Entzündung* nach Steinpassage, Papillensondierung und fortgeleiteter Infektion heilt in der Regel folgenlos aus.

Chronische Entzündungen führen zur Verklebung, Verwachsung, Deformierung oder Destruktion und Schrumpfung des Klappenapparates, dessen taschenförmige, duodenalwärts gerichtete Schleimhautduplikaturen normalerweise den Reflux des Sekretgemisches in die beiden Ausführungsgänge verhindert.

Bei schwerer Zerstörung der Schleimhaut durch eitrige Entzündungen, eingeklemmte Steine und instrumentelle Verletzungen folgt der Übergang in die chronisch-granulierende Form mit dem Endstadium einer Narbenstenose (FÖDISCH, 1972, FÖDISCH, MARZOLI, 1964).

Die primär-chronische lymphoplasmozelluläre Entzündung führt bei entsprechender Ausprägung und längerer Dauer, wie jedes langbestehende Ödem bzw. entzündliche Exsudat, zur Sklerose unterschiedlichen Grades (ZOLLINGER, 1969).

Sowohl die Vermehrung der Schleimhautdrüsen *ohne* (glanduläre Hyperplasie) oder *mit* Bindegewebsvermehrung (fibroglanduläre Hyperplasie) als auch das Vordringen der Schleimhautdrüsen in die Tiefe mit Durchdringung der Muskulatur (Adenomyosis) können alle Schweregrade der Papillenerkrankung erzeugen (FÖDISCH, 1972; FÖDISCH, MARZOLI, 1964).

Diagnosen dieser Art lassen sich aber nur vom Pathologen stellen. Für Kliniker und Röntgenologen stellt sich mehr die Frage, ob eine reversible oder irreversible Stenose vorliegt, eine funktionelle oder organische, inkomplette oder komplette. Nach ihrer Lokalisation unterscheidet man:

Tabelle 22. Häufigkeit der Papillenstenose als Ursache einer Gallenanamnese mit und ohne Ikterus

Untersuchungsgut	Untersuchungsmethode	Zahl der Fälle	%	Autoren
Ikterus	PTC	7/135	5,2	BAYINDIR *et al.* (1969)
Anikterus	PTC	2/27	7,4	BAYINDIR *et al.* (1969)
Ikterus	PTC	3/40	7,5	RITCHIE *et al.* (1969)
Ikterus	PTC	3/37	5,2	BÖTTGER *et al.* (1973)
gemischt	ERCP	22/271	8,1	CLASSEN, DEMLING (1973)
gemischt	ERCP	11/82	13,4	STADELMANN *et al.* (1973)
Gallenoperationen	Choledochoskopie	4/250	2	WILDEGANS (1960)
Gallenoperationen		359/1220	29,4	
Choledocholithiasis		161/311	51,7	HESS (1961)
Cholezystolithiasis	intraoperative		22,6	
Cholezystitis (steinfrei)	Methode, u.a. Manometrie		13,3	DIETRICH (1962)
	Cholangiographie		12	
Gallenoperationen	ohne oder mit BV-FS	23/949	2,4	PAULINO, ROSELLI (1963)
Gallenoperationen		33/854	3,85	STILLER (1963)
Gallenoperationen		312/1095	28,5	NIEDNER, KIEF (1965)
Gallenoperationen		112/1914	7,1	KRAFT, WALZ (1966)
Gallenoperationen		31/854	3,6	DALICHAU (1968)
Choledochotomien		31/241	12,8	DALICHAU (1968)
Cholezystektomien			4,0	KOURIAS (1967)
Choledochotomien			10,5	

1. Die Stenose aller Sphinkterabschnitte (Y-Stenose).
2. Die Stenose im Bereich des Sphincter ampullae (Ostiumstenose, die nach NIEDNER, 1965; NIEDNER, KIEF, 1965, in 43% der Fälle vorliegt).
3. Die isolierte Stenose im Bereich des Sphincter choledochi bei gemeinsamer oder getrennter Mündung von D. choledochus und D. pankreaticus.

Irgendeine Form der krankhaften Papillenveränderung im pathologisch-anatomischen Sinne liegt in 80% eines unausgelesenen Sektionsmaterials vor. Dabei überwiegt die geringe Ausprägung, während mittelschwere Formen in 20–30%, schwere in ca. 5% der Fälle zu erwarten sind. Bei Jugendlichen sind Papillenerkrankungen eine Seltenheit.

Die primäre Adenomyose ist in Anbetracht der Häufigkeit bei Männern möglicherweise hormonell induziert. Die übrigen Formen haben dagegen wahrscheinlich folgende Pathogenese (Tabelle 23).

HESS (1954) und auch NIEDNER und KIEF (1965) diagnostizierten bei ihren Gallenoperationen in ca. 29% der Fälle Papillenstenosen. HESS kommt bei der Choledocholithiasis sogar auf eine Häufigkeit von 52%. Wie Tabelle 5 ausweist, gibt die Mehrzahl der Autoren die Papillenstenose nur für 3–10% der Fälle als Ursache einer Gallenanamnese ohne oder mit Ikterus an. Dabei wird der Einwand übersehener und daher unbehandelter Papillenstenosen einleuchtend durch das Fehlen postoperativer Beschwerden widerlegt. Man muß daher umgekehrt annehmen, daß eher die Gefahr besteht, zu viele Papillenstenosen zu diagnostizieren (DALICHAU, 1966, KOURIAS, STUCKE, 1967).

WILDEGANS, (1960) hat bei ca. 60% der Choledochotomierten endoskopisch eine Cholangitis beobachtet. Dabei war die Entzündung häufig besonders stark im präpapillä-

Tabelle 23. Entwicklung der Papillenstenose. (Nach FÖDISCH, 1972)

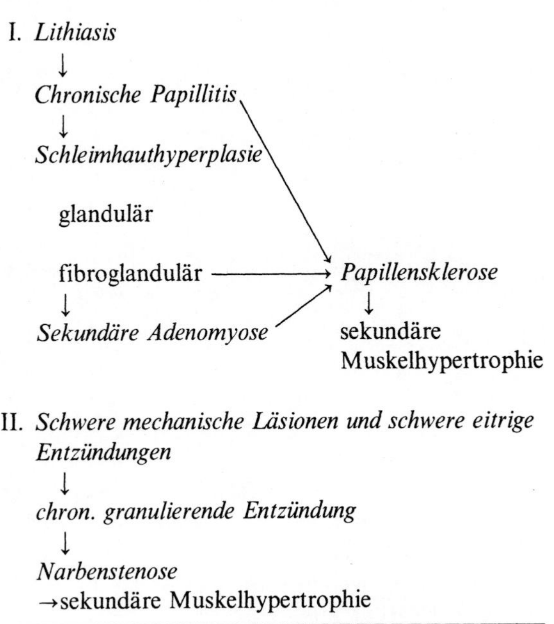

ren und papillären Bereich ausgeprägt. Das Papillenlumen war eingeengt und das Papillenspiel deutlich behindert oder aufgehoben. Es lag dann eine temporäre Enge, nicht aber eine der viel selteneren, irreversiblen, narbigen, sklerösen oder adenomatösen Stenosen vor.

Als Ursachen der papillären Abflußstörung kommen in Frage (CATTEL u. COLCOCK, 1953, 1957):

1. Steine (Gallensteine, Papillensteine).
2. Narbige Strikturen.
3. Sackartige Erweiterungen der Gangenden („Steinlogen").
4. Abnormer Verlauf des Gallengangs durch den Pankreaskopf.
5. Stenosen durch chronische Pankreatitis im Kopftunnelbereich.
6. Adenomyosen und Fibrosen des Sphinkters.
7. Duodenaldivertikel.
8. Gutartige epitheliale und mesenchymale Tumoren.
9. Papillen-Karzinom.

3. Postpankreatitische Stenosen

Die *postpankreatitische* Stenose kann sich umschrieben oder röhrenförmig entwikkeln und sowohl den D. choledochus allein als auch Choledochus und Pankreatikus zugleich einbeziehen (Abb. 164). Die hohe Koinzidenz von entzündlichen Gallenwegs- und Pankreaserkrankungen und deren hoher Anteil an den Choledochus- und Papillenstenosen geht aus Tabelle 24 hervor.

Im i.v. Cholangiogramm sieht man die intrapankreatische Enge nicht, gut dagegen die Gallengangserweiterung suprapankreatisch. Die Diagnose ist bei der kalzifizierenden Pankreatitis nicht schwierig (Abb. 165).

Der Anteil der Fälle mit Papillenstenose oder pankreatitischer Röhrenstenose am Postcholezystektomie-Syndrom ist sehr hoch (Tabelle 24).

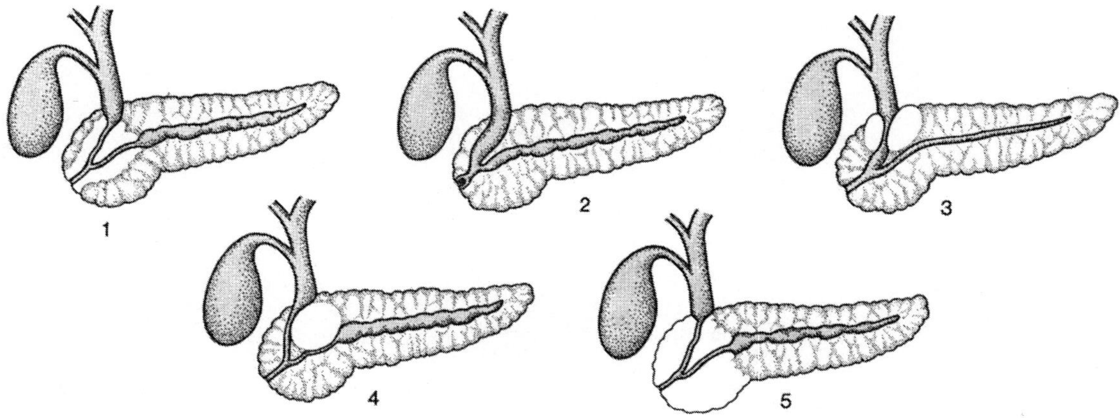

Abb. 164

Abb. 164. Postpankreatische Stenosen am D. choledochus und pancreaticus. *1* Röhrenstenose an Choledochus und Pankreatikus durch periduktale Fibrose (CAROLI u. NORA), *2* Hindernis in der Ampulle mit Aufstauung beider Gänge, *3* wespentaillenartige Einschnürung des D. choledochus (DEBRAY u.Mitarb.), *4* wespentaillenartige Einschnürung des D. choledochus und pancreaticus (SARLES u. MERCADIER), *5* Röhrenstenose von Choledochus und Pankreatikus bei hochgradiger Kopffibrose (LÉGER u. CRISMER, 1960)

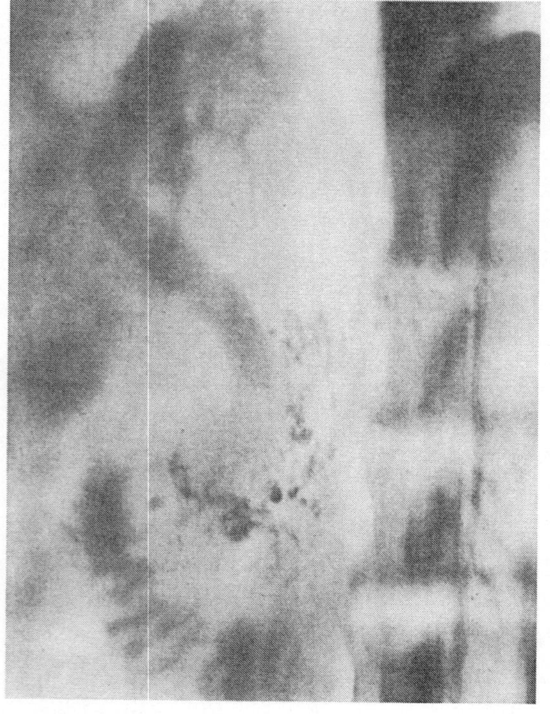

Abb. 165. Kalzifizierende Pankreatitis. Kopfzirrhose mit Röhrenstenose des Choledochus (nicht erkennbar) und Aufstauung des supraduodenalen D. hepatocholedochus

Tabelle 24. Anteil der stenosebedingten Abflußstörungen am Postcholezystektomiesyndrom bei 110 cholezystektomierten Patienten (CLASSEN und SCHWAMBERGER, 1974)

	Patientenzahl			
Choledocholithiasis	14			12,7%
mit Cholangitis		5		
mit Verschlußsymptomen		7		
mit Pankreatitis		4		
mit Abflußbehinderung		7		
Röhrenstenose			3	
Papillenstenose			3	
Supraduod. Choledochusstenose			1	
Papillenstenose	15			13,6%
mit Choledocholithiasis		3		
mit Pankreatitis		6		
Röhrenstenose	12			10,9%
mit Choledocholithiasis		3		
mit Pankreatitis		7		
Supraduod. Choledochusstenose	3			2,7%
mit Pankreatitis		2		
mit Choledocholithiasis		1		
Pankreatitis, chronisch	24			21,8%
mit Choledocholithiasis		4		
mit Papillenstenose		6		
mit Röhrenstenose		7		
mit supraduodenaler Choledochusstenose		2		
Langer Zystikusstumpf	9			8,1%
mit Choledocholithiasis		2		
mit Pankreatitis		4		
Pankreaskopf-Neoplasma	4			3,6%
Duodenaldivertikel	9			8,1%
mit Papillenobstruktion		1		
Normalbefund	20			19,5%
Gesamtzahl	110			100%

4. Postoperative Stenosen

Unter den gutartigen erworbenen Gallenwegsstenosen machen die *postoperativen Stenosen* je nach Autor mit 72–90% (CATTEL u. COLCOCK, 1953, 1957; COLE u.Mitarb., 1955; WALTERS, 1953) den Hauptanteil aus (Tabelle 25). Betroffen ist im allgemeinen der D. hepatocholedochus in unmittelbarer Nähe der Zystikuseinmündung.

Tabelle 25. Ursachen von Strukturen am D. hepatocholedochus (COLE u.Mitarb., 1955)

Ursache	% der Fälle
Operatives Trauma	72
Entzündliche Prozesse	19
a) Cholangitis	
b) Abszeß	
c) Pylephlebitis	
Postpankreatitisch	6,5
Benigne Tumoren oder Zysten	2,5

Folgende anatomischen und pathologischen Faktoren verursachen oder disponieren zu postoperativen Strikturen (WALTERS u. SNELL, 1940):

1. Ursprungs- und Verlaufsanomalien der Arteria cystica.
2. Eine lange A. cystica mit parallelem Verlauf zum D. hepatocholedochus.
3. Abnorm kurzer D. cysticus.
4. Obliteration des Foramen Winslowi — damit geht ein anatomischer Wegweiser verloren, wodurch die Identifikation und Freilegung der Gallengänge erschwert ist.
5. Eine dilatierte (ausgesackte) steingefüllte Hartmannsche Tasche (Infundibulum), die am D. hepatocholedochus adhärent ist.
6. Eine hochgradig entzündete, adhärente, geschrumpfte oder gangränöse Gallenblase.
7. Eine präexistente Cholangitis oder Choledochitis.

Anastomosen zwischen durchtrenntem D. hepatocholedochus und irgendeinem Organ, einschließlich dem distalen Choledochus, sollen früher oder später immer stenosieren (MULHOLLAND *et al.,* 1960). Seitliche Gangverletzungen sollen dann nicht zu Strikturen führen, wenn postoperativ die Gallenpassage nicht behindert ist.

Direkte Ursachen der postoperativen Stenosen sind:

1. Einschluß eines Gangabschnittes des D. hepatocholedochus in die Zystikusligatur.
2. Direkte Unterbindung oder Inzision des D. hepatocholedochus.
3. Mitentfernung eines Teils des D. hepatocholedochus mit dem D. cysticus.
4. Druck des Drains auf die Wand des D. hepatocholedochus.
5. Nekrose der Wand des D. hepatocholedochus durch den Druck des T-Drains, wenn es zu dick oder zu lang ist oder Knick- bzw. Schleifenbildungen aufweist.
6. Heraussickern von Galle aus der Zystikusligatur mit periduktaler Ansammlung von Galle und nachfolgender periduktaler Fibrose.
7. Operative Manipulationen, die zum Austritt infizierter Galle und damit zu einer lokalen Peritonitis mit nachfolgender entzündlicher Reaktion und Gangstenose führen können.

Die striktur- oder stenosenbedingte Gallenstase führt zu Entzündungsschüben, die ihrerseits den Grad der Stenose durch die akut entzündlichen Wandveränderungen erhöht. Bei partiellem Gangverschluß ist das Krankheitsbild daher durch periodische Anfälle, die von cholangitischen Schüben begleitet sind, charakterisiert. Häufig besteht eine Anamnese mit mehreren vorausgegangenen Entlastungsoperationen bei komplettem oder partiellem Verschluß, so daß u.U. schon progressive und evtl. irreversible Leberveränderungen vorliegen. Die strikturbedingten morphologischen Veränderungen sind an den intra- und extrahepatischen Gallengängen grundsätzlich gleich.

Die Reihenfolge pathologischer Veränderungen nach Entwicklung einer Stenose oder einer Striktur sind:

1. Dilatation des Gallengangsystems proximal der Stenose.
2. Cholangitis verschiedener Schweregrade, in manchen Fällen mit Übergang in eine eitrige Form und Entwicklung von Leberabszessen.
3. Verschiedene Grade von Atrophie und Nekrose, die gelegentlich zur akuten Leberinsuffizienz führen, bevor das Stadium der Zirrhose erreicht wird.
4. Eventuell sekundäre biliäre Zirrhose mit Splenomegalie.
5. Schließlich z.T. Erfassung der kleinen Portalgefäße durch die Zirrhose mit entsprechenden klinischen Manifestationen im Sinn einer portalen Zirrhose.

VIII. Beschwerden nach Cholezystektomie

Die Beschwerden nach Cholezystektomie bzw. Gallenwegsoperation bilden mit einer Frequenz von 10–30% (CLASSEN u. SCHWAMBERGER, 1974) und sogar 30–40% (HESS, 1961) eine schwere Belastung der Gallenwegschirurgie. Diese statistische Feststellung unterscheidet nicht die einfache Cholezystektomie bei Steingalle von der mit Cholezystitis oder sogar Gelbsucht. So treten Beschwerden nach Operation einer reinen Steingallenblase wesentlich seltener (17%) auf als nach Operationen steinloser, cholezystitischer Gallenblasen (59% nach MEYERS u.Mitarb., 1938).

Die Beschwerderate ist heute, trotz Verbesserung der prä- und intraoperativen Diagnostik und Technik, gegenüber früheren Jahren nicht kleiner geworden.

Die Ursache der Beschwerden ist in Tabelle 26 wiedergegeben. Die Art der Beschwerden ist in Tabelle 27 klassifiziert.

Tabelle 26. Ursachen der Beschwerden bei Post-Cholezystektomie-Syndrom (WILLARD, 1965)

I. Symptome, die nicht mit der Operation zusammenhängen
  A. Irrtümliche oder inkomplette Diagnosen. Symptome nichtbiliären Ursprungs
  B. Begleitende biliär-pankreatische Störung
    1. Lebererkrankung (Hepatitis, Zirrhose)
    2. Pankreatitis
    3. Stenose des Sphinkter Oddi
    4. Stenosierende Choledochitis oder Cholangitis
    5. Übersehenes Neoplasma

II. Postoperative Folgezustände oder postoperativ entdeckt
  A. Verletzung des D. hepatocholedochus
    1. Im Anschluß an die Operation (Hämorrhagie, gallige Peritonitis, Abszeß, Fistel)
    2. Striktur des D. hepatocholedochus
  B. Steine im D. hepatocholedochus
  C. Steine intrahepatisch
  D. Langer Zystikus mit oder ohne Gallenblasenrest
  E. Postoperative Adhäsionen
  F. Entfernung einer normal funktionierenden Gallenblase

III. Funktionelle Gallenwegsstörungen (Dyskinesie, Dystonie, Dyssynergie)

Tabelle 27. Art und relative Häufigkeit der Beschwerden nach Cholezystektomie bei 435 von 2278 operierten Fällen der chirurgischen Klinik Heidelberg (GRÖZINGER, 1973)

Wiederholte Ikterusschübe	1,3%
Einmaliger Ikterus	6 %
Einmalige Kolik	7 %
Wiederholte Koliken	13 %
Neigung zu Durchfällen	15 %
Obstipation	33 %
Übelkeit	36 %
Völlegefühl	44 %
Unverträglichkeit fetter Speisen	54 %

Bei den Reoperationen an den Gallenwegen findet der Chirurg in über 50% Steine im Choledochus (BARTLETT u. QUINBY, 1957; RAYMER u.Mitarb., 1960), in zweiter Linie eine Enge an der biliodigestiven Fistel. Daneben findet man Stenosen an der Papille oder intrapankreatisch, Gallengangsverletzungen und -strikturen, lange Zystikusstümpfe mit oder ohne Gallenblasenrest oder Gallenfisteln infolge Abflußbehinderung distal (SCHEGA, 1974).

In einem endoskopisch-internistisch vorselektierten Material fand man bei der Operation in der großen Mehrzahl der Fälle eine Kombination verschiedener organischer Ursachen (Tabelle 17).

Die röntgenologischen Untersuchungsmöglichkeiten der i.v. Cholegraphie sind natürlich beschränkt. Immerhin läßt sich mit ihr die Mehrheit der pathologischen Befunde erfassen, solange keine Cholestase besteht.

WISE und O'BRIEN (1956, 1962), die die Leistung der Cholangiographie an ihrer Bedeutung für die Diagnostik des Post-Cholezystektomie-Syndroms gemessen haben, fanden bei einem Vergleich der röntgenologischen und operativen Befunde, daß folgende Aussagen verbindlich möglich sind:

- Weiten über 15 mm beweisen die partielle Obstruktion des Choledochus.
- Weiten unter 8 mm beweisen, daß der Choledochus frei ist.
- Bei Weiten von 8–15 mm ist keine Aussage möglich. Eine partielle Obstruktion ist möglich, aber nicht zu beweisen. 57% ihres Postcholezystektomie-Kollektivs gehörten in diese Gruppe.

Die Vorstellung, daß sich der D. hepatocholedochus erweitert, um quasi eine Speicherfunktion für die verlorene Gallenblase zu übernehmen, hat sich nicht bestätigen lassen: Bei Kontrollen ein bis zwei Jahre nach Cholezystektomie fand sich nach QUIST (1957) nur eine mittlere Erweiterung von 1,5 mm (s. S. 397).

Beachtet man das Prinzip der steigenden Zeit-Dichte-Relation von WISE und O'BRIEN (1956), fertigt man also vergleichbare Aufnahmen nach 60 und 120 min an, erhält man über die wenig verwertbare Feststellung einer Choledochuserweiterung hinaus den Hinweis auf eine Abflußstörung an oder vor der Papille, wie von späteren Autoren bestätigt wird (CATTEL u.Mitarb., 1953, 1957; BEARGIE u.Mitarb., 1962).

Wie man in Tabelle 28 sieht, bleibt die Diagnose Choledochuserweiterung infolge Abflußstörung für den Chirurgen unbefriedigend: Papillenstenose, intrapankreatische Röhrenstenose oder andere Ursachen bleiben dabei undifferenziert, und auch Steine dürften sehr häufig im Cholangiogramm übersehen werden. Vor allem aber wegen der Frage nach den Verhältnissen im D. pankreaticus ist die retrograde Gangfüllung die präoperative Methode der Wahl, bei Obstruktionsikterus daneben noch die transhepatische Cholangiographie.

Tabelle 28. Ergebnisse der i.v. Cholegraphie bei 121 Patienten mit Postcholezystektomie-Syndrom (MCCLENAHAN u.Mitarb., 1955)

Gesamtzahl	121
Positive Cholangiographie	105 (86,8%)
Path. Befunde an den Gallenwegen	57%
(davon reine Choledochuserweiterung	24%)
Langer Zystikusstumpf	16,5%
Strikturen und Adhäsionen	8,5%
Steine	9,1%
Lebererkrankung	8,3%
Extrabiliäre Erkrankung	21,5%
(Ulcus duodeni, Pankreatitis usw.)	

1. Zurückgebliebene Gallensteine

Es gibt trotz aller diagnostischen Verbesserungen intraoperativ bisher keine Sicherheit, vorhandene Steine in den Gallenwegen zu erfassen. Weder die Cholangioskopie noch die intraoperative Cholangiographie oder die Bougierung der Papille bieten Gewähr dafür, daß versteckt liegende oder eingekeilte Steine erfaßt werden (SCHEGA, 1974).

Ist ein T-Drain eingenäht worden, hat man postoperativ die Möglichkeit, eine Radiomanometrie durchzuführen und nachgewiesene Steine je nach Größe mit Hilfe der Dauerspülung unter Spasmolyse mit Eupaverin oder Euphyllin (SCHEGA, 1974) oder mittels Katheter in das Duodenum abzutreiben oder größere durch den Drainagekanal unter Röntgenkontrolle zu extrahieren (s. dort).

Ist der Choledochus sofort verschlossen worden (ZENKER, HAMELMANN, 1958; KÜMMERLE, 1972) oder treten später Beschwerden, wie Ikterus, Koliken, Fieberschübe usw., auf, wird man, unter Berücksichtigung der Laborbefunde, eine Spätintervention planen müssen nach vorhergehender Oberbauchdiagnostik, evtl. direkter Gallenwegsdarstellung.

2. Biliodigestive Anastomose (s. postoperative innere Fistel)

Sie ist offenbar häufig verantwortlich für postoperative Beschwerden, da sie mit dem Nachteil des retroduodenalen Blindsacks den weiteren Nachteil der Nichtausschaltung aus der Speisenpassage verbindet. Saurer Brei dringt bei guter Durchgängigkeit der Anastomose bis in die Verästelungen der Gallenwege ein, Speisereste setzen sich fest und können retrograd nur unzureichend eliminiert werden. Beides führt zu aszendierenden Entzündungen.

Ist die Anastomose dagegen zu eng, etwa weil sie am nicht erweiterten Choledochus angelegt oder am erweiterten Choledochus zu eng angelegt wurde, oder weil sie postoperativ geschrumpft ist (Schrumpfung der Gallengangsanastomose auf 30–50% ihrer ursprünglichen Weite), kommt es zu Cholangitiden mit sekundärer Leberschädigung, wie durch Leberbiopsien und Tierversuche bewiesen wurde (ZITTEL, 1969).

Bei der Beurteilung der bilio-digestiven Anastomosen wird man besonders die Entleerung des Kontrastbreis aus den Gallenwegen in den Darm beobachten, und nicht nur das Übertreten von Brei durch die Anastomose in die Gallenwege feststellen.

3. Papillenstenose

Sie sind präoperativ schwer zu diagnostizieren. Der Hinweis auf die Erweiterung des Choledochus und die Verspätung des Kontrastmaximums werden keinen Röntgenologen zu der Diagnose einer Sphinktersklerose oder Papillenstenose hinreißen, da die chirurgischen Konsequenzen daraus ja beträchtlich sind. Auch intraoperativ ist die Beurteilung mittels cholangiographischer Radiomanometrie keineswegs einfach, ob es sich nun um ein entzündungsbedingtes oder durch Manipulation bedingtes Ödem, eine narbige Sklerose, eine Schleimhauthyperplasie oder eine degenerative Adenomyomatose handelt oder nicht. Auch die sekundäre Sphinktersklerose bei chronisch-rezidivierender Pankreatitis ist dabei zu berücksichtigen. Den besten Hinweis gibt vielleicht die Bougierung, obwohl auch sie schwierig und schlecht beurteilbar sein kann, insbesondere bei eingeklemmten kleinen Steinen. Hier empfiehlt sich insbesondere die transduodenale retrograde Gangdarstellung.

Nach VOSSCHULTE (1955) finden sich bei über 30jährigen Gallensteinträgern auch ohne Choledochusbeteiligung in etwa 50% der Fälle entzündliche Veränderungen im Papillenbereich.

GRILL (1974) hält die Passagebehinderung in der Papille dann für erwiesen, wenn die intraoperative Direktbeobachtung und die Kontroll-Cholangiographie eine konstant spitz zulaufende Einengung der Papille erkennen lassen, und wenn auch nach Applikation von Spasmolytika der Residualdruck im Gallenwegsystem konstant erhöht ist, wenn also

1. ein erhöhter Passage- bzw. Residualdruck vorliegt;
2. das Papillenspiel fehlt;
3. die Papille im Röntgenbild konstant spitz zuläuft;
4. eine pharmakologisch unbeeinflußbare Druckerhöhung im Gallenwegsystem bestehen bleibt und
5. die Papille dem Bougierungsversuch einen erheblichen Widerstand entgegensetzt.

Bei röhrenförmigen Choledochusstenosen, wie sie gewöhnlich bei der chronisch-rezidivierenden Pankreatitis auftreten, wird der terminale Choledochus in seinem retroduodenalen Verlauf durch Ödem, fibrosierende Veränderungen oder Zystenbildungen des Pankreaskopfes komprimiert oder stenosiert. Sie können im Lauf der Zeit zu einer hochgradigen Verengung mit prästenotischer Dilatation des Choledochus führen (20% aller Fälle von chronischer und chronisch-rezidivierender Pankreatitis nach ZÜHLKE, FUCHS und PEIPER, 1974; 38% nach HESS, 1969; 35% nach GUILLEMIN, 1972; GUILLEMIN *et al.*, 1971).

Bei der intra- oder postoperativen Cholangiographie fällt die röhrenförmige Stenose wegen der unregelmäßigen Begrenzung und atypischen Verbiegung in Relation zum Verlauf des Hepatikus sofort auf. Die Papille selbst kann dabei normal, das Sphinkterspiel regelrecht sein.

Die verschiedenen Typen und die sich daraus ergebenden cholangiographischen Bilder sind in Abb. 163 aufgeführt. Die Abgrenzung dieser Veränderungen gegenüber der primär sklerosierenden Cholangitis (KERN *et al.*, 1968) wie dem röhrenförmig wachsenden Choledochus-Karzinom ist röntgenologisch praktisch nicht möglich. Für die Beurteilung des chirurgischen Vorgehens ist die Darstellung des Pankreasgangsystems entscheidend. Veränderungen am Gangsystem im Sinne einer chronisch-rezidivierenden oder verkalkenden Pankreatitis sprechen dann für eine pankreatitische Röhrenstenose, ohne daß damit aber das Karzinom sicher ausgeschlossen wäre (Fehlerquote von 35% nach ZÜHLKE *et al.*, 1974). Die sich aus der Röntgendiagnostik ergebende Therapie hat zur Konsequenz die bilio-digestive Anastomose mit Drainageoperation am Pankreas oder bei Kopfpankreatitis und nicht sicher auszuschließendem Kopf-Karzinom die partielle Duodenopankreatektomie.

4. Langer Zystikusstumpf

Der zu lang bemessene Zystikusstumpf ist häufig Anlaß zu Beschwerden und Reinterventionen (Abb. 166). Oft hängt daran noch ein Stück Gallenblasenhals (Abb. 167). Nach BARTLETT u. QUINBY (1957) soll ein Zystikusstumpf von mehr als 1,5 cm Länge Beschwerden machen können (normal 0,5 cm Länge).

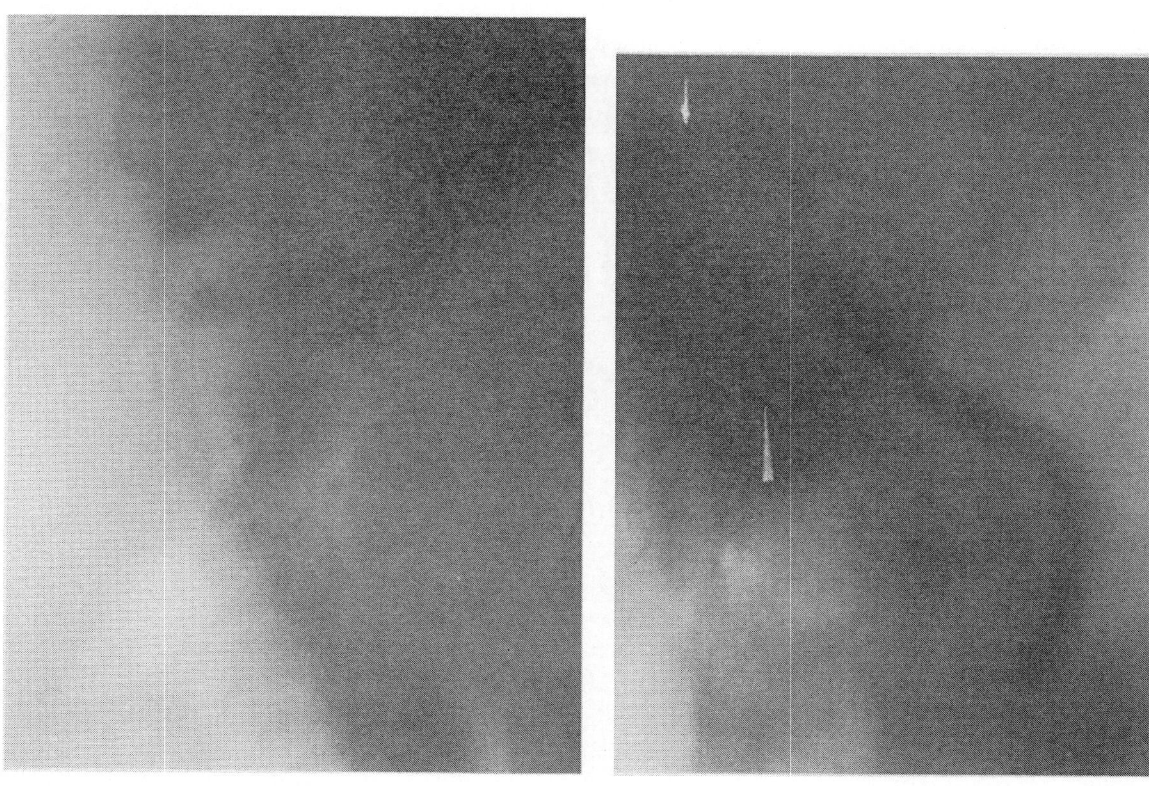

Abb. 166 Abb. 167

Abb. 166. Langer Zystikusstumpf mit rechtsseitiger Oberbauchsymptomatik. Choledochuserweiterung durch Stein supravaterisch

Abb. 167. Langer Zystikusstumpf (mit Gallenblasenhals?) Rechtsseitige Oberbauchsymptomatik

In dessen sackartiger Erweiterung bilden sich gern Gallensteine. In mehr als 30% der nachoperierten Zystikusstümpfe wurden Steine im Stumpf gefunden (TWISS u. CARTER, 1948; GARLOCK u. HURWITT, 1951; GLENN u. JOHNSON, 1955) und die Patienten durch die Operation beschwerdefrei.

Natürlich wird man sich mit dem Nachweis des langen Zystikusstumpfes nicht zufrieden geben, sondern auch im Choledochus nach möglichen Ursachen für die Beschwerden suchen.

Im Zystikusstumpf findet man gelegentlich außer Steinen Neurinome.

Röntgenologisch ist der lange Zystikusstumpf gewöhnlich gut darzustellen, insbesondere im Zonogramm. Wenn auch die Bedeutung des langen Zystikusstumpfes für cholezystektomierte Patienten noch unklar sein mag, wird man als Röntgenologe bei vorhandenen Beschwerden auch auf den langen Zystikusstumpf betont hinweisen, damit bei Reinterventionen und fehlendem Befund im Situs nicht die Amputation des sehr häufig hinter dem Choledochus und medial tief einmündenden Zystikus versäumt wird.

5. Funktionsstörungen

Inwieweit funktionelle Störungen an den Gallenwegen eine Rolle spielen können, sei hier nicht im einzelnen diskutiert (s. Dyskinesien). Es kann als sicher gelten, daß Funktionsstörungen in Form einer Atonie als Folge einer Entzündung auftreten können, so etwa die Choledochuserweiterung.

Sicher reichen postoperative cholangiographische Druckmessungen wegen ihrer Grobheit nicht aus, funktionelle Störungen an den Gallenwegen zu erfassen. Beweisende Untersuchungen fehlen aber bis heute. Auch die Bedeutung der Entfernung der funktionstüchtigen Gallenblase für die Gallenwege ist noch offen.

6. Gallengangstenosen, Strikturen oder Verletzungen

Typische entzündliche Hepatikusstenosen etwas oberhalb der Zystikusmündung und die selteneren kongenitalen oder erworbenen Strikturen im Bereich der Hepatikusgabel bilden mit fast 12% aller Kolikursachen im Material von HESS (1961) die zweitstärkste Gruppe beim Postcholezystektomie-Syndrom. Da diese Stenosen nie durch Palpation oder Inspektion zu erkennen sind, werden sie leicht übersehen.

Gallengangsverletzungen und Strikturen finden sich durchweg im hepatikus- und lebernahen Choledochusabschnitt (Abb. 168). Wie stark die postoperativen Verziehungen sein können, geht aus Abb. 169 hervor.

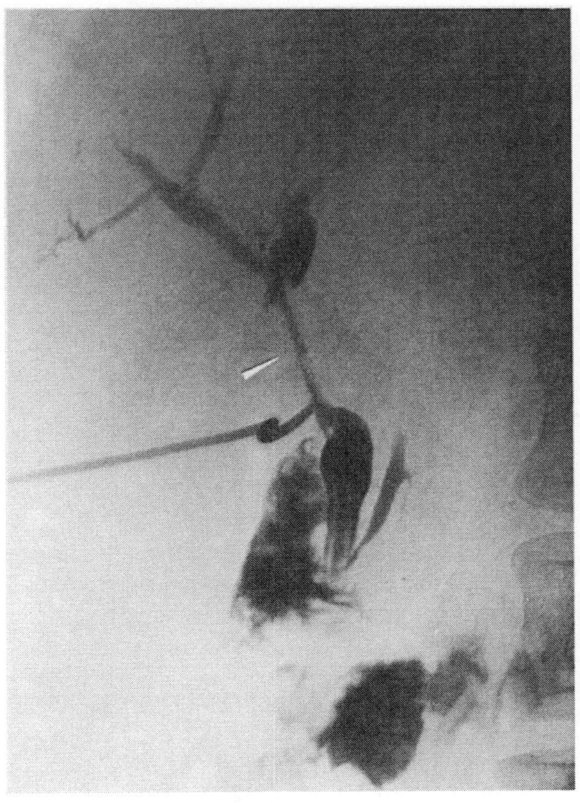

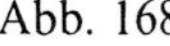

Abb. 168

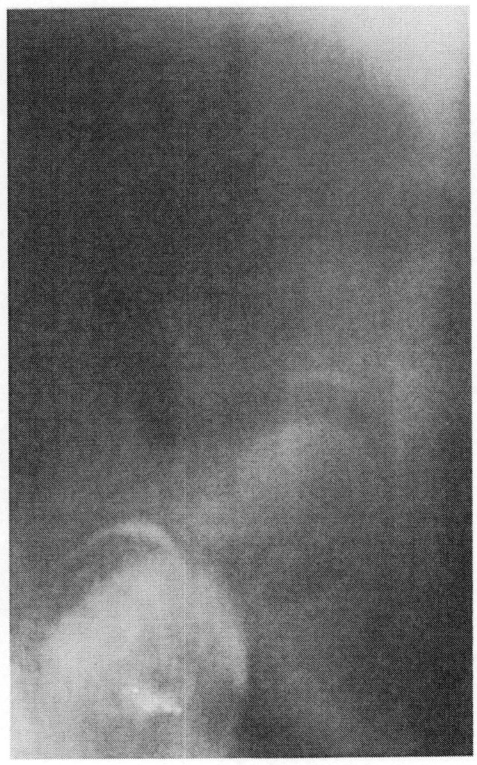

Abb. 169

Abb. 168. Operative Durchtrennung des D. hepaticus bei Mirizzi-Syndrom. Postoperatives Cholangiogramm

Abb. 169. Starke postoperative Verziehung des D. hepaticus nach lateral

Wegen dieser starken Verlagerung sind die Gallenwege im Narbengewebe oft nur schwer aufzufinden, insbesondere ist der kurze Hepatikusanteil technisch schwierig operativ anzugehen.

Die Verletzungen ereignen sich besonders leicht beim Mirizzi-Syndrom (s. Cholezystitis): Beim Isolieren des entzündlich mit dem Hepatocholedochus verbackenen Zystikus-Gallenblasenkomplexes wird der D. hepatocholedochus eröffnet oder durchtrennt. Bei völliger, nicht bekannter Durchtrennung, wie sie nicht sehr oft vorkommt (auf 70 erkannte Durchtrennungen kommen nur 7 unerkannte; CATTEL, BRAASCH, 1958), wird die nach der Operation auftretende Gelbsucht oder eine äußere Fistel sofort zur Relaparotomie führen. Die intraoperative Lokalisation des proximalen, im Hilus gelegenen Hepatikusrestes wird mittels transhepatischer Gallengangsdarstellung durchgeführt (s. Abb. 59).

Literatur

ABEL, J.J., ROWNTREE, L.G.: On the pharmacological action of some phtaleins and their derivatives, with especial reference to their behaviour as purgatives. J. Pharmac. exp. Ther. **1**, 231–264 (1909)

ABRAMS, R.M., CHIENG-HSING MENG, FIRVONIA, H., BERANBAUM, E.R., EPSTEIN, H.J.: Angiographic demonstration of carcinoma of the gallbladder. Radiology **94**, 277–282 (1970)

ACKERMANN, L., KALITSCH, J., KELLER, R.: Bringt die Infusions-Cholangio-Cholezystographie. Vorteile gegenüber den konventionellen Untersuchungsmethoden? Radiologe **8**, 260 (1968)

ADOLPH, K.: Gallengangs- und Pankreasdiagnostik. Stuttgart: Ferd. Enke 1968

AGUIRRE, J.R., BOHLER, R.O., GURAIEB, S.: Hyperplastic cholecystoses: a new contribution to the unitarian theory. Amer. J. Roentgenol. **107**, 1–13 (1969)

ÅKERLUND, Å.: Beobachtungen bei Cholecystogrammen in aufrechter Körperstellung; ein neues röntgenologisches Gallensteinsyndrom. Acta radiol. (Stockh.) **14**, 74–81 (1933)

— Die Verfeinerung der röntgenologischen Gallensteindiagnostik durch Untersuchung der Sedimentierungs- und Schichtungsverhältnisse in der Gallenblase. Acta radiol. (Stockh.) **19**, 23 (1938)

ALBOT, G., OLIVIER, C., LIBAUDE, H.: Radiomanometric examination of the biliary ducts: experience with 418 cases. Gastroenterology **24**, 242 (1953)

ALDRIDGE, N.H.: Rapid examination of the biliary tract. A new technique with Biligrafin. J. Fac. Radiol. **6**, 243–253 (1954/55)

ALLEN, W.M.: Drip infusion cholangiography in cases of failed cholangiography. Brit. J. Radiol. **42**, 347 (1969)

ALMÉN, T.: Toxicity of radiocontrast agents, pp. 443–550. In: KNOEFEL, P.K. (ed.): Radiocontrast agents. London: Pergamon Press 1971

AMATO, G.: Der Wert der Kombination der Cholecystographie mit der gleichzeitigen Untersuchung des Magen- und Darmtraktes. Fortschr. Röntgenstr. **34**, 705–712 (1926)

ANACKER, H.: Die Füllungs- und Entleerungsvorgänge in den Gallenwegen. Fortschr. Röntgenstr. **81**, 143 (1954)

ANSAY, J.: Reflexions à propos de mille cholécystographies avec étude volumétrique et courbes de cholécysto-contractions. J. belge. Radiol. **41**, 1 (1958)

ANSELL, G.: Adverse reaction to contrast agents. Scope of problem. Invest. Radiol. **5**, 374–384 (1970)

— Notes on radiological emergencies, 2. Aufl. Oxfort: Blackwell scientific Publication 1973

ANTONUCCI, C.: Technica della colecistografia rapida. Policlinico **38**, 17–44 (1931)

ARCHER, S.: Chemical aspects of radiopaque agents. Ann. N.Y. Acad. Sci. **78**, 720 (1959)

—, HOPPE, J.O., LEWIS, T.R.: The preparation and cholecystographic properties of some aminotriiodophenylalkanoic acids. J. Amer. pharm. Ass. **40**, 617–619 (1951)

— — —, HASKELL, M.N.: The preparation of some iodinated phenyl- and pyridylalkanoic acids. J. Amer. pharm. Ass. **40**, 143–150 (1951)

ARENDT, J., ZGODA, A.: Heterotopic excretion of intravenously injected contrast media. Radiology **68**, 235 (1957)

ARIANOFF, A.: Les cholécystoses. Bruxelles: Arscia, Paris: Maloine, 1966

—, HENRARD, E.H., VAN DESSEL, A.: Considerations radiologiques et cliniques des cholecystoses. J. belge Radiol. **45**, 97–133 (1962)

ARNER, O., HAGBERG, S., SELDINGER, S.J.: Percutaneous transhepatic cholangiography: Puncture of dilated and nondilated bile ducts under roentgen television control. Surgery **52**, 561 (1962)

ARTHUR, G.W., STEEWART, J.O.R.: Biliary cysts. Brit. J. Surg. **51**, 671 (1964)

ASCHOFF, J., BACMEISTER, A.: Die Cholelithiasis. Jena: Fischer 1909

ASTWOOD, E.B.: Occurence in the sera of certain patients of a newly-isolated iodine compound. Trans. Ass. Amer. Physns **70**, 183–191 (1957)

ATKINSON, A.J., CARROLL, W.: Sclerosing cholangitis. Association with regional enteritis. J. Amer. med. Ass. **188**, 183 (1964)

ATKINSON, M.M., HAPPEY, M.G., SMIDDY, F.G.: New methods for diagnosis and research: Percutaneous transhepatic cholangiography. Gut **1**, 357 (1960)

BAKER, D.H., HARRIS, R.C.: Congenital absence of the intrahepatic bile ducts. Amer. J. Roentgenol. **91**, 875 (1964)

BAKER, H.L., HODGSON, J.R.: Oral cholecystography: an evaluation of its accuracy. Gastroenterology **34**, 1037–1045 (1958)

— — Further studies on the accuracy of the oral cholecystography. Radiology **74**, 239–245 (1960)

BANG, H.O., GEORG, J.: The excretion of iodophthalein in the human organism. Acta pharmacol. (Kbh.) **4**, 87–98 (1948)

BARGON, G.: Leberbiopsie, Zweifarbstofftest und Biligrafinausscheidung. Fortschr. Röntgenstr. **104**, 790–795 (1966)

BARKE, R.: Zur Physiologie des Stoffwechsels nierengängiger Kontrastmittel. Radiol. diagn. (Berl.) **5**, 193–205 (1964)

— Röntgenkontrastmittel-Chemie-Physiologie-Klinik. Leipzig: VEB G. Thieme 1970

BARNHART, J., RITT, D., WARE, A., COMBES, B.: A comparison of the effects of Taurocholate and Theophylline on BSP excretion in dogs. In: Liver: Quantitative aspects of structure und function, pp. 315–326. Basel: S. Karger 1973

BARON, D.: Untersuchungen über den Verbleib eines nierengängigen und eines lebergängigen Röntgenkontrastmittels im menschlichen Körper. Inaugural-Dissertation FUB 1964

BARTEL, J.: Cholelithiasis und Körperkonstitution. Frankfurt. Z. Path. **19**, 206 (1916)

BARTELINK, D.L.: Röntgencoupes. Ned. T. Geneesk. **76**, 419–2791 (1932)

— Röntgenschnitte.Fortschr.Röntgenstr.**47**,339(1933)

BARTHOLOMEW, L.G., CAIN, J.C., WOOLNER, L.B., UTZ, FERRIS, D.O.: Sclerosing cholangitis: Its possible association with Riedel's struma and fibrous retroperitonitis — report of two cases. New Engl. J. Med. **269**, 8 (1963)

BARTLETT, M.K., QUINBY, W.C., SR.: Surgery of the biliary tract: III. Secondary operations on the common duct. New Engl. J. Med. **256**, 11 (1957)

BATES, T.R., GIBALDI, M., KANIG, J.L.: Solubilizing properties of bile salt solutions II. J. Pharm. Sci. **55**, 901 (1966a)

— — — Rate of Dissolution of Griseofulvin and Hexestrol in bile salt solutions. Nature (Lond.) **210**, 1331 (1966b)

BAUER, K., TRAGL, K.H., BAUER, G., VYCUDILIK, W., HÖCKER, P.: Intravasale Denaturierung von Plasmaproteinen bei einer IgM-Paraproteinaemie, ausgelöst durch ein intravenös verabreichtes lebergängiges Röntgenkontrastmittel. Wien. klin. Wschr. **86**, 766–769 (1974)

BAUERS, H.G., RÖSELER, H.: Vergleich der Kontraktionsfähigkeit des Sorbits und Eigelbs an Hand von 100 Cholecystographien. Dtsch. Gesundh. Wes. **35**, 1645 (1966)

BAUMANN, W., BOCK, E., SCHNEEWEISS, J., WICHMANN, J.: Erfahrungen mit duodenaler Applikation von Biloptin. Fortschr. Röntgenstr. **93**, 212–213 (1960)

— — — — Zur duodenalen Applikation von Biloptin und radioaktivem Biloptin. Fortschr. Röntgenstr. **95**, 454–460 (1961)

BAYINDIR, S.: Percutane transhepatische Cholangiographie. Fortschr. Röntgenstr. **105**, 839–840 (1966)

— Diagnostik der Gallenwegserkrankungen mit Hilfe der percutanen transhepatischen Cholangiographie. Acta hepato-splenol. (Stuttg.) **16**, 371–382 (1969)

— Die percutane transhepatische Cholangiographie und ihre Kombination mit der Coeliacographie. Med. Fortschr. **88**, 1377–1380 (1970)

— Percutane transhepatische Cholangiographie. In: BOECKER, Gallenwege-Leber. Stuttgart: Georg Thieme 1973

—, HEGER, N., SCHIRMER, H.F., STECKENMESSER, R.: Die perkutane transhepatische cholangiographie bei ikterischen und anikterischen Patienten. Fortschr. Röntgenstr. **111**, 315–329 (1969)

BEARGIE, R.J., HODGSON, J.R., HUIZINGA, K.E., PRIESTLEY, J.T.: Relation of cholangiographic findings after cholecystectomy to clinical and surgical findings. Surg. Gynec. Obstet. **115**, 143–152 (1962)

BECKER, CHR., BECKER, H.-W., SCHEIFF, I.: Ergebnisse simultaner Röntgenuntersuchungen von Gallenblase, Magen und Duodenum. Radiol. diagn. (Berl.) **10**, 557–563 (1969)

BECKER, H., CASSEBAUM, H.: Pharmakologische Untersuchung jodierter Phenoxyfettsäuren auf ihre Eignung als Gallenkontrastmittel. Pharmazie **18**, 642–645 (1963)

BÉCLÈRE, H.: Calculs biliaires flottants. Bull. Soc. méd. **24**, 419–420 (1936)

BEHRENDS, W.: Gallenstein-Ileus. Chirurg **30**, 512–518 (1959)

BENASSI, E.: La cholangiografia con Biligrafin. Radilogia **9**, 795–810 (1953)

BENEVENTANO, T.C., JACOBSEN, H.G., HURWITT, E.B., SCHEIN, C.J.: Cine-cholangiomanometrie: Physiologic observations. Amer. J. Roentgenol. **100**, 673 (1967)

BENISEK, G.J., GUNN, J.A.: A preliminary clinical evalution of a new cholecystographic medium, Bilopaque. Amer. J. Roentgenol. **88**, 792 (1962)

BENNESS, G.T., RAINE, A.E.: Cholangiographic excretion studies. Biligrafin and bile salt interaction. Aust. Radiol. **4**, 350–354 (1971)

BENNHOLD, H., OTT, H., WIECH, M.: Über den Bindungsunterschied lebergängiger und nierengängiger Substanzen an die Serum-Eiweißkörper. Dtsch. med. Wschr. **75**, 11–15 (1950)

BENNINGHOFF-GOERTTLER: Lehrbuch der Anatomie des Menschen, Bd. III. München-Berlin: Urban & Schwarzenberg 1960

BERDON, W.E., SCHWARTZ, R.H., BECKER, J., BAKER, D.H.: Tamm-Horsfall Proteinuria. Radiology **92**, 714 (1969)

BERG, G.R., HUTTER, A.M., JR., PFISTER, R.D.: Electrocardiographic abnormalities associated with intravenous urography. New Engl. J. Med. **289**, 87–88 (1973)

BERG, H.H.: Über Dyskinesien der Gallenwege. Zur Erinnerung an Karl Westphal. Med. Klin. **15**, 705–707 (1959)

BERG, J.: Beiträge zur Kenntnis gutartiger Stenosen der Gallenwege von anderen Ursachen als Gallensteinen. Langenbecks Arch. klin. Chir. **103**, 536 (1914)

– Studien über die Funktion der Gallenwege unter normalen und gewissen abnormalen Verhältnissen. Acta chir. scand. **1**, Suppl. 2 (1922)

BERGER, H.J.: Klinische Erfahrungen beim Carcinom der ableitenden Gallenwege. Chirurg **41**, 24–27 (1970)

BERGER, S.M.: Pseudotumors of duodenal bulb. Amer. J. Roentgenol. **74**, 580–586 (1955)

BERGMANN, G., VON: Funktionelle Pathologie. Berlin: Springer 1932

BERK, J.E.: Management of acute cholecystitis. Amer. J. dig. Dis. **7**, 325 (1940)

–, FEIGELSON, H.H., GAGLIARDI, R.A., SHUFRO, A.: Cholecystokinin in cholecystography. Curr. ther. Res. **1**, 39–40 (1959)

–, MONROY, L.S.: Acute Cholecystitis, gallbladder perforation, emphysematous cholecystitis, gallbladder torsion and bile peritonitis. In: H.L. BOKKUS, Gastroenterology, Vol. III, pp. 700–719. 1965

BERK, R.N.: The consecutive dose phenomen in oral cholecystography. Amer. J. Roentgenol. **110**, 230 (1970)

–, GOLDBERGER, L.E., LOEB, P.M.: The role of bile salts in the hepatic excretion of the iopanoic acid. Invest. Radiol. **9**, 7–15 (1974)

–, LASSER, F.C.: Altered concepts of mechanism of non-visualization of gallbladder. Radiology **82**, 296–302 (1964)

BERMOND, M.: Un nuovo segno colecistografico della calcolosi biliare. Il segno du menisco (porta preventa). Radiol. med. (Torino) **18**, 1450–1456 (1931)

– Il fenomine della stratificazione endocolecistica della bile nel rilievo radiologico e son significato nella fisio-patologia della cistifellea. Ann. Radiol. **12**, 350–394 (1938)

BERNHARD, F.: Über den neuesten Stand der Gallenwegschirurgie. Chirurg **12**, 341 (1940)

BERNSTEIN, A.: Über funktionelle Cholecystographie – Ein Beitrag zum Studium der konzentratorischen Gallenblasenfunktion mit Hilfe der „schnellen" Cholecystographie. Klin. Wschr. **2**, 1966–1968 (1933)

– Die Schichtung der Galle als Ausdruck der muskulären und resorptiven Funktion der Gallenblase: Zugleich ein Beitrag zur schnellen Cholecystographie. Fortschr. Röntgenstr. **49**, 68–64 (1934)

– Die Gallenschichtung und das Symptom der horizontal schwimmenden Steinschicht. Fortschr. Röntgenstr. **55**, 570–586 (1937)

BERNSTEIN, E.F.: The respiratory factor in angiographic media toxicity. Radiology **84**, 670–670 (1965)

–, EVANS, R.L., SALTZMAN, G.F.: Physico-chemical properties of blood following exposure to methylglucamine, iodipamide and other contrast media. Acta radiol. (Diag.) **2**, 401–419 (1964)

BESEMANN, E.F.: Can Ipodate calcium save the patient one day in hospitalization? Amer. J. Roentgenol. **110**, 226–229 (1970)

BEST, R.: The incidence of liverstones associated with cholelithiasis and its clinical significance. Surg. Gynec. Obstet. **78**, 425 (1944)

BEST, R.R., HICKEN, N.F.: Cholangiographic demonstration of biliary dyssynergia and other obstructive lesions of the gallbladder and bile ducts. J. Amer. med. Ass. **107**, 1615–1620 (1936)

BETZLER, H.J., SCHMIDT, H.: Die Röntgenuntersuchung des galleableitenden Systems nach kombinierter oraler und intravenöser Kontrastmittelgabe. Med. Welt **52**, 2142 (1958)

BILBREY, R.L., BUONOCORE, E.: Combined gastrointestinal and gallbladder roentgenograms added to barium meals. Amer. J. Roentgenol. **113**, 29–33 (1971)

BILLING, B.H., MAGGIORE, Q., CARTTER, M.A.: Hepatic transport of bilirubin. Ann. N.Y. Acad. Sci. **111**, 319–325 (1963)

– –, GOULIS, G.: The action of cholecystographie contrast media and novobiocin on the hepatic transport of bilirubin, pp. 215–221. In: The biliary system (TAYLOR, W., ed.). Oxford: Blackwell 1965

BILLION, H.: Vergleichende Untersuchungen mit radioaktivem Biliselektan und Biligrafin. Dtsch. med. J. **5**, 214–217 (1954)

–, FROMMHOLD, W., OEFF, K., SCHUTZ, W.: Untersuchung der Verteilung und Ausscheidung von radioaktivem Biliselectan und Biligrafin beim Menschen. Ärztl. Wschr. **10**, 574–577 (1955)

BIONDETTI, P.: Escrezione epatica dello iodiol prova dell' aegia. Radioter. **4**, 191–204 (1951)

BLOCH, C., BECK, H.M.: Radiological notes. Case No. 267. J. Mt Sinai Hosp. **33**, 519 (1966)

BOCKUS, H.L.: Gastroenterology, Vol. III, 2nd ed. W.B. Saunders Co 1965

–, SHAY, H., WILLIARD, J.H., PESSEL, J.F.: Comparison of biliary drainage and cholecystography in gallstone diagnosis with special reference to bile microscopy. J. Amer. med. Ass. **96**, 311 (1931)

BODWALL, B., OVERGAARD, B.: Cystic duct remnant after cholecystostomy. Amer. Surg. **163**, 382 (1966)

– – Computer analyzes of postcholecystectomy biliary tract symptoms. Surg. Gynec. Obstet. **124**, 723 (1967)

BÖTTGER, E., BURGHARDT, A., DITTMAR, F., MANGOLD, B.: Die perkutane transhepatische Cholangiographie – neue Erfahrungen und seltene Befunde. Fortschr. Röntgenstr. **118**, 405–412 (1973)

BOGATZKI, M., SPIELER, R.: Zur Methode der Cholecysto- und Cholangiographie. Fortschr. Röntgenstr. **94**, 30–43 (1961)

BOIJSEN, E., REUTER, S.R.: Mesenteric angiography in the evaluation of inflammatory and neoplastic diseases of the intestine. Radiology **87**, 1028–1036 (1966)
– – Combined percutaneous transhepatic cholangiography and angiography in the evaluation of obstructive jaundice. Amer. J. Roentgenol. **79**, 153 (1967)
BOLT, R.J., DILLON, R.S., POLLARD, H.M.: Interference with bilirubin excretion by a gallbladder dye (bunamiodyl). New Engl. J. Med. **265**, 1043–1045 (1961)
BONANCINI, O., BONANCINI, C.: Cholecystography by rectal route. Rev. Confed. méd. panamer. **8**, 26 (1961)
BONATI, F.: Kontrastmittel-Toxizität. Experimentelle Angaben. Radiol. diagn. (Berl.) **8**, 421–430 (1967)
BOOKSTEIN, J.J., REUTER, S.R., MARTEL, W.: Angiographic evaluation of pancreatic carcinoma. Radiology **93**, 757–764 (1969)
BORIS, A., LÖRINC, P.: Vorzüge und Nachteile der mit Morphiumwirkung kombinierten Biligrafinuntersuchung. Fortschr. Röntgenstr. **84**, 305 (1956)
BORROW, M.: Percutaneous transhepatic cholangiography. Amer. Surg. **30**, No. 8, 530 (1964)
BOUCHIER, J.A.D., RHODES, K., BRIEN, K.: A study for symptomatic and "silent" gallstone. Scand. J. Gastroent. **3**, 299 (1968)
BOYDEN, E.A.: An analysis of the reaction of the human gallbladder to food. Anat. Rec. **40**, 147 (1928)
BOYER, J.L., SCHEIG KLATSKIN, G.: The effect of Sodium Taurocholate on the hepatic metabolism of Sulfobromophthalein; The role of bile flow. J. clin. Invest. **49**, 206 (1970)
BRAASCH, J.W., WARREN, K.W., KUNE, G.A.: Malignant neoplasms of the bile ducts. Surg. Clin. N. Amer. **47**, 627–638 (1967)
BRACCO, S.A.: Südafr. Patent 695 602 (1969)
– DOS 2.128.902 (1972)
BRAUER, R.W.: Observations concerning fluid compartments, bloodflow patterns and bile-formation in the isolated rat liver. J. nat. Cancer Inst. **15**, 1469–1473 (1955)
– Mechanisms of bile secretion. J. Amer. med. Ass. **169**, 1462–1466 (1959)
–, PESSOTTI, R.L.: The removal of bromsulphthalein from blood plasma by the liver of the rat. J. Pharmacol. exp. Ther. **97**, 358–370 (1949)
BREUER, B.: Über ein neues Röntgensymptom der Gallensteinkrankheit. Röntgenpraxis **3**, 879–881 (1931)
BREWER, A.A.: Physiological stasis: Cause of cholecystographic error. Amer. J. Roentgenol. **58**, 106 (1947)
BRISMAR, J., LINDGREEN, P., SALTZMAN, G.F.: Joglycamide (Bilivistan) as a contrast medium for intravenous cholegraphy. Acta radiol. (Diagn.) **11**, 129 (1971)
BRODÉN, B.: Experiments with cholecystokinin in cholecystography. Acta radiol. (Stockh.) **49**, 25–30 (1958)
BRONNER, H., SCHÄFER, J.: Cholecystitis und negativer cholecystographischer Schatten. Klin. Wschr. **35**, 1625–1628 (1930)
BUCHMANN, F., STÖSSEL, H.G.: Besonderheiten der zonographischen Abbildung. Fortschr. Röntgenstr. **115**, 99–107 (1971)
BUCHTALA, V., WALTER, F.: Vergleichende cholecystographische Untersuchung mit verschiedenen Kontrastmitteln peroral und i.v. und der diagnostische Wert der 24-Std-Kontrolle. Münch. med. Wschr. **100**, 1240 (1958)
BURCKHARDT, H., MÜLLER, W.: Versuche über die Punktion der Gallenblase und ihre Röntgendarstellung. Dtsch. Z. Chir. **162**, 168 (1921)
BURGENER, F., HALPERN, A., MILLER, G., HOENIG, V., PREISIG, R., FUCHS, W.A.: Die Infusionscholangiographie bei ikterischen Patienten. Radiol. clin. biol. **39**, 175 (1970)
BURHENNE, H.J.: Bilopaque: a new cholecystographic medium. Radiology **81**, 629–631 (1963)
– Die Extraction von Residualsteinen der Gallenwege ohne Reoperation. Fortschr. Röntgenstr. **117**, 62 (1972)
– Non-operative retained biliary tract stone extraction – a new roentgenologic technique. Amer. J. Roentgenol. **117**, 388 (1973)
CABANIS, H.W.: Indikationen zu Schichtaufnahmen bei der Gallenkontrastmitteldarstellung und ihre Technik. Fortschr. Röntgenstr. **87**, 465 (1957)
CAMISHION, R.C., GOLDSTEIN, F.: Partial noncalculous cystic duct obstruction (cystic duct syndrome). Surg. Clin. N. Amer. **47**, 1107–1114 (1967)
CAMPBELL, B.A., BURTON, A.C.: Stratification of bile in the gallbladder and cholelithiasis. Surg. Gynec. Obstet. **88**, 731–738 (1949)
CAROLI, J.: La radiomanometrie biliaire. Sem. Hôp. Paris **22**, 1985 (1946)
– Les dyskinésies biliaires. Praxis **39**, 549 (1950)
–, COUINAUD, C.: Une affection nouvelle, sans doute congénitale, des voies biliaires: la dilatation kystique unilobaire des canaux hépatiques. Sem. Hôp. Paris **14**, 136–143 (1958)
–, ELEVE, J., EMERIT, B.: Un nouveau cas de dilatation kystique congénitale des voies biliares intrahépatiques. Sem. Hôp. Paris **36**, 395–404 (1960)
–, NORA, J.: L'hépatocholédoque dans les pancréates. Sem. Hôp. Paris. **29**, 575 (1953)
–, SOUPAULT, R., KOSSAKOWSKY, J., PLOCKER, L., PARADOWSKA, M.: La dilatation polykystique congénitale des voies biliaires intrahépatiques: essai de classification. Sem Hôp. Paris **34**, 128–135 (1958)
– –, MORY, G.: Contribution à l'étude des rétrécissements bénins hilaires de la voie biliaire principale. Sem. Hôp. Paris **30**, 1701 (1954)
CARTER, F.R., SAYPOL, G.M.: Transabdominal cholangiography. J. Amer. med. Ass. **148**, 253 (1952)
CASE, J.R.: Roentgenoscopy of the liver and biliary passages with special reference to gallstones. J. Amer. med. Ass. **61**, Nr. 12 (1913)

CASTIGLIONI, G.C., PETRONI, R.: Percutaneous intrahepatic cholangiography as a diagnostic aid in posthepatic jaundice. Surgery **56**, 635 (1964)

CATTEL, R.B.: Benign strictures of the biliary ducts. J. Amer. med. Ass. **134**, 235 (1947)

—, BRAASCH, J.W.: Strictures of the bile duct. Surg. Clin. N. Amer. **38**, 645 (1958)

— — General considerations in the management of benign strictures of the bile duct. New Engl. J. Med. **261**, 929 (1959)

—, COLCOCK, B.P.: Fibrosis of the sphincter of oddi. Ann. Surg. **137**, 797–806 (1953)

— —, POLLACK, J.L.: Stenosis of the sphincter of Oddi. New. Engl. J. Med. **256**, 429–435 (1957)

—, WARREN, K.W.: Surgery of the biliary tract. New Engl. J. Med. **255**, 698, 761 (1956)

CATTEL, W.R.: Excretory pathways for contrast media. Invest. Radiol. **5**, 473–486 (1970)

CHAMBERLAIN, M.J., SHERWOOD, T.: Extrarenal excretion of diatrizoate in renal failure. Brit. J. Radiol. **39**, 765 (1966)

CHAPLIN, H., CARLSSON, E.: Changes in human red blood cells during vitro exposure to several roentgenologic contrast media. Amer. J. Roentgenol. **86**, 1127–1137 (1961)

CHING TSENG TENG U. KARAMOURTJOUNIS: Quantitative effect of iodinated opaque media on thyroidal uptake on radioiodine. Amer. J. Roentgenol. **83**, 491–496 (1960)

CHU, P.T.: Benign neoplasm of the extrahepatic biliary tract. Arch. Path. **50**, 84 (1950)

CHURCHMAN, J.W.: Acute cholecystitis with large amounts of calcium soap in gallbladder. Bull. Johns Hopk. Hosp. **22**, 223 (1911)

CLARK, R.E., SHIPLEY, R.A.: Thyroidal uptake of J 131 after iopanoic acid (Telepaque) in 74 subjects. J. clin. Endocr. **17**, 1008–1010 (1957)

CLASSEN, M., DEMLING, L.: Retrograde Cholangiographie beim Verschlußikterus. Radiologe **13**, 35 (1973)

—, SCHWAMBERGER, K.: Reintervention an den Gallenwegen. Chirurg **45**, 145–150 (1974)

CLEMETT, R.: Roentgenology of the liver and bile ducts. In: MARGULIS, A.R., BURHENNE, H.J. Alimentary tract roentgenology. Saint Louis: C.V. Mosby Company 1973

CLERC, E.: Die Ausscheidung von Biligrafin beim Hund nach verschiedenen Arten parenteraler Darreichung durch Niere und Leber. Ärztl. Wschr. **10**, 1156–1159 (1955)

COCCHI, U.: Röntgenuntersuchung des Verdauungstraktes sowie der Gallen- und Harnwege mittels Hartstrahltechnik. Acta radiol. (Stockh.) Suppl. **116**, 561–569 (1954)

CÖEL, M.N., LASSER, F.C.: A pharmacologic basis for peripheral vascular resistance changes with contrast media injections. Amer. J. Roentgenol. **111**, 802 (1971)

COENDERS, H.: Kurzer Beitrag zur Problematik der Röntgenuntersuchung des biliären Systems. Kongreßbericht über die 2. Tagung der Med. wissenschftl. Ges. f. Röntgenologie der DDR, S. 158–165. Berlin: Akademieverlag 1958

COHN, E.M.: Tumors of the gallbladder and bile ducts. In: L.H. BOCKUS, Gastroenterology, Vol. III pp. 811–826. Philadelphia and London: W.B. Saunders Co. 1965

—, ORLOFF, T.L., SKLAROFF, D.M., GERSHON-COHEN, J.: Use of Cholagrafin in postcholecystectomy syndrome. Ann. intern. Med. **42**, 59–68 (1955)

COLE, W.H., IRENEUS, C., JR., REYNOLDS, J.T.: Strictures of common bile duct; studies in 122 cases. Ann. Surg. **142**, 537 (1955)

COLQUHOUN, J.: Adenomyomatosis of gallbladder (intramural diverticulosis) Brit. J. Radiol. **34**, 101–112 (1961)

COOK, D.L., LAWLER, C.A., CALVIN, L.D., GREEN, D.M.: Mechanisms of bile formation. Amer. J. Physiol. **171**, 62–74 (1952)

COOPER, W.A.: Carcinoma of gallbladder. Arch. Surg. **35**, 431 (1937)

COOPERMAN, L.R., ROSSITER, S.B., REIMER, N.G., EHNER, U.G.: Infusion cholangiography. Amer. J. Roentgenol. **104**, 880–883 (1968)

CORMAN, L.A., FREUNDLICH, I.M., LEHMAN, J.S., ORESTI, G., SIEGLER, P.E., SWARTZ, C.D., NODINE, J.H.: Human pharamacologic and pharmacokinetic studies of Ioglycamate, a cholegraphic radiopaque agent. Curr. ther. Res. **9**, 99–113 (1967)

CORNELIUS, C.E., BEN-EZZER, J., ARIAS, J.M.: Binding of sulfobromophthalein sodium (BSP) and other organic anions by isolated hepatic cell plasma membranes in vitro. Proc. Soc. exp. Biol. (N.Y.) **124**, 665–667 (1967)

COTTON, P.: Cannulation of the papilla of Vateri by endoscopy and retrograde cholangiopancreatographie. Gut **13**, 245 (1972)

COYLE, M.J., THOMPSON, W.M.: Non-surgical removal of retained common duct stones. Alaska Med. **13**, 89 (1971)

COZZOLINO, H.J., GOLDSTEIN, F., GREENING, R.R., WIRTS, C.W.: The cystic duct syndrome. J. Amer. med. Ass. **185**, 920–924 (1963)

CROHN, B.B.: Colecistitis no calculosa. Primera Jornada Pan Americana de Gastroenterologia. Buenos Aires. Pren. méd. argent. **1948**, 3.

CRUMP, C.: The incidence of gallstones and gallbladder disease. Surg. Gynec. Obstet. **53**, 447 (1931)

CWYNARSKI, M.T., SAXTON, H.M.: Urography in Myelomatosis. Brit. med. J. **1**, 486 (1969)

CZERNIAK, P., MEYTES, E., SINKOVER, A., BANK, H.: Diagnosis of stomach carcinoma by radioisotope scanning. Symp. on Medical Radioisotope Scientigraphy. JAFA Salzburg 1968

DAGRA, N.V.: Niederl. Anm. 65 15305 (1965)

DALICHAU, H.: Beurteilbarkeit der Papillenfunktion durch intraoperative Fernsehcholangiographie. Med. Klin. **61**, 529–532 (1966)

DANIELS, J.J., SCHMIDT, W.J.: Percutaneous transhepatic cholangiography. Arch. chir. neerl. **12**, 71 (1960)

DARNBOROUGH, A., GEFFEN, N.: Drip infusion cholangiography. Brit. J. Radiol. **39**, 827–832 (1966)
DAWSON, J.B., MCCHESSNEY, E.W., TELLER, C.F.: Excretion of metrizoate in man. Acta radiol. (Diagn.) **7**, 502 (1968)
DEBRAY, C., LECANUET, R., ROUX, M., RETTORI, R., JOLY, R.: Les signes radiologiques indirects des pancreatites chroniques; retentissement gastroduodenal et biliaire. Sem. Hôp. Paris **34**, 158 (1958)
DEMLING, L., CLASSEN, M.: Duodenojejunoskopie. Dtsch. med. Wschr. **95**, 1427 (1970)
DEUTSCH, V.: Cholecysto-Angiography. Amer. J. Roentgenol. **101**, 608–616 (1967)
DIARD, F., DELORME, G., TAVERNIER, J., LARONDÉ, CH.: Indications de la cholangiographie transpariéto-hépatique par voie extra-peritonéale. Ann. Radiol. **15**, 687–696 (1972)
DJIAN, A., ANNONIER, C.: La cholécysto-cholangiographie immédiate par la méthode de perfusion intraveineuse lente. Sem. Hôp. Paris **40**, 2323 (1964)
DODD, G.D.: Nach HODES, P.H., in: Gastroenterology, 2. Aufl. Bd. 3, S. 611–671. Hrsg. BOCKUS, H.L. Philadelphia u. London: W.B. Saunders Co. 1965
DODDS, W.J., MAIN, J.R.: The lateral bending maneuver: an aid for cholecystography. Radiology **95**, 441 (1970)
DOHRN, M., DIEDRICH, P.: Ein neues Röntgen-Kontrastmittel der Gallenblase. Dtsch. med. Wschr. **66**, 1133–1134 (1940)
DOTTER, CH.T.: Catheter biopsy. Experimental technique for transvenous liver biopsy. Radiology **82**, 312 (1964)
DOUST, B.D., MAKLAD, N.F.: Ultrasonic-B-Mode examination of the gallbladder. Radiology **110**, 643–647 (1974)
DOWDY, G.S., OLIN, W.G., SHELTON, E.L., WALDRON, G.W.: Benign tumors of the extrahepatic bile ducts. Report of three cases and review of the literature. Arch. Surg. **85**, 503–513 (1962)
DOWIDAT, H.J.: Wird orales Kontrastmittel zuverlässig eingenommen? Med. Mitt. Schering **30**, 16–17 (1969)
DÜX, A., THURN, P.: Zum Entleerungsmechanismus der Gallenblase. Fortschr. Röntgenstr. **92**, 630–643 (1960)
DUNN, C.R., BERK, R.N.: The pharmacokinetics of Telepaque metabolism: The relation of blood concentration and bile flow to the rate of hepatic excretion. Amer. J. Roentgenol. **114**, 758 (1972)
ECKELBERG, M.E., CARLSON, H.C., MCILRATH, D.C.: Intravenous cholangiography with intact gallbladder. Amer. J. Roentgenol. **110**, 235–239 (1970)
EDHOLM, P., JACOBSON, B.: Quantitative determination of iodine in vivo. Acta radiol. (Stockh.) **52**, 337–346 (1959)
EDMONDSON, H.A.: Tumors of the gallbladder and extrahepatic bile ducts. Atlas of tumor pathology. Armed Forces Institute of Pathology, Washington 1967
EELKEMA, H., HODGSEN, H.J.R., STAUFFER, M.H.: Fifteen year followup of polypoid lesions of the gallbladder diagnosed by cholecystography. Gastroenterologie **42**, 144–147 (1962)
EICKENBUSCH, W., STUTE, A.: Gallenblasenfunktions- und Lokalisationsdiagnostik mit ^{131}J-Radio-Toluidin-Blau (RTB). Nuc. Compact **5**, 132–133 (1974)
EISEMAN, B., GREENLAW, R.H., GALLAGHER, J.Q.: Localization of common duct stones on ultrasound. Arch. Surg. **91**, 195–199 (1965)
EISEN, H.B., POLLER, S., MAXWELL, J.W., JR., JACKSON, F.C.: Hepatodochal diverticulum: a difficult roentgen diagnosis. Radiology **81**, 276 (1963)
EISENBURG, J.: Der Wiederholungseingriff an den Gallenwegen aus internistischer Sicht. Chirurg **45**, 150 (1974)
EKDAHL, PH.: On late distress following biliary tract operations. Acta chir. scand. **106**, 339 (1954)
ELIASZ, E.: Neuere Gesichtspunkte bei der röntgenologischen Funktionsprüfung der Gallenblase. Fortschr. Röntgenstr. **46**, 402 (1932)
ELLIS, F.: Acute Pneumocholecystitis. Brit. J. Radiol. **34**, 462–464 (1961)
EMRICH, P.: Nuklearmedizin. Funktionsdiagnostik. Stuttgart: G. Thieme 1971
ENDERLIN, N.: Statistische Erhebungen über das Gallensteinleiden. Schweiz. med. Wschr. **88**, 855 (1958)
ENGEL, G.: Sudden and rapid death during psychological stress. Am. intern. Med. **74**, 771–782 (1971)
ENGSTRÖM, G.E., RABINOWITZ, J.L., STRAUSS, H.D., WOHL, G.T., MYERSON, R.M.: The excretion of radioactive iodipamide (Cholographin) by normal and cirrhotic males. Amer. J. Roentgenol. **85**, 119 (1961)
ENJOI, M., WATANABE, H., NAKAMURA, Y.: A case report: congenital biliotracheal fistula with trifurcation of bronchi. Ann. Paediat. (Basel) **200**, 321 (1963)
EPSTEIN, B.S., COHEN, H.L., NATELSON, S.: A new series of radiopaque compounds. Radiology **54**, 87–89 (1950)
–, NATELSON, S., KRAMER, B.: A new series of radiopaque compounds. 1. Chemical structures, channels of excretion and roentgenographic uses. Amer. J. Roentgenol. **56**, 201–207 (1946)
ERB, W., KAUTSCH, S.: Über die Verteilung der biliären Lipide bei Gesunden, bei Lebercirrhose, Fettleber und bei Cholecystitis. Z. Gastroent. **9**, 447 (1971)
ESGUERA-GOMEZ, G., RIVEROS-GAMBOA, E.: A case of multidiverticular cystic dilatation of the common and hepatic ducts. Amer. J. Roentgenol. **94**, 477 (1965)
ETTINGER, A.: Visualization of minute gallstones (layer formation of bile). Amer. J. Roentgenol. **35**, 656–661 (1936)
– Value of upright position in gallbladder examinations. Radiology **34**, 481 (1940)
EVANS, J.A., in: MARGULIS, A.R., BURHENNE, H.J., Alimentary tract roentgenology, Bd. II, S. 1339. St. Louis: C.V. Mosby Co. 1973

EVANS, R.R., RACKELMANN, F.M.: Allergy-corticotropin and cortisone. Review of literature from September 1950 to January 1952. Arch. intern. Med. **90**, 96–127 (1952)

EVENS, R.G., SCHROER, C., KOEHLER, P.R.: The importance of contrast absorption in the evaluation of the non-visualized gallbladder. Radiology **98**, 365–368 (1971)

FEINE, U.: Erfahrungen bei der intravenösen Cholangiocystographie mit Biligrafin. Fortschr. Röntgenstr. **83**, 445–464 (1955)

FELCI, L., FELCI, V.: Colangiografia transhepatica percutanea. Radiol. med. (Torino) **43**, 591 (1957)

FELDER, E., PITRÉ, D., GRANDI, M.: Radiopaque contrast media XXV Physicochemical properties of iodoxamic acid, a new intravenous cholecystographic agent. Farmaco, Ed. sci. **28**, 925–936 (1973)

FELDMANN, M.: The terminal common bile duct and duodenal papilla. Radiology **36**, 222–229 (1941)

— Further studies on cholesterosis of the gallbladder. Amer. J. Gastroent. **26**, 558 (1956)

— — Cholesterosis of the gallbladder. An autopsy study of 165 cases. Gastroenterology **27**, 641 (1954)

— — Incidence of cholelithiasis, cholesterosis and liver diseases in diabetes mellitus. Autopsy study. Diabetes **3**, 305 (1954)

FELDMANN, M.J., KEOHANE, M.: Slow infusion intravenous cholangiography. Radiology **87**, 355 (1966)

FELDT-RASMUSSEN, K.: Zur Infusionstechnik bei der intravenösen Cholangiographie. Med. Mitt. (Schering) **28**, 25 (1967)

FENESSY, J.J., YOU, K.D.: A method for the expulsion of stones retained in the common bile duct. Amer. J. Roentgenol. **110**, 256 (1970)

FEYRTER, F.: Über angeborene heterotope knotige Gewebswucherungen des menschlichen Magens und Darmes (Nebenpankreas, rudimentäres Nebenpankreas, angeborene heterotope Epithelwucherung). Ein Beitrag zur Geschwulstlehre. Z. mikr.-anat. Forsch. **27**, 519–581 (1931)

— Zur Pathogenese der sog. Stippchengallenblase (Pathogenesis of the so-called strawberry gallbladder). Langenbecks Arch. klin. Chir. **290**, 86–96 (1958)

FINBY, N., BLASBERG, G.: A note on the blocking of hepatic excretion during cholangiographic study. Gastroenterology **46**, 276 (1964)

FINK, H.E., ROENICK, W.J., WILSON, G.P.: An experimental investigation of the nephrotoxic effects of oral cholecystographic agents. Amer. J. med. Sci. **247**, 201–216 (1964)

FISCHER, B.: Diagnostik of locating gallstones with ultrasonic pulses. In: Digest of fourth international conference on electronics. New York: P.J. Frommer 1961

FISCHER, H.W.: The excretion of iodipamide; relation of bile an urine outputs to dose. Radiology **84**, 483–491 (1965)

— Attempts to improve iodipamide intravenous cholangiography. Amer. J. Roentgenol. **96**, 477–483 (1966)

— Physiologic and pharmacologic aspects of cholangiography. Radiol. Clin. N. Amer. **4**, 625–632 (1966)

—, ECKSTEIN, J.W.: Comparison of cerebral angiographic contrast media by their circulatory effects. Amer. J. Roentgenol. **86**, 166–177 (1961)

—, SCHROEDER, A.F., GALBRAITH, W.B.: Rapid oral cholecystography. Pharmacologic assistance to the use of oragrafin. Amer. J. Roentgenol. **94**, 484–490 (1965)

FISCHER, M.M., CHEN, S., DEKKER, A.: Congenital diaphragm of the common hepatic duct. Gastroenterology **54**, 605 (1968)

FISHMAN, W.H., INGLIS, N.R., GREEN, S., ANSTISS, C.L., GHOSH, N., REIF, A.E., RUSTIGIAN, R., KRAUT, M.J., STOLBACH, L.L.: Immunology and biochemistry of Regan isoenzyme of alkaline phosphatase in human cancer. Nature (Lond.) **219**, 697 (1968)

FLEMMA, R.J., SCHAUBLE, J.F., GARDNER, C.E., JR., ANLYAN, W.G., CAPP, M.P.: Percutaneous transhepatic cholangiography in the differential diagnosis of jaundice. Surg. Gynec. Obstet. **116**, 559 (1963)

FLETCHER, A.G., RAVDIN, J.S.: Perforation of the gallbladder. Amer. J. Surg. **81**, 178 (1951)

FÖDISCH, H.J.: Feingewebliche Studien zur Orthologie und Pathologie der Papilla Vateri. Stuttgart: Georg Thieme 1972

—, MARZOLI, G.P.: Pathologisch-anatomische Grundlagen der gutartigen Stenose der Papilla Vateri. Bruns' Beitr. klin. Chir. **209**, 143–172 (1964)

FONKALSRUD, E.W., BOLES, E.TH.: Choledochal cysts in infancy and childhood. Surg. Gynec. Obstet. **121**, 733 (1965)

FORKER, E.L.: Two sites of bile formation as determined by mannitol and erythritol clearance in the guinea pig. J. clin. Invest. **46**, 1189–1195 (1967)

—, GIBSON, G.: Interaction between BSP and Taurocholate: The kinetics of transport from liver cells to bile in rats. In: Liver: Quantitative aspects of structure and function, pp. 326–336. Basel: S. Karger 1973

FOULK, W.T.: Congenital malformation of the intrahepatic biliary tree in the adult. Gastroenterology **58**, 253 (1970)

FOY, R.: Slow-infusion compared with direct injection cholangiography. Radiology **90**, 576 (1968)

FRANK, A., ZINNER, G.: Zur Problematik der Infusionscholecystangiographie. Fortschr. Röntgenstr. **107**, 669 (1967)

FRANZEN, J.: Galle und Verdauungskanal. Stuttgart 1962.

—, SEVERIN, G.: Cholecystokinin im Rahmen der Gallenwegsuntersuchungen. Röntgen-Bl. **15**, 108–112 (1962)

FREERS, A.: Die Cholesteatose der Gallenblase. Frankf. Z. Path. **54**, 330 (1940)

FRIK, W.: Röntgenologisches Vorgehen bei rechtsseitigen Oberbaucherkrankungen. Radiologe **6**, 21 (1966)

— Der Anwendungsbereich verschiedener Kontrastmittel für die Röntgenuntersuchung des Gallensystems. Internist (Berl.) **12**, 465–469 (1964)

FROMMHOLD, W.: Ein neuartiges Kontrastmittel für die intravenöse Cholecystographie. Fortschr. Röntgenstr. **79**, 289 (1953)

– Zur Frage der sog. „Gallenblasenregenerate" nach Cholecystectomie. Fortschr. Röntgenstr. **85**, 200–205 (1956)

– Die Röntgendiagnostik der Gallenwege. Radiol. diagn. (Berl.) **2**, 185–200 (1961)

– Radiologische Diagnostik der malignen Tumoren der Gallenblase und der Gallenwege. In: Deutscher Röntgenkongress, Teil A, S. 143–151. Stuttgart: Thieme 1964

– Cholecysto-Cholangiographie. In: Lehrbuch der Röntgendiagnostik. Von SCHINZ, H.R., BAENSCH, W.E., FROMMHOLD, W., GLAUNER, R., UEHLINGER, E., WELLAUER, J., 6. Aufl., Bd. 1. Stuttgart: Georg Thieme 1965

– Enzymuntersuchung nach Infusionscholegraphie bei Kranken mit Leberschaden. Dtsch. med. Wschr. **95**, 38 (1970)

–, BRABAND, H.: Zwischenfälle bei Gallenblasenuntersuchungen mit Biligrafin und ihre Behandlung. Fortschr. Röntgenstr. **92**, 47 (1960)

– – Über die Leistungsfähigkeit der röntgenologischen Gallenwegsdiagnostik. Radiologe **6**, 279–285 (1966)

– – Mißbildungen und Varianten der Gallenblase und der Gallenwege. Radiol. **7**, 33–40 (1967)

–, FROMMHOLD, H.: Roentgenology of the biliary tract. In: MARGULIS, A.R., BURHENNE, H.J., Alimentary tract roentgenology, Vol. III, pp. 1264–1291. The Mosby Co. 1973

–, GUTSCHKE, W.: Enzymuntersuchungen nach Infusion jodhaltiger Kontrastmittel. Deutscher Röntgenkongress 1967. (Stuttgart 1968.) S. 60

–, LAGEMANN, K.: Die Adenomyomatose der Gallenblase. Fortschr. Röntgenstr. **115**, 464–475 (1971)

FUCHS, W.A., PREISIG, R.: Die Langzeitinfusionscholangiographie bei Patienten mit Ikterus. Fortschr. Röntgenstr. **122**, 148–151 (1975)

– –, THOENI, R.F., CUENI, B.: Slow-infusion technique cholangiography in patients with jaundice. Excerpta Medica. Internat. Congress Series, No. 301, 178 (1973)

FULTON, H.: Gas-containing gallstones. Gastroenterology **28**, 862 (1955)

GAEBEL, E.: Das negative oder kontrastschwache Cholecystogramm und die Diagnose der Cholecystitis. Fortschr. Röntgenstr. **84**, 295 (1956)

–, TESCHENDORF, W.: Darstellung der Gallenwege mit Biligrafin. Röntgen-Bl. **6**, 162 (1953)

GARBSCH, H.: Die unblutige röntgenologische Funktionsdiagnostik der extrahepatischen Gallenwege. Radiol. Austr. **14**, 131–158 (1963)

– Zur Pharmakoradiographie der großen Gallenwege. Röntgenpraxis **19**, 207 (1966)

GARLOCK, J.H., HURWITT, E.S.: Syndrome of the cytic duct stump. Surgery **29**, 823 (1951)

GATSCH, W.D., BATTERSBY, J.S., WAKIM, K.G.: The nature and treatment of cholecystitis. J. Amer. med. Ass. **132**, 119 (1946)

GAY, B.: Pathophysiologie, Klinik und Therapie des Gallensteinileus. Dtsch. Gesundh.-Wes. **25**, 2355 (1970)

GEIDEL, H.: Vergleichende Untersuchungen trijodierter peroraler Gallenkontrastmittel. Münch. med. Wschr. **104**, 623–626 (1962)

GIERMAN, G., GRATZE, M., PEES, H., V. SEEBACH, H.-B., SCHEURLEN, P.G.: Beitrag zur Aetiologie der „reversiblen" hepatischen Dysfunktion (Stauffer-Syndrom) bei Nierentumoren. Dtsch. med. Wschr. **100**, 480–484 (1975)

GIULI, G. DE, GIANNARDI, G.: L'opacizzazione delle vie biliari con Biligrafin in sapporto a stimoti fisiologici e farmacologici. Nunt. radiol. (Roma) **20**, 292–294 (1954)

GLENN, F., EVANS, J., HILL, M., MCCLENAHAN, J.: Intravenous cholangiography. Ann. Surg. **140**, 600–614 (1954)

–, Hayes, D.: The age factor in the mortality rate of patients undergoing surgery of the biliary tract. Surg. Gynec. Obstet. **100**, 111 (1955)

–, HILL, M.R., JR.: Extrahepatic biliary-tract cancer. Cancer (Philad.) **8**, 1218–1225 (1955)

–, JOHNSON, G.J.: Cystic duct remnant, a sequela of incomplete cholecystectomy. Surg. Gynec. Obstet. **101**, 331 (1955)

–, MOODY, F.G.: Intrahepatic calculi. Ann. Surg. **153**, 711–723 (1961)

–, WHITSELL, J.C.: Primary sclerosing cholangitis. Surg. Gynec. Obstet. **123**, 1037–1046 (1966)

GOERKE, H.: Die Kombination peroraler und intravenöser Cholecystangiographien. Berl. Med. **10**, 152 (1959)

GÖTHLIN, J., MANSOOR, M., TRAUBERT, K.-G.: Combined percutaneous transhepatic cholangiography (PTC) and selective visceral angiography (SVA) in obstructive jaundice. Amer. J. Roentgenol. **117**, 419–425 (1973)

GÖTZE, H.: Zur Frage der Gallenblasendyskinesie. Med. Klin. **55**, 2057–2060 (1960)

GOLDBERG, H.J., MOSS, A.A., MONTGOMERY, C.K., AMBERG, J.: Contractility of the inflamed gallbladder: an experimental study using the techniques of cholecystokinin cholecystography. Invest. Radiol. **7**, 447–454 (1972)

GOLDBERGER, L.E., BERK, R.N., LANG, J.H., LOEB, P.M.: Biopharmaceutical factors influencing the intestinal absorption of iopanoic acid. Invest. Radiol. **9**, 16–23 (1974)

GOLDGRABER, M.B., KIRSNER, J.B.: Chronic granulomatous cholecystitis and chronic fibrosing choledochitis associated with chronic ulcerativ colitis; a case report. Gastroenterology **38**, 821 (1960)

GOLDSTEIN, F.: Cystic duct syndrome. In: BOCKUS, H.L., Gastroenterology, 2. Ausgabe, Bd. III, S. 740–745. Philadelphia-London: W.B. Saunders Co. 1965

GOLDSTEIN, F., GINSBERG, D.K., JOHNSON, R.G.: Biliary dyskinesia. Report of two cases with physiologic studies. Amer. J. Gastroent. **36**, 268–278 (1961)

GOMBERT, H.J., HÖTZL, H.A.: Das Verhalten der Serumenzyme nach Verabreichung von Gallenkontrastmitteln. Fortschr. Röntgenstr. **105**, 727 (1966)

GRAHAM, E.A., COLE, W.H., COPHER, G.H.: Roentgenological visualization of the gallbladder by the intravenous injection of tetrabromphenolphthalein. Ann. Surg. **80**, 473 (1924)

— — —, MOORE, S.: Simultaneous cholecystography and tests of hepatic and renal functions by a single new substance, sodium phenoltetraiodophenolpthalein. Preliminary report. J. Amer. med. Ass. **86**, 467–468 (1926)

GRAVANNA, L., BOGOTTI, R., JOVINE, J.R.: Cholangitis cronica e stenosante y pancreatitis cronica recidivante: expresion de una colagenosis localizado? Pren. méd. arg. **45**, 1613 (1958)

GRENZMANN, M., BELTZ, L., SCHMIDTMANN, W., THELEN, M.: Die Leberfunktion unter dem Einfluß starker hepatotoper KM-Konzentration. Dtsch. med. Wschr. **95**, 15 (1970)

GRILL, W.: Fehlindikationen zur Choledochoduodenostomie. Acta. chir. **6**, 373 (1971)

— Reinterventionen an den Gallenwegen. Chirurg **45**, 163–167 (1974)

—, PICHLMAIER, NEFF, v. STUHLFAUTH: Beitrag zur Motilität der Gallenwege. Münch. med. Wschr. **105**, 130–136 (1963)

GRÖTZINGER, K.-H.: Zur Kritik des sogenannten Postcholecystectomie-Syndroms. In: Klinische Gastroenterologie. Hrsg.: DEMLING. Stuttgart: Georg Thieme 1973

—, KRUMHAAR, D.: 20 Jahre Chirurgie der extrahepatischen Gallenwege an der Chirurgischen Universitätsklinik Heidelberg. Chirurg **36**, 410 (1965)

GROSS, M., MAC DONALD, H., WATERHOUSE, K.: Anuria following urography with meglumine diatrizoate (Renografin) in Multiple Myeloma. Radiology **90**, 780 (1974)

GROSS, R.E.: Congenital anomalies of the gallbladder; review of 148 cases with report of a double gallbladder. Arch. Surg. **32**, 131 (1936)

GROSSE, H.: Die Cholelithiasis. Jena: Fischer 1966

GÜNTHER, R., GEORGI, M., HALLSGUTH, A., KNOLLE, J.: Die Bedeutung der transvenösen Cholangiographie bei der Differenzierung der Cholestase. Dtsch. med. Wschr. **100**, 669–673 (1975)

GUERBET, M.: Technique d'étude de la cholérèse sur le rat. Recherches sur l'activité cholérétique de moyens de contraste pour cholécystographie. Thèse, Paris 1958

GÜTHERT, H.: Gallenwege mit Gallenblase. In: Spezielle pathologische Anatomie, Bd. II, T. 2. Berlin: Walter de Gruyter & Co. 1958

GUFT, B.: Renal changes after cholecystography. J. Amer. med. Ass. **186**, 82 (1963)

GUILLEMIN, G.: Duodenopankreatektomie in der Behandlung der chronischen Pankreatitis mit Steinbildung. Chirurg **43**, 263 (1972)

—, DUBOIS, J., BRAILLON, G., CUTILLERET, J., SPAY, G.: Langzeitergebnisse der Duodenopankreatektomie bei chronischer Pankreatitis mit Steinbildung. Acta chir. **6**, 17 (1971)

GUNNARSSON, E.: Oral cholegraphy. Acta radiol. (Stockh.) **52**, 289–296 (1959)

GUTMANN, R.A.: Die diagnostischen Ergebnisse der Röntgenuntersuchung der Gallenblase. Arch. elektr. Med. **37**, 49–76 (1929)

HAAGE, H.: Über die Kalkmilchgalle. Roentgen-Bl. **18**, 146–152 (1964)

HAASTERT, S.: Verträglichkeit und diagnostische Ergebnisse bei der klinischen Erprobung von Bilivistan (SH 419). Fortschr. Röntgenstr. **101**, 176 (1964)

HAFERKAMP, O.: Über das Xanthrofibrogranulom des Retroperitoneums, der Orbita, des Mediastinums, der Lungen und der Leberwurzel. Klin. Wschr. **46**, 10 (1968)

HAFTER, E.: Praktische Gastroenterologie, 2. Aufl. Stuttgart: Georg Thieme 1962.

HAFTER, E.: Praktische Gastroenterologie, 4. Aufl. Stuttgart: Georg Thieme 1970

HALL, R.R., VANDERLAAN, W.P.: Effects of iophenoxic acid on tests of thyroid function. J. Amer. med. Ass. **177**, 648–649 (1961)

HALM, M., DIETTRICH, H., HERRMANN, K., TREFFTZ, F.: Gallenstein-Ileus. Zbl. Chir. **98**, 113–119 (1973)

HAMMER, B.: Der Blutjodspiegel bei der peroralen Cholecystographie. Wien med. Wschr. **112**, 185–188 (1962)

HAN, S.Y., COLLINS, L.C., WEIGHT, R.M.: Choledochal cyst: report of five cases. Clin. Radiol. **20**, 332 (1969)

HANAFFEE, W.N., RÖSCH, J., WEINER, M.: Transjugular dilatation of the biliary system. Radiology **94**, 429–432 (1970)

—, WEINER, M.: Transjugular percutaneous cholangiography. Radiology **88**, 35–39 (1967)

HANSEN, S.: Undersøgelser over Galdestens Dannelse i Leveren. Hospitalstidende **69**, (1926)

HARGREAVES, T., LATHE, G.H.: Inhibitory aspects of bile secretion. Nature (Lond.) **200**, 1172–1176 (1963)

HARWART, A., KIMBEL, K.-H., LANGECKER, H.: Die Beurteilung von Resorption und Ausscheidung der Gallekontrastmittel. Naunyn-Schmiedebergs Arch. exp. Path. Pharmak. **230**, 367–373 (1957)

— — —, WILLENBRÍNK, J.: β-(3-Dimethylamino-methyleneamino-2,4,6-trijodophenyl) propionsäure als Gallekontrastmittel. Naunyn-Schmiedebergs Arch. exp. Path. Pharmak. **237**, 186–193 (1959)

HASERT, V., SCHÖNEICH, R.: Zur Zonographie der Gallenwege in Rückenlage des Patienten. Radiol. diagn. (Berl.) **14**, 189–193 (1973)

HASSE, W.: Intrahepatic vascular and bile duct system as related to operativ treatment of bile duct atresia. Arch. Dis. Childh. **40**, 162 (1965)

HAVERLING, M., SWEDENBORG, J., THULIN, L.: Increased biliary concentration of contrast media by combined oral and intravenous administration. Acta radiol. (Stockh.) **11**, 122–128 (1971)

HAYASKI, S., WAGAI, T.: Ultrasonic diagnosis of gallstone. J. Jap. Soc. **59**, 764 (1958)

HAYES, M.A., GOLDENBERG, I.S., BISHOP, C.C.: Developmental basis for bile duct anomalies. Surg. Gynec. Obstet. **107**, 447 (1958)

HEATON, K.W., AUSTAD, W.J., LACK, L., TAYLOR, M.P.: Enterohepatic circulation of C 14-labeled bile salts in disorders of the distal small bowl. Gastroenterology **55**, 5 (1968)

—, GIBSON, M.J.: The use of "fatty meals" in oral cholecystography; a report of a postal survey in England and Wales. Clin. Radiol. (Edinb.) **24**, 90–94 (1973)

HECHT, G., GLOXHUBER, CH.: Kontrastmitteldarstellung. I. Chemie, Pharmakologie und Toxikologie der gebräuchlichen Kontrastmittel, pp. 518–566. In: Handbuch der medizinischen Radiologie, Vol. 3. Berlin-Heidelberg-New York: Springer 1967

HEGGLIN, J., WIESER, C.: Agenesie der Gallenblase. Schweiz. med. Wschr. **94**, 1824 (1964)

HERMAN, K.: Die Methode nach Graham. Fortschr. Röntgenstr. **34**, 121–128 (1926)

HERMS, H.J., WITT, H., HEMSENDORF, K.: Die Infusionscholegraphie: Pharmakokinetik und Klinik. Fortschr. Röntgenstr. **111**, 221 (1969)

HERZER, R., LAGEMANN, K.: Die hyperplastischen Cholecystosen. Röntgenpraxis **25**, 273–282 (1972)

HESS, W.: Die primäre stenosierende Papillitis. Helv. chir. Acta **21**, 433–437 (1954)

— Operative Cholangiographie. Stuttgart: Thieme 1955

— Die Erkrankungen der Gallenwege und des Pankreas. Stuttgart: Thieme 1955

— Tumoren der Gallenblase. In: Die Erkrankungen der Gallenwege und des Pankreas. Stuttgart: Georg Thieme 1961

— Die stenosierende Papillitis. In: Die Erkrankung der Gallenwege und des Pankreas. Stuttgart: Georg Thieme 1961

— Surgery of biliary passages and the pancreas. Princeton, N.J.: I. van Nostrand Co., Inc. 1965

— Die chronische Pankreatitis. Bern-Stuttgart: H. Huber 1969

— Cholecystitis, Cholelithiasis und ihre Komplikationen. In: DEMLING, L., Klinische Gastroenterologie, Bd. III, S. 851–870. Stuttgart: Georg Thieme 1973

HEUCK, F.: Die Ausscheidung von Kontrastsubstanzen durch die Leber und ihre diagnostische Bedeutung. Fortschr. Röntgenstr. **93**, 20 (1960) Beihefte

HICKEN, N.F., CORAY, A.B.: Spontaneous gastrointestinal biliary fistulas. Surg. Gynec. Obstet. **82**, 723 (1946)

HIGGINS, G.M., MANN, F.: Observations on the emptying of the gallbladder. Amer. J. Physiol. **78**, 339 (1920)

HILL, H.: Functional disorders of the extrahepatic biliary system: biliary dyssynergica and dyskinesia. Radiology **29**, 261 (1937)

HILL, M.J., MCCOLL, J.: Ultrasonic detection of cholelithiasis. Nature (Lond.) **190**, 627 (1961)

HILL, P.G., SAMMONDS, H.J.: An Interpretation of the elevation of serum alcaline phosphatase in disease. J. clin. Path. **20**, 654 (1967)

HINKEL, C.L.: Gas containing biliary calculi. Amer. J. Roentgenol. **64**, 617–623 (1950)

— Fissures in biliary calculi, further observations. Amer. J. Roentgenol. **71**, 979 (1954)

HIROM, P.C., MILLBURN, P., SMITH, R.L., WILLIAMS, R.T.: Spezies variations in the threshold molecular weight, factor for the biliary excretion of organic anions. Biochem. J. **129**, 1071–1077 (1972)

HODES, P.J.: Roentgen examination of the gallbladder and bile ducts. In: BOCKUS, H.L., Gastroenterology, 2. Ausgabe, Bd. III, S. 611–637. Philadelphia and London: W.B. Saunders Co. 1965

HODGES, F.J., LAMPE, I.: A comparison of oral cholecystographic findings and proved evidences of gallbladder diseases. Amer. J. Roentgenol. **37**, 145 (1937)

HOEY, G.B., WIEGERT, P.E., RANDS, R.D.: Organic iodine compounds as x-ray contrast media. pp. 23–132. In: KNOEFEL, P.K. (ed.), Radiocontrast agents. London: Pergamon Press 1971

HOFMANN, A.F., SMALL, D.M.: Detergent properties of bile salts: Correlation with physiological function. Proc. Soc. exp. Biol. (N.Y.) **83**, 333 (1953)

— — Detergent properties of bile salts: correlation with physiological function. Ann. Rev. Med. **18**, 333–376 (1967)

HOGBEN, C.A., TOCCO, D.J., BRODIE, B.R., SCHANKER, L.S.: On the mechanism of the intestinal absorption of drugs. J. Pharm. exp. Ther. **125**, 275 (1959)

HOLGERSEN, L.O., WHITE, J.J., WEST, J.P.: Emphysematous cholecystitis. A report of five cases. Surgery **69**, 102 (1971)

HOLLE, F.: Individualisierende chirurgische Behandlung des Gastroduodenalulkus (GDU). In: Klinische Gastroenterologie, Bd. I. Hrsg.: DEMLING, L., S. 226–232. Stuttgart: Georg Thieme 1973

HOLM, H.H., MORTENSEN, T.: Ultrasonic scanning in diagnosis of abdominal disease. Acta chir. scand. **134**, 333–341 (1968)

HOLMDAHL, K., LODIN, H.: Absorption of iopanoic acid and its sodium salt. Acta radiol. (Stockh.) **51**, 247–250 (1959)

HOLMES, J.H.: Ultrasonic diagnosis of liver disease. In GROSSMAN, C.C., HOLMES, J.H., JOYNER, C., PURNELL, E.W. (eds.), Diagnostic ultrasound Proceedings of the first international conference, University of Billraury 1965. New York: Plenum Press 1966

HOLUBITZKI, J.B., MCKENZIE, A.D.: Primary sclerosing cholangitis of the extrahepatic bile ducts. Canad. J. Surg. **7**, 277 (1964)

HONETZ, N., KOTZAUREK, R.: Über jahrelange Beobachtungen von Fällen mit rund tausendfach erhöhten Serumjodspiegeln. Wien. klin. Wschr. **74**, 814–816 (1962)

HOPPE, G.: Ein verbessertes Kontrastmittel zur intravenösen Cholecystographie. Arzneimittel-Forsch. **14**, 457–461 (1964a)

HOPPE, G.: Das positive Cholangiogramm als Wertmaßstab für Gallenkontrastmittel (Verbesserte Gallendiagnostik durch Bilivistan). Fortschr. Röntgenstr. **100**, 519 (1964b)

HOPPE, J.O.: Some pharmacological aspects of radiopaque compounds. Ann. N.Y. Acad. Sci. **78**, 727–739 (1959)

—, ARCHER, S.: Observations on a series of aryl trijodoalkanoic acid derivates with particular reference to a new cholecystographic medium, telepaque. Amer. J. Roentgenol. **69**, 630–637 (1953)

HORNBOSTEL, H., PIESBERGEN, H., SAUER, R.: Die röntgenologisch erfaßbare Verweildauer oraler Kontrastmittel in der gesunden Gallenblase. Gastroenterologie **3**, 149 (1965)

HORNYKIEWYTSCH, TH.: Intravenöse Cholangiographie: Grundlagen, Technik, Ergebnisse. Stuttgart: Georg Thieme 1956

— Intravenöse Cholangiographie. Grundlagen-Technik-Ergebnisse. Thieme Stuttgart 1956. Fortschr. Röntgenstr. **90**, 323–331 (1959)

—, STENDER, H.ST.: Intravenöse Cholangiographie. Fortschr. Röntgenstr. **79**, 292–309 (1953)

HORSTERS, H.: Physiologie und Pathologie der Galle Ergebn. Physiol. **34**, 494–582 (1932)

HOUSSET, E., VANTIS, G.: La cholangiographie transpariétohépatique: a propos de 9 observations. Presse méd. **62**, 772 (1957)

HOWLAND, W.J., ROTHERMEL, W., TOPCUOGLU, H.N., AVENIDO, M.M.: Drip-infusion cholangiography: a second look. Radiology **107**, 71–73 (1973)

HOWRY, D.H., BLISS, W.R.: Ultrasonic visualization of soft tissue structures of the body. J. Lab. clin. Med. **40**, 579 (1952)

HUARD, P., DO-XUAN-HOP: La ponction transhépatique des canaux biliaires. Bull. Soc. méd.-chir. Indochine **15**, 1090 (1937)

HUBLITZ, V.F., KAHN, P.C., SELL, L.A.: Cholecystosonography: an approach to the non-visualized gallbladder. Radiology **103**, 645–649 (1972)

HUTCHINGS, V.Z., WHEELER, J.R., PUESTOW, C.B.: Cholecystoduodenal fistula complicating duodenal ulcer. Arch. Surg. **73**, 598 (1956)

IMPALLOMENI, R.: Sul significato della statificazione intra vesicolare della bile. Ruad. radiol. N. **4**, 395–401 (1939)

ISLEY, J.K., JR., SCHAUBLE, J.F.: Interpretation of the percutaneous transhepatic cholangiography. Amer. J. Roentgenol. **88**, 772 (1962)

IVY, A.C., OLDBERG, E.: A hormone mechanism for gallbladder contraction and evacuation. Amer. J. Physiol. **86**, 599–613 (1928)

JACOBS, G.: Die spontane bronchobiliäre Fistel — eine seltene Komplikation des Gallensteinleidens. Chirurg **44**, 366–370 (1973)

JACOBSEN, H.C., SHAPIRO, J.H., STERN, W.Z., POPPEL, M.: Positional relation of gallbladder to hepatic flexure. Amer. J. dig. Dis. **1**, 294 (1956)

JAVITT, N.B., ARIAS, I.M.: Intrahepatic cholestasis: a functional approach to pathogenesis. Gastroenterol. **53**, 171–175 (1967)

JOHNSON, G., PEARCE, C., GLENN, F.: Intravenous cholangiography in biliary tract disease. Ann. Surg. **152**, 91 (1960)

JOHNSON, H.C., CAPTAIN MINOR, B.D., THOMPSON, J.A., WEENS, H.S.: Diagnostic value of intravenous cholangiography during acute cholecystitis and acute pancreatitis. New Engl. J. Med. **260**, 158–161 (1959)

—, MCLAREN, J.R., WEENS, H.ST.: Intravenous cholangiography in the differential diagnosis of acute cholecystitis. Radiology **74**, 790–797 (1960)

JONES, C.J.: Carcinoma of gallbladder. Ann. Surg. **132**, 110 (1950)

JONES, C.S., GRAY, S.W., WAITS, E.J., SKANDALAKIS, J.E.: Management in acute cholecystitis. Ann. Surg. **151**, 768 (1960)

JONES, H.W., WALKER, H.J.: Correlation of pathologic and radiographic findings in tumors and pseudotumors of gallbladder. Surg. Gynec. Obstet. **105**, 599–609 (1957)

JUDD, E.A., MANN, F.C.: The effect of removal of the gallbladder; an experimental study. Surg. Gynec. Obstet. **24**, 437 (1917)

JUHL, J.H., COOPERMAN, I.R., CRUMMY, A.B.: Caragrafin, a new cholecystographic medium. Radiology **80**, 87 (1963)

JUTRAS, A.: La cholécystographie sélective: technique-resultats. J. Hôtel-Dieu Montréal **4**, 227 (1945)

JUTRAS, J.A., LÉVESQUE, H.P.: Adenomyoma and adenomyomatosis of gallbladder: radiologic and pathologic correlations. Radiol. Clin. N. Amer. **4**, 483–500 (1966)

— LONGTIN, J.M., LÉVESQUE, H.P.: Hyperplastic cholecystosis. Amer. J. Roentgenol. **83**, 795–827 (1960)

KADELL, B.M., WEIMER, M.: Current status of the transjugular approach for direct cholangiography. Surg. Clin. N. Amer. **53**, 1019 (1973)

KALK, H.: Probleme und Ergebnisse der Gallenwegsdiagnostik. Z. klin. Med. **109**, 118 (1928)

— Funktionelle Gallenwegsdiagnostik. Z. ärztl. Fortbild. **27**, (1930)

—, SCHÖNDUBE, W.: Beitrag zur Motilität der Gallenblase. Klin. Wschr. **47** (1924)

— — Über die Funktion der Gallenblase. Untersuchungen anhand Hypophysinprobe. Z. ges. exp. Med. **53**, 461 (1926)

KAMEDA, H.: Gallstone disease in Japan: a report of 812 cases. Gastroenterology **46**, 109 (1964)

KAPANDJI, M.: Wirkung von Metoclopramid auf die Gallengänge, den Pankreasgang, das Duodenum und den Magen. Sem. Hôp. Paris **45**, 615 (1969)

KARNOVSKY, M.J.: The ultrastructural basis of transcapillary exchanges, pp. 64–93. In: Biological interfaces: flows and exchanges. N.Y. Heart Ass. (Spons). Boston: Little, Brown & Co. 1968

KAROTKIN, L.: Spontaneous internal biliary fistula. M. Ann. Distr. Columbia **27**, 623 (1958); **28**, 22 (1959)

KEHR, H.: Die Hepato-Cholangio-Enterostomie. Zbl. Chir. **31**, 185 (1904)

KERN, E., BECK, K., BIANCHI, L., GRUENAGEL, H., STRAUSS, J., ZWIRNER, R.: Das Krankheitsbild der primären fibrösen Gallengangsstenose. Langenbecks Arch. klin. Chir. **321**, 259 (1968)

—, GEHRING-SIEBERT, A.: Zur Problematik der Gallenwegs- und Gallenblasencarcinome. Langenbecks Arch. klin. Chir. **309**, 296 (1965)

—, SCHOTT, H.: Zur Chirurgie des benignen Verschlußikterus. Chirurg **41**, 540 (1970)

KERR, A.B., LENDRUM, A.C.: Chloride secreting papilloma of gallbladder. Brit. J. Surg. **23**, 615–639 (1935)

KHILNANI, M., WOLF, B.S., FINKEL, M.: Roentgen feature of carcinoma of the gallbladder on barium-meal examination. Radiology **79**, 264–272 (1962)

KIDD, H.A.: Percutaneous transhepatic cholangiography. Arch. Surg. **72**, 262 (1950)

KIKKAWA, K., LITTLETON, J., TY, J.: Tomography and intravenous cholangiography. Guthie. Clin. Bull. **38**, 35 (1968)

KIMBEL, K.H., BÖRNER, W., HEISE, E.: Untersuchungen mit radioaktivem Biligrafin. Fortschr. Röntgenstr. **83**, 1–9 (1953)

—, HEINKEL, K., BÖRNER, W.: Die Ausscheidung des Na-Salzes des Adipinsäure-bis-[2,4,6-Trijod-3-Carboxyanilid] bei der Ratte. Arzneimittel-Forsch. **6**, 225–227 (1956)

—, LANGECKER, H.: Pharmacological properties and excretion kinetics of solu-biloptin Acta radiol. (Stockh.) **55**, 305–314 (1961)

KIRKLIN, B.R.: Cholecystography. A general appraisal. Arch. Surg. **18**, 2246 (1929)

— Persisting errors in the technique of oral cholecystography; a procedure designed to avoid them. J. Amer. med. Ass. **101**, 2103 (1933)

— Cholecystographic diagnosis of neoplasms of the gallbladder. Amer. J. Roentgenol. **29**, 8 (1933)

KLEIN, E.: Der endogene Jodhaushalt des Menschen in seinen Störungen. Stuttgart: Georg Thieme 1960

KLEPETAR, TH., KADISCH, S.P., FERUCCI, J.T., JR., JANOWER, M.L.: Accelerated oral cholecystography using ipodate supplementation. J. Amer. med. Ass. **211**, 2154–2155 (1970)

KLINTRUP, H.E.: Carcinoma of the pancreas. Acta Chir. scand. [Suppl.] 362 (1966)

KNIGHT, P.R., NEWELL, J.A.: Operative use of ultrasonics in cholelithiasis. Lancet **1963 I**, 1023

KNOEFEL, P.K.: Radiopaque diagnostic agents. A. Rev. Pharmac. **5**, 321–333 (1965)

— Binding of iodinated radiocontrast agents to the plasma proteins, pp. 133–146. In: KNOEFEL, P.K. (ed.), Radiocontrast agents. London: Pergamon Press 1971

—, HUANG, K.C.: The biochemorphology of renal tubular transport: iodinated benzoic acids. J. Pharmacol. exp. Ther. **117**, 307–316 (1956)

— —, JARBOE, C.H.: Renal tubular transport and molecular structure in the acetamidobenzoic acids. J. Pharmac. exp. Ther. **134**, 266–272 (1961)

KÖHLER, R., EDGREN, J.: Gallbladder filling by urographic sodium metrizoate. Acta radiol. (Stockh.) **12**, 184–192 (1972)

KÖLLING, K., SCHOEN, D.: Über den Einfluß der Serumbindungskapazität auf den Kontrast im Cholangiogramm. Fortschr. Röntgenstr. **113**, 372–375 (1970)

KOENIG, H.: Zum Aussagewert des röntgenologischen Urteils über den Gallenblasenreflex: vergleichende planimetrische Untersuchung. Z. ges. inn. Med. **18**, 588–591 (1971)

KOMMERELL, B.: Schwimmende und schwebende Gallensteine. Klin. Wschr. **15**, 743–747 (1936)

—, WOLPERS, C.: Gashaltige Gallensteine. Fortschr. Röntgenstr. **58**, 156–174 (1938)

KORMANO, M., HÄRKÖNEN, M.: Inhibition of human blood cholinesterase activity by some contrast media. Invest. Radiol. **8**, 68–71 (1973)

KORVER, J.A.: Synthesis of N-acetyl-N-(3-amino-2,4,6-triiodophenyl)-β-amino-alkanoic acids suited for use as oral cholecystographic agents. Rec. Trav. chim. Pays-Bas **87**, 308–318 (1968)

KOTTLORS, W.: Über die diagnostische Verwendbarkeit einer Spätfüllung der Gallenblase. Med. Welt 2593–2597 (1965)

KOURIAS, B., STUCKE, K.: Atlas der per- und postoperativen Cholangiographie. Stuttgart: Georg Thieme 1967

KRAFT, E., WALZ, U.M.: Zur Chirurgie des Hepatocholedochus und der Papilla Vateri. Med. Welt H. 47, 2541–2550 (1966)

KRIEGER, J., SEAMAN, W.B., PORTER, M.R.: The roentgenologic appearance of sclerosing cholangitis. Radiology **95**, 369–375 (1970)

KROKOWSKI, E.: Die Absorption von Röntgenstrahlen. Fortschr. Röntgenstr. **91**, 76–84 (1959)

KRUCKENBERG, H.: Über Gallenblasenkoliken ohne Gallenblasensteine. Berl. klin. Wschr. **40**, 660 (1903)

KÜMMERLE, F.: Beiträge zur Chirurgie der chronischen Pankreatitis. Chirurg **43**, 267 (1972)

KUPFERBERG, H.H., SCHANKER, L.S.: Biliary secretion of ouabain-3 H and its uptake by liver slices in the rat. Amer. J. Physiol. **214**, 1048–1053 (1968)

KYLE, L.H., SPARLING, H.J., JEGHERS, H.: Carcinoma of the ampulla of Vater to minute size. Arch. Surg. **61**, 357–371 (1950)

LAGEMANN, K.: Die pseudocystische Choledochusdilatation. Fortschr. Röntgenstr. **113**, 366–371 (1970)

LAHEY, F.H., SWINTON, N.W.: Stones in the common and hepatic bile ducts. New Engl. J. Med. **213**, 1275 (1935)

LAJOS, J.: Die Rolle der Eiweißbindung in der Ausscheidung von Biligrafin. Fortschr. Röntgenstr. **85**, 292 (1956)

LALLI, A.FR.: Urographic contrast media reactions and anxiety. Radiology **112**, 267–271 (1974)

LANG, J.H.: Prevention and treatment of complications following arteriography. Radiology **88**, 950–956 (1967)

–, LASSER, E.C.: Binding of roentgenographic contrast media to serum albumin. Invest. Radiol. **2**, 396–400 (1967)

LANGECKER, H.: Das Kontrastmittel Biligrafin (B-1), S. 29–36. In: Intravenöse Cholangiographie: Grundlagen, Technik, Ergebnisse (HORNYKIEWYTSCH, T., ed.). Stuttgart: Georg Thieme 1956

–, HARWART, A., JUNKMANN, K.: 2,4,6-Trijod-3-acetaminobenzoesäure-Abkömmlinge als Kontrastmittel. Naunyn-Schmiedebergs Arch. exp. Path. Pharmak. **220**, 195–206 (1953)

– – – 3,5-Diacetylamino-2,4,6-trijodbenzoesäure als Röntgenkontrastmittel. Naunyn-Schmiedebergs Arch. exp. Path. Pharmak. **222**, 584–590 (1954)

– –, KOLB, K.-H., KRAMER, M.: Diglycolsäure-di-(3-carboxy-2,4,6-trijodanilid) (Joglycamid). Ein Kontrastmittel für intravenöse Cholangiographie. Naunyn-Schmiedebergs Arch. exp. Path. Pharmak. **247**, 493–508 (1964)

–, ERTEL, C.: Das Schicksal der β-(4-hydroxy-3,5-diiodophenyl)-α-phenylpropionsäure im Organismus des Hundes. Naunyn-Schmiedebergs Arch. exp. Path. Pharmak. **230**, 374–377 (1957)

LASSER, E.C.: Pharmacodynamics of biliary contrast media. Radiol. Clin. N. Amer. **4**, 511–520 (1966)

– Pharmacodynamics of iodinated contrast media, pp. 127–136. In: MARGULIS, A.R., BURHENNE, H.J. (ed.), Alimentary tract. Roentgenology, 2nd ed. Mosby 1973

–, ELIZONDO-MARTEL, G., GRANKE, R.C.: The roentgen contrast media potentiation of nembutal anesthesia in rats. Amer. J. Roentgenol. **91**, 453–460 (1964)

–, FARR, R.S., FUJIMAGARI, T., TRIPP, W.N.: The significance of protein binding of contrast media in roentgen diagnosis. Amer. J. Roentgenol. **87**, 338–360 (1962)

–, LANG, J.: Inhibition of acetylcholinesterese by some organic contrast media, apreliminary communication. Invest. Radiol. **1**, 237 (1966)

– – Physiologic significance of contrast-protein interactions. Invest. Radiol. **5**, 514–517 (1970)

LEE, W.J.: Evaluation of peritoneoscopy in intraabdominal diagnosis. Rev. Gastroent. **9**, 133 (1942)

LÉGER, L., CRISMER, R.: Le radiodiagnostic des pancreatites chroniques. Acta gastro-ent. belg. **23**, 396 (1960)

–, ZARA, M., ARVAY, N.: Cholangiographie et drainage biliaire par ponction transhepatique. Presse méd. **60**, 936 (1952)

LEGGE, D.A., CARLSON, H.C., DICKSON, E.R., LUDWIG, J.: Cholangiographic findings in cholangiolitic hepatitis. Amer. J. Roentgenol. **113**, 16–20 (1971)

– –, LUDWIG, J.: Cholangiographic findings in diseases of the liver: a postmortem study. Amer. J. Roentgenol. **113**, 34–40 (1971)

LENTINO, W., PRINCIPATO, D.J.: Air insufflation of colon as aid in diagnosis of cholelithiasis. Radiology **66**, 393 (1956)

LESLIE, D.: The width of the common bile duct. Surg. Gynec. Obstet. **126**, 761 (1968)

LE QUESNE, L.P., WHITESIDE, C.G., HAID, B.H.: The common bile duct after cholecystectomy. Brit. med. J. **1959 I**, 329

LEUPOLD, F., HEUCK, F.: Untersuchungen über die Anwendung der neuen Gallekontrastmittel bei Gesunden und Leberkranken. Fortschr. Geb. Röntgenstr. **83**, 464–470 (1955)

– – Untersuchungen über die Ausscheidung des Gallekontrastmittels „Biligrafin" bei Gesunden und Kranken. Fortschr. Geb. Röntgenstr. **87**, 443–451 (1957)

LÉVESQUE, H.-P.: Sabulography. Amer. J. Roentgenol. **110**, 213–225 (1970)

LEVI, A.J., GATMAITAN, A., ARIAS, I.M.: Two hepatic cytoplasmic protein fractions, Y and Z, and their possible role in the heaptic uptake of bilirubin, sulfobromophthalein, and other anions. J. clin. Invest. **40**, 2156–2167 (1969)

LICHTWITZ, L.: Prinzipien der Konkrementbildung, im Handbuch der normalen und pathologischen Physiologie, Bd. IV. 1928

–, STERN, K.G.: Grundlagen der Konkrementbildung. In: LICHTWITZ, L., LIESEGANG, R.E., SPIRO, K., Medizinische Kolloidlehre, Dresden: Steinkopff 1934

LIEBNER, E.J.: Roentgenographic study of congenital choledochal cysts; pre- and postoperativ analysis of five cases. Amer. J. Roentgenol. **80**, 950 (1958)

LINDENBRATEN, L.D., KRUGLJAKOW, I.O.: Röntgenphysiologie der Gallenblase. Fortschr. Röntgenstr. **101**, 483–494 (1964)

LINDNER, I., STORMANN, H., OBENDORF, W., KILCHES, R.: N-(3-Amino-2,4,6-trijodbenzoyl)-N-phenyl-β-aminopropionsäure. Ein neues Röntgenkontrastmittel für die orale Cholecystographie. Arzneimittel-Forsch. **11**, 384–390 (1961)

LINDQUIST, M., SALTZMAN, G.F.: Diagnostische Bedeutung der Schichtungsphänomene in der Gallenblase bei der Cholecystographie und der Cholegraphie. Acta radiol. (Diagn.) **12**, 625–639 (1972)

LITTLETON, J.T.: Some blurring characteristics of small angle tomography. Medica Mundi **10**, 10 (1964)

LÖHR, E., MAKOWSKI, H.B., HOFFMANN, W.: Beiträge zur Infusionscholecystographie. Med. Welt **21**, 875 (1971)

LOITMAN, B.S., CASSEL, M.A., HOLTZ, S.: Papillomas of the gallbladder. Amer. J. Roentgenol. **88**, 783–791 (1962)

LONGO, M.F., HODGSON, H.R., FERRIS, D.O.: Size of the common bile duct following cholecystectomy. Ann. Surg. **165**, 250 (1967)

LORENZ, E.: Die Beeinflussung der Jodspeicherfunktion der Schilddrüse durch jodhaltige Röntgenkontrastmittel. Inaugural-Dissertation, FUB 1963
LOW-BEER, T.S., HEATON, K.W., RAYLANCE, J.: Oral cholecystography in patient with small bowel disease. Brit. J. Radiol. **45**, 427–428 (1972)
LUBERA, R.J., CLIMIE, A.R.W., KLING, G.E.: Cholecystitis and the hyperplastic cholecystoses: a clinical, radiologic and pathologic study. Amer. J. dig. Dis. **12**, 696 (1967)
LÜDERS, P.: Der J-131-Bengalrottest bei Icterus mit Verschlußsymptomatik. III. Radioaktivitätsmessungen von Stuhl und Urin beim Kind. (Exkretionstest.) Z. Kinderheilk. **105**, 273–283 (1969)
LÜTKENS, H.: Aufbau und Funktion der extrahepatischen Gallenwege. Springer-Verlag, Leipzig, 1926
LUDIN, H.: Some criteria for the comparative evaluation of different cholangiographic contrast media. Brit. J. Radiol. **34**, 194–197 (1961)
—, FEINE, V.: Ausscheidungscholangiographie mit Kompression. Fortschr. Röntgenstr. **81**, 314 (1954)
LUNDERQUIST, A.: Angiography in carcinoma of the pancreas. Acta radiol. (Stockh.), Suppl. 235 (1965)
— Arterial segmental supply of the liver. Acta radiol. (Stockh.), Suppl. 272 (1967)
—, TYLÉN, U.: Phlebography of the pancreatic veins. Radiologe **15**, 198–202 (1975)
LUTZ, H.: Ultraschalldiagnostik in der Gastroenterologie Fortschr. Med. **93**, 339–343 (1975)
LUTZKI, A. VON: Über Gallenstein-Ileus und Gallenstein-Ileus-Rezidiv. Zbl. Chir. **80**, 1503–1513 (1955)
MACHADO, A.AL.: Cholangiography. Brit. J. Surg. **58**, 616–624 (1971)
MAGGIORE, Q., CARTTER, M., BILLING, B.H.: Influenza di varie sostanze radiopache escrete con la bile sul transporto epatico della bilirubina. Rass. Fisiopat. clin. ter. **35**, 550–557 (1963)
MAGNUSSON, G.: Kidney studies with ^{131}J-tagged sodium ortho-iodohippurate. Acta med. scand. **171**, Suppl. 378, 1–125 (1962)
MAHORNER, H.R., BEAN, W.J.: Removal of a residual stone from the common bile duct without surgery. Ann. Surg. **173**, 857–860 (1971)
MAHOUR, G.H., WAKIM, K.G., FERRIS, D.O.: The common bile duct in man: its diameter and circumference. Ann. Surg. **165**, 415–418 (1967)
MAKI, R.: Cholelithiasis in the Japanese. Arch. Surg. **82**, 599 (1961)
MALLET-GUY, P., JEANJEAN, R.: L'Exploration manométrique et radiologique des voies biliaires en cours d'intervention. Etude critique. Presse méd. **45**, 510 (1947)
MALLINCKROTH, DOS 2.132.614 (1972)
MAN, E.B.: A note about iodine-containing contrast media and the interference of Teridax for cholangiograms in evaluation of thyroid function by measurement of serum iodine. Amer. J. Roentgenol. **83**, 497 (1960)
MANDL, F.: Die transcutane Cholangiographie bei ikterischen Patienten. Chirurg **27**, 341 (1956)
— Weitere Entwicklungen der transcutanen und transhepatalen Cholangiographie bei Relaparotomien wegen erfolgloser Operationen an ikterischen Kranken. Chirurg **28**, 548 (1957)
MARGAREY, C.J.: Non-surgical removal of retained biliary calculi. Lancet **1971 I**, 7708
MARGULIS, A.R., BURHENNE, H.J.: Alimentary tract roentgenology. Saint Louis: C.V. Mosby Company 1973
MARGULIS, M., WOHL, G.T.: Routine tomography in gallbladder non-visualization. Amer. J. Roentgenol. **117**, 400 (1973)
MARKOFF, N.: Cholangitis. In: DEMLING, L., Klinische Gastroenterologie, S. 833–843. Stuttgart: Georg Thieme 1973
— Choledocholithiasis (Steinerkrankungen der Gallenwege). In: DEMLING, L., Klinische Gastroenterologie, Bd. II, S. 844–848. Stuttgart: Georg Thieme 1973
—, KAISER, E.: Krankheiten der Leber und der Gallenwege in der Praxis. Methodik, Diagnostik, Therapie. Stuttgart: Thieme 1962
MARTH, W.: Metoclopramid bei Gallenwegsdyskinesien. Med. Klin. **61**, 2002–2006 (1966)
MARTINEZ, L.O., VIAMONTE, M., JR., GASSMAN, PH., BOUDEL, LINO: Present status of intravenous cholangiography. Amer. J. Roentgenol. **113**, 10–15 (1971)
MAURER, G.: Der Gallenstein-Ileus. Langenbecks Arch. klin. Chir. **308**, 177–183 (1964)
—, SCHÄFER, H.: Der Gallensteinileus. Chir. Praxis **14**, 237–241 (1970)
MAURER, H.J.: Zur Aetiologie und Therapie von Kontrastmittel-Zwischenfällen. Fortschr. Röntgenstr. **92**, 60 (1960)
MAZZARIELLO, R.: Removal of residual biliary tract calculi without reoperation. Surgery **67**, 566 (1970)
MCCHESNEY, E.W.: On glucuronide formation in the cat. Biochem. Pharmacol. **13**, 1366–1368 (1964)
— The biotransformation of iodinated radiocontrast agents, pp. 147–164. In: KNOEFEL, P.K. (ed.), Radiocontrast agents. London: Pergamon Press 1971
—, BANKS, W.F., JR.: Urinary excretion of three oral cholecystographic agents in man. Proc. Soc. exp. Biol. (N.Y.) **119**, 1027–1030 (1965)
—, HOPPE, J.O.: Observations on the metabolism of iodopanoic acid. Arch. int. Pharmacodyn. **99**, 127–140 (1954)
— — Observations on the absorption and excretion of the glucuronide of iodopanoic acid by the cat. Archs. int. Pharmacodyn. **105**, 306–312 (1956)
— — Observation on the metabolism of two N-alcyl derivatives of iopanoic acid. Arch. int. Pharmacodyn. **142**, 562–571 (1963)
MCCLENAHAN, J.E., EVANS, J.A., BRAUNSTEIN, P.W.: Intravenous cholangiography in the postcholecystectomy syndrome. J. Amer. med. Ass. **159**, 1353 (1955)

McCONNELL, F.: Malignant neoplasm of the gallbladder: Röntgenological diagnosis. Radiology **69**, 720–725 (1957)

McCORDE, H., FONG, E.E.: The clinical significance of gas in the gallbladder. Surgery **11**, 851–868 (1942)

McEACHERN, C.G., SULLIVAN, R.E.: Acute cholecystitis. Arch. Surg. **78**, 300 (1959)

McNULTY, J.G.: Drip-infusion cholecystocholangiography. Radiology **90**, 570–575 (1968)

MEIISEL, P.: Intravenöse Cholegraphie. Med. Mitt. Schering H. 4 (1974)

MELHEM, R.E., NAHRA, K.: Congenital diaphragm of the common hepatic duct. Brit. J. Radiol. **39**, 392 (1966)

MELNIK, G.S., LO CURCIO, ST.B.: The "non-visualized gallbladder". A tomographic re-evaluation. Radiology **108**, 513–515 (1973)

MELZER, S.J.: Disturbances in the biliary passages. Med. Rec. **61**, 888 (1902)

— Disturbances of the law of contrary innovation as a pathogenetic factor in the diseases of the bile duct and gallbladder. Amer. J. med. Sci. **153**, 469 (1917)

MEYER, F.F., NELSON, N.M., FENSIER, M.L.: Mechanism of gallbladder infection in laboratory animals. J. Intec. Dis. **28**, 456 (1921)

MEYER, J.H.: Primary sclerosing cholangitis. Ohio St. med. J. **58**, 442 (1962)

MEYER-BURG, J.: Zur Problematik der Infusions-Cholecystocholangiographie. Dtsch. med. Wschr. **94**, 2018–2023 (1969)

—, WILHELMI, U.: Die Infusions-Cholecysto-Cholangiographie. Eine Verbesserung der röntgenologischen Ergebnisse durch Applikation optimaler Kontrastmitteldosen. Schweiz. med. Wschr. **99**, 1973 (1965)

— — Infusions-Cholecysto-Cholangiographie. Fortschr. Röntgenstr. **111**, 641 (1969)

MEYERS, P.H., NICE, C.M., MOUTON, R.A., CALDWELL, T., MECKSTROTH, G.R., ELDER, S.T., MOSER, P.J.: Comparative evaluation of a new oral cholecystographic agent; U-12.031 with telepaque. Amer. J. Roentgenol. **94**, 491–494 (1965)

MEYERS, S.G., SANDWEISS, D.J., SALTZSTEIN, H.C.: End results after gallbladder operations. Amer. J. dig. Dis. **5**, 667 (1938)

MIAKE, H.: Gasstone in Kyushu, Japan. Arch. Surg. **85**, 425 (1962)

MILLBOURN, E.: Klinische Studien über die Choledocholithiasis. Diss. Lund. 1941.

— Gallensteinchirurgie. Eine Studie, auf Basis 419 Patienten, während einer Zweijahrperiode operiert. Fortschr. Med. **73**, 57–58 (1955)

MILLBURN, P., SMITH, R.L., WILLIAMS, R.T.: Biliary excretion of foreign compounds. Sulphonamide drugs in the rat. Biochem. J. **105**, 1283–1287 (1967)

MILLER, A.T., JR.: Excretion of the blue dye (Evans Blue) in bile. Amer. J. Physiol. **151**, 229–233 (1947)

MILLER, G., FUCHS, W.A., PREISIG, R.: Die Infusionscholangiographie in physiologischer Sicht. Schweiz. med. Wschr. **99**, 577 (1969)

MIRIZZI, P.L.: La cholangiographia durante las operaciones de las vias biliares. Bol. trab. Soc. cir. (B. Aires) **16**, 1133 (1932)

— Sindrome del conducte hepatico. Pren. méd. argent. **33**, 100 (1945)

MÖRL, F.K., STELZNER, F.: Peritonitis. In: klinische Gastroenterologie, von DEMLING, L., Bd. 1, S. 541. Stuttgart: Georg Thieme 1973

MOLDENHAUER, U., ARENDT, R., AIWOK, H., NOWOTNY, P., ZASTROW, R.: Ergebnisse der Infusionscholegraphie. Radiol. diagn. (Berl.) **11**, 573–579 (1970)

MORIN, G., BUSON, A., BLANCHET, R.: Cholangiographie par méthode mixte. Arch. Fr. Mal. Appar. dig. **44**, 334 (1955)

MORRIS, C.R., HOHF, R.P., IVY, A.C.: An experimental study of the role of stasis in the etiology of cholecystitis. Surgery **32**, 673 (1952)

MOSKOWITZ, H., MILIKOW, E., OSMUN, G.: Sodium tyropanoate: Evaluation of new oral cholecystographic agent. N.Y. St. J. Med. **73**, 271 (1973)

MOSS, A.A., AMBERG, J.R., JONES, R.S.: Relationship of bile salts and bile flow to biliary excretion of iopanoic acid. Invest. Radiol. **7**, 11 (1972)

—, NELSON, J., AMBERG, J.: Intravenous cholangiography. An experimental evaluation of several currently proposed methods. Amer. J. Roentgenol. **117**, 406 (1973)

MOTZKUS, F.: Der Einfluß der K-Absorptionskante bei jodhaltigen Kontrastmitteln in der Röntgendiagnostik. Fortschr. Röntgenstr. **104**, 553–555 (1969)

MUDGE, G.H.: Some questions on nephrotoxicity: a symposium on contrast media toxity. Invest. Radiol. **5**, 407–412, **5**, 495–496 (1970)

MÜTZEL, W., TAENZER, V., WOLF: Biotransformation von Röntgenkontrastmitteln. Invest. Radiol. (im Druck)

MUJAHED, Z., GLENN, F., EVANS, J.A.: Communicating cavernous ectasia of the intrahepatic ducts. (Caroli's disease) Amer. J. Roentgenol. **113**, 21–26 (1971)

MULHOLLAND, J.H., ELLISON, E.H., FRIESEN, S.R.: Current surgical management II. Philadelphia: W.B. Saunders Co. 1960

MURCHISON, in: RALLESTON, H., McNEE, J.W., Diseases of liver, gallbladder and bile ducts, p. 819. London: The Macmillian Co. 1929

DE MURO, P., FICARI, A.: Experimental studies on allergic cholecystitis. Gastroenterology **6**, 302 (1946)

MYERSON, R.M., SANEN, F.J., TEPLICK, J.G.: Etiology of serious reactions to oral cholecystography. Arch. intern. Med. **113**, 241–246 (1964)

NAKAYAMA, aus: KOURIAS, B., STUCKE, K., Atlas der per- und postoperativen Cholangiographie. Stuttgart: Georg Thieme 1967

NATHAN, M.H., NEWMAN, A., MACFARLAND, MURRAY, D.J.: Cholecystokinin Cholecystography. Radiology **93**, 1–8 (1969)

NAUNYN, B.: Die Klinik der Cholelithiasis. Leipzig 1892
NAZARENO, J.P.: The cholangiogram: postmortem study. Radiology **76**, 54 (1961)
NELSON, J.A., MOSS, A.A., GOLDBERG, H.J., LESLIE, Z.B., AMBERG, J.: Gastrointestinal absorption of Iopanoic acid. Invest. Radiol. **8**, 1–8 (1973)
NETTELBLAD, S.C.: Die Lobierung und innere Topographie der Säugerleber. Acta nat. (Basel), Suppl. **20**, (1954)
NETTER, F.H.: The Ciba collection, 2. Aufl., Bd. III (1964)
NEWELL, E.D.: Spontaneous rupture of common bile duct. Amer. Surg. **113**, 877 (1941)
NEWMAN, D.E., FELLOW, K.E., JR.: A double-blind study of Ipodate and the non-diagnostic cholecystogram. J. Canad. Ass. Radiol. **21**, 149–152 (1970)
NEWMAN, S., CUPP, C.M.: Influence of iodoalphionic acid (Priodax), with and without thyrotropin, on thyroidal J 131 uptake in euthyroid patients. J. clin. Endocr. **17**, 94–98 (1957)
NIEDNER, F.F.: Über die Ostiumstenose der Papilla Vateri. Fortschr. Roentgenstr. **103**, 147–154 (1965)
—, KIEF, H.: Klinische und mikromorphologische Untersuchungen zur Pathogenese der Papillenstenose. Med. Welt **16**, 26–30 (1965)
NOLAN, D.J., GIBSON, M.J.: Improvements in intravenous cholangiography. Brit. J. Radiol. **43**, 652–657 (1970)
NORMAN, O.: Studies on the hepatic ducts in cholangiography. Acta radiol. (Stockh.), Suppl. **84**, (1951)
NOVEK, J.: Para-Aminohippuric acid as adjuvans in cholegraphy: experimental study in the rabbit. Acta radiol. (Stockh.) **53**, 385–391 (1960)
NUBOER, J.F.: Studien über das extrahepatische Gallenwegssystem. Frankfurt. Z. Path. **41**, 198 (1931)
NURICK, A.W., PATEY, D.H., WHITESIDE, C.G.: Percutaneous transhepatic cholangiography in the diagnosis of obstructive jaundice. Brit. J. Surg. **41**, 27 (1953)
OCHSNER, S.F.: Adenomyoma of the gallbladder. Amer. J. Roentgenol. **88**, 778 (1962)
— Solitary polypoid lesions of the gallbladder. Radiol. Clin. N. Amer. **4**, 501–510 (1966)
— Intramural lesions of the gallbladder. Amer. J. Roentgenol. **113**, 1–9 (1971)
—, BUCHTEL, B.C., LITTLE, E.H.: Diagnosis made in 10.000 consecutive excretory urographics. J. La State med. Soc. **115**, 191–193 (1965)
—, CARRERA, G.M.: Benign tumors of gallbladder. Gastroenterology **31**, 266 (1956)
—, GAGE, M.: Papilloma of gallbladder with carcinoma in situ. Ochsner Clin. Rep. **2**, 27 (1956)
—, OCHSNER, A.: Benign neoplasms of the gallbladder. Diagnosis and Surgical Implications. Ann. Surg. **151**, 630 (1960)
OEFF, K.: Papierelektrophoretische Untersuchung der Bindung von radioaktivem Biliselektan an Serumalbumin. Naunyn-Schmiedebergs Arch. exp. Path. Pharmak. **222**, 523–528 (1954)
—, FROMMHOLD, D.W., PEZOLD, F.A., SCHUCHTER, A.: Zum Problem einer Funktionsprüfung der Leber mit radioaktivem Biliselektan. Klin. Wschr. **31**, 123–126 (1953)
OESER, H., FROMMHOLD, W.: Cholegraphy. The new contrast medium biligrafin. Acta radiol. (Stockh.) **43**, 355–368 (1955)
—, KROKOWSKI, E., TAENZER, V.: Die resorptive Gallenblasenfunktion im Röntgenbild. Fortschr. Röntgenstr. **97**, 602–605 (1962)
—, RACH, K.: Der Gallenblasenschatten, experimentell analysiert. Fortschr. Röntgenstr. **99**, 612 (1964)
OGDEN, H.S., SHELINE, G.E.: The effect of Hypaque and Telepaque on thyroid uptake of J 131 and plasma protein-bound iodine. Zit. in (14)
OI, J., TAKEMOTO, T., KONDO, T.: Fiberduodenoscopy: direct observation of the papilla of Vater. Endoscopy **1**, 101 (1969)
OLSSON, O.: Angiography in duodenal carcinoma. Acta radiol. (Diagn.) **11**, 177–193 (1971)
— Excretion of sodium metrizoate through the liver during urography. Acta radiol. (Diagn.) **11**, 85 (1971)
— Angiography in the diagnosis of duodenal lesions. I. Differentiation between primary duodenal carcinoma and carcinoma auf the head of the pancreas involving the duodenum. Acta radiol. (Diagn.) **12**, 49–58 (1972)
— Angiography in the diagnosis of duodenal lesions. II. Benign tumors, ulceration and inflammatory and vascular lesions. Acta radiol. (Diagn.) **12**, 164–174 (1972)
—, TYLÉN, U.: Angiography in carcinoma at the papilla of Vater (1971). Acta radiol. (Stockh.) **12**, 375–386 (1972)
O'MAILLE, E.R.L., RICHARDS, T.G., SHORT, A.H.: Acute taurine depletion and maximal rates of hepatic conjugation and secretion of cholic acid in the dog. J. Physiol. (Lond.) **180**, 67–79 (1965)
— — — Factors determining the maximal rate of organic anion secretion by the liver and further evidence on the hepatic site of action on the hormone secretin. J. Physiol. (Lond.) **186**, 424–438 (1966)
— — — The influence of conjugation of cholic acid on its uptake and secretion: hepatic extraction of taurocholate and cholate in the dog. J. Physiol. (Lond.) **189**, 337–350 (1967)
ONG, G.B.: Study of recurrent pyogenic cholangitis. A.M.A. Arch. Surg. **84**, 199–225 (1962)
ORLOFF, T.L.: Intravenous choledocholaminography. Amer. J. Roentgenol. **72**, 804 (1954)
OTT, P., ANKEL, R., GÜLDENBERG, J.: Was sagen quantitative Bestimmungen von Biligrafinausscheidungen aus? Ärztl. Forsch. **14**, 147–159 (1960)
—, OTT, W.: Röntgenologische Nachweise der Ausscheidung jodhaltiger Kontrastmittel, verbunden mit quantitativen Jodbestimmungen. Fortschr. Röntgenstr. **84**, 447–451 (1956)

Ott, P., Ott, W., Ankel, T.: Vergleichende Betrachtungen über die Ausscheidung moderner „Gallenkontrastmittel" bei gesunden Menschen. Ärztl. Forsch. **15**, 563–568 (1961)

Ottolenghi, G.: Cholecystocholangiography by slow infusion in subjects with hepatic jaundice, Minerva. Radiol. **13**, 183 (1968)

Pahl, R.: Schnelle und erweiterte Gallenwegsdiagnostik mit dem neuen i.v. applizierbaren Kontrastmittel „Biligrafin". Dtsch. med. Wschr. **79**, 363–364 (1954)

Paschoud, H., Zukschwerdt, C.: Irrtümer bei der Cholecystographie. Zbl. Chir. , 578–582 (1929)

Payne, R.F.: Drip infusion cholangiography. Clin. Radiol. **19**, 291–295 (1968)

Peiper, H.-J.: Das Pankreaskarzinom – diagnostische und therapeutische Probleme. Leber Magen Darm **2**, 95 (1972)

–, Kallenberg, A., Giersberg, O.: Die percutane transhepatische Cholangiographie. Langenbecks Arch. klin. Chir. **317**, 232–258 (1967)

Pendergrass, H.P., Tundreau, R.L., Pendergrass, E.P., Ritchie, D.J., Hildreth, E.A., Askowitz, S.I.: Reactions associated with intravenous urography: historical and statistical review. Radiology **72**, 1–12 (1958)

Pernkopf, E.: Topographische Anatomie, Bd. II, 1. Hälfte. Wien u. Innsbruck: Urban & Schwarzenberg 1952

Petera, V., Chudacek, Z., Lahn, V.: Influence of methyl testosterone on biligrafin excretion into biliary pathways. Čs. Gastroent. Výž. **15**, 247–249 (1961)

Peterhoff, R.: Cholecystography with the sodium salt of iopanoic acid. Acta radiol. (Stockh.) **46**, 719–722 (1956)

Petren, G.: Über Gallensteinileus unter Berücksichtigung seiner Röntgendiagnostik. Chirurg **11**, 278–291 (1939)

Phemister, D.B., Rewbridge, A.G., Rudisill, H.: Calcium carbonate gallstones, and calcification of gallbladder, following cystic duct obstruction. Ann. Surg. **109**, 161 (1939)

Pinotti, H.W., Pontes, J.F.: Die kombinierte Cholecystographie. Arch. ital. Ma. Appar. dig. **45**, 246 (1956)

Pogonowska, M.J., Collins, C.C.: Immedeate repeat cholecystography with Orografin-Calcium after initial non-visualization of the gallbladder. Radiology **93**, 179–181 (1969)

Pokieser, H.: Angiographie der abdominellen Organe. Erg. med. Radiologie, Bd. IV, S. 1–82. Stuttgart: Georg Thieme 1972

Poppel, M.H.: Röntgenmanifestations of pancreatic diseases. Springfield (Ill.): Charles Thomas Publ. 1951

–, Jacobsen, H.G., Smith, R.W.: The roentgen aspects of the papilla and ampulla of Vater. Springfield (Ill.): Charles Thomas Publ. 1953

Porcher, P., Varag, A.: La visibilité des voies biliaires en cholecystographie. Essai d'utilisation des modifications du comportement. Arch. Mal. App. dig. **35**, 405–425 (1946)

Portman, O.W., Shah, S.: The determination of concentrations of bile acids in peripheral, portal and hepatic blood of Cebus monkeys. Arch. Biochem. Biophys. **96**, 516–523 (1962)

Pogonowska, M.J., Collins, L.C.: Immediate repeat cholecystography with Oragrafin-Calcium after initial nonvisualization of the gallbladder. Radiology **93**, 179–181 (1969)

Potter, J.C., Mann, F.C.: Pressure changes in the biliary tract. Ann. J. med. Sci. **171**, 202 (1926)

Preuss, H.J.: Schichtungsphänomen der Gallenblase bei intravenöser Cholecystographie, Ausdruck der resorptiven Schleimhautfunktion? Fortschr. Röntgenstr. **112**, 219–230 (1970)

Preuss, H.J.: Heterotope Diatrizoat-Ausscheidung über die Leber beim Nierengesunden. Fortschr. Röntgenstr. **113**, 376–381 (1970)

Prévot, R.: Die Cholangiographie mit Biligrafin. In: Schinz, H.R., Glauner, R., Uehlinger, E. Röntgendiagnostik, Erg.-Bd. 1952–1956, S. 491. Stuttgart: G. Thieme 1957

Pringot, J., Libon, E., Kebers, R., Bodart, P.: Drip-infusion cholangiography in the presence of jaundice. Excerpta Med. (Amst.) **301**, 176 (1963)

Prioton, J.B.: La ponction extrapéritonéale du foie, son intérêt pour la biopsie hépatique et la cholangiographie percutanée. Soc. méd. biol. (Montpellier) Séance 1 April 1960

Qvist, C.F.: The influence of cholecystectomy on the normal common bile duct. Acta chir. scand. **113**, 31 (1957)

Rapoport, K.D.: Gallbladder opacification after pyelography. Letters to the editor. Invest. Radiol. **4**, 398 (1969)

Ravelli, A.: Vorgetäuschte Verdoppelung der Gallenblase. Fortschr. Röntgenstr. **82**, 268 (1955)

Raymer, J.B., Tarpinian, D.A., Meyers, S.G.: Symptoms following cholecystectomy. Amer. J. dig. Dis. **5**, 55 (1960)

Reboul, J., Mas, J.P., Delorme, G., Tessier, J.P.: Cholangiographie par ponction extraperitoneale du foi. Ann. Radiol. **9**, 627–634 (1966)

Redman, H.C., Reuter, St.R.: The angiographic evaluation of gallbladder dilatation. Radiology **97**, 367–370 (1970)

Reifferscheid, M.: Der heutige Stand der Erkenntnis und Behandlung von Tumoren der extrahepatischen Gallenwege. Langenbecks Arch. klin. Chir. **261**, 513 (1949)

– Das Karzinom der extrahepatischen Gallenwege, seine Ätiologie, Therapie und Prognose unter neueren Gesichtspunkten. Münchn. med. Wschr. **101**, 272 (1959)

– Darmchirurgie. Stuttgart: Thieme 1962

– Erkennung und Behandlung der posttraumatischen Haemobilie. Münch. med. Wschr. **106**, 600 (1964)

REMOLAR, J., KATZ, S., RYBAK, B., PELLIZARI, O.: Percutaneous transhepatic cholangiography. Gastroenterology **31**, 39 (1956)

RETTENMAIER, G.: Ultrasonographie. In: Klinische Gastroenterologie, Bd. I. Stuttgart: G. Thieme 1974

REUTER, S.R., REDMAN, H.C., BOOKSTEIN, J.J.: Angiography in carcinoma of the biliary tract. Brit. J. Radiol. **44**, 636 (1971)

RIOPELLE, J.-L.: Sur les protifications nerveuses de la vésicule biliaire (neuromatoses vésiculaires). J. Hôtel-Dieu Montréal **11**, 3–77 (1942)

– L'élastose du cholécyste. Un. méd. Can. **75**, 1486 (1946)

– New elastic fibers formed in wall of gallbladder. Arch. Path. **48**, 55–56 (1949)

RISTIG, W., SCHIRMER, H.F., STECKENMESSER, R.: Die perkutane transhepatische Cholangiographie vor Reinterventionen an den ableitenden Gallenwegen. Fortschr. Röntgenstr. **120**, 536–541 (1974)

RITCHIE, G.N., JACKSON, D.C., EAGLESHAM, H.: Percutaneous transhepatic cholangiography. Canad. med. Ass. J. **100**, 110–116 (1968)

RÖSCH, J., GROLLMAN, J.H., STECKEL, C.J.: Arteriography in the diagnosis of gallbladder disease. Radiology **92**, 1485–1491 (1969)

–, HANAFEE, W.N., SNOW, H.: Tranjugular portal venography and radiologic portocaval shunt: an experimental study. Radiology **92**, 1112 (1969)

– – –, BARENFUS, M., GRAY, R.: Transjugular intrahepatic portocaval shunt. Amer. J. Surg. **121**, 588–592 (1971)

–, HERFORT, K.: Contribution of splenoportography to the diagnosis of diseases of the pancreas. Acta med. scand. **171**, 251–261 (1962)

–, LAKIN, P.C., ANTONOVIC, R., DOTTER, CH.T.: Transjugular approach to liver biopsy and transhepatic cholangiography. New Engl. Med. **289**, 227–231 (1973a)

– – – – Transjugular liver biopsy and cholangiography. Fortschr. Röntgenstr. **119**, 653–661 (1973b)

ROSATI, G., SCHIANTARELLI, P.: Biliary excretion of contrast media. Invest. Radiol. **5**, 232 (1970)

ROSE, J.D.: The problems of biliousness. Newcastle med. J. **30**, 69–77 (1968)

ROSENBAUM, H.D.: The value of re-examination in patients with inadequate visualization of the gallbladder following a single dose of Telepaque. Amer. J. Roentgenol. **82**, 1011 (1959)

ROSS, R.J., SACHS, M.D.: Triplication of the gallbladder. Amer. J. Roentgenol. **104**, 656–661 (1964)

ROTHMANN, M.M.: Anomalies of the gallbladder, bile ducts and their blood vessels. In: BOCKUS, H.L., Gastroenterology, 2nd ed. Vol. III. Philadelphia-London: W.B. Saunders Co. 1965

– Anatomy and physiology of the gallbladder and bile ducts. In: BOCKUS, H.L., Gastroenterology, 2nd ed., Vol. III. Philadelphia-London: Saunders Co. 1965

ROUS, P., MCMASTER, P.: The concentrating activity of the gallbladder. J. exp. Med. **34**, 47 (1971)

ROYER, M., SOLARI, A.V., LOTTERY-CANARI, R.: La cholangiografia noquirurgica: Nuevo metode exploracion de las vias biliares. Arch. argent. Dig. Nutr. **17**, 368 (1942)

RUBIN, E., SCHAFFNER, F., POPPER, H.: Primary biliary cirrhosis, chronic non- suppurative destructive cholangitis. Amer. J. Path. **46**, 387–407 (1965)

RÜTTIMANN, A., WELLAUER, J., SCHAMANN, M., AKOVBIANTZ, A., MIDDENDORP, U.: Die percutane transhepatische Cholangiographie. Schweiz. med. Wschr. **95**, 124 (1965)

RUFANOW, I.G.: Liver stones. Ann. Surg. **103**, 331, 580 (1936)

RUSSELL, J.G.B.: Drip infusion cholangiography. Proc. roy. Soc. Med. **61**, 262–264 (1968)

RUZICKA, F.F., ROSSI, P.: Die verschiedenen Formen der arteriellen Gefäßversorgung der Gallenblase. Radiol. Clin. N. Amer. **8**, 3–29 (1970)

SAKO, K., SEITZINGER, G.L., GARSIDE, E.: Carcinoma of the extrahepatic bile ducts. – Review of the literature and report cases. Surgery **41**, 416 (1957)

SALTZMAN, G.-F.: Preliminary experiences with peroral cholegraphy. Acta radiol. (Stockh.) **52**, 282–288 (1959)

– Side-effects of Biligrafin forte. Acta radiol. (Stockh.) **51**, 121 (1959)

SALZMAN, E., WATKINS, D.H., RUNDLES, W.R.: Opacification of radiolucent biliary calculi J. Amer. med. Ass. **167**, 1741–1743 (1958)

– Opacification of bile duct calculi. Radiol. Clin. N. Amer. **4**, 525–533 (1966)

–, WARDEN, M.R.: Telepaque opacification of radiolucent biliary calculi. The "rim sign". Radiology **71**, 85 (1958)

SANCHEZ-MARTIN, L.: Colecistografia por via rectal. Radiologia (Madrid) **14**, 29–44 (1972)

SANDBLOM, P.H.: Kirurgisk behandling av gallevägsdyskinesi Nord. Med. **22**, 703 (1944)

SANDSTRÖM, C.: Eine verbesserte Administrationsweise bei peroralen Cholecystographien (mittels wiederholter Verabreichung des Kontrastsalzes). Acta radiol. (Stockh.) **12**, 8–22 (1931)

– Secondary reactions from contrast media and the allergy concept. Acta radiol. (Stockh.) **44**, 223–242 (1955)

SANDWEISS, D.J., FULTON, H.: Intravenous cholangiography: results in one hundred cholecystomized patients with upper abdominal symptoms. J. Amer. med. Ass. **158**, 998 (1955)

SANEN, F.J.: Considerations of cholecystographic contrast media. Amer. J. Roentgenol. **88**, 787–802 (1962)

SANEN, F.L., MYERSON, R.M., TEPLICK, T.G.: Aetiology of serious reactions to oral cholecystography. Arch. intern. Med. **113**, 241 (1964)

SANTAGOSTINI, F.: La surimpregnation iodée des éléments lithiagiques biliaires transparents. Sem. Hôp. Paris **40**, 194–196 (1964)

SANTOS, M., FIGUERVA, L., LOPEZ, O.: Percutaneuous transhepatic cholangiography in the diagnosis of posthepatic jaundice. Surgery **48**, 295 (1960)
SARASIN, R.C., DE SEPIBUS, C.: Les techniques d'examens de la vésicule biliaire; in: Gastroenterologische Röntgenprobleme. Bibl. Radiol., Vol. 2, pp. 18–33. Basel-New York: Karger 1961
SARGENT, E.U., GUTH, P.H., GRAFFMANN, M.: Rectale Cholecystographie. Radiology **88**, 997–1001 (1967)
SARLES, H., MERCADIER, M.: Les pancréatites chroniques de l' adulte. Paris: Expansion 1960
SATO, T., WATANABE, K., SAITOH, Y., KOYAMA, K.: Selective arteriography for gallbladder diseases. Arch. Surg. **99**, 598 (1969)
SAUERMANN, K.: Besondere Probleme des Gallensteinileus. 101. Tagung der Vereinigung Nordwestdeutscher Chirurgen, Lübeck. Zbl. Chir. **93**, 182 (1968)
SCHAAF, J., WILHELM, G.: Die Niveaubildung im Bulbus als Sekundärzeichen von Nachbarschaftserkrankungen des Duodenums. Fortschr. Röntgenstr. **85**, 543–551 (1956)
— — Erfahrungen mit den heutigen Gallenkontrastmitteln unter besonderer Berücksichtigung der oralen Verbindungen. Ärztl. Wschr. **12**, 751–757 (1957)
SCHANKER, L.S.: Physiological transport of drugs, pp. 71–106. In: Advances in drug research (HARPER, N.J., SIMMONDS, A.B., eds.). London: Academic Press 1964
— Hepatic transport of organic cations, pp. 469–479. In: The biliary system (TAYLOR, W., ed.). Oxford: Blackwell 1965
— Secretion of organic compounds in bile, pp. 2433–2449. In: Handbook of physiology. Sect. 6, Vol. V. Baltimore: Williams & Wilkins 1968
—, SOLOMON, H.M.: Active transport of quaternary ammonium compounds into bile. Amer. J. Physiol. **204**, 829–832 (1963)
SCHEGA, W.: Reinterventionen in der Gallenchirurgie. Chirurg **45**, 158–162 (1974)
SCHEIN, C.J., ALLEN, L.B., HURWITT, E.: Biopsy of the common bile duct in calculus cholecystitis. Arch. Surg. **83**, 835 (1961)
—, BENEVENTANO, T.C.: Choledochal dynamics in man. Surg. Gynec. Obstet. **125**, 591–596 (1968)
SCHERING, A.G.: Persönl. Mitteilung (1974)
— DAS 1.085.298 (1959)
— DBP 936.928 (1952)
SCHERMULY, J.: Die heterotope Ausscheidung von Nierenkontrastmitteln. Fortschr. Röntgenstr. **89**, 22 (1958)
SCHIRMEISEN, R.P.: Über die Leistungsfähigkeit und Verträglichkeit eines neuen oralen Gallenkontrastmittels (SH 771). Röntgen-Bl. **18**, 37 (1965)
— Die orale Cholangiographie. Röntgen-Bl. **18**, 606–617 (1965)
— Die röntgenologischen und klinischen Erfahrungen mit einem neuen intravenösen Gallenkontrastmittel: SH 419 Bilivistan. Röntgen-Bl. **17**, 99–108 (1964)
SCHMIEDEN, V.: Die Stauungsgallenblase. Zbl. Chir. **41**, 1257 (1920)
—, NIESSEN, H.: Die Erkrankungen der steinfreien Gallenwege. Verh. dtsch. Ges. inn. Med. **44**, 290–301 (1932)
— — Dyskinesie der Gallenwege und Chirurgie. Münch. med. Wschr. **80**, 247–250 (1933)
—, ROHDE, C.: Die Stauungsgallenblase mit besonderer Berücksichtigung der Aetiologie der Gallenstauungen. Langenbecks Arch. klin. Chir. **118**, 14–53 (1921)
SCHMIDT, E., SCHMIDT, F.W.: Funktionsdiagnostik von Lebererkrankungen. In: DEMLING, L., Klinische Gastroenterologie, Bd. II, S. 548–565. Stuttgart: Georg Thieme 1973
SCHMIDT, H.: Zur Schichtungsuntersuchung der Gallenwege (Cholangio-Tomographie). Fortschr. Röntgenstr. **81**, 155–157 (1954)
SCHOENFIELD, L.J., FOULK, W.T.: Studies of sulfobromophthalein sodium (BSP) metabolism in man. II. The effect of artifically induced fever, norethandrolone (nilevar) and iopanoic acid (telepaque). J. clin. Invest. **43**, 1419–1423 (1964)
SCHÜSSLER, R.: Röntgenkontrastmittel und Radiojodtest der Schilddrüse. Fortschr. Röntgenstr. **88**, 579–584 (1958)
— Die Störung der Hormonsynthese in der Rattenschilddrüse durch jodierte Röntgenkontrastmittel. Fortschr. Röntgenstr. **97**, 213–217 (1962)
— Untersuchungen über die Stabilität jodhaltiger wasserlöslicher Kontrastmittel unter der Einwirkung von sichtbarem Licht, Ultraviolett und radioaktiver Strahlung. Strahlentherapie **122**, 311–319 (1963)
SCHRADER, R.: Die Cholecystographie gestauter Gallenblasen. Brun's Beitr. klin. Chir. **162**, 578–593 (1935)
SCHULZ, H.G.: Radiologische Möglichkeiten bei der Diagnostik von Gallenblasen- und Gallenwegskarzinomen. Radiol. diagn. (Berl.) **7**, 73–80 (1966)
SCHWARTZ, S.J., DALE, W.A.: Primary sclerosing cholangitis: Review and report of six cases. Arch. Surg. **77**, 437 (1959)
SEEDORF, E.E., POWELL, W.N.: Experience with five orally given cholecystographic mediums. J. Amer. med. Ass. **159**, 1361–1362 (1955)
SEGALL, H.D.: Gallbladder visualization following the injection of diatrizoate. Amer. J. Roentgenol. **107**, 27 (1969)
SELBERG, W.: Fortbildungstagung der Klinisch-Westfäl. Röntgenges. vom 28.9.1968. In: Knappschaftsarzt H. **39** (1970)
SELDINGER, S.J.: Percutaneous transhepatic cholangiography. Acta radiol. (Stockh.), Suppl. **253**, 9 (1966)
SELMAIR, H., SCHMIDT, O.S.: Die Häufigkeit von Gallenblasenkomplikationen bei chronisch-entzündlichen Lebererkrankungen. Z. Gastroent. **9**, 79–86 (1971)
SEYSS, R.: Die J 131-Bengalrosaprobe zur Überprüfung der Funktion des Sphincter Oddi. Münch. med. Wschr. **114**, 740–744 (1972)

SHALDON, S., BARBER, K.M., YOUNG, W.B.: Percutaneous transhepatic cholangiography. Gastroenterology **42**, 371 (1962)
SHALLOW, T.A., EGER, S.A., WAGNER, F.B., JR.: Congenital cystic dilatation of common bile duct; case report and review of literature. Ann. Surg. **117**, 355 (1943)
SHAPIRO, J.H., SPIRA, J.: Operative Cholangiographie. Amer. J. Roentgenol. **91**, 871–874 (1964)
—, STERN, W.Z., JACOBSON, H.G.: Oral cholecystography: a review of techniques. Amer. J. Roentgenol. **82**, 1003 (1959)
SHAPIRO, R.H.: Cholecystographie – ein Überblick. Radiology **62**, 245–247 (1954)
—, ISSELBACHER, K.J.: Benign recurrent intrahepatic cholastasis. New Engl. J. Med. **268**, 708 (1963)
SHAPIRO, R., MANN, E.B.: Iophenoxic acid and serum-bound iodine values. J. Amer. med. Ass. **173**, 1352 (1960)
SHARP, H.L., KRIVIT, W., LOWMAN, J.: The diagnosis of complete extra-hepatic obstruction by Rose bengal – J 131. J. Pediat. **70**, 46 (1967)
SHEA, F.E., PFISTER, R.C.: Opacification of the gallbladder by urographic contrast media. Amer. J. Roentgenol. **107**, 763 (1969)
SHEHADI, W.H.: Telepaque: a new cholecystographic medium with improved visualisation of the gallbladder and visualisation of the bile ducts. Amer. J. Roentgenol. **68**, 360 (1952)
– Radiologic examination of the biliary tract: plain film of the abdomen; oral cholecystography. Radiol. Clin. N. Amer. **4**, 3 (1966)
SHEPARD, V.D., WALTERS, W., DOCKERTY, M.B.: Benign neoplasms of gallbladder, A.M.A. Arch. Surg. **45**, 1–18 (1942)
SHERLOCK, S.: Diseases of the liver and biliary system. Oxford: Blackwell 1956
– Chronic cholangitides: aetiology, diagnosis and treatment. Brit. med. J. **3**, 515–521 (1968)
SHIELDS, A.B.: Congenital cystic dilatation of the common bile duct, follow-up in three cases and discussion of pertinent features. Amer. J. Surg. **108**, 142 (1964)
SHIRAKI, K., OKAMOTO, Y.: Congenital cystic dilatation of the common bile duct. Report of nine cases with special references to its symptoms and roentgenological findings in infants. Paediat. Univ. Tokyo **7**, 36–42 (1962)
SHOTTON, D., CARPENTER, M., RINEHART, W.B.: Bromsulfalein retention due to administration of a gallbladder dye (bunamiodyl). New Engl. J. Med. **264**, 550–552 (1961)
SIBER, F.S., SHOWALTER, B., WISE, R.E.: Usefulness of calcium ipodate in the faintly opacified gallbladder. Radiology **97**, 185–186 (1970)
SICKINGER, K., CREUTZFELDT, W.: Die primär stenosierende („sklerosierende") Cholangitis. Acta hepato-splenol. (Stuttg.) **15**, 153 (1968)
SIFFERT DE PAULA E SILVA, G.: A simple method for computing the volumen of the gallbladder. Radiology **52**, 94 (1959)
SILBERMANN, E.L., GLAESSNER, T.S.: Roentgen features congenital cystic dilatation of the common bile duct: A report of five cases. Radiology **82**, 470–475 (1964)
SKIELBOE, B.: Anomalies of the gallbladder; vesica fellea triplex; report of a case. Amer. J. clin. Path. **30**, 252 (1958)
SLINGERLAND, D.W.: Effects of an organic iodide compound (Priodax) on tests of thyroid function. J. clin. Endocr. **17**, 82–93 (1957)
SNAPPER, I., KAHN, A.: Myelomatosis. Fundamentals and clinical features, p. 212. Basel: S. Karger 1971
SOKOLOFF, J., BERK, R.N., LANG, J.H., LASSER, F.C.: The role of the Y and Z hepatic proteins in the excretion of radiographic contrast materials. Radiology **106**, 519 (1973)
SORLIN, L.: La lithiase des voies biliaires intrahépatiques. Thèse de Lyon 1935
SPECK, U.: Forschungslaboratorien der Schering AG Berlin, persönliche Mitteilung 1975
SPERBER, I.: Biliary secretion of organic anions and its influence on bile flow, pp. 457–467. In: The biliary system (TAYLOR, W., ed.). Oxford: Blackwell 1965
—, SPERBER, G.: Hepatic excretion of radiocontrast agents, pp. 165–236. In: KNOEFEL, P.K. (ed.), Radiocontrast agents. London: Pergamon Press 1971
SPESIVCEVA, V.A., RUBIN, M.P., TROŠČILO, O.D.: Szintigraphische Diagnostik von Gallenblasenerkrankungen. Radiol. diagn. (Berl.) **13**, 21–26 (1972)
SPOHN, K., POPP, G.: Das Carcinom der Gallenblase und der extrahepatischen Gallenwege. Langenbecks Arch. klin. Chir. **311**, 431 (1965)
SPRAYREGEN, S., MESSINGER, N.H.: Carcinoma of the gallbladder: diagnosis and evaluation of regional spread by angiography. Amer. J. Roentgenol. **116**, 382–392 (1972)
STADELMANN, O., SOBBE, A., LÖFFLER, A., MIEDERER, S.E.: Die Bedeutung der retrograden Pankreato-Cholangiographie für die klinische Diagnostik. Fortschr. Röntgenstr. **118**, 377–390 (1973)
STEJSKAL, Z.: Probleme der Standardisierung von jodhaltigen Röntgenkontrastmitteln. Vortrag zur 1. Internationalen Tagung für Arzneimittelstandardisierung. Dresden 1959: zit. in (14)
STELZIG, H., HÜLSE, R., EHLERT, C.P.: Intraoperative Cholangiographie mit Hartstrahltechnik. Röntgen-Bl. **24**, 153–157 (1971)
Sterling, Drug Inc. Belg. Pat. 520.435 (1953)
Sterling, Drug Inc. US. Pat. 2.705.726 (1949)
STIEVE, F.E.: Beobachtungen bei Cholecystographien mit Biligrafin und die sich daraus ergebenden diagnostischen Folgerungen. Fortschr. Röntgenstr. **81**, 735–748 (1954)
STOLZE, TH., STRNAD, F.: Zur Frage der Mobilitätsstörung der Duodenalschlinge. Radiologe **6**, 293–296 (1966)
STOLZE, TH.: Zum Problem der Kontrastmittelreaktionen und zur Frage der Vortestung. Radiologe **5**, 164–167 (1965)

STRICKLER, H.S., SAIER, E.L., KELVINGTON, E., KEMPIC, J., CAMPBELL, E., GRAVER, R.C.: Removal of radiopaque organic iodine from serum hormonal iodine; use of Blair's reagent coupled with countercurrent distribution. J. clin. Endocrinol. **24**, 15–27 (1964)

STRIK, W.O.: Die Cholesteatose der Gallenblase. Dtsch. med. Wschr. **92**, 1552–1557 (1967)

STRNAD, F.: Die Diagnose und Differentialdiagnose der pathologischen Prozesse am extrabulbären Duodenum. Fortschr. Röntgenstr. **62**, 275–308 (1940)

STROHL, E.L., DIFFENBAUGH, W.G.: Carcinoma of gallbladder. Arch. Surg. **70**, 771 (1955)

— —, ALEXANDER, R.W.: Carcinoma of the gallbladder. Med. Times **92**, 1189 (1964)

SUMMERSKILL, W.H.J.: The syndrome of benign recurrent cholestasis. Amer. J. Med. **38**, 298 (1965)

SUZUKI, T.: Usefulness of combined selective arteriography and hypotonic duodenography in evaluation of cancer of the pancreas. Ann. Surg. **176**, 791–797 (1972)

— Überlebenszeit von Kranken mit Pankreascarcinomen in Abhängigkeit von arteriographischen Befunden. Ann. Surg. **176**, 37–41 (1972)

SWART, B.: Die zonographische Darstellung der Nieren- und Gallenwege. Radiologe **6**, 177–182 (1966)

— Die percutane transhepatische Cholangiographie. In: Actuelle Gastroenterologie. Verh. der 24. Tagung der Dtsch. Ges. f. Verdauungs- und Stoffwechselkrankheiten. Hrsg. H. BARTELHEIMER, HEISIG. Stuttgart: Georg Thieme 1968

— Duodenum und Nachbarschaft. In: Handbuch der medizinischen Radiologie. Hrsg. DIETHELM, L. u.a., Bd. 11, S. 129–177. Berlin-Heidelberg-New York: Springer 1968

—, DINGENDORF, W.: Die Potenz der röntgenodiagnostischen Untersuchungsmethoden bei Abflußstörungen an den Gallenwegen mit und ohne Ikterus. I. Suprapankreatische Gallenwege. Radiologe **8**, 84–90 (1968)

— —, KAPPE, H.B.: Grundsätze der tomographischen Praxis. Radiologe **9**, 93–126 (1969)

—, MEYER, G.: Die Diagnostik des akuten Abdomens beim Erwachsenen: ein neues klinisch-röntgenologisches Konzept. Radiologe **14**, 1–57 (1974)

— —, HERRMANN, J.F.: Spectrum und Reichweite röntgendiagnostischer Untersuchungsmethoden bei Erkrankungen des Pancreas. Internist (Berl.) **14**, 386–396 (1973)

TABAH, E.J., MCNEER, G.: Papilloma of gallbladder with in situ carcinoma. Surgery **34**, 57 (1953)

TADA, S., YASUKODEI, H., SHIDA, H., MOTEGI, F., FUKADA, H.: Choledochal cyst demonstrated by J 131-rose bengal scanning. Amer. J. Roentgenol. **116**, 587–589 (1972)

TAENZER, V.: Rationelle Gallenwegsdiagnostik. Röntgen-Bl. **25**, 213–217 (1974)

—, BLUMENBACH, L., HEITZEBERG, H., KOLB, K.H., SPECK, U., WOLF, R.: Intravenöse Cholegraphie mit Chologram (Doppelblindstudie gegen Bilivistan) Fortschr. Röntgenstr. **123**, 414–418 (1975)

—, HERMS, H.-J.: Intravenöse Cholegraphie mit Biligram. Klinische Pharmakologie. Fortschr. Röntgenstr. **114**, 102–107 (1971)

—, KOEPPE, P.: Vergleichende Untersuchungen mit etikettiertem Biligrafin und Bilivistan am Menschen. Fortschr. Röntgenstr. **102**, 538–544 (1965)

—, RÜHL, U.: Einfluß der Kontrastmittelmenge auf Bildgüte und Nebenwirkungen. Fortschr. Röntgenstr. **115**, 808–813 (1971)

TAKETA, R.M., BERK, R.N., LANG, J.H., LASSER, E.C., DUNN, G.R.: The effect of pH on the intestinal absorption of Telepaque. Amer. J. Roentgenol. **114**, 767 (1972)

TAKITA, H., IWANAMI, F.: Anomalien der Gallenblase und der Gallenwege. In: DEMLING, L., Klinische Gastroenterologie, Bd. II, S. 828–832. Stuttgart: Georg Thieme 1973

TEN EYCK, E.A.: Fixed defects in the gallbladder wall. Radiology **71**, 840–846 (1958)

TEPLICK, J.G., MYERSON, R.M., SANEN, F.J.: Acute renal failure following oral cholecystography. Acta radiol. (Diagn.) **3**, 353–369 (1965)

TESCHENDORF, W., SCHIRMEISEN, P.: Orale Cholangiographie in Verbindung mit der Magen-Darm-Untersuchung. Röntgen-Bl. **19**, 248–257 (1966)

THOMAS, C.G., WOMACK, N.A.: Acute cholecystitis, its pathogenesis and repair. Arch. Surg. **64**, 590 (1952)

TÖNDURY, J.: Angewandte und topographische Anatomie, 3. Aufl. Stuttgart: Georg Thieme 1965

TOKANO, M., SANEFUJI, S., TAKADA, S.: Ultrasonic diagnosis of the diseases og liver and biliary tract. Gastroent. Jap. **3**, 256 (1970)

TOULET, J.: Méthode pratique de calcul du volume, vésiculaire et du pourcentage volumé trigué d'évacuation. Rev. int. Hépat. **3**, 169 (1953)

TRIGG, H.L., ZELNA, A.: Stratification in intravenous cholangiography. Radiology **80**, 774 (1963)

TSARDAKAS, E., ROBNETT, A.H.: Congenital cystic dilatation of the common bile duct. Report of 3 cases, analysis of 57 cases and review of the literature. Amer. Arch. Surg. **72**, 311 (1956)

TURNER, R.H., MEHTA, C.S., BENET, L.Z.: Apparent directional permeability coefficients for drug ions in vitro intestinal perfusion studies. J. pharm. Sci. **59**, 590 (1970)

TWISS, J.R., CARTER, R.F.: The postcholecystectomy syndrome. N.Y. J. Med. **48**, 2245 (1948)

UMBER, F.: Erkrankungen der steinfreien Gallenwege und ihre Folgen. Verh. dtsch. Ges. inn. Med. **44**, 289 (1932)

VAITTINEN, E.: Carcinoma of the gallbladder — a study of 390 cases. Diagnosed in Finland 1953–1967. Ann. Chir. Gynec. Fen. **59**, Suppl. 168 (1970)

VARELA-FUENTES, B., POLERO, J., RUBINO, M.P.: Angiocholecystographie endoveineuse, intensification des images radiographiques pour injection prévalable de glucose insuline. Arch. Mal. Appar. dig. **46**, 801 (1957)

Varela-Lopez, J.A., Zubiaurre, L.: El sindrome cistico. An. Fac. med. Montevideo **39**, 97 (1954)

Vasconcelos, D., Castro, F.L., Chaves, E.: Cystic-Cholecystic syndrome due to mechanical blocking. Rev. Ass. méd. bras. **5**, 128 (1959)

Vielhauer, E., Schultze, B., Trump, P.: Zur Wirkung von jodhaltigen Kontrastmitteln auf die Erythrozyten-Acetylcholinesterase. (Im Druck) 1975

Virtama, P., Wegelius, C., Vuorio, M.: Über verschiedene Methoden zur Kontraktion der Gallenblase. Röntgen-Bl. **22**, 1 (1969)

Virtuna, P., Viranko, M.: Radiographic small intestine changes in cholelithiasis and postcholecystectomy syndrome. Ann. Med. Intern. Flun. **51**, 129–135 (1962)

Vlahcevic, Z.R., Bell, C.C.J., Swell, L.: Significance of the liver in the production of lithogenetic bile in man. Gastroenterology **59**, 62 (1970)

— —, Buhac, I., Farrer, J.T., Swell, L.: Diminished bile acid pool size in patients with gallstones. Gastroenterology **59**, 165 (1970)

—, Miller, J.R., Farrer, J.T., Well, L.: Kinetics and pool size of primary bile acids in man. Gastroenterology **61**, 85 (1971)

Volkmann, J.: Über kalkmilchartige Galle. Münch. med. Wschr. **73**, 2014 (1926)

Vosschulte, K.: Probleme der Pancreaschirurgie. Langenbecks Arch. klin. Chir. **282**, 544 (1955)

Walker, J.H.: Biliary tract roentgenography in lateral decubitin position. Amer. J. Roentgenol. **80**, 945 (1958)

Wallingford, V.H.: 3-Carboxylic-acylamino-2,4,6-trijodobenzoic acids and the ethyl ester and nontoxic salts. US Patent **2**, 611, 786 (23.9.) (1952)

Walters, W.: Physiologic studies in cases of stricture of common bile duct: 28-year survery with data on 254 patients. Ann. Surg. **138**, 609 (1953)

—, Snell, A.M.: Diseases of gallbladder and bile ducts. Philadelphia: W.B. Saunders Co. 1940

Wannagat, L.: Laparoskopische Cholangiographie. Radiologe **13**, 26–34 (1973)

— Laparoskopische Cholecystographie und transhepatische Cholangiographie. In: Klinische Gastroenterologie, Hrsg. L. Demling, Bd. II, S. 887–897. Stuttgart: Georg Thieme 1974

Ware, A., Hardt, M., Barnhart, J., Combes, B.: The Interaction of BSP molecules with themselves and with sodium taurocholate. Abstract. Clin. Res. **21**, 528 (1973)

Warren, K.W., Athanassiades, S., Mouge, J.J.: Primary sclerosing cholangitis. Amer. J. Surg. **98**, 3 (1966)

Wasti, M.L., Cunningham, J.C.E.: Roentgenologic findings in recurrent pyogenic cholangitis. Amer. J. Roentgenol. **119**, 71–77 (1973)

Watanabe, A.: Über den Einfluß der Injektionsgeschwindigkeit auf das Röntgenbild bei Verwendung von Biligrafin. Med. Mschr. **11**, 749–753 (1961)

Waugh, J.M., Johnson, E.V., Cain, J.C.: Surgical aspects of choledocholithiasis. J. Amer. med. Ass. **154**, 734 (1954)

Wax, R.E., Crummy, A.B.: Drip infusion cholangiography. Radiology **87**, 354 (1966)

Weber, H.: Die Bedeutung der Leucin-Aminopeptidase. Dtsch. med. Wschr. **94**, 181 (1969)

Wegelius, C.: The diagnostic use of high voltage rays in relationship to the physical background of mass absorption. Acta radiol. (Stockh.), Suppl. **116**, 589–597 (1954)

Weiner, I.M., Lack, L.: Absorption of bile salts from the small intestine in vivo. Amer. J. Physiol. **202**, 155–157 (1962)

Weinstein, C.: Choledochal cyst. Arch. intern. Med. **115**, 339 (1965)

Wellbrock, W.L.A.: Occurence and possible significance of adenoma of gallbladder. Amer. Surg. **23**, 358 (1934)

Wen, C.C., Lee, H.C.: Intrahepatic stones: clinical study. Ann. Surg. **175**, 166–177 (1972)

Wenger, J., Gingrich, G.W., Mendeloff, J.: Sclerosing cholangitis — a manifestation of systemic disease. Arch. intern. Med. **116**, 509 (1965)

Wennberg, J.E., Okun, R., Hinman, E.J.: Renal toxiticity of oral cholecystographic media-bunamiodyl sodium and iopanoic acid. J. Amer. med. Ass. **186**, 461 (1963)

Wenz, W.: Angiographische Darstellung der Gallenblasenarterien. Fortschr. Röntgenstr. **106**, 387–392 (1967)

— Percutane transhepatische Cholangiographie. Radiologe **13**, 41–46 (1973)

—, Kolig, K.: Fehler und Gefahren der percutanen transhepatischen Cholangiographie. Fortschr. Röntgenstr. **103**, 713 (1965)

Westphal, K.: Muskelfunktion, Nervensystem und Pathologie der Gallenwege III. Die Motilitätsneurose der Gallenwege und ihre Beziehungen zu deren Pathologie, zur Stauung, Entzündung, Steinbildung usw. Z. klin. Med. **96**, 95 (1923)

—, Gleichmann, H., Mann, H.: Über Gallenwegsfunktion und Gallensteinleiden. Berlin: Springer 1931

Westra, D.: Zonographie, die Tomographie mit sehr geringer Verwischung, Fortschr. Röntgenstr. **97**, 605 (1962)

— Zonography, the narrow-angle tomography. Amsterdam: Excerpta Medica Foundation 1966

Wheeler, H.O.: Water and electrolytes in bile, pp. 2709–2731. In: Handbook of physiology, Sect. 6, Vol. V. Baltimore: Williams & Wilkins 1968

— Secretion of bile acids by the liver and their role in the formation of hepatic bile. Arch. intern. Med. **130**, 533 (1972)

—, King, K.K.: Biliary Excretion of Lecithin and Cholesterol in the dogs. J. clin. Invest. **51**, 337 (1972)

—, Mancusi-Ungaro, P.L., Whitlock, R.T.: Bile salt transport in the dog. J. clin. Invest. **39**, 1039 (1960)

WHEELER, H.O., ROSS, E.D., BRADLEY, S.E.: Canalicular bile production in dogs. Amer. J. Physiol. **214**, 866–874 (1968)

WHITAKER, L.R., MILLIKEN, G., VOGT, E.C.: The oral administration of sodium tetraiodophenolphthalein for cholecystography. Surg. Gynec. Obstet. **40**, 847 (1925)

WHITE, W.W., FISCHER, H.W.: A double blind study of oragrafin and telepaque. Amer. J. Roentgenol. **87**, 745–748 (1962)

WHITEHOUSE, W.M.: Correlation of surgical pathology with Telepaque cholecystography in doses of two grams. Surg. Gynec. Obstet. **100**, 211 (1955)

WHITNEY, B., CAMPBELL, C.B.: Effect of interruption of the enterohepatic circulation of bile on the secretion of iodipamide in the bile of the Rhesus monkey. Invest. Radiol. **7**, 83–87 (1972)

WICHMANN, H.J., KLEIN, W.: Die orale Cholegraphie. Med. Mitt. Schering **31**, 2 (1970)

WIECHEL, K.L.: Percutaneous transhepatic cholangiography. Acta chir. scand., Suppl. **309**, 1 (1963)

WIENERS, H.: Zur Pathogenese kardiovaskulärer Reaktionen beim Kontrastmittel-Zwischenfall. Radiologe **5**, 177–184 (1965)

WIKBOM, I.G., RENTZHOG, V.: The reliability of cholecystography. Acta radiol. (Stockh.) **44**, 185 (1955)

WILDEGANS, H.: Endoscopy of the biliary tract. Dtsch. med. Wschr. **83**, 1775 (1958)

— Die operative Gallengangsendoskopie. München: Urban & Schwarzenberg 1960

WILHELM, M.: Choledochusdarstellung durch Kontrastmittelinfusion nach negativem i.v. Cholangiogramm. Münch. med. Wschr. **109**, 2305 (1967)

—, RICHTER, H.: Die Infusions-Cholangiographie. Münch. med. Wschr. **109**, 97–98 (1967)

WILKIE, D.P.D.: Some aspects of gallbladder disease. Brit. med. J. 481–486 (1928)

WILLARD, J.H.: Symptoms after cholecystectomy (postcholecystectomy syndrome). In: BOCKUS, H.L., Gastroenterology, 2. Aufl., Bd. III. Philadelphia-London: W.B. Saunders Co. 1965

— Biliary fistulas: Rupture of bile ducts with free peritonitis. In: BOCKUS, H.L., Gastroenterology, 2. Aufl., Bd. III. Philadelphia-London: W.B. Saunders Co. 1965

WILLIAMS, R.T.: Pattern of excretion of drugs in man and other species, pp. 71–82. In: Drug responses in man (WELSTENHOLME, G., PORTER, R., ed.). London: J. & A. Churchill

WISE, R.E.: Intravenous cholangiography. Springfield (Ill.): Charles Co. Thomas 1962

— In: Alimentary tract roentgenology. Intravenous cholangiography, p. 1291, Hrsg. MARGULIS and BURHENNE, 2. Aufl. Bd. 2. Saint Louis: C.V. Mosby Company 1973

—, O'BRIEN, R.G.: Interpretation of the intravenous cholangiogram. J. Amer. med. Ass. **160**, 819 (1956)

—, JOHNSTON, D.C., SALZMAN, F.A.: The intravenous cholangiographic diagnosis partial obstruction of the common bile duct. Radiology **68**, 507 (1957)

WITT, H., HERMSENDORF, K., HERMS, H.J.: Pharmakokinetik und Klinik der Infusionscholegraphie. Berliner Röntgenges. 14.1.1969, zit. bei MEYER-BURG.

WITTEN, D.W., HIRSCH, F.D., HARTMAN, G.W.: Acute reactions to urographic contrast medium. Incidence, clinical characteristics and relationships to history of hyper sensitivity states. Amer. J. Roentgenol. **119**, 832–840 (1973)

WITZGALL, H., TREBBIN, U.: Biligrafinausscheidung im Harn als Chromodiagnosticum für die Leberfunktion. Ärztl. Wschr. **10**, 178–181 (1955)

WOLLESEN, J.M.: Schwangerschaft und Gallensteinbildung. Bruns Beitr. klin. Chir. **173**, 368–400 (1942)

WOLPERS, C.: Gallenblasentumoren. Deutscher Röntgenkongreß 1964. Teil A. Stuttgart: Georg Thieme 1965

— Morphologie der Gallensteine. Leber Magen Darm **4**, 43 (1974)

—, WOSIEWITZ, U.: Raster-Elektronenmikroskopie der Gallensteine. Klinikarzt **4**, 343–360 (1975)

WOSIEWITZ, U., WOLPERS, C.: Kalzium in Kalkgallen und Gallensteinen. Leber Magen Darm **5**, 13–12 (1975)

WRIGHT, F.W.: "Osbil"—a clinical trial. Clin. Radiol. **16**, 302–303 (1965)

YAMADA, T., HARAIKAWA, H., IBUKA, S.: Statistical review of cholelithiasis Therapeutica **24**, 463 (1970)

ZENKER, R., HAMELMANN, H.: Wiederherstellungsoperation an den Gallengängen. Chirurg **29**, 25 (1958)

ZERBONI, R., POLERO, R.: Cholangiographic par ponction transparietohepatique. Ann. Radiol. diagn. (Bologna) **3**, 151 (1960)

ZIEDSES DES PLANTES, B.G.: Een bijzondre methode voor het maken van röntgenfotos van schedel en wervelkolom. Ned. T. Geneesk. **75**, 5219 (1931)

ZIPERMAN, H.H., HUGHES, R.R., SCHUMACHER, H.B.: The effect of barbiturates and other drugs on mortality from diodrast in the mouse. Angiology **1**, 427–431 (1950)

ZITTEL, R.X.: Leberschädigung nach biodigestiven Anastomosen. Langenbecks Arch. klin. Chir. **325**, 430 (1969)

ZOLLINGER, H.U.: Pathologische Anatomie, 2. Aufl. Stuttgart: Georg Thieme 1969

ZÜHLKE, V., FUCHS, K., PEIPER, H.-J.: Ätiologie und Therapie der Röhrenstenose des Choledochus. Chirurg **45**, 168–172 (1974)

Namenverzeichnis — Author Index

Die *kursiv* gesetzten Zahlen beziehen sich auf die Literatur
Page numbers in *italics* refer to the references

Sachverzeichnis

Deutsch-Englisch

Bei gleicher Schreibweise in beiden Sprachen sind die Stichwörter nur einmal aufgeführt

Subject Index

English-German

Where English and German spelling of a word is identical, the German version is omitted